Guia de Pneumologia

Guia de Pneumologia

Editor da série

Guias de Medicina Ambulatorial e Hospitalar

NESTOR SCHOR

Pró-reitor de Pós-graduação e Pesquisa e
Professor Titular da Disciplina de Nefrologia do Departamento de Medicina da
Universidade Federal de São Paulo (Unifesp) – Escola Paulista de Medicina (EPM)
Titular da Academia Brasileira de Ciências (ABC) e da Academia Nacional de Medicina (ANM).

Coordenação deste guia

LUIZ EDUARDO NERY

Professor Adjunto Doutor e Chefe da Disciplina de Pneumologia
do Departamento de Medicina da Unifesp-EPM.

ANA LUISA GODOY FERNANDES

Professora Adjunta Livre-docente e Coordenadora do Curso de Pós-graduação
da Disciplina de Pneumologia do Departamento de Medicina da Unifesp-EPM.

JOÃO ALÉSSIO JULIANO PERFEITO

Professor Adjunto Doutor e Chefe da Disciplina de Cirurgia Torácica
do Departamento de Cirurgia da Unifesp-EPM.

Manole

Projeto gráfico e capa: Nelson Mielnik e Sylvia Mielnik

Editoração eletrônica: Francisco Lavorini e JLG Editoração

Imagens do miolo: Unifesp-EPM, com permissão. Capítulo 6: Catálogo da Olympus, com permissão.

Dados Internacionais de Catalogação na Publicação (CIP)
(Câmara Brasileira do Livro, SP, Brasil)

Guia de pneumologia / coordenação deste guia Luiz Eduardo Nery, Ana Luisa Godoy Fernandes, João Aléssio Juliano Perfeito. -- Barueri, SP : Manole, 2006. -- (Série guias de medicina ambulatorial e hospitalar / editor Nestor Schor)

Vários autores.
Bibliografia.
ISBN 85-204-2343-4

1. Pulmões - Doenças. 2. Pulmões - Doenças - Diagnóstico. 3. Pulmões - Doenças - Tratamento. I. Nery, Luiz Eduardo. II. Fernandes, Ana Luisa Godoy. III. Perfeito, João Aléssio Juliano. IV. Schor, Nestor. V. Série.

05-8179 CDD – 616.24
NLM-WF 140

Índice para catálogo sistemático:
1. Pneumologia : Medicina 616.24

1ª edição – 2006

Editora Manole Ltda.
Avenida Ceci, 672 – Tamboré
06460-120 – Barueri – SP – Brasil
Tel.: (11) 4196-6000 – Fax: (11) 4196-6021
www.manole.com.br
info@manole.com.br

Impresso no Brasil
Printed in Brazil

Autores

Alecsandra Moisés Faure
Doutora em Ciências pelo Programa de Pós-graduação em Pneumologia da Disciplina de Pneumologia do Departamento de Medicina da Unifesp-EPM.

Alex Gonçalves Macedo
Mestre em Pneumologia pelo Departamento de Medicina da Unifesp-EPM e Professor Assistente da Disciplina de Pneumologia da Universidade Metropolitana de Santos (Unimes) e do Centro Universitário Lusíada (Unilus).

Alexandre Kazantzi F. Ribeiro
Médico Assistente do Instituto de Oncologia Pediátrica da Unifesp-EPM, Médico do Instituto de Assistência Médica ao Servidor Público Estadual (Iamspe) do Hospital do Servidor Público Estadual "Francisco Morato de Oliveira" (HSPE-FMO) e Especializando da Disciplina de Cirurgia Torácica do Departamento de Cirurgia da Unifesp-EPM.

Alfésio Ferreira Braga
Professor Titular da Disciplina de Pediatria da Universidade de Santo Amaro (Unisa) e Pesquisador do Laboratório de Poluição Atmosférica Experimental do Departamento de Patologia da Faculdade de Medicina da Universidade de São Paulo (FMUSP).

Amilcar Marcelo Bigatão
Pós-graduando da Disciplina de Pneumologia do Departamento de Medicina da Unifesp-EPM.

Ana Cristina Oliveira Gimenes
Fisioterapeuta Respiratória e Pós-graduanda da Disciplina de Pneumologia do Departamento de Medicina da Unifesp-EPM.

Ana Cristina Zanon Yagui
Fisioterapeuta Respiratória e Pós-graduanda da Disciplina de Pneumologia do Departamento de Medicina da Unifesp-EPM.

Ana Luisa Godoy Fernandes
Professora Adjunta Livre-docente e Coordenadora do Curso de Pós-graduação da Disciplina de Pneumologia do Departamento de Medicina da Unifesp-EPM.

André Luis Pereira de Albuquerque
Pós-graduando da Disciplina de Pneumologia do Departamento de Medicina da Unifesp-EPM.

Andréa Barbieri
Doutoranda da Disciplina de Pneumologia do Departamento de Medicina da Unifesp-EPM.

Andrea Pereira Picarelli
Mestre em Pneumologia pelo Departamento de Medicina da Unifesp-EPM.

Aquiles Camelier
Professor de Pneumologia da Universidade Federal da Bahia (UFBA).

Arnaldo Lopes Colombo
Professor Titular da Disciplina de Doenças Infecciosas e Parasitárias do Departamento de Medicina da Unifesp-EPM.

Bianca Aparecida Pazin
Fisioterapeuta Respiratória e Especializanda da Disciplina de Pneumologia do Departamento de Medicina da Unifesp-EPM.

Bruno do Vale Pinheiro
Professor Adjunto Doutor da Faculdade de Medicina da Universidade Federal de Juiz de Fora (UFJF).

Carla Malaguti
Fisioterapeuta Respiratória, Mestre e Doutoranda em Ciências da Saúde pela Unifesp-EPM.

Carlos Alberto de Castro Pereira
Médico da Disciplina de Pneumologia do Departamento de Medicina da Unifesp-EPM e Doutor em Medicina pela Disciplina de Pneumologia do Departamento de Medicina da Unifesp-EPM.

Carlos Jogi Imaeda
Médico da Disciplina de Cirurgia Torácica do Departamento de Cirurgia da Unifesp-EPM.

Cesar Uehara
Professor Adjunto Doutor da Disciplina de Pneumologia do Departamento de Medicina da Unifesp-EPM.

Ciro Kirchenchtejn
Médico da Disciplina de Pneumologia do Departamento de Medicina da Unifesp-EPM e Mestre em Pneumologia pelo Departamento de Medicina da Unifesp-EPM.

Clystenes Odyr Soares Silva
Professor Adjunto Doutor da Disciplina de Pneumologia do Departamento de Medicina da Unifesp-EPM.

Cristiano Rabelo Nogueira
Pós-graduando da Disciplina de Pneumologia do Departamento de Medicina da Unifesp-EPM.

Dany Jasinowodolinski
Pós-graduando da Disciplina de Pneumologia do Departamento de Medicina da Unifesp-EPM.

Debora Strose Villaça
Nutricionista e Pós-graduanda da Disciplina de Pneumologia do Departamento de Medicina da Unifesp-EPM.

Eduardo Alexandrino Servolo de Medeiros

Professor Livre-docente da Disciplina de Doenças Infecciosas e Parasitárias do Departamento de Medicina da Unifesp-EPM e Presidente da Comissão de Controle de Infecção Hospitalar da Unifesp-EPM e do Instituto Central do Hospital das Clínicas (HC) da Faculdade de Medicina da Universidade de São Paulo (FMUSP).

Eloara Vieira Machado Ferreira

Doutoranda do Programa de Pós-graduação em Pneumologia da Disciplina de Pneumologia do Departamento de Medicina da Unifesp-EPM.

Ericson Bagatin

Professor Doutor Assistente da Área de Saúde Ocupacional da Universidade de Campinas (Unicamp) e Professor Adjunto de Pneumologia da Faculdade de Medicina de Jundiaí (FMJ).

Fabiana Stanzani

Médica da Disciplina de Pneumologia do Departamento de Medicina da Unifesp-EPM e Mestre em Ciências pela Disciplina de Pneumologia do Departamento de Medicina da Unifesp-EPM.

Fernanda de Córdoba Lanza

Fisioterapeuta Respiratória, Mestre em Ciências pela Disciplina de Pneumologia do Departamento de Medicina da Unifesp-EPM e Professora do Centro Universitário São Camilo.

Fernando Studart Leitão Filho

Pós-graduando da Disciplina de Pneumologia do Departamento de Medicina da Unifesp-EPM.

Gilberto Szarf

Pós-graduando do Departamento de Diagnóstico por Imagem da Unifesp-EPM.

Gisele Wally Braga Colleoni

Professora Adjunta Doutora da Disciplina de Hematologia e Hemoterapia do Departamento de Medicina da Unifesp-EPM.

Guilherme Jorge Costa

Pós-graduando da Disciplina de Pneumologia do Departamento de Medicina da Unifesp-EPM.

Gustavo Antonio Moreira

Doutor em Ciências pela Disciplina de Pneumologia do Departamento de Medicina da Unifesp-EPM e Pesquisador do Instituto do Sono da Unifesp-EPM.

Gustavo de Souza Portes Meirelles

Doutor em Ciências pelo Departamento de Diagnóstico por Imagem da Unifesp-EPM.

Hakaru Tadokoro

Médico Vice-diretor do Grupo Multidisciplinar de Oncologia (GMO) da Unifesp-EPM.

Helena Regina Comodo Segreto

Professora Adjunta Doutora do Departamento de Medicina da Unifesp-EPM e Coordenadora do Laboratório de Radioterapia Experimental do Setor de Radioterapia da Unifesp-EPM.

Ilka Lopes Santoro

Médica da Disciplina de Pneumologia do Departamento de Medicina da Unifesp-EPM e Doutora em Medicina pela Disciplina de Pneumologia do Departamento de Medicina da Unifesp-EPM.

Iunis Suzuki
Doutora pela Tokai School of Medicine (Japão) e Médica do Serviço de Endoscopia da Unifesp-EPM e do Serviço de Broncoscopia do Hospital do Câncer A. C. Camargo.

Jaquelina Sonoe Ota Arakaki
Médica da Disciplina de Pneumologia do Departamento de Medicina da Unifesp-EPM.

João Aléssio Juliano Perfeito
Professor Adjunto Doutor e Chefe da Disciplina de Cirurgia Torácica do Departamento de Cirurgia da Unifesp-EPM.

João Paulo dos Santos Gouveia
Pós-graduando da Disciplina de Pneumologia do Departamento de Medicina da Unifesp-EPM.

Jorge Nakatani
Professor Adjunto Doutor da Disciplina de Pneumologia do Departamento de Medicina da Unifesp-EPM.

José Alberto Neder
Professor Afiliado Livre-docente da Disciplina de Pneumologia do Departamento de Medicina da Unifesp-EPM.

José Antônio Baddini Martinez
Professor e Doutor em Pneumologia pelo Departamento de Medicina da Unifesp-EPM, Professor Livre-docente em Clínica Médica e Professor Associado do Departamento de Clínica Médica da Faculdade de Medicina de Ribeirão Preto da Universidade de São Paulo (FMRP-USP).

José Ernesto Succi
Professor Assistente da Disciplina de Cirurgia Torácica do Departamento de Cirurgia da Unifesp-EPM.

José Henrique Setta
Pós-graduando da Disciplina de Pneumologia do Departamento de Medicina da Unifesp-EPM.

José Roberto Jardim
Professor Adjunto Livre-docente da Disciplina de Pneumologia do Departamento de Medicina da Unifesp-EPM.

Juliana da Costa e Silva
Fisioterapeuta e Pós-graduanda em Neonatologia pela Disciplina de Pediatria do Departamento de Medicina da Unifesp-EPM.

Juliana Luccas
Fisioterapeuta Respiratória da Disciplina de Pneumologia do Departamento de Medicina da Unifesp-EPM.

Karin Nardelli Dias
Farmacêutica da Divisão de Farmácia do Hospital São Paulo (HSP) da Unifesp-EPM.

Kelly Cristina Albuquerque Paiva
Pós-graduanda da Disciplina de Pneumologia do Departamento de Medicina da Unifesp-EPM.

Lara Maris Nápolis
Fisioterapeuta Respiratória, Mestre e Doutoranda em Ciências da Saúde pela Unifesp-EPM.

Lia Rita Azeredo Bittencourt
Professora Adjunta Doutora do Departamento de Psicobiologia da Unifesp-EPM.

Liana Pinheiro
Pós-graduanda da Disciplina de Pneumologia do Departamento de Medicina da Unifesp-EPM.

Lilian S. Ballini Caetano
Médica da Disciplina de Pneumologia do Departamento de Medicina da Unifesp-EPM e Doutora em Medicina pela Disciplina de Pneumologia do Departamento de Medicina da Unifesp-EPM.

Lucia Ande Santos
Doutoranda do Programa de Pós-graduação em Pneumologia da Disciplina de Pneumologia do Departamento de Medicina da Unifesp-EPM.

Luciana Dias Chiavegato
Fisioterapeuta Respiratória da Disciplina de Pneumologia e Doutora em Ciências pela Disciplina de Pneumologia do Departamento de Medicina da Unifesp-EPM.

Luis Carlos Losso
Professor Assistente Doutor da Disciplina de Cirurgia Torácica da Faculdade Medicina da Fundação do ABC e Diretor do Serviço de Cirurgia Torácica do Hospital Prof. Edmundo Vasconcelos - São Paulo.

Luiz Eduardo Nery
Professor Adjunto Doutor e Chefe da Disciplina de Pneumologia do Departamento de Medicina da Unifesp-EPM.

Luiz Eduardo Villaça Leão
Professor Titular da Disciplina de Cirurgia Torácica do Departamento de Cirurgia da Unifesp-EPM.

Luiz Hirotoshi Ota
Professor Doutor pela Disciplina de Pneumologia do Departamento de Medicina da Unifesp-EPM e Médico do Setor de Endoscopia Respiratória do Hospital São Paulo (HSP) a Unifesp-EPM.

Magali Rocha
Fisioterapeuta, Pós-graduanda da Disciplina de Pneumologia do Departamento de Medicina da Unifesp-EPM e Fisioterapeuta do Hospital São Camilo e do Hospital Israelita Albert Einstein.

Manuel Lopes dos Santos
Professor Titular da Disciplina de Pneumologia do Departamento de Medicina da Unifesp-EPM.

Marcelo Alcantara Holanda
Professor Adjunto Doutor da Faculdade de Medicina da Universidade Federal do Ceará (UFC).

Márcia Pradella-Hallinan
Médica da Disciplina de Medicina e Biologia do Sono do Departamento de Psicobiologia da Unifesp-EPM.

Maria Alenita de Oliveira
Professora Doutora Visitante da Disciplina de Pneumologia do Departamento de Medicina da Unifesp-EPM.

Maria Christina Lombardi de Oliveira Machado
Médica da Disciplina de Pneumologia do Departamento de Medicina da Unifesp-EPM, Professora Doutora em Medicina pela Disciplina de Pneumologia do Departamento de Medicina da Unifesp-EPM e Médica do Hospital do Servidor Público Estadual de São Paulo (HSPE-SP).

MARIA CRISTINA LERARIO
Nutricionista e Mestre em Reabilitação Pulmonar pela Unifesp-EPM.

MARIA DE LOURDES LOPES FERRARI CHAUFFAILLE
Professora Adjunta Doutora da Disciplina de Hematologia e Hemoterapia do Departamento de Medicina da Unifesp-EPM.

MARIANA SILVA LIMA
Pós-graduanda da Disciplina de Pneumologia do Departamento de Medicina da Unifesp-EPM.

MARIO CLÁUDIO GHEFTER
Chefe da Enfermaria de Cirurgia Torácica do Hospital do Servidor Público Estadual de São Paulo (HSPE-SP).

MÁRIO TERRA FILHO
Professor Associado do Departamento de Cardiopneumologia da Faculdade de Medicina da Universidade de São Paulo (FMUSP) e Médico do Instituto do Coração (InCor) do Hospital das Clínicas (HC) da FMUSP.

MARTA ELIZABETH KALIL
Mestre em Pneumologia pelo Departamento de Medicina da Unifesp-EPM.

MAURICIO DA CUNHA BAGNATO
Médico Pesquisador do Instituto do Sono da Unifesp-EPM e Responsável pelo Serviço de Medicina do Sono do Hospital Sírio-Libanês.

MEYER IZBICKI
Médico da Disciplina de Pneumologia do Departamento de Medicina da Unifesp-EPM.

MIHOKO YAMAMOTO
Professora Adjunta Doutora da Disciplina de Hematologia e Hemoterapia do Departamento de Medicina da Unifesp-EPM.

MILTON RODRIGUES JUNIOR
Médico da Disciplina de Pneumologia do Departamento de Medicina da Unifesp-EPM.

NAILÊ DE ALMEIDA NEVES
Mestre em Pneumologia pelo Departamento de Medicina da Unifesp-EPM e Médica do Grupo de Doenças Intersticiais do Hospital do Servidor Público Estadual "Francisco Morato de Oliveira" (HSPE-FMO).

OLIVER NASCIMENTO
Médico da Disciplina de Pneumologia do Departamento de Medicina da Unifesp-EPM e Pós-graduando da Disciplina de Pneumologia do Departamento de Medicina da Unifesp-EPM.

OSVALDO SHIGUEOMI BEPPU
Professor Adjunto Doutor da Disciplina de Pneumologia do Departamento de Medicina da Unifesp-EPM.

PAULO VISELA BACELAR ARÊAS
Médico da Disciplina de Cirurgia Torácica do Departamento de Cirurgia da Unifesp-EPM.

RENATO DE OLIVEIRA
Médico Assistente da Disciplina de Cirurgia Torácica do Departamento de Cirurgia e do Instituto de Oncologia Pediátrica (Graac) da Unifesp-EPM.

Reynaldo Tavares Rodrigues
Professor Assistente da Disciplina de Radiologia da Unifesp-EPM.

Rimarcs Gomes Ferreira
Professor Adjunto Doutor do Departamento de Patologia da Unifesp-EPM.

Robert Crespo Rosas
Professor Assistente do Departamento de Doenças Infecciosas da Faculdade de Medicina da Universidade São Francisco de Bragança Paulista (USF).

Roberto Araújo Segreto
Professor Adjunto Livre-docente do Departamento de Medicina da Unifesp-EPM e Chefe do Setor de Radioterapia do Departamento de Medicina da Unifesp-EPM.

Rodrigo Caetano de Souza
Médico da Disciplina de Cirurgia Torácica do Departamento de Cirurgia da Unifesp-EPM e Médico do Serviço de Cirurgia Torácica do Hospital do Servidor Público Estadual de São Paulo (HSPE-SP).

Rosali Teixeira da Rocha
Médica da Disciplina de Pneumologia do Departamento de Medicina da Unifesp-EPM e Doutora em Medicina pela Disciplina de Pneumologia do Departamento de Medicina da Unifesp-EPM.

Roseli Giudici
Professora Adjunta Doutora da Disciplina de Cirurgia Torácica do Departamento de Cirurgia da Unifesp-EPM.

Rosemary Farias Alves
Mestre em Ciências pela Disciplina de Pneumologia do Departamento de Medicina da Unifesp-EPM e Pós-doutoranda em Pneumologia pelo Departamento de Medicina da Unifesp-EPM.

Sandra Aparecida Ribeiro
Professora Adjunta Doutora da Disciplina de Medicina Preventiva Clínica do Departamento de Medicina Preventiva da Unifesp-EPM.

Sérgio Faro
Médico da Disciplina de Pneumologia do Departamento de Medicina da Unifesp-EPM.

Sergio Jamnik
Médico do Setor de Oncopneumologia da Disciplina de Pneumologia do Departamento de Medicina da Unifesp-EPM e Doutor em Medicina pela Disciplina de Pneumologia do Departamento de Medicina da Unifesp-EPM.

Sérgio Ricardo Santos
Médico da Disciplina de Pneumologia do Departamento de Medicina da Unifesp-EPM e Professor da Disciplina de Pneumologia da Universidade de Santo Amaro (Unisa).

Sílvia Carla Sousa Rodrigues
Pós-graduanda da Disciplina de Pneumologia do Departamento de Medicina da Unifesp-EPM e Médica Assistente do Serviço de Doenças do Aparelho Respiratório do Hospital do Servidor Público Estadual de São Paulo (HSPE-SP).

SIMONE DAL CORSO
Fisioterapeuta Respiratória, Doutora em Ciências pela Disciplina de Pneumologia do Departamento de Medicina da Unifesp-EPM e Pós-doutora em Fisiologia Clínica do Exercício pela Unifesp-EPM.

SONIA MARIA FARESIN
Médica da Disciplina de Pneumologia do Departamento de Medicina da Unifesp-EPM e Doutora em Medicina pela Disciplina de Pneumologia do Departamento de Medicina da Unifesp-EPM.

SONIA MARIA GUIMARÃES PEREIRA TOGEIRO
Doutora em Medicina pela Disciplina de Pneumologia do Departamento de Medicina da Unifesp-EPM e Pesquisadora do Departamento de Psicobiologia da Unifesp-EPM.

SUELI MIYUKI YAMAUTI
Farmacêutica da Divisão de Farmácia do Hospital São Paulo da Unifesp-EPM.

TATIANA ROZOV
Professora Livre-docente do Departamento de Pediatria da Faculdade de Medicina da Universidade de São Paulo (FMUSP).

UBIRATAN DE PAULA SANTOS
Médico Assistente da Disciplina de Pneumologia do Departamento de Cardiopneumologia da Faculdade de Medicina da Universidade de São Paulo (FMUSP) e Professor Colaborador do Instituto do Coração (InCor) do Hospital das Clínicas (HC) da FMUSP.

VERÔNICA AMADO
Doutora em Pneumologia pelo Departamento de Medicina da Unifesp-EPM.

VICENTE FORTE
Professor Adjunto Livre-docente da Disciplina de Cirurgia Torácica do Departamento de Cirurgia da Unifesp-EPM.

WALDER G. PEREIRA DE BARROS
Mestre e Doutorando pela Disciplina de Pneumologia do Departamento de Medicina da Unifesp-EPM.

Sumário

Parte 3: Doenças Obstrutivas

Parte 4: Doenças da Circulação Pulmonar

Parte 5: Doenças Pulmonares com Comprometimento Difuso

Parte 6: Doenças Ambientais e Ocupacionais

Parte 7: Doenças Pleurais

Parte 8: Cirurgias do Tórax

Parte 9: Neoplasias de Pulmão

Parte 10: Insuficiência Respiratória

Parte 11: Distúrbios Respiratórios do Sono

Parte 12: Programas Estruturados para Pneumopatias Crônicas

Apresentação

APRESENTAÇÃO DA DISCIPLINA DE PNEUMOLOGIA

Departamento de Medicina – Unifesp–EPM

À guisa de introdução

A Congregação da Escola Paulista de Medicina, em 1949, analisou o documento *Estudo da Organização do Departamento de Clínica Médica*, preparado pelo Dr. Jairo Ramos. Várias discussões se sucederam e finalmente, em 1951, no dia comemorativo da fundação da Escola, oficializou-se a criação do Departamento de Medicina, o qual congregava duas cátedras, Propedêutica e Segunda Clínica Médica, seis Disciplinas e dois serviços.

Uma das Disciplinas chamava-se *Doenças Pulmonares Não-tuberculosas,* primeiro nome da nossa Pneumologia.

A infra-estrutura

Em 1948, antes mesmo da criação da Disciplina, o Dr. Octávio Ribeiro Ratto, incentivado pelas leituras dos trabalhos de Cournand e Comroe, adquiriu um espirômetro, um gasômetro e um aparelho de Haldane, que foram instalados no Serviço de Hemodinâmica do Hospital São Paulo, então chefiado pelo Professor Silvio Borges.

A primeira sede da Disciplina de Doenças Pulmonares Não-tuberculosas localizava-se em uma minúscula sala no andar térreo do Hospital São Paulo. Acolhia, além de uma pequena mesa, o gasômetro de Tissot.

Pelas dificuldades de utilização dos equipamentos na sala da Hemodinâmica, os testes precisavam ser agendados e programados com muita antecedência.

No início da década de 1970, houve grandes mudanças na Pneumologia. Paralelamente ao aumento do pessoal, novas instalações foram conseguidas pela Disciplina no 2º andar do prédio de Ambulatórios. Contando com quatro salas, foram instalados o Laboratório de Função Pulmonar, o Laboratório Experimental para grandes animais e uma estrutura administrativa com secretaria própria. O Laboratório de Função Pulmonar foi reformulado com a aquisição de novo espirômetro com medida da capacidade de difusão pulmonar e com a grande novidade da época: um aparelho dosador de gases arteriais e de pH (gasometria).

No Laboratório Experimental, foi realizada a maior parte das teses de doutorado dos futuros docentes da Disciplina; tais teses deram origem à linha de pesquisa em Insuficiência Respiratória Aguda Experimental, que se encontra ativa até hoje. Nessa época, iniciou-se a contratação de pessoal técnico-administrativo, surgindo, assim, a nova Pneumologia.

Mudanças também ocorreram na estrutura de ensino e na prestação de serviços. Havendo muitos leitos espalhados pelo Hospital São Paulo, surge, em razão da necessidade de melhor atender nossos pacientes, a Enfermaria do 9º andar. Essa unidade era compartilhada com a Cardiologia, e, portanto, denominada Unidade Cardiopulmonar.

Esse "casamento" frutificou. Com o maior número de atendimentos de ambas as Disciplinas, foi criada uma nova Unidade exclusiva da Pneumologia. Com recursos próprios advindos dos honorários profissionais dos médicos da Pneumologia, foi construída a Enfermaria do 11º andar do Hospital São Paulo, onde, à semelhança da Unidade anterior, havia uma pequena Unidade de Terapia Intensiva. Convém lembrar que o Hospital São Paulo, antes da construção de nossa enfermaria, terminava no 10º andar.

Novas instalações da Disciplina foram conseguidas a partir de uma redistribuição de espaço dentro do Departamento de Medicina, em 1977. Tratava-se de uma área maior, muito próxima da que temos hoje, no 3º andar do Ambulatório.

Na década de 1990, foi criado o Pronto-atendimento Pneumológico, localizado em frente ao prédio dos Ambulatórios. Esse Setor, existente até hoje, é exemplo de atendimento com rapidez e qualidade aos pacientes com doenças respiratórias agudas que procuram o Hospital São Paulo, onde o índice de resolubilidade diagnóstica é excepcional. Ao lado da prestação de serviço, são também desenvolvidos nesse local ensino e pesquisa.

Além disso, a Disciplina participa em vários outros setores ou departamentos da Unifesp-EPM ou fora dela; por exemplo, o Setor de Broncoscopia do Hospital São Paulo, o Laboratório do Sono da Psicobiologia, o Centro de Reabilitação do Lar-Escola São Francisco, o Hospital Clemente Ferreira e a Unidade Básica de Saúde (UBS) da Vila Mariana.

Em 1990, foi iniciado o Curso de Especialização em Fisioterapia Respiratória e, em 1992, as atividades do Centro de Reabilitação Pulmonar.

Criação ou expressiva ampliação de vários setores da Disciplina ocorreram nos últimos anos, tais como: Asma Brônquica, Risco Cirúrgico, Doenças Intersticiais, Oncologia, DPOC, Hipertensão Pulmonar, Fisioterapia Respiratória, Doenças Pulmonares Avançadas e Oxigenoterapia e Bronquiectasias. Outros ambulatórios/setores encontram-se em fase de formação. O Setor de Informática acompanha a evolução da Disciplina e responde prestando os mais variados serviços a toda a comunidade pneumológica.

Em 2002, ampliamos o Laboratório de Função Pulmonar da Disciplina, que mudou seu nome para Sefice – Setor de Função Pulmonar e Fisiologia Clínica do Exercício –, sendo mantida sua estrutura original no 3º andar dos ambulatórios e inaugurada nova sede à Rua Francisco de Castro. Assistência e, predominantemente, ensino e pesquisa têm sido os objetivos da Unidade Francisco de Castro.

As Pessoas

A Disciplina de Doenças Pulmonares Não-tuberculosas, criada em 1951, foi chefiada inicialmente pelo Professor Ítalo Domingos Le Voci, tendo Octávio Ribeiro Ratto como seu assistente. Ambos tiveram vivência em serviços no exterior, fato incomum naquela época.

Seguiram-se ao Professor Le Voci, na Chefia da Disciplina, os Professores Octávio Ribeiro Ratto, Manuel Lopes dos Santos, Miguel Bogossian, José Roberto Jardim, Osvaldo Shigueomi Beppu e Luiz Eduardo Nery, o atual Chefe.

Entre fevereiro de 1953 e fevereiro de 1954, incentivado pelo Dr. Jairo Ramos e pelo Dr. Le Voci, o Dr. Ratto foi para a Universidade da Pensilvânia, Filadélfia, para estudar Fisiologia e Fisiopatologia Respiratória e Cardiovascular, no Serviço do Professor Julius Comroe Jr. Lá, assimila novas técnicas de investigação, além de obter a experiência de conviver com os maiores expoentes da fisiologia cardiorrespiratória da época.

Em 1955, defende sua Livre-docência com a primeira tese da Pneumologia (antes de ser instituída a Pós-graduação *stricto sensu*), com o tema Aspectos da Circulação Pulmonar no Enfisema.

Por ocasião da federalização da EPM, em 1956, três novos professores – Dr. Leme, Dr. Ernesto e Dr. Bailone – juntaram-se ao grupo. Esses professores, além do Dr. Le Voci e do Dr. Ratto, ministravam um curso de graduação de alto nível, porém, pelas dificuldades inerentes à época, a formação de massa crítica de especialização e pesquisa era incipiente.

Em março de 1966, o Dr. Ratto assumiu a chefia da Disciplina de Pneumologia. No mesmo ano, por influência do Dr. Jairo Ramos e do Dr. Manuel Lopes dos Santos foi convidado a integrar a Disciplina. Após sua chegada, o primeiro passo foi "seduzir" outros jovens da época para ajudá-lo na formação dos residentes e no desenvolvimento dos primeiros protocolos de pesquisa clínica e experimental. A bagagem fisiopatológica trazida pelo Dr. Ratto e o dinamismo, o entusiasmo e a competência do Dr. Manuel foram decisivos no grande salto do desenvolvimento da Pneumologia. Entre 1969 e 1972, juntaram-se ao grupo Miguel Bogossian, José Eduardo Afonso, Hélio Romaldine, José Roberto Jardim e Luiz Eduardo Nery, sendo concursados como membros do corpo docente. Da mesma forma, em anos subseqüentes e em uma fase de grande expansão de nosso quadro de docentes, juntaram-se ao grupo Osvaldo Shigueomi Beppu, Jorge Nakatani, Cesar Uehara, Ana Luisa Godoy Fernandes e Clystenes Odyr Soares Silva.

Todos realizaram seu doutorado na Disciplina de Pneumologia, sendo que vários deles obtiveram pós-doutorado no exterior, trazendo importante contribuição para o desenvolvimento dos vários setores da Disciplina.

O Professor Manuel assumiu a Chefia da Disciplina de Pneumologia em 1981, tornando-se Professor Titular em 1985, mas, com seu tino administrativo e profundo conhecimento e interesse pelo destino do Hospital São Paulo e da Escola Paulista de Medicina, alçou vôos mais altos, passando a exercer cargos importantes em nossa Instituição. Foi Diretor Clínico do Hospital São Paulo, Diretor da Escola Paulista de Medicina (EPM) e também seu primeiro Reitor, sendo inclusive o responsável pela transformação da EPM em Universidade, em dezembro de 1994. Recentemente, atuou como Pró-reitor de Extensão, entre 1995 e 2004.

Outros, que tornaram grande a Pneumologia da Unifesp, já não estão mais entre nós, contudo, muitos chegaram e passaram a integrar nosso grupo.

Hoje, contamos com um número expressivo de médicos, fisioterapeutas e enfermeiras, que atuam nas áreas assistencial, de ensino e de pesquisa; estes, embora possuam os méritos, não conseguem ingressar na carreira docente, por causa da política atual do nosso governo.

Entretanto, com o crescimento, a setorização tornou-se uma conseqüência inevitável. Perdeu-se um pouco da unidade e da visão de conjunto, mas ganhou-se em profundidade e em competência, tanto na área de ensino e assistência, como na de pesquisa.

Atualmente, os alunos que aqui passam atestam o nosso acerto, pois, sem dúvida, fazem parte da maior massa crítica da Pneumologia brasileira, seja no âmbito profissional, seja no acadêmico.

Gostaríamos de nos referir também ao pessoal técnico-administrativo da Disciplina, que se dedicou e se dedica a ela como se fosse a própria casa. Em nome destes, citamos como exemplo Luiza Ikuta Marson, que dedica a vida à Pneumologia. Ela é responsável pela excepcional qualidade do Laboratório de Função Pulmonar, sendo estimada pelo respeito com que trata os pacientes e ensina nossos residentes e pós-graduandos.

Pós-graduação Stricto Sensu

O curso de pós-graduação em Pneumologia da Unifesp-EPM, credenciado em 1975, foi o segundo a obter o credenciamento no Departamento de Medicina.

Já foram formados 93 mestres e 84 doutores, a maioria ocupando hoje posições de destaque no ensino e na pesquisa, nas Universidades e Sociedades de Classe de Pneumologia no Brasil e no exterior.

Nossos professores orientadores são formados pelo curso e, após o pós-doutorado no exterior, tornaram-se líderes de grupo de pesquisa nesse programa. No início da década de 1980, passamos por uma fase de grande produção científica regional e formação de massa crítica em nosso meio, seguindo a orientação do Dr. Octávio Ribeiro Ratto e do Dr. Manuel Lopes do Santos, que iniciaram e coordenaram a pós-graduação da Pneumologia da Unifesp-EPM.

Inicialmente, nosso pós-graduando passava por uma sólida formação pneumológica clínica para posteriormente se dedicar ao Curso e à pesquisa.

A efetiva melhora da pós-graduação *lato sensu* no país, representada pelos cursos de residência em Pneumologia e serviços de bom perfil profissional, os quais oferecem estágios, permitiu àqueles que chegassem à pós-graduação *stricto sensu* dedicar-se de pronto ao Curso, agora redirecionado para a formação didático-pedagógica e de pesquisa.

A partir de 1991, passamos a admitir no programa profissionais da área da saúde, não-médicos. A experiência mostrou-se bastante gratificante, notando-se um impacto relevante na formação de recursos humanos para a demanda de pesquisa e ensino em suas respectivas áreas primárias de interesse, como Fisioterapia, Nutrição, Enfermagem, Psicologia, Biologia, Engenharia, Biomedicina, etc. Hoje, esses profissionais estão engajados e são fundamentais em vários projetos realizados em nosso Serviço e em vários outros programas de pós-graduação, ensino e pesquisa brasileiros.

A partir de 1996, o nosso programa de pós-graduação iniciou um período de mudanças significativas em sua estrutura, particularmente no que diz respeito à sua divulgação de pesquisas, redirecionando sua produção bibliográfica para revistas e eventos de circulação internacional, acompanhando a tendência mundial de troca de conhecimentos de maneira globalizada.

Essa mudança de direcionamento obrigou a um amadurecimento do programa como um todo, desde o planejamento de projetos até a exigência de financiamento, passando a selecionar ativamente projetos relevantes, com embasamento para produzir resultados de impacto em curto espaço de tempo. Essa nova perspectiva de avaliação científica por pares, no exterior, foi responsável por sensíveis mudanças no raciocínio científico e na rigidez metodológica de desenvolvimento das linhas de pesquisa.

Não cabe nesta apresentação nos alongarmos citando todos os responsáveis e participantes, passados e presentes, da nossa Disciplina. A todos eles, os nossos pacientes e os nossos alunos, sem dúvida, agradecem; mas, como dizia de maneira carinhosa nosso saudoso Professor Ratto: "*Não fizeram, ou não fazem, mais do que a obrigação*".

Manuel Lopes dos Santos
Luiz Eduardo Nery
Ana Luisa Godoy Fernandes

AVISO

A Pneumologia é um campo sempre em transformação. As precauções de segurança padronizadas devem ser seguidas; porém, conforme novas pesquisas e experiências clínicas ampliam nossos conhecimentos, algumas alterações no tratamento e na terapia medicamentosa tornam-se necessárias ou adequadas. Os leitores são aconselhados a conferir as informações sobre o produto fornecidas pelo fabricante de cada medicamento a ser administrado e verificar a dose recomendada, o modo e a duração da administração e as contra-indicações. É responsabilidade do médico, com base na sua experiência e no conhecimento do paciente, determinar as dosagens e o melhor tratamento. Nem o editor nem o autor assumem responsabilidade por qualquer prejuízo e/ou lesão a pessoas ou propriedade.

O Editor

As informações contidas nos capítulos são de responsabilidade dos autores.

Prefácio

Em nosso meio, é bastante freqüente a utilização de guias ou manuais procedentes de instituições universitárias internacionais para a consulta rápida e objetiva de jovens estudantes de medicina, residentes e profissionais da área da saúde.

Entretanto, apesar de a procedência dessa literatura ter inquestionável valor científico, raramente está adaptada à realidade médica de nosso país, apresentando diferenças relacionadas à disponibilidade dos meios de diagnóstico e de medicamentos, em especial, à incidência e à importância de determinadas doenças. Sem dúvida, a continentalidade do Brasil é um fator relevante que deve ser considerado no desenvolvimento de estudos e pesquisas médicas de estudantes e profissionais.

Por essas razões, e com o objetivo de nos aproximarmos da realidade brasileira, criamos a Série *Guias de Medicina Ambulatorial e Hospitalar da Unifesp-EPM*. Esta Série fundamenta-se no conhecimento e na prática cotidiana de diversos serviços da Universidade Federal de São Paulo (Unifesp) – Escola Paulista de Medicina (EPM) e também na orientação das disciplinas em esfera ambulatorial (Hospital São Paulo e Centros de Saúde Afiliados) e hospitalar (Hospital São Paulo, Hospital da Vila Maria, Hospital do Pirajussara, Hospital de Cotia, Hospital de Diadema, entre outros), onde exercemos uma medicina pública de excelente qualidade intelectual. A rede ambulatorial e hospitalar utilizada por nossa Universidade é renomada, não só por propiciar melhor ensino e prática médica, mas também por elevar os padrões e as exigências necessárias para o atendimento digno a que nossa população tem direito.

Visando manter uma educação médica continuada vinculada à prática médica atual, mais de vinte guias, os quais serão constantemente atualizados, estão à disposição de graduandos, residentes, pós-graduandos e profissionais de diferentes áreas.

A maturidade e o elevado padrão médico dos serviços oferecidos à comunidade pela Unifesp-EPM refletem-se nas obras da Série, engrandecidas por oferecer os proventos auferidos a seus respectivos centros de estudo, o que reverte e amplia a possibilidade de aprimoramento científico das disciplinas.

O presente volume da série *Guias de Medicina Ambulatorial e Hospitalar: Pneumologia* é de responsabilidade dos professores da Disciplina de Pneumologia do Departamento de Medicina da Unifesp-EPM Luiz Eduardo Nery, Ana Luisa Godoy Fernandes e João Aléssio Juliano Perfeito.

Este Guia abrange diversos aspectos úteis não só para profissionais da área mas também para clínicos gerais, residentes, pós-graduandos e graduandos. Apresenta, inicialmente, um capítulo sobre avaliação diagnóstica, o qual aborda aspectos importantes da anamnese e do exame físico, bem como testes de função pulmonar, aspectos fundamentais da radiografia, da tomografia computadorizada e da tomografia por emissão de pósitrons de tórax; trata ainda de recentes avanços para o diagnóstico das doenças pulmonares, como a broncoscopia, a videotoracoscopia e a mediastinoscopia.

Após essa introdução geral, são elucidadas questões relativas às pneumonias na comunidade e às pneumonias hospitalares, como a que acomete o imunocomprometido, a tuberculose e outras micobacterioses e infecções fúngicas. Em seguida, são estudadas as doenças obstrutivas de freqüente observação, como a DPOC, a asma brônquica, as bronquiectasias, os abscessos pulmonares e a fibrose cística. As doenças da circulação pulmonar (hipertensão pulmonar, *cor pulmonale* e tromboembolismo pulmonar) e as doenças pulmonares de comprometimento difuso são enfocadas de maneira prática e objetiva.

Tópicos atuais de muito interesse, como doenças ambientais e ocupacionais, enriquecem este Guia. São abordadas também as doenças pleurais (derrames pleurais e o pneumotórax espontâneo benigno), tão freqüentemente vistas em prontos-atendimentos.

Não poderiam faltar as várias opções de cirurgias de tórax (transplante de pulmão, traumatismo, neoplasias, etc.), bem como situações em que ocorre insuficiência respiratória.

Por fim, são abordadas questões relacionadas aos distúrbios do sono, área de recente conquista médica, com novas observações e implicações clínicas e referentes à fisioterapia pulmonar, tópico absolutamente fundamental para os pacientes internados e para os portadores de doenças crônicas debilitantes, as quais modificam a qualidade de vida do paciente pulmonar.

Assim, este Guia é atual e de importante implicação médica, destacando-se por sua abordagem prática e competente de uma área de excelência da Unifesp-EPM.

A atividade acadêmica, entre outras funções, engloba a produção de material educacional, e nossos Guias cumprem essa proposta. Enfatizamos que tal atividade tem sido pouco valorizada pelos atuais critérios de avaliação da produção científica dos docentes e, por isso, consideramos que os autores destes guias possuem o mais elevado espírito acadêmico e científico.

Para a realização desta série, não poderia faltar a participação da Editora Manole, com seu excelente padrão, associada à pacienciosa e amiga intervenção do sr. Ramilson Almeida.

Nestor Schor

PARTE 1

Avaliação Diagnóstica

CAPÍTULO 1

Anamnese e Exame Físico

SÉRGIO FARO
CIRO KIRCHENCHTEJN

ANAMNESE

A anamnese é parte importante da observação clínica. O examinador obtém informações dos sintomas apresentados pelo paciente e em algumas oportunidades, com a precisa coleta de dados e a ajuda do exame físico, pode estabelecer o diagnóstico da doença sem a necessidade de exames complementares. O objetivo deste capítulo é apresentar de maneira sucinta um roteiro investigativo da anamnese e do exame físico, cujas informações mais detalhadas serão mencionadas nos capítulos referentes à doença específica. Apesar de a ênfase neste texto ser dada para os sintomas do aparelho respiratório, isso não exclui a investigação clínica dos outros aparelhos. Durante a anamnese, deve-se evitar citar diagnósticos (exceção aos antecedentes), porque o paciente pode ter sido erroneamente rotulado como portador de alguma doença por informação equivocada prévia e isso pode levar a um falso raciocínio para a elucidação diagnóstica. A anamnese deve ter o seguinte roteiro:

Identificação (ID)

Nome, idade, sexo, cor, estado civil, profissão e ocupação, naturalidade e procedência.

Queixa e duração (QD)

É um registro objetivo e simples dos sintomas que fazem o paciente procurar o médico. A partir daí, será desenvolvida a cronologia desses sintomas, com a construção da terceira parte da anamnese.

História pregressa da moléstia atual (HPMA)

Essa fase é fundamental na observação clínica. Os sintomas devem ser obtidos nos mínimos detalhes. Nas doenças do aparelho respiratório, os principais a serem pesquisados são:

Tosse

- Intensidade;
- duração:
  - aguda;
  - crônica: não necessariamente provocada por doença crônica;
- período: diurno, noturno, diuturno;
- tonalidade: como exemplo, a tosse bitonal com voz em falsete que pode ocorrer nas paralisias das cordas vocais;
- fenômenos que acompanham: vômito (por compressão gástrica e/ou excitação do centro bulbar do vômito), tonturas e síncopes (nas crises de tosse, por diminuição do fluxo sanguíneo cerebral);
- tosse seca: tem como causas mais freqüentes as doenças pleurais, traqueítes, insuficiência cardíaca e asma brônquica;
- tosse produtiva: o catarro pode ser formado como resposta a qualquer agressão feita à mucosa brônquica por agente físico, químico ou infeccioso. Na análise da expectoração, é importante saber:
  - quantidade: pode ser medida em colheres de sopa a cada 24 horas, mas em algumas doenças, como bronquiectasias e outras supurações pulmonares, o volume de catarro pode ser grande e a medida usada é o copo americano a cada 24 horas;
  - aspecto: pode variar muito. Os mais freqüentes são mucoso (asma, traqueobronquites), purulento com cor amarelada ou esverdeada (infecções), hemático (secreção misturada com sangue, na presença de pneumonias, tumores, bronquiectasias, tuberculose, etc.), róseo espumoso (edema agudo do pulmão) e até com restos de tecido (supurações);
  - cheiro: o catarro normalmente é inodoro, mas em determinadas situações, como nas supurações, pode ter odor fétido ou pútrido;
  - vômica: é a expectoração de grande quantidade de catarro que pode ocorrer de uma só vez (abscesso pulmonar) ou fracionada (bronquiectasias);
  - hemoptise: a eliminação de sangue vermelho vivo, arterializado, é uma importante informação que pode por si só direcionar o diagnóstico para determinadas doenças. As causas de hemoptise são várias, mas as mais freqüentes são: tuberculose pulmonar, bronquiectasias, tumores de pulmão e tromboembolismo pulmonar (TEP);
  - toalete brônquica matinal: é a eliminação freqüente de grande quantidade de catarro pela manhã e pode ocorrer, por exemplo, em bronquiectasias e bronquite crônica.

Chiado

Som musical semelhante a um "miado de gato", também conhecido como sibilância, que é ouvido durante a respiração e ocorre nas obstruções de traquéia, nos broncoespasmos, nos edemas ou na obstrução de vias aéreas. É uma importante informação, que deve ser automaticamente interrogada quando o paciente referir dispnéia, com ou sem tosse, ou situações de desconforto respiratório. Variações do chiado podem ocorrer, como, por exemplo, a cornagem, decorrente de uma dificuldade inspiratória provocada pela diminuição do calibre das vias respiratórias na altura da laringe e que se manifesta como um ruído, estridor, referido pelo paciente como um "guincho", podendo ser permanente ou episódico.

Dispnéia

Respiração feita com esforço ou desconforto, a dispnéia pode se apresentar como a queixa principal de várias doenças cardiorrespiratórias. Ela pode ser:

- aguda: asma, doença pulmonar obstrutiva crônica (DPOC) agudizada, pneumonia, pneumotórax, TEP, derrame pleural;
- crônica (mais de 30 dias): uma história detalhada ajuda na investigação das causas: alergias e atopias (asma), riscos ocupacionais (silicose, asbestose, asma ocupacional), tabagismo (DPOC), drogas anoréticas (hipertensão pulmonar), contato com pássaros (pneumonia de hipersensibilidade), além das cardiopatias.

A dispnéia pode ser desencadeada por esforços (mínimos, pequenos, médios ou grandes), ser paroxística (crises de broncoespasmo), suspirosa (distúrbios neurovegetativos) ou de repouso (doenças pulmonares avançadas, como DPOC, fibroses e tumores).

A trepopnéia é a dispnéia que ocorre em decúbito lateral e pode indicar doença unilateral, como derrame pleural ou paralisia de um hemodiafragma. A ortopnéia, que é a dispnéia de decúbito aliviada pela posição sentada, pode ocorrer na DPOC ou na paralisia bilateral do diafragma.

Tosse, expectoração e chiado no peito são sintomas que podem diferenciar causas cardíacas de pulmonares.

Dor torácica

Importante sintoma que freqüentemente leva o paciente ao médico. Pode ser ou não acompanhado de outras manifestações respiratórias. O parênquima pulmonar e a pleura visceral não transmitem sensações dolorosas para o cérebro, mas a pleura parietal, sim. A dor também pode ser referida ou irradiada, proveniente de um órgão não-torácico.

As causas mais freqüentes são:

- parede torácica: muscular, óssea, nevrálgica, etc.;
- mediastinal: miocárdio, pericárdio, tumores, pneumomediastino, etc.;
- pleuropulmonar: pleuris, pneumotórax, tumores, pneumonias, TEP;
- digestivas: esofagite, úlceras, colecistite, pancreatite;
- psicogênica.

Nas doenças pleuropulmonares, a dor geralmente é desencadeada ou piora com a tosse e a inspiração, não é irradiada, nem sempre o decúbito sobre o lado da dor traz alívio e, às vezes, é acompanhada de dispnéia, tosse e febre nas infecções.

Interrogatório de diversos aparelhos (ISDA)

Em busca de possíveis sintomas que ainda não foram focalizados, acompanhando ou não a relação deles com doenças do aparelho respiratório, devem ser lembrados os que se seguem:

Gerais

Corpo quente e/ou hipertermia aferida, emagrecimento, astenia, sudorese diurna ou noturna, ronco, pausas respiratórias noturnas testemunhadas pelo cônjuge, hipersonolência diurna (síndrome apnéia-hipopnéia do sono).

No segmento cefálico

Cefaléia (aumento de tensão sanguínea de CO_2, tumores), aumento de volume cervical, sintomas nasais (rinite, sinusite), rouquidão (tumores, tuberculose, blastomicose).

Cardiorrespiratórios

Além dos sintomas respiratórios, lembrar-se de dor precordial, palpitações e edemas.

Digestivos

Sintomas de esofagite, dor torácica referida ou irradiada, etc.

Outros

Geniturinário, neuromuscular, osteoarticular, metabólico e psiquiátrico.

Antecedentes pessoais (AP)

Um roteiro sistematizado facilita a investigação de eventos passados que possam ajudar no diagnóstico clínico do processo mórbido.

Investigação da infância

Condições de nascimento, sintomas respiratórios, infecções, coqueluche, sarampo complicado, traumas e cirurgias.

Moléstias prévias

Essas informações podem ser de grande utilidade para estabelecer um diagnóstico clínico. Devem ser lembrados infecções respiratórias de repetição, tuberculose, pneumotórax, pneumonias, broncoespasmo, cirurgias, traumas, etc.

Hábitos e vícios

O tabagismo está relacionado a múltiplas doenças. O alcoolismo leva à desnutrição, que pode ser um fator de risco para a DPOC, infecções, etc. As doenças pulmonares associadas à Aids tornam necessária uma pesquisa sobre os hábitos sexuais e o uso de drogas ilícitas pelos pacientes.

Antecedentes ocupacionais

As exposições intensas e prolongadas a poeiras e produtos químicos ocupacionais (vapores, fumaças) podem causar a DPOC, assim como poeiras orgânicas e agentes sensibilizadores no ambiente de trabalho podem causar aumento de hiper-responsividade das vias aéreas, agravando uma asma preexistente ou causando asma ocupacional.

Outras doenças profissionais, como silicose e asbestose, têm relação direta com o ambiente de trabalho e tempo de exposição.

Procedência

Relatar se o paciente é proveniente de áreas endêmicas de paracoccidioidomicose, esquistossomose, histoplasmose, entre outras doenças.

Uso de medicamentos em ambiente domiciliar

Também devem ser pesquisados, nos antecedentes pessoais, uso de fogão a lenha, presença de poluentes, alérgenos, poeira e animais domésticos, além de medicação de uso crônico ou não.

Antecedentes familiares (AF)

Doenças de caráter familiar como asma, DPOC, etc., além de outras transmitidas por contágio domiciliar, como tuberculose, são importantes informações que complementam a anamnese.

EXAME FÍSICO

A propedêutica física pulmonar permite avaliar o paciente de modo eficiente e econômico. Apesar de, em várias situações, o radiograma de tórax ter maior sensibilidade diagnóstica que a ausculta, em moléstias como asma, DPOC e doença vascular pulmonar, o radiograma pode ser normal, tendo suas anormalidades eventualmente detectadas por meio do exame físico.

O treinamento para reconhecer os diversos sons pulmonares, familiarizar-se com sua terminologia e compreender os mecanismos de sua formação é acessível e de fácil aprendizado.

O exame físico também é uma excelente oportunidade do exercício da observação e de fortalecimento na relação médico-paciente. Para tanto, é necessário que ambos estejam confortáveis. O paciente ambulatorial deve encontrar-se em pé ou sentado, com iluminação adequada, preferencialmente natural, em ambiente silencioso e que permita que o tórax fique descoberto no limite do pudor do paciente.

O examinador deve ficar de frente para a face do tórax a ser examinada.

O exame físico é didaticamente classificado em exame geral e exame especial.

Exame geral

As doenças respiratórias são capazes de levar a alterações sistêmicas e vice-versa.

O estado geral do paciente e sua condição hemodinâmica e respiratória indicam se o caso é ambulatorial, se requer internação ou encaminhamento a UTI.

Doenças consuptivas, como neoplasias, tuberculose e empiema, podem levar à caquexia. A obesidade influencia a mecânica respiratória e pode relacionar-se à apnéia do sono. Halitose sugere a presença de supuração por anaeróbios. Tabagistas também freqüentemente apresentam halitose, além de manchas amarelas nos dedos e no bigode.

Asmáticos às vezes têm outras alergias, como urticárias, conjuntivite e rinite. Alterações vocais podem ocorrer por compressões intratorácicas do nervo laríngeo recorrente. Estase jugular, desdobramento de segunda bulha cardíaca, sopro sistólico tricúspide, hepatomegalia e edema de membros inferiores são sinais de *cor pulmonale*. Indivíduos normais possuem a conjuntiva, a língua e o leito ungueal de cor rósea.

À compressão ungueal, observa-se rápido enchimento dos capilares.

Cianose, ou seja, a coloração azulada nas extremidades, sugere comprometimento por falta de oferta de oxigênio. Nos casos crônicos de hipoxia, é possível ocorrer policitemia e notam-se os vasos conjuntivais pletóricos e tortuosos. O oferecimento de oxigênio é capaz de fazer remitir a cianose.

Hipocratismo digital é sinal importante relacionado a doenças crônicas, em geral, cardiorrespiratórias. É caracterizado pelo baqueteamento digital e distrofia ungueal (unhas com aspecto de vidro de relógio). As falanges distais dos dedos das mãos e dos pés se tornam mais largas lateralmente e o ângulo entre a unha e a pele fica maior que 180°. A pele periungueal costuma ficar tensa e brilhante, sinal que está associado a cardiopatias congênitas e distúrbios sistêmicos.

Exame especial

Inspeção

Estática

É possível observar as alterações cutâneas e de morfologia do tórax. Por exemplo: cicatrizes de traumatismo e de incisões podem sugerir cirurgias pregressas e nódulos em tatuagens são freqüentes em sarcoidose. Na síndrome da veia cava superior, é possível observar aumento da circulação venosa no tórax e no pescoço.

Em relação ao formato do tórax, observa-se que pacientes com doenças obstrutivas têm o diâmetro ântero-posterior aumentado, apresentando a descrição clássica de tórax em tonel do portador de enfisema. Outras deformidades incluem: *pectus carinatum* (peito de pomba), caracterizado pela inversão dos arcos costais, elevando o esterno, semelhante à quilha de um barco; *pectus excavatum* (peito de sapateiro), que se mostra à condição contrária do *carinatum*, com invaginação do esterno para dentro do tórax. Em geral, não interferem na mecânica ventilatória, trazendo preocupações de ordem cosmética.

Deformidades da coluna torácica e lombar, quando muito acentuadas, por exemplo, a cifoescoliose, podem provocar distúrbios graves de mecânica respiratória ou alterações de trocas gasosas.

Dinâmica

Trata-se da observação da mecânica da respiração. Respirações rápidas e com pequeno volume corrente são freqüentemente associadas à perda de volume pulmonar. Esse padrão é mais freqüentemente observado em doenças restritivas e em cardiopatias, mas também pode ser encontrado em pacientes com DPOC avançada e hiperinsuflação pulmonar acentuada. Pacientes que apresentam um prolongamento do tempo inspiratório podem ter obstrução de vias aéreas altas, como no crupe e na epiglotite.

Retrações inspiratórias são observadas nos últimos espaços intercostais em indivíduos normais, principalmente em magros. Tiragem é o termo que se usa quando essas retrações se tornam mais acentuadas, acometendo todo o período da inspiração e tornando-se visíveis nas fossas supraclaviculares e na fúrcula.

O sinal de Lemos Torres é um abaulamento expiratório, sendo mais visível nos últimos espaços intercostais e na expiração forçada e indica a presença de derrame pleural.

Na análise dinâmica do tórax, avaliar também:

- se a respiração é confortável e se o paciente utiliza a musculatura acessória, o que se expressa pelas contrações, a cada esforço ventilatório, do esternocleidomastóideo e do escaleno, elevando os primeiros arcos costais. Podem-se sentir as contrações colocando as mãos sobre os ombros do paciente;
- se existe movimento paradoxal entre o tórax e o abdome, como na paralisia diafragmática. Pacientes com DPOC avançada apresentam contração da musculatura abdominal associada à contração dos lábios (*pursued lips*) durante a expiração;
- a freqüência, a regularidade e a expansibilidade dos movimentos respiratórios. A freqüência normal, em adultos, varia entre 10 e 18 ciclos/min; quando é superior a 35 ciclos/min, pode gerar fadiga da musculatura inspiratória;
- posições de conforto e desconforto respiratório. Indivíduos normais respiram confortavelmente em qualquer posição. Por exemplo, ortopnéia é a situação que o indivíduo tem de elevar o seu decúbito para respirar melhor;
- tiragem da fúrcula e retrações intercostais, presentes quando a pressão intratorácica fica extremamente negativa. Nessas condições, podem-se notar alterações hemodinâmicas, como pulso paradoxal, com quedas da amplitude do pulso e da pressão arterial em 15 mmHg durante a inspiração.

Palpação

Pela palpação, é possível localizar pontos dolorosos no tórax, confirmar a presença de deformidades esqueléticas, revelar áreas de massas, pulsações e localizar enfisema subcutâneo (sensação de crepitação no dedo ao comprimir áreas de ar retido no tecido subcutâneo).

Pode-se também avaliar a expansibilidade do tórax e a utilização da musculatura acessória.

Vibrações provenientes da caixa torácica são conhecidas como frêmitos:

- frêmito tóraco-vocal é a vibração sentida pela palma da mão sobre a face do tórax quando o paciente fala "trinta e três". A dificuldade na transmissão desse frêmito ocorre em atelectasias, derrames pleurais e no pneumotórax. Encontra-se aumentado nas consolidações;
- o frêmito pleural é sentido no limite superior dos derrames pleurais e tem sua equivalência na ausculta do atrito pleural. Fica mais intenso com a compressão mais firme da mão sobre o tórax;
- o frêmito brônquico é sentido pela transmissão da vibração causada pela presença de secreções na vias aéreas. Seu equivalente na ausculta são os roncos.

Percussão

Os sons obtidos pela percussão do tórax são:

- som claro-pulmonar: trata-se de som grave e intenso, semelhante à percussão de um tambor recoberto, que se produz ao se percutir o tórax de indivíduos normais. A percussão das vértebras torácicas também produz som claro-pulmonar. O sinal de Signorelli é a percussão maciça ou submaciça das últimas vértebras torácicas por causa da presença de derrame pleural;
- som submaciço e maciço: ocorrem quando a percussão do tórax produz um som mais agudo, menos intenso e mais curto que o som claro-pulmonar. Ocorrem nas atelectasias, em derrames pleurais e condensações. Indivíduos obesos ou muito musculosos podem ter menor sonoridade pulmonar pelos obstáculos à transmissão do som;
- som hipersonoro: mais intenso, mais grave e mais duradouro que o som claro-pulmonar; é observado no enfisema;
- som timpânico: assemelha-se ao som do tambor, no pneumotórax.

Ausculta

O rendimento da ausculta é maior quando ela é efetuada por um estetoscópio, cuja função não é a amplificação, mas, sim, a filtração de ruídos estranhos. O lado do estetoscópio com diafragma auxilia na ausculta de sons de alta freqüência e a campânula, na ausculta de sons de baixa freqüência, como os de alguns sopros cardíacos.

Em uma sala silenciosa, aplique o estetoscópio firmemente sobre o tórax despido do paciente. As roupas podem provocar ruídos indistinguíveis dos sons pulmonares. Se pêlos espessos provocarem ruídos, eles podem ser reduzidos com umedecimento do tórax.

O paciente deve ser orientado a respirar pela boca, para evitar contaminação com sons produzidos pelas fossas nasais, com inspirações profundas, tomando-se o cuidado de se evitar hiperventilação. Da mesma forma, o paciente deve ser orientado para não produzir ruídos como suspiros ou gemidos.

Sistematicamente, devem ser auscultadas todas as faces do tórax.

Os erros de ausculta a serem evitados são:

- auscultar somente áreas convenientes;
- interpretar sons de pêlos ou tecidos como ruídos adventícios;
- examinar em sala com muito barulho;
- não contar com a colaboração do paciente.

Sons respiratórios normais

O ciclo respiratório normal é composto por um período inspiratório que dura 1/3 de seu tempo e por um período expiratório que dura os outros 2/3. Os sons inspiratórios são mais audíveis que os expiratórios.

A intensidade da ausculta depende da localização em que se aplica o estetoscópio, pois os sons são mais intensos quando próximos das grandes vias aéreas. Depende também do panículo adiposo do paciente, já que os sons são menos intensos nos obesos.

Murmúrio vesicular

É o som que se ausculta em indivíduos normais. Não é um ruído musical, misturando-se com outros sons produzidos no tórax pela musculatura e pelo coração, sendo audível de modo predominante durante a inspiração e tendo freqüência entre 100 e 200 Hz. Assemelha-se ao som do sopro por um canudo e não é homogêneo em relação às diversas áreas de ausculta. Daí a importância em se comparar a simetria dos sons nos 2 hemitórax. Devem-se observar variações de amplitude desse som, que pode estar aumentado, diminuído ou abolido em condições patológicas.

O murmúrio vesicular é originado pela turbulência do ar passando em brônquios segmentares.

Som traqueal normal

Ausculta-se a traquéia na região supraesternal e na face lateral do pescoço; o som é gerado pela turbulência do ar na faringe, glote e subglote.

O som laringotraqueal é bastante intenso, com freqüências variando de 100 a 200 Hz, com a expiração mais aguda e duradoura. É de grande interesse pela sua direta relação com o fluxo aéreo, produzindo alterações quantitativas e qualitativas nas lesões obstrutivas.

Sons respiratórios patológicos

Estertores

São sons semelhantes ao produzido pela fricção dos fios de cabelos próximo aos ouvidos. Às vezes, são comparados com o som de abrir um velcro ou com pequenas explosões.

A tendência atual da literatura é considerar estertoração e crepitação como sinônimos. São sons descontínuos, em geral com duração de 20 ms e classificados, pela sua sonoridade, como finos, médios ou grossos, dependendo de sua freqüência, se são mais agudos ou graves. Mais importante é sua classificação como inspiratórios ou expiratórios, pois podem ser considerados patológicos quando presentes na inspiração a partir da capacidade residual funcional.

Estertores que ocorrem por microatelectasias podem desaparecer após algumas inspirações profundas.

Estertores produzidos nas pneumopatias intersticiais não são modificados pela tosse, sendo fixos no final da inspiração.

Sopro brônquico

Colocando-se o estetoscópio na face do tórax, ausculta-se um som mais intenso e duradouro que o murmúrio vesicular. Na verdade, trata-se do próprio som laringotraqueal que, em conseqüência de melhores condições de transmissibilidade, passa a ser ouvido na superfície do tórax. Ocorre em consolidações, por exemplo, nas pneumonias.

Sopro cavernoso

É um som incomum, mais grave que o sopro brônquico por causa do efeito de ressonância produzido por uma cavidade.

Abolição do murmúrio vesicular

Pode ocorrer em situações de barreira do som, como em derrame pleural e pneumotórax. Também pode ocorrer em situações de redução dos movimentos respiratórios, como na asma grave e em distúrbios da caixa torácica. A oclusão de vias aéreas, provocando atelectasia, é outra causa de abolição do murmúrio vesicular.

Sibilos

É um som agudo, de característica musical e contínua, uma vez que tem duração bem mais prolongada que os estertores. A Sociedade Torácica Americana propõe que deve durar mais que 250 ms, mas alguns autores já consideram sibilos quando o som dura ao menos 100 ms. Sua freqüência varia de 100 Hz a 1 kHz.

Seu mecanismo de formação envolve a presença de secreções em vias aéreas e, de modo mais importante, a vibração ritmada das paredes das vias aéreas colapsáveis.

Pode-se afirmar que a presença de sibilos indica obstrução de vias aéreas, mas que o fluxo também pode estar acentuadamente comprometido sem a presença de sibilos.

Indivíduos normais podem apresentar sibilos quando forçam a expiração.

A ausculta pulmonar é muito subjetiva para classificar a intensidade da obstrução pela ausculta dos sibilos.

Cornagem ou estridor

É um som grave e intenso, muitas vezes audível à distância, produzido por obstrução alta.

Ronco

É produzido pela obstrução de grandes vias aéreas, em geral por secreções. É um som grave, auscultado durante a inspiração e a expiração, mudando de intensidade e localização com a tosse e a respiração pela mobilização das secreções. Pode também ser audível à distância pelo médico e pelo paciente. Corresponde à sensação tátil do frêmito brônquico.

Atrito pleural

O deslizamento entre as pleuras visceral e parietal normais não produz som.

O atrito pleural é um som grave produzido pela fricção dos folhetos pleurais inflamados. Assemelha-se ao som que se obtém ao se dobrar um pedaço de couro. É mais audível no final da inspiração e no início da expiração, acentuando-se com a pressão do estetoscópio sobre o tórax.

Squawk

É um som inspiratório agudo, parecido com um guincho ou grasnado, associado ao estertor fino e que surge em pneumopatias intersticiais.

Ausculta da voz

Broncofonia normal é caracterizada pela ausculta do som "trinta e três", que aparece de forma indistinta e mal articulado.

A diminuição da broncofonia pode ocorrer por dificuldade na produção e na transmissão da voz. Observa-se em situações como rouquidão, obesidade, atelectasias, derrame pleural, paquipleuriz, pneumotórax e enfisema.

Na broncofonia aumentada, o som se torna mais intenso e agudo. Deve-se, então, investigar a presença de pectorilóquia, que é a nitidez da palavra articulada. Esses sinais ocorrem em situações de melhor transmissão de som pela caixa torácica, por exemplo, nas condensações.

Egofonia é um som anasalado, agudo, que se ouve no limite superior dos derrames pleurais.

TABELA 1.1 RESUMO DO EXAME FÍSICO NAS SÍNDROMES PROPEDÊUTICAS

Síndrome	Inspeção estática	Inspeção dinâmica	Palpação	Percussão	Ausculta
Condensação	Normal	Redução da expansão	Redução da expansão, FTV aumentado	Submacicez ou macicez	Estertores finos ou grossos, sopro brônquico, broncofonia aumentada, pectorilóquia
Cavidade	Normal	Redução da expansão	Redução da expansão, FTV aumentado		Estertores finos ou grossos, sopro cavernoso, broncofonia aumentada, pectorilóquia
Atelectasia	Retração	Redução da expansão, tiragem	Redução da expansão, FTV abolido	Submacicez ou macicez	Ausência do MV, redução da broncofonia
Derrame pleural	Abaulamento	Redução da expansão, sinal de Lemos Torres	Redução da expansão, FTV abolido	Macicez, sinal de Signorelli	Ausência do MV, redução da broncofonia, atrito pleural, egofonia
Paquipleuriz	Retração	Redução da expansão	Redução da expansão, FTV diminuído	Submacicez ou macicez	Ausência do MV, redução da broncofonia
Pneumotórax	Abaulamento	Redução da expansão	Redução da expansão, FTV abolido	Timpanismo	Ausência do MV, redução da broncofonia
Asma/DPOC	Abaulamento	Redução da expansão	Redução da expansão, FTV diminuído	Hipersonoro	Diminuição do MV, estertores no início da inspiração, roncos e sibilos, expiração prolongada
Pneumonite intersticial	Retração	Redução da expansão	Redução da expansão, FTV diminuído	Normal	Estertores pan ou teleinspiratórios, *squawk*

DPOC = Doença pulmonar obstrutiva crônica

FTV = Frêmito tóraco-vocal

MV = Murmúrio vesicular

REFERÊNCIAS BIBLIOGRÁFICAS

1. LEHRER, S. *Entendendo os sons pulmonares*. Trad. Carmem Valente. São Paulo, Roca, 1990.
2. LOUNDON, R. & MURPHY JR., R.L.H. "Lung sounds: state of art". *Am. Rev. Res. Dis.* 130:663-73, 1984.
3. MANÇO, J.C. "Fundamentos da ausculta pulmonar". *Medicina*. 27:66-82, Ribeirão Preto, 1994.
4. MARCONDES, M.; SUSTOVICH, R.D. & RAMOS, L.R. *Clínica médica: propedêutica e fisiopatologia*. Rio de Janeiro, Guanabara Koogan, 1984.
5. MIKAMI, R. et al. "International Symposium on Lung Sounds. Synopsis of proceedings". *Chest*. 92:342-5, 1987.
6. WILKINS, M.A. et al. *Lung sounds: a practical guide*. 2.ed. St. Louis, Mosby, 1996.

CAPÍTULO 2

Testes de Função Pulmonar

JOSÉ ALBERTO NEDER
MEYER IZBICKI
LUIZ EDUARDO NERY

INTRODUÇÃO

Os testes de função pulmonar são instrumentos propedêuticos auxiliares no diagnóstico sindrômico de uma miríade de condições que podem comprometer o desempenho funcional das vias aéreas, do parênquima pulmonar e da caixa torácica. Entretanto, raramente o resultado de um teste de função é específico o suficiente para indicar, sem o concurso de outras modalidades de investigação, um diagnóstico específico.

O impacto real de uma doença respiratória também pode ser objetivamente quantificado por um teste fisiológico, o que se torna útil em diferentes circunstâncias, como na avaliação pré-operatória, na análise prognóstica e na seleção de pacientes para intervenções específicas. Com a realização de exames seriados, pode-se, ainda, observar a progressão do agravo funcional, além da eventual resposta ao tratamento instituído.

No campo ocupacional, a quantificação da perda funcional e da função remanescente é aspecto importante para o estabelecimento do grau de disfunção respiratória e, por conseguinte, da provável incapacidade (Tabela 2.1).

TABELA 2.1 PRINCIPAIS INDICAÇÕES CLÍNICAS DOS TESTES DE FUNÇÃO PULMONAR

Auxiliar no diagnóstico diferencial
Avaliar o impacto da doença pulmonar
Determinar a progressão da doença pulmonar
Investigar o efeito do tratamento
Quantificar o grau de disfunção e incapacidade

ESPIROMETRIA

A espirometria é o teste funcional mais utilizado na prática clínica e se propõe a avaliar as condições mecânicas dinâmicas do aparelho respiratório, podendo ser realizada por meio de manobras respiratórias forçadas ou lentas.

Indicações

- Em qualquer paciente com doença pulmonar ou das vias aéreas superiores, seja suspeita ou já diagnosticada, que curse com possível obstrução ao fluxo aéreo;
- na avaliação longitudinal de doenças pulmonares obstrutivas ou restritivas;
- em paciente com qualquer doença pulmonar estabelecida com o objetivo de quantificar minimamente a perda funcional;
- na investigação precoce da dispnéia de origem indefinida após o exame clínico;
- na avaliação pré-operatória, especialmente na cirurgia torácica com ressecção ou na cirurgia abdominal alta;
- na suspeita de obstrução de vias aéreas superiores;
- na avaliação de disfunção e incapacidade.

Fundamentos fisiológicos do teste

A manobra expiratória forçada desencadeia um aumento pronunciado das pressões alveolares, que tendem a expulsar o ar, e também da pressão pleural, que, envolvendo as vias aéreas, tende a fechá-las. Os dois processos praticamente se cancelam em um determinado segmento das vias aéreas (ponto de igual pressão ou PIP): assim, a pressão que sobra para eliminar o ar é a pressão de recuo elástico dos pulmões (Figura 2.1). A conseqüência lógica é a obtenção, nessa circunstância, do fluxo máximo possível para um determinado volume pulmonar.

Na verdade, ao se tentar forçar mais ar para fora, aumentando a pressão pleural, o efeito pode ser contraproducente, isto é, haverá somente mais compressão das vias aéreas e menor fluxo. Obviamente, quanto mais compressíveis as vias aéreas (por exemplo, na DPOC), maior será esse efeito. De fato, nesses pacientes, pode ocorrer substancial aprisionamento de ar nas pequenas vias aéreas e nem todo ar inspirado consegue ser expirado. Logo, na expiração forçada, a taxa de fluxo aéreo é constante em um dado volume pulmonar, o que torna os parâmetros espirométricos reprodutíveis e analisáveis.

Em contraste, na manobra expiratória lenta, não há compressão das vias aéreas e os fluxos são altamente variáveis. Em compensação, todo o ar previamente inspirado consegue ser exalado, fornecendo valores mais acurados de capacidade vital (CV) e suas subdivisões.

Realização do teste

Atualmente, a maioria dos sistemas emprega medidores de fluxo aéreo (pneumotacógrafos). A calibração dos pneumotacógrafos é de fundamental importância; com esse

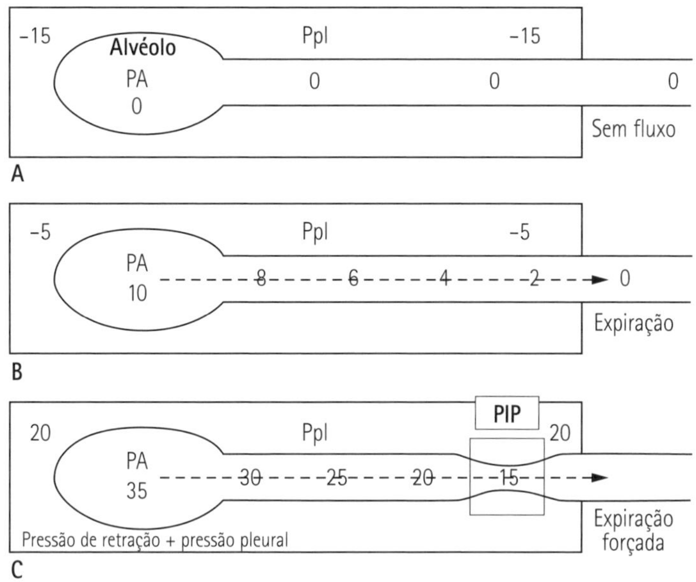

FIGURA 2.1 Teoria do ponto de igual pressão (PIP) para explicar a relativa estabilidade dos fluxos para um dado volume pulmonar. No final da inspiração (A), a pressão alveolar (PA) está em equilíbrio com a pressão de abertura das vias aéreas (boca) e, portanto, não há fluxo de ar. Em uma expiração tranqüila (B), a pressão dentro das vias aéreas (PVA) é sempre maior do que a pressão circunjacente (pressão pleural ou Ppl) e o fluxo de ar é contínuo. Na expiração forçada (Ppl elevada) (C), a pressão de expulsão do ar (PA) está aumentada, mas, em algum ponto das vias aéreas, a pressão circunjacente (Ppl) será igual ou mesmo superior à PVA (o PIP), limitando, assim, o fluxo para aquele volume pulmonar.

intuito, utilizam-se seringas específicas de 3 L, com geração de diferentes taxas de fluxo (injeções e aspirações em velocidades de 1 a 6 segundos).

Antes do teste, o técnico deve explicar e mimetizar a manobra a ser realizada. Como o tempo é um fator crucial na espirometria, é necessário que o início da expiração seja bem definido. O erro mais comum é a hesitação no início da expiração, ou seja, o começo da expiração realmente forçada ocorre algum tempo depois do início do registro do tempo. Para corrigir esse erro potencial, pode-se utilizar, até certo ponto, a técnica da extrapolação retrógrada (Figura 2.2).

Deve-se sempre observar a morfologia da alça fluxo/volume (ver a seguir), afastando-se, assim, a possibilidade de subesforço, mordedura do bocal, tosse ou interrupção brusca da expiração. Nesse sentido, a curva volume/tempo é mais útil para a certificação de que a expiração foi completa (platô no final). Diversos critérios de aceitabilidade e reprodutibilidade das curvas devem ser observados, assim como algumas regras para a seleção dos valores a serem reportados (Tabela 2.2).

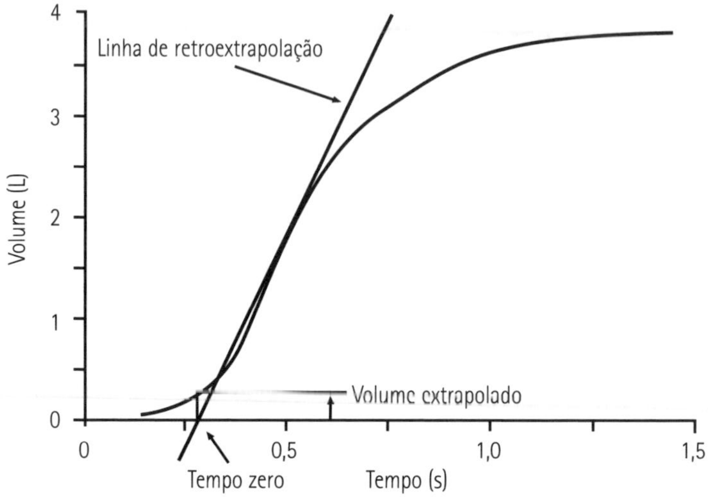

FIGURA 2.2 O volume de extrapolação retrógrada é o volume de ar que já foi assoprado quando se estabelece o tempo teórico a partir do qual a expiração deveria ter-se iniciado, isto é, caso não tivesse havido um atraso na expiração forçada. Valores acima de 150 mL invalidam a manobra (ver Tabela 2.2).

Fonte: Adaptado de Sociedade Brasileira de Pneumologia e Tisiologia, 2002.

TABELA 2.2 CRITÉRIOS ESPIROMÉTRICOS DE ACEITABILIDADE E REPRODUTIBILIDADE E DE SELEÇÃO DOS VALORES A SEREM REPORTADOS

Critérios de aceitabilidade
Volume retroextrapolado < 5% ou 150 mL da CVF (o que for maior)
PFE: variação < 10% ou 0,5 L/s (o que for maior) do maior PFE obtido
Duração ideal de pelo menos 6 segundos
Platô no final da curva volume/tempo (volume no último segundo < 25 mL)
Pelo menos 3 manobras aceitáveis, máximo de 8 manobras
Critérios de reprodutibilidade
Os 2 maiores valores de VEF_1 e CVF devem diferir menos de 150 mL
Seleção dos valores
CVF: maior valor obtido
VEF_1: maior valor retirado dentre as curvas com variação do PFE < 10% ou 0,5 L/s (o que for maior) do maior PFE obtido
Fluxos: provenientes da curva com maiores valores da soma VEF_1 + CVF

CVF = capacidade vital forçada; PFE = pico de fluxo expiratório; VEF_1 = volume expiratório forçado no primeiro segundo.

2

Variáveis de interesse prático

O registro espirométrico pode ser feito por meio da relação entre o volume de ar expirado e o tempo decorrido (curva volume-tempo) entre os fluxos inspiratórios e

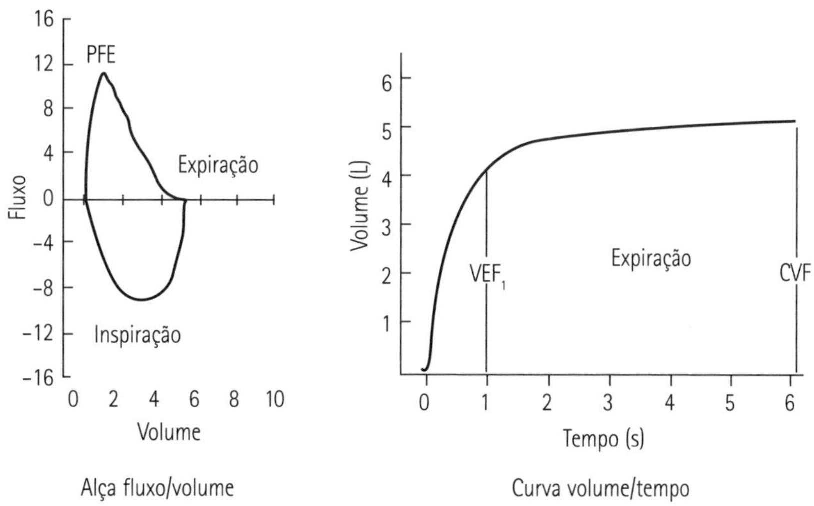

FIGURA 2.3 Alça fluxo/volume e curva volume/tempo, com as principais variáveis derivadas.

Fonte: adaptado de Sociedade Brasileira de Pneumologia e Tisiologia, 2002.

expiratórios contra o volume de ar deslocado (alça fluxo/volume) (Figura 2.3). A quantidade total de ar expirado corresponde à capacidade vital (CV), seja ela decorrente de manobras lentas ou forçadas (CVF).

A maior parte do ar é expirado em altos volumes, ou seja, logo após o começo da expiração (dentro de 1 segundo); logo, o volume expiratório forçado no primeiro segundo (VEF_1) geralmente corresponde a mais de 70% da CVF. Em outras palavras, a relação VEF_1/CVF é de cerca de 0,7 a 0,8, embora se reduza com a idade.

O pico de fluxo expiratório (PFE) também ocorre logo após o início da expiração, quando o volume pulmonar é maior e a ação dos músculos expiratórios é mais evidente. O PFE é particularmente útil para aferir o grau de esforço entre diferentes manobras (reprodutibilidade) (Tabela 2.2).

Uma outra forma de avaliar a rapidez do fluxo expiratório é pela inclinação da fase que se situa aproximadamente no meio do espirograma. Com esse intuito, pode-se utilizar o fluxo expiratório forçado (FEF) entre 25 e 75% da CVF ($FEF_{25-75\%}$) (Figura 2.4). O $FEF_{25-75\%}$ é altamente dependente do volume pulmonar em um indivíduo normal: uma CVF reduzida, por exemplo, pode reduzir o FEF~lang1046$_{25-75\%}$. Existem 2 maneiras de se evitar esse problema: corrigir o $FEF_{25-75\%}$ para a CVF (razão $FEF_{25-75\%}$/CVF) ou utilizar o tempo necessário para a expiração do $FEF_{25-75\%}$ ($TFEF_{25-75\%}$).

Interpretação

Espirometria normal

A CVF, o VEF_1, a relação VEF_1/CVF, o $FEF_{25-75\%}$ e o $TFEF_{25-75\%}$ estão acima do limite inferior da normalidade, com morfologia inalterada da alça fluxo/volume. Reduções dis-

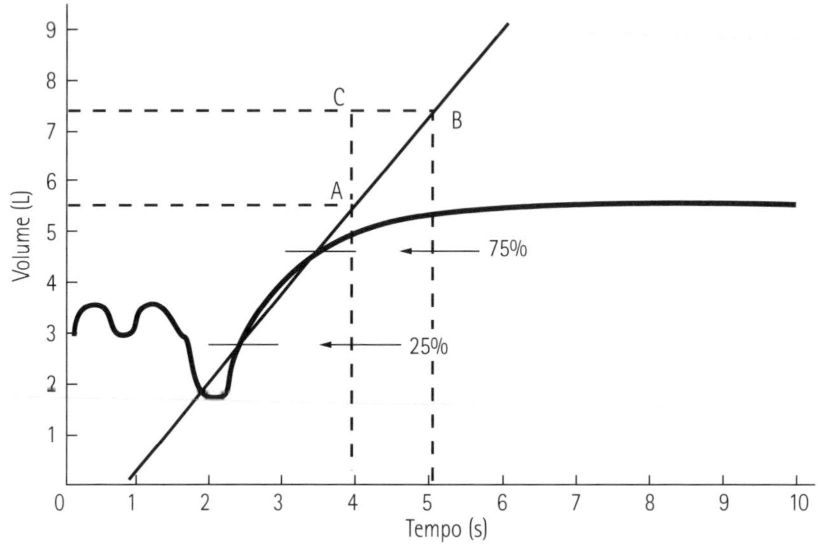

FIGURA 2.4 Obtenção do fluxo expiratório forçado entre 25 e 75% da CVF ($FEF_{25\text{-}75\%}$).
Fonte: adaptado de Sociedade Brasileira de Pneumologia e Tisiologia, 2002.

cretas do $FEF_{25\text{-}75\%}$ (valor acima do limite inferior da normalidade ou cerca de 60% do previsto), na *ausência* de antecedentes tabágicos ou história clínico-radiológica, não devem ser valorizadas (ver Distúrbio ventilatório obstrutivo).

Distúrbio ventilatório obstrutivo (DVO)

Presente nas condições em que há lentificação do fluxo aéreo expiratório, pelo aumento da resistência nas vias aéreas e/ou pela perda do recuo elástico. Caracteriza-se pela redução da relação VEF_1/CVF (abaixo do limite inferior da normalidade), com VEF_1 baixo. O aspecto "escavado" da alça expiratória ajuda a corroborar o diagnóstico, especialmente nos casos limítrofes.

Quando o VEF_1 não estiver reduzido, deve-se observar os valores de CVF: se estiver muito elevada (> 120% do previsto), a probabilidade pré-teste de doença for baixa e a morfologia da alça fluxo/volume não sugerir obstrução, o achado pode ser classificado como uma "variante fisiológica". A graduação da gravidade do DVO faz-se primariamente pelo VEF_1 em porcentagens do previsto (Tabela 2.3).

A CVF, no DVO, *não* estará alterada: na obstrução pura (isto é, sem restrição associada), nos pacientes com volume residual (VR) normal e nos pacientes que apresentam aumento proporcional do VR e da capacidade pulmonar total (CPT). Entretanto, a CVF pode estar reduzida no DVO caso haja colapso das vias aéreas e aprisionamento aéreo. Pela mesma razão, a CV pode ser maior do que a CVF (> 200 mL).

Caso coexistam DVO e CVF reduzida e ausência de medidas de volumes pulmonares estáticos (ver Medida dos volumes pulmonares estáticos), o distúrbio será mais bem classificado como "DVO com CVF reduzida", especialmente se a diferença VEF_1 – CVF

TABELA 2.3 CLASSIFICAÇÃO DA GRAVIDADE DOS DISTÚRBIOS VENTILATÓRIOS PELA ESPIROMETRIA

Distúrbio	VEF_1	CVF	VEF_1/CVF
Leve	60-LIN	60-LIN	60-LIN
Moderado	41-59	51-59	41-59
Grave	≤ 40	≤ 50	≤ 40

Notar que o VEF_1 deve ser utilizado para quantificar o distúrbio obstrutivo, e a CVF, o distúrbio restritivo.

Na presença de $FEF_{25-75\%}$, CVF isoladamente reduzida, o distúrbio ventilatório leve poderá ser inferido, na presença de sintomas respiratórios e/ou tabagismo.

Fonte: adaptado de Sociedade Brasileira de Pneumologia e Tisiologia, 2002.

for substancial (> 25%) e/ou houver evidência radiográfica de hiperinsuflação (Figura 2.5). Valores entre 13 e 25% requerem medidas de CPT para o clareamento diagnóstico e aqueles abaixo de 12% são mais compatíveis com restrição associada (ver Distúrbio ventilatório combinado).

A redução isolada do $FEF_{25-75\%}$ só deve ser utilizada para identificar um DVO se os valores estiverem abaixo de 60% do previsto, notadamente se a probabilidade pré-teste do distúrbio for elevada. Nesse caso, deixar claro que o diagnóstico de DVO é presuntivo. Relação VEF_1/CVF limítrofe pode indicar "DVO leve" se o $FEF_{25-75\%}$/CVF estiver reduzido e o $TFEF_{25-75\%}$ aumentado em sintomáticos respiratórios. *Não* se deve utilizar a denominação de "doença de pequenas vias aéreas", nem graduar a gravidade do distúrbio pela magnitude da queda do $FEF_{25-75\%}$.

Distúrbio ventilatório restritivo (DVR)

Presente nas condições em que há redução dos volumes pulmonares. Definido pela redução da CPT: a presença de CVF ou CV normais, pré ou pós-broncodilatador, praticamente *afasta* DVR, mas as suas reduções *não* diagnosticam automaticamente esse distúrbio.

Caracteriza-se pela redução da CVF, com relações VEF_1/CVF e $FEF_{25-75\%}$/CVF normais ou elevadas para a idade, geralmente com aumento pronunciado dos fluxos expiratórios em condições nas quais há aumento do recuo elástico, como nos processos fibróticos difusos. O aspecto "inclinado" e estreito da alça expiratória, refletindo a expiração rápida de menores volumes, pode ser de auxílio.

O diagnóstico de DVR pela espirometria, sem a medida dos volumes pulmonares estáticos (CPT), é sempre probabilístico, já que, como comentado, diversos fatores podem reduzir a CVF. De fato, deve-se ter em mente que muitos dos pacientes com CVF reduzida *não* têm doença restritiva. Portanto, são as reduções importantes da CVF (< 50% do previsto) que têm maior chance de indicar verdadeiro DVR. A graduação da gravidade do DVR faz-se pela CVF em porcentagens do previsto (Tabela 2.3).

Em pacientes dispnéicos com alterações radiográficas sugestivas de doença intersticial, a presença de fluxos aéreos supranormais ($FEF_{25-75\%}$/CVF > 150% do previsto e $TEF_{25-75\%}$ < 0,3 s) pode ser valorizada para o diagnóstico do DVR.

Deve-se ressaltar que, na descrição original de Hyatt et al., o termo distúrbio ventilatório inespecífico (DVI) é utilizado para descrever pacientes com CVF reduzida com fluxos e CPT dentro dos limites de normalidade.

Distúrbio ventilatório inespecífico (DVI)

Classificação decorrente da falta de especificidade da CVF reduzida com VEF_1/CVF normal: tanto o aumento do recuo elástico (menor CPT) como o aprisionamento aéreo (maior VR) podem reduzir a CVF. Trata-se, comumente, de um falso DVR, podendo mesmo refletir um DVO com CVF acentuadamente reduzida: o fechamento difuso das pequenas vias (asma, bronquiolite obliterante) pode diminuir a CVF. Deve-se observar que a relação VEF_1/CVF *não* está reduzida no DVI. O DVI pode, ainda, estar associado com: subesforço ou erro técnico na medida da CVF.

Portanto, o diagnóstico tem de ser reservado para os casos com: aparente DVR leve a moderado pela espirometria, quando os valores de CPT não são sabidos; ausência de dados clínicos sugestivos de doença restritiva; difusão normal; CV > 50% do previsto; $FEF_{25-75\%}$/CVF não-elevado (< 150% do previsto); e normalização da CVF com broncodilatador (CVF normal afasta DVR).

Deve-se ressaltar que, na descrição original de Hyatt et al., o termo DVI é utilizado para descrever pacientes em capacidade vital forçada reduzida com fluxos e capacidade pulmonar total dentro dos limites da normalidade.

Distúrbio ventilatório combinado (DVC)

Presente nas condições em que coexistem redução dos volumes pulmonares e obstrução ao fluxo aéreo.

Caracteriza-se pela relação VEF_1/CVF baixa para a idade, associada com redução da CVF e CPT reduzida ou não tão elevada como seria de se esperar pelo grau de obstrução (isto é, abaixo de 90% do previsto). Portanto, para o estabelecimento seguro do DVC, as medidas de volumes pulmonares estáticos (ver Medida dos volumes pulmonares estáticos) devem ser realizadas. Caso elas não estejam disponíveis, o DVC só pode ser inferido notadamente no paciente com história clínico-radiográfica compatível com doença restritiva e diferença VEF_1-CVF pequena (abaixo de 12%) (Figura 2.5).

A graduação da gravidade do DVC faz-se pelo CVF ou pelo VEF_1 (porcentagem do previsto), o que estiver mais reduzido.

Alterações morfológicas da alça fluxo/volume

O acometimento das vias aéreas superiores pode levar a alterações morfológicas típicas (Figura 2.6). Entretanto, o subesforço, especialmente na fase inspiratória, pode induzir a falsas interpretações. É importante, portanto, que o técnico assegure-se de que as alterações foram reprodutíveis.

Outros testes relacionados

Broncodilatação farmacológica

Envolve a repetição das manobras espirométricas 15 a 20 min após a administração de 400 mcg de salbutamol via inalador dosimetrado conectado a uma câmara de gran-

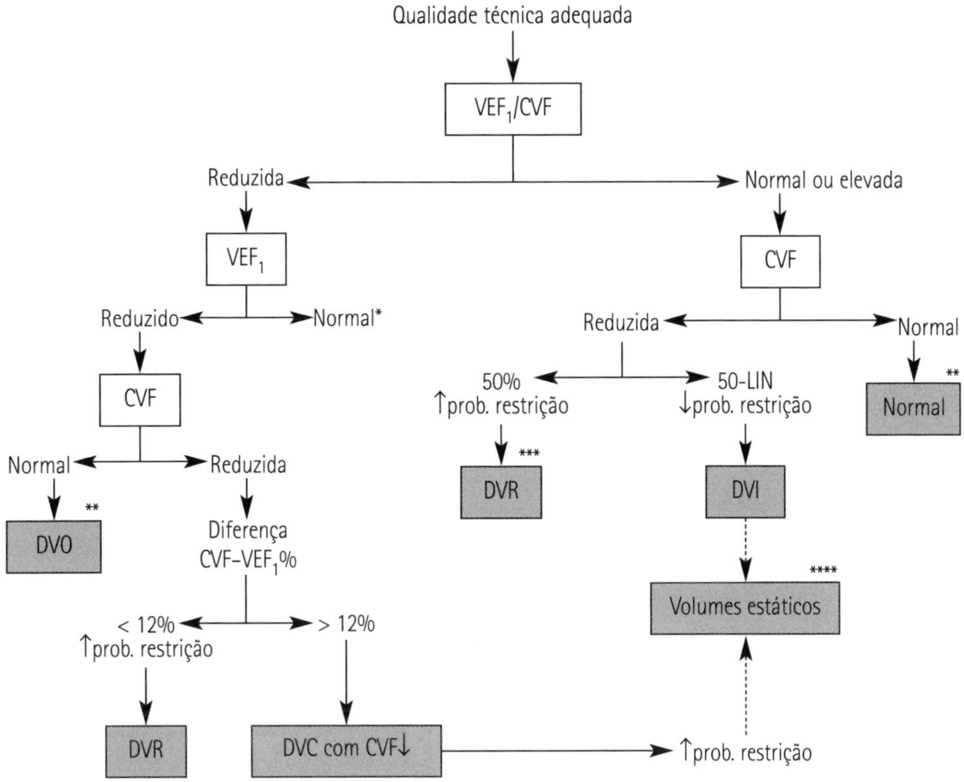

FIGURA 2.5 Síntese interpretativa da espirometria.

* VEF_1/CVF e VEF_1 reduzidos, com CVF > 120% do previsto, podem ser classificados como "variante fisiológica".

** Espirometria basal normal, com ampla resposta ao BD (≠ VEF_1 > 10% do previsto), sugere "aumento do tônus broncomotor".

*** DVO também pode ser sugerido se diferença CV – CVF > 200 mL ou pela morfologia da alça fluxo/volume.

**** A medida de volumes estáticos pode ser utilizada para a confirmação diagnóstica do DVR.

DVR = distúrbio ventilatório restritivo; DVI = distúrbio ventilatório inespecífico; DVC = distúrbio ventilatório combinado; LIN = limite inferior do normal; DVO = distúrbio ventilatório obstrutivo; BD = broncodilatador.

de volume. Uma resposta positiva ao broncodilatador caracteriza-se pelo aumento do fluxo (VEF_1) e/ou dos volumes aéreos acima do volume residual (VR) ou da capacidade residual funcional (CRF), isto é, menor hiperinsuflação.

A interpretação do teste depende da história clínica, probabilidade pré-teste e da presença ou não de DVO na espirometria basal (Tabela 2.4). É bom deixar claro, entretanto, que a ausência de resposta ao broncodilatador (BD), no teste em questão, não elimina a possibilidade de resposta terapêutica ao uso continuado da droga.

Variações amplas (> 20%) no $FEF_{25-75\%}$ e no $TFEF_{25-75\%}$ também podem ser relevantes. Caso a resposta do VEF_1 tenha sido > 10% do previsto e/ou 400 mL, caracterizar como resposta significativa e acentuada (mais comum em asma do que na DPOC). Indicar se houve ou não normalização funcional após o BD, o que também é compatível com asma.

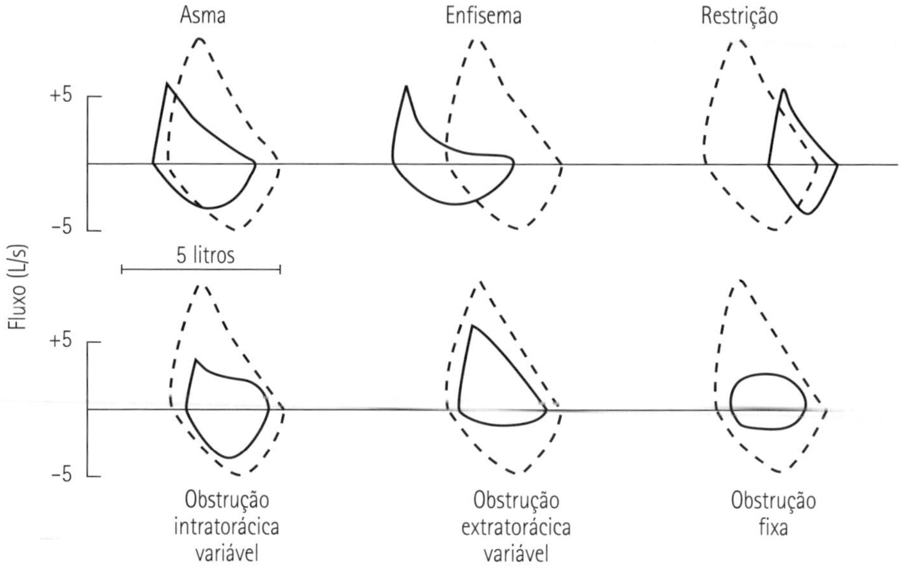

FIGURA 2.6 Alterações morfológicas mais comuns das alças fluxo/volume.

TABELA 2.4 CRITÉRIOS DE DEFINIÇÃO DE RESPOSTA AO BRONCODILATADOR (BD) INALADO PELA ESPIROMETRIA

	Distúrbio obstrutivo				
	Ausente	Presente			
	VEF_1	VEF_1	CVF	CV	CI
Variação absoluta (L, pós-pré-BD)	*	≥ 0,2	≥ 0,35	≥ 0,4	≥ 0,30
	e				
Variação percentual em relação ao previsto (pós-pré-BD previsto)	≥ 10%	> 7%	–	–	–

*A resposta absoluta na ausência de obstrução varia com o tamanho do indivíduo.

O critério percentual neste caso deve ser usado isoladamente.

CI = capacidade inspiratória.

Fonte: Sociedade Brasileira de Pneumologia e Tisiologia, 2002.

Broncoprovocação farmacológica

Envolve a repetição seriada das manobras espirométricas forçadas após a inalação de doses progressivamente mais concentradas de substâncias sabidamente broncoconstritoras (histamina, metacolina ou carbacol). A principal variável é a PD20, ou seja, a menor concentração da substância capaz de promover um descenso do VEF_1 igual ou superior a 20% em relação ao valor basal.

O teste pode ser bastante útil em algumas circunstâncias: em sintomáticos respiratórios com espirometria normal, quando a hipótese diagnóstica principal for a de asma; na tosse crônica sem causa aparente, ou seja, após a exclusão das seguintes etiologias: gotejamento pós-nasal, rinossinusite crônica, refluxo gastroesofágico, tabagismo e uso de inibidores da enzima conversora da angiotensina; e na dispnéia crônica de origem indeterminada, especialmente para o diagnóstico de asma e hiper-responsividade brônquica.

Deve-se observar, entretanto, que diversas condições podem positivar os testes de broncoprovocação, como: rinite, chiado torácico ocasional, infecção recente de vias aéreas superiores, teste cutâneo alérgico recente, tabagismo e DPOC. Os testes de broncoprovocação não permitem uma separação segura de DPOC e asma, notadamente naqueles com espirometria basal já indicando DVO.

MEDIDA DOS VOLUMES PULMONARES ESTÁTICOS

Os volumes estáticos ou absolutos representam os diferentes compartimentos volumétricos pulmonares. São estabelecidos por manobras que prescindem das condições vigentes do fluxo aéreo, embora muitos determinantes dos volumes pulmonares tenham origens dinâmicas.

Indicações

- Para a identificação correta de componente ventilatório restritivo. Como visto, no DVO pela espirometria, a CVF pode estar reduzida por causa do aumento do VR diante de uma CPT inalterada e o que realmente define o DVC é a presença de DVO com CPT diminuída ou "normal", ou seja, pouco elevada para o grau de obstrução observada;
- para o clareamento diagnóstico dos casos de DVI (Figura 2.5);
- no diagnóstico de hiperinsuflação e aprisionamento aéreo;
- no seguimento longitudinal das doenças pulmonares parenquimatosas, especialmente as doenças fibrosantes;
- como auxiliar na determinação da resposta a intervenções terapêuticas clínicas (broncodilatadores, por exemplo) ou cirúrgicas (cirurgia redutora de volume pulmonar, bulectomia);
- na avaliação de disfunção e incapacidade.

Fundamentos fisiológicos dos testes

Alguns volumes e capacidades podem ser obtidos pela espirometria, principalmente a partir das manobras lentas: volume corrente (VC), volume de reserva inspiratório (VRI), volume de reserva expiratório (VRE), capacidade vital (CV) e a capacidade inspiratória (CI). Entretanto, o volume residual (VR) e, portanto, a capacidade residual funcional (CRF) e a CPT não podem ser determinados por manobras diretas.

Existem, basicamente, 3 tipos de exames: testes que exploram as relações inversas entre volume e pressão (pletismografia corporal); testes que estimam o volume de ar intratorácico a partir da diluição de gases inertes (isto é, gases que não são absorvidos nem produzidos pelo organismo); e técnicas radiográficas. A maior vantagem da pletismografia corporal é a de que todo o ar intratorácico é realmente medido, embora considere como "volume pulmonar" qualquer coleção aérea intratorácica; logo, essa técnica pode superestimar a CPT na presença de pneumotórax ou grandes hérnias diafragmáticas, por exemplo.

Em contraste, as medidas por diluição assumem que todas as vias aéreas comunicam-se entre si. Algumas condições obstrutivas com baixa CVF estão associadas a extensas áreas mal ventiladas ou não-ventiladas: nessas circunstâncias, as técnicas de diluição tendem a subestimar os volumes pulmonares. Essa diferença, entretanto, pode ser útil clinicamente nos pacientes com doença bolhosa sem enfisema difuso: uma diferença de CRF entre as técnicas > 1 L (maior na pletismografia) sugere que as bolhas ocupam grande espaço e a conduta cirúrgica seria provavelmente bem indicada.

Interpretação

Hiperinsuflação

Caracterizada por CPT > 120% do previsto, geralmente com aumento concomitante da CRF (> 130%), do VR (> 140%) e das relações CRF/CPT (> 0,55) e VR/CPT (> 0,4).

Alçaponamento aéreo

Caracterizado por VR > 140% do previsto e relação VR/CPT > 0,4, na presença de DVO.

Restrição

Caracterizada por CPT < 80% do previsto, geralmente com CRF e VR menos reduzidos ou até próximos da normalidade (70 a 130% e 60 a 140%, respectivamente), isto é, as relações CRF/CPT e VR/CPT podem até aumentar no DVR.

Interpretação na CVF reduzida

- Na presença de DVO pela espirometria: CPT < 90%, com VR > 140% do previsto e relação VR/CPT > 0,4, sugere DVC;
- na ausência de sinais de DVO pela espirometria: CPT < 80% sugere DVR. Se a CPT ≥ 80%, a presença de VR > 130% e/ou condutância específica das vias aéreas < 0,12 (ver a seguir) permitem o diagnóstico de DVO; caso contrário, as alterações seriam mais bem classificadas como DVI.

Testes relacionados

A pletismografia também permite a mensuração da condutância das vias aéreas (Gva) corrigida para o volume pulmonar (VA) (condutância específica: Gva/VA). Essa medida pode aumentar a sensibilidade do diagnóstico de DVO, sendo ainda potencialmente útil para a determinação de resposta positiva ao broncodilatador (DGva/VA > 50%).

Em uma das técnicas por diluição, mensura-se a rapidez na qual o nitrogênio (N_2) é eliminado dos pulmões quando respiramos O_2 puro. Logo, quanto maior a obstrução das vias aéreas, mais lentamente o N_2 será exalado, fornecendo, assim, um indicador do grau de anormalidade da distribuição do ar ventilado.

MEDIDA DA CAPACIDADE DE DIFUSÃO PULMONAR (FATOR DE TRANSFERÊNCIA)

A troca difusiva dos gases respiratórios depende das pressões alveolares e capilares de O_2 e CO_2, da presença de ampla interface de contato alvéolo-capilar, do volume e fluxo sanguíneos e da afinidade da hemoglobina pelo O_2. Logo, variações ventilatórias, hemodinâmicas, das relações ventilação/perfusão e hematológicas poderão afetar as medidas de capacidade de difusão pulmonar (DCO). Como diversos fatores podem afetar a DCO, embora bastante inespecífica, ela é particularmente sensível ao acometimento, mesmo incipiente, da área funcional de troca gasosa pulmonar.

Indicações

- A DCO tem papel importante no diagnóstico precoce e na avaliação da gravidade, do prognóstico e da resposta terapêutica nas doenças intersticiais pulmonares;
- na avaliação pré-operatória, a DCO, junto com a espirometria, é o teste de repouso com maior poder preditivo para complicações;
- em determinadas circunstâncias clínicas, a redução da DCO pode ser de valia para a separação entre enfisema pulmonar e asma brônquica persistente com obstrução fixa;
- avaliação de disfunção e incapacidade.

Princípios fisiológicos do teste

Todas as técnicas de capacidade de difusão pulmonar clinicamente disponíveis utilizam um gás cuja taxa de transferência pulmonar é limitada fundamentalmente pela difusão, o monóxido de carbono (CO).

O procedimento mais utilizado é o de respiração única com analisadores de resposta rápida. Após a expiração até o VR, o paciente inala profundamente um volume de gás-teste: 0,3% de gás inerte (para medida do volume alveolar – VA), 0,3% de CO, 21% de O_2 e o restante de N_2, sustentando a respiração com a glote aberta por 10 segundos. Os sistemas modernos medem a diferença entre a curva-padrão de calibração e aquela obtida pela amostragem do gás alveolar expirado: a diferença entre ambas reflete a DCO.

Realização do teste

Embora aparentemente simples, a manobra tem diversos detalhes técnicos. A aparelhagem deve ser cuidadosamente calibrada, se possível antes de cada teste, e o paciente deve ser adequadamente instruído. É preciso reportar a média de 2 ou mais manobras aceitáveis que tenham variado menos do que 10% ou 3 mL/min/mmHg. Alguns fatores de correção devem ser considerados (Tabela 2.5).

Interpretação

Redução da DCO

DCO reduzida (leve: 61 a 75% do previsto, moderada: 41 a 60%, acentuada: < 40%) deve ser analisada em conjunto com os dados clínicos e funcionais associados, especialmente espirométricos (Figura 2.7).

TABELA 2.5 FATORES DE CORREÇÃO E FONTES POTENCIAIS DE ERRO DOS VALORES DE CAPACIDADE DE DIFUSÃO PULMONAR (DCO)

Concentração de hemoglobina ([Hb])
DCO (corrigida) = DCO (medida) x (10,2) + [Hb]/1,7 x [Hb] (aproximadamente 4% de queda por g de [Hb] reduzida)
Pressão barométrica
Níveis de carboxiemoglobina (evitar fumar no dia do teste; evitar mais do que 5 manobras de DCO)
Aumento do débito cardíaco/exercício físico (15 min de repouso antes do teste)
Volume alveolar (DCO/VA aumenta exponencialmente com a queda do VA)

VA = volume alveolar

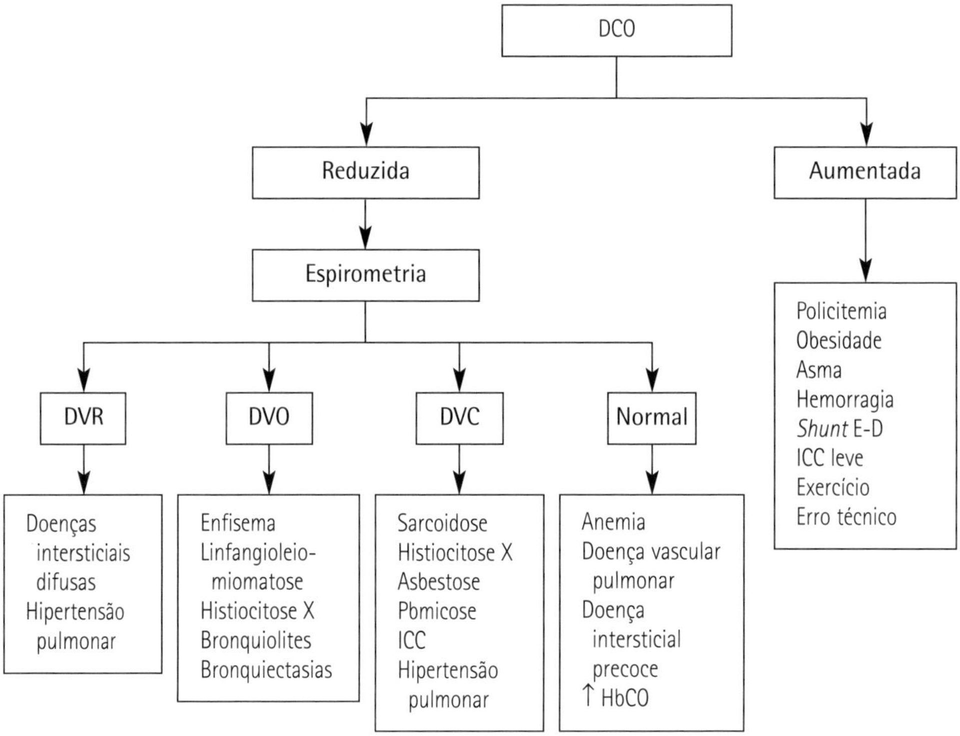

FIGURA 2.7 Análise esquemática da capacidade de difusão pulmonar (DCO) associada à espirometria nas principais doenças pulmonares. Notar que os diagnósticos são apenas sugestivos.

Fonte: adaptado de Sociedade Brasileira de Pneumologia e Tisiologia, 2002.

Elevação da DCO

Pode ocorrer nas seguintes circunstâncias: obesidade acentuada, asma, policitemia, hemorragia pulmonar recente, *shunt* esquerda-direita, insuficiência cardíaca congênita (ICC) leve, exercício, ou erro técnico.

GASOMETRIA ARTERIAL

A mensuração das tensões gasosas arteriais é o teste respiratório por excelência, já que a manutenção da homeostase gasométrica e ácido-básica é a principal função pulmonar.

Variáveis de interesse prático

Esquematicamente, as variáveis que refletem o nível de oxigenação arterial são: PaO_2 (pressão parcial de O_2 no sangue arterial), SaO_2 (saturação arterial da oxiemoglobina) e $P(A-a)O_2$ (diferença alvéolo-arterial das pressões parciais de O_2). As variáveis relacionadas primariamente ao CO_2 são: $PaCO_2$, pH (potencial hidrogeniônico) e HCO_3^- (íon bicarbonato).

PaO_2

É a pressão parcial de oxigênio dissolvido no sangue arterial. Entretanto, deve-se ressaltar que em situações específicas a PaO_2 pode se dissociar do conteúdo total de O_2 transportado pelo sangue arterial (CaO_2), que depende basicamente do quanto de O_2 está ligado à hemoglobina, ou seja:

$$CaO_2 = (1{,}34 \times Hb \times SaO_2) + (PaO_2 \times 0{,}0031)$$

Em um indivíduo jovem sadio, a PaO_2 ao nível do mar deve estar entre 80 e 100 mmHg, embora a hiperventilação aguda possa elevá-la a até 120 mmHg. A PaO_2 declina com a idade e com o excesso de peso para a altura (IMC = índice de massa corpórea, calculado por peso/altura^2, em kg/m^2):

$$PaO_2 = 143{,}6 - (0{,}39 \times \text{idade}) - (0{,}56 \times \text{IMC}) - 0{,}57 \times PaCO$$

sendo o limite inferior do intervalo de confiança o valor calculado subtraído de 12 mmHg (considerar 75 anos como limite, utilizando esse valor para indivíduos mais idosos).

$PaCO_2$

É a pressão de dióxido de carbono dissolvido no sangue (valores normais = 35 a 45 mmHg). Como o CO_2 é mais difusível do que o O_2 e a sua curva de dissociação é quase uma linha reta, a sua pressão alveolar ($PACO_2$ e, logo, a $PaCO_2$) é controlada facilmente pela ventilação alveolar, modificando a taxa de formação dos íons H^+ (pH):

$$CO_2 + H_2O \rightleftarrows H_2CO_3 \rightleftarrows H^+ + HCO_3^-$$

pH

É o potencial hidrogeniônico, ou seja, quanto menor o pH de uma solução, mais íons H^+ existirão e maior será o potencial da solução em fornecer H^+.

SaO_2

Mais de 98,5% do O_2 é carreado pela hemoglobina; logo, a SaO_2 é extremamente importante para a oferta periférica de O_2. O aspecto sigmóide da curva de dissociação da oxiemoglobina determina que variações da PaO_2 acima de 60 mmHg levarão a mudanças apenas discretas na SaO_2 ($SaO_2 = 90\%$); em contraste, pequenas mudanças da PaO_2 abaixo de 60 mmHg determinarão grandes variações na SaO_2. Entretanto, deslocamentos para a direita (menor afinidade da Hb pelo O_2, com aumento da pressão necessária para saturar em 50% a hemoglobina – P_{50}) ou para a esquerda (maior afinidade, ou seja, $P_{50} < 27$ mmHg) também influenciarão o valor final da SaO_2.

Interpretação

PaO_2

A redução da PaO_2 pode ocorrer por: baixa FiO_2 (fração inspirada de O_2) (respiração hipóxica) ou baixa pressão atmosférica e, conseqüentemente, PiO_2 (pressão parcial de O_2 no ar inspirado) reduzida (altitude); hipoventilação; desequilíbrio difusivo; distúrbios $\dot{V}/\dot{Q}$ (razão ventilação/perfusão) e *shunt*. O cálculo da $P(A-a)O_2$ permite a exclusão de hipoventilação como causa de hipoxemia e a respiração de O_2 a 100% ajuda na identificação de *shunt* (ver a seguir); entretanto, a separação entre fatores difusivos e distributivos $\dot{V}/\dot{Q}$ pode necessitar de testes mais complexos.

$P(A-a)O_2$

O cálculo da diferença alvéolo-arterial das pressões parciais de O_2 fornece uma indicação mais precisa da homeostase da troca gasosa intrapulmonar do que a simples análise da PaO_2.

$$P(A-a)O_2 = [PiO_2 - (PaCO_2/R)] - PaO_2$$

sendo $R = \dot{V}CO_2/\dot{V}O_2$. Em condições ideais, essa diferença deveria aproximar-se de zero, já que os valores capilares finais são bastante semelhantes aos valores alveolares médios. Entretanto, a presença de *shunt* anatômico e de áreas de baixa ventilação/perfusão aumentam a $P(A-a)O_2$ na doença (valores normais aos 20 anos = 6 a 10 mmHg; 70 anos = 26 a 30 mmHg); além disso, difusão baixa também pode contribuir para elevação da diferença. Por outro lado, a hipoventilação por si *não* afeta a $P(A-a)O_2$. Uma importante limitação da $P(A-a)O_2$ é a de que ela aumenta de forma variável com a elevação da FiO_2.

$PaCO_2$

A causa mais comum de hipercapnia ($PaCO_2 > 45$ mmHg, acidose respiratória) é a hipoventilação alveolar, seja por redução da ventilação total ou por aumento pronunciado do espaço morto. Hipercapnia quase sempre se associa com hipoxia alveolar, já que o O_2 terá menos "espaço" no alvéolo. Hipocapnia ($PaCO_2$ < 35 mmHg, alcalose respiratória) é quase sinônimo de hiperventilação alveolar. Portanto, a $PaCO_2$ é relativamente insensível a doença pulmonar leve/moderada: variações compensatórias da ventilação, se possíveis forem, compensam rapidamente as mudanças na $PaCO_2$.

pH

A acidose caracteriza-se pelo excesso de H^+ (pH < 7,36 ou $[H^+]$ > 44 ηmol/L) e a alcalose, pela sua depleção (pH > 7,44 ou $[H^+]$ < 36 ηmol/L). As 2 principais variáveis que afetam o pH são:

$$pH = K[HCO_3^-]/\alpha PCO_2$$

em que K é a constante de dissociação e α, o coeficiente de solubilidade do CO_2. Logo, quanto mais CO_2 (controle respiratório) e menos HCO_3^- (controle metabólico) existirem em uma dada solução, mais acidótica ela se encontrará.

Testes relacionados

A oximetria de pulso separa a oxiemoglobina da hemoglobina reduzida pelas suas diferenças de absorção dos raios vermelho e *quasi*-infravermelho. Valores elevados de carboxiemoglobina (HbCO > 3%) e metemoglobina (HbMet > 5%) podem invalidar as medidas de saturação pela oximetria (SpO_2). Deve-se ter em mente que a SaO_2, na gasometria arterial, é estimada a partir da PaO_2 e do pH, assumindo uma reação normal entre O_2 e Hb. Entretanto, se a Hb estiver ocupada pelo monóxido de carbono, por exemplo, a PaO_2 estará pouco alterada e a SaO_2 será grosseiramente superestimada pela gasometria convencional. Nesse caso, só a medida direta da SaO_2 por espectrofotometria (co-oxímetro) revelará o distúrbio, já que a oximetria de pulso não difere HbO_2 de HbCO. Situação semelhante ocorre na metemoglobinemia, em que o oxímetro tende a ler valores fixos de SpO_2 de, aproximadamente, 85%.

A estimativa do *shunt* pode ser realizada pela respiração de O_2 a 100% por 10 a 15 minutos. O procedimento elimina todo o N_2 alveolar, tornando conhecida a pressão alveolar de O_2 (PB = pressão barométrica):

$$PAO_2 = PB - PH_2O - PaCO_2 \ (\pm\ 700 \text{ mmHg ao nível do mar})$$

Deve-se lembrar, entretanto, que essa equação simplificada somente é válida quando a Hb estiver quase totalmente saturada (PaO_2 > 150 mmHg). Como áreas de *shunt*, por definição, não têm acesso a esse O_2 alveolar aumentado (mas as áreas de baixo $\dot{V}/\dot{Q}$ sim), o valor esperado de PaO_2, para uma dada PAO_2, irá diminuir proporcionalmente à magnitude do *shunt* (5% *shunt* para cada 100 mmHg de redução da PaO_2 abaixo de 700 mmHg). Logo, é possível diferenciar *shunt* de efeito *shunt*, o que pode ser útil clinicamente.

MENSURAÇÃO DAS PRESSÕES RESPIRATÓRIAS ESTÁTICAS MÁXIMAS

A redução da força muscular respiratória (pressão máxima gerada na inspiração ou PImáx, e na expiração, PEmáx) pode ter importantes conseqüências clínicas, especialmente no desencadeamento de dispnéia e como fenômeno precoce na falência ventilatória hipercápnica.

Indicações

- Na suspeita de fraqueza muscular ventilatória, especialmente para o diagnóstico diferencial da dispnéia de origem incerta;
- na avaliação longitudinal ou pós-intervenções terapêuticas ou reabilitadoras em pacientes com doença toracopulmonar ou sistêmica que curse com fraqueza muscular respiratória;
- na avaliação pré-operatória de pacientes de risco para complicações pulmonares.

Realização do teste

As pressões devem ser medidas com o paciente sentado, com o tronco formando um ângulo reto em relação aos membros inferiores, tendo prendedor nasal em posição. Para a obtenção da PImáx, a inspiração deve durar pelo menos 1 segundo, com manutenção da inspiração máxima por pelo menos 2 segundos. Como as bochechas são bastante complacentes, pode haver falseamento das medidas tanto na inspiração como na expiração, caso o paciente não as sustente com as mãos espalmadas durante as manobras.

Um pequeno orifício de 2 mm de diâmetro deve ser posicionado entre o bocal e o manômetro. Esse dispositivo permite que haja uma pequena fuga aérea, minimizando variações de pressão induzidas pelos músculos das vias aéreas superiores e pela boca. Habitualmente, reporta-se o maior valor (desde que não seja o último) de, pelo menos, 3 manobras reprodutíveis (valores dentro de 10%).

Deve-se observar que, em volumes acima da CRF, a pressão de recuo elástico pulmonar tende à deflação e, em volumes abaixo da CRF, a caixa torácica tende à expansão. Logo, a PImáx e a PEmáx tenderão sempre a ser superestimadas em volumes menores e maiores do que a CRF, respectivamente. Na prática, entretanto, determina-se a PImáx ao nível do VR e a PEmáx ao nível da CPT.

Interpretação

A interpretação de valores muito baixos pode ser problemática, especialmente se a CPT ou o VR não são sabidos. Caso sejam, deve-se sempre tentar corrigir para o volume pulmonar: existe queda particularmente pronunciada da PImáx e da PEmáx quando a manobra se inicia em valores > 70% e < 40% da CPT, respectivamente. As manobras dependem crucialmente da cooperação: idosos, pacientes com fraqueza ou paralisia da face ou debilidade muscular dos membros superiores podem ter grande dificuldade na realização de manobras reprodutíveis.

TESTE DE EXERCÍCIO CARDIORRESPIRATÓRIO

Também denominado teste de exercício cardiopulmonar (ou ergoespirometria), adiciona ao ECG e ao registro da freqüência cardíaca a mensuração direta do volume de ar ventilado (habitualmente o expirado) e as respectivas frações de oxigênio e dióxido de carbono (FEO_2 e $FECO_2$) (Figura 2.8). A aparelhagem necessária para a realização do teste apresenta-se comercialmente disponível na forma de sistemas metabólicos integrados que medem e integram continuamente os diversos sinais por meio de tecnologia microprocessada.

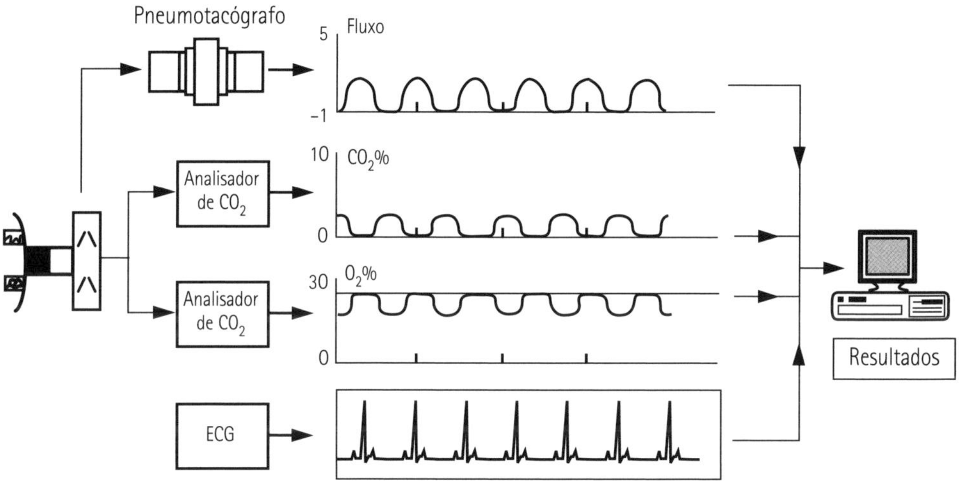

FIGURA 2.8 Principais sinais básicos para a realização do teste de exercício cardiorrespiratório ou cardiopulmonar (ergoespirometria).

Indicações

- Como direcionador precoce da linha de investigação da dispnéia crônica de origem indeterminada. O teste deve ser a alternativa imediatamente posterior à avaliação clínica, radiográfica, espirométrica (incluindo broncoprovocação) e eletrocardiográfica de repouso. Útil para: diferenciar dispnéia de origem cardiovascular de pulmonar; identificar componente circulatório insuspeito; e apontar componente psicogênico ou comportamental;
- em qualquer paciente com doença cardiopulmonar, suspeita ou sabida, com queixas de intolerância ao exercício na qual a avaliação de repouso é inconclusiva ou há discordância entre os sintomas e os testes de repouso, incluindo as alterações radiológicas;
- para a determinação do fator preponderante de dispnéia em um paciente com múltiplas causas possíveis;

- na avaliação pré-operatória de pacientes com risco funcional moderado a elevado (por exemplo, VEF_1 e/ou DCO < 60% do previsto);
- na avaliação prognóstica da ICC e indicação de transplante cardíaco, pulmonar ou cardiopulmonar;
- na prescrição de treinamento físico ou reabilitação;
- na avaliação do grau de disfunção e incapacidade.

Significado clínico das principais variáveis

$\dot{V}O_2$máx

Consumo máximo de O_2. Representa a maior taxa possível de captação corporal de O_2. Na prática, o maior valor atingido no exercício limitado por sintomas é chamado de $\dot{V}O_2$ pico e permite a identificação da presença de limitação ao exercício e quantificação do desempenho físico.

Limiar de lactato (anaeróbio)

Delimita o exercício moderado do intenso. Pode ser identificado não-invasivamente durante o teste. Importante indicador da eficiência cardiovascular em oferecer O_2 e da muscular em captá-lo.

Relação $\dot{V}O_2$/carga

Índice de adequação entre consumo de O_2 (eixo x) e carga imposta (eixo y). O achatamento dessa relação, especialmente se precoce e com mudança na inclinação, sugere redução na oferta de O_2 e provável distúrbio circulatório.

R

Razão de troca gasosa ($\dot{V}CO_2/\dot{V}O_2$). Quando elevada logo no começo do exercício, sugere hiperventilação primária ou secundária. No exercício intenso, o R torna-se maior do que 1, refletindo o tamponamento do lactato e a conseqüente aceleração na taxa de liberação de CO_2.

Equivalentes ventilatórios

Relacionam a ventilação com $\dot{V}O_2$ e $\dot{V}CO_2$ ($\dot{V}E/\dot{V}O_2$ e $\dot{V}E/\dot{V}CO_2$). Quando elevados, sugerem aumento do espaço morto ou hiperventilação, seja ela por hipoxemia ou aumento do comando neural, voluntário ou não.

$\dot{V}E$máx/VVM

Relação entre a ventilação máxima de exercício e a ventilação voluntária máxima. Habitualmente, situa-se abaixo de 0,85 em homens e de 0,75 em mulheres, ou seja, existe uma reserva ventilatória fisiológica (15 a 25%). A elevação acima desses níveis, em um indivíduo com $\dot{V}O_2$máx reduzido, sugere limitação ventilatória ao esforço (Figura 2.9).

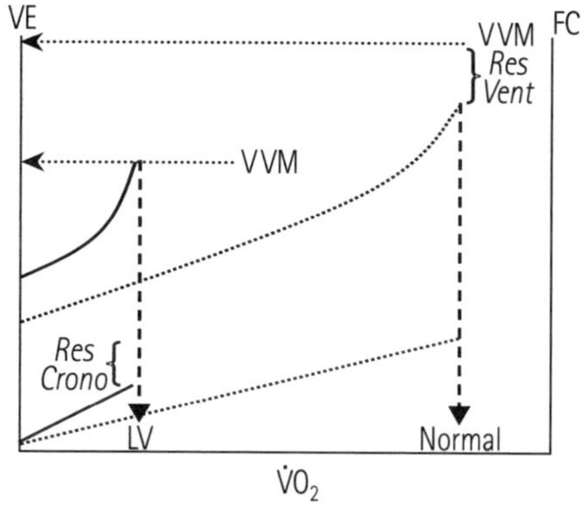

FIGURA 2.9 Respostas ventilatória e cardiovascular em um indivíduo normal e em um paciente com limitação ventilatória (LV) ao exercício progressivo. Notar a ausência de reserva ventilatória (*Res Vent*) quando o paciente interrompe precocemente o exercício (ventilação máxima atinge a ventilação voluntária máxima), embora haja ampla reserva cronotrópica (a freqüência cardíaca máxima não atinge a prevista: *Res Crono*).
VE = ventilação pulmonar; VVM = ventilação voluntária máxima; FC = freqüência cardíaca; $\dot{V}O_2$ = consumo de oxigênio.

FC

A freqüência cardíaca é a principal responsável pelo aumento do débito cardíaco no esforço. Uma resposta taquicárdica ao esforço, principalmente quando relacionada à demanda metabólica (ver a seguir), sugere distúrbio cardiovascular e/ou muscular periférico (Figura 2.10).

$\dot{V}O_2$/FC

Pulso de oxigênio. Depende do volume de ejeção sistólico e da diferença arteriovenosa de O_2. Reduções importantes do pulso, notadamente quando associadas com platô precoce, são altamente sugestivas de disfunção cardiovascular central (bomba cardíaca e/ou vasculatura pulmonar) (Figura 2.10).

Outras respostas

Troca gasosa pulmonar e alterações perceptuais subjetivas (sintomas). Na prática, a oximetria de pulso é bastante utilizada durante o teste do exercício cardiorrespiratório (TECP), embora sua acurácia seja duvidosa em condições de baixa perfusão periférica. Medidas gasométricas diretas podem ser obtidas no exercício por punção ou canulação arterial, em um teste incremental ou, mais freqüentemente, em um teste submáximo de carga constante.

A escala de sintomas (dispnéia, fadiga geral, cansaço/dor muscular) mais utilizada é a categórica de Borg (0 a 10). A presença de escores de dispnéia elevados para a carga imposta, associada a outros fatores, pode demonstrar limitação ventilatória ao exercício.

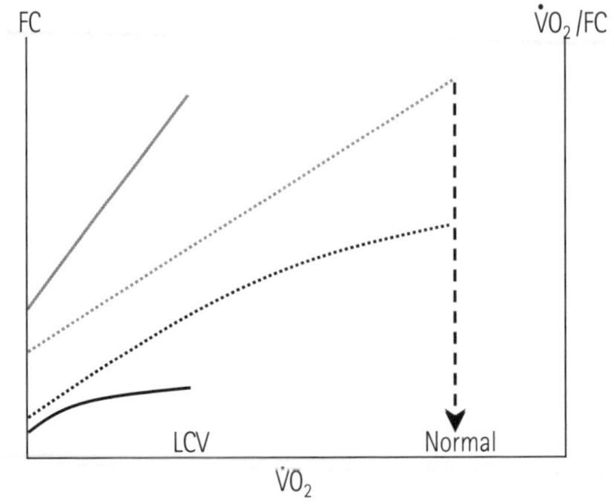

FIGURA 2.10 Resposta cardiocirculatória em um indivíduo normal e em um paciente com limitação cardiovascular (LCV) ao exercício progressivo. Notar a elevação mais rápida da freqüência cardíaca (FC) no paciente, comparativamente ao normal, com conseqüente redução do volume de oxigênio ($\dot{V}O_2$) consumido a cada batimento ($\dot{V}O_2$/FC ou pulso de O_2).

REFERÊNCIAS BIBLIOGRÁFICAS

1. AMERICAN THORACIC SOCIETY. "Standardization of spirometry, 1994 update". *Am. J. Respir. Crit. Care Med.* 152:1107-36, 1994.
2. ________. "Single-breath carbon monoxide diffusing capacity (transfer factor)". *Am. J. Respir. Crit. Care Med.* 152:2185-98, 1995.
3. ATS/ERS.º "Statement on respiratory muscle testing". *Am. J. Respir. Crit. Care Med.* 15;166(4):518-624, 2002.
4. NEDER, J.A. et al. "Reference values for lung function tests: I. Static volumes". *Braz. J. Med. Biol. Res.* 32(6):703-17, 1999.
5. ________. "Reference values for lung function tests: II. Maximal respiratory pressures and voluntary ventilation". *Braz. J. Med. Biol. Res.* 32(6):719-27, 1999.
6. ________. "Reference values for lung function tests: III. Carbon monoxide diffusing capacity (transfer factor)". *Braz. J. Med. Biol. Res.* 32(6):729-37, 1999.
7. ________. "Prediction of metabolic and cardio-pulmonary responses to maximum cycle ergometry: a randomised study". *Eur. Respir. J.* 14:1304-13, 1999.
8. PEREIRA, C.A.C. et al. "Valores de referência para espirometria em uma amostra da população brasileira adulta". *J. Pneumol.* 18:10-22, 1992.
9. QUANJER, P.H. et al. "Lung volumes and forced ventilatory flows. Report of working party: standardization of lung function tests. European community for steel and coal". *Eur. Respir. J.* 6(Suppl. 16):5-40, 1993.
10. SOCIEDADE BRASILEIRA DE PNEUMOLOGIA E TISIOLOGIA. "Diretrizes para testes de função pulmonar". *J. Pneumol.* 28(Suppl. 3):S1-S238, 2002.

CAPÍTULO 3

Estudo Radiológico do Tórax

REYNALDO TAVARES RODRIGUES

INTRODUÇÃO

A comprovação de um processo mórbido no tórax deve iniciar-se pelo raio X simples, base do diagnóstico radiológico nesse órgão.

Se esse exame não esclarecer a natureza e a extensão da anormalidade, são utilizados outros métodos complementares ou subsidiários, incluindo fluoroscopia, tomografia computadorizada, ressonância magnética, angiografia, PET *scan*, entre outros.

RADIOLOGIA CONVENCIONAL

Projeções póstero-anterior (PA) e lateral

São projeções que permitem uma visão tridimensional do tórax; a maioria dos autores considera a combinação de ambas como exame radiológico básico.

No laudo radiológico do exame PA e lateral, devem constar alterações ou anormalidades referentes a:

- campos pulmonares;
- imagem cardiomediastinal;
- hilos e vasculatura pulmonar;
- hemicúpulas diafragmáticas;
- seios costofrênicos;
- arcabouço ósseo torácico e partes moles.

Para o exame de grupos de indivíduos ou populações (*mass survey*), o fator econômico é importante e a redução para apenas uma incidência, póstero-anterior, deve ser considerada.

As radiografias de rotina não são indicadas para pacientes com menos de 20 anos de idade, em casos de internações para cirurgias eletivas ou programadas.

Estão indicadas a exclusão da projeção lateral em exames de rotina de pacientes com idade entre 20 e 39 anos e sua inclusão para os pacientes com mais de 40 anos de idade.

Projeção póstero-anterior (PA)

A projeção PA (Figura 3.1) realizada com técnica radiológica adequada, perfeito posicionamento e colaboração do paciente durante o exame permite:

- avaliação dos campos pulmonares (com exceção de áreas nos lobos inferiores);
- avaliação parcial da imagem cardiomediastinal, das superfícies e dos espaços pleurais, dos hilos pulmonares, do arcabouço osseotorácico e das partes moles.

Com técnica de alta quilovoltagem (115 a 150 kvp), obtém-se melhor avaliação dos contornos do mediastino, da vasculatura pulmonar e de grandes opacificações ou massas tumorais no interior do tórax.

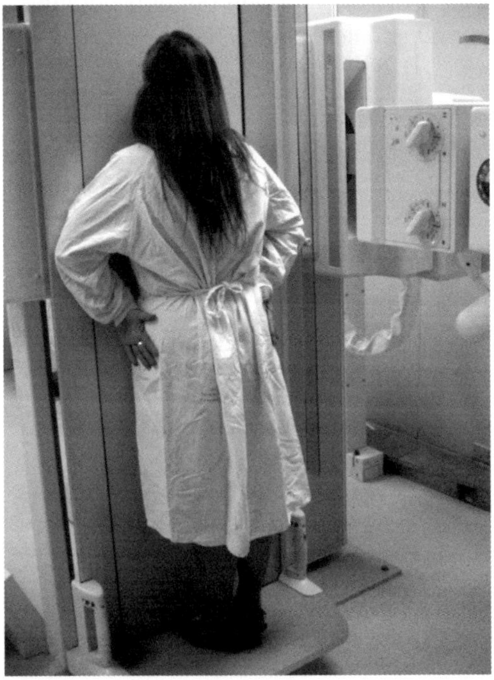

FIGURA 3.1 Posicionamento da paciente em posição de PA.

Projeção lateral

A projeção lateral (Figura 3.2) deve ser realizada após a avaliação da projeção póstero-anterior. Se uma anormalidade está presente, deve-se solicitar o lado que mais aproxime essa lesão do filme.

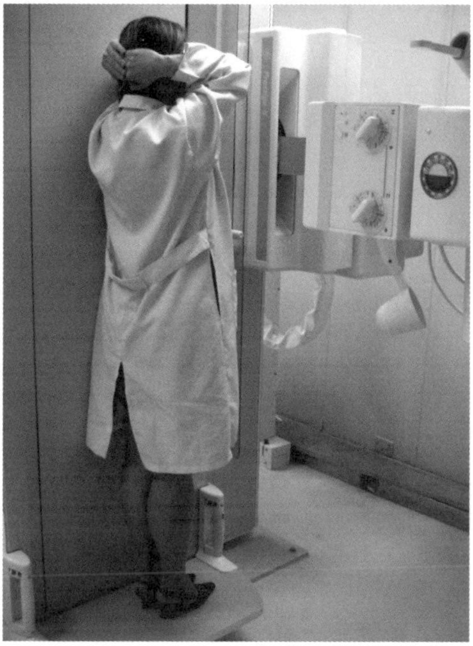

FIGURA 3.2 Posicionamento lateral da paciente.

Finalidades

- Além de complementar a visão tridimensional das imagens pulmonares, permite também a revelação de lesões nos lobos inferiores, ocultadas pela área cardíaca e pelo diafragma, na projeção póstero-anterior;
- localização do compartimento de origem de um tumor mediastinal ou mesmo revelação de certos tumores mediastinais (timoma, por exemplo);
- demonstração de colapso ou expansão de um determinado lobo pulmonar;
- localização de coleção líquida pleural loculada;
- avaliação da coluna dorsal e do arcabouço ósseo torácico.

Projeção ântero-posterior (AP)

Em pacientes impossibilitados de se manterem em pé, a alternativa é a incidência ântero-posterior, que é utilizada, portanto, em pacientes idosos, acamados, pós-operados ou em crianças. O inconveniente é a magnificação da área cardíaca e do mediastino superior.

Finalidades

- Diferenciação entre coleção líquida-pleural e espessamento pleural;
- diferenciação entre hemicúpula diafragmática elevada e acúmulo de líquido pleural infrapulmonar.

É preferível, entretanto, se possível, o decúbito lateral, com raios horizontais para avaliação dessas situações.

Projeções oblíquas

Usadas para avaliação de lesões pulmonares, costais ou pleurais (p.ex., placas pleurais). Para lesões pulmonares, o posicionamento é em torno de 25 graus e, para cardiopatias, em torno de 60 graus.

Seu uso é dispensável na disponibilidade de tomografia computadorizada.

Projeção em decúbito lateral

Nessa técnica, o paciente deita-se sobre um dos lados e mantém-se o feixe de raios X orientado no plano horizontal.

Finalidades

- Demonstração de pequenas coleções pleurais livres, no espaço pleural. Pode-se identificar menos de 50 mL de líquido (lembrar que, na projeção póstero-anterior, raramente são detectadas quantidades inferiores a 150 mL);
- comprovação de coleção líquida pleural, em topografia infrapulmonar, na projeção póstero-anterior;
- avaliação ou descoberta de lesão pulmonar, ocultada por coleção líquida pleural;
- avaliação das paredes da cavidade pulmonar e de seu conteúdo (p.ex., bola de fungo);
- diagnóstico de pequeno pneumotórax.

Projeção lordótica

Pode ser realizada em projeção AP ou PA.

A técnica mais prática é executada em projeção AP com o tubo de raios X "angulado" 15 graus em direção à cabeça.

Finalidades

- Melhoria da avaliação de lesões nos ápices pulmonares e no mediastino superior, pois evita a superposição de estruturas ósseas nesses campos;
- avaliação de colapsos ou lesões no lobo médio e na língula, pois os feixes de raios X atravessam eixos mais longos nesses lobos do que na projeção frontal.

Inspiração e expiração

São realizadas radiografias em respiração completa (CPT) e expiração máxima (VR).

Finalidades

- Avaliação de aprisionamento aéreo pulmonar, generalizado (enfisema ou asma) ou local (enfisema lobar ou obstrução brônquica);
- alguns casos de pneumotórax só podem ser comprovados em uma radiografia em expiração máxima. Usada quando há suspeita de pneumotórax e a linha pleural visceral não é visualizada na incidência convencional em inspiração.

Manobras de Valsalva e Müller

As manobras de Valsalva (expiração forçada com a glote fechada) e Müller (inspiração forçada com a glote fechada) são utilizadas para a diferenciação de massas vasculares e sólidas no interior do tórax.

As massas vasculares geralmente apresentam redução de volume quando a pressão intra-alveolar está aumentada, enquanto lesões sólidas permanecem inalteradas. O método é de valor na diferenciação entre veia ázigo dilatada e linfonodomegalia junto à veia ázigo ou entre fístula arteriovenosa e massa sólida pulmonar.

RADIOLOGIA DIGITAL

Nas últimas décadas, ocorreram vários avanços tecnológicos e a radiografia digital tornou-se parte integrante do diagnóstico por imagem (Figura 3.3).

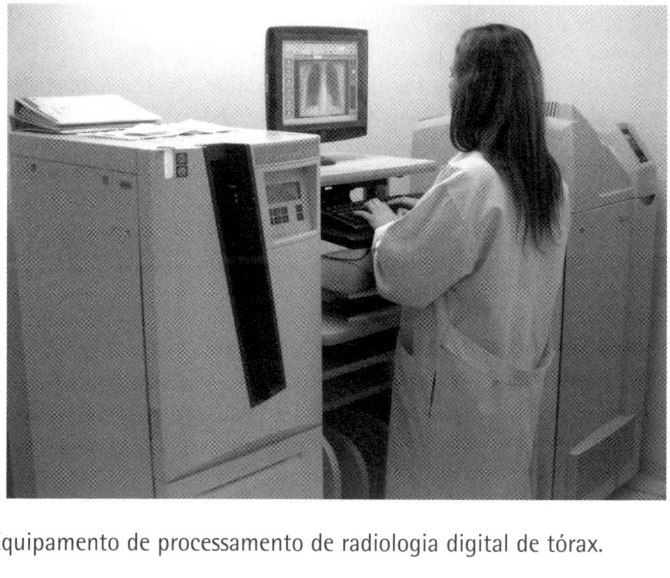

FIGURA 3.3 Equipamento de processamento de radiologia digital de tórax.

Vantagens

- Maior amplitude de exposição, permitindo que no processamento digital se produza uma imagem final que é virtualmente independente dos níveis absolutos de exposição dos raios X. Dessa forma, é útil em situações em que as técnicas radiológicas são variáveis e difíceis de controle, como radiografia no leito;
- as imagens eletrônicas podem ser transmitidas para vários locais simultaneamente ou arquivadas para futuras consultas;
- podem ser exibidas em monitores ou reproduzidas em filmes ou papel apropriado.

Desvantagens

- Alto custo que pode ser minimizado na interpretação das imagens em monitores de vídeo;
- a resolução espacial das imagens é limitada;
- acesso mais demorado às imagens armazenadas.

REFERÊNCIAS BIBLIOGRÁFICAS

1. AMERICAN COLLEGE OF RADIOLOGY. *ACR Standard for the performance of pediatric and adult chest radiography standards*. Reston, VA, American College of Radiology, 1997. p.27.
2. AMERICAN THORACIC SOCIETY. "Chest x-ray screening statements". *Am. Thorac. News*. 10:14, 1984.
3. BENACERRAF, B.R. et al. "An assessment of the contribuition of chest radiography in outpatients with acute chest complaints: a prospective study". *Radiology*. 138:293, 1981.
4. CHOTAS, H.G.; FLOYD JR., C.E. & RAVIN, C.E. "Technical evaluation of a digital chest radiography system that uses a selenium detector". *Radiology*. 195:264, 1995.
5. FRASER, R.S. et al. *Diagnosis of diseases of the chest*. Filadélfia, W.B. Saunders, 1999. p.299-309.
6. GLAZER, H.S. et al. "New techniques in chest radiography". *Radiol. Clin. North. Am*. 32:711, 1994.
7. MACMAHON, H. & VYBORNY, C. "Technical advance in chest radiography". *Am. J. Roentgenol*. 163:1049, 1994.
8. ROBIN, E.D. & BURKE, C.M. "Routine chest x-ray examinations". *Chest*. 90:258, 1986.
9. SEOW, A. et al. "Comparison of upright inspiratory and expiratory chest radiography for detecting pneumothoraces". *Am. J. Roentgenol*. 166:313, 1996.
10. SIMON, G. *Principles of chest x-ray diagnosis*. Nova York, Appleton-Century-Crofts, 1971.
11. THAETE, F.L. et al. "Digital radiography and conventional imaging of the chest: a comparison of observer performance". *Am. J. Roentgenol*. 162:575, 1994.
12. WANDIKE, J.C. "Bedside chest radiography". *Radiology*. 190:1, 1994.

CAPÍTULO 4

Tomografia Computadorizada de Tórax

GUSTAVO DE SOUZA PORTES MEIRELLES
DANY JASINOWODOLINSKI
GILBERTO SZARF

INTRODUÇÃO

Embora o raio X simples de tórax ainda desempenhe papel importante na avaliação das doenças pulmonares, a tomografia computadorizada (TC) possui vantagens que lhe conferem superioridade em um grande número de situações clínicas, pois elimina o problema de sobreposição de estruturas e avalia regiões de difícil acesso à radiografia, além de oferecer dados adicionais, como a determinação das densidades e a possibilidade de obter reformatações em diferentes planos. O seu custo mais elevado, a sua maior dose de radiação ionizante e a sua menor disponibilidade, no entanto, restringem o uso da TC.

Neste capítulo, não entraremos em detalhes sobre questões técnicas; enfocaremos as principais situações clínicas nas quais a TC tem papel relevante na prática da pneumologia.

DESCRIÇÃO DO MÉTODO

Apesar de muitos pensarem na TC do tórax como um exame único, existem diferentes técnicas que podem ser empregadas na obtenção das imagens. Portanto, é fundamental que se indique o exame apropriado para cada situação clínica.

Basicamente, há 2 modos de obtenção de imagens pulmonares:

Tomografia computadorizada de alta resolução (TCAR): técnica de cortes finos, no modo axial, não-contíguos (Figura 4.1A), que deve ser empregada apenas no estudo das doenças intersticiais ou das bronquiectasias. Por empregar cortes não-contíguos, a

TCAR não avalia todo o parênquima, apenas uma amostragem. Em um protocolo típico de alta resolução, são obtidas imagens de 1 a 2 mm a cada 10 mm; portanto, apesar de os cortes apresentarem um ótimo detalhe anatômico, apenas 10% do volume pulmonar está sendo avaliado.

Um engano comum é a solicitação de TCAR para a pesquisa de nódulos pulmonares, acreditando-se que, assim, eles serão mais bem detectados. Na realidade, com essa técnica, perde-se a maior parte dos diminutos nódulos pulmonares.

Tomografia computadorizada espiral (helicoidal): quando disponível, deve ser o modo dominante de aquisição das imagens. Essa técnica é possível graças à rotação contínua do conjunto tubo/detectores associada ao movimento simultâneo da mesa, desenhando no espaço uma espiral (Figura 4.1B). Todo o tórax é avaliado, geralmente em uma única apnéia. A utilização do meio de contraste iodado intravenoso pode ser útil em algumas situações clínicas, principalmente quando se pretende avaliar estruturas vasculares, estudar os linfonodos torácicos ou quando se busca a determinação do tipo de realce das lesões.

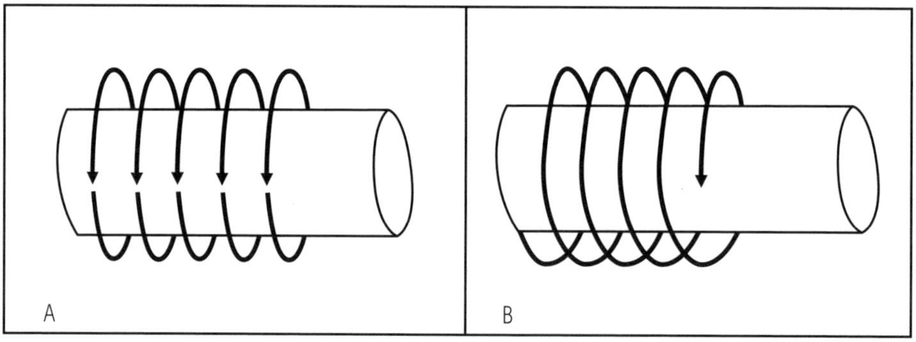

FIGURA 4.1 Representação esquemática da diferença no método de aquisição das imagens nos modos (A) axial e (B) espiral.

Os tomógrafos espirais existem há mais de 10 anos, mas no Brasil essa tecnologia ainda é limitada, embora presente na maioria dos grandes centros. Na ausência de um tomógrafo espiral, pode-se realizar cortes mais grossos no modo axial, sem espaçamento, com um resultado razoável; contudo, não é possível a obtenção de todas as imagens em uma apnéia e as reconstruções são limitadas, além de algumas técnicas, como a angiotomografia, ser impraticáveis.

PRINCIPAIS EMPREGOS DA TC

Discutiremos a seguir algumas das situações clínicas nas quais a TC é mais freqüentemente utilizada.

Lesões pulmonares focais

A TC é o método de imagem de maior eficácia na detecção e na caracterização de lesões focais. Quando usamos a pesquisa de metástases como exemplo, a TC apresenta sensibilidade superior à do raio X para a detecção desse tipo de lesão.

A TC possibilita também a diferenciação entre lesões e pseudolesões formadas por alterações ósseas ou sobreposição de estruturas (Figura 4.2).

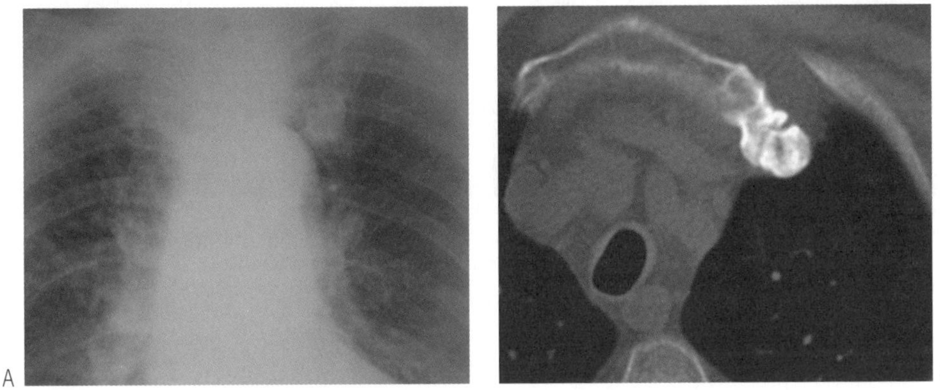

FIGURA 4.2 (A) O raio X mostra nódulo duvidoso no lobo superior esquerdo; (B) a tomografia demonstra que o nódulo corresponde a osteófito proeminente.

Além de se poder detectar de modo eficaz nódulos pulmonares utilizando-se a TC, é possível caracterizá-los quanto à presença de calcificações, diferenciando, assim, os nódulos com alta probabilidade de ser benignos daqueles indeterminados. O ideal é a realização de cortes finos nos nódulos, de 1 a 3 mm, para sua melhor caracterização e detecção de eventuais calcificações ou gordura.

Existem 4 tipos de calcificações que são classicamente associadas a lesões benignas (Figura 4.3), embora esse diagnóstico seja sempre dependente do conjunto de dados clínicos e laboratoriais. São usualmente benignas calcificações centrais, concêntricas, "em pipoca" e difusas.

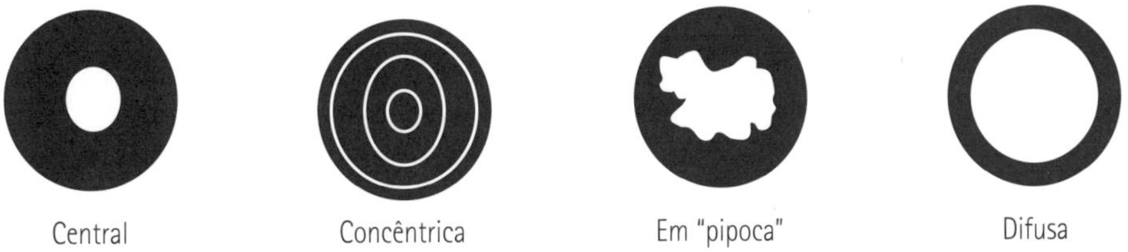

FIGURA 4.3 Padrões benignos de calcificação.

Além das calcificações, a presença de áreas com atenuação de gordura em um nódulo pulmonar é compatível, na maioria dos casos, com o diagnóstico de hamartoma (Figura 4.4), que é uma lesão benigna.

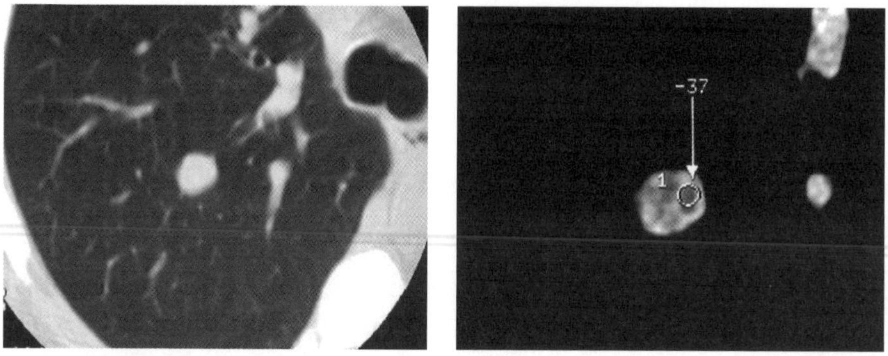

FIGURA 4.4 Nódulo pulmonar com atenuação de gordura no seu interior, compatível com hamartoma.

Assim, na suspeita de uma lesão focal, a TC pode confirmar ou excluir esse achado e determinar se há sinais de benignidade, pela presença de calcificações típicas e/ou gordura. Na ausência de sinais de benignidade, a lesão deve ser encarada como indeterminada, pois, apesar de existirem sinais que estão freqüentemente associados à malignidade, esse diagnóstico jamais pode ser confirmado sem análise citológica.

Nas lesões nodulares indeterminadas, pode-se também avaliar o padrão de realce após a injeção de contraste, que se baseia na idéia de diferença de vascularização entre as lesões benignas e malignas, as últimas apresentando neovascularização e, portanto, maior realce após a injeção do contraste.

Em um estudo multicêntrico prospectivo de 356 nódulos pulmonares medindo entre 0,7 e 3,0 cm, sem calcificações ou gordura, e usando-se um limiar de 15 unidades Hounsfield (UH) para considerar o teste positivo, Swensen obteve sensibilidade e especificidade de 98 e 58%, respectivamente. A média de realce dos nódulos malignos foi significativamente maior que a dos benignos. Portanto, é possível concluir que a ausência de realce significativo (menos de 15 UH) em um nódulo está fortemente ligada à benignidade. No entanto, para se chegar a essa conclusão, é preciso atentar para os detalhes técnicos do exame, como a quantidade padronizada de contraste iodado, velocidade de injeção, espessura do corte e intervalo de tempo após a injeção do contraste e a obtenção das imagens. Outros dados clínicos, de exposição ocupacional e tamanho e características do nódulo, devem ser levados em conta na avaliação.

Lesões pulmonares difusas

As doenças pulmonares difusas, incluindo as intersticiais, têm um amplo diagnóstico diferencial. A TC de alta resolução é um exame de grande valia, pois, muitas vezes, limita o diagnóstico diferencial com base na distribuição e no aspecto das lesões. Esse exame, quando associado ao quadro clínico apropriado, pode ser diagnóstico, como na pneumonia por hipersensibilidade. Por fim, a TCAR demonstra a distribuição das lesões, orientando a melhor forma de se prosseguir na investigação diagnóstica: para uma lesão peribrônquica, sabe-se que o rendimento da biopsia transbrônquica é bom, ao contrário das lesões periféricas, em que, usualmente, a biopsia cirúrgica se impõe.

As bronquiectasias também devem ser avaliadas com a técnica de cortes finos, sendo a TCAR atualmente o método de eleição para o seu diagnóstico (Figura 4.5). São observados brônquios com calibre aumentado e paredes espessadas, geralmente associados a impactações mucóides e aprisionamento aéreo na expiração.

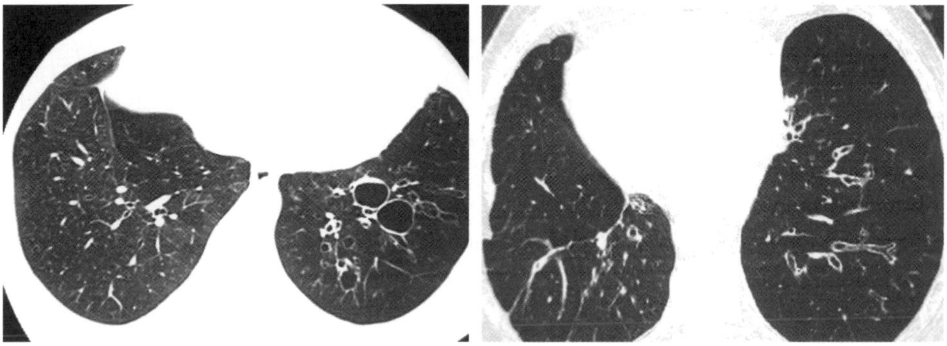

FIGURA 4.5 Exemplos de bronquiectasias na TCAR.

Lesões mediastinais

A TC tem indiscutível superioridade no estudo do mediastino quando comparada ao raio X. O estudo do mediastino deve ser realizado preferencialmente com o uso do contraste intravenoso, com a finalidade de caracterizar adequadamente lesões vasculares e também para a avaliação adequada dos hilos. A maior parte das lesões mediastinais só é visível no raio X quando elas atingem grandes dimensões.

Além de a TC possibilitar a detecção de lesões pela caracterização da anatomia com detalhes, é possível determinar a atenuação de lesões mediastinais, que pode ser diagnóstica no caso de algumas neoplasias, como o teratoma mediastinal (Figura 4.6).

Estudo das artérias pulmonares

A pesquisa de tromboembolismo pulmonar (TEP) por meio da angiotomografia computadorizada vem ganhando cada vez mais aceitação nos últimos anos. Os principais motivos para isso são os valores de sensibilidade, que se assemelham aos da cintilografia de ventilação e perfusão em diversas séries, com a vantagem da visualização dire-

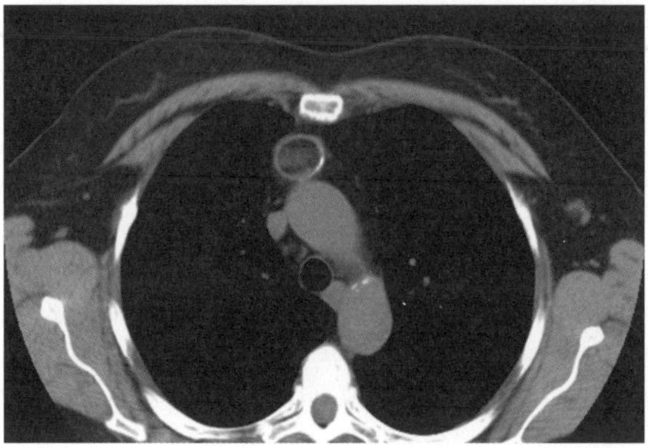

FIGURA 4.6 Teratoma do mediastino anterior. A TC demonstra o conteúdo de gordura e calcificações periféricas.

ta do trombo nas artérias pulmonares e nas veias dos membros inferiores, possibilitando, assim, também o diagnóstico de trombose venosa profunda, sem a desvantagem de diagnósticos indeterminados, que ocorrem freqüentemente nos estudos de medicina nuclear.

A posição da TC no algoritmo diagnóstico do TEP é foco de um estudo multicêntrico denominado Pioped II (*Prospective investigation of pulmonary embolism diagnosis*), desenvolvido por 10 instituições de pesquisa (Figura 4.7).

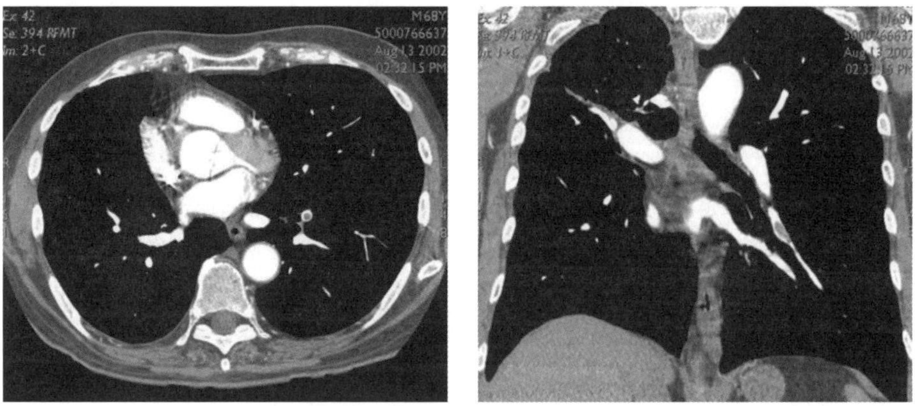

A B

FIGURA 4.7 TEP. Trombo no interior da artéria interlobar descendente esquerda. Corte axial (A) e reconstrução coronal (B).

O emprego das reconstruções multiplanares, principalmente com aparelhos *multislice*, auxilia na avaliação de lesões, principalmente no estudo de tromboembolismo pulmonar e doenças brônquicas (Figura 4.8). Além disso, é de grande utilidade na diferenciação com pseudolesões.

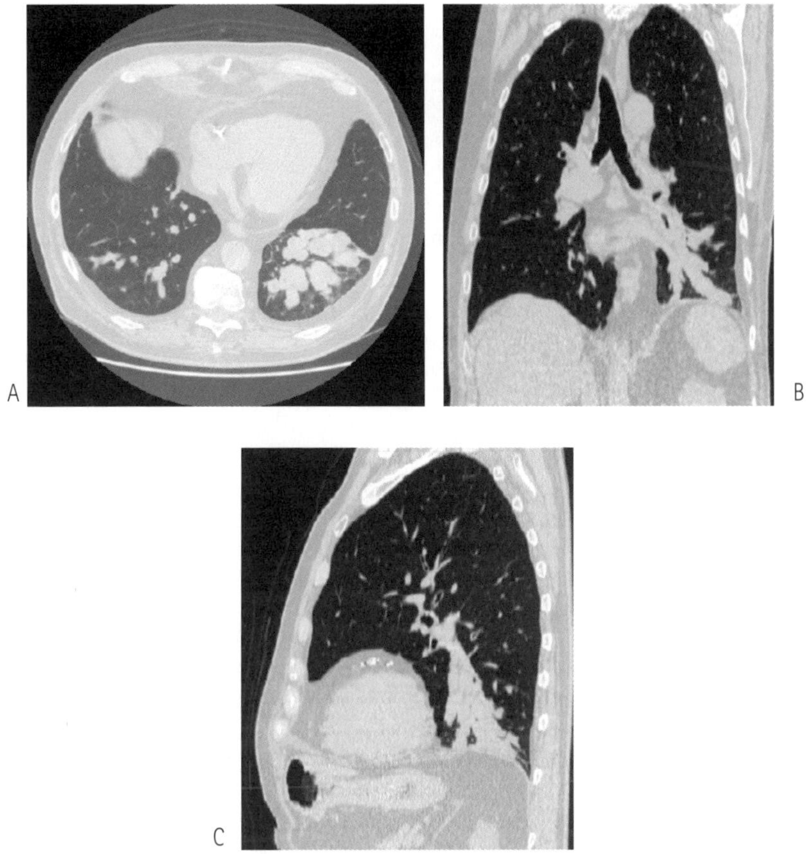

FIGURA 4.8 (A) Corte axial com (B) reconstruções coronal e (C) sagital, demonstrando bronquiectasias no lobo inferior esquerdo, preenchidas por impactações mucóides. A utilização das reconstruções multiplanares auxilia na caracterização das lesões.

Portanto, a TC é um método de grande utilidade na prática clínica e, na maior parte dos casos, superior ao raio X. Contudo, apresenta custo mais elevado, maior dose de radiação e menor disponibilidade. Por esses motivos, deve ser empregada em ocasiões selecionadas. Nas seguintes situações, a TC pode ser considerada como de grande utilidade:

- caracterização de nódulos pulmonares;
- estadiamento de neoplasia pulmonar;
- pesquisa de TEP;
- avaliação de bronquiectasias;
- doenças pulmonares difusas;
- pesquisa de infecções em imunodeprimidos;
- pesquisa de complicações da doença pulmonar obstrutiva crônica (DPOC);
- avaliação de complicações de infecções pleuropulmonares;

- tumores de mediastino;
- malformações congênitas;
- avaliação de aneurismas, dissecção e rupturas da aorta;
- pesquisa de metástases pulmonares;
- guiar biopsias torácicas.

Em alguns casos, a TC não deve ser empregada como primeiro método de imagem:

- pesquisa de infecções pulmonares no imunocompetente;
- detecção de nódulo pulmonar;
- pesquisa de derrame pleural;
- detecção de pneumotórax.

REFERÊNCIAS BIBLIOGRÁFICAS

1. ENG, J. et al. "Accuracy of CT in the diagnosis of pulmonary embolism: a systematic literature review". *Am. J. Roentgenol.* 183:1819-27, 2004.
2. FULCHER, A.S.; PROTO, A.V. & JOLLES, H. "Cystic teratoma of the mediastinum: demonstration of fat/fluid level". *Am. J. Roentgenol.* 154:259-60, 1990.
3. KAVANAGH, E.C. et al. "Risk of pulmonary embolism after negative MDCT pulmonary angiography findings". *Am. J. Roentgenol.* 182:499-504, 2004.
4. KIM, J.S. et al. "Cylintrical bronchiectasis: diagnostic findings on thin section CT". *Am. J. Roentgenol.* 168:751-4, 1997.
5. NAIDICH, D.P.; ZERHOUNI, E.A. & SIEGELMAN, S.S. *Computed tomography and magnetic resonance of the thorax.* 3.ed. Filadélfia, Lippincott-Raven, 1999. p.16-8.
6. OST, D.; FEIN, A.M. & FEINSILVER, S.H. "The solitary pulmonary nodule". *N. Engl. J. Med.* 348:2535-42, 2003.
7. REMY-JARDIN, M. et al. "Pulmonary nodules: detection with thick section spiral CT versus conventional CT". *Radiology.* 187:513-20, 1993.
8. SCHHOLTEN, E.T. & KREEL, L. "Distribution of lung metastases in the axial plane: a radiological-pathological study". *Radiol. Clin. (Basel).* 46:248-65, 1977.
9. SIEGELMAN, S.S. et al. "Pulmonary hamartoma: CT findings". *Radiology.* 160:313-7, 1986.
10. SWENSEN, S.J. et al. "Lung nodule enhancement at CT: multicenter study". *Radiology.* 214:73-80, 2000.
11. WEBB, W.R.; MÜLLER, N.L. & NAIDICH, D.P. *High resolution CT of the lung.* 2.ed. Filadélfia, Lippincott-Raven, 1996. p.120.

CAPÍTULO 5

Tomografia por Emissão de Pósitrons (PET)

MÁRIO TERRA FILHO

INTRODUÇÃO

A tomografia por emissão de pósitrons (PET) é um exame não-invasivo cujo princípio fundamental é a utilização de compostos biológicos marcados com elementos de elevada instabilidade atômica que sejam emissores de pósitrons (partículas com a mesma massa do elétron, porém com carga oposta), como carbono-11, nitrogênio-13, oxigênio-15 e flúor-18.

Os pósitrons têm uma meia-vida muito curta; a do oxigênio, por exemplo, é de 2,07 min, o que, infelizmente, limita muito sua utilização. Essas partículas, ao serem combinadas com elétrons, são aniquiladas e sua massa é transformada em energia, resultando na liberação de 2 fótons de 511 Kev (emitidos em direção oposta – 180°) que serão utilizados para a localização da interação pósitron-elétron. Essa radiação liberada é detectada, processada por computador e, a seguir, transformada em imagens.

A adoção do PET como recurso clínico foi enriquecida em 1995 com a utilização da deoxi-2-D-glicose marcada com flúor-18 (FDG), elemento com meia-vida de 110 min, o que facilitou o seu transporte para distâncias maiores.

Diferentemente dos demais métodos de diagnóstico por imagem, a PET é a única capaz de realizar imagens metabólicas *in vivo*. A evolução dos estudos com essa tecnologia caminhou rapidamente e seu uso na rotina diagnóstica nos seres humanos passou a ser fortemente considerado, principalmente em oncologia, pois alterações de metabolismo celular são freqüentes em portadores de neoplasias malignas.

Uma das características das células neoplásicas que são ricas em hexoquinase é o aumento do metabolismo da glicose. A FDG é um análogo dessa substância e se comporta como um traçador do seu metabolismo. Após sua entrada nas células, a FDG é fosforilada pela hexoquinase para FDG-6-fosfato. Em tecidos com baixa concentração de glicose-6-fosfatase, como cérebro, miocárdio e a maioria das células malignas, o FDG-6-fosfato não passa pela seqüência enzimática posterior e se acumula proporcionalmente à taxa do processo glicolítico, emitindo pósitrons e promovendo a base para a formação das imagens.

Essa técnica pode, potencialmente, diferenciar lesões malignas das benignas, possibilita a avaliação da extensão da doença (portanto, a melhor conduta terapêutica) e, em casos selecionados, define o melhor local para a obtenção de material para exames citológicos ou anatomopatológicos.

Algumas lesões inflamatórias ou granulomatosas podem acarretar aumento na captação do FDG, razão pela qual, em países com alta prevalência de doenças como tuberculose e aspergilose, os resultados desse exame devem ser analisados criteriosamente.

O primeiro tomógrafo capaz de realizar a PET foi construído na Universidade de Washington em 1974. No Brasil, esses exames começaram a ser realizados regularmente em 1997, logo após foram feitas divulgações de resultados iniciais em congressos e, em 2000, foi publicado o primeiro artigo utilizando a técnica na avaliação de nódulos pulmonares e doenças granulomatosas pulmonares em 15 pacientes. No momento, esses exames são realizados nas cidades de São Paulo, Campinas e Rio de Janeiro.

TÉCNICA

O exame é realizado em jejum com a administração de 10 a 20 mCi de FDG e a leitura é realizada após 30 a 60 min. Os níveis séricos de glicose devem estar abaixo de 150 mg/dL para que não haja inibição competitiva da captação de FDG pela célula neoplásica. As imagens são obtidas em cortes axiais, coronais e sagitais e são analisadas qualitativamente (análise visual) ou quantitativamente por meio do valor ou razão de captação padronizados (SUV), sendo considerados como exames positivos aqueles em que o valor da SUV > 2,5.

Esses exames são sempre analisados em conjunto com a tomografia computadorizada da região avaliada.

EQUIPAMENTO

Os seguintes tipos de aparelhos utilizados para realização do exame são: PET dedicada (Figura 5.1) e os sistemas híbridos (câmara de coincidência). No primeiro, o equipamento possui um detector que capta apenas fótons emitidos a partir de pósitrons aniquilados por elétrons e pode ser acoplado com tomógrafo computadorizado (PETCT).

Nos aparelhos híbridos, existe um sistema duplo de detecção capaz de analisar fótons únicos (SPECT) e pósitrons (PET), permitindo, assim, o uso do mesmo equipamento para diversos exames em medicina nuclear. No Brasil, existem todos os tipos de equipamentos e o número de PETCT está aumentando.

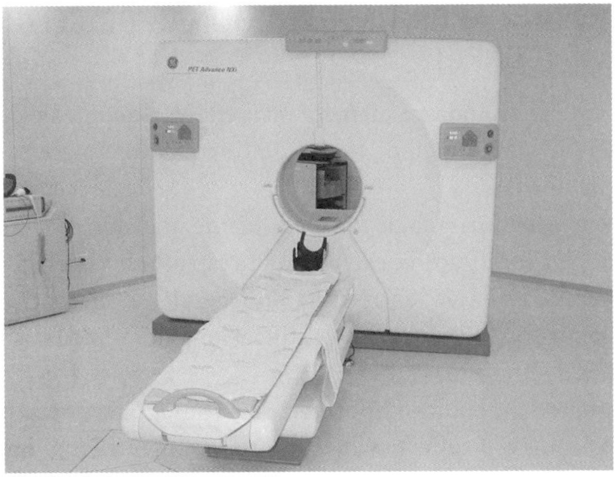

FIGURA 5.1 Câmara de PET dedicada.

A diversidade de aparelhos justifica a grande variação de preço de exame observada. As câmaras de PETCT são as que oferecem a melhor relação custo/benefício; o preço de um exame realizado com esse tipo de equipamento é de aproximadamente mil dólares.

AVALIAÇÃO DO NÓDULO PULMONAR

Na avaliação de um nódulo pulmonar solitário (NPS), é importante estabelecer a probabilidade de malignidade da lesão para, a partir de então, traçar a melhor estratégia terapêutica. Consideram-se as características radiológicas e os fatores de risco clínicos, geralmente pontuando-se cada achado.

Quando a probabilidade de malignidade é alta (> 0,9), a melhor conduta é a biopsia cirúrgica com congelação e posterior lobectomia (se confirmado o diagnóstico de câncer). Nos casos de baixa probabilidade (< 0,2), radiografia/tomografia seriadas são as opções mais indicadas. Entretanto, mesmo com o uso rotineiro da tomografia computadorizada de tórax, mais de 25% dos nódulos de pulmão são caracterizados como indeterminados, tornando-se necessária a toracotomia com biopsia pulmonar para esclarecimento diagnóstico.

Resultados falso-positivos de FDG-PET podem ocorrer em casos de inflamação aguda (nódulos reumatóides, pós-radioterapia, etc.), hipermetabolismo muscular, infecções granulomatosas (tuberculose, histoplasmose, etc).

Os resultados falso-negativos são infreqüentes e resumem-se a tumores de baixo metabolismo celular, como o bronquíolo-alveolar e o tumor carcinóide. Outro fator importante é o tamanho do nódulo. Alguns estudos mostram diminuição na sensibilidade do exame para nódulos menores que 1 cm (80 %).

Assim, o uso do FDG-PET na avaliação de pacientes com nódulo pulmonar solitário de características indeterminadas parece estar bem indicado, implicando diminuição do número de toracotomias desnecessárias e boa relação custo/eficácia.

ESTADIAMENTO DO CARCINOMA PULMONAR DE CÉLULAS NÃO-PEQUENAS (CPNPC)

O tratamento cirúrgico ainda é a maneira mais efetiva de controle do CPNPC. Entretanto, antes de definir qual a melhor forma de tratamento, é necessário estabelecer o grau de extensão da doença.

A tomografia computadorizada de tórax é o exame utilizado atualmente para avaliar o tamanho da lesão, sua localização e extensão para estruturas vizinhas. O FDG-PET não acrescenta muito nessa avaliação, entretanto, pode ajudar a diferenciar derrames pleurais malignos de benignos e até mesmo identificar implantes pleurais não-visualizados nos outros métodos de imagem.

A avaliação linfonodal é muito importante, em tomografia computadorizada e ressonância magnética, pois o diagnóstico do comprometimento ganglionar pela neoplasia é feito pelo aumento de tamanho do linfonodo, razão pela qual se observa a reduzida acurácia no estadiamento do mediastino.

No FDG-PET, os gânglios acometidos são revelados pela maior captação do radiofármaco e não pelo seu aumento de tamanho, o que permite diagnósticos mais precoces. Nos pacientes sem captação mediastinal de FDG e com SUV < 2,5 no tumor primário, o valor preditivo negativo é de 100%, tornando desnecessária a mediastinoscopia como método de estadiamento pré-operatório. Essa estratégia levaria a uma diminuição de 12% na realização do procedimento.

O estadiamento mediastinal é, sem dúvida, a principal indicação do uso do FDG-PET em pneumologia oncológica.

Doença metastática extratorácica na ocasião do diagnóstico ocorre em até 30% dos pacientes com CPNPC. Os órgãos mais acometidos são fígado, supra-renais, ossos e cérebro. O FDG-PET de corpo inteiro permite, em certos casos, os estadiamentos intra e extratorácico em um único exame, com acurácia superior à da tomografia computadorizada. Metástases extratorácicas ocultas são detectadas em até 14% dos pacientes selecionados para tratamento cirúrgico, mudando-se a conduta em até 40% dos casos.

Evidências parecem apontar que a tomografia por emissão de pósitrons pode ser usada como o único exame no estadiamento pré-operatório do câncer de pulmão; entretanto, mais estudos serão necessários para que se possa fazer essa afirmativa definitivamente.

AVALIAÇÃO DA RESPOSTA TERAPÊUTICA E PROGNÓSTICO

Alguns estudos sugerem que o FDG-PET tem valor prognóstico. Tumores com maior captação (SUV > 7) apresentam evolução pior, com menor sobrevida. Essa técnica cintilográfica pode ser utilizada também para avaliar resposta à quimioterapia e radioterapia. A normalização da captação de FDG após o tratamento parece ser um indicador de bom prognóstico (quanto mais reduzida a captação, maior a sobrevida).

Alguns estudos mostram também uma vantagem do FDG-PET no planejamento radioterápico. Sua utilização em associação à tomografia computadorizada permitiu que se reduzisse o campo de radiação, favorecendo principalmente os pacientes com alterações ventilatórias (p.ex., atelectasia).

AVALIAÇÃO DE RECORRÊNCIA TUMORAL

Os exames radiológicos convencionais (raio X, TC e ressonância magnética de tórax) não apresentam boa sensibilidade para diferenciar recidiva tumoral de necrose ou fibrose residual. O FDG-PET pode ser usado para esse objetivo, apesar de não existir grande experiência mundial no assunto. Sua sensibilidade varia de 97 a 100% e a especificidade, de 62 a 100%. Assim, seu uso permite o diagnóstico antecipado de recidiva tumoral, possibilitando tratamento precoce.

OUTROS TUMORES

Em mesotelioma maligno de pleura, foi observado que, quanto maior a captação de FDG, pior o prognóstico dos pacientes. Estudos concluem que a intensidade de captação está relacionada com a sobrevida dos pacientes portadores desse tipo de neoplasia e que essa informação apresenta relevância clínica. Uma experiência interessante foi observada em um paciente de 62 anos cujo diagnóstico de mesotelioma pleural foi realizado depois da marcação do local de biopsia pelo FDG-PET.

CONCLUSÃO

Atualmente, já existem evidências bastante significativas que permitem inferir que o FDG-PET, associado a um bom exame clínico e tomográfico, pode diferenciar, na maioria dos pacientes portadores de nódulo pulmonar indeterminado, os benignos dos secundários a neoplasias. O exame permite também um melhor estadiamento mediastinal e de corpo inteiro nos tumores de pulmão de células não-pequenas, além de possibilitar a indicação de locais para biopsias dirigidas.

Apesar do seu alto custo, o número de cirurgias de ressecção pulmonar evitadas após a realização do exame torna-o bastante eficaz, com uma boa relação custo/eficácia (Figuras 5.2a e 5.2b).

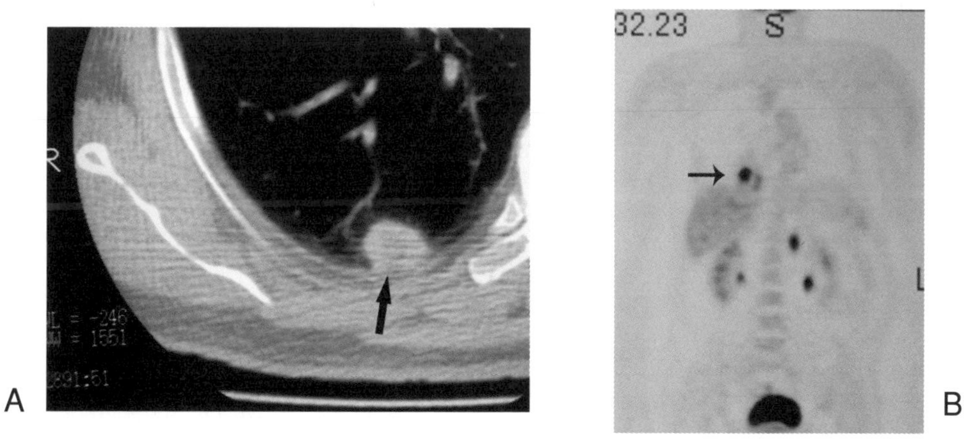

FIGURA 5.2 (A) Tomografia computadorizada de tórax revelando nódulo justapleural (seta) e (B) PET-*scan* mostrando hipercaptação de tórax (seta).

REFERÊNCIAS BIBLIOGRÁFICAS

1. BOMBARDA, S. et al "Evaluation of lung tuberculosis by FDG-PET". *The International Journal of Tuberculosis and Lung Diseases*. 3:S184, 1999.
2. DUYSINX, B. et al. "Evaluation of pleural disease with 18-fluorodeoxyglucose positron emission tomography imaging". *Chest*. 125:489-93, 2004.
3. HAGGE, R.J. & COLEMAN, E. "Positron emission tomography: lung cancer. Seminars". *Roentgenology*. 37:110-7, 2002.
4. KOSTAKOGLU, L.; AGRESS, H. & GOLDSMITH, S.F. "Clinical role of FDG PET in evaluation of cancer patients". *Radiographics*. 23:315-40, 2003.
5. OST, D.; FEIN, A.M. & FEINSILVER, S.H. "The solitary nodule". *New England Journal of Medicine*. 342:2535-42, 2003.
6. TERRA-FILHO, M. & MENEGHETTI, J.C. "Tomografia por emissão de pósitrons". In: *Derrame pleural*. São Paulo, Roca, 2003. p.75-80.
7. TERRA-FILHO, M. et al. "Tomografia por emissão de pósitrons: resultados preliminares de uma experiência brasileira". *Jornal de Pneumologia*. 26:183-8, 2000.

CAPÍTULO

6

Broncoscopia

LUIZ HIROTOSHI OTA

IUNIS SUZUKI

INTRODUÇÃO

A broncoscopia é um procedimento invasivo que pode ter atuação diagnóstica e/ou terapêutica e, desde que foi introduzida, a partir da criação por Gustav Killian, em 1897, vem ampliando seus horizontes de aplicação, à medida que novas tecnologias são incorporadas ao seu arsenal.

Nas duas primeiras décadas de sua existência, a broncoscopia experimentou um certo ceticismo por parte da classe médica. De um simples tubo rígido oco com iluminação indireta, propiciada pelo fotóforo, evoluiu incorporando tecnologias a seu tempo:

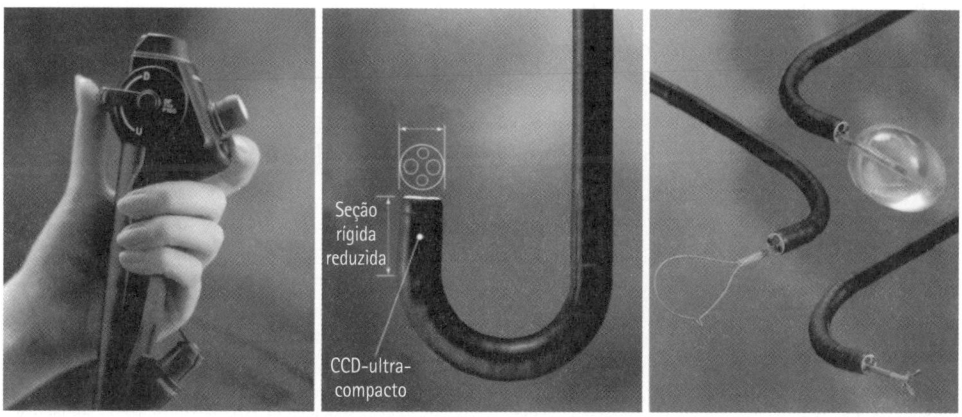

FIGURA 6.1 Alguns acessórios utilizados durante uma broncoscopia.

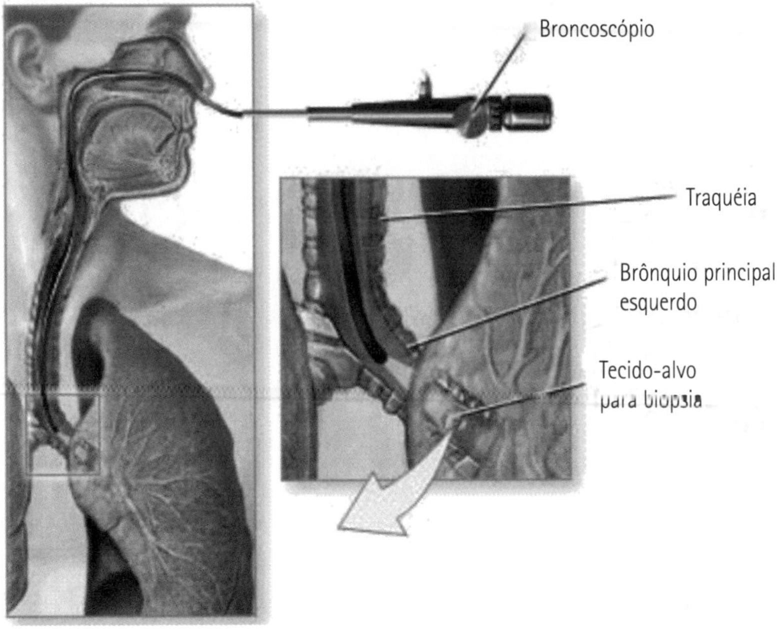

FIGURA 6.2 Penetração do broncofibroscópio na via aérea.

tubo fenestrado na extremidade distal (Killian, 1902), iluminação distal e tubo de aspiração distal (Chevalier Jackson, 1904), óticas anguladas, óticas telescópicas e ampliadoras, fibras ópticas para iluminação e instrumentos acessórios os mais variados.

A despeito de todo esse avanço, os lobos superiores dos pulmões permaneciam quase inacessíveis endoscopicamente.

Houve um grande salto no conceito de broncoscopia com a passagem para a era da broncofibroscopia (Shigeto Ikeda, 1966), que permitiu o alcance de partes do pulmão antes inacessíveis endoscopicamente, ampliando sobremaneira o seu campo de atuação.

Contudo, a broncoscopia rígida manteve situações cativas, nas quais segue sendo o melhor método, dir-se-ia até indispensável, não havendo indícios atuais de que seja substituída por outro método (Figura 6.3).

Pelo seu caráter invasivo, a broncoscopia, rígida ou flexível, exige um mínimo de sedação, colaboração do paciente, reserva funcional pulmonar e vias de acesso (vias aéreas), ambiente de trabalho apropriado, pessoal capacitado e treinado e equipamentos variáveis para a sua adequada execução.

Existe, por esse mote, uma crescente probabilidade de a broncoscopia virtual ganhar espaço, pelo menos enquanto diagnóstica.

O notável avanço dos métodos de imagem e o ganho de experiência dos clínicos e radiologistas propiciaram um acúmulo de conhecimento médico, por meio da correlação anatomoclínica, a tal ponto de se criar um viés de preferência aos métodos não-invasivos que, quando não estabelecem o diagnóstico, indicam possibilidades e probabilidades diagnósticas.

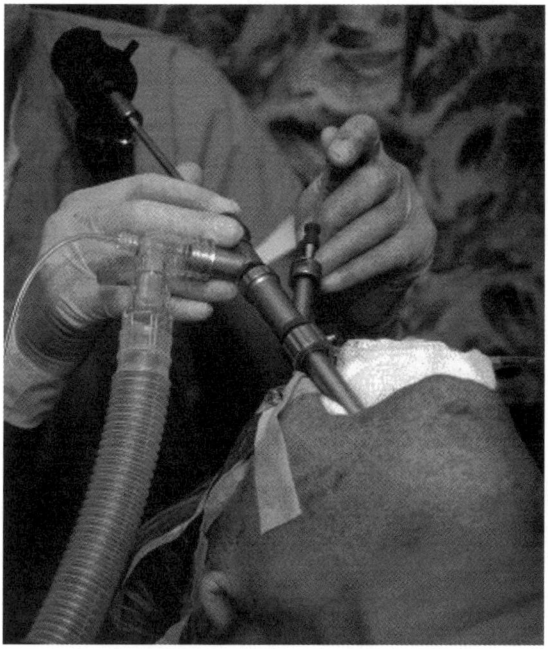

FGURA 6.3 Broncoscópio rígido em ação.

Não por acaso, a prática do dia-a-dia tem mostrado que, se recentemente um pré-requisito para uma broncoscopia era um raio X de tórax, hoje tende a se dispor de uma tomografia computadorizada prévia, com justos méritos, por acrescentar e propiciar maior acuidade do que o raio X simples, orientando o endoscopista até em como executar o seu exame.

Por outro lado, a broncoscopia aprimorou-se e procura avançar, adquirindo inovações de toda a ciência, seja construindo equipamentos mais finos, seja habilitando-se para permitir o uso de *laser*, plasma de argônio, acessórios como próteses, balões dilatadores, bloqueadores brônquicos, órteses ou suportes endoluminais, entre outros.

Broncofibroscópios comuns, de 4,2 mm de diâmetro externo, atingem brônquios de 4ª ou 5ª ordem, chamados de brônquios centrais, por convenção.

Da mesma forma, lesões centrais são aquelas que habitam brônquios centrais ou estão diretamente relacionadas a eles. Mas há fibroscópios ultrafinos, que podem alcançar brônquios de 8ª a 11ª ordem, em um universo de brônquios que podem chegar à 20ª ordem. Esse alcance estendido do broncofibroscópio pode vir a modificar o conceito do que é lesão central e do que é lesão periférica.

INDICAÇÕES

A broncoscopia pode ser apenas mais um exame complementar ou, por outro lado, o procedimento de escolha, com finalidade diagnóstica e/ou terapêutica.

As principais indicações com finalidade diagnóstica podem ser assim resumidas:

- portadores de alterações radiográficas/tomográficas (as principais):
  - nódulos e massas centrais ou periféricas;
  - doenças intersticiais pulmonares;
  - atelectasias e obstruções de vias aéreas;
  - hipertransparência pulmonar;
  - opacificações pulmonares difusas ou localizadas/pneumonias de evolução incerta;
  - diagnóstico de agentes infecciosos pulmonares em pneumonias graves;
  - pneumotórax;
  - fístulas de vias aéreas;
  - traumatismos torácicos com suspeita de lesão de vias aéreas;
  - traqueobroncograma aéreo anormal;
  - derrame pleural;
  - massas mediastinais e linfoadenomegalias mediastinais;
  - estadiamento de neoplasias primárias ou secundárias do pulmão;
  - punção aspirativa de lesões mediastinais e das estações linfonodais;
- portadores de sinais, sintomas ou estados patológicos passíveis de avaliação broncoscópica:
  - dispnéia de origem indeterminada;
  - tosse de origem incerta e refratária ao tratamento;
  - sibilos localizados;
  - insuficiência respiratória em pacientes entubados;
  - rouquidão/disfonia/estridor;
  - paralisia diafragmática;
  - suspeita de corpos estranhos nas vias aéreas;
  - hemoptise;
  - escarro com citologia oncótica positiva, de origem desconhecida (carcinoma oculto);
- seguimento de paciente com carcinoma aerodigestivo (procura de neoplasia síncrona e metacrônica);
- estadiamento e pré-operatório em portador de câncer do esôfago, cabeça e pescoço, mesmo com radiografia/tomografia do tórax normais.

A *broncoscopia terapêutica* baseia-se em restituir a permeabilidade da via aérea ou na resolução e prevenção de doenças neoplásicas e não-neoplásicas. As obstruções das vias aéreas podem ser secundárias a alterações do continente (das vias aéreas), a alterações do conteúdo ou mistas (continente + conteúdo).

As alterações do continente podem ser primárias (doenças da própria parede brônquica) ou secundárias a compressões extrínsecas. Os principais tratamentos (exceto para corpos estranhos e secreções) utilizam-se de órteses, próteses, *laser*, eletrocautério, crioterapia e braquiterapia. As alterações do conteúdo são representadas majoritariamente por corpos estranhos. Um corpo estranho antigo na via aérea pode determinar a formação de granulomas e estenoses (alteração mista). Os candidatos a broncoscopias terapêuticas podem ser agrupados em portadores de:

- estenoses:
  - tumorais (benignos e malignos);
  - cicatriciais/granulomas;
  - granulomatose de tuberculose (Wegener);
- malácia;
- fístulas brônquicas ou traqueais com mediastino ou com vísceras vizinhas, malignas, benignas e infecciosas;
- corpos estranhos e secreções aspiradas ou originadas na própria via aérea;
- abscessos pulmonares;
- enfisema localizado ou difuso;
- situações especiais, em que o tratamento local, mesmo paliativo, é preferível, seja utilizando eletrocautério, *laser*, plasma de argônio ou terapia fotodinâmica:
  - tumores mucosos (carcinoma *in situ*) em pacientes com elevado risco cirúrgico;
  - tumores de carina ou muito próximos que implicariam cirurgias muito amplas e de mau prognóstico;
  - tumores recidivados em coto brônquico de paciente sem reserva pulmonar para nova cirurgia de ressecção pulmonar.

CONTRA-INDICAÇÕES

A broncoscopia pode sofrer contra-indicação absoluta ou relativa, em razão de menor ou maior risco de complicações, que podem ser fatais.

As principais contra-indicações absolutas são:

- recusa do paciente lúcido e responsável em se submeter ao exame;
- risco iminente de vida por falta de condições clínicas do paciente (infarto do miocárdio recente com instabilidade hemodinâmica, choque, acidente vascular cerebral recente);
- inexistência de endoscopista capacitado ou indisponibilidade de equipamentos adequados;
- hipoxemia refratária à oferta de oxigênio nasal, tenda ou máscara.

As principais contra-indicações relativas ou que oferecem risco aumentado são:

- hipoxemia com $PaO_2 < 50$ a 55 mmHg;
- hipercapnia com $PaCO_2 > 45$ a 50 mmHg;
- dessaturação da oxihemoglobina: $SpO_2 < 88$ a 90%;
- dispnéia intensa ou insuficiência respiratória;
- falta de colaboração do paciente;

- infarto agudo recente ou não, angina do peito, sem instabilidade hemodinâmica;
- plaquetas < 50.000/mL, atividade de protrombina < 60% e uso de anticoagulante ou antiagregante plaquetário, se há pretensão de causar ou há expectativa de ocorrer hemorragia (por exemplo, biopsia ou algum procedimento terapêutico);
- uremia e hepatopatias crônicas por risco aumentado de hemorragia;
- hipertensão pulmonar acentuada, se há pretensão de biopsias transbrônquicas;
- abscesso pulmonar;
- pulmão funcionante único ou desfuncionalização de grande território pulmonar uni ou bilateral;
- obstrução laríngea ou traqueal de qualquer natureza;
- imunodeprimidos ou imunossuprimidos;
- ventilação mecânica (principalmente se há indicação de biopsia transbrônquica).

REALIZAÇÃO E OTIMIZAÇÃO

Pré-requisitos

É imperativo que o endoscopista avalie cada caso, baseando-se no estado clínico do paciente, no risco potencial do procedimento planejado e na relação custo/benefício, uma vez que a broncoscopia é um procedimento invasivo.

São considerados fatores quase indispensáveis antes de uma broncoscopia: jejum de pelo menos 4 horas, sendo desejável até de 8 horas, dependendo do caso; adequados e sucintos anamnese e exame físico do paciente; avaliação meticulosa dos riscos envolvidos para o procedimento pretendido; uma boa avaliação cardiorrespiratória; e, pelo menos, um raio X recente do tórax (em projeção póstero-anterior e em perfil).

A tomografia computadorizada do tórax é, muitas vezes, peça fundamental antes do exame broncoscópico, por definir com boa precisão o melhor foco de pesquisa e de onde colher amostras de tecido, além de detectar quais outras alterações estão presentes, quais alterações são potencialmente complicadoras e como executar a broncoscopia para melhorar o seu rendimento.

Executando-se evidências clínicas contrárias, normalmente, uma broncoscopia com ou sem biopsia não exige avaliações laboratoriais para funções hepática, renal, cardíaca (eletrocardiograma), respiratória (gasometria, espirometria) ou outra.

Medidas não-invasivas, como oximetria de pulso e monitorações cardíaca e esfigmomanométricas, são suficientes para a imensa maioria dos pacientes.

Pré-medicação e anestesia

O uso rotineiro ou não de pré-medicação (ansiolíticos e anticolinérgicos) varia entre os endoscopistas e também entre tipos de doenças e pacientes.

A sedação e a anestesia são fundamentais para uma boa broncoscopia, e variam muito entre os endoscopistas e os pacientes. Dentre os sedativos, os mais comumente utilizados são os diazepínicos, opiáceos, o citrato de fentanila e o propofol. O anestésico tópico preferido é a lidocaína; outros menos utilizados são a marcaína e a tetracaína.

A anestesia geral é a preferida por alguns autores, mas defendemos a anestesia tópica nos exames com aparelho flexível. Reservamos a anestesia geral para a broncoscopia rígida e para as broncoscopias terapêuticas de longa duração presumida e para os casos de pacientes muito ansiosos, pouco colaboradores, crianças e excepcionais.

Utilizamos oxigenoterapia por cateter via nasal, com sua ponta na laringofaringe e fluxo de 2 a 3 L/min, com atenção à oximetria de pulso e mantendo a SpO_2, sempre que possível, acima de 90 a 92%.

Rotineiramente, é preferível a introdução do broncofibroscópio via nasal, que gera menos reflexo de náusea e conseqüente vômito; na impossibilidade da via nasal, apela-se para a via oral.

Há consenso geral de que biopsias transbrônquicas sejam feitas sob controle radioscópico, nos nódulos/massas periféricos. Embora a literatura médica não indique o controle radioscópico nos processos difusos periféricos, temos defendido, a despeito de aumentar custos, o uso da fluoroscopia, pois há redução considerável na ocorrência de pneumotórax, em razão de ela oferecer maiores probabilidades de se atingir o alvo do estudo, assim como melhores condições para evitar biopsias de áreas de risco aumentado de pneumotórax ou hemorragia (bolhas, enfisemas, vasos sanguíneos).

COMPLICAÇÕES

As principais complicações poderiam ser expressas como aquelas para o paciente, para a equipe envolvida, para os equipamentos e para a acuidade diagnóstica.

Para o paciente

Infecções endógenas ou exógenas e infecções metastáticas via sepse, hemorragias, perfurações de vias aéreas, pneumotórax, pneumomediastino, broncoespasmo, insuficiência respiratória em graus variados, infarto do miocárdio, traumatismos variados de vias aéreas (contusões de paredes laringotraqueobrônquicas) e infecções. O endoscópio pode ser o vetor de agentes infecciosos de paciente para paciente (infecção cruzada, por inadequada degermação dos equipamentos) ou pode levar para o parênquima pulmonar microrganismos do trajeto percorrido pelo broncoscópio.

Para a equipe

Transmissão de agentes infecciosos (virais, bacterianos e fúngicos), exposição à radiação ionizante e exposição ao raio *laser*.

Para o equipamento

Fora o desgaste natural de qualquer equipamento, há os acidentes, como perfurações do canal de trabalho do endoscópio, fratura do endoscópio por mordedura quando o endoscópio é introduzido via oral, traumatismos dos endoscópios durante a manipulação para a sua limpeza e desinfecção e durante a introdução através de cânulas de entubação não-apropriadas.

Para a acuidade diagnóstica

Uso de aspiradores inadequados com pressão negativa muito potentes, uso de frascos receptores do lavado brônquico inadequados, com paredes ásperas e não-siliconizadas, e demora no processamento do material recolhido (lavado brônquico e lavado broncoalveolar) podem provocar citólise, deterioração das células e de componentes do lavado, interferindo no seu resultado.

Endoscópios podem reter partículas de DNA e resultar em falso-positivo quando aplicado o teste de PCR para muitos agentes infecciosos; também há erros na identificação dos materiais recolhidos dos pacientes. Felizmente, a ocorrência desses tipos de complicadores é rara, mas nem por isso a atenção deve ser relaxada.

A British Thoracic Society Bronchoscopy Guidelines Commitee (BTSGC) elaborou, em 2000, um guia para broncofibroscopias, apresentado na Tabela 6.1.

TABELA 6.1 NÍVEL DE EVIDÊNCIAS E GRADUAÇÃO DE RECOMENDAÇÕES

Nível	Tipo de evidência
Ia	Evidência obtida por metanálise em estudos controlados e randomizados
Ib	Evidência obtida por pelo menos um estudo randomizado e controlado
IIa	Evidência obtida por pelo menos um bom estudo controlado, não-randomizado
IIb	Evidência obtida por pelo menos um outro tipo de bom estudo, quase-experimental
III	Evidência obtida por bons experimentos descritivos não-experimentais, como estudos comparativos, estudos de correlação e estudos de casos controlados
IV	Evidências obtidas de opiniões de comitês de *experts* ou experiências clínicas de reconhecidas autoridades
Grau	**Tipo de recomendação**
A (níveis Ia, Ib)	Necessita de pelo menos um estudo randomizado e controlado, como corpo de uma publicação, acima de tudo, de boa qualidade e com consistente direcionamento de recomendações específicas
B (níveis IIa, IIb, III)	Necessita da validação de estudos clínicos bem conduzidos, não-randomizados no que concerne às recomendações
C (nível IV)	Necessita de evidência de um comitê de *experts* ou opiniões e/ou de experiências clínicas de reconhecidos especialistas. Indica ausência de estudos aplicáveis e de boa qualidade

O quadro é útil e pode auxiliar o médico em várias questões passíveis de dúvidas. Há muitos quesitos que ainda carecem de um estudo definitivo e, portanto, é discutível a sua adoção como normas em qualquer serviço de broncoscopia.

De acordo com o quadro apresentado, há alguns níveis de recomendações (mostrados a seguir entre parênteses, segundo a BTSGC).

Recomendações relativas à segurança do paciente

1. Informações ao paciente, verbais e por escrito, melhoram o nível de sua tolerância ao exame e devem ser dadas. (B)
2. Pacientes com suspeita de DPOC devem realizar a espirometria antes da broncoscopia. Caso a DPOC seja grave (VEF_1 < 40% do previsto e/ou SpO_2 < 93%, fazer gasometria arterial antes). (C)
3. Ofertar O_2 e/ou sedação intravenosa pode causar aumento do CO_2 arterial, portanto, a sedação deve ser evitada quando a $PaCO_2$ estiver aumentada; administrar O_2 com muita cautela. (C)
4. A antibioticoterapia profilática deve ser realizada antes da broncoscopia nos pacientes já esplenectomizados, em portadores de próteses cardíacas ou com antecedente de endocardite infecciosa. (C)
5. Deve-se evitar a broncoscopia nas primeiras 6 semanas após o infarto do miocárdio. (C)
6. Pacientes asmáticos devem ser medicados com broncodilatadores antes da broncoscopia. (B)
7. Antes da broncoscopia, rotineiramente, a avaliação da plaquetemia e da atividade de protrombina é necessária somente nos pacientes de risco que serão submetidos à broncoscopia sem biopsia transbrônquica. (B)
8. Antes da biopsia transbrônquica, deve-se realizar: contagem de plaquetas, TPA (tempo e atividade de protrombina) e TTPA (tempo de tromboplastina parcial ativado). (C)
9. Caso necessárias as biopsias, os anticoagulantes orais devem ser suspensos pelo menos 3 dias antes do procedimento; caso contrário, pequenas doses de vitamina K são usadas para reverter a anticoagulação. (B)
10. Nas raras ocasiões em que a anticoagulação tem de ser mantida, o INR (*international normalised ratio*) é reduzido a < 2,5, devendo-se iniciar o uso de heparina. (C)
11. O jejum deve ser de 4 horas para alimentos e de 2 horas para líquidos via oral. (B)
12. É necessário ter o acesso venoso em todos os pacientes antes da broncoscopia (e antes da sedação, se for feita) e ele deve ser mantido até o fim do período de recuperação. (C)
13. A sedação, quando não é contra-indicada, deve ser realizada em todos os pacientes. (B)
14. Atropina não é recomendada rotineiramente antes da broncoscopia. (B)

Recomendações relativas ao ato da broncoscopia

1. Pacientes devem ser monitorados com a oximetria. (B)
2. Oferta de oxigênio para manter a Sat O_2 > 90%, para reduzir o risco de arritmias significativas durante o procedimento e no período de recuperação. (B)
3. A dose total de lidocaína deve ser limitada a 8,2 mg/kg em adultos, com cuidados especiais nos idosos ou naqueles com problemas cardíacos e/ou hepáticos. (B)
4. Lidocaína gel (a 2%) é preferível ao *spray* para anestesia da fossa nasal. (B)
5. Deve-se utilizar o mínimo de lidocaína quando instilada através do canal do broncoscópio. (B)
6. Utilizar doses complementares de sedativos para sedação adequada e amnésia. (B)

7. O controle fluoroscópico não está indicado rotineiramente durante a biopsia transbrônquica nos pacientes com doença intersticial difusa dos pulmões, mas deve ser considerado naqueles com lesões pulmonares localizadas. (B)
8. São necessários, no mínimo, 2 auxiliares para uma broncoscopia e, no mínimo, um deve ser um enfermeiro qualificado. (C)
9. A monitoração eletrocardiográfica rotineira não é necessária, exceto naqueles com antecedentes cardiológicos e naqueles com hipoxia mesmo com oferta de O_2. (C)
10. Equipamentos de ressuscitação têm de estar prontamente disponíveis. (C)
11. O diâmetro interno do tubo endotraqueal deve ser levado em consideração antes do exame em UTI. (C)

Recomendações relativas à pós-broncoscopia

1. Oferta de O_2 quando houver insuficiência respiratória e nos pacientes sedados. (B)
2. O raio X de tórax deve ser realizado pelo menos 1 hora após a biopsia transbrônquica para afastar ou confirmar o pneumotórax. (B)
3. Pacientes que foram submetidos à biopsia transbrônquica têm de ser orientados verbalmente e por escrito sobre a possibilidade de pneumotórax após deixarem o hospital. (C)
4. Os pacientes que receberam sedação têm de ser orientados verbalmente e por escrito para que não dirijam, nem assinem documentos legais ou operem máquinas durante as 24 horas após o exame. (C)
5. Os pacientes que se submetem ao exame ambulatorialmente devem retornar para os seus domicílios acompanhados; os pacientes de risco, como os idosos e os que se submeteram à biopsia transbrônquica, devem ser acompanhados na noite subseqüente ao procedimento. (C)

Há muitos outros cuidados no que concerne a limpeza e desinfecção do broncoscópio, medidas de segurança para a equipe de endoscopia, técnicas de endoscopia e procedimentos em UTI, que podem ser obtidos nas recomendações da British Thoracic Society.

REFERÊNCIAS BIBLIOGRÁFICAS

1. BRITISH THORACIC SOCIETY. "Guidelines on diagnostic flexible bronchoscopy". *Thorax.* 56(Suppl. I)i1-21, 2001.
2. KO-PEN WANG, A.C.M. & FRANCIS TURNER JR., J. *Flexible bronchoscopy.* Nova York, Blackwell Science, 2004.
3. PRAKASH, U.B.S. *Bronchoscopy.* Nova York, Raven Press, 1994.
4. SILVA, L.C.C. et al. *Endoscopia respiratória.* Rio de Janeiro, Revinter, 2002.
5. SOCIEDADE BRASILEIRA DE PNEUMOLOGIA E TISIOLOGIA. *Manual de pneumologia: consultas rápidas.* Porto Alegre, 2002.

CAPÍTULO 7

Videopleuroscopia e Videomediastinoscopia

LUIS CARLOS LOSSO
MARIO CLÁUDIO GHEFTER

INTRODUÇÃO

A videocirurgia foi, sem sombra de dúvidas, a chave-de-ouro com a qual a cirurgia encerrou o milênio. Embora nada mais seja do que um novo acesso para abordagem operatória, ela modificou, de forma significativa, a praxe médica e cirúrgica.

Concomitantemente ao desenvolvimento técnico, sempre houve, no transcorrer da história da medicina, a preocupação com a minimização do sofrimento humano e a prevenção de complicações inerentes às grandes intervenções cirúrgicas, o que deposita na videocirurgia a esperança concreta de se atingir esses objetivos.

VIDEOPLEUROSCOPIA

Atualmente, há indicações bem estabelecidas para a videopleuroscopia:

- derrames e massas pleurais indeterminadas;
- derrames pleurais malignos ou recidivantes;
- desbridamento pleural precoce em pleuris septada e empiema pleural;
- drenagem do hemotórax coagulado pós-operatório;
- trauma torácico em pacientes hemodinamicamente estáveis;
- biopsia pulmonar;
- operação do pneumotórax espontâneo recidivante e bolhas enfisematosas;
- diagnóstico de nódulos pulmonares indeterminados;
- redução de volume pulmonar no enfisema grave;

- janela pleuropericárdica em pericardites com derrame;
- biopsias de massas e linfonodos mediastinais e hilares e ressecção de cistos e tumores benignos do mediastino;
- estadiamento oncológico intratorácico pré-ressecção;
- ablação do tronco simpático para hiperidrose, doenças vasculares, síndrome do QT longo e distrofia simpático-reflexa;
- cirurgia torácica videoassistida na criança.

Entretanto, o conceito de mínimo desconforto funcional e baixa morbidade da videocirurgia se propagou de tal forma que, para muitos, parecia possível considerar que não haveria grandes riscos de desenvolvimento de acidentes e complicações intra e pós-operatórias.

Infelizmente, as vantagens alcançadas não incluem um risco cirúrgico nulo; ocorrem alterações fisiológicas no pós-operatório e há, principalmente, um número considerável de controvérsias quanto ao acesso operatório:

- correção de *pectus excavatum*;
- dificuldades gerais em operações oncológicas;
- lobectomia pulmonar;
- ressecção limitada ou poupadora de tecido pulmonar;
- segmentectomia pulmonar estendida;
- metastasectomia;
- dissecação sistemática linfonodal mediastinal;
- mapeamento intra-operatório e biopsia do linfonodo sentinela;
- timectomia;
- robótica.

Contra-indicações

As contra-indicações relativas são operações torácicas ou pleurodese prévias, evidências de espessamento pleural no raio X de tórax e obesidade importante.

A contra-indicação formal à realização de procedimentos torácicos videocirúrgicos complexos é a ausência de condições funcionais cardiorrespiratórias mínimas de suporte para anestesia geral e ventilação monopulmonar, quando sua necessidade for imperiosa.

Complicações

Complicações maiores, que podem colocar em risco a vida do doente, são representadas pelos sangramentos e pelas perdas aéreas prolongadas. Complicações menores ocorrem com pequenas incidências e a maioria não tem significado clínico. São elas:

- implante e disseminação tumoral;
- lesão intercostal;
- infecções.

VIDEOMEDIASTINOSCOPIA

A videomediastinoscopia (VM) é o acoplamento de um sistema de vídeo ao mediastinoscópio tradicional. O fundamento da técnica de mediastinoscopia não foi modificado com a videocirurgia, porém, tornou-se mais fácil ensinar e divulgar o método.

Bases anatômicas

As bases anatômicas para a realização da VM estão representadas pela existência da continuidade cérvico-mediastinal. Na mediastinoscopia, tem-se acesso, através de uma pequena incisão cervical, a um plano que corre ao longo da porção anterior da fáscia prétraqueal (retrovascular), desde o pescoço até os brônquios principais (mediastinoscopia clássica). Outro plano (pré-vascular), mais superficial, passa pela loja tímica ou pode atingir a região da janela aortopulmonar (mediastinoscopia estendida ou alargada).

Indicações

As indicações da mediastinoscopia podem ser diagnósticas ou terapêuticas e estão didaticamente representadas na Tabela 7.1.

TABELA 7.1 INDICAÇÕES DA MEDIASTINOSCOPIA

Diagnósticas
Biopsia de linfonodos mediastinais
Carcinoma broncogênico
Mesotelioma pleural
Neoplasia metastática
Carcinoma de esôfago
Carcinoma de cabeça e pescoço
Linfomas
Doenças inflamatórias e granulomatosas
Sarcoidose
Tuberculose
Histoplasmose
Outras
Pneumoconioses
Tumores e cistos mediastinais
Timo e timoma
Higroma cístico, cistos mesotelial e broncogênico
Teratomas
Tumor de células germinativas
Paratireóide ectópica
Bócio mergulhante

(continua)

TABELA 7.1 (CONT.) INDICAÇÕES DA MEDIASTINOSCOPIA

Terapêuticas
Timectomia em miastenia grave
Exploração tímica para retirada de paratireóide ectópica
Remoção de cistos mediastinais
Drenagem de coleções mediastinais
Hematoma
Quilo
Fechamento de fístula broncopleural com sutura mecânica
Esofagectomia

O principal uso da VM segue sendo no estadiamento do carcinoma do pulmão. Atingem-se os linfonodos das cadeias 1, 2, 3, 4D, 4E e 7. Na VM estendida, atingem-se os linfonodos das cadeias 5 e 6 e há indicação nos tumores do lobo superior esquerdo, com N2-3 à tomografia computadorizada. São inacessíveis ao método os linfonodos das cadeias 8 e 9, como mostrado no mapa linfonodal (Figura 7.1).

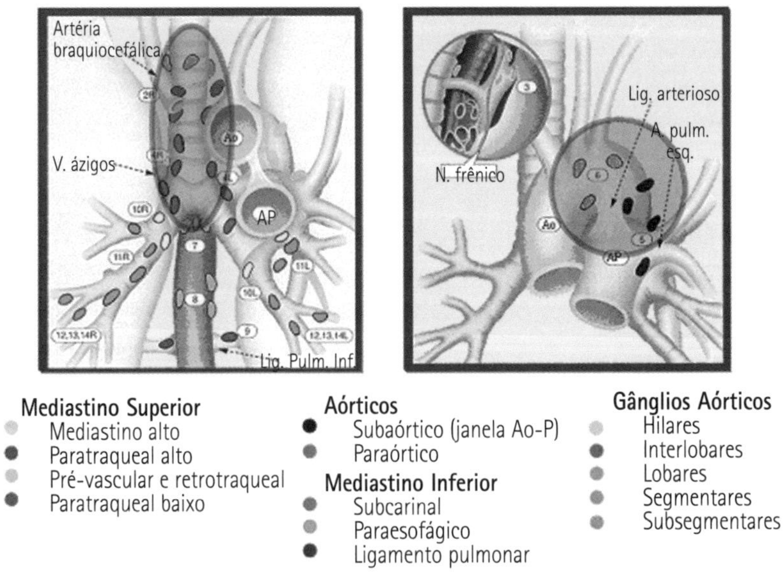

FIGURA 7.1 Mapa linfonodal mediastinal. As partes sombreadas representam as áreas acessíveis ao mediastinoscópio. (Ver foto em cores no Miniatlas Colorido ao final do livro).

Fonte: adaptado de Naruke/ATS-LCSG Map 1997.

As indicações da VM no carcinoma de pulmão continuam sendo discutidas na literatura. Alguns a utilizam sempre, outros, nunca. Nós temos utilizado a VM de acordo com o algoritmo representado na Figura 7.2.

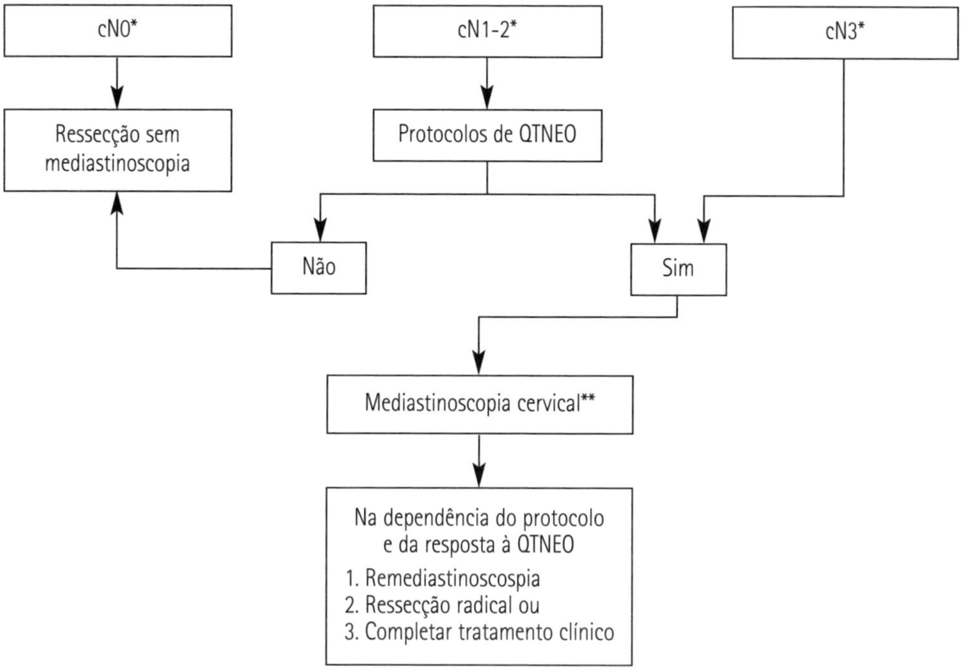

FIGURA 7.2 Algoritmo para indicação de mediastinoscopia em neoplasia primária do pulmão.
* Estádio clínico avaliado por tomografia computadorizada. Se for possível, realizar tomografia por emissão de pósitrons (PETCT).
QTNEO = quimioterapia neo-adjuvante.
LSE = lobo superior esquerdo.
** Se primário ao LSE considerar a possibilidade de mediastinoscopia estendida.

Situações especiais

Existem ainda algumas situações controversas no que diz respeito ao uso da VM, como a síndrome da veia cava superior (SVCS), a remediastinoscopia e pacientes com traqueostomia.

O risco teórico de sangramento em pacientes com SVCS submetidos à mediastinoscopia mostrou-se, na prática, desprezível e, assim, não se converte em contra-indicação ao método. A remediastinoscopia passou a ser amplamente aceita após as publicações dos últimos anos com o advento da quimioterapia de indução.

Pacientes com traqueostomia constituem um desafio ao método, pelo risco de contaminação do mediastino, porém alguns autores a utilizam. Outros acabam por realizar a exploração por outras vias (nós, autores, incluímo-nos nesse último grupo).

Outras indicações pouco usuais encontram amparo na literatura e surgem novas abordagens, como a dissecção linfonodal sistemática por VM e a esofagectomia.

Complicações

As complicações da VM incluem de pequenas infecções de ferida operatória a hemorragias incontroláveis. Ela apresenta um índice de complicações menor que 2,5% e uma mortalidade próxima de 0,5%. Isso mostra que, apesar de raras, as complicações que estão representadas na Tabela 7.2 podem ser extremamente graves e fatais.

TABELA 7.2 COMPLICAÇÕES DA MEDIASTINOSCOPIA

Embolia aérea	Lesão recorrencial
Hemorragia	Lesão traqueal
Infecção de ferida operatória	Mediastinite
Implante tumoral na incisão	Perfuração esofágica
Lesão de ducto torácico	Pneumotórax
Lesão de nervo frênico	Óbito

CONCLUSÕES

Não há dúvidas quanto às potencialidades que o futuro da videocirurgia reserva à prática médica: o uso de imagens tridimensionais, o desenvolvimento de instrumentos e equipamentos mais compactos e mais eficientes, a robótica e a integração com outros métodos da era digital, como a adoção da realidade virtual para o treinamento do cirurgião e da telemedicina para educação e tratamentos cirúrgicos à distância.

Com a evolução da medicina na era da informatização, a cirurgia mundial experimenta essa renovação e a cirurgia torácica certamente estará presente no aperfeiçoamento da videocirurgia.

REFERÊNCIAS BIBLIOGRÁFICAS

1. BURDINE, J. et al. "Feasibility and value of video-assisted thoracoscopic surgery wedge resection of small pulmonary nodules in patients with malignancy". *Chest.* 122:1467, 2002.
2. CARLENS, E. "Mediastinoscopy: a method for inspection and tissue biopsy in the superior mediastinum". *Dis. Chest.* 36:343-52, 1959.
3. GHEFTER, M.C. & LOSSO, L.C. "Extended cervical mediastinoscopy and VATS for staging lung cancer". *The Second International Workshop on Surgical Exploration of the Mediastinum and Systemic Nodal Dissection.* Barcelona, 2000 Nov.
4. HACIIBRAHIMOGLU, G. et al. "Late complication of extended cervical mediastinoscopy". *Can. J. Surg.* 47:223-4, 2004.
5. LANDRENEAU, R.J. et al. "Video-assisted thoracic surgery: basic technical concepts and intercostals approach strategies". *Ann. Thorac. Surg.* 54:800-7, 1992.
6. LEAVER, H.A. et al. "Acute phase responses following minimal access and conventional thoracic surgery". *Eur. J.* 20:455-63, 2001.

7. LOSSO, L.C.; GHEFTER, M.C. & IMAEDA, C.J. "Complicações da cirurgia torácica videoassistida". *J. Pneumol.* 21:159-64, 1995.
8. MANTEGAZZA, R. et al. "Video-assisted thoracoscopic extended thymectomy and extended transsternal thymectomy (T-3b) in non-thymomatous myasthenia gravis patients: remission after 6 years of follow-up". *J. Neurol. Sci.* 212(1-2):31-6, 2003.
9. PONS, L. et al. "The role of videothoracoscopy in management of precordial thoracic penetrating injuries". *Eur. J. Cardiothorac. Surg.* 22:7, 2002.
10. POP, D. et al. "Video-assisted mediastinoscopy: a useful technique for paratracheal mesothelial cysts". *J. Thorac. Cardiovasc. Surg.* 129:690-1, 2005.
11. PUN, Y.W. et al. "Experiência multicéntrica de cirugía videotoracoscópica en el tratamiento de quistes y tumores del mediastino". *Arch. Broncopneumol.* 38:410, 2002.
12. RAMI-PORTA, R. et al. "Remediastinoscopy: comments and updated results". *Lung Cancer.* 42:363-4, 2003.
13. ROVIARO, G.C. et al. "State of the art in thoracoscopic surgery: a personal experience of 2000 videothoracoccopic procedures and a overview of the literature". *Surg. Endosc.* 16:881, 2002.
14. SMULDERS, S.A. et al. "Surgical mediastinal staging in daily practice". *Lung Cancer.* 47:243-51, 2005.
15. THOMAS, P. et al. "VATS is an adequate oncological operation for stage I non-small cell lung cancer". *Eur. J. Cardiothorac. Surg.* 21:1094-9, 2002.

CAPÍTULO 8

Tosse Crônica

ROSEMARY FARIAS ALVES
ANA LUISA GODOY FERNANDES

INTRODUÇÃO

A tosse é originada de um reflexo de defesa desencadeado por receptores presentes no sistema respiratório que respondem a estímulos nas vias aéreas. Esses estímulos podem ser inflamatórios, mecânicos, químicos e térmicos.

Para que ocorra tosse, é necessário que um conjunto de estruturas esteja íntegro. Na presença do estímulo, as vias nervosas aferentes (nervos trigêmeo, glossofaríngeo e vago) levam o impulso nervoso até o bulbo (centro da tosse), que retorna com estímulo efetor de tosse para um conjunto de músculos, os quais irão aumentar a pressão intratorácica e produzir um jato de ar expiratório, na tentativa de eliminar o fator agressor do sistema respiratório.

O estímulo que origina a tosse pode estar presente em qualquer parte da via aérea, do nariz aos alvéolos, e outras localizações fora das vias aéreas podem originar estímulos para a tosse, por exemplo, conduto auditivo externo e esôfago distal.

A prevalência da tosse é desconhecida. Quando aguda, existe grande possibilidade de ser autolimitada, portanto, os doentes não procuram ajuda médica, prejudicando os trabalhos que visam detectar essas taxas. A tosse crônica é a 5ª causa mais freqüente de procura médica no mundo, com prevalência entre 14 a 23% dos adultos não-tabagistas.

Pouco se alterou no manejo da tosse nos últimos anos; no entanto, ela continua sendo um dos maiores motivos de procura ao médico por si só ou por suas complicações. As principais complicações da tosse são: rouquidão, alteração do sono, dor muscular, fratura de costela, incontinência urinária, pneumotórax e síncope.

Sua resolução ou sua melhora dependem do diagnóstico correto de sua causa e da adesão do doente ao esquema terapêutico proposto, que, muitas vezes, é longo.

Para o diagnóstico da tosse, é necessário obter uma história clínica completa acompanhada de um bom exame físico para direcionar os exames complementares, se necessário.

Como a tosse é uma manifestação de diversas enfermidades das vias aéreas, o tratamento específico de cada doença pode ser encontrado em outros capítulos específicos deste livro.

CLASSIFICAÇÃO

A tosse pode ser classificada de acordo com suas características:

- duração: pode ser classificada em aguda com duração menor que 3 semanas; subaguda, entre 4 e 8 semanas; e crônica, com duração maior que 8 semanas;
- produção de secreção: seca, em que não há produção de secreção (laringite e traqueobronquite virais, uso de inibidores da enzima conversora de angiotensina (ECA), doença do refluxo gastroesofágico), ou produtiva, em que há expectoração (DPOC, bronquiectasias);
- efetividade: a efetividade da tosse depende de diversos fatores relacionados à integridade do reflexo da tosse: inspiração de ar prévio, vias de transmissão nervosas íntegras, vias aéreas íntegras (propicia a compressão dinâmica no momento da tosse), batimento ciliar adequado e reologia do muco favorável. Qualquer alteração desses fatores pode originar tosse pouco efetiva.

A classificação de acordo com sua duração é a mais importante e auxilia na elucidação de sua etiologia.

TOSSE AGUDA

As causas mais freqüentes de tosse aguda são decorrentes de infecções de vias aéreas superiores, como o resfriado comum e rinossinusite bacteriana, gripe, exacerbação da DPOC, crise de asma, rinites alérgicas e exposição a irritantes da mucosa respiratória (gases tóxicos, solventes, fumaças industriais, fumaça de cigarro).

Outras doenças cursam com tosse aguda, destacando-se pneumonia, pneumotórax, embolia pulmonar, aspiração de corpos estranhos, abscesso pulmonar, aneurisma de aorta e edema pulmonar. Nas crianças e nos idosos com déficit de cognição, a aspiração de corpo estranho merece ser investigada. Nas crianças também se deve considerar a coqueluche.

Não existe um algoritmo bem estabelecido para investigação de tosse aguda e o quadro clínico irá estabelecer a necessidade ou não da realização de exames complementares.

O tratamento da tosse aguda deverá ser direcionado à sua causa primária conforme o diagnóstico da doença de base (Tabela 8.1).

A rinossinusite viral (resfriado comum) é caracterizada por instalação aguda de sinais e sintomas de alterações na cavidade nasal (obstrução nasal, rinorréia e espirros) com ou sem febre, lacrimejamento e irritação em orofaringe.

TABELA 8.1 ETIOLOGIA E TRATAMENTO DAS CAUSAS MAIS FREQÜENTES DE TOSSE AGUDA

Etiologia	Opção terapêutica
Resfriado comum	Antitérmicos e analgésicos
	Descongestionantes nasais tópicos: oximetazolina, nafazolina, fenilefrina a cada 6 horas por 3 a 5 dias
	Dexclorofeniramina: adultos, 2 mg a cada 8 horas (dose máxima de 12 mg/dia)
Rinite alérgica	Evitar alérgenos
	Descongestionantes nasais tópicos
	Anti-histamínicos sistêmicos
	Corticóide tópico
Sinusite bacteriana	Antibioticoterapia associada a corticóide sistêmico (prednisona 30 a 40 mg/dia) por 10 dias
	Descongestionantes nasais tópicos
Exacerbação da DPOC	Corticóide sistêmico
	Aumento dos broncodilatadores
	Se infecciosa, associar antibiótico

O tratamento não-específico é direcionado ao alívio dos sintomas gerais e nasais, com analgésicos, antitérmicos, instilação de soro fisiológico e descongestionante nasal tópico ou sistêmico para alívio da obstrução nasal (Tabela 8.1). Não é necessária a prescrição de antibióticos, a não ser que não haja boa evolução com o tratamento inicial, fazendo suspeitar de infecção bacteriana superajuntada, por exemplo, sinusite bacteriana.

A sinusite bacteriana aguda pode ser confundida com infecção secundária do resfriado comum. Seu quadro clínico é de instalação aguda, com cefaléia frontal e/ou maxilar, rinorréia e/ou gotejamento nasal posterior purulento, obstrução nasal, alterações de olfato, com ou sem febre, que piora sobretudo no final do dia. Não é necessário radiograma de seios da face para iniciar o tratamento, pois, nesse caso, a clínica é imperiosa. O tratamento deve ser realizado com antibióticos, descongestionantes nasais e corticóides sistêmicos.

Os antitussígenos estão indicados somente para alívio provisório dos sintomas quando a tosse altera ou prejudica o ritmo de vida do indivíduo (p.ex., o sono, dor torácica e incontinência urinária), bem como na presença de tosse excessiva ou irritativa. Pode-se utilizar codeína na dose de 15 a 30 gotas até 4 vezes ao dia por um curto período de tempo. Em idosos, deve-se ter cautela por causa do risco maior de confusão mental, náuseas e obstipação intestinal.

TOSSE CRÔNICA

A tosse crônica é a persistência do sintoma por mais de 8 semanas. Em torno de 90% das causas de tosse crônica em indivíduos imunocompetentes e não-fumantes e não-usuários de inibidores da ECA estão relacionados a 3 situações clínicas: gotejamento nasal posterior, hiper-responsividade de vias aéreas e doença do refluxo gastroesofágico.

Além dessas, na Tabela 8.2 estão demonstradas as causas comuns de tosse crônica.

TABELA 8.2 CAUSAS DE TOSSE CRÔNICA

Causas mais freqüentes	Prevalência estimada
Gotejamento pós-nasal	8 a 87%
Hiper-responsividade de vias aéreas	29 a 59%
Refluxo gastroesofágico	21 a 41%
Síndrome pós-infecciosa	11 a 25%
Bronquite crônica	5%
Outras causas	10%
Inibidores de ECA; bronquiectasias; tuberculose pulmonar; doença intersticial pulmonar; tumores pulmonares; cardiopatia; colapso traqueal; discinesia de cordas vocais; pêlos ou cerume em ouvidos; alérgenos e irritantes inalatórios; síndrome aspirativa crônica; psicogênica	

A associação de duas dessas causas ou de uma dessas e uma outra causa de tosse pode estar presente em 18 a 62% dos casos e o reconhecimento dessa situação é de fundamental importância para o sucesso terapêutico.

A causa de tosse crônica pode ser diagnosticada em 88 a 100% dos casos, com um bom índice de sucesso no tratamento. Elucidando-se a causa da tosse, o sucesso do tratamento está entre 84 e 98% dos casos.

Avaliação inicial da tosse crônica

Na avaliação inicial dos indivíduos com tosse crônica, deve-se estar atento para fatores ou doenças desencadeantes desse sintoma, como tabagismo, uso de inibidores de ECA, rinite alérgica, gotejamento nasal posterior, queixas de refluxo gastroesofágico e história de asma na família.

Em todos os indivíduos portadores de tosse crônica, torna-se obrigatória a realização de radiograma de tórax em 2 incidências (póstero-anterior e perfil) e, a partir de então, o direcionamento dos demais exames complementares conforme a suspeita e a avaliação clínica. Na Figura 8.1 está demonstrado um algoritmo para abordagem diagnóstica e terapêutica da tosse crônica.

As causas mais freqüentes da tosse crônica serão abordadas a seguir.

Gotejamento nasal posterior (GNP)

É a causa mais freqüente. Os sintomas incluem a sensação de ter algo "escorrendo" ou gotejando na garganta, congestão nasal, rinorréia e necessidade de "limpar freqüentemente a garganta". Como o GNP é conseqüência de outras enfermidades, os sintomas

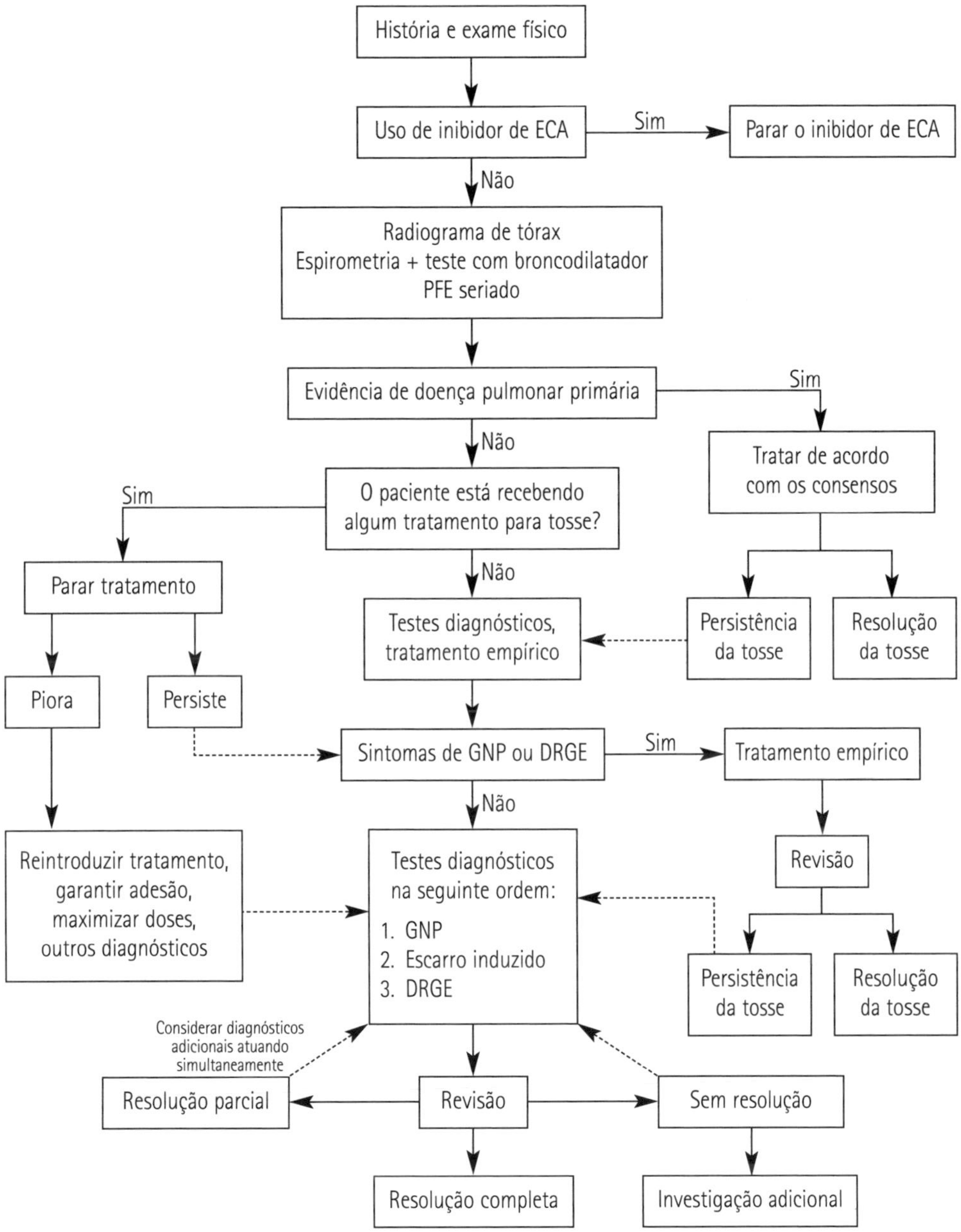

FIGURA 8.1 Algoritmo proposto para a investigação e o tratamento da tosse crônica em indivíduos não-fumantes e imunocompetentes.

ECA = enzima conversora de angiotensina; PFE = pico de fluxo expiratório; GNP = gotejamento nasal posterior; DRGE = doença do refluxo gastroesofágico.

presentes estão diretamente relacionados à doença de base. Porém, uma grande parte dos pacientes com tosse crônica secundária ao GNP pode ter como único sintoma a tosse.

Ao exame físico, pode-se encontrar congestão ou hiperemia de mucosa nasal, secreção mucóide ou purulenta em orofaringe.

Dentre as principais causas de GNP encontram-se: sinusite, rinite alérgica (sazonal ou perene), rinite não-alérgica (vasomotora, pós-infecciosa, medicamentosa e secundária a agentes irritativos do ambiente, como fumaça de cigarro, poluição, fumaças e gases industriais) e adenoidites (Tabela 8.3).

Na anamnese, já se pode ter dados que favoreçam certas suspeitas: exposição a alérgenos (odores, poeira, pêlos de animais, pólen), infecção de vias aéreas superiores recentemente (rinite pós-infecciosa), uso de medicamentos (oximetazolina), drogas (cocaína), ambiente de trabalho e tabagismo. Na rinite vasomotora, uma característica é a presença de coriza hialina e fina propiciada por mudanças de temperatura.

Geralmente, para o auxílio diagnóstico, torna-se necessária a realização de exames complementares (exames radiológicos e/ou endoscópicos) guiados pela anamnese. Quanto aos métodos radiológicos, a tomografia computadorizada de seios da face tem sensibilidade superior em relação ao radiograma convencional para análise dessas estruturas, sendo indicada na sinusite crônica como programação terapêutica.

A endoscopia nasal, faríngea e laríngea tem importância na busca de alterações como edema e congestão de mucosa, áreas esbranquiçadas (processo inflamatório), com presença de pólipos, secreções e alterações anatômicas. A endoscopia é fundamental no estadiamento da doença e para programação de tratamento cirúrgico.

Hiper-responsividade brônquica

Refere-se a uma resposta exagerada das vias aéreas a um agente broncoconstritor em pessoas suscetíveis. É a segunda causa mais freqüente de tosse crônica e pode-se apresentar de 3 formas: asma clássica, tosse variante de asma e bronquite eosinofílica.

TABELA 8.3 CAUSAS MAIS FREQÜENTES DE TOSSE CRÔNICA E TRATAMENTO

Causas de tosse	Tratamento
Gotejamento pós-nasal	Afastar alérgenos, corticóide nasal, anti-histamínico
Rinite alérgica	Ipratrópio nasal por 3 semanas, e depois se necessário
Rinite vasomotora	Podem-se associar descongestionantes tópicos
Rinite medicamentosa	Afastar causadores
Rinite pós-infecciosa	Ipratrópio nasal, corticóides sistêmico e nasal
Sinusite crônica	Antibioticoterapia prolongada, descongestionantes nasais, corticóide oral
Asma	Corticóide inalatório, broncodilatadores e afastar precipitantes de crises
DRGE	Perda de peso, elevar cabeceira da cama, mudança de dieta, pró-cinéticos e antiácidos (inibidores de bomba de prótons ou bloqueadores H2)
Bronquite crônica	Cessação do tabagismo
Bronquiectasias	Fisioterapia respiratória (drenagem postural, manobras de tosse, *flutter*)
Pós-infecciosa	Ipratrópio inalatório, curso de corticóide sistêmico por 14 dias

A asma típica é caracterizada com história clínica de tosse, sibilos, dispnéia e opressão torácica, em crises que melhoram espontaneamente ou com uso de broncodilatador. Na avaliação complementar (espirometria), observa-se obstrução ao fluxo aéreo que reverte parcial ou completamente após uso de broncodilatador. Em alguns indivíduos, é realizado o teste de broncoprovocação com carbacol, metacolina ou histamina para determinação de hiper-responsividade brônquica.

O tratamento da asma é realizado com corticóides inalatórios e broncodilatadores de longa duração conforme sua classificação de gravidade, com o objetivo de controle total ou parcial dos sintomas.

Na tosse, como variante de asma, o único sintoma referido é a própria tosse e sua característica é que, após o uso de broncodilatador, acaba revertendo. Nos exames complementares, a espirometria pode apresentar-se como normal e o diagnóstico é confirmado com o teste de broncoprovocação com os agentes anteriormente citados (carbacol, metacolina ou histamina).

O tratamento consiste em uso regular de corticóide inalatório para casos leves ou associação com broncodilatadores em casos mais graves. Previamente ao uso de corticóide inalatório, pode-se realizar um pequeno curso de corticóide oral por 2 semanas.

Embora não se presencie hiper-responsividade das vias aéreas na bronquite eosinofílica, ela pode ser colocada nesse grupo por causa da semelhança nos aspectos patológicos. Também se manifesta somente com tosse crônica e no exame de escarro apresenta aumento do número de eosinófilos (semelhante à asma). Porém, não se observam obstrução do fluxo aéreo e hiper-responsividade das vias aéreas a metacolina, carbacol ou histamina. O tratamento é realizado com corticóide oral em fase inicial, seguido por tratamento de manutenção com corticóide inalatório.

Doença do refluxo gastroesofágico (DRGE)

Na doença do refluxo, a tosse pode ocorrer por 2 mecanismos, sendo o primeiro deles a microaspiração de conteúdo gástrico e o segundo, o reflexo traqueobrônquico-esofágico mediado pelo nervo vago.

Quando o primeiro mecanismo predomina, sintomas gastrintestinais são mais relatados, como pirose, regurgitação e gosto azedo na boca, mas dispnéia, expectoração e chiado também podem estar presentes. A duração da queixa varia de semanas a anos. Tosse noturna ocorre na DRGE com a mesma freqüência que nas outras causas de tosse crônica.

A endoscopia digestiva alta pode revelar esofagite em até 60% dos doentes que apresentam queixa de pirose e regurgitação, mas o exame não permite a conclusão de que a tosse é conseqüência do refluxo. A pHmetria esofágica de 24 horas é o teste mais específico e sensível para o diagnóstico de tosse causada por DRGE. Porém, hoje se sabe que o refluxo pode ser ácido, não-ácido, líquido ou uma mistura de gás e líquido e, por isso, a pHmetria pode ser negativa e o tratamento com inibidores da bomba de prótons (IBP), ineficaz. Portanto, não se deve afirmar que o refluxo não existe quando a pHmetria for negativa.

O tratamento é longo e consiste na combinação de reeducação alimentar e postural adicionada ao inibidor de bomba de prótons. A resposta ao tratamento começa a aparecer depois do 2º ou 3º mês, com melhora acentuada no 5º e no 6º mês. Os sintomas gástricos podem aliviar-se antes dos sintomas respiratórios. Procedimentos cirúrgicos são reservados para casos graves e refratários a tratamento clínico.

Outras causas de tosse (Tabela 8.3)

Tosse pós-infecciosa é uma causa comum de tosse crônica. Surge após infecção recente das vias aéreas em decorrência do processo inflamatório que pode resultar em gotejamento nasal posterior e hiper-responsividade brônquica. Geralmente é autolimitada, com melhora do quadro após 4 semanas, em alguns casos podendo se estender até 6 semanas. Para o tratamento da tosse pós-infecciosa, são utilizados corticóides sistêmicos, como a prednisona 30 a 40 mg/dia ou equivalente e antitussígenos centrais, como a codeína, por 2 a 3 semanas.

Bronquite crônica é uma causa freqüente de tosse, caracterizada por tosse em 3 meses no ano por pelo menos 2 anos consecutivos e tem como principal fator causal o tabagismo.

O tratamento começa com a cessação do tabagismo; nos indivíduos que apresentam obstrução ao fluxo aéreo à espirometria, está caracterizada a DPOC; então, esses pacientes devem receber tratamento clínico específico.

A tosse originada pelo uso de inibidores da ECA pode estar presente em 15% dos usuários dessa medicação e não tem relação com seu tempo de uso e dose.

O tratamento é realizado com a suspensão da medicação e a troca de fármacos do mesmo grupo pode resolver os sintomas. O tempo de melhora da tosse após a suspensão da substância é variável, porém costuma-se observar melhora até no máximo 4 semanas após. A utilização dos novos fármacos inibidores da angiotensina II é uma alternativa no tratamento desses pacientes.

O diagnóstico de tosse psicogênica é de exclusão após avaliação de todos os outros fatores causadores de tosse.

REFERÊNCIAS BIBLIOGRÁFICAS

1. I CONSENSO BRASILEIRO DE TOSSE. Sociedade Brasileira de Pneumologia e Tisiologia; American College of Chest Physicians; Sociedade de Pneumologia e Tisiologia do Rio Grande do Sul; Sociedade Brasileira de Otorrinolaringologia; Sociedade Brasileira de Gastroenterologia. *J. Pneumol.* 24(Supl. 1):S1-S10, 1998.
2. II CONSENSO BRASILEIRO NO MANEJO DA ASMA. Sociedade Brasileira de Alergia e Imunopatologia, Pediatria e Pneumologia e Tisiologia. *J. Pneumol.* 24:171-276, 1998.
3. III CONSENSO BRASILEIRO NO MANEJO DA ASMA. Sociedade Brasileira de Pneumologia e Tisiologia. *J. Pneumol.* 28(Supl. 1);S1-S28, 2002.
4. DAMIÁ, A.D. et al. "Tos crónica". *Arch. Bronconeumolol.* 38(5):236-45, 2002.
5. HOWARD, J. & RITZ, M.P.A.S. "Pinning down the cause of a chronic cough". *JAAPA*. 6:27-38, 2004.

6. IRWIN, R.S.; CORRAO, W.M. & PRATTER, M.R. "Chronic persistent in the adult: the spectrum and frequency of causes and successful outcome of specific therapy". *Am. Rev. Respir. Dis.* 123:413-7, 1981.
7. IRWIN, R.S.; CURLEY, F.J. & FRENCH, C.L. "Chronic cough: the spectrum and frequency of causes, key components of the diagnostic evaluation and outcomes of specif therapy". *Am. Rev. Respir. Dis.* 141:640-7, 1990.
8. IRWIN, R.S. et al. "Managing cough as a defense mechanism and a symptom. A consensus report of the American College of Chest Physicians". *Chest.* 114:133s-174s, 1998.
9. MORICE, A.H. & KASTELIK, J.A. "Chronic cough in adults. The investigation and treatment of chronic cough in adults is generally rewarding provided there is an understanding of its aetiology, particulary when it arises from sites outside the respiratory tract". *Thorax.* 58:901-7, 2003.
10. MORICE, A.H. et al. "The diagnosis and management of chronic cough". *Eur. Respir. J.* 24:481-92, 2004.

PARTE 2

Doenças Infecciosas

CAPÍTULO 9

Pneumonia Adquirida na Comunidade

ROSALI TEIXEIRA DA ROCHA
JORGE NAKATANI

DEFINIÇÃO

Pneumonia é uma infecção que envolve os alvéolos e os bronquíolos, podendo ser causada por bactéria, vírus ou parasitas. Pneumonia adquirida na comunidade (PAC) é a que acomete o paciente fora do ambiente hospitalar ou em até 48 horas após a admissão.

INCIDÊNCIA E MORTALIDADE

A PAC permanece como uma doença comum e séria, apesar da disponibilidade de antibióticos novos e potentes e de vacinas efetivas. Ela está associada a morbidade e mortalidade significativas e custos elevados. A pneumonia não é uma doença de notificação compulsória, e as informações sobre sua incidência são baseadas em estimativas aproximadas.

Estudos prospectivos de populações da Inglaterra, da Finlândia e dos Estados Unidos relatam uma incidência anual entre 5 e 11 casos em cada 1.000 indivíduos adultos da população. A pneumonia corresponde a 5 a 12% de todos os casos de infecção do trato respiratório inferior tratados com antibióticos. Sua incidência varia com a idade, havendo maior incidência em indivíduos com menos de 5 anos e em idosos com idade acima de 70 anos.

A proporção de pacientes com PAC que necessitam de hospitalização varia de 15 a 42%, e, em pacientes com PAC grave que precisam de admissão em unidade de terapia intensiva (UTI), essa proporção varia de 5 a 10%. A taxa de mortalidade em pacientes que farão tratamento ambulatorial permanece baixa, menor que 1%.

Nos pacientes com PAC que necessitam de hospitalização, a taxa de mortalidade varia de 6 a 12%, mas aumenta em populações específicas, como pacientes com bacteremia e que residam em asilo, podendo chegar a 50% nos pacientes mais graves que precisam de tratamento em UTI.

No Brasil, estima-se que 2 milhões e 100 mil casos de PAC ocorram anualmente. Apesar da incidência e dos custos elevados, existem poucos estudos sobre a freqüência de PAC no país e não se conhece, até o momento, a real incidência na população.

A PAC é a 2ª causa de internação no Brasil, respondendo por 783.480 casos em 2003, com maior proporção no período de inverno. Cerca de 30 mil óbitos por pneumonia foram relatados em 2001, com 59% dos casos em pacientes maiores de 65 anos e 12% nos menores de 5 anos. Há evidências de diminuição da freqüência e da mortalidade geral por pneumonia no país nos últimos anos, mas com aumento da taxa de mortalidade hospitalar de 2%, em 1998, para 2,9%, em 2003.

PATOGÊNESE

A pneumonia se desenvolve quando as defesas do hospedeiro são vencidas pelo agente infeccioso. Isso pode ocorrer em razão de uma resposta imunológica inadequada, que, freqüentemente, resulta de doenças subjacentes, como insuficiência cardíaca congestiva, diabete, insuficiência renal, doença pulmonar obstrutiva crônica ou desnutrição; anormalidades anatômicas, como obstrução endobrônquica ou bronquiectasias; disfunção induzida por terapia, como uso de corticosteróides; e disfunção imunológica associada a doença aguda, por exemplo, sepse e infecção extrapulmonar.

A pneumonia pode-se desenvolver, também, em paciente com sistema imune adequado se o sistema de defesa do hospedeiro é vencido por uma grande quantidade de microrganismos ou por um agente virulento, contra o qual o indivíduo não tem imunidade preexistente ou não pode ter uma resposta imunológica aguda adequada.

Os agentes infecciosos podem atingir os pulmões por 4 mecanismos básicos:

- via aspirativa: forma mais importante nas pneumonias bacterianas. A aspiração de micropartículas da orofaringe é um fenômeno freqüente, principalmente durante o sono profundo. A flora bacteriana da orofaringe exerce papel fundamental na determinação da etiologia da pneumonia. Indivíduos hígidos da comunidade são, habitualmente, colonizados por *Streptococcus* anaeróbios e, raramente, por germes gram-negativos. Pacientes imunodeprimidos, idosos debilitados, ou procedentes de asilos e internados em hospitais são, freqüentemente, colonizados por agentes gram-negativos;
- via inalatória: ocorre pela inalação de microrganismos. É um mecanismo importante nas pneumonias por *Mycoplasma pneumoniae*, vírus em geral e *Legionella* sp.;
- via hematogênica: ocorre pela implantação pulmonar de bactérias circulantes na corrente sanguínea. É o mecanismo principal em pacientes internados com foco infeccioso à distância e em usuários de injeções freqüentes;
- contigüidade: extensão direta de um sítio contíguo de infecção, como, abscesso hepático.

ETIOLOGIA

Os principais padrões etiológicos podem ser agrupados de acordo com a gravidade da pneumonia à sua apresentação: PAC com tratamento ambulatorial, PAC internado com tratamento em enfermaria e PAC grave com necessidade de tratamento em UTI.

Diversos agentes microbianos podem causar PAC. O patógeno predominante é o *Streptococcus pneumoniae*. Outros agentes mais encontrados são *Haemophilus influenzae*, *Mycoplasma pneumoniae*, *Chlamydophila pneumoniae*, *Legionella* sp., bactérias entéricas gram-negativas, *Pseudomonas aeruginosa*, *Staphylococcus aureus*, anaeróbios e vírus respiratórios (influenza A, influenza B, adenovírus, vírus sincicial respiratório, parainfluenza, coronavírus).

Etiologia da PAC tratada em ambulatório

A maioria dos pacientes com PAC é tratada em ambulatório. Esse subgrupo de pacientes tem pneumonia leve e de curta duração. Em recente levantamento de 5 estudos que envolveram 1.091 pacientes ambulatoriais realizado pela Sociedade Brasileira de Pneumologia e Tisiologia, a média ponderal das etiologias foi: *S. pneumoniae*: 22%; *M. pneumoniae*: 18%; *C. pneumoniae*: 16%; vírus: 10%; *H. influenzae*: 4%, e *Legionella* sp.: rara.

Etiologia da PAC tratada em hospital (enfermaria)

O espectro de patógenos em PAC tratado em hospital é similar ao tratado em ambiente ambulatorial, sendo que *S. pneumoniae* representa a etiologia mais comum. Em estudos de pacientes internados nos últimos 5 anos, as médias das diversas etiologias foi: *S. pneumoniae*: 17% dos casos; *M. pneumoniae*: 6%; *C. pneumoniae*: 6%; *Legionella* sp.: 4%; vírus respiratórios: 7%; bacilos gram-negativos: 2%; *S. aureus*: 1%; e *P. aeruginosa*: menos de 1%.

Etiologia da PAC tratada em UTI

O agente mais isolado é o *S. pneumoniae*: com 20% dos casos; bacilos gram-negativos: 10%; *Legionella* sp.: 7%; *H. influenzae*: 6%; e *S. aureus*: 5%. *Pseudomonas aeruginosa* raramente causa PAC grave (3%), mas deve ser considerada em portadores de bronquiectasias difusas, doença pulmonar obstrutiva crônica avançada tratada com antibióticos ou uso crônico de corticóides, em pacientes com internação hospitalar recente.

CRITÉRIOS DIAGNÓSTICOS

O diagnóstico de PAC necessita da combinação de fatores clínicos e radiográficos.

A pneumonia pode ser diagnosticada a partir de:

- sintomas de doença aguda do trato respiratório inferior: tosse, além de um ou mais dos seguintes sintomas:
  - expectoração;
  - falta de ar;
  - dor torácica;
- achados focais no exame físico do tórax;
- pelo menos um achado sistêmico (confusão, cefaléia, sudorese, calafrios, mialgias, temperatura ≥ 37,8°C);
- infiltrado radiológico não-presente previamente.

Outras condições que resultam em achados clínicos e/ou radiológicos semelhantes devem ser excluídas (por exemplo, neoplasia de pulmão, infarto pulmonar, edema pulmonar, hemorragia pulmonar).

Fatores clínicos

Pacientes com PAC, geralmente, têm sintomas respiratórios, como tosse, produção de escarro, dispnéia, febre. A tosse é o achado mais comum e está presente em até 80% de todos os pacientes, no entanto é menos freqüente em idosos, portadores de doenças graves, ou residentes em asilos. O idoso, geralmente, tem menos sintomas respiratórios do que os jovens e a ausência de sintomas respiratórios definidos e estado afebril têm sido preditores de risco aumentado de morte nesses pacientes.

A apresentação da pneumonia no idoso pode ocorrer com sintomas de confusão, delírios, quedas, alteração da capacidade funcional e piora de uma doença preexistente, como insuficiência cardíaca congestiva, diabete melito, doença pulmonar obstrutiva crônica.

Os achados de exame físico na pneumonia incluem taquipnéia, estertores, roncos e sinais de consolidação e de derrame pleural (pectorilóquia fônica, egofônica, macicez à percussão). Achados extrapulmonares devem ser avaliados para afastar infecção metastática (artrite, endocardite, meningite, hepatite, pericardite).

Um dos sinais mais importantes do exame físico de qualquer paciente com pneumonia é a freqüência respiratória. No paciente idoso, a freqüência respiratória elevada pode ser indício de pneumonia, precedendo outros achados clínicos em 1 ou 2 dias. Apesar de inespecífico, é um sinal muito sensível de infecção respiratória.

A taquipnéia pode estar presente em mais de 60% dos pacientes idosos com pneumonia. A medida da freqüência respiratória é relevante tanto para diagnóstico como para prognóstico. Na avaliação de pacientes com PAC, a freqüência respiratória maior que 30 irpm é um dos fatores associados ao aumento da mortalidade.

O diagnóstico de PAC baseado em achados da história e do exame físico não é acurado sem o radiograma torácico.

Fatores radiológicos

O radiograma de tórax é essencial para diagnóstico de pneumonia e avaliação de sua gravidade ao identificar comprometimento multilobar; e para sugerir condições como abscessos, obstrução brônquica ou derrame pleural. Na maioria das vezes, os achados radiológicos não se correlacionam com agentes etiológicos específicos.

Alguns achados podem sugerir determinadas etiologias, por exemplo: padrões intersticiais difusos são mais comuns nas pneumonias por vírus *M. pneumoniae* ou *P. jiroveci*; cavitações podem estar presentes em pneumonias ocasionadas por *S. aureus*, anaeróbios, bacilo gram-negativo ou tuberculose. O radiograma é importante também na avaliação da resposta ao tratamento.

A tomografia de tórax pode ser útil quando há dúvida sobre a presença do infiltrado radiológico, quando o quadro clínico for exuberante e a radiografia normal, para detecção de complicações, como derrame pleural septado, abscesso, massas pulmonares.

A resolução radiológica ocorre de maneira relativamente mais lenta do que a resolução clínica. A resolução completa das alterações radiológicas ocorre entre 2 e 6 semanas após apresentação inicial. Pacientes idosos com doenças (ICC, DPOC, diabete melito) e condições associadas (alcoolismo, imunossupressão) relacionam-se com resolução mais lenta. Tanto pacientes tabagistas com mais de 50 anos como aqueles com persistência de sintomas ou achados anormais ao exame físico devem repetir o radiograma de tórax em 6 semanas em razão do risco de carcinoma brônquico. Nesses casos deve ser avaliada a necessidade de tomografia de tórax.

Abordagem sindrômica da pneumonia

No passado, os fatores clínicos e radiográficos da PAC eram organizados em padrões de pneumonia "típica e atípica" com a idéia de que certos padrões específicos pudessem sugerir o agente etiológico. A utilização desses fatores na apresentação clínica para predizer o agente etiológico se mostrou limitada. A resposta do hospedeiro influencia a expressão clínica da pneumonia, independentemente do agente etiológico.

Diversos estudos demonstraram sobreposição dos achados clínicos quando diferentes agentes etiológicos foram comparados. As limitações dos achados clínicos para definir a etiologia microbiana também se aplicam ao padrão radiográfico.

Abordagem da gravidade

Os pacientes com diagnóstico clínico e radiológico de PAC devem ser avaliados quanto à gravidade da doença. De acordo com a gravidade, haverá orientação para o local de tratamento, estratégia diagnóstica com necessidade de investigação etiológica e tratamento antibiótico inicial.

Os critérios de Fine et al. (2003) são utilizados para a avaliação de paciente de baixo risco. Trata-se de algoritmo que identifica o paciente de risco baseando-se na idade a partir de 50 anos, na presença de doenças associadas, nas alterações no exame físico e nos achados laboratoriais. Atribui-se pontuação a cada alteração e os pacientes são alocados em 5 classes de risco.

Os pacientes com risco baixo encontram-se nas classes I, II (tratamento domiciliar) e III (internação breve/observação na emergência); os de risco moderado, na classe IV

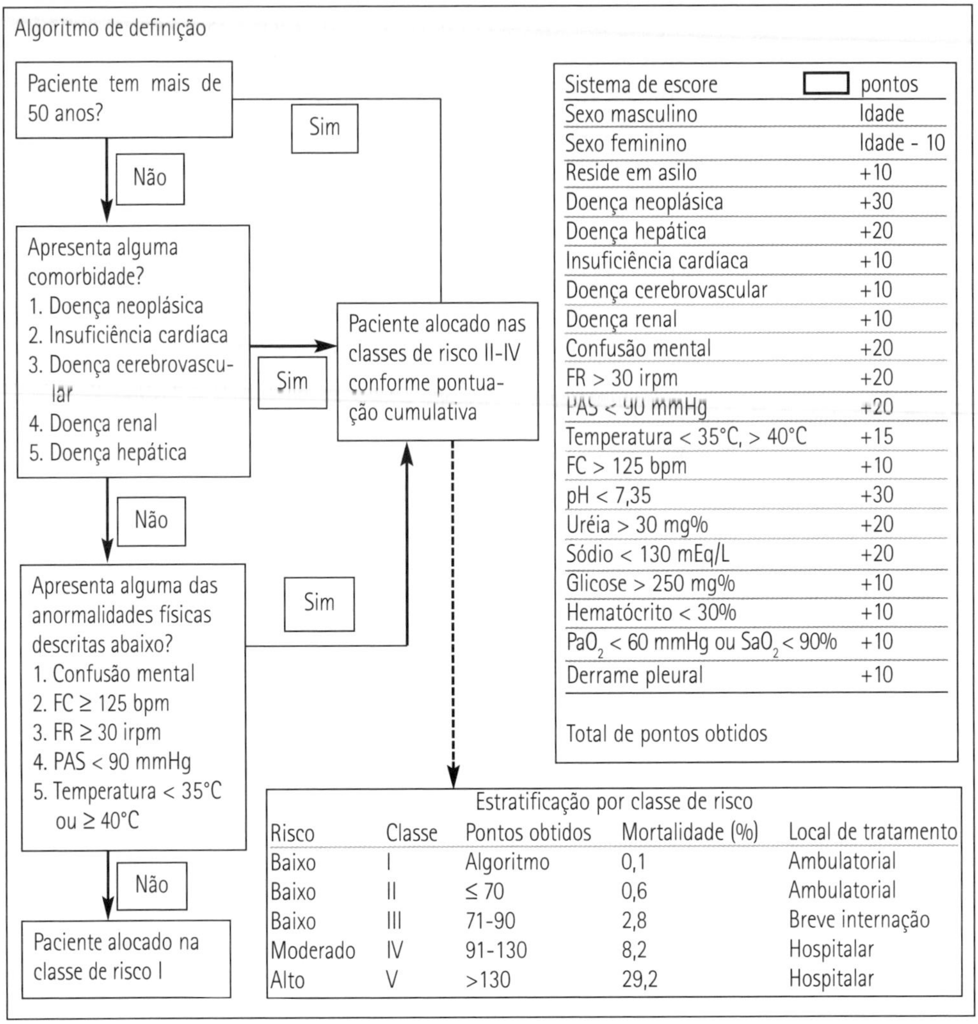

Sistema de escore	pontos
Sexo masculino	Idade
Sexo feminino	Idade - 10
Reside em asilo	+10
Doença neoplásica	+30
Doença hepática	+20
Insuficiência cardíaca	+10
Doença cerebrovascular	+10
Doença renal	+10
Confusão mental	+20
FR > 30 irpm	+20
PAS < 90 mmHg	+20
Temperatura < 35°C, > 40°C	+15
FC > 125 bpm	+10
pH < 7,35	+30
Uréia > 30 mg%	+20
Sódio < 130 mEq/L	+20
Glicose > 250 mg%	+10
Hematócrito < 30%	+10
PaO_2 < 60 mmHg ou SaO_2 < 90%	+10
Derrame pleural	+10
Total de pontos obtidos	

Estratificação por classe de risco

Risco	Classe	Pontos obtidos	Mortalidade (%)	Local de tratamento
Baixo	I	Algoritmo	0,1	Ambulatorial
Baixo	II	≤ 70	0,6	Ambulatorial
Baixo	III	71-90	2,8	Breve internação
Moderado	IV	91-130	8,2	Hospitalar
Alto	V	>130	29,2	Hospitalar

FIGURA 9.1 Algoritmo do sistema de escores e da estratificação para avaliação do risco do paciente com PAC (critérios de Fine et al.).

(internação em enfermaria); e alto, na classe V (internação na UTI). O modelo proposto mostrou-se pouco prático e falho, principalmente, nos pacientes graves.

Uma nova regra preditiva foi estabelecida pela Sociedade Britânica Torácica, em 2004, chamada CURP-65 (*confusion, urea, respiratory rate, blood pressure and age* ≥ *65*). Ela foi modificada e adotada pela Sociedade Brasileira de Pneumologia e Tisiologia (SBPT) para avaliação da gravidade nos pacientes com PAC e baseia-se em 5 fatores clínicos (a cada fator é atribuído 1 ponto): confusão mental, uréia elevada > 50 mg/dL, freqüência respiratória ≥ 30 irpm, hipotensão arterial (PAS ≤ 90 mmHg, PAD ≤ 60 mmHg), idade ≥ 65 anos.

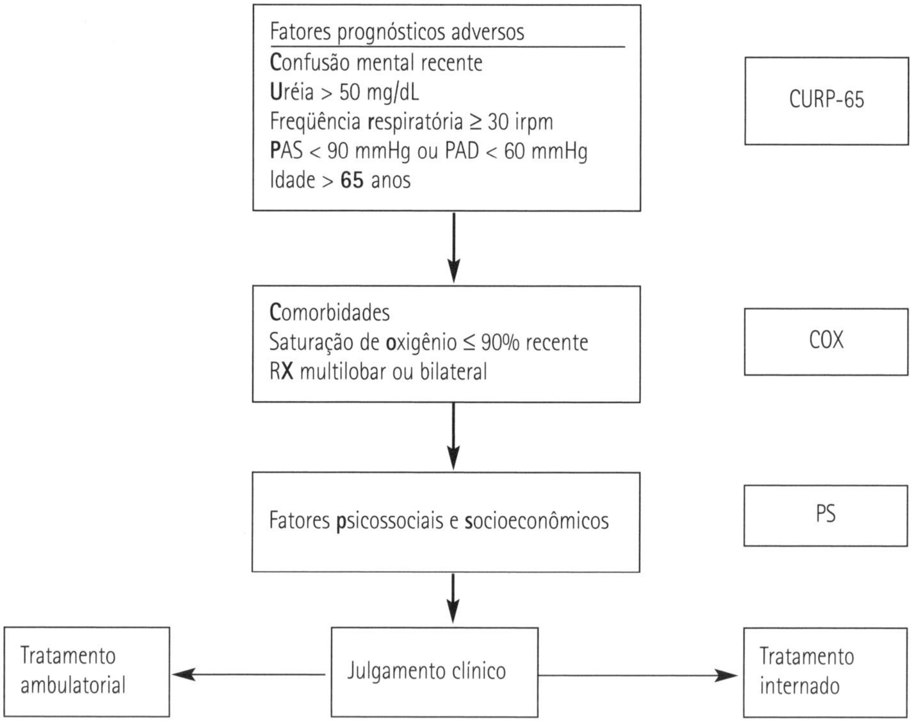

FIGURA 9.2 Critérios para avaliação do paciente de risco sugeridos pela SBPT 2004.

Esse escore também se correlaciona com mortalidade (0 a 1 = 1,5%; 2 = 9%; 3 ou mais = 22%); considera-se internação com escore ≥ 2.

Além dos fatores clínicos, a SBPT sugere que os pacientes sejam avaliados quanto a riscos adicionais: doenças associadas, hipoxemia recente com saturação de oxigênio ≤ 90%, comprometimento radiológico multilobar ou bilateral, fatores psicossociais e socioeconômicos. A decisão de internação deve ser individualizada para cada caso, após julgamento médico dos fatores clínicos (mais de um indica necessidade de internação), fatores de risco adicionais, fatores psicossociais e socioeconômicos.

TABELA 9.1 CRITÉRIOS PARA AVALIAÇÃO DE PAC GRAVE (CRITÉRIOS DE EWIG)

Critérios menores: pelo menos 2 critérios
$PaO_2/FiO_2 < 250$
Radiograma de tórax com envolvimento de mais de 2 lobos
PAS < 90 mmHg
Critérios maiores: pelo menos 1 critério
Necessidade de ventilação mecânica
Choque séptico

Os critérios propostos por Ewig et al. (2004) devem ser utilizados para definir PAC grave. São considerados casos de PAC grave os que podem evoluir com deterioração do quadro clínico ou alto risco de mortalidade e necessitam de internação em UTI. Os critérios são divididos em maiores e menores. Recomenda-se a admissão em UTI se estiverem presentes 2 de 3 critérios menores ou 1 de 2 critérios maiores.

Testes diagnósticos

Em pacientes de baixo risco, tratados em ambulatório, não é recomendado nenhum exame além da radiografia de tórax. Os testes para diagnóstico etiológico e avaliação são recomendados para pacientes internados e para os que evoluem com falha terapêutica.

O diagnóstico etiológico da pneumonia é firmado por meio da identificação do agente responsável pelo processo infeccioso no sangue, no expectorado, nos aspirados obtidos diretamente do foco pneumônico, no derrame pleural ou em fragmento de pulmão.

Exame bacterioscópico do escarro

O escarro coletado está sujeito à contaminação de germes que colonizam as vias aéreas superiores. A amostra deve ser coletada sob supervisão, após enxágüe da boca e tosse profunda. O material tem de ser examinado no máximo 2 horas após a coleta. Para a análise do escarro a partir da coloração pelo método de gram e pela cultura, a presença de mais de 25 polimorfonucleares e menos de 10 células epiteliais por campo de pequeno aumento assegura tratar-se de infecção.

O achado de diplococos gram-positivos aos pares, em chama de vela, sugere etiologia pneumocócica; entretanto, o predomínio de bactérias gram-positivas ou negativas deve ser interpretado juntamente com os outros dados clínicos para a seleção da antibioticoterapia inicial. Fazem-se colorações para *Mycobacterium tuberculosis* ou fungos nos casos suspeitos, sendo preciso haver concordância entre as bactérias identificadas pela cultura e as observadas à bacterioscopia.

Hemocultura

O achado do agente infeccioso no sangue, na vigência da pneumonia e na ausência de outro foco infeccioso, estabelece o diagnóstico etiológico da pneumonia. A positividade de hemocultura em pacientes internados por pneumonias por *Streptococcus pneumoniae* e *Klebsiella pneumoniae* é de cerca de 15%. A hemocultura deve ser sempre coletada (2 amostras de locais diferentes) em todos pacientes com PAC que necessitem de internação.

Bacterioscopia e cultura de líquido pleural

Devem ser feitos sempre que houver derrame pleural associado em pacientes com suspeita de empiema.

Cultura de aspirado endotraqueal

Em pacientes entubados, tem valor quando quantitativa. O limiar de 105 ou mais unidades formadoras de colônia por mL (UFC/mL) sugere etiologia da infecção e deve orientar a antibioticoterapia. A cultura somente qualitativa não deve ser realizada de rotina, visto que os resultados falso-positivos são muito comuns.

Broncofibroscopia para coleta de material

Também apresenta problemas relacionados com a contaminação do material a ser obtido. Nas PAC graves, o broncofibroscópio torna-se valioso instrumento para coleta de lavado bronquíolo-alveolar e do escovado brônquico protegido, além de possibilitar a obtenção de fragmento pulmonar para exame anatomopatológico por meio de biopsia transbrônquica. As culturas devem ser quantitativas, com limiar de 10^3 UFC/mL para o escovado brônquico protegido e 10^4 UFC/mL para o lavado brônquico. Nos casos suspeitos, deve-se pesquisar a presença de (bacilo álcool ácido resistente (BAAR), fungos ou *P. jirovesi.*

Biopsia a céu aberto

É o método extremo para obtenção de amostras do parênquima pulmonar para a identificação do agente etiológico. Tem sido utilizado como última instância no diagnóstico de infiltrado não-determinado em pacientes graves, quando todos os outros métodos diagnósticos são esgotados ou a insuficiência respiratória progride rapidamente.

Sorologia

Os testes sorológicos não são úteis na avaliação inicial dos pacientes com PAC. Há necessidade de soro nas fases aguda e de convalescência para o diagnóstico retrospectivo. Têm sido utilizados e recomendados em estudos epidemiológicos e em pacientes graves em tratamento hospitalar. Considera-se de valor diagnóstico a quadruplicação do título de anticorpos após 2 a 8 semanas em relação ao valor inicial. O título a ser considerado para o diagnóstico em amostras isoladas dependerá do método empregado e do agente em investigação.

Antígenos de diversos agentes podem ser identificados em material pulmonar, sangue, líquido pleural e urina. Detecção de antígeno urinário para *Legionella pneumophila* sorogrupo tipo I (responsável por 70% dos casos) e para pneumococo tem sido utilizada como método rápido para o diagnóstico.

Amplificação do DNA

Estudos mostram o desenvolvimento de testes diagnósticos utilizando a amplificação de ácido nucléico na avaliação de secreção respiratória ou soro de pacientes com PAC, principalmente na detecção de espécies de *Chlamydophila, Mycoplasma* e *Legionella.*

A identificação do agente etiológico da pneumonia, mesmo utilizados todos os recursos disponíveis em pacientes internados, ocorre em menos de 50% dos casos na maioria dos trabalhos publicados.

TRATAMENTO

O objetivo da terapia empírica em pacientes com PAC é fazer uma cobertura para o agente etiológico provável, de acordo com o local onde o tratamento é administrado (domicílio, hospital, UTI), a gravidade da doença, a presença de doenças associadas e os fatores modificadores, como ocorrência de *S. pneumoniae* resistente a betalactâmico (idade > 65 anos, terapia com betalactâmico nos últimos 3 meses, alcoolismo, comorbidades múltiplas, contato com crianças de creches); fatores que influem na ocorrência de agentes gram-negativos (residentes em asilos, comorbidades múltiplas, uso recente de antibióticos); fatores que podem determinar infecção por *Pseudomonas aeruginosa* (bronquiectasia, terapia com corticóide–prednisona > 10 mg/dia, uso de antibióticos de amplo espectro por mais de 7 dias, no último mês e desnutrição).

Na tomada de conduta para o tratamento das PAC, devem ser levadas em conta algumas peculiaridades:

- os pacientes com quadro clínico de PAC, sem fatores de risco, com radiografia normal, devem ser tratados como sintomáticos (traqueobronquite aguda);
- os pacientes com quadro clínico de PAC, mais de um fator clínico de gravidade e presença de fatores de risco adicionais devem ter o início de tratamento com antibiótico nas primeiras 4 horas, mesmo antes de exames subsidiários;
- na maioria das vezes, sintomas, sinais clínicos e padrões radiológicos não guardam relação com determinado agente específico;
- quando realizado, o diagnóstico etiológico raramente é disponível nas primeiras 24 horas, portanto, o tratamento inicial é empírico;
- o diagnóstico sorológico definitivo, geralmente, é estabelecido em 2 a 6 semanas, o que dificulta sua utilização inicial;
- demora no início da administração ou escolha inadequada do antibiótico têm relação com o aumento da mortalidade por pneumonia;
- idade, presença de doenças associadas, estado imunológico do paciente e gravidade da pneumonia têm relação com padrões etiológicos específicos, observados em estudos epidemiológicos;
- na imensa maioria dos casos tratados ambulatorialmente com monoterapia adequada, observa-se sucesso mesmo não se identificando o agente causal;
- o estabelecimento do diagnóstico etiológico, na maioria das vezes, não influi no prognóstico da pneumonia quando o tratamento inicial é adequado.

Essas informações podem ser usadas para guiar a terapia empírica que será iniciada, o mais rápido e corretamente possível, em até 4 horas após o diagnóstico de pneumonia. Assim que for identificado o patógeno, a terapia deverá ser direcionada.

TABELA 9.2 GRUPOS DE RISCO, ETIOLOGIAS MAIS FREQÜENTES E ANTIBIOTICOTERAPIA INICIAL DA PAC

Paciente ambulatorial, sem fator de risco: sem doença associada, < 60 anos de idade, sem outras condições associadas (*S. pneumoniae*, *M. pneumoniae*, *C. pneumoniae*, *H. influenzae*, *Legionella*)	Macrolídeo: azitromicina 500 mg VO 1 vez/dia Telitromicina 800 mg/dia VO por 5 dias, ou claritromicina 500 mg VO 2 vezes/dia por 7 a 10 dias Terapia alternativa: amoxicilina 500 mg VO a cada 8 h + eritromicina 500 mg VO a cada 6 h
Paciente ambulatorial com fatores de risco: doenças e condições associadas, > 60 anos de idade (agentes anteriores + bacilo entérico gram-negativo), suspeita de aspiração	Fluoroquinolona antipneumocócica ou betalactâmico + macrolídeo: levofloxacino 500 mg/dia ou gatifloxacino 400 mg/dia ou moxifloxacino 400 mg/dia por 7 a 10 dias ou cefuroxima 500 mg a cada 12 h + macrolídeo Amoxicilina/clavulanato 1 g 2 vezes/dia ou clindamicina 600 mg 4 vezes/dia Ampicilina/sulbactam 1 g IV a cada 6 h
Paciente internado em enfermaria sem terapia prévia	Betalactâmico + macrolídeo ou fluoroquinolona antipneumocócica isolada Levofloxacino 500 mg/dia IV ou gatifloxacino 400 mg/dia IV ou moxifloxacino 400 mg/dia IV ou ceftriaxona 1 g IV 2 vezes/dia + claritromicina 500 mg VO ou IV 2 vezes/dia por 7 a 10 dias ou + azitromicina 500 mg/dia IV ou VO por 5 dias
Terapia com antibiótico recente	Optar por antibiótico de classe diferente da já tomada
Pacientes internados graves (UTI) (agentes do grupo anterior, *S. aureus*, polimicrobiano)	Macrolídeo ou fluoroquinolona ASSOCIADO a betalactâmico: ceftriaxona 1 g IV 2 vezes/dia + claritromicina 500 mg IV 2 vezes/dia por 7 a 10 dias ou + azitromicina 500 mg/dia IV por 5 dias ou ceftriaxona 1 g IV 2 vezes/dia + levofloxacino 500 mg/dia IV ou gatifloxacino 400 mg/dia IV ou moxifloxacino 400 mg/dia IV
*Pacientes internados graves com suspeita de *Pseudomonas* sp. (pacientes com bronquiectasias, DPOC grave, uso crônico de corticóide, antibioticoterapia prolongada, desnutrição)	Betalactâmico antipseudomonas ASSOCIADO a ciprofloxacino, ASSOCIADO a macrolídeo ou betalactâmico antipseudomonas ASSOCIADO a aminoglicosídeo, ASSOCIADO a fluoroquinolona ou macrolídeo Ceftazidima 2 g IV a cada 8 h ou cefepima 2 g IV 3 vezes/dia ou piperacilina-tazobactam 4,5 g IV a cada 8 h ou imipeném 500 mg IV 4 vezes/dia ou meropeném 1 g IV 3 vezes/dia + ciprofloxacino 400 mg IV a cada 12 h ou amicacina 500 mg IV 2 vezes/dia + fluoroquinolona ou macrolídeo: levofloxacino, gatifloxacino, moxifloxacino ou claritromicina ou azitromicina ou telitromicina – doses já citadas

* Considerar riscos individuais específicos para infecções menos comuns.

Critérios de mudança para o tratamento oral e a alta

Os pacientes hospitalizados para tratamento com antibiótico intravenoso devem ser avaliados para a troca do esquema antibiótico, de IV para VO, caso haja evidência de melhora clínica, a qual ocorre, normalmente, por volta do 3º dia após o início do tratamento.

TABELA 9.3 ORIENTAÇÃO PARA CONVERSÃO DE TERAPIA ANTIBIÓTICA IV PARA VO E ALTA HOSPITALAR

Abordagem da estabilidade para conversão do antibiótico de IV para VO	Abordagem da estabilidade para alta hospitalar
Recomendação quando o paciente apresentar os seguintes critérios:	**Recomendação para alta quando o paciente apresentar os seguintes critérios:**
Deglutição adequada para comprimidos, cápsulas ou líquidos	Critério para conversão do antibiótico para via oral
Sinais vitais estáveis por mais de 24 horas: temperatura ≤ 38°C freqüência cardíaca ≤ 100 bpm freqüência respiratória ≤ 24 irpm pressão arterial sistólica ≥ 90 mmHg	Estado mental basal
	Nenhuma evidência de anormalidade aguda na doença de base ou laboratorial que necessite continuar internado*
	Oxigenação adequada em ar ambiente ou menos de 2 L/min de oxigênio (PaO_2 > 60 mmHg ou saturação de oxigênio > 92%) e a basal para pacientes com hipoxemia crônica

* Razões para continuar internado:

- transferência para unidade coronariana ou de terapia intensiva;
- insuficiência coronariana e/ou cardíaca, tromboembolismo pulmonar, arritmia com hipotensão arterial, parada cardiorrespiratória, hemorragia gastrintestinal, convulsões, exacerbação da asma ou doença pulmonar obstrutiva crônica (DPOC) com necessidade de corticóide intravenoso, hemoptise, insuficiência renal aguda e retenção urinária necessitando intervenção ciúrgica e procedimento cirúrgico.

O tempo necessário para o paciente com PAC mostrar evidência de melhora clínica e tornar-se um candidato à troca de antibiótico de IV para VO depende de fatores primários, como seleção do regime antibiótico empírico, imunocompetência do hospedeiro e virulência do agente etiológico, os quais manifestarão clinicamente a gravidade da doença.

Os fatores que mostram estabilidade clínica devem ser avaliados 24 horas antes da alta. Os fatores considerados de instabilidade em 24 horas previamente à alta são: temperatura ≥ 37,8°C, freqüência cardíaca ≥ 100 bpm, freqüência respiratória > 24 irpm, pressão arterial sistólica < 90 mmHg, saturação de oxigênio < 90%, incapacidade para manter a VO e estado mental anormal. O paciente não deve ter mais de 1 desses fatores (a não ser que represente seu estado basal).

A duração do tratamento para pacientes internados em hospital é de 1 a 2 semanas. Dependendo do esquema antibiótico utilizado e das condições clínicas do paciente, há possibilidade de tratamento em tempo menor.

A resolução clínica de PAC costuma ser rápida, no entanto a melhora radiológica é mais lenta. O tempo para resolução dos infiltrados radiológicos costuma variar com o agente etiológico, as condições do hospedeiro e a extensão inicial da pneumonia, podendo variar de 2 a 3 semanas em indivíduos hígidos. A resolução radiológica é mais lenta em pacientes idosos com doenças associadas, bacteremia, envolvimento multilobar e pneumonia por bacilo gram-negativo entérico. O tempo para resolução pode variar de 3 a 12 semanas em pacientes idosos.

Todos os pacientes com PAC devem ser reavaliados para falência precoce, mesmo aqueles que farão o tratamento ambulatorial. Falência precoce foi definida como ausência de resposta ou piora do quadro clínico e radiológico em 48 a 72 horas, necessitando de mudanças no esquema antibiótico ou nos procedimentos invasivos.

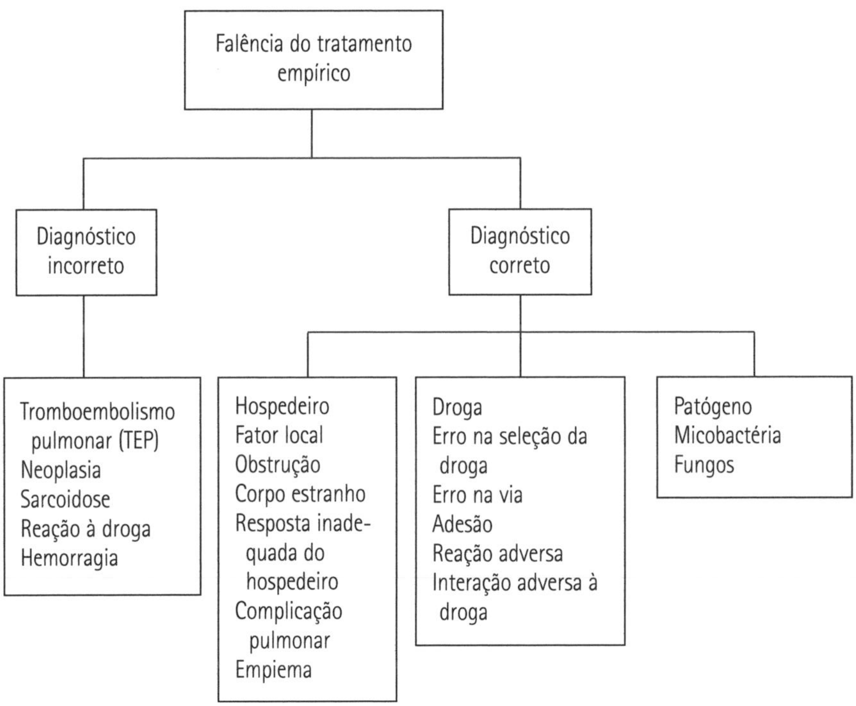

FIGURA 9.3 Esquema de reavaliação do paciente quando há falência do tratamento.

Os fatores associados à resolução da pneumonia são:

- fatores do hospedeiro, incluindo idade, doenças associadas, resposta inflamatória local e sistêmica;

- fatores relacionados ao microrganismo e à sua interação com o hospedeiro, os quais definem o padrão clínico e radiológico de resolução. Um esquema de reavaliação para pacientes que desenvolvem falência do tratamento é proposto:

Vacinação

O agente etiológico mais comum das pneumonias continua sendo *S. pneumoniae*, com elevada taxa de mortalidade, principalmente em pacientes idosos, pacientes com doenças associadas, esplenectomizados e imunocomprometidos. Esses grupos devem receber vacinas antipneumocócicas, que apresentam proteção de até 60%.

São indicações para a vacinação: pacientes imunocomprometidos (doença de Hodgkin, mieloma múltiplo, deficiência de imunoglobulinas, LES, uso de imunossupressores, transplantados, portadores de doenças malignas e infectados por HIV); esplenectomizados; portadores de anemia falciforme; diabete melito; doenças pulmonares, cardíacas, hepáticas ou renais crônicas; receptores de transplantes após 5 anos, ou idosos vacinados há mais de 5 anos, quando ainda não tinham 65 anos.

Não há contra-indicação para o uso de vacina pneumocócica e vacina de influenza após um episódio de PAC, podendo ser administradas simultaneamente.

REFERÊNCIAS BIBLIOGRÁFICAS

1. AMERICAN THORACIC SOCIETY. "Guidelines for management of adults with community-acquired pneumonia: diagnosis, assessment of severity, antimicrobial therapy, and prevention". *Am. J. Respir. Crit. Care Med.* 163:1730-54, 2001.
2. BARTLETT, J.G. et al. "Practice guidelines for the management of community-acquired pneumonia in adults". *Clin. Infect.* Dis. 31:347-82, 2000.
3. BTS GUIDELINES FOR THE MANAGEMENT OF COMMUNITY ACQUIRED PNEUMONIA IN ADULTS – 2004 UPDATE. Prepared by the BTS Pneumonia Guidelines Committee Final approval by the BTS Standards of Care Committee on 1/20/04 Published on BTS website on 04/30/04.
4. EWIG, S. et al. "Validation of predictive rules and indices of severity for community acquired pneumonia". *Thorax.* 59:421-7, 2004.
5. FILE JR., T.M.; TAN, J.S. & PLOUFFE, J.F. "The role of atypical pathogens: Mycoplasma pneumoniae, Chlamydia pneumoniae, and Legionella pneumophila in respiratory infection". *Infect. Dis. Clin. North Am.* 12:569-92, 1998.
6. FINE, M.J. et al. "Implementation of an evidence-based guideline to reduce duration of intravenous antibiotic therapy and length of stay for patients hospitalized with community-acquired pneumonia: a randomized controlled trial". *Am. J. Med.* 115:343-51, 2003.
7. HALM, E.A. et al. "Instability on hospital discharge and the risk of adverse outcomes inpatients with pneumonia". *Arch. Intern. Med.* 162:1278-84, 2002.
8. LIM, W.S. et al. "SCAPA: study of community acquired pneumonia aetiology in adults admitted to hospital: implications for management guidelines". *Thorax.* 56:296-301, 2001.
9. LIM, W.S. et al. "Defining community acquired pneumonia severity on presentation to hospital: an international derivation and validation study". *Thorax.* 58:377-82, 2003.
10. NIEDERMAN, M.S. "Treatment of hospitalized patients with community-acquired pneumonia." In: NIGHTINGALE, C.H.; AMBROSE, P.G. & FILE JR., M.T. (eds.). *Community-acquired respiratory infections-antimicrobial management.* Nova York, Marcel Dekker, 2003. p.279-306.

11. _______. "Pneumonia, including community-acquired and nosocomial pneumonia". In: BAUM, G.L.; CRAPO, J.D. et al. (ed.). Textbook of pulmonary diseases. 7.ed. Filadélfia, Lippincot-Willians & Wilkins, 2004. p.425-54.
12. NIEDERMAN, M.S. et al. "Guidelines for the initial management of adults with community-acquired pneumonia: diagnosis, assessment of severity, and initial antimicrobial therapy". *Am. Rev. Respir. Dis.* 148:1418-26, 1993.
13. ROSÓN, B. et al. "Causes and factors associated with early failure in hospitalized patients with community-acquired pneumonia". *Arch. Intern. Med.* 164:502-8, 2004.
14. SBPT. "Diretriz para pneumonias adquiridas na comunidade em adultos imunocompetentes". *Jornal Brasileiro de Pneumologia.* 30(Supl. 4):nov, 2004.
15. SKERRETT, S.J. "Diagnostic testing for community-acquired pneumonia". *Clin. Chest Med.* 20:531-48, 1999.

CAPÍTULO 10

Pneumonias Associadas à Assistência à Saúde (Pneumonias Hospitalares)

EDUARDO ALEXANDRINO SERVOLO DE MEDEIROS

INTRODUÇÃO E EPIDEMIOLOGIA

As pneumonias associadas à assistência à saúde (PAAS) – pneumonias hospitalares – são consideradas a segunda infecção mais comum adquirida em hospitais nos Estados Unidos da América, sendo responsáveis por aproximadamente 15% de todas as infecções hospitalares (IH) e cerca de um quarto das IH adquiridas em UTI. Dados norte-americanos citam 250 mil pacientes por ano, representando um custo aproximado de US$ 1,2 bilhão por ano e mortalidade não-ajustada entre 30 e 71%. Em unidades de terapia intensiva daquele país, a incidência de PAAS varia entre 10 e 65%, sendo que os pacientes sob suporte ventilatório invasivo apresentam um risco de 4 a 20 vezes maior que os pacientes-controle.

As taxas de pneumonia associadas à ventilação mecânica notificadas ao *National Nosocomial Infection Surveillance System* (NNIS), *Centers for Disease Control* (CDC), and *Prevention*, EUA, no período de janeiro de 1992 a junho de 2001, mostram valores médios que, conforme a UTI analisada, variam de 4,3 (UTI pediátrica) a 16,2 (UTI de trauma) por 1.000 dias de ventilação mecânica (VM). As taxas mais altas foram detectadas nas UTIs de trauma, seguidas pelas UTIs de queimados e de neurocirurgia e as mais baixas, em UTIs pediátricas e respiratórias. As taxas verificadas em UTIs clínico-cirúrgicas foram de 8,7 pneumonias/1.000 dias de VM, sendo de 10,5/1.000 dias de VM quando em hospitais de ensino. Em todos os tipos de UTIs analisadas as taxas de pneumonia associada à ventilação mecânica foram superiores às de outras infecções. Taxas mais recentes de pneumonia nosocomial do sistema NNIS, referentes ao período de

1992 a junho de 2004, mostram valores menores de pneumonia associada à VM em todas as UTIs analisadas (2,9 a 12,0 infecções por 1.000 pacientes-dia sob VM).

O estudo EPIC (*European Prevalence of Infection in Intensive Care*), que incluiu 10.038 pacientes em 1.417 UTIs da Europa Ocidental, mostrou taxa de prevalência de infecções pulmonares de 45%, sendo 31% destas adquiridas no hospital e dois terços na unidade de terapia intensiva.

As taxas de pneumonias adquiridas no ambiente hospitalar apresentam elevada prevalência nos hospitais brasileiros sendo semelhantes às taxas descritas em outros países em desenvolvimento. Foi a principal causa de IH em estudo de prevalência realizado em pacientes de hospitais médios e grandes (com mais de 100 leitos) de capitais dos Estados brasileiros (Ministério da Saúde, 1993). Este problema é grave e certamente de complexidade múltipla, demandando ações que promovam reduções em seus índices. Estudos epidemiológicos são etapa imprescindível para a compreensão do fenômeno, passo primordial para qualquer ação preventiva. Vários estudos sobre fatores de risco e de incidência de PAAS foram conduzidos e publicados em nosso meio.

O risco de infecção associada à ventilação mecânica invasiva (Tabela 10.1) varia com a faixa etária, sendo menor entre os recém-nascidos e maior entre os adultos. Este fato é consistente com a literatura. O que varia são os riscos bem mais altos que os observados

TABELA 10.1 INCIDÊNCIA DE PNEUMONIA ASSOCIADA À VENTILAÇÃO MECÂNICA EM UNIDADES DE TERAPIA INTENSIVA DE ACORDO COM ESTUDOS BRASILEIROS PUBLICADOS

Autor, ano de publicação	Local e período de estudo	Pacientes	Pneumonia hospitalar por 1.000 pacientes/dia
Starling et al. (1997)	UTI de 22 leitos, Belo Horizonte-MG, 1991 a 1995	Adultos médico-cirúrgicos	6,5 a 18,8
Velasco et al. (1997)	UTI médico-cirúrgica oncológica de 6 leitos, Rio de Janeiro-RJ, 1993 a 1995	623 pacientes adultos	41,7
Fernandes (2001) (www.ccih.med.com.br)	15 UTIs, São Paulo-SP, 2000	Adultos em UTI	16,8 (mediana)
Lopes et al. (2002)	Belo Horizonte - MG, janeiro de 1993 a dezembro de 1997	Crianças em UTI-escola	0 a 42
Abramczyk et al. (2003)	São Paulo-SP, abril de 1996 a outubro de 1997	515 crianças em UTI-escola	18,7
Pessoa-Silva et al. (2004)	São Paulo Rio de Janeiro Curitiba	4.878 recém-nascidos (7 UTIs)	7 (RN ≤ 1.000 g) 9,2 (RN 1.001 a 1.500 g)

RN = recém-nascido.

nos hospitais informantes do sistema NNIS. Em todos estudos brasileiros apresentados, foram utilizadas as definições de caso de pneumonia de 1988, do CDC/Atlanta-EUA.

A necessidade de avaliar fatores de risco (para doença) de forma mais precisa é uma importante tarefa que temos pela frente. Medeiros et al. (1993), em um estudo controlado, realizado na Unidade de Terapia Intensiva do Hospital São Paulo da Escola Paulista de Medicina, analisaram 60 episódios consecutivos de pneumonia hospitalar. A taxa de letalidade dos casos foi de 53,3%, enquanto a dos controles foi de 28,3%. A letalidade atribuída foi de 25% ($IC_{95\%:}$ de 7,3% a 42%) e risco relativo de 1,88 ($IC_{95\%}$ = 1,07 - 4,08). Outro fator analisado foi o tempo de permanência nesta UTI. O tempo mediano de permanência foi de 22 dias para os casos e de seis dias para os controles (P< 0,001). Por meio de um estudo caso-controle, aplicando análise multivariada, Medeiros encontrou os seguintes fatores independentes associados à letalidade: idade maior que 60 anos, envolvimento bilateral do pulmão e uso de drogas depressoras do sistema nervoso central.

Os estudos epidemiológicos envolvendo pneumonias apresentam limitações relacionadas à dificuldade de realização do diagnóstico de certeza, ausência freqüente de distinção entre pneumonia nosocomial e pneumonia associada à ventilação mecânica definidas nos trabalhos e dificuldades de análise de fatores de risco e de mortalidade atribuída.

As pneumonias que ocorrem em pacientes internados nas unidades de terapia intensiva determinam altas taxas de letalidade quando comparadas à de pacientes também com pneumonia, mas hospitalizados em outras unidades do hospital. Craig e Connelly realizaram um estudo caso-controle com 54 pacientes internados em unidade de terapia intensiva. O tempo médio de permanência dos casos foi de 12 dias e a taxa de letalidade de 20,3% comparados aos controles, que apresentavam tempo médio de permanência de 4,3 dias e taxa de letalidade de 5,6%.

A magnitude da PAAS não deve ser avaliada apenas pela morbidade e letalidade dos pacientes, mas também pelo aumento dos custos hospitalares. Pinner et al. estimaram que o excedente de gastos para um paciente com pneumonia hospitalar seria de US$ 1.255,00. Em outro estudo semelhante, Beyt et al. encontraram um custo extra de US$ 2.863,00.

Segundo revisão do CDC, análises da morbidade da pneumonia associada a ventilação mecânica (PAV) mostraram que a pneumonia associada à admissão a serviço de saúde pode prolongar a permanência em UTI por uma média de 4,3 a 6,1 dias e no hospital, de 4 a 9 dias.

FISIOPATOGENIA (FIGURA 10.1)

As vias aéreas inferiores são estéreis e a colonização microbiana nestes locais se dá por microaspiração de microrganismos orofaríngeos, por inalação de aerossóis contendo bactérias ou, menos freqüentemente, pela disseminação hematogênica a partir de foco distante. A invasão microbiana gera resposta local que pode interromper o processo infeccioso ou não. A defesa pulmonar é exercida pelos macrófagos alveolares que ingerem as partículas inaladas e as eliminam por meio do movimento mucociliar ou

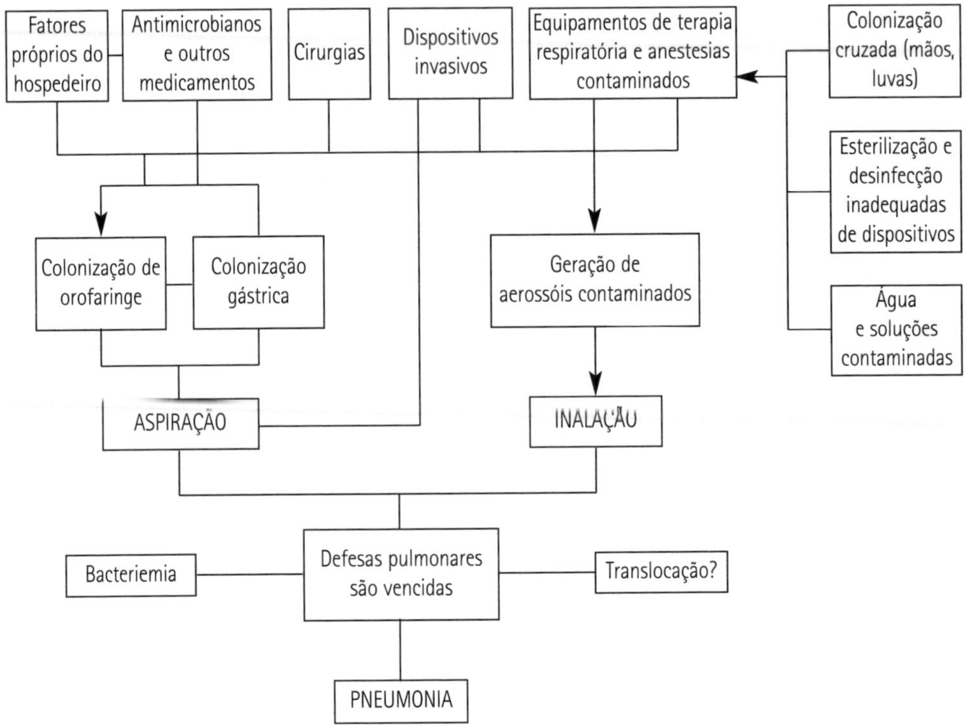

FIGURA 10.1 Fisiopatogenia da pneumonia bacteriana associada à assistência à saúde: os fatores relacionados à pneumonia incluem fatores referentes ao hospedeiro, que se inter-relacionam com inúmeros procedimentos terapêuticos e manuseio realizado pela equipe hospitalar.

através do tecido linfóide regional. Os produtos desta digestão microbiana amplificam a resposta inflamatória e recrutam neutrófilos, monócitos e linfócitos para os espaços alveolares. Os macrófagos alveolares também estimulam processos de reparação e contribuem para a resolução da inflamação.

As bactérias e seus produtos, como os lipopolissacarídeos, são reconhecidos por receptores presentes na superfície dos leucócitos e células não-mielóides que os ativam, promovendo liberação de citocinas. Numerosas citocinas, como a IL-1, TNF-α e IL-8, têm papel inflamatório contra os patógenos, sendo por sua vez controladas por outras citocinas, como IL-10, IL-4, que evitam excessiva agressão tecidual e controlam o processo.

Pelo menos uma das três condições deve estar presente para ocorrência da pneumonia nosocomial: ambiente propício (admissão à unidade de terapia intensiva), redução na defesa do hospedeiro, fonte com inóculo suficiente de microrganismos para chegar às vias aéreas inferiores e superar as defesas do hospedeiro ou infecção por organismo altamente virulento.

Fatores como tamanho do inóculo, virulência do agente e reação do hospedeiro podem ocasionar diferentes respostas, que vão da erradicação do microrganismo com adequada resposta local até dificuldade em controlar a infecção com exagerada agressão tissular e resposta imune sistêmica ou reduzida resposta do hospedeiro.

A aspiração de bactérias que colonizam o trato respiratório superior e orofaringe representa a principal via de infecção. Embora aspiração de orofaringe seja comum em indivíduos saudáveis durante o sono, podendo chegar a 46% e, eventualmente, a 100% em sono profundo, indivíduos com reduzido nível de consciência, submetidos à entubação endotraqueal ou alimentação por sonda nasogástrica e colocados em posição supina podem apresentar maiores taxas de aspiração subclínica e, eventualmente, aspirações massivas.

A colonização da orofaringe por bacilos gram-negativos entéricos não ocorre em indivíduos hígidos, porém pode ocorrer em situações patológicas, em pacientes com poucos dias de admissão hospitalar. Alterações nas células do epitélio respiratório, que favorecem a aderência bacteriana como a perda de fibronectina de superfície celular, alterações da superfície celular ou de receptores de células epiteliais são influenciadas pelo *status* nutricional do hospedeiro. A fibronectina é uma glicoproteína capaz de inibir a aderência de bacilos gram-negativos à orofaringe e a sua redução pode favorecer a adesão destas bactérias, substituindo a flora normal preexistente. Fatores bacterianos também ocorrem, com presença de cílios, cápsula ou produção de elastase ou mucinase que podem degradar a IgA e favorecer a colonização por bacilos gram-negativos. A alta incidência de pneumonia gram-negativa parece resultar de fatores que promovem a colonização da faringe e subseqüente entrada destes microrganismos no trato respiratório inferior. Embora os bacilos gram-negativos não sejam freqüentemente recuperados em culturas de indivíduos saudáveis, a colonização cresce dramaticamente em pacientes com acidose, alcoolismo, uremia, *diabetes mellitus,* hipotensão, leucocitose e leucopenia.

Outros potenciais reservatórios que contribuem para colonização de orofaringe incluem estômago, seios da face, mucosa nasal e placa dentária. Alterações concomitantes destes ambientes com concorrente sinusite, aumento do pH gástrico e uso de antimicrobianos podem aumentar colonização microbiana e/ou alterar a flora original presente no local.

A transmissão cruzada de patógenos pelos profissionais da saúde representa um dos principais mecanismos exógenos de colonização e eventual infecção, podendo ocorrer precocemente em pacientes sob cuidados intensivos.

Mecanismo menos comum de colonização e infecção pode ocorrer por penetração direta de bactérias no trato respiratório decorrente de patógenos aerossolizados de equipamentos respiratórios, do ambiente ou da utilização de materiais contaminados.

Disseminação hematogênica de sítios distantes, como endocardites, flebites e translocação bacteriana de trato gastrintestinal (TGI), muito raramente tem sido implicada.

Vários estudos têm utilizado técnicas estatísticas sensíveis para identificar fatores de risco na patogênese das PAAS. Os fatores intrínsecos relacionados ao hospedeiro incluem situações clínicas favorecedoras de aspiração, refluxo gastroesofágico ou redução do reflexo de tosse e alterações locais ou sistêmicas favorecedoras de crescimento, adesão e modificação da flora bacteriana em vias aéreas superiores e TGI ocasionadas por hábitos ou patologias agudas e crônicas. Todos estes fatores intrínsecos do hospedeiro podem predispor à colonização, como: gravidade da doença de base, coma, tabagismo, patologias com comprometimento muscular, traumas múltiplos e extensos, queimaduras graves, DPOC, ICC, *diabetes mellitus*, alcoolismo, insuficiência renal, hepatopatias crônicas e agudas severas, imunodepressão (Aids, doença neoplásica avançada, lúpus eritematoso sistêmico (LES), transplante de órgãos, portadores de imunodeficiências congênitas), idade avançada, doença gastrintestinal alta (acloridria, alterações no esvaziamento gástrico).

A colonização por bacilos gram-negativos, passo importante na patogênese da pneumonia ocorre fundamentalmente em pacientes com doenças graves, residentes em instituições asilares, casas de apoio e hospitalizados. Estas bactérias, com maior potencial de virulência, aumentam o risco de desenvolvimento de PAAS.

Às características dos pacientes que podem ser favorecedoras de pneumonia, somam-se procedimentos invasivos ou terapias medicamentosas que também podem aumentar a colonização microbiana e/ou alterar a capacidade de resposta local ou sistêmica aos agentes infecciosos:

1. Uso de antimicrobianos é um dos fatores que favorecem a colonização de vias aéreas superiores e TGI com bacilos gram-negativos e outros microrganismos com potencial de maior virulência e resistência.
2. Medicamentos imunossupressores e quimioterápicos antineoplásicos podem afetar a resposta do hospedeiro aos agentes infecciosos por diversos mecanismos. Medicamentos que atuam na prevenção de úlceras de estresse, muito utilizados em UTIs, que têm potencial de aumentar o pH gástrico podem favorecer a multiplicação bacteriana no estômago que, por diversos mecanismos, podem atingir o tecido pulmonar.
3. Dispositivos invasivos utilizados nos pacientes podem favorecer a adesão, proliferação e migração de microrganismos para as vias aéreas inferiores:
   - sondas nasogástricas de alimentação levam ao refluxo gastroesofágico e permitem a migração bacteriana pela luz da sonda ou por capilaridade. Além disso, essas sondas podem levar à distensão do estômago, propiciando retorno do conteúdo gástrico à orofaringe;
   - os equipamentos respiratórios utilizados nos pacientes têm grande importância na gênese da pneumonia nosocomial, tendo a ventilação mecânica invasiva impacto fundamental no problema;
   - a entubação das vias aéreas representa o principal fator de risco para pneumonia nosocomial. A presença do tubo endotraqueal elimina o sistema de filtração do nariz e vias aéreas de condução, assim como diminui a retirada dos patógenos pelo sistema mucociliar. A irritação mecânica e a injúria vascular causada pelo tubo endotraqueal propiciam maior colonização microbiana e menor capacidade de defesa mucosa local contra os agentes microbianos. Há também relatos de presença de bactérias que permanecem presentes em biofilme formado na parte interna da cânula endotraqueal. Esse biofilme pode ser fragmentado pelo fluxo de gás e ser introduzido na parte mais íntima das vias aéreas, podendo resultar em infecção pulmonar.

A proliferação microbiana sobre o balonete (*cuff*) do tubo orotraqueal também é importante na gênese da pneumonia nosocomial em pacientes entubados. Os circuitos de ventilação mecânica se tornam freqüentemente colonizados por bactérias oriundas da cavidade oral dos pacientes que proliferam nos condensados que se formam nesses materiais.

Equipamentos que aumentam formação desses condensados podem ter impacto na proliferação microbiana nos circuitos e serem favorecedoras de pneumonias. Procedimentos que levem a derramamento ou aspiração desse líquido para dentro da via respiratória do paciente podem promover a pneumonia.

Além dos mecanismos intrínsecos de risco favorecidos por esses procedimentos invasivos, procedimentos inadequados de desinfecção ou esterilização dos materiais de assistência ventilatória podem propiciar infecções, bem como a utilização de líquidos não-estéreis para procedimentos de nebulização ou de aspiração de vias aéreas pode ser fonte adicional de contaminação.

Uso de sedativos ou narcóticos podem também favorecer ocorrência de pneumonias, já que a sedação altera a capacidade respiratória e aumenta a possibilidade de aspiração de conteúdo de vias aéreas superiores e de conteúdo gástrico.

Contribuindo para os fenômenos aspirativos, alguns trabalhos mostram como fator de risco para pneumonias trocas freqüentes de circuitos, posição supina da cabeça e transporte de pacientes em ventilação mecânica para fora da UTI.

A importância da aspiração de bactérias encontradas em placas dentais tem sido invocada na aquisição de pneumonia uma vez que culturas de placas dentárias revelaram microrganismos patogênicos que são causa comum de pneumonia.

Além da via aspirativa, as bactérias podem atingir as vias aéreas inferiores por via inalatória, oriunda de aerossóis gerados por equipamentos de terapia respiratória ou por outros mecanismos. Nebulizadores ultra-sônicos ou por efeito Venturi ou com disco espiculado podem ocasionar surtos em razão de produzirem aerossóis < 4 mm, que podem ser introduzidos profundamente na via respiratória.

Cirurgias também podem ser fatores de risco para pneumonias, principalmente as torácicas ou abdominais. Os mecanismos geradores de risco incluem desde a entubação e sedação às quais os pacientes são submetidos, até a disfunção diafragmática pela dor, a capacidade residual funcional reduzida e as atelectasias.

A virulência do microrganismo pode ser um fator de risco adicional para pneumonia nosocomial, assim como fator prognóstico. Existe bastante confusão entre maior resistência e virulência, que são propriedades essencialmente distintas e não correlacionadas. Independentemente, porém, dos aspectos relacionados à virulência, pneumonias ocasionadas por patógenos mais resistentes, como *Acinetobacter* e *Pseudomonas,* têm sido associadas a piores prognósticos em alguns estudos.

Finalmente, o manuseio inadequado dos pacientes pelos diferentes profissionais da saúde envolvidos nos cuidados (médicos, equipe de enfermagem, fisioterapeutas) pode também ser fonte adicional de risco para pneumonia, tendo destaque à falta de adesão à adequada lavagem de mãos que podem propiciar colonização com microrganismos multirresistentes.

Diversas publicações têm ressaltado a redução nos níveis de pneumonia nosocomial com medidas de orientação e educação nos cuidados com pacientes sob ventilação mecânica com fluxo correto de higiene de mãos e uso correto de luvas, adequado manuseio de circuitos evitando refluxo do condensado, adequada esterilização dos circuitos e trocas menos freqüentes, técnicas de aspiração adequadas, incentivo a exercícios respiratórios.

Cabe lembrar que na disseminação de patógenos multirresistentes entre os pacientes também tem importância o número de profissionais em nossas UTIs, que muitas vezes são disponíveis em número inferior ao necessário para adequada prestação de atendimentos aos pacientes, gerando, junto a falhas técnicas, agravamento nas quebras de assepsia e menos aderência à lavagem de mãos.

DIAGNÓSTICO

O diagnóstico das pneumonias adquiridas no ambiente hospitalar permanece um tema controverso e difícil.

Os sinais e sintomas clássicos de pneumonia, como febre, tosse, produção de escarro purulento, alteração na relação PaO_2/FiO_2 em combinação com evidência radiológica de novo infiltrado pulmonar ou progressivo, elevação do número de leucócitos periféricos, coloração de gram sugestiva e o crescimento de bactérias em culturas de escarro ou materiais traqueais ou sangue, podem não estar presentes em todos os pacientes, principalmente nos pacientes idosos e imunodeprimidos. Por outro lado, alguns desses sinais podem estar presentes, mas não serem específicos, especialmente nos pacientes sob ventilação mecânica.

Os pacientes internados em UTIs freqüentemente apresentam alterações radiológicas pulmonares como acontece nas atelectasias, edema e infarto pulmonares, hemorragia alveolar, entre outros. Isto torna este método diagnóstico pouco específico. De modo semelhante, febre e leucocitose são inespecíficos, sendo necessária a investigação de processo infeccioso nos diversos outros sítios.

Os métodos de diagnóstico microbiológico das PAAS podem ser divididos em invasivos e não-invasivos. Entre os métodos não-invasivos, destacamos o aspirado endotraqueal com cultura quantitativa ($\geq 10^6$ UFC*/mL), com vantagens quanto ao custo do procedimento, menos efeitos adversos para o paciente, boa sensibilidade e especificidade. Entre as invasivos podemos destacar:

- lavado broncoalveolar (LBA) com cultura quantitativa (cultura $\geq 10^4$ UFC/mL);
- escovado protegido broncoalveolar (EBA) (cultura $\geq 10^3$ UFC/mL), raramente realizado em hospitais brasileiros pelo alto custo do cateter;
- biopsia por meio de broncoscopia e biopsia por toracoscopia, indicadas em situações especiais.

*UFC: unidade formadora de colônia.

Os métodos que envolvem técnicas broncoscópicas no diagnóstico de pneumonia associada à ventilação mecânica apresentam sensibilidade e especificidade que variam de 70 a 100% e de 60 a 100%, respectivamente, dependendo dos testes ou de critérios diagnósticos aos quais foram comparados. Culturas quantitativas de aspirado endotraqueal e procedimentos não-broncoscópicos que utilizam cateterismo às cegas das vias aéreas distais, por exemplo, LBA protegido não-broncoscópico, e EBA não-broncoscópico, mostram sensibilidade e especificidade semelhante às técnicas broncoscópicas.

A cultura qualitativa de escarro não deve ser utilizada para o diagnóstico da infecção pulmonar em razão das contaminações por microrganismos colonizadores das vias aéreas superiores, apresentando especificidade próxima de 10%. Entretanto, uma adequada higiene oral prévia à coleta do exame, o encontro de mais de 25 leucócitos polimorfonucleares e menos de 10 células epiteliais por campo ao exame microscópico direto, além da cultura quantitativa da secreção ($\geq 10^6$ UFC/mL), aumentam a especificidade do diagnóstico etiológico das pneumonias em pacientes sem ventilação mecânica. Estudos recentes têm sido conduzidos para avaliar o impacto do método de gram em secreção traqueal para selecionar ou ajustar a terapia antibiótica, principalmente para *S. aureus.*

A identificação de um microrganismo por meio da hemocultura em paciente com PAAS é pouco freqüente. Hughes relatou nos dados do NNIS, coletados entre 1980 e 1986, em hospitais dos EUA, 28.081 casos de pneumonia hospitalar, sendo que 1.885 (6,7%) apresentaram bacteremia secundária à pneumonia. Celis et al. estudaram 120 episódios consecutivos de PAAS, entre os quais 15 (12,5%) desenvolveram bacteriemia. Embora infreqüente, a identificação de um microrganismo por meio de hemocultura, durante o diagnóstico inicial da PAAS, é um dado altamente específico para o diagnóstico etiológico da infecção pulmonar.

Recentemente foram publicados novos critérios diagnósticos das pneumonias relacionadas à assistência à saúde pelos Centers for Disease Control and Prevention. A Tabela 10.2 apresenta uma versão modificada.

TABELA 10.2 DEFINIÇÃO DE PNEUMONIA RELACIONADA À ASSISTÊNCIA À SAÚDE

Definida como a pneumonia diagnosticada após 72 h de internação na unidade e que não se encontrava presente ou em incubação antes dessa ocasião
Pneumonia associada à ventilação mecânica é considerada como a ocorrida em período ≥ 48 h após início da ventilação mecânica
Duas ou mais radiografias seriadas de tórax com um dos seguintes achados: (em pacientes que não apresentem doença pulmonar prévia, insuficiência cardíaca congestiva, entre outras, apenas um exame radiológico é suficiente)
novo ou progressivo e persistente infiltrado consolidação cavitação

(continua)

TABELA 10.2 (CONT.) DEFINIÇÃO DE PNEUMONIA RELACIONADA À ASSISTÊNCIA À SAÚDE

Critério 1
Categoria 1: para qualquer paciente, pelo menos um dos seguintes achados:
febre (> 38°C) sem outras causas
leucopenia (< 4.000 leuc/mm³ ou leucocitose > 12.000 leuc/mm³)
> 70 anos - alteração do estado mental sem outra causa conhecida
E
Categoria 2: mais dois dos seguintes achados:
novo ou piora do escarro purulento, piora da característica ou aumento da quantidade ou aumento da necessidade de aspiração
nova ou piora da tosse ou dispnéia ou taquipnéia
piora da troca gasosa (dessaturação de O_2, aumento da necessidade de O_2 ou aumento da demanda ventilatória)
Critério 2
Categoria 1: apenas um achado da categoria 2 e um dos seguintes achados laboratoriais:
hemocultura positiva não-relacionada a outro foco conhecido e cultura de escarro com o mesmo agente isolado no sangue
cultura positiva de líquido pleural
cultura positiva de LBA ou EBA
> 5% de células com bactérias fagocitadas (LBA) pelo exame gram
histopatológico com um dos seguintes achados:
• abscesso
• cultura quantitativa positiva do parênquima pulmonar
• evidência de invasão no pulmão por hifas ou pseudo-hifas
Critério para < 1 ano
Duas ou mais radiografias seriadas de tórax com um dos seguintes achados: (em pacientes que não apresentem doença pulmonar prévia, insuficiência cardíaca congestiva, entre outras, apenas um exame radiológico é suficiente)
novo ou progressivo e persistente infiltrado
consolidação
cavitação
piora das trocas gasosas (dessaturação de O_2, aumento da necessidade de O_2 ou aumento da demanda ventilatória)
E pelo menos três dos seguintes achados:
instabilidade da temperatura sem outra causa
leucopenia < 4.000 leuc/mm³ ou leucocitose > 15.000 leuc/mm³ e mais de 10% de desvio à esquerda
novo ou piora do escarro purulento, piora da característica ou aumento da quantidade ou aumento da necessidade de aspiração
apnéia, taquipnéia, batimento de asa de nariz com retração da parede pulmonar ou gemido
roncos ou estertores
tosse
bradicardia (< 100 bpm) ou taquicardia (> 170 bpm)

(continua)

TABELA 10.2 (CONT.) DEFINIÇÃO DE PNEUMONIA RELACIONADA À ASSISTÊNCIA À SAÚDE

Critérios para > 1 ano e < 12 anos
Duas ou mais radiografias seriadas de tórax com um dos seguintes achados: (em pacientes que não apresentem doença pulmonar prévia, insuficiência cardíaca congestiva, entre outras, apenas um exame radiológico é suficiente)
novo ou progressivo e persistente infiltrado
consolidação
cavitação
E pelo menos três dos seguintes achados:
hipertermia (> 38,4°C) ou hipotermia (< 37°C) sem outra causa
leucopenia < 4.000 leuc/mm^3 ou leucocitose > 15.000 leuc/mm^3 e mais de 10% de desvio à esquerda
novo ou piora do escarro purulento, piora da característica ou aumento da quantidade ou aumento da necessidade de aspiração
nova ou piora da tosse ou dispnéia, apnéia ou taquipnéia
roncos ou estertores
piora das trocas gasosas (dessaturação de O_2, aumento da necessidade de O_2 ou aumento da demanda ventilatória)

ETIOLOGIA

A etiologia das PAAS tem sido objeto de estudo constante, não só para permitir maior acurácia no diagnóstico mas também tratamento adequado. Os achados microbiológicos nas pneumonias idealmente deveriam definir o tratamento antimicrobiano e não apenas definir a presença da pneumonia. Há diferença na distribuição de agentes entre serviços, principalmente por diferenças nas populações de pacientes, métodos diagnósticos empregados e definições usadas. Os agentes etiológicos das pneumonias são fortemente relacionados ao tempo de hospitalização, unidade onde o paciente se encontra internado, hospitalização prévia, procedimentos invasivos, incluindo ventilação mecânica, uso prévio de antimicrobianos e características específicas do paciente. Grande parte dos estudos sobre etiologia das PAAS é realizado em UTIs e freqüentemente em populações submetidas à ventilação mecânica. População de pacientes adultos em UTIs e predominantemente sem imunodeficiências mais graves, como AIDS ou transplantados em uso de drogas imunossupressoras, representa o principal grupo identificado nos estudos.

A *American Thoracic Society* (ATS) elaborou um algoritmo para avaliar potenciais agentes conforme a época de instalação da pneumonia, definindo como mais freqüentes nos primeiros 4 dias de internação agentes comumente isolados em infecções comunitárias, como *Streptococcus pneumoniae, Haemophilus influenzae, Moraxella catarrhalis, Staphylococcus aureus* sensível à oxacilina, *Escherichia coli* e outras enterobactérias sensíveis a múltiplos antimicrobianos. Já em pneumonia de ocorrência tardia (após 4 dias de internação), nota-se maior participação de bacilos gram-negativos, incluindo não fermentadores como *Pseudomonas aeruginosa e Acinetobacter baumannii, Klebsiella pneumoniae* com potencial resistência a diversos antimicrobianos e *Staphylococcus aureus* resistente à oxacilina.

Os principais agentes isolados em PAAS em UTIs são os bacilos gram-negativos, porém mais recentemente vem sendo notado aumento expressivo de *Staphylococcus aureus*.

Dados do programa Sentry, que avaliou 525 amostras bacterianas isoladas em trato respiratório inferior de pacientes com pneumonia em 11 hospitais brasileiros, mostraram os seguintes resultados: *Pseudomonas aeruginosa* (30,1%), *Staphylococcus aureus* (19,6%), *Acinetobacter* spp. (13%), *Klebsiella* spp. (9,5%) e *Enterobacter* spp. (8,4%). Esses cinco gêneros isolados representaram mais de 80% de toda a amostragem.

A análise de 24 estudos envolvendo 1.689 episódios de pneumonia associada à VM, com isolamento de 2.490 patógenos coletados por técnicas broncoscópicas, mostrou predomínio de bacilos gram-negativos, representando 58% dos microrganismos isolados. Dentre os gram-negativos isolados, a *Pseudomonas aeruginosa* foi a mais prevalente com freqüência de 24,4%, seguida por enterobactérias (*Klebsiella* spp., *Escherichia coli, Proteus* spp., *Enterobacter* spp., *Serratia* spp., *Citrobacter* spp.), com 14,1%, *Haemophilus* spp. (9,8%), *Acinetobacter baumannii* (7,9%) e *Stenotrophomonas maltophilia* (1,7%). Entre os cocos gram-positivos, o *Staphylococcus aureus* representou (20,4%), seguido por *Streptococcus* spp. (8%), *Streptococcus pneumoniae* (4,1%) e *Staphylococcus* coagulase negativo (1,4%). Houve participação de anaeróbios e fungos em 0,9% dos casos em ambos. Outros agentes isolados, como *Moraxella* spp., *Corynebacteryum* spp., *Enterococcus* spp. e *Neisseria* spp., representaram 6,4%.

Os anaeróbios têm participação variável nos estudos, podendo ocorrer entre 0 a 35% dos casos, não sendo muitas vezes identificados em razão das falhas em seu cultivo. Publicações mostram alta prevalência de etiologia polimicrobiana com relatos de prevalência de 10 a 40%.

Tempo de ventilação mecânica e uso prévio de antimicrobianos têm forte impacto no tipo de microrganismo isolado e no grau de resistência, bem como as características específicas dos pacientes, que podem aumentar a predisposição a determinados agentes. Vários estudos com métodos estatísticos adequados têm tentado estabelecer relação entre o agente isolado e as características dos pacientes. Análises identificaram patologias neurológicas, neurocirurgia e trauma de crânio como fatores de risco para *S. aureus*. *Staphylococcus aureus* resistente à oxacilina também é mais comum em pacientes que utilizaram corticosteróides e antibioticoterapia prévia.

Outros agentes, como *Pneumocystis carinii* (ou *Jiroveci*) e espécies de *Legionella*, raramente ocorrem em pneumonias nosocomiais em UTI. Os fungos, tendo a *Candida* spp. como principal representante, são eventualmente isolados de espécimes do trato respiratório inferior. Em muitas ocasiões, este achado representa apenas colonização do trato respiratório, porém excepcionalmente esses agentes podem ser causa de pneumonias inclusive em população não-neutropênica. Maiores avaliações sobre o papel dos fungos nas pneumonias de UTIs precisam ser realizadas. Infecções pulmonares de fato somente ocorrem na vigência de sepse por *Candida*. *Aspergillus* spp. têm sido identificados em pacientes expostos a longos períodos de uso de corticóide e doenças pulmonar obstrutiva crônica.

Surtos de influenza em hospitais têm sido relatados, porém as dificuldades no diagnóstico de patologias virais podem ser responsáveis pelo pouco diagnóstico dessas infecções hospitalares. No contexto de pneumonia hospitalar em pacientes sob ventilação mecânica, é pouco provável sua participação. Vírus sincicial respiratório também é envolvido em surtos de pneumonia, principalmente associado à ventilação mecânica, sendo identificado por meio de biopsia pulmonar em indivíduos sem patologias de base que levassem à grave imunodepressão, como Aids, leucemias ou terapia imunossupressiva.

Outros agentes etiológicos de pneumonia nosocomial que podem ocorrer em populações específicas, como em portadores de neoplasias hematológicas, transplantados, portadores de Aids ou em uso de medicamentos de grande potência imunossupressora, apresentam múltiplas e diferentes possibilidades que fogem do tema deste capítulo.

TRATAMENTO

A escolha correta dos antimicrobianos é o ponto mais importante no tratamento de pneumonias como as adquiridas no ambiente hospitalar. Como freqüentemente a terapêutica inicial é empírica e as primeiras 48 a 72 horas são fundamentais na evolução do processo infeccioso grave, a sobrevida do paciente certamente poderá ser definida pela escolha certa da terapêutica antimicrobiana até que se obtenham os resultados das culturas.

Apesar do grande avanço tecnológico e da terapia antimicrobiana, as taxas de letalidade dos pacientes que desenvolvem pneumonia hospitalar continuam elevadas. A terapêutica é freqüentemente empírica, principalmente nas pneumonias de início precoce (< 5 dias de internação), é baseada no diagnóstico clínico e radiológico e dirigida para os microrganismos mais comuns, embora, com já discutido, os dados clínicos e radiológicos apresentem baixa especificidade. Um regime terapêutico empírico para as pneumonias de início precoce deve considerar o importante papel do *Streptococcus pneumoniae, Haemophilus influenzae* e *Staphylococcus aureus.*

As principais opções no tratamento de pneumonias de início precoce estão apresentadas na Tabela 10.3.

TABELA 10.3 PRINCIPAIS MICRORGANISMOS ISOLADOS NAS PNEUMONIAS DE INÍCIO PRECOCE (< 5 DIAS DE INTERNAÇÃO) E OPÇÕES PARA O TRATAMENTO EMPÍRICO

Microrganismos[3]	Tratamento empírico
Streptococcus pneumoniae	Ceftriaxona
Haemophilus influenzae	ou
Staphylococcus aureus sensível à oxacilina	Quinolonas[2]: levofloxacino ou gatifloxacino ou moxifloxacino
Bacilos gram-negativos entéricos:	ou
Escherichia coli	Amoxicilina-clavulanato
Klebsiella pneumoniae	ou
Enterobacter spp.	Ampicilina-sulbactam[1]
Proteus spp.	
Serratia marcescens	

(1) A ampicilina-sulbactam deve ser evitada em locais onde existam infecções por *Acinetobacter baumannii*, por representar uma excelente opção terapêutica para este agente, evitando assim o aumento de resistência.

(2) Não utilizar ciprofloxacino pela baixa atividade contra pneumococos.

(3) Em pacientes com bronquiectasia, DPOC ou doença de base grave, avaliar a introdução de terapêutica com atividade para *P. aeruginosa*, como cefepima.

Para as pneumonias de início tardio (> 4 dias de internação), a terapêutica deve incluir a ação contra os microrganismos mais freqüentes da unidade de internação. Como já discutido, os principais agentes incluem: *Pseudomonas aeruginosa*, *S. aureus*, *Klebsiella* spp., *Enterobacter* spp. e, em algumas instituições, *Acinetobacter baumannii*.

Um dos principais problemas para a terapêutica das pneumonias hospitalares de início tardio é a emergência de microrganismos resistentes a diversos antimicrobianos. Os padrões de sensibilidade aos antimicrobianos das bactérias adquiridas no ambiente hospitalar indicam uma tendência crescente de resistência principalmente de bactérias gram-negativas não-fermentadoras, como *P. aeruginosa* e *Acinetobacter baumannii*. Um outro grave problema é o aumento da prevalência de *Klebsiella pneumoniae* produtoras de betalactamases de espectro estendido que determina resistência a todas as cefalosporinas. Em diversos hospitais brasileiros esta prevalência alcança entre 30 e 70%. *Staphylococcus aureus* resistentes à oxacilina também são muito freqüentes nas nossas instituições, entre 40 e 80% nas unidades de terapia intensiva brasileiras. Grande parte desta resistência tem sido atribuída ao uso excessivo e freqüentemente incorreto de antimicrobianos de amplo espectro de atividade como as quinolonas e cefalosporinas de terceira geração. A escolha de um antimicrobiano ideal para o tratamento de uma pneumonia hospitalar de início tardio deve ter como prioridade a eficácia e o possível efeito no desenvolvimento de resistência, com preocupação para evitar os efeitos colaterais e o baixo custo.

Muitos autores introduziram os termos "escalonamento" e "de-escalonamento" na terapêutica de pneumonias hospitalares. Estes termos referem-se tanto a associação de antimicrobianos de amplo espectro no início da terapêutica quanto ao tempo de tratamento. O princípio é a utilização de amplos esquemas com a posterior interrupção de antimicrobianos, baseada na melhora clínica e nos resultados das culturas. Consideramos que estes termos geram muita confusão e induzem o clínico a utilizar associações de antimicrobianos freqüentemente desnecessárias.

O tratamento das pneumonias deve ser construído de acordo com os fatores de risco e a gravidade do paciente, como o tempo de hospitalização e de ventilação mecânica e o uso prévio de antimicrobianos. O conhecimento da microbiota envolvida nas infecções hospitalares adquiridas na unidade é fundamental para avaliar a cobertura antimicrobiana empírica. Com base nestes dados é possível introduzir um tratamento racional, com menos eventos adversos e menor indução de resistência.

A Tabela 10.4 apresenta as principais opções no tratamento das pneumonias hospitalares de início tardio (> 4 dias de internação hospitalar).

O tempo de tratamento das pneumonias hospitalares deve ser entre 7 e 14 dias. Nos pacientes com pneumonias causadas por *P. aeruginosa* ou *Acinetobacter* spp., o tempo de tratamento deve ser maior, entre 14 e 21 dias, dependendo da resposta clínica.

FATORES DE RISCO E MEDIDAS DE PREVENÇÃO

Os fatores de risco para pneumonia associada à assistência à saúde podem ser agrupados em 4 categorias:

TABELA 10.4 PRINCIPAIS MICRORGANISMOS ISOLADOS NAS PNEUMONIAS DE INÍCIO TARDIO (> 4 DIAS DE INTERNAÇÃO HOSPITALAR) E OPÇÕES PARA O TRATAMENTO EMPÍRICO

Microrganismos*	Tratamento empírico
Pseudomonas aeruginosa[3] *Klebsiella pneumoniae* *Acinetobacter baumannii* *S. aureus* resistente à oxacilina[1]	Cefalosporina com ação antipseudomonas (cefepima ou ceftazidima)[2] ou carbapenêmico (imipeném ou meropeném) ou betalactâmico com inibidor da betalactamase (piperacilina tazobactam) +/-
	Quinolona com ação antipseudomonas (ciprofloxacino ou levofloxacino) ou aminoglicosídeo (amicacina, gentamicina ou tobramicina) +/-
	Vancomicina ou teicoplanina ou linezolida

(1) A cobertura para *S. aureus* resistente à oxacilina deve ser feita na presença de fatores de risco específicos (infecção relacionada a cateter, uso prévio de quinolonas, sepse) ou quando este agente tem alta prevalência na unidade. Deve ser dada preferência a glicopeptídeos (vancomicina ou teicoplanina), embora alguns estudos mostrem boa atividade da linezolida com redução de mortalidade quando comparado com a vancomicina.

(2) Dar preferência ao uso da cefepima no tratamento empírico, exceto se o serviço apresentar altas taxas de resistência a este antimicrobiano. Reservar os carbapenêmicos para uma segunda etapa, evitando o tratamento empírico e o aumento de resistência a este agente. A piperacilina-tazobactam é uma boa alternativa aos carbapenêmicos.

(3) A polimixina B ou polimixina E (colistina) representam uma alternativa no tratamento de infecções por microrganismos multirresistentes, principalmente quando causadas por *P. aeruginosa*. Muitas vezes, estes antibióticos são as únicas opções no tratamento de pneumonias hospitalares, em razão da elevada resistência aos carbapenêmicos e quinolonas.

* A cobertura para *Legionella* deve ser feita quando esse agente tem prevalência significativa na unidade. Opções terapêuticas: azitromicina ou claritromicina ou quinolona.

1. Fatores que aumentam a colonização da orofaringe e/ou estômago por microrganismos (administração de agentes antimicrobianos, admissão em UTI ou presença de doença pulmonar crônica de base.
2. Condições que favorecem aspiração do trato respiratório ou refluxo do trato gastrintestinal (entubações endotraqueal ou subseqüentes; utilização de sonda nasogástrica; posição supina; coma; procedimentos cirúrgicos envolvendo cabeça, pescoço, tórax e abdome superior; imobilização devida a trauma ou outra doença).
3. Condições que requerem uso prolongado de ventilação mecânica com exposição potencial a dispositivos respiratórios e/ou contato com mãos contaminadas ou colonizadas, principalmente dos profissionais da área da saúde.
4. Fatores do hospedeiro como extremos de idade, desnutrição, condições de base graves, incluindo imunossupressão.

As recomendações a seguir foram recentemente discutidas por um grupo de especialistas da Sociedade Paulista de Infectologia e será objeto de uma publicação futura. Estas diretrizes foram baseadas em normas dos *Centers for Disease Control and Prevention, Atlanta* (Tablan et al., 2004) e no consenso de pneumonia associada à ventilação mecânica (PAV) publicado conjuntamente pela Sociedade Torácica Americana (ATS) e Sociedade Americana e Doenças Infecciosas (IDSA) em 2005.

Para facilitar o entendimento, dividimos as recomendações em 4 categorias:

- educação da equipe de saúde;
- vigilância de PAV e vigilância microbiológica;
- prevenção de fatores de risco associados ao tratamento;
- prevenção da transmissão de microrganismos.

Educação da equipe de saúde

Educar a equipe de saúde e envolvê-la na prevenção de infecção hospitalar de acordo como nível de responsabilidade do profissional. Alguns estudos observaram importante impacto de programas educacionais na redução de PAV.

Vigilância de PAV e vigilância microbiológica

De acordo com o CDC, é fortemente recomendado realizar vigilância de PAV em unidades de terapia intensiva, assim como calcular taxas de PAV, dar um retorno destes índices para a equipe de saúde e, sobretudo, associar estas taxas com as medidas de prevenção pertinentes. Recomenda-se também utilizar as novas definições de pneumonia associada à assistência à saúde do CDC.

Não se devem realizar culturas de vigilância rotineiras de pacientes, equipamentos e artigos.

Prevenção de fatores de risco associados ao tratamento

Entubação e ventilação mecânica

O risco de desenvolvimento de PAV associada ao uso de entubação endotraqueal e de ventilação mecânica é de 6 a 21 vezes maior e deve ser evitado quando possível, dando-se preferência à ventilação não-invasiva com o objetivo de reduzir PAV.

Se a entubação endotraqueal for inevitável, evitar a reentubação em pacientes que tenham recebido ventilação mecânica.

Uma outra estratégia preventiva é a redução do tempo de exposição à ventilação mecânica, implantando protocolos e sedação que facilitem o desmame. Deve-se ainda instituir e seguir protocolos de desmame precoce com o intuito de reduzir taxas de PAV.

Dar preferência à entubação orotraqueal em vez da nasotraqueal pelo risco de desenvolvimento de sinusite nosocomial e a possibilidade de levar à PAV, embora esta causalidade não esteja tão bem estabelecida.

A manutenção da pressão do balonete do tubo traqueal maior ou igual a 20 cmH_2O deve ser considerada uma estratégia de prevenção para evitar que a secreção subglótica que se acumula acima deste vá para a árvore respiratória inferior.

O tubo endotraqueal, com lúmen dorsal acima do balonete, pode ser adotado para permitir drenagem por sucção contínua ou intermitente das secreções traqueais acumuladas na região subglótica. Porém, consideramos que são necessários mais estudos para que a indicação desta medida seja mais precisa, principalmente pelo alto custo do artigo.

Em relação aos circuitos respiratórios, não estão recomendadas trocas periódicas durante o uso no mesmo paciente, pois não há evidência de que esta estratégia reduza o risco de PAV.

Trocadores de umidade e calor (heat and moisture-exchanger - HME)

O uso de trocadores de umidade e calor reduz a colonização dos circuitos respiratórios em razão da menor formação de condensado, levando, conseqüentemente, à menor manipulação do sistema. Entretanto até o momento não há evidência que comprove ou contra-indique seu uso com a intenção de prevenir PAV.

O CDC recomenda que, uma vez instituído, não se proceda a troca do HME num período inferior a 48 h.

Aspiração de secreções respiratórias

O uso de sistema e de aspiração fechado multiuso ou aberto de uso único como estratégia e prevenção de PAV não está bem esclarecido.

O sistema de aspiração fechado apresenta vantagens práticas (menor dispersão de aerossóis, não-abertura do sistema de ventilação invasiva em pacientes que necessitem de PEEP (pressão positiva no final da expiração) alta; menores alterações fisiológicas), embora não haja evidência clara de que suporte tal conduta.

Em relação à periodicidade de troca do sistema fechado de aspiração, não há uma recomendação formal baseada em evidência. Entretanto, se o sistema de aspiração for aberto, o cateter deve ser estéril e de uso único.

Na prevenção de PAV, não há recomendação de utilizarmos luvas estéreis para realizar aspiração endotraqueal.

Traqueostomia

Quando houver indicação, a traqueostomia deve ser realizada em condições estéreis, preferencialmente em centro cirúrgico. O procedimento de troca do tubo traqueal deve ser realizado também com todo o cuidado para evitar a contaminação.

A traqueostomia não deve ser indicada para redução da incidência de PAV.

Cabeceira elevada

O paciente sob entubação traqueal apresenta maior probabilidade de aspiração. A chance de aspiração é também elevada quando os pacientes estão em uso de sondas gástricas, pois a colonização gástrica precede a colonização traqueal.

É recomendado manter a cabeceira elevada (30 a 45°) com o objetivo de reduzir o risco de PAV em pacientes com maior probabilidade de aspiração (ventilação mecânica e nutrição enteral), pois a posição supina em pacientes recebendo nutrição enteral é um fator de risco independente para pneumonia hospitalar.

Uma sugestão para avaliação destes indicadores de risco: taxa de PAV nos pacientes com cabeceira elevada (30 a 45°) dividida por todos os pacientes sob risco de aspiração (ventilação mecânica e/ou nutrição enteral).

Nutrição enteral

O uso de nutrição enteral deve ser preferido em vez do uso de nutrição parenteral pelos inúmeros riscos associados a este último, como altos custos, risco de bacteriemia/fungemia e translocação bacteriana.

Na sua publicação, o CDC refere-se ao posicionamento da sonda de alimentação enteral (gástrica ou pós-pilórica) como uma questão não resolvida, em relação à prevenção de PAV (Tablan et al., 2004). A publicação do ATS/IDSA refere que não há nenhum estudo individual que mostre benefício do posicionamento pós-pilórico, embora haja uma metanálise que demonstrou redução significativa na regurgitação gastroesofágica e uma menor tendência à microaspiração (Heyland et al., 2001).

Baseados nesta premissa, consideramos que embora não haja evidência clara de prevenção de PAV, o posicionamento da sonda na região pós-pilórica está associado com menor risco de aspiração, que é um fator de risco importante no desenvolvimento de PAV.

De acordo com o CDC nenhuma recomendação pode ser feita em relação ao calibre (fino ou grosso) da sonda, o modo de infusão da alimentação enteral (contínuo ou intermitente) e a associação destes fatores com a prevenção de PAV.

Modulação da colonização

Uso de anti-sépticos orais

A colonização orofaríngea adquirida na UTI tem sido independentemente associada ao desenvolvimento de pneumonia hospitalar.

No estudo de De Riso et al. (1996), foi observado que o uso de clorexidina oral 0,12% na descontaminaçao orofaríngea de pacientes adultos que se submeteram à cirurgia cardíaca foi associado com redução das taxas de infecções hospitalares, inclusive do trato respiratório nestes pacientes.

A higiene oral de pacientes sob ventilação mecânica está indicada. Entretanto, com exceção do estudo de De Riso et al. (1996), não há outras evidências para recomendar o uso rotineiro deste anti-séptico com o intuito de prevenir PAV.

Descontaminação seletiva do trato digestivo

Alguns estudos avaliaram o impacto da utilização de antimicrobianos não-absorvíveis pelo trato gastrintestinal (TGI), porém esta estratégia, apesar de ter sido associada com maior sobrevida, não deve ser recomendada rotineiramente pelo risco de associação com colonização por microrganismos mutirresistentes, principalmente em instituições que já apresentam este problema (ATS, 2005).

A administração prévia de antimicrobianos sistêmicos ou nas primeiras 24 horas após entubação reduziu o risco de PAV em alguns grupos específicos, embora sua indicação necessite de maiores evidências para ser recomendada.

Profilaxia de úlcera de estresse

A profilaxia de úlcera de estresse deve ser indicada apenas para pacientes com alto risco de sangramento: úlcera gastroduodenal ativa sangrante, sangramento digestivo prévio, traumatismo cranioencefálico, uso de ventilação mecânica, politrauma, coagulopatia, uso de corticóides.

Não há consenso na literatura sobre a indicação de bloqueadores de receptores H2 ou sucralfato na redução da incidência de pneumonia.

O sucralfato, por sua vez, tem sido associado com maior taxa de sangramento digestivo.

Transfusão sanguínea

A indicação de transfusão sanguínea deve seguir pontos de corte restritos, como hemoglobina $\leq$ 7,0 g/dL, exceto se houver sangramento ativo (ATS, 2005).

Controle da glicemia

É recomendado manter níveis glicêmicos de 80 a 100 mg/dL, pois está associado com menor letalidade, menos infecções da corrente sanguínea, menor freqüência de insuficiência renal dialítica, menos dias sem antibióticos, menor tempo de permanência sob ventilação mecânica e menor permanência em UTI (ATS, 2005).

Prevenção da transmissão de microrganismos

Prevenção da transmissão bacteriana pessoa-a-pessoa

Higiene das mãos

Realizar higiene das mãos com água e sabão (se as mãos estiverem visivelmente sujas) ou realizar fricção das mesmas com o uso de agente anti-séptico à base de álcool (se as mãos estiverem previamente limpas) após o contato com mucosas, secreções respiratórias ou objetos contaminados, independentemente do uso de luvas, na manipulação do mesmo paciente ou de pacientes diferentes.

Obedecer às precauções-padrão

Os cuidados com os equipamentos respiratórios incluem esterilização ou desinfecção e manutenção de artigos e equipamentos de assistência respiratória.

Ventiladores mecânicos

Não esterilizar ou desinfetar rotineiramente o maquinário interno dos ventiladores mecânicos.

Circuitos respiratórios, umidificadores e dispositivos de troca de calor e umidade

- Trocar os circuitos respiratórios no mesmo paciente, quando estiverem visivelmente sujos ou com mau funcionamento mecânico;
- trocar o circuito de umidificação (incluindo cateter nasal ou máscara) que está sendo usado quando apresentar mau funcionamento ou se tornar visivelmente contaminado;

- não trocar HME rotineiramente numa freqüência inferior a 48 horas quando em uso no mesmo paciente;
- não trocar rotineiramente (na ausência de contaminação grosseira e mau funcionamento) o circuito ventilatório conectado ao HME em uso no mesmo paciente.

Umidificadores de oxigênio

Entre tratamentos num mesmo paciente, limpar, desinfetar, enxaguar com água estéril (se o enxágüe é necessário) e realizar a secagem.

Tendas de nebulização

- Entre o uso em diferentes pacientes, trocar as tendas e os nebulizadores, reservatórios e circuitos após a desinfecção de alto nível ou esterilização;
- realizar desinfecção de baixo nível diariamente ou pasteurização seguida de secagem com ar comprimido das tendas e dos nebulizadores, dos reservatórios e dos circuitos.

Respirômetros e termômetros ventilatórios

Entre o uso de respirômetros e termômetros ventilatórios em diferentes pacientes, esterilizar ou realizar desinfecção de alto nível.

Ambu

- Entre o uso de ambu em diferentes pacientes, esterilizar ou realizar desinfecção de alto nível em ambus reutilizáveis;
- não há recomendação em relação a freqüência de troca de filtros hidrofóbicos colocados na conexão com o ambu.

Máquinas de anestesia, circuitos ventilatórios, circuitos inspiratórios e expiratórios, conexão em Y, bolsa reservatória e umidificadores

- Não realizar rotineiramente esterilização ou desinfecção no maquinário interno do equipamento anestésico;
- entre o uso em diferentes pacientes, limpar os dispositivos reutilizáveis e depois esterilizar ou realizar desinfecção química de alto nível ou pasteurização de acordo com as orientações do fabricante dos dispositivos em relação ao reprocessamento;
- não há recomendação em relação à freqüência de limpeza e desinfecção de válvulas unidirecionais e câmara de dióxido de carbono;
- seguir as recomendações publicadas ou instruções dos fabricantes sobre a manutenção, limpeza e desinfecção ou esterilização de outros dispositivos ou conexões do sistema respiratório ou do circuito do equipamento anestésico do paciente;
- não há recomendação em relação ao uso de filtro bacteriano no circuito respiratório de equipamento de anestesia.

Equipamento de prova de função pulmonar

- Não realizar rotineiramente desinfecção ou esterilização interna das máquinas de teste de função pulmonar entre o uso em diferentes pacientes;
- trocar a peça de boca e o filtro do espirômetro entre o uso em diferentes pacientes.

Cuidados com pacientes com traqueostomia

- Quando trocar o tubo da traqueostomia, usar o avental, utilizar técnica asséptica e trocar o tubo por outro que tenha sido submetido à esterilização ou desinfecção de alto nível;
- não há recomendação relativa à aplicação diária de um agente antimicrobiano tópico na traqueostomia.

REFERÊNCIAS BIBLIOGRÁFICAS

1. ABRAMCZYK, M.L. et al. "Nosocomial infection in a pediatric intensive care unit in a developing country". *Braz. Infect. Dis. J.* 7(6):375-80, 2003.
2. ALLAOUCHICHE, B. et al. "Early diagnosis of ventilator-associated pneumonia: Is it possible to define a cutoff value of infected cells in BAL fluid?" *Chest.* 110:1558-65, 1996.
3. AMERICAN THORACIC SOCIETY. "Guidelines for the management of adults with hospital-acquired, ventilator-associated, and healthcare-associated pneumonia". *Am. J. Respir. Crit. Care Med.* 171:388-416, 2005.
4. ANTONELLI, M. et al. "A comparison on noninvasive positive-pressure ventilation and conventional mechanical ventilation in patients with acute respiratory failure". *N. Engl. J. Med.* 339: 429-35, 1998.
5. ASSOCIAÇÃO PAULISTA DE ESTUDOS E CONTROLE DE INFECÇÃO HOSPITALAR. *Prevenção das infecções hospitalares do trato respiratório*. 2.ed. 2005.
6. AUCAR, J.A. et al. "Quantitative tracheal lavage versus bronchoscopic protected specimen brush for the diagnosis of nosocomial pneumonia in mechanically ventilated patients". *Am. J. Surg.* 186(6):591-6, 2003.
7. BABCOCK, H.M. et al. "An educational intervention to reduce ventilator-associated pneumonia in an integrated health system: a comparison of effects". *Chest.* 125(6):2224-31, 2004.
8. BROOK, A.D. et al. "Effect of a nursing-implemented sedation protocol on the duration of mechanical ventilation". *Crit. Care Med.* 27:2609-15, 1999.
9. CARLUCCI, A. et al. "Noninvasive versus conventional mechanical ventilation: an epidemiologic survey". *Am. J. Respir. Crit. Care Med.* 163:874-80, 2001.
10. CAVALCANTE, N.J.F.; SANDEVILLE, M.L. & MEDEIROS, E.A. "Incidence of and risk factors for nosocomial pneumonia in patients with Tetanus". *Clin. Infect. Dis.* 33:1842-46, 2001.
11. COOK, D.J. et al. "Canadian Critical Care Trials Group. A comparison of sucralfate and ranitidine for the prevention of upper gastrointestinal bleeding in patients requiring mechanical ventilation". *N. Engl. J. Med.* 1998a; 338:791-97.
12. ________. "Influence of airway management on ventilator-associated pneumonia: evidence of randomized trials". *JAMA.* 279:781-87, 1998b.
13. ________. "Incidence of and risk factors for ventilator-associated pneumonia in critically ill patients". *Ann. Intern. Med.* 129:440, 1998c.
14. CRAVEN, D.E. & STEGER, K.A. "Nosocomial pneumonia in mechanically ventilated adult patients: epidemiology and prevention in 1996". *Semin. Respir. Infect.* 11:2-53, 1996.

15. DAUMAL, F. et al. "Changing heat and moisture exchangers every 48 hours does not increase the incidence of nosocomial pneumonia". *Infect. Control. Hosp. Epidemiol.* 20(5):347-9, 1999.
16. DE JONTE, E. et al. "Effects of selective decontamination of digestive tract on mortality and acquisition of resistant bacteria in intensive car: a randomized controlled trial". *Lancet.* 362:1011-16, 2003.
17. DE RISO, A.J. et al. "Chlorhidine gluconate 0,12% oral rinse reduces the incidence of total nosocomial respiratory infection and nonprophylatic systemic antibiotic use in patients undergoing heart surgery". *Chest.* 109:1556-61, 1996.
18. DRAKULOVIC, M.B. et al. "Supine body position as a risk factor for nosocomial pneumonia in mechanically ventilated patients: a randomized trial". *Lancet.* 354:1851-58, 1999.
19. ESTEBAN, A. et al. "Nonivasive positive-pressure ventilation for respiratory failure after extubation". *N. Engl. J. Med.* 350:2452-60, 2004.
20. FERNANDES, A.T. "Amostra de 15 UTI participantes do Programa NNISS/NACIH/CQH (Estado de SP), dados de 2000". Disponível em: URL: http://www.ccih.med.com.br. Acessado em 2001.
21. GARNER, J.S. "Guideline for isolation precautions in hospitals: the Hospital Infection Control Practices Advisory Committee". *Infect. Control.Hosp. Epidemiol.*17:53-80, 1996.
22. GASTINNE, H. et al. "A controlled trial in intensive care units of seletive decontamination of the digestive tract with nonabsorbable antibiotics". *N. Engl. J. Med.* 326:594-99, 1992.
23. HESS, D. "Prolonged use of heat and moisture exchangers: why do we keep changing things?" *Crit. Care Med.* 28:1667-68, 2000.
24. HEYLAND DK. et al. "Effect of postpyloric feeding on gastroesophageal regurgitation and pulmonary microaspiration: results of a randomized controlled trial". *Crit. Care Med.* 29:1495-501, 2001.
25. HOLZAPFEL, L. et al. "A randomized study assessing the systematic search for maxillary sinusitis in nasotracheally mechanically ventilated patients. Influence of nosocomial maxillary sinusitis on the occurrence of ventilator-associated pneumonia". *Am. J. Respir. Crit. Care Med.* 159:695-701, 1999.
26. JOHNSON, K.L. et al. "Closed versus open endootracheal suctioning: costs and physiologic consequences". *Crit. Care Med.* 22(4):658-66, 1994.
27. KOLEF, M.H. "The prevention of ventilator-associated pneumonia". *N. Engl. J. Med.* 340:627-4, 1999.
28. ________. "Mechanical ventilation with or without 7-day circuit changes: a randomized controlled trial". *Ann. Intern. Med.* 123: 168-74, 1995.
29. ________. "Mechanical ventilation with or without daily changes of in-line suction catheters". *Am. J. Respir. Crit. Care Med.* 156:466-72, 1997.
30. KOLEF, M.H. et al. "A randomized clinical trial comparing an extended-use hygroscopic condenser humidifier with heated-water humidification in mechanically ventilated patients". *Chest.* 113:759-67, 1998.
31. ________. "A randomized clinical trial of continuous aspiration of subglottic secretions in cardiac surgery patients". *Chest.* 116:1339-46, 1999.
32. KRESS, J.P. et al. "Daily interruptionof sedative infusions in critically ill patients undergoing mechanical ventilation". *N. Engl. J. Med.* 342:1471-77, 2000.
33. KRUEGER, W.A. et al. "Influence of combined intravenous and topical antibiotic prophylaxis on the incidence of infections, organ dysfucntions, and mortality in critically ill surgical patients: a rospective, stratified, randomized, double-blind, placebo-controlled clinical trial". *Am. J. Respir. Crit. Care Med.* 166:1029-37, 2002.
34. LOPES, J.M. et al. "Prospective surveillance applying the national nosocomial infection surveillance methods in a Brazilian pediatric public hospital". *Am. J. Infect. Control.* 30(1):1-7, 2002.

35. LORENTE, L. et al. "Ventilator-associated pneumonia using a closed versus open tracheal suction system". *Crit. Care. Med.* 33:115-9, 2005.
36. MARELICH, G.P. et al. "Protocol weaning of mechanical ventilation in medical and surgical patients by respiratory care practitioners and nurses: effect on weaning time and incidence of ventilator-associated pneumonia". *Chest.* 118:459-67, 2000.
37. MARTINS, S.T. et al. "Application of Control Measures for infections caused by multi-resistant gram-negative bacteria in intensive care unit patients". *Mem. Inst. Oswaldo Cruz.* 99(3):331-4, 2004.
38. NATIONAL NOSOCOMIAL INFECTIONS SURVEILLANCE (NNIS). "System Report, data Summary from January 1992-june 2001, issued August 2001". *Am. J. Infect. Control.* 29:404-21, 2001.
39. NAVA, S. et al. "Noninvasive mechanical ventilation in the weaning of patients with respiratory failure due to chronic obstructive pulmonary disease: a randomized controlled trial". *Ann. Intern. Med.* 128:721-8, 1998.
40. NOURDINE, K. "Does noninvasive ventilation reduce the ICU nosocomial infection risk?". *Intensive Care Med.* 25:567-73, 1999.
41. PANNUTI, C.S. et al. "Nosocomial pneumonia in adult patients undergoing bone marrow transplantation: or 9-year study". *Clin. Oncol.* 9:77-84, 1991.
42. PESSOA-SILVA, C.L. et al. "Healthcare associated infections among neonates in Brazil". *Infect Control Hosp. Epidemiol.* 25 (9):772-7, 2004.
43. PRADE, S.S. et al. "Estudo brasileiro da magnitude das infecções hospitalares em hospitais terciários". *Rev. Controle Inf. Hosp.* 2:11-25, 1995.
44. PROHOM, G. et al "Nosocomial pneumonia in mechanically ventilated patients receiving antiacid, ranitidine, or sucralfateas prophylaxis for stress ulcer: a randomized controlled trial". *Ann. Intern. Med.* 120:653-62, 1994.
45. RELLO, J. et al. "Pneumonia in intubated patients: role of respiratory airway care". *Am. J. Respir. Crit. Care Med.* 154:111-5, 1996.
46. SALAHUDDIN, N. et al. "Reducing ventilator-associated pneumonia rates through a staff education programme". *J. Hosp. Infect.* 57:223-7, 2004.
47. SALORD F. et al. "Nosocomial maxillary sinusitis during mechanical ventilation: a prospective comparison of orotracheal versus nasotracheal route for intubation". *Intensive Care Med.* 16 (6):390-3, 1990.
48. SMULDERS, K. et al. "A randomized clinical trial of intermittent subglotic secretiondrainage in patients receiving mechanical vetilation". *Chest.* 121:858-62, 2002.
49. STARLING, C.E.; COUTO, B.R. & PINHEIRO, S.M. "Appying the Centers for Disease Control an Prevention and National Nosocomial Surveillance system methods in Brazilian hospitals". *Am. J. Infect. Control.* 25b(4):303-11, 1997.
50. TABLAN, O.C. et al. "Guidelines for preventing healthcare-associated pneumonia, 2003: recommendations of CDC and the Healthcare Infection Control Practices Advisory Committee". *MMWR.* 53(RR-3):1-36, 2004.
51. THOMACHOT L. et al. "Changing heat and moisture exchangers after 96 hours rather after 24 hours: a clinical and microbiological evaluation". *Crit. Care Med.* 28(3):714-20, 2000.
52. VELASCO, E. et al. "Nosocomial infections in an oncology intensive care unit". *Am. J. Infect. Control.* 25(6):458-62, 1997.
53. VINCENT, J.L. "Ventilator-associated pneumonia". *J. Hosp. Infect.* 57(4):272-80, 2004.
54. ZACK, J.E. "Effect of an education program aimed at reducing the occurrence of ventilator-associated pneumonia". *Crit. Care Med.* 30(11):2407-12, 2002.

CAPÍTULO 11

Pneumonia no Imunocomprometido

ROSALI TEIXEIRA DA ROCHA
JORGE NAKATANI

INTRODUÇÃO

As doenças pulmonares no hospedeiro imunocomprometido permanecem como maiores causas de morbidade e mortalidade. O termo é aplicado para uma variedade de pacientes com defeitos diferentes em suas defesas. Os pacientes considerados imunocomprometidos são os portadores de neoplasia de órgão sólido ou hematológico, pacientes transplantados, pacientes em tratamento com drogas imunossupressoras, como corticosteróides, ciclosporina ou drogas citotóxicas, e pacientes portadores de síndrome de imunodeficiência adquirida (Aids).

DEFEITOS NA DEFESA DO HOSPEDEIRO (FIGURA 11.1)

Neutropenia

É definida como uma contagem absoluta de neutrófilos de ≤ 500 células/mm^3 ou de ≤ 1.000 células/mm^3 com um declínio previsto para ≤ 500 células/mm^3 em 24 a 48 horas. A incidência e gravidade da infecção é inversamente proporcional ao número de neutrófilos circulantes. A duração da neutropenia é um outro determinante importante do risco de infecção. Quanto mais prolongado o estado neutropênico, maior o risco de infecção. Atualmente, microrganismos gram-positivos causam bacteremia em pacientes neutropênicos mais freqüentemente do que gram-negativos. Agentes gram-negativos são mais isolados em outros sítios de infecção, como o trato urinário, gastrintestinal e respiratório. Cerca de 30% das infecções são polimicrobianas e 80% destas têm um microrganismo gram-negativo como componente. A freqüência de bactérias anaeróbias isoladas é baixa nesses pacientes. A infecção por fungos como *Aspergillus* sp. ocorre tardiamente no curso da neutropenia. As viroses do grupo herpes (vírus herpes simples, varicela zóster vírus, citomegalovírus, Epstein-Barr vírus e herpes vírus humano 6) e viroses respiratórias adquiridas na comunidade (vírus sincicial respiratório, vírus influenza e parainfluenza) estão entre os patógenos importantes em determinados pacientes (transplantados hematológicos). Algumas dessas infecções têm distribuição sazonal.

Defeito de linfócito B/deficiência humoral

Pacientes com defeitos na função de linfócito B estão predispostos à infecção pulmonar com patógeno encapsulado, principalmente, *S. pneumoniae*, *H. influenzae*. Os distúrbios associados com imunidade humoral incluem mieloma múltiplo, leucemia, linfoma não-Hodgkin e deficiências de imunoglobulina adquirida ou congênita. Há risco de infecção bacteriana recorrente. Quando pacientes com defeitos humorais recebem quimioterapia que conduz à neutropenia, eles devem ser tratados como pacientes neutropênicos.

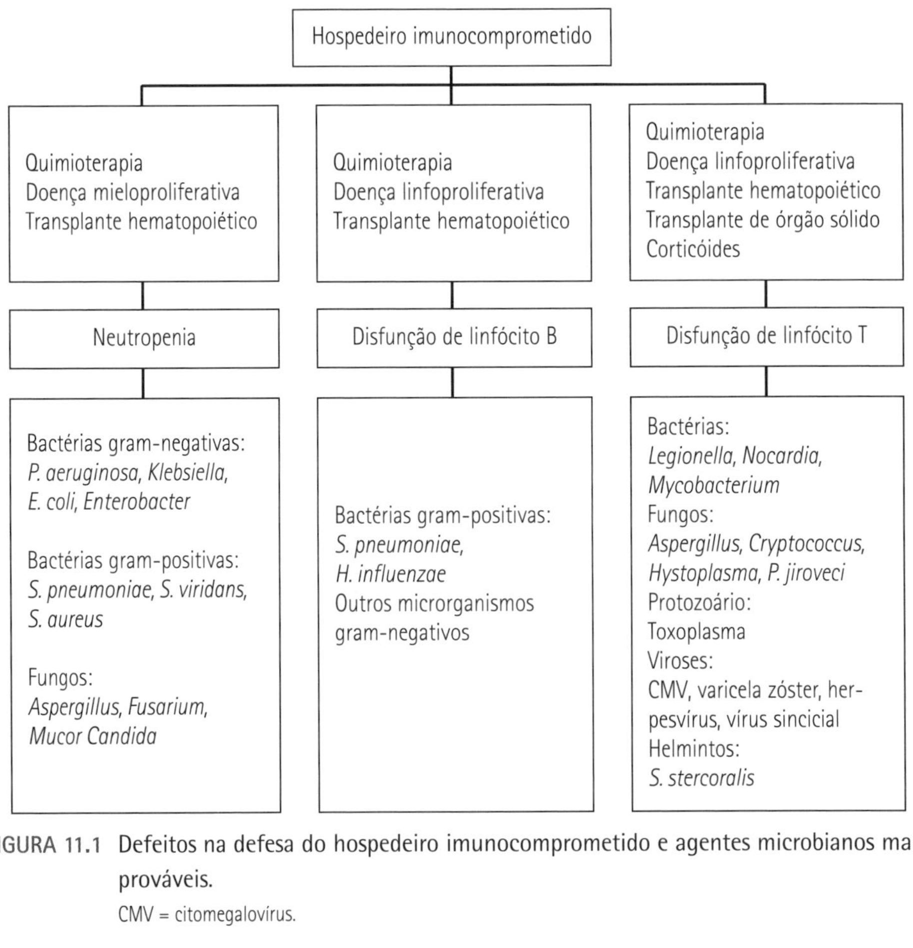

FIGURA 11.1 Defeitos na defesa do hospedeiro imunocomprometido e agentes microbianos mais prováveis.

CMV = citomegalovírus.

Defeitos de linfócito T/função de macrófago

A imunidade mediada por células T protege contra infecções por patógenos intracelulares. Os patógenos bacterianos intracelulares incluem *Mycobacterium*, *Legionella* e *Salmonella*. A imunidade celular defende contra a maioria das micoses sistêmicas, viroses e alguns parasitas. As doenças associadas com esse defeito incluem linfomas, HIV, terapia com corticosteróide, transplante de medula óssea, transplante de órgãos e terapia imunossupressiva.

Neoplasias

Infecções pulmonares são um problema sério e freqüente em paciente com neoplasia que recebe quimioterapia. As pneumonias ocorrem no local do câncer, em parte por causa de defeitos imunológicos presentes, e são secundárias a fatores predisponentes comuns nesses pacientes, tais como propensão a aspiração devido metástases em sistema nervoso central, uso de medicação com narcótico, distúrbio de deglutição. Os pacientes podem ter dificuldade na eliminação de secreção devido a doença endobrônquica ou podem estar debilitados pelo mau estado nutricional.

O perigo de infecção nos pacientes neoplásicos que recebem quimioterapia pode ser abordado por meio da avaliação dos fatores de risco: tipo de câncer; gravidade; duração dos defeitos imunológicos presentes devido a doença subjacente, incluindo a presença ou ausência de neutropenia; defeitos de imunidade humoral; defeitos de linfócitos T; exposição histórica, de infecção, como tuberculose, fungo endêmico, toxoplasmose, estrongilóides, que podem reativar; tratamento imunossupressor, incluindo dose e duração dos corticosteróides; tipo de quimioterapia; agentes profiláticos usados para prevenir infecção.

Transplante de órgão sólido

A incidência de complicações infecciosas após transplante de órgãos tem diminuído com a introdução de estratégias profiláticas mais efetivas e com refinamentos nos regimes de imunossupressão, mas infecções permanecem como uma das complicações ameaçadoras à vida. Os pulmões representam o principal sítio infeccioso em receptores de transplante de pulmão e coração, e é o segundo sítio mais comum em transplantados de fígado. A incidência de infecção pulmonar é mais baixa em transplantados renais, refletindo o procedimento cirúrgico menos rigoroso para o implante do enxerto e diminuição do nível de imunossupressão necessário para mantê-lo.

O espectro de microrganismo responsável por infecções pós-transplante é semelhante entre as várias populações de transplantados de órgãos sólidos. A seqüência com que esses diferentes agentes aparecem no curso pós-transplante é bastante característica. O primeiro mês é influenciado pelo risco de infecção pós-cirurgia e pela permanência em unidade de terapia intensiva e, secundariamente, pelo início de medicação imunossupressora.

As infecções bacterianas nosocomiais predominam. O segundo estágio se estende do primeiro ao sexto mês, período de imunossupressão máxima sustentada, caracterizado por emergência de patógenos oportunistas. Após seis meses, a função do enxerto está estável para permitir redução no nível de imunossupressão. Nesse período tardio, as infecções decorrem de patógenos adquiridos na comunidade. Infecções oportunistas ocorrem menos freqüentemente, mas permanecem prevalentes entre os pacientes que necessitam aumentar a imunossupressão para tratamento de rejeição crônica ou episódios de rejeição aguda.

Transplante hematopoiético de células-tronco

Este termo substitui o anteriormente utilizado (transplante de medula óssea) e reflete a ampla variação em origem de células-tronco disponível (medula óssea, sangue de cordão fetal, sangue periférico estimulado com fator de crescimento). A definição do tipo de transplante depende da origem da célula-tronco:

- autólogo: a célula-tronco é do próprio paciente;
- sinérgico: a célula-tronco é de gêmeo idêntico;
- alogênico: a célula-tronco é de pessoa não relacionada ao indivíduo.

Antes da infusão da célula-tronco, altas doses de quimioterapia com ou sem irradiação total do corpo, são administradas para extirpar a medula óssea, maximizar a morte de células tumorais e, nos casos de transplante alogênico, induzir imunossupressão para prevenir rejeição. Esses regimes são responsáveis por muitas complicações pulmonares vistas após transplante. Tais complicações podem ser infecciosas e não-infecciosas e tendem a ocorrer em período bem definido. O tempo e a intensidade das terapias citorredutoras, o padrão de imunorreconstituição e o uso de estratégias profiláticas para agentes infecciosos influenciam a duração desses intervalos. As complicações infecciosas são mais comuns nos pacientes submetidos a transplante alogênico porque necessitam de administração de agentes imunossupressores após o transplante para prevenir ou tratar doença do enxerto *versus* hospedeiro (GVHD).

Síndrome de imunodeficiência adquirida – Aids

Os pacientes com Aids no curso inicial da doença, com contagem normal ou quase normal do CD4, apresentam pneumonia causada essencialmente pelos mesmos patógenos que o hospedeiro normal. De forma incomum podem apresentar pneumonia por *Salmonella* sp. *Mycobacterium tuberculosis* ou micobacteriose atípica normalmente são vistos como efeito imunossupressivo da doença em proporção à diminuição da imunidade celular estimada pela contagem de CD4. Pacientes com pneumonia e contagem muita baixa de CD4 têm um espectro diferente de doença. A abordagem clínica do paciente com Aids deve combinar a análise das defesas do hospedeiro com o grau de imunossupressão e a apresentação radiológica.

Pneumonia adquirida na comunidade (PAC)

A distribuição de patógenos em PAC nos indivíduos normais e nos comprometidos é, essencialmente, a mesma. PAC são causadas por *S. pneumoniae, H. influenzae, M. catarrhalis, M. pneumoniae, Chlamydia pneumonia* e *Legionella* spp. No hospedeiro imunocomprometido com defeito em linfócito T ou na função de macrófago, a bactéria atípica mais importante é a *Legionella* sp. *Pseudomonas aeruginosa* pode causar bacteriemia em pacientes neutropênicos. A pneumonia por *S. aureus* é incomum em pacientes normais e imunocomprometidos; é vista em hospedeiro normal pós-processo viral por *Influenza* e em imunocomprometido como um evento pré-terminal em Aids. No paciente transplantado, as pneumonias comunitárias ocorrem no período tardio pós-transplante.

Os pacientes com Aids e PAC têm a mesma distribuição de patógenos, com adição de alguns microrganismos incomuns associados a defeito de linfócito T, como pneumonia por *Salmonella* sp. Apesar da taxa de infecção oportunista ter diminuído após a introdução do esquema HAART *(highly active antiretroviral therapies)*, patógenos intracelulares, como *M. tuberculosis, Mycobaterium avium-intracellulare, Toxoplasma gondii, Pneumocystis jiroveci,* citomegalovírus e certas infecções fúngicas sistêmicas (*Aspergillus, Cryptococcus neoformans*) ainda ocorrem nesses pacientes.

Pneumonia nosocomial

Hospedeiros comprometidos graves são hospitalizados ou estão em período pós-operatório de transplante, mas, em ambos os casos, estão predispostos a infecções nosocomiais. Freqüentemente, eles estão entubados e predispostos a pneumonia associada ao ventilador. Patógenos gram-negativos predominam, mas *S. aureus* e *Legionella* sp também são encontrados. Infecções com *S. aureus* meticilino-resistente têm sido documentadas e devem ser consideradas na decisão para terapia antibiótica inicial. A necessidade de ventilação mecânica prolongada é o maior fator de risco para pneumonia nosocomial, principalmente pós-transplante. A dificuldade para tosse, que acompanha manipulação cirúrgica do tórax e abdome superior, também contribui para o risco.

QUADRO CLÍNICO

A abordagem clínica deve combinar todas as informações disponíveis no hospedeiro imunocomprometido (Tabela 11.1). História de exposição ambiental, viagens recentes e localização geográfica pode sugerir a infecção primária ou a reativação de doença latente. Os sinais clínicos de infecção em paciente imunocomprometido incluem febre, taquipnéia e tosse. No paciente neutropênico, os sinais clínicos podem ser leves e a tosse não produz escarro. O defeito imunológico subjacente, na maioria das vezes, determina o espectro de microrganismos infectantes. O tempo de estabelecimento do processo pulmonar – agudo, subagudo ou crônico associado a aparência ao radiograma de tórax; unifocal, multifocal ou difuso; presença ou ausência de consolidações ou cavitações – ajuda a limitar as possibilidades diagnósticas.

O diagnóstico diferencial deve incluir causas não-infecciosas para as complicações pulmonares em pacientes imunocomprometidos. Na apresentação aguda, deve-se diferenciar de tromboembolismo pulmonar com infarto, tumor fantasma por falência cardíaca, síndrome do desconforto respiratório do adulto e hemorragia alveolar. Na apre-

TABELA 11.1 ABORDAGEM CLÍNICA PARA O DIAGNÓSTICO DE INFILTRADO PULMONAR EM HOSPEDEIRO IMUNOCOMPROMETIDO

Infiltrado pulmonar focal/segmentar	Infiltrado pulmonar difuso/bilateral
Agudo	Agudo
Causas não-infecciosas	Causas não-infecciosas
TEP/infarto	ICC/SDRA/hemorragia alveolar
Tumor fantasma/ICC	Causas infecciosas
Causas infecciosas	Pneumonia por *P. jiroveci*
Pneumonias bacterianas	
Subagudo/crônico	Subagudo/crônico
Causas não-infecciosas	Causas não-infecciosas
Carcinomas primários e metastáticos	Pneumonite por droga, radiação, Boop,
Causas infecciosas	linfangite
Aspergilose, *Nocardia*, criptococo, tuberculose, histoplasmose	Causas infecciosas Vírus sincicial respiratório, CMV, tuberculose miliar

sentação subaguda ou crônica, de pneumonite induzida por drogas, pneumonite por radiação, bronquiolite obliterante com pneumonia em organização, doença linfoproliferativa pós-transplante, doença neoplásica relacionada à Aids e proteinose alveolar.

DIAGNÓSTICO POR IMAGEM

Radiograma de tórax

A apresentação radiográfica e a taxa de progressão do infiltrado têm se associado ao aumento da probabilidade de certos patógenos, mas existem sobreposições (Tabela 11.2). Uma radiografia normal não afasta a presença de pneumonia em paciente neutropênico.

Infiltrado focal: mais freqüente, relacionado a infecção bacteriana; considerar infecção fúngica se o infiltrado persistir apesar da terapia.

Padrão difuso: freqüentemente são sinais de progressão rápida e fatal em pneumonia. Dentre os patógenos, incluem-se viroses (CMV), *Legionella* sp., *Mycoplasma pneumoniae*, *P. jiroveci*, infecção bacteriana e aspergilose invasiva. *Mycobacterium tuberculosis* e *Candida* são causas raras.

Cavidade/lesões nodulares: no diagnóstico diferencial, incluem-se fungos (*Cryptococcus neoformans*, *Mucor* e *Aspergillus* sp.), *Nocardia*, abscessos por *S. aureus*, *P. aeruginosa* ou bactéria anaeróbia. Outras causas incluem infecção por *Legionella* sp., *M. tuberculosis* e infartos pulmonares infectados.

Derrame pleural: pode ser parte de processo parapneumônico secundário a infecção bacteriana, fúngica ou viral.

TABELA 11.2 PADRÕES RADIOGRÁFICOS E PATÓGENOS COMUNS

	Neutropenia	Transplante (pós-neutropenia)
Focal precoce (< 1 semana)	Bactéria	Bactéria
Focal tardio (> 1 semana)	Fungo, bactéria resistente	Fungo, bactéria resistente, viral
Difuso	Bactéria, fungo invasivo	Bactéria, viral, *P. jiroveci*
Nodular	Fungo, *Pseudomonas aeruginosa*	Fungo oportunista, *Nocardia*, micobactéria
Cavitário	Bactéria piogênica, fungo, bactéria gram-negativa	Bactéria piogênica, fungo, *Nocardia*
Derrame pleural	Bactéria, fungo	Bactéria, fungo, micobactéria

Tomografia computadorizada de Tórax

A tomografia de tórax tornou-se um instrumento valioso no diagnóstico precoce de infecções bacterianas e fúngicas. Esse método detecta lesões nodulares, cavitações, abscessos e sinal do halo antes de aparecer no radiograma de tórax de rotina.

EXAMES LABORATORIAIS

A detecção e o tratamento específico do patógeno responsável pela pneumonia são os objetivos principais na realização dos exames para diagnóstico (Tabela 11.3). Métodos não-invasivos incluem: escarro com coloração pelo método de gram, pesquisa de BAAR, culturas, detecção de antígenos urinários, imunofluorescência direta para *Legionella* e viroses, PCR. A maioria dos pacientes imunocomprometidos necessita uma técnica invasiva para obter amostra de tecido ou secreção pulmonar para diagnóstico. Dentre os métodos invasivos, incluem-se: lavado bronquíolo-alveolar protegido e não-protegido, escovado protegido, biopsia transbrônquica, aspiração transtorácica por agulha e biopsia pulmonar aberta.

TABELA 11.3 DIAGNÓSTICO DOS PRINCIPAIS PATÓGENOS EM PACIENTES IMUNOCOMPROMETIDOS E TRATAMENTO

Agente suspeito	Método de diagnóstico	Alternativa	Tratamento
Bactéria não-usual	Hemoculturas para aeróbios-anaeróbios	-	-
Legionella sp.	Cultura do escarro e LBA	Antígeno urinário (*Legionella pneumophila*), PCR não-padronizado	Fluoroquinolona respiratória: levofloxacino, gatifloxacino, moxifloxacino ou claritromicina ou azitromicina ± rifampicina
Nocardia	Secreção/tecido pulmonar Coloração prata-metenamina/gomori	-	Sulfixazol: 4 a 12 g/dia Sulfadiazina: 6 a 8 g/dia Sulfametoxazol-trimetoprim 800/160 mg 4 vezes/dia

(continua)

TABELA 11.3 (CONT.) DIAGNÓSTICO DOS PRINCIPAIS PATÓGENOS EM PACIENTES IMUNOCOMPROMETIDOS E TRATAMENTO

Agente suspeito	Método de diagnóstico	Alternativa	Tratamento
Mycobacterium tuberculosis	BAAR no escarro/LBA, amplificação RNAr e DNA, cultura Bactec	Biopsia transbrônquica se LBA negativo, medula óssea se tuberculose miliar	Ver Capítulo 12
Micobactéria não-tuberculose	Hemocultura, escarro, LBA, biopsia transbrônquica, lesão de pele	Cultura de medula óssea = hemodiagnóstico precoce	Ver Capítulo 12
Fungos			
Pneumocystis jiroveci	DFA no escarro induzido/LBA, BTB	Coloração pela prata no escarro induzido/LBA, PCR sensível em não-HIV	Sulfametoxazol 75 mg/kg/dia + trimetoprim 15 mg/kg/dia IV por 21 dias Alternativa: pentamidina IV 4 mg/kg/dia, clindamicina 600 mg IV a cada 8 horas + primaquina 30 mg/dia por 21 dias
Candida sp.	Biopsia de lesões suspeitas, hemoculturas para aeróbios, culturas de cateteres ou seus sítios	-	Anfotericina B 0,8 a 1,0 mg/kg/dia Fluconazol 400 a 800 mg/dia Voriconazol (Vfend®) Caspofungina (Cancidas®)
Cryptococcus neoformans	Detecção de antígeno em soro e fator estimulador de colônia – método EIA	Hemoculturas, tinta da Índia do fator estimulador de colônia e cultura	Doença pulmonar: fluconazol 200 a 400 mg/dia Doença disseminada: anfotericina B
Hystoplasma capsulatum	Coloração e hemoculturas de amostras de tecido lisado ou centrifugado, antígeno urinário método EIA	Hemoculturas para aeróbios, antígeno urinário positivo somente em doença disseminada	Anfotericina B 1,5 mg/kg/dia Itraconazol 100 a 200 mg/dia
Aspergillus sp.	LBA, biopsia de qualquer lesão suspeita	Antigenemia *galactomannan* detecta principalmente *Aspergillus* (EIA)	Anfotericina B: 1 mg/kg IV total 2 a 2,5 g. Voriconazol (Vfend®): 6 mg/kg IV a cada 12 h 1º dia, 4 mg/kg IV a cada 12 h ou 200 mg VO a cada 12 h. Caspofungina (Cancidas®): 70 mg IV 1º dia, 50 mg IV/dia, 35 mg/kg na insuficiência hepática

(continua)

TABELA 11.3 (CONT.) DIAGNÓSTICO DOS PRINCIPAIS PATÓGENOS EM PACIENTES IMUNOCOMPROMETIDOS E TRATAMENTO

Agente suspeito	Método de diagnóstico	Alternativa	Tratamento
Viroses			
CMV	Antígeno CMV, PCR, LBA *shell vial*	Cultura para vírus, efeito citopático em LBA - citologia	Ganciclovir 2,5 mg/kg a cada 8 h IV Aciclovir IV 10 mg/kg a cada 8 h Foscarnet 90 mg/kg a cada 12 h/vidarabina
Vírus Epstein-Barr	PCR quantitativo no sangue	Biopsia com imunoistoquímica, EBV + doença linfoproliferativa	-
Herpes vírus 6	PCR para detectar DNA em CSF	Sorologia (EIA) para IgM, IgG-infecção prévia	Aciclovir IV 10 mg/kg a cada 8 h
Adenovírus	Coloração imunofluorescência direta, cultura de células de secreção, PCR sangue ou LBA	Microscopia eletrônica de secreções PCR + doença disseminada/ ou 3 sítios diferentes	-
Parasitas			
Toxoplasma gondii	Detecção de DNA por PCR sangue, LBA, tecido pulmonar, cistos em tecidos-coloração Giemsa	Sorologia: IgM freqüentemente negativo, IgG-infecção prévia	Pirimetamina 200 mg VO/dia + sulfadiazina 1-1,5 g a cada 6 h ou sulfametoxazol-trimetoprim 50/10 mg/kg/dia
Strongyloides stercoralis	Escarro, LBA, fezes para estágio de larva inicial ou larva filariforme. Adultos, larva e ovos em tecidos do intestino (EDA)	-	Tiabendazol 25 mg/kg/dia Profilaxia: albendazol 100 mg/dia por 5 dias

Infecções bacterianas comunitárias

Ver tratamento para pneumonias adquiridas na comunidade no Capítulo 9.

Avaliação e tratamento do neutropênico febril

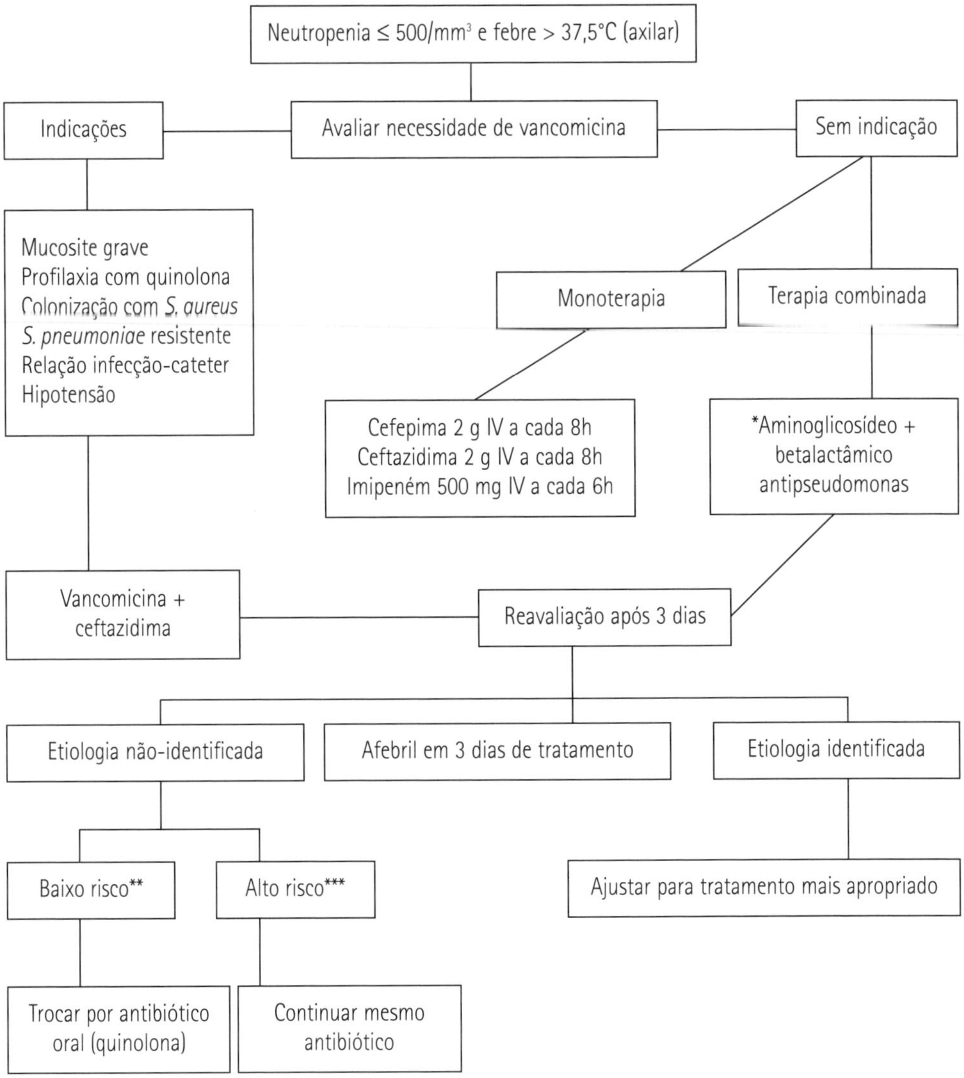

* Evitar se paciente idoso, nefropata, em uso de bloqueador neuromuscular.

** Estável clinicamente.

*** Mantém neutropenia, mucosite e sinais de instabilidade.

FIGURA 11.2 Orientação para o manejo inicial do paciente neutropênico febril.

REFERÊNCIAS BIBLIOGRÁFICAS

1. CUNHA, B.A. "Pneumonias in the compromised host". In: *Infections in the compromised host. Infectious Disease Clinics of North America.* 15(2):591-612, 2001.
2. GEA-BANACLOCHE, J.C. et al. "Sepsis associated with immunosuppressive medications: an evidence-based review". *Crit. Care Med.* 32(11):S578-590, 2004.
3. KOTLOFF, R.M. et al. "Pulmonary complications of solid organ and hematopietic stem cell transplantation". *Am. J. Respir. Crit. Care Med.* 170:22-48, 2004.
4. PICAZO, J.J. "Management of the febrile neuropenic patient: a consensus conference". *Clinical Infectious Diseases.* 39:S1-6, 2004.
5. ROLSTON, K.V.I. "The Infectious Diseases Society of America 2002 guidelines for use of antimicrobial agents in patients with cancer and neutropenia: salient features and comments". *Clinical Infectious Diseases.* 39:S44-8, 2004.
6. SEPKOWITZ, K.A. "Opportunistic infections in patients with and patients without acquired immunodeficiency syndrome". *Clinical Infectious Diseases.* 34:1098-107, 2002.
7. SHORR, A.F. et al . "Pulmonary infiltrates in the non-HIV-infected immunocompromised patient". *Chest* .125:260-71, 2004.
8. URABE, A. "Clinical features of neutropenic host: definitions and initial evaluation". *Clinical Infectious Diseases.* 39:S53-5, 2004.

CAPÍTULO 12

Tuberculose e Outras Micobactérias

ILKA LOPES SANTORO
SANDRA APARECIDA RIBEIRO

TUBERCULOSE

Epidemiologia

A tuberculose, doença prevenível e curável, constitui ainda hoje uma ameaça para a Saúde Pública no Brasil. Segundo a Organização Mundial da Saúde, o Brasil ocupa o 14º lugar entre os 23 países responsáveis por 80% do total de casos de tuberculose no mundo. Fontes do Ministério da Saúde estimam uma incidência de casos novos de 58/100.000, metade deles de doentes bacilíferos, com cerca de 50 milhões de infectados e 6.000 óbitos/ano. As faixas etárias menores apresentam maior risco de adoecimento (400/100.000 entre 0 e 4 anos de idade), com estabilização entre 20 e 40 anos (40 a 50/100.000) e um novo aumento para 100/100.000 a partir dos 60 anos.

O risco de tuberculose é menor nos estados do sul do país e nas áreas rurais, e maior nas cidades do Sudeste e Norte/Nordeste, sobretudo nas grandes concentrações urbanas.

Diagnóstico

Doença pulmonar ativa

Caso de tuberculose é todo caso bacilífero ou cultura positiva ou aquele repetidamente negativo à baciloscopia que, com base na clínica, na radiologia e na epidemiologia, permite que o médico inicie o tratamento. A história mais comumente relatada é tosse geralmente produtiva com expectoração purulenta ou mucóide, quase sempre associada a emagrecimento, por mais de 2 semanas, acompanhada ou não de febre vespertina, sudorese noturna, hemoptóicos ou hemoptise.

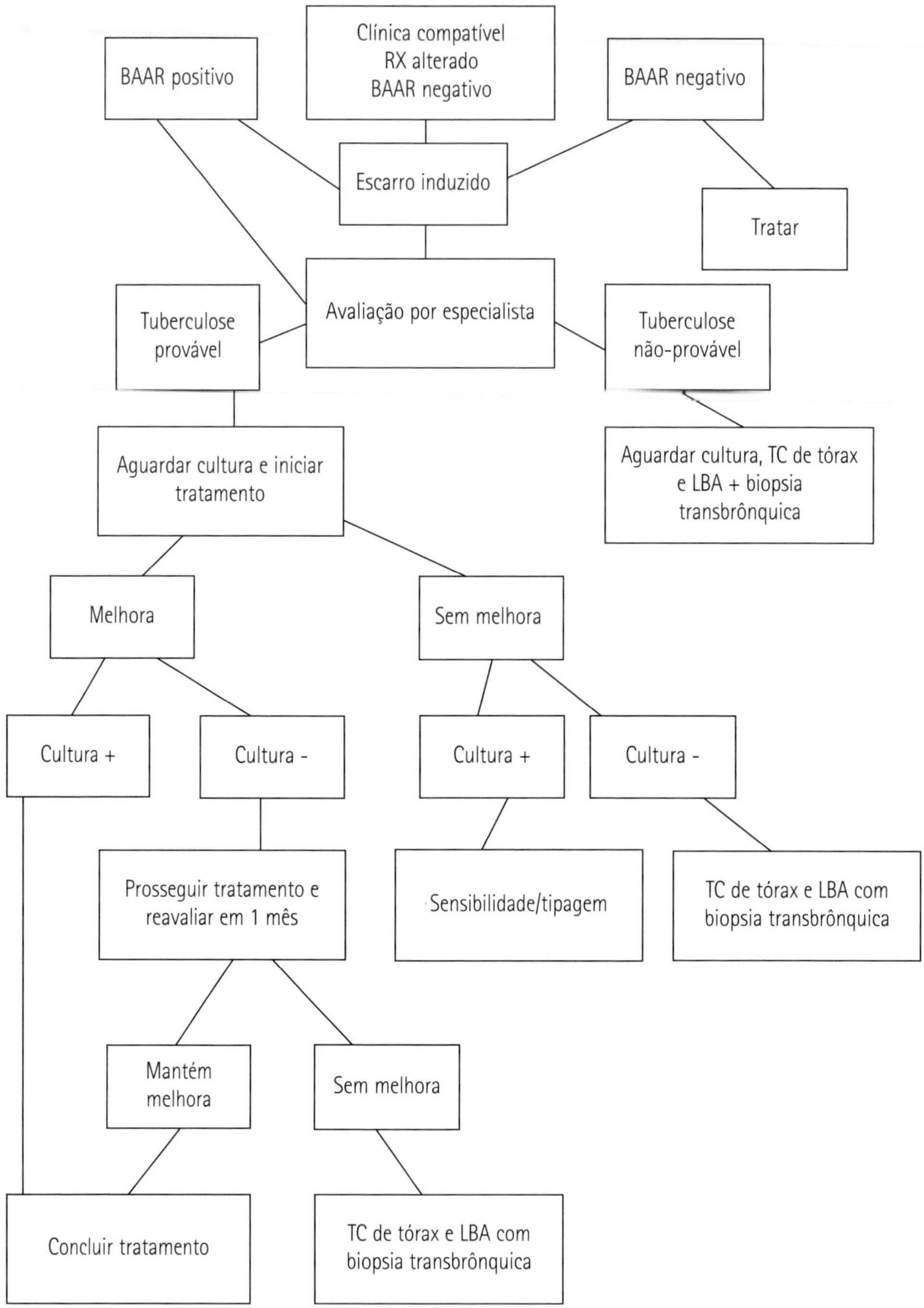

FIGURA 12.1 Abordagem diagnóstica na suspeita de tuberculose pulmonar de pacientes sem expectoração ou com baciloscopia do escarro negativa.

Métodos diagnósticos

Pesquisa direta de BAAR no escarro espontâneo ou induzido

É o método prioritário, tanto para o diagnóstico quanto para o controle do tratamento, além de permitir a identificação da principal fonte de transmissão da infecção: o paciente bacilífero. O método específico de coloração adotado no Brasil e de custo mais barato é o de Ziehl-Neelsen (pesquisa direta). Para diagnóstico, recomenda-se a coleta de 2 amostras de escarro espontâneo, se possível uma na ocasião da primeira consulta e outra, independentemente do resultado da primeira, na manhã seguinte, em jejum. A centrifugação do escarro melhora o rendimento da baciloscopia e/ou cultura. O rendimento da baciloscopia é de 60 a 80% nos casos de tuberculose pulmonar.

A obtenção de espécime respiratório por meio da indução de escarro, com nebulização ultra-sônica com solução salina a 3%, é o procedimento com melhor relação custo/benefício para o diagnóstico de tuberculose pulmonar escarro negativo, recomendando-se seu uso precedendo estudos invasivos, como a broncofibroscopia com lavado broncoalveolar, e sempre associado com a cultura para micobactérias.

Cultura para micobactérias

O meio de cultura mais utilizado no Brasil e aprovado pelo Organização Mundial da Saúde é o de Lowenstein-Jensen, um meio sólido à base de ovo, em que o crescimento de colônias aparece em 3 a 8 semanas. A identificação da micobactéria isolada pode ser feita pela análise morfológica das colônias, nos meios sólidos, associada ao uso de testes bioquímicos clássicos, químicos (HPLC) e moleculares (sondas genéticas validadas para identificação de micobactérias a partir do crescimento em culturas). O teste de sensibilidade aos medicamentos mais utilizados é o método das proporções em meio de Lowenstein-Jensen. As indicações prioritárias para a realização de cultura para micobactérias estão na Tabela 12.1.

TABELA 12.1 INDICAÇÕES DE CULTURA PARA MICOBACTÉRIAS

Casos pulmonares suspeitos e negativos à baciloscopia
Espécimes paucibacilares e extrapulmonares
Todo espécime de paciente soropositivo para HIV
Todos os casos de retratamento após falência bacteriológica ao R/H/Z; ou recidiva de doença; ou reinício após abandono, com teste de sensibilidade
Suspeita de resistência às drogas: persistência de baciloscopia positiva no 4º mês de tratamento ou positivação após negativação das baciloscopias nos controles mensais, seguida de teste de sensibilidade
Suspeita de micobacteriose não-tuberculosa, seguida de identificação da espécie do bacilo

R = rifampicina; H = isoniazida; Z = pirazinamida.

Existem métodos de verificação indireta do crescimento em cultura do *M. tuberculosis* baseados na detecção da produção de CO_2 e no consumo de O_2 (Bactec 460TB, MB BacT, MGIT e Bactec 9000). O resultado é obtido em menos tempo do que a cultura convencional, mas se equipara em sensibilidade. No entanto, não estão validados para rotina, ficando restritos aos laboratórios de pesquisa.

Radiologia

O estudo radiológico convencional está sempre indicado, especialmente nos sintomáticos respiratórios negativos à baciloscopia do escarro espontâneo, contatos de pacientes bacilíferos de todas as idades, com ou sem sintomatologia respiratória, suspeitos de tuberculose extrapulmonar e infectados pelo HIV ou com Aids. A incidência ápico-lordótica revela melhor o acometimento apical.

Outras formas menos comuns de apresentação radiológica de tuberculose pulmonar são a forma nodular única ou múltipla, que simula a doença maligna, e a cavitação localizada atipicamente em lobo inferior simulando abscesso pulmonar. Na tuberculose primária, pode ainda ocorrer consolidação pneumônica, simulando uma pneumonia bacteriana, com broncograma aéreo e quadro clínico agudo de dor torácica com febre alta.

Outros

Biologia molecular: as técnicas de amplificação de ácidos nucléicos, tendo como alvo seqüências específicas de microrganismos, surgiram como promissores instrumentos para o diagnóstico da tuberculose sensível ou resistente. No entanto, a metanálise a respeito do papel da técnica de PCR (reação em cadeia da polimerase) para o diagnóstico da tuberculose pulmonar com escarro negativo à baciloscopia concluiu que essa técnica não possui acurácia suficiente para ser indicada como rotina nem pode substituir a cultura, podendo ser usada apenas em laboratórios de referência.

Sorologias: esses métodos baseiam-se em reações do tipo antígeno-anticorpo, mas até o momento não estão recomendados para a rotina clínica da investigação da tuberculose pulmonar.

Broncoscopia: uma vez que o rendimento diagnóstico do escarro induzido é semelhante ao lavado broncoalveolar (LBA), as indicações de broncoscopia, associada ou não à biopsia transbrônquica, estão mostradas na Tabela 12.2:

TABELA 12.2 INDICAÇÕES DE BRONCOSCOPIA NA SUSPEITA DE TUBERCULOSE

Baciloscopia de escarro induzido negativa
Suspeita de outra doença pulmonar que não a tuberculose
Suspeita de tuberculose miliar ou tuberculose de lesão mínima
Suspeita de tuberculose endobrônquica
Pacientes imunodeprimidos, particularmente os infectados pelo HIV

Tomografia de tórax: no Brasil, estudos sobre rendimento da tomografia computadorizada (TC) ainda são limitados e necessitam de maior aprofundamento sobre a relação custo/benefício. Deve ser usada de forma individualizada, especialmente em casos com baciloscopia negativa que exijam diagnóstico diferencial, em casos de sangramento brônquico com raio X normal ou em casos com suspeita de tuberculose miliar, que é mais precocemente detectada pela tomografia de tórax.

Teste tuberculínico: sabe-se que cerca de 70 a 80% dos portadores de tuberculose pulmonar não-imunodeprimidos apresentam PPD ≥ 10 mm. No entanto, a taxa de positividade da prova tuberculínica oscila entre 25 e 55% na população geral e, nos locais com significativa taxa de co-infecção TB/HIV, aumenta a probabilidade de resultado falso-negativo, limitando seu uso para decisão diagnóstica.

Tuberculose pleural

É a forma extrapulmonar de tuberculose mais comum em indivíduos HIV negativos. O quadro clínico pode se apresentar de forma insidiosa, com dor pleurítica, astenia, emagrecimento, anorexia, febre e tosse seca; ou de forma aguda com dor torácica forte, febre alta e grande acometimento do estado geral, simulando pneumonia bacteriana aguda.

A realização da punção pleural para retirada de líquido é um procedimento indispensável para o estabelecimento do diagnóstico. A radiologia do tórax revela a presença de derrame pleural, acompanhado ou não de lesões parenquimatosas, com volume pequeno ou moderado. A radiografia torácica em decúbito lateral com raios horizontais (Laurell) ou a ultra-sonografia (US) são úteis para detectar a presença de líquido livre, e a US é útil na orientação da toracocentese nos derrames subpulmonares, encistados e loculados. A TC pode auxiliar na detecção de alterações concomitantes no parênquima pulmonar, não visualizadas pela radiografia convencional.

A Tabela 12.3 mostra os resultados dos principais exames realizados para diagnóstico de tuberculose pleural.

TABELA 12.3 CARACTERÍSTICAS DO LÍQUIDO PLEURAL (LP) E OUTROS EXAMES NA SUSPEITA DE TUBERCULOSE PLEURAL

Aspecto do LP	Geralmente é amarelo turvo e raramente hemorrágico
Exsudato	Proteína LP/proteína sérica > 0,5; desidrogenase lática (DL) LP/DL sérica > 0,5; DL do LP > 2/3 do limite superior do normal sérico
Glicose no LP	Sem valor diagnóstico
Celularidade do LP	Leucócitos < 10.000/mm^3, com predomínio de células linfocitárias (acima de 75%), com células mesoteliais < 5% e eosinófilos < 5%. Na fase inicial (primeiros 15 dias), pode haver predomínio de polimorfonucleares
Pesquisa de BAAR no LP	Rendimento próximo a zero
Cultura para BAAR	Rendimento de 10 a 35% no LP e de 40 a 65% no fragmento de biopsia pleural
Baciloscopia/cultura de escarro	Podem ser positivas em 30 a 60% dos casos, mesmo na ausência de lesão pulmonar visível no raio X de tórax
Dosagem da adenosina-deaminase (ADA) no LP (método de Giusti)	Quando > 40 UI/L (método de Giusti), permite o início da terapêutica antiTB, quando a história clínica e a análise do LP forem sugestivas, com ausência de células neoplásicas na citologia

(continua)

12

TABELA 12.3 (CONT.) CARACTERÍSTICAS DO LÍQUIDO PLEURAL (LP) E OUTROS EXAMES NA SUSPEITA DE TUBERCULOSE PLEURAL

Biopsia pleural	Está indicada em todo derrame pleural exsudativo que permaneça com etiologia desconhecida, estimando-se que o diagnóstico de TB se confirme em pelo menos 80% dos casos em uma primeira biopsia

O empiema pleural é uma complicação da tuberculose pulmonar primária ou de reinfecção, geralmente ocorrendo pela ruptura de uma caverna tuberculosa para o espaço pleural, com a contaminação desse espaço por material necrótico caseoso, podendo ocorrer associado a pneumotórax secundário à fístula broncopleural. O quadro clínico apresenta um paciente com grande acometimento do estado geral, febril e com anemia. Nesses casos, o LP apresenta rendimento da baciloscopia e da cultura para BAAR elevado e glicose baixa.

Tratamento

A tuberculose é uma doença grave, porém curável em 100% dos casos novos desde que sejam respeitados os princípios básicos da quimioterapia, ou seja, o uso de associação medicamentosa adequada, doses corretas por tempo suficiente. Esses cuidados evitam a persistência bacteriana e o desenvolvimento de resistência às drogas.

O tratamento deve ser desenvolvido em regime ambulatorial. A hospitalização fica reservada para casos especiais, como meningoencefalite, indicações cirúrgicas em decorrência da tuberculose, complicações graves da doença, intolerância medicamentosa, intercorrências clínicas e/ou cirúrgicas graves, estado geral que não permita o tratamento ambulatorial e casos sociais graves.

Em todos os esquemas, a medicação deve ser administrada diariamente, em uma única tomada. Embora não haja evidência clínica suficiente para afirmar que o esquema com dose diária é mais eficiente que o esquema com doses intermitentes, existe uma revisão sistemática, que mostra tendência de maior recidiva nos casos tratados com regimes intermitentes. Portanto, novos estudos são aguardados para definir melhor essa questão.

Os esquemas de associação de drogas para o tratamento de tuberculose variam de acordo com a situação clínica de cada paciente, conforme na Tabela 12.4. Por isso, faz-se necessário definir, claramente, essas situações (Tabela 12.5).

TABELA 12.4 SITUAÇÃO CLÍNICA E ESQUEMAS INDICADOS PARA TRATAMENTO

Situação	Esquema indicado
Virgem de tratamento (VT)	Esquema I
Caso de retratamento	Esquema reforçado IR
Tuberculose meningoencefálica	Esquema II
Falência dos esquemas I ou IR	Esquema III

TABELA 12.5 DEFINIÇÕES DAS SITUAÇÕES CLÍNICAS DO PACIENTE

Virgem de tratamento (VT)	Nunca se submeteu à quimioterapia antituberculosa, ou a fez por apenas 30 dias
Retratamento	É a prescrição de um esquema de drogas para o doente previamente tratado por mais de 30 dias e há menos de 5 anos
Falência de tratamento	É a persistência da positividade do escarro ao final do tratamento, ou que mantenha a forte positividade do exame de escarro até o 4º mês, ou ainda aqueles com positividade inicial seguida de negativação que voltam a positivar por 2 meses consecutivos após o 4º mês de tratamento
Abandono de tratamento	Paciente que deixou de comparecer à unidade por mais de 30 dias consecutivos, após a data prevista para o seu retorno

As tabelas a seguir mostram os esquemas propostos pelas II Diretrizes Brasileiras para Tuberculose 2004 e pelo Comitê Técnico-Científico de Assessoramento à Tuberculose e Comitê Assessor para Co-infecção HIV-Tuberculose.

Esquema I

Está indicado para o tratamento de todos os casos novos de tuberculose pulmonar ou extrapulmonar, com duração de 6 meses.

TABELA 12.6 ESQUEMA I

Fases do tratamento	Drogas	Até 20 kg (mg/kg/dia)	De 20 até 35 kg (mg/dia)	De 35 até 45 kg (mg/dia)	Mais de 45 kg (mg/dia)
1ª fase	R	10	300	450	600
2 meses	H	10	200	300	400
	Z	35	1.000	1.500	2.000
2ª fase	R	10	300	450	600
4 meses	H	10	200	300	400

R = rifampicina; H = isoniazida; Z = pirazinamida.

Esquema IR

Está indicado para os casos de retratamento por recidiva após cura ou retorno após abandono do esquema, com duração de 6 meses.

TABELA 12.7 ESQUEMA IR

Fases do tratamento	Drogas	Até 20 kg (mg/kg/dia)	De 20 até 35 kg (mg/dia)	De 35 até 45 kg (mg/dia)	Mais de 45 kg (mg/dia)
1ª fase	R	10	300	450	600
2 meses	H	10	200	300	400
	Z	35	1.000	1.500	2.000
	E	25	600	800	1.200
2ª fase	R	10	300	450	600
4 meses	H	10	200	300	400
	E	25	600	800	1.200

R = rifampicina; H = isoniazida; Z = pirazinamida; E = etambutol.

Esquema II

Está indicado para o tratamento da forma meningoencefálica, com duração de 9 meses.

Deve-se observar as seguintes recomendações: nos casos de concomitância entre a tuberculose meningoencefálica e qualquer outra localização, usar Esquema II; associar corticosteróide (prednisona na dose de 1 a 2 mg/kg/dia, até a dose máxima de 30 mg/dia ou equivalente) por um período de 1 a 4 meses, no início do tratamento; fisioterapia deve ser iniciada o mais precocemente possível.

TABELA 12.8 ESQUEMA II

Fases do tratamento	Drogas	Até 20 kg (mg/kg/dia)	De 20 até 35 kg (mg/dia)	De 35 até 45 kg (mg/dia)	Mais de 45 kg (mg/dia)
1ª fase	R	10 a 20	300	450	600
2 meses	H	10 a 20	200	300	400
	Z	35	1.000	1.500	2.000
2ª fase	R	10 a 20	300	450	600
7 meses	H	10 a 20	200	300	400

R = rifampicina; H = isoniazida; Z = pirazinamida.

Esquema III

Está indicado para os casos de falência de tratamento com esquema I e esquema IR.

A estreptomicina deve ser usada por via intramuscular e, em pessoas com mais de 60 anos, deve ser administrada na dose de 500 mg/dia.

Reações adversas ao uso de drogas antituberculosas

A maioria dos pacientes submetidos a esse tratamento suportam bem os diferentes esquemas descritos. Todavia, precaução deve ser observada para o tratamento de deter-

TABELA 12.9 ESQUEMA III

Fases do tratamento	Drogas	Até 20 kg (mg/kg/dia)	De 20 até 35 kg (mg/dia)	De 35 até 45 kg (mg/dia)	Mais de 45 kg (mg/dia)
1ª fase	S	20	500	1.000	1.000
3 meses	Z	35	1.000	1.500	2.000
	E	25	600	800	1.200
	Et	12	250	500	750
2ª fase	E	25	600	800	1.200
9 meses	Et	12	250	500	750

S = estreptomicina; Z = pirazinamida; E = etambutol; Et = etionamida.

minados grupos considerados de alto risco de toxicidade, representado por pessoas com mais de 60 anos de idade, em mal estado geral, alcoólatras, infectados pelo HIV, em uso de drogas anticonvulsivas e pessoas que manifestem alterações da função hepática. Intolerância gástrica, manifestações cutâneas diversas, icterícia e dores articulares são as manifestações mais freqüentes durante o uso do esquema I.

Os efeitos colaterais são classificados de acordo com a intensidade de sua apresentação: menores, ou seja, não implicam modificação imediata do esquema padronizado; e maiores, implicam interrupção ou alteração do tratamento proposto.

TABELA 12.10 EFEITOS COLATERAIS DA MEDICAÇÃO E ORIENTAÇÃO TERAPÊUTICA

Efeito colateral	Drogas	Conduta
Irritação gástrica (náusea, vômito)	R/H/Z	Reformular horário de administração/avaliar função hepática
Artralgia ou artrite	Z/H	Medicar com ácido acetilsalicílico
Neuropatia periférica	H/E	Medicar com piridoxina (vitamina B6)
Suor e urina alaranjados	R	Orientar
Prurido cutâneo	H/R	Medicar com anti-histamínico
Hiperuricemia (com ou sem sintomas)	Z/E	Orientar dieta hipopurínica
Exantemas	S/R	Suspender o esquema. Reintroduzir o tratamento droga-a-droga após a resolução. Substituir o esquema nos casos reincidentes
Hipoacusia/vertigem e nistagmo	S	Suspender a droga e substituir pela melhor opção
Psicose, crise convulsiva, coma	H	Substituir por S mais E
Neurite óptica	E/H	Substituir

(continua)

TABELA 12.10 (CONT.) EFEITOS COLATERAIS DA MEDICAÇÃO E ORIENTAÇÃO TERAPÊUTICA

Efeito colateral	Drogas	Conduta
Hepatotoxicidade	Todas as drogas	Suspender o tratamento temporariamente. Reintroduzir o tratamento droga-a-droga após a resolução. Substituir o esquema nos casos reincidentes
Trombocitopenia, leucopenia, anemia hemolítica, vasculite	R/H	Dependendo da gravidade, suspender o tratamento e substituí-lo
Nefrite intersticial	R	Suspender tratamento e substituir a droga
Rabdomiólise com mioglobinúria e insuficiência renal	Z	Suspender tratamento

Situações especiais

Hepatopatias

O tratamento da tuberculose em pacientes com hepatopatia é mais difícil, pois a probabilidade de hepatite medicamentosa grave aumenta. A hepatotoxicidade é definida pelo aumento do valor das enzimas hepáticas acima de 3 vezes o valor de referência, com o início dos sintomas ou icterícia.

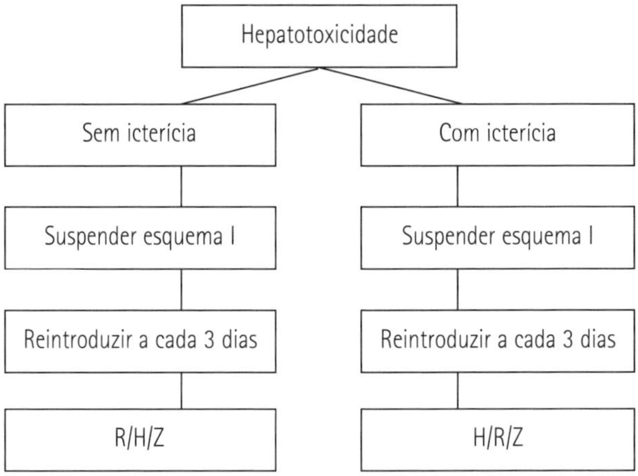

FIGURA 12.2 Conduta em casos de hepatotoxicidade.

Quando o processo da reintrodução das medicações é acompanhado de aumento dos níveis das enzimas, pode-se fazer a substituição do esquema para: 3 meses de estreptomicina (S), etambutol (E) e ofloxacino (oflo) seguidos de 9 meses de etambutol e ofloxacino; ou 2 meses de S/H/E seguidos de 4 meses de H/E e 6 meses de H; ou 2 meses de S/E/R mais 4 meses de R/E.

Em pacientes portadores de hepatite crônica ativa, cirrose ou insuficiência hepática, é aconselhável evitar o uso de rifampicina (R) associada a pirazinamida (Z).

Em pacientes com hepatopatia crônica, se as enzimas hepáticas estiverem aumentadas:

- menos que 3 vezes o normal: usar esquema I;
- mais que 3 vezes o normal: usar um dos esquemas de substituição descritos.

Nefropatias

As drogas utilizadas para o tratamento da tuberculose são excretadas pelos rins em maior ou menor proporção. Portanto, é necessário calcular o *clearance* de creatinina (C) antes de iniciar o esquema para realizar o ajuste de dose, como esquematizado na Tabela a seguir.

TABELA 12.11 AJUSTE DE DOSE DE MEDICAÇÃO SEGUNDO FUNÇÃO RENAL

Droga	*Clearance* de C 50 a 90 L/s	*Clearance* de C 10 a 50 L/s	*Clearance* de C < 10 L/s
Etambutol	100%	50 a 100%	25 a 50%
Etionamida	100%	100%	50%
Isoniazida	100%	75 a 100%	50%
Pirazinamida	Cada 24 h	Cada 24 h	Cada 48 a 72 h
Estreptomicina	Cada 24 h	Cada 24 a 72 h	Cada 72 a 96 h

C = creatinina.

Não há necessidade de alterar a dose de rifampicina do esquema terapêutico de pacientes com nefropatia.

Gestantes

No tratamento de tuberculose em gestantes, deve-se evitar o uso de etionamida, pelo risco de malformação congênita; da estreptomicina, pelo risco de lesão de VIII par de nervo craniano; e dos derivados quinolônicos, pelo risco de diminuição do crescimento por depósito de sais nas articulações.

Não há evidência de ação teratogênica das drogas utilizadas no esquema I e do etambutol.

Diabete melito

Para o tratamento do paciente diabético tipo II, como há interação medicamentosa entre hipoglicemiantes orais (sulfoniluréias) e a rifampicina, recomenda-se que o hipoglicemiante oral seja substituído pela insulina durante o tratamento.

Já para pacientes portadores de diabete tipo I, insulino-dependentes, recomenda-se que o esquema I seja prolongado por 9 meses, com controle rigoroso da glicemia (manter inferior ou igual a 160 mg/dL).

Tuberculose multirresistente

É aquela produzida por um bacilo resistente *in vitro* à rifampicina e à isoniazida e pelo menos mais uma droga componente dos esquemas I, IR e III.

Esquema alternativo para o tratamento de tuberculose multirresistente deve ser realizado em unidade de saúde especializada, com controle rigoroso. Um dos esquemas proposto é a associação descrita na tabela a seguir.

TABELA 12.12 ESQUEMA DE TRATAMENTO DA TUBERCULOSE MULTIRRESISTENTE

Amicacina: 500 mg a 1 g, 5 vezes/semana por 8 semanas e, a seguir, 2 vezes/semana até o 12º mês
Ofloxacina: 400 a 800 mg por dia, durante 18 meses
Terizidona: 500 a 750 mg por dia, durante 18 meses
Etambutol: 800 a 1.200 mg por dia, durante 18 meses
Clofazimina: 1.200 mg por dia, durante 18 meses

Um estudo nacional do Ministério da Saúde no Brasil mostrou que a resistência primária à isoniazida e à rifampicina em pacientes atendidos em postos de saúde foi de 1%. No entanto, a prevalência de multirresistência primária a essas drogas é maior em pacientes HIV-positivos ou em pacientes hospitalizados, chegando a ser superior a 10%.

Quimioprofilaxia

A quimioprofilaxia da tuberculose é uma medida terapêutica para a prevenção da infecção pelo *M. tuberculosis* ou para evitar o desenvolvimento da doença nas pessoas já infectadas. A droga de escolha para a quimioprofilaxia é a isoniazida (H), na dose de 10 mg/kg/dia até o máximo de 300 mg/dia, por 6 meses. O risco de aparecimento de efeitos tóxicos da isoniazida, principalmente a ocorrência de hepatite, é menor que o benefício de sua utilização. Idade maior de 35 anos e o uso de álcool estão associados a maior risco de desenvolver hepatite medicamentosa.

A indicação de quimioprofilaxia deve ser precedida de minucioso exame clínico e raio X de tórax para exclusão de tuberculose ativa. O teste tuberculínico fica indicado para todos os contatos com menos de 15 anos e para aqueles em situações de maior risco para desenvolvimento de tuberculose ativa, em que possa estar indicada a quimioprofilaxia. Os contatos íntimos de pacientes com tuberculose pulmonar bacilífera, tuberculose pulmonar cavitária não-bacilífera e tuberculose laríngea deverão ser avaliados. Os contatos de pacientes com tuberculose extrapulmonar, sem comprometimento pulmonar concomitante, não necessitam de avaliação.

OUTRAS MICOBACTERIOSES

As micobactérias não-tuberculosas (atípicas) que mais freqüentemente causam infecções pulmonares são as do complexo MAC (*M. avium* e *M. intracellular* e *M. kansasii*). A identificação desses agentes é de fundamental importância para a escolha da terapêutica.

TABELA 12.13 INDICAÇÕES DE QUIMIOPROFILAXIA PARA TUBERCULOSE (MINISTÉRIO DA SAÚDE, 2002)

Quimioprofilaxia em não-infectados (primária)
Recém-nascidos: contatos de adulto com doença ativa. Deve ser administrada H por 3 meses, em seguida faz-se a prova tuberculínica. Se PPD ≥ 10 mm, manter a quimioprofilaxia por mais 3 meses. Se PPD negativo, interromper o uso de H e aplicar a BCG
Quimioprofilaxia em infectados (secundária)
1. Contatos de pacientes com tuberculose bacilífera, com menos de 15 anos, não-vacinados com BCG, sem sinais de doença ativa e com PPD ≥ 10 mm. Indica-se H também para os vacinados com BCG há menos de 3 anos e com resposta à prova tuberculínica igual ou superior a 15 mm.
2. Pessoas com viragem tuberculínica recente (últimos 12 meses) e que apresentem aumento na resposta tuberculínica de, no mínimo, 10 mm em relação à enduração inicial.
3. Em populações indígenas, recomenda-se quimioprofilaxia em todo contato de paciente tuberculoso bacilífero, com PPD ≥ 10 mm, independentemente de idade e estado vacinal.
4. Pacientes reatores fortes (PPD ≥ 10 mm), em situações clínicas associadas a alto risco de desenvolvimento de tuberculose como: diabete melito insulino-dependente, silicose, nefropatias graves, neoplasias malignas de cabeça e pescoço, sarcoidose, linfomas, uso prolongado de corticosteróides em doses imunossupressoras, quimioterapia antineoplásica, tratamento com medicamentos imunodepressores, portadores de imagem radiológica compatível com tuberculose inativa sem história de quimioterapia prévia.
5. Pacientes HIV positivos, sem sinais ou sintomas de tuberculose, com radiografia de tórax normal e: a) PPD ≥ 5 mm; b) contactantes intradomiciliares ou institucionais de tuberculose bacilífera; ou c) PPD não-reator ou com enduração entre 0 e 4 mm, com registro documental de ter sido reator ao PPD e não submetido a tratamento ou quimioprofilaxia no passado. Quando radiografia de tórax compatível com cicatriz radiológica de tuberculose sem tratamento anterior, está indicada a quimioprofilaxia, independentemente do PPD, afastada a possibilidade de tuberculose ativa com exames de escarro e radiografias anteriores.

Epidemiologia e fatores do hospedeiro

As micobactérias não-tuberculosas estão distribuídas em todo o meio ambiente mas sua patogenicidade é baixa. A não-transmissibilidade entre humanos é importante, pois os contactantes não necessitam atenção especial como os expostos à tuberculose. Doenças pulmonares como DPOC, câncer, seqüela de tuberculose, bronquiectasias, fibrose cística e silicose são fatores predisponentes para doença pulmonar por causa das micobactérias não-tuberculosas.

Quadro clínico

Tosse crônica, febre de baixa intensidade, mal-estar e, ocasionalmente, hemoptise.

Diagnóstico

As micobactérias não-tuberculosas (MNTB) freqüentemente são comensais e colonizam tanto as vias respiratórias doentes quanto as normais. O diagnóstico deve ser estabelecido segundo normas da *American Thoracic Society* (ATS) (Tabela 12.14).

TABELA 12.14 CRITÉRIOS PROPOSTOS PELA ATS PARA DOENÇA POR MNTB (1997)

Sinais/sintomas compatíveis e exclusão razoável de outras doenças para explicar o caso, incluindo tuberculose por *M. tuberculosis*
Alterações pulmonares compatíveis com micobacteriose na radiografia e/ou tomografia de alta resolução (infiltrado, nódulos múltiplos, cavidades, bronquiectasias multifocais)
Mais qualquer um entre os seguintes: a. micobactéria isolada 2 vezes em ocasiões diferentes de escarro ou lavado broncoalveolar e um exame direto positivo
b. se o exame direto for negativo: micobactéria isolada 3 vezes em ocasiões diferentes de escarro ou lavado broncoalveolar
c. crescimento exuberante e numerosos BAAR em um lavado broncoalveolar isolado ou micobactéria isolada de tecido pulmonar obtido por biopsia transbrônquica ou a céu aberto, sem outra causa evidente
d. biopsia pulmonar demonstrando inflamação ou BAAR, mais uma única micobactéria isolada do escarro ou do lavado broncoalveolar

Tratamento

A maioria das cepas das MAC são sensíveis aos macrolídeos (claritromicina e azitromicina), ao etambutol, ao ciprofloxacino, à clofazimina, à amicacina, à rifampicina e à rifabutina. O esquema de tratamento preferido é a combinação de rifabutina (300 a 600 mg/dia), claritromicina (1 g, 2 vezes/dia) e etambutol (900 mg/dia). Não está claro por quanto tempo se deve administrar o tratamento.

De modo diferente, o *M. kansasii* é sensível aos agentes antituberculosos. O tratamento consiste em isoniazida (300 mg/dia), rifampicina (600 mg/dia) e etambutol (15 a 25 mg/kg/dia). A duração do tratamento é desconhecida, mas 12 meses podem ser suficientes. A falência do tratamento é rara, sendo mínimo o risco de morte por esse agente.

REFERÊNCIAS BIBLIOGRÁFICAS

1. AMERICAN THORACIC SOCIETY. "Diagnosis and treatment of disease caused by nontuberculous mycobacteria". *Am. Rev. Respir. Dis.* 156(Suppl.): S1-25, 1997.
2. ATS Guidelines. *Diagnostic standards and classification of tuberculosis in adult and children*, 2001.
3. BRASIL. Ministério da Saúde. Fundação Nacional de Saúde. *Tuberculose: Guia de vigilância epidemiológica*. Brasília, 2002. II DIRETRIZES BRASILEIRAS PARA TUBERCULOSE. *Jornal Brasileiro de Pneumologia*. 30(Supl.1), 2004.
4. CONTROLE DA TUBERCULOSE: uma proposta de integração ensino-serviço. 5.ed. Rio de Janeiro, FUNASA/ARPHF/SBPT, 2002.
5. KASPER, D.L. et al. *Harrison: Medicina interna*. 15.ed. São Paulo, McGraw-Hill, 2002.
6. KRITSKI, A.L. *Tuberculose: do ambulatório à enfermaria*. 2.ed. São Paulo, Atheneu, 2000.
7. MORRONE, N. et al. "Pneumopatia causada por *Mycobacterium kansasii*". *Jornal de Pneumologia*. 29(6):341-9, 2003.

CAPÍTULO 13

Infecções Fúngicas do Trato Respiratório

ARNALDO LOPES COLOMBO
ROBERT CRESPO ROSAS

INTRODUÇÃO

Apesar de pneumonias fúngicas não ocorrerem com freqüência na população geral, sua incidência em pacientes imunocomprometidos vem aumentando ao longo das últimas décadas. Nos Estados Unidos, as infecções fúngicas representam, atualmente, a 7ª causa mais comum de morte, havendo uma parcela significativa desses pacientes que apresenta comprometimento pulmonar.

Infecções pulmonares por fungos podem ser causadas por agentes de micoses endêmicas ou oportunistas. Os agentes de micoses endêmicas apresentam distribuição regional restrita à *reservarea* do agente etiológico, podendo acometer hospedeiros imunocompetentes. Por outro lado, os agentes de micoses oportunísticas apresentam distribuição geográfica universal e acometem, na maioria das vezes, pacientes portadores de doenças infecciosas, degenerativas ou neoplásicas que cursam com imunossupressão. A Tabela 13.1 resume os principais agentes fúngicos que podem causar doença pulmonar específica.

TABELA 13.1 PATÓGENOS FÚNGICOS COMUNS E EMERGENTES CAUSADORES DE MICOSES RESPIRATÓRIAS

Fungos oportunistas
Filamentosos
Aspergillus spp.
Zygomycetes
Fusarium spp.
Outros: *Scedosporium apiospermum, Scedosporium prolificans*
Leveduras
Cryptococcus neoformans
Candida spp.
Trichosporon beigelii
Fungos dimórficos causadores de micoses endêmicas
Histoplasma capsulatum
Paracoccidioides brasiliensis
Coccidioides immitis
Blastomyces dermatitidis

Há poucos dados na literatura sobre a real incidência dessas micoses em diferentes grupos de risco. Essa limitação de dados também ocorre em relação às micoses pulmonares endêmicas do Brasil e da América Latina.

Em relação a micoses endêmicas, dados dos Estados Unidos sugerem que cerca de 500.000 casos de histoplasmose são registrados a cada ano. A paracoccidioidomicose (PCM) não é doença de notificação compulsória, sendo impossível precisar suas taxas de prevalência ou incidência.

Estimativas baseadas em inquéritos cutâneos realizados com paracoccidioidina sugerem que cerca de 10% da população do Brasil, Colômbia e Venezuela tenha sido exposta ao fungo *P. brasiliensis.* Entretanto, apenas uma parcela muito pequena dos expostos evolui com alguma sintomatologia, visto que estimativas de doentes em regiões endêmicas variam de 3 a 4 novos casos/milhão de habitantes ao ano a até 1 a 3 novos casos por 100 mil habitantes ao ano.

Entre as micoses oportunistas com envolvimento pulmonar, deve-se citar com maior ênfase a criptococose, aspergilose e a zigomicose. Apesar dos avanços na epidemiologia da Aids obtidos no Brasil, dados do Ministério da Saúde sugerem que 5 a 20% dos pacientes com Aids desenvolvem criptococose. Outro grupo de risco para criptococose é constituído por pacientes expostos a transplante de rim, com cerca de 2,5 a 5% dessa população evoluindo com criptococose.

Aspergilose é complicação freqüente em pacientes submetidos a transplante de medula óssea (TMO). Dados de centros médicos dos Estados Unidos (Seatle) mostram que cerca de 10% dos transplantes de medula óssea (TMO) alogênicos evoluem com aspergilose pulmonar invasiva.

Esses dados ilustram a importância da divulgação de conhecimentos sobre aspectos epidemiológicos, clínicos e terapêuticos das micoses pulmonares para clínicos e pneumologistas que atuam em centros médicos de atendimento terciário.

MICOSES PULMONARES ENDÊMICAS

Paracoccidioidomicose

A paracoccidioidomicose (PCM) é uma doença granulomatosa sistêmica, de caráter crônico ou subagudo, causada pelo fungo dimórfico *Paracoccidioides brasiliensis*, sendo suas principais manifestações clínicas decorrentes do envolvimento pulmonar, tegumentar e de órgãos do sistema reticuloendotelial. É doença restrita à América Latina, com casos autóctones documentados do sul do México à Argentina, excetuando-se Chile, Guianas, Suriname e algumas ilhas do Caribe.

O *P. brasiliensis* é considerado um fungo termodimórfico, por crescer sob a forma miceliana à temperatura ambiente, e sob a forma leveduriforme quando em cultivo a 37°C ou quando em parasitismo.

O habitat do *P. brasiliensis* é certamente exógeno ao homem, mas seu nicho ecológico ainda não foi completamente elucidado. Esse agente já foi isolado de forma esporádica em amostras de solos no Brasil e outros países. Recentemente, o *P. brasiliensis* foi isolado de vísceras de tatus (*Dasypus novemcinctus*) no Estado do Pará e em regiões endêmicas para a doença, como Botucatu e Ribeirão Preto. Ainda não se conhece o verdadeiro papel do tatu no ciclo de vida do *P. brasiliensis*, mas é possível que a passagem do fungo por esse animal o tenha auxiliado na sua adaptação ao hospedeiro humano.

A maioria dos pacientes tem idade entre 30 e 50 anos; somente 3 a 10% dos pacientes são crianças ou adultos jovens. A paracoccidioidomicose acomete principalmente indivíduos do sexo masculino, e a proporção de homens e mulheres doentes é de 13:1. Quando a doença envolve crianças, a proporção entre os sexos é a mesma. Os dados indicam a provável participação de fatores hormonais na progressão da doença.

Cerca de 70% dos pacientes desempenham ou tiveram atividades agrícolas em algum período de suas vidas. Essa doença não é considerada uma micose oportunística, visto que sua ocorrência em indivíduos previamente hígidos é a regra, manifestando-se como doença sistêmica e grave. Por outro lado, a micose tem sido relatada em pacientes com Aids e outras condições associadas à depressão de imunidade celular, muitas vezes apresentando-se com formas clínicas disseminadas de difícil controle.

A doença apresenta-se com 2 formas de acometimento bem diferentes, a saber: forma aguda ou juvenil e forma crônica ou do adulto.

A forma aguda ou juvenil é responsável por cerca de 5% dos casos da doença, sendo a maior casuística registrada em indivíduos com idade entre 0 e 14 anos. Essa forma clínica caracteriza-se por evolução rápida e envolvimento disseminado de órgãos do sistema linfóide (linfonodos, baço, fígado e medula óssea). Em ordem de prevalência, destaca-se a presença de linfadenomegalia, manifestações digestivas, hepatoesplenomegalia, envolvimento osteoarticular e lesões cutâneas como as principais formas de apresentação na criança. O envolvimento pulmonar é raro.

A forma crônica ou do adulto ocorre em mais de 90% dos pacientes, e apresenta-se principalmente em adultos entre os 30 e os 60 anos, predominantemente do sexo masculino. As manifestações pulmonares estão presentes em 90% dos casos. É chamada de apresentação unifocal quando está restrita a somente um órgão. Os pulmões podem ser o único órgão afetado em até 25% dos casos. Geralmente, a doença envolve mais de um órgão simultaneamente (apresentação multifocal), sendo pulmões, mucosas do trato gastrintestinal e pele os sítios mais freqüentes.

Paracoccidioidomicose pulmonar

O envolvimento pulmonar é a regra na forma crônica da doença, e sinais, sintomas e/ou alterações radiológicas pulmonares estão presentes em cerca de 90% dos casos. Os sintomas pulmonares são pouco específicos, e incluem tosse, expectoração e dispnéia. Os pacientes apresentam queixa de meses de evolução, com dispnéia de lenta progressão, queixa que geralmente é o principal motivo da consulta médica nos casos de envolvimento exclusivamente pulmonar.

Importante lembrar que a grande maioria dos pacientes com paracoccidioidomicose crônica são tabagistas, fato que os leva a negligenciar os sintomas iniciais da doença, por relacioná-los ao hábito de fumar. Muitas vezes, a semiologia pulmonar é pobre, contrastando com os achados radiológicos da micose. O envolvimento concomitante de mucosas e/ou pele e o antecedente de moradia ou trabalho em áreas rurais são fatores importantes para incluir a paracoccidioidomicose no diagnóstico diferencial de pacientes com processos inflamatórios crônicos de pulmões.

Os achados radiológicos incluem lesões nodulares, reticulares, infiltrados tipo pneumônico, fibrose e até mesmo cavitações. O achado mais característico é a presença de infiltrados reticulonodulares bilaterais, eventualmente peri-hilares e simétricos, que geralmente poupam ápices e bases. Lesões cavitárias ocorrem em campos médios dos pulmões e são irregulares, pequenas, podendo apresentar-se isoladas ou agrupadas.

Nesses pacientes, a exclusão do diagnóstico de tuberculose deve ser sempre realizada, uma vez que a doença ocorre em até 10% dos casos de paracoccidioidomicose. Derrame pulmonar é absolutamente raro nessa micose. Com o decorrer do tratamento, as lesões pulmonares tornam-se fibróticas, com áreas de hiperinsuflação pulmonar.

Seqüelas pulmonares

Seqüelas em paracoccidioidomicose pulmonar são muito comuns em decorrência da própria história natural da micose, assim como pela sua freqüente associação com tabagismo (> 95% dos casos) e tuberculose (10 a 15% dos pacientes). O processo infeccioso pulmonar resolve-se com fibrose importante, e que a grande maioria dos pacientes exibe padrão pulmonar do tipo obstrutivo, seguindo-se em freqüência o padrão misto. Hipoxemia e alteração de diferença alveoloarterial estão presentes na maioria dos pacientes com fase mais avançada da doença.

Pacientes com DPOC avançado podem evoluir com *cor pulmonale* e, conseqüentemente, apresentar sinais e sintomas de insuficiência cardíaca.

Em estudo recentemente publicado, 50% dos pacientes tratados com itraconazol evoluíram com fibrose pulmonar persistente ao final do tratamento. Os autores demonstraram haver relação direta entre a extensão da lesão pulmonar no momento do diagnóstico e o risco de seqüela: fibrose pulmonar foi documentada em TC de tórax em apenas 12% dos pacientes com lesões leves ao diagnóstico inicial da micose *versus* 85% de fibrose pulmonar em portadores de infiltrado bilateral extenso, no momento do diagnóstico.

Diagnóstico laboratorial

O diagnóstico da paracoccidioidomicose deve sempre ser definido com a identificação do fungo em pesquisa direta do agente em material biológico, cultura ou exame anatomopatológico. A recuperação do *P. brasiliensis* em amostras clínicas pode ser obtida em raspado de lesões de pele/mucosa, escarro, lavado broncoalveolar e material purulento de linfonodos. O exame microscópico direto permite a visualização de formas leveduriformes com múltiplos brotamentos. A cultura freqüentemente é negativa.

Exames histopatológicos revelam processo granulomatoso com infiltrado de polimorfonucleares, mononucleares, macrófagos e células multinucleadas gigantes. Elementos leveduriformes, multibrotantes, com células-filhas presas à célula-mãe constituem achado diagnóstico da micose. As colorações com hematoxilina e eosina, prata metenamina e ácido periódico de Schiff devem ser realizadas para melhor caracterizar a resposta inflamatória do hospedeiro, bem como a morfologia característica do fungo em tecido.

Novas técnicas para o diagnóstico de paracoccidioidomicose, incluindo métodos não-dependentes da visualização ou cultivo do fungo, foram recentemente desenvolvidas, mas ainda não estão disponíveis para o atendimento de rotina dos pacientes:

- pesquisa de *P. brasiliensis* em cultivo e/ou material biológico por meio de técnicas de PCR;
- dosagem de antígenos específicos de *P. brasiliensis* (Gp43Kda e Gp70Kda) em diferentes fluidos biológicos: sangue, lavado broncoalveolar e líquido cefalorraquidiano, por técnica de ELISA.

Múltiplos testes sorológicos foram desenvolvidos, incluindo a reação de fixação de complemento, imunodifusão, aglutinação pelo látex, hemaglutinação passiva, imunofluorescência, e múltiplos testes imunoenzimáticos, como o ELISA, ELISA de captura e *Western blot*. A maioria desses testes são bastante sensíveis e específicos, porém, dependem de laboratórios com maiores recursos técnicos para que sejam implantados na rotina clínica.

A imunodifusão demonstra sensibilidade de 60 a 90%, na dependência da qualidade do antígeno utilizado, bem como da forma clínica do paciente. Sua especificidade é estimada em mais de 90% pela maioria dos autores, apresentando um valor preditivo positivo de doença bastante elevado. Geralmente, os títulos de anticorpos precipitantes são mais baixos, surgem mais cedo e decrescem mais precocemente que os detectados pela fixação de complemento. A imunodifusão oferece vantagens por ser de fácil execução e não sofrer interferências de agentes anticomplementares do soro.

Tratamento

Embora a doença comprometa milhares de pessoas na América Latina, o tratamento da paracoccidioidomicose ainda é motivo de inúmeras controvérsias. Há um consenso entre os diferentes autores sobre a necessidade de regime terapêutico prolongado, uma vez que a suspensão precoce (< 6 meses) das drogas antifúngicas acarreta altos índices de reativação da doença, contribuindo para o agravamento das seqüelas.

As sugestões para a terapêutica da paracoccidioidomicose estão apresentadas na Tabela 13.2. Vale mencionar que o uso da anfotericina B tem sido limitado para casos de pacientes com insuficiência respiratória ou doença disseminada com instabilidade clínica significativa. Pacientes com formas leves ou moderadas devem ser tratados com medicamentos de uso oral. Deve-se lembrar que, apesar de o cetoconazol apresentar atividade nessa doença, sua toxicidade hepática e adrenal limita seu uso clínico.

TABELA 13.2 ESQUEMA DE TRATAMENTO AMBULATORIAL PARA FORMAS LEVES E MODERADAS DE PARACOCCIDIOIDOMICOSE

Droga	Dose	Duração do tratamento*
Itraconazol	200 mg por dia logo após uma das refeições principais (almoço ou jantar), em uma única tomada	Na ausência de reação positiva na imunodifusão: 6 a 9 meses nas formas leves e 12 a 18 meses nas formas moderadas
Cotrimoxazol	Adultos: trimetoprim, 160 mg; sulfametoxazol, 800 mg/1.200 mg Crianças: trimetoprim, 6 mg/kg; sulfametoxazol: 30 mg/kg (VO a cada 12 h)	Na ausência de reação positiva na imunodifusão: 12 meses nas formas leves e 18 a 36 meses nas formas moderadas

* A duração do tratamento é dependente de resultados da reação de imunodifusão, sugerindo-se sua realização a cada 3 meses. O tratamento poderá ser interrompido se a reação for negativa ou positiva nas diluições 1:1 ou 1:2 (cicatriz sorológica).

Critérios de cura

A terapêutica da PCM sempre envolve esquemas de longa duração, sendo necessário acompanhamento periódico dos pacientes em regime ambulatorial. Os seguintes critérios de cura devem ser aplicados no acompanhamento de pacientes para se determinar quando interromper o tratamento. Os critérios de cura em PCM são clínicos, micológicos, radiológicos e imunológicos.

Clínico

Desaparecimento dos sinais e sintomas da doença, incluindo a cicatrização das lesões tegumentares, involução das linfoadenopatias e recuperação do peso corporal. Freqüentemente, persistem sintomatologias residuais, decorrentes das seqüelas fibróticas da paracoccidioidomicose, especialmente respiratórias, linfaticoabdominais, cutâneas, adrenais e neurológicas.

Micológico

Negativação do exame micológico direto e/ou histopatológico em amostras de materiais diversos, colhidas sucessivamente durante o acompanhamento. Na prática clínica, esses exames são solicitados ao longo do tratamento apenas se houver dúvida quanto à resposta terapêutica.

Radiológico

Estabilização do padrão das imagens cicatriciais radiológicas pulmonares em 2 telerradiografias registradas com intervalo de 3 meses.

Imunológico

Negativacão dos títulos de imunodifusão dupla ou estabilização do título em valores baixos, inferiores ou iguais a 1:2 observadas em 2 amostras de soro coletadas com intervalo de 3 meses.

Histoplasmose

A histoplasmose clássica é causada pelo *H. capsulatum* var. *capsulatum*, fungo dimórfico, que cresce na natureza como fungo filamentoso e a 37ºC no tecido do hospedeiro, apresenta-se como levedura. Recentemente, foi descrito o estado perfeito (forma sexuada) do *Histoplasma capsulatum*, sendo designado *Emmonsiella capsulata*. A distribuição geográfica da histoplasmose é ampla, com maior casuística nas Américas.

O *Histoplasma capsulatum* pode ser encontrado no ar atmosférico de cavernas, solo de galinheiros e solo enriquecido com guano ou fezes dessecadas de outros animais. Inúmeros casos de histoplamose humana têm sido relacionados a excursões em cavernas, trabalho em minas ou túneis, reforma de construções antigas, limpeza de porões ou galinheiro.

Acredita-se que a porta de entrada da histoplasmose seja a via respiratória. Os microconídios do fungo são inalados e chegam até os alvéolos e o interstício, onde sua germinação dá início à infecção primária. Antes do estabelecimento da resposta imunitária celular, o fungo desenvolve-se no parênquima pulmonar, dissemina-se por via linfática e hematogênica e pode nidar em outros órgãos.

Além dos pulmões, os órgãos mais freqüentemente acometidos são fígado, baço e medula óssea, todos eles ricos em células do sistema reticuloendotelial. Além desses sítios, ainda é conhecido o envolvimento de mucosa oral, intestino, sistema nervoso central (SNC) e supra-renal.

Histoplasmose pulmonar

A grande maioria dos casos de infecção primária ou reinfecção por *Histoplasma capsulatum* são oligo ou assintomáticas. Apenas 1 a 5% dos indivíduos vão apresentar clínica de infecção pulmonar aguda, que, na maioria das vezes, é leve e autolimitada. Hospedeiros debilitados podem evoluir com 2 tipos de manifestações incomuns: histoplasmose pulmonar crônica e histoplasmose disseminada. Essas formas clínicas estão associadas, respectivamente, a distúrbios anatômicos de vias respiratórias e imaturidade ou depressão patológica da imunidade celular.

A histoplasmose pulmonar primária pode decorrer de infecção primária ou reexposição ao fungo. As manifestações clínicas são do tipo influenza, eventualmente com gânglios cervicais e axilares, eritema nodoso ou outros tipos de *rash*. Cerca de 10% dos casos podem apresentar pericardite e manifestações articulares agudas. O aumento exagerado de gânglios mediastinais (visto apenas na infecção primária) pode levar à compressão de estruturas vizinhas. Na maioria dos casos, mesmo sem terapêutica específica, há resolução dos sintomas em poucos dias.

É chamado de histoplasmose disseminada o envolvimento de um ou mais focos extrapulmonares pelo *H. capsulatum*, sendo essa complicação observada em 1:2.000 ou 1:5.000 dos casos de infecções agudas. A disseminação geralmente ocorre como complicação da infecção primária ou reinfecção. Em indivíduos imunodeprimidos, a disseminação pode acontecer tardiamente, sendo decorrente da reativação do foco quiescente. A disseminação pode ser aguda, subaguda ou crônica, na dependência do tempo de instalação da doença e da gravidade dos sinais e sintomas.

A histoplasmose pulmonar crônica é doença muito semelhante à tuberculose pulmonar. Apresenta evolução insidiosa com febre, emagrecimento e sintomas respiratórios, encontrando-se no raio X de tórax áreas de fibrose excessiva e cavitação. Importante observar que não há nenhuma sobreposição entre pacientes com as formas crônica e disseminada de histoplasmose pulmonar. Sendo assim, os pacientes com doença crônica pulmonar não apresentam comprometimento em outros órgãos.

Diagnóstico

A avaliação laboratorial é fundamental não só na identificação do agente, como na avaliação da extensão dos órgãos acometidos. O raio X de tórax está sempre indicado para a caracterização do envolvimento pulmonar.

Na histoplasmose disseminada, torna-se necessária a realização de hemograma e mielograma, teste de reserva de função córtico-adrenal e, dependendo da presença de sinais e/ou sintomas neurológicos e digestivos, indica-se a realização de exame de LCR ou tomografia de crânio e avaliação radiológica ou endoscópica de trato gastrintestinal. Não deve ser esquecida a possibilidade de endocardite, sendo, nessa condição, indicada a ecocardiografia.

O diagnóstico específico de histoplasmose vai depender da recuperação do fungo em fluido biológico ou material de biopsia. Apesar de o *H. capsulatum*, muitas vezes, apresentar morfologia característica em corte histológico, eventualmente ele pode ser confundido com outras leveduras. A possibilidade de recuperação do *H. capsulatum* de material biológico é maior nas formas disseminadas da doença. Nesses casos, a cultura de punção de medula óssea ou gânglios é o procedimento mais indicado, possibilitando a recuperação do agente etiológico em 70 a 80% dos casos.

Na forma pulmonar crônica, a cultura de escarro é positiva em 50 a 60% dos casos. Já na forma pulmonar aguda, em que quase nunca se recupera o agente do escarro, o diagnóstico geralmente é baseado em dados clínicos e epidemiológicos, raio X de tórax e títulos de anticorpos específicos (imunodifusão ou fixação de complemento).

Títulos de anticorpos acima de 1/32 ou aumento de 4 vezes nos níveis basais de anticorpos são sugestivos de doença. Em geral, o surgimento de anticorpos no soro dos pacientes ocorre a partir da 2ª semana de exposição ao fungo. Mais recentemente, ainda não incorporada à rotina dos laboratórios de microbiologia, foi descrita técnica de pesquisa de antígeno específico de *H. capsulatum*, cuja sensibilidade é superior a 90%. Esse teste tem sido utilizado não só no auxílio diagnóstico, mas também na monitoração da resposta terapêutica dos pacientes. Lamentavelmente, o Brasil não dispõe desse método diagnóstico.

Tratamento

As melhores drogas disponíveis para o tratamento de histoplasmose são: anfotericina B, cetoconazol e itraconazol. A anfotericina B deve ser indicada apenas em pacientes que necessitem de hospitalização, por comprometimento severo do estado clínico, ou na terapêutica de gestantes, visto que o uso de azólicos é contra-indicado durante a gravidez. O uso de cetoconazol, em doses de 200 a 800 mg/dia, deve ser restrito ao tratamento de formas pulmonares aguda e crônica de histoplasmose, em caso de impossibilidade de uso de itraconazol.

Apesar de o cetoconazol ser mais barato que os demais triazólicos, apresenta maior toxicidade e menor eficácia clínica que o itraconazol. Outro aspecto importante a ser comentado é que há muito pouca experiência clínica documentada sobre o tratamento de histoplasmose com formulações lipídicas de anfotericina B. Sendo assim, considerando o alto custo dessas formulações, sua utilização no tratamento de histoplasmose deve ser restrita a casos graves nos quais o paciente não tolera o uso de anfotericina B convencional.

Tratamento da forma pulmonar aguda

Em sua grande maioria, os casos de histoplasmose pulmonar aguda são autolimitados e não necessitam de tratamento específico com antifúngicos, cuja indicação nessa condição clínica deve ser restrita a: 1) pacientes com doença pulmonar bilateral e comprometimento de função respiratória; 2) pacientes com doença pulmonar localizada, mas que persistem sintomáticos após 3 a 4 semanas.

Pacientes com doença pulmonar difusa e sinais de falência respiratória devem iniciar tratamento com anfotericina B, 0,7 mg/kg/dia, e prednisona na dose de 60 mg/dia, por período de 2 semanas. Após melhora clínica, o paciente pode completar o tratamento com itraconazol, 200 a 400 mg ao dia, por período de 12 semanas. Pacientes com formas menos severas de envolvimento pulmonar podem ser tratados desde o início com itraconazol.

Tratamento da forma pulmonar crônica

O índice de recidivas após tratamento dessa infecção é bastante significativo. Na tentativa de melhorar os resultados do tratamento, os pacientes costumam utilizar antifúngicos por períodos prolongados.

Pacientes que necessitam internação por complicações clínicas devem ser tratados inicialmente com anfotericina B, na dose de 0,7 mg/kg/dia. Após melhora clínica, devem fazer uso de itraconazol, 200 a 400 mg/dia, por 12 a 24 meses. Cetoconazol, 200 a 800 mg/dia, pode ser utilizado como alternativa ao itraconazol, mas com resultados clínicos inferiores.

TABELA 13.3 RESUMO DAS INDICAÇÕES TERAPÊUTICAS EM HISTOPLASMOSE, DIRETRIZES DA INFECTIOUS DISEASES SOCIETY OF AMERICA

Forma clínica	Manifestações severas	Manifestações leves/moderadas
Pulmonar aguda	Anfo B e corticóides seguidos de ITRA por 12 semanas	ITRA por 4 a 6 semanas; se os sintomas persistirem > 4 semanas
Pulmonar crônica	Anfo B seguido de ITRA por 12 a 24 meses	ITRA por12 a 24 meses
Disseminada em Aids	Anfo B seguido de ITRA por toda vida	ITRA por toda a vida
Disseminada em HIV negativo	Anfo B seguido de ITRA por 6 a 18 meses	ITRA por 6 a 18 meses

Anfo B = anfotericina B; ITRA = itraconazol.

MICOSES PULMONARES OPORTUNISTAS

Criptococose

A criptococose é doença causada pela levedura encapsulada *Criptococcus neoformans*, apresentando distribuição geográfica mundial. Apesar de as infecções no homem serem causadas basicamente pelo *C. neoformans*, infecções pelo *C. laurentii* e *C. albidus* têm sido reportadas em situações esporádicas. Sua incidência não é exatamente conhecida, visto que não é doença de notificação compulsória, mas sabe-se que sua ocorrência em Aids varia de 5 a 20%, dependendo do país.

O *C. neoformans* é uma levedura de formato globoso, cujo cultivo apresenta aspecto mucóide e coloração branco-amarelada, incluindo, na espécie, 5 sorotipos: A, B, C, D e AD.

O *C. neoformans,* var. de *neoformans*, pode ser isolado de diversos sítios no meio ambiente brasileiro, sendo encontrado em oco de árvores (cássia e fícus), habitat de aves e locais cheios de fezes de pombos e outras aves. Em ambiente urbano, pode ser isolado de poeira de moradia de portadores de Aids. O *C. neoformans* var. *gatti* parece ter distribuição mais limitada, tendo sido inicialmente encontrado por Ellis e Pfeiffer em árvores do gênero *Eucalyptus camaldulensis*, na Austrália, onde se verifica grande casuística de criptococose na população indígena. Já foi encontrado também em oco de *Eucalyptus tereticornis*, cássia e fícus.

Apesar da sua ocorrência eventual em pacientes imunocompetentes, a maioria dos casos tem sido relatada em pacientes portadores de Aids, doenças degenerativas, submetidos a tratamento com corticóides e submetidos a transplante de órgão sólido.

O fungo penetra no organismo por via inalatória, dissemina-se por via hematogênica e instala-se no sistema nervoso central (SNC), que é alvo da principal manifestação da doença. Os órgãos mais comumente acometidos são: sistema nervoso central (SNC), pulmões, pele, próstata, ossos, globo ocular e adrenal.

Quadro clínico

A manifestação clínica característica da criptococose é a de meningite ou meningoencefalite subaguda ou crônica, fazendo diagnóstico diferencial com meningoencefalite tuberculosa. O envolvimento pulmonar geralmente é oligossintomático, podendo, eventualmente, causar tosse com pouca expectoração e dor tipo pleural, caso haja envolvimento de serosas.

Em pacientes imunocompetentes, casos de infecção pulmonar podem passar despercebidos, sendo a descoberta da micose um resultado da investigação laboratorial, de achado radiológico, muitas vezes só percebida em exames de TC. O envolvimento pulmonar, avaliado ao raio X de tórax, pode demonstrar nódulos pulmonares, infiltrados intersticial e alveolar, localizados ou difusos e, muito raramente, cavitações. Linfoadenomegalia hilar e ocasionalmente derrame pleural podem estar presentes.

Em pacientes severamente imunodeprimidos, a exemplo de pacientes com Aids, a lesão pulmonar pode apresentar curso mais rápido, com comprometimento difuso de ambos os pulmões e evolução para falência respiratória.

Diagnóstico

A avaliação laboratorial é fundamental na identificação dos órgãos acometidos pela criptococose. O diagnóstico por imagem deve ser utilizado na procura de lesões pulmonares ou complicações de meningoencefalite. O raio X de tórax em pacientes imunocompetentes pode revelar um ou múltiplos nódulos, e derrame pleural; enquanto em pacientes com Aids, observa-se infiltrado reticulonodular difuso.

A identificação do agente etiológico em material biológico obtido dos órgãos suspeitos de infecção (sangue, líquido cefalorraquidiano, lavado broncoalveolar) pode ser realizada com auxílio de tinta da China, cultura em agar Sabouraud, teste de aglutinação do látex e/ou exame histopatológico. A identificação de leveduras no tecido é facilitada pela coloração com prata ou o mucicarmim, coloração esta praticamente específica para o *C. neoformans*.

Tratamento

As alternativas terapêuticas disponíveis até o momento são: uso isolado de anfotericina B, associação de anfotericina B e 5-fluorocitosina, uso de triazólicos isolados ou em associação com 5-fluorocitosina e formulações lipídicas de anfotericina B.

Recomendações para tratamento das formas pulmonares

A conduta em relação às infecções pulmonares dependerá das condições de imunidade do indivíduo e da presença ou não de manifestações clínicas da micose. No hospedeiro imunocompetente, na ausência de manifestações clínicas respiratórias e de focos extrapulmonares, pode-se optar apenas por acompanhamento clínico.

No hospedeiro imunodeprimido, com manifestações extrapulmonares ou com doença pulmonar sintomática ou progressiva, é necessário o tratamento antifúngico. Em caso de doença exclusivamente pulmonar, sem comprometimento importante de função respiratória, dá-se preferência ao uso de drogas de administração oral, indicando-se itraconazol ou fluconazol.

A terapêutica deve ser mantida até resolução clínica e demonstração da cura microbiológica, com negativação de cultura de escarro ou lavado brônquico. O fluconazol pode ser utilizado na dose de 5 a 12 mg/kg ao dia, cerca de 400 mg ao dia para adultos, por período de 4 a 12 meses.

A ressecção cirúrgica foi indicada por alguns autores em casos de doença localizada com má resposta à terapêutica com antifúngicos, sendo hoje prática pouco utilizada. A possibilidade de disseminação para outros órgãos deve sempre ser avaliada ao início e durante toda a terapêutica. Em caso de má resposta ao esquema com azólicos, a anfotericina B isoladamente ou em associação com a 5-fluorocitosina deve ser considerada. Nessa situação clínica, preconiza-se a utilização de doses de 0,7 mg/kg/dia de anfotericina B deoxicolato ou 4 a 6 mg/kg/dia das formulações lipídicas de anfotericina B.

Nas formas disseminadas, indica-se iniciar anfotericina B isoladamente ou associada a 5-fluorcitosina, seguido de consolidação com fluconazol.

Aspergilose

Aspergilose é o termo empregado para designar um grupo amplo de doenças causadas por espécies de *Aspergillus,* incluindo formas de apresentação superficial (por exemplo, ceratites), colonização cavitárias (por exemplo, bola fúngica), infecções invasivas (por exemplo, pneumonia) e formas alérgicas.

Os *Aspergillus* são fungos filamentosos ubiquitários na natureza, podendo ser encontrados no ar, no solo, em plantas, na água, em superfícies inanimadas e em alimentos. As espécies com maior relevância clínica são: *A. fumigatus,* que corresponde à grande maioria dos isolados clínicos, *A. flavus*, *A. terreus* e existem casos relatados de infecção causada por *A. niger* e *A. nidulans.*

A principal porta de entrada de infecções invasivas por *Aspergillus* é a inalação de propágulos infectantes. Após a inalação, ocorre colonização de vias aéreas superiores do hospedeiro. Posteriormente, esses propágulos podem progredir até as vias aéreas inferiores, instalando-se nos alvéolos. Uma vez nos alvéolos, os mecanismos de defesa locais (macrófagos alveolares) são capazes de remover os conídios eficientemente.

Dependendo do estado imunológico do hospedeiro e de fatores de virulência do fungo, o *Aspergillus* pode passar de saprófito a parasita, desencadeando foco infeccioso pulmonar. Um aspecto marcante dessa infecção é a capacidade desses fungos de invadir vasos sanguíneos, provocando trombose com áreas extensas de infarto e necrose de tecidos. Essa capacidade de invasão é dependente da produção de enzimas (proteases e elastases).

As populações de risco para a ocorrência de aspergilose pulmonar invasiva são: neutropenia prolongada (> 3 semanas), corticoterapia (prolongada e em altas doses), transplante de medula óssea alogênico, transplante de órgão sólido (transplantados de pulmão), doenças hematológicas (leucemia), quimioterapia, e síndrome da imunodeficiência adquirida (contagem de CD4+ < 100 células).

Aspergilose pulmonar

Em pacientes imunocompetentes, merecem destaque 2 apresentações dessa micose: bola fúngica pulmonar e aspergilose broncopulmonar alérgica.

A bola fúngica ou aspergiloma é a forma mais freqüente de envolvimento pulmonar causado por espécies de *Aspergillus*. O aspergiloma consiste de uma massa de micélios, células inflamatórias, fibrina, muco e tecidos necróticos que usualmente se desenvolvem em uma cavidade preexistente. Embora outros fungos possam levar à formação de bola fúngica, *Aspergillus* spp. (especialmente *A. fumigatus*) é o agente mais comum.

O fator predisponente mais freqüente é a presença de cavitação pulmonar secundária a tuberculose, sarcoidose, bronquiectasias, bolhas e cistos brônquicos, neoplasias ou infartos pulmonares decorrentes da drenagem inadequada, que facilita o crescimento do *Aspergillus*.

A real incidência de aspergiloma não é bem conhecida. Em estudo de 544 pacientes com cavitações pulmonares secundárias a tuberculose, 11% tinham evidências radiológicas de aspergiloma. Apesar de, em sua maioria, os casos serem assintomáticos, tosse e sangramento podem estar presentes nessa população, sendo possível ocorrer óbito por hemoptises maciças.

Em função da doença pulmonar preexistente, é comum a ocorrência de dispnéia e, mais raramente, de fístula broncopleural. A infecção geralmente permanece restrita à cavidade, mas, em pacientes com algum grau de imunodepressão, pode evoluir para casos de aspergilose necrotizante de evolução crônica.

A aspergilose broncopulmonar alérgica (ABPA) constitui uma reação de hipersensibilidade a antígenos do *Aspergillus*, sobretudo *A. fumigatus*. A ABPA ocorre tipicamente em pacientes asmáticos crônicos ou portadores de fibrose cística. Estudos realizados nos Estados Unidos sugerem que 7 a 14% dos pacientes asmáticos dependentes de corticosteróides e 6% dos pacientes com fibrose cística preenchem os critérios para ABPA.

O envolvimento pulmonar da aspergilose em pacientes imunossuprimidos pode apresentar evolução rapidamente fatal ou evoluir de forma mais insidiosa. O padrão radiológico do envolvimento pulmonar é bastante variado, podendo apresentar nódulos, cavitações e padrão alveolar rapidamente progressivo. A manifestação mais precoce é febre não-responsiva a antibióticos. Em pacientes neutropênicos, manifestações clínicas de tosse, escarro e infiltrados pulmonares costumam ser tardios.

Os sinais mais precoces ocorrem quando o paciente ainda está neutropênico e consistem em tosse seca acompanhada de dor torácica tipo pleurítica. Nessa época, apesar de o exame radiológico convencional apresentar-se inalterado, a tomografia computadorizada de tórax pode mostrar o sinal do halo, que é bastante característico de aspergilose invasiva (AI) pulmonar. Trata-se de lesão nodular, geralmente periférica, circunscrita por halo acinzentado, que corresponde a edema e hemorragia em torno da lesão principal. À medida que a doença evolui, a freqüência do aparecimento do sinal do halo vai diminuindo, predominando infiltrado pulmonar inespecífico.

Em uma terceira etapa (cerca de 10 dias após o surgimento do sinal do halo), surge a imagem de crescente de ar, secundária à instalação de necrose tecidual, sendo formada cavidade. Portanto, a realização de TC precoce, rotineira e seriada, aumenta a chance de fazer o diagnóstico dessa infecção fúngica em tempo hábil para início da terapêutica.

A aspergilose pulmonar crônica necrotizante, também chamada aspergilose semi-invasiva, manifesta-se por um processo crônico de destruição do parênquima pulmonar, porém sem invasão de vasos sanguíneos. A síndrome acomete pacientes idosos com doença pulmonar de base, como doença pulmonar obstrutiva crônica, tuberculose inativa, ressecção pulmonar prévia, pneumoconiose, fibrose cística e, raramente, sarcoidose.

A aspergilose pulmonar crônica necrotizante também ocorre em pacientes com imunossupressão moderada, incluindo aqueles com *diabetes mellitus*, desnutrição, submetidos a corticoterapia e portadores de certas doenças do tecido conectivo. As manifestações clínicas são indolentes, de duração prolongada e caracterizadas pro febre baixa, tosse produtiva crônica, fadiga e perda de peso.

A traqueobronquite ocorre comumente em pacientes submetidos a transplante de pulmão, variando de colonização a formas graves de traqueobronquite pseudomembranosa ou ulcerativa que acomete a anastomose do pulmão transplantado. As manifestações clínicas compreendem tosse, febre e dispnéia com ou sem hemoptise. Nos casos mais graves, pode ocorrer obstrução da luz brônquica, levando ao aparecimento de estridores e sibilos unilaterais. O raio X de tórax não permite o diagnóstico, e, ante a suspeita clínica, broncoscopia com biopsia deve ser realizada.

Importante observar que a letalidade associada à aspergilose invasiva é extremamente elevada, variando de 40 a 100% dos pacientes na dependência da forma clínica e da doença de base ou órgão transplantado.

Diagnóstico

De maneira geral, o diagnóstico das micoses invasivas em pacientes imunocomprometidos é obtido a partir de dados de pesquisa direta, cultura e exame anatomopatológico. Em material biológico estéril, a demonstração do agente por exame direto ou cultura deve ser considerada como infecção. Entretanto, em material biológico colhido de tegumento ou trato respiratório, o isolamento de fungos potencialmente patógenos, mas que fazem parte da microbiota colonizante ou ambiental, pode refletir apenas colonização ou contaminação, e não necessariamente infecção fúngica. Nessas situações, a biopsia de tecido passa a ser o elemento determinante para definir o diagnóstico.

Aspergilose em imunocompetente

O diagnóstico de aspergiloma é baseado em resultados característicos de aspergiloma em exames radiológicos e/ou tomográficos, complementados pelo isolamento de *Aspergillus* spp. em cultura de escarro e/ou presença de anticorpos específicos (imunodifusão) anti-*Aspergillus*. Em relação ao diagnóstico de ABPA, geralmente baseia-se na presença de asma, reação cutânea imediata ao *Aspergillus*, precipitinas séricas do *A. fumigatus*, aumento de IgE e IgG para *A. fumigatus*, IgE sérica maior que 1.000 ng/mL, infiltrado pulmonar novo ou prévio, bronquiectasia central e eosinofilia periférica (1.000 células/mL).

Aspergilose em imunodeprimido

Em populações de risco para aspergilose pulmonar invasiva, nódulos ou cavitações pulmonares devem ser investigados com relação à possibilidade de tratar-se dessa micose. Idealmente, o diagnóstico definitivo de aspergilose pulmonar deve ser baseado em dados de cultura e exame anatomopatológico de fragmento pulmonar obtido por broncoscopia ou biopsia a céu aberto. Entretanto, muitas vezes, o procedimento invasivo não é possível ser realizado em virtude das condições clínicas do paciente. Da mesma forma, algumas vezes não há tempo disponível para aguardar o processamento laboratorial do material, particularmente a cultura.

O achado de cultura de secreção de trato respiratório baixo positiva para *Aspergillus*, em pacientes neutropênicos com doença pulmonar, é altamente sugestivo de aspergilose invasiva pulmonar. Entretanto, a cultura de escarro ou lavado brônquico apresenta baixo rendimento em pacientes portadores de aspergilose pulmonar invasiva. Diante dessas limitações, tratando-se de pacientes com doenças hematológicas malignas ou submetidos a transplante de medula, vários centros baseiam seus diagnósticos de síndrome de aspergilose pulmonar nos achados de imagem fornecidos pela TC.

Nessa população, a presença de nódulo pulmonar com sinal do halo e/ou sinal de crescente de ar são sugestivos da micose.

Métodos não-dependentes de cultivo têm sido desenvolvidos para auxiliar no diagnóstico de aspergilose invasiva, incluindo pesquisa de antígeno específico (galactomanana) e PCR. Infelizmente, nenhum desses sistemas comerciais estão disponíveis no Brasil.

Tratamento

Atualmente, há disponibilidade de 4 agentes ativos para o tratamento da aspergilose: a anfotericina B, o itraconazol, o voriconazol e as equinocandinas. Essas drogas apresentam excelente atividade inibitória *in vitro* e *in vivo* sobre diferentes espécies de *Aspergillus.* Limitações de biodisponibilidade do itraconazol em cápsula e indisponibilidade de formulação parenteral desse medicamento tornam a anfotericina B e o voriconazol os agentes de escolha no tratamento inicial da maioria das infecções por *Aspergillus.* Após a melhora clínica do paciente, o tratamento pode ser trocado para itraconazol ou voriconazol oral.

As preparações lipídicas de anfotericina B podem ser usadas, mas não há dados referentes à maior eficácia desses agentes na comparação com a anfotericina B deoxicolato. Entretanto, a toxicidade é significativamente reduzida com o uso das preparações lipídicas. As formulações lipídicas são indicadas para pacientes que não toleram as doses recomendadas de anfotericina B para terapêutica dessa micose ou que apresentem doença não-responsiva à terapêutica convencional.

Deve-se administrar anfotericina B em doses altas, ao menos 1,5 mg/kg/dia, pelo período necessário para a estabilização clínica do paciente, sendo que as formulações lipídicas podem ser utilizadas em doses de 3 a 5 mg/kg ao dia.

O voriconazol é um agente antifúngico pertencente à 2ª geração de triazólicos, disponível para o uso parenteral e oral, com boa penetração em tecidos, incluindo o sistema nervoso central. O voriconazol é utilizado na dose de 4 a 6 mg/dia, dividida em 2 doses diárias. Tendo em vista que, em estudo clínico randomizado comparando voriconazol com anfotericina B deoxicolato, houve menor mortalidade no grupo tratado com este azólico, hoje considera-se essa droga a primeira escolha no tratamento da aspergilose invasiva.

As equinocandinas representam uma nova classe de antifúngicos classificadas como inibidores da síntese de beta-(1,3)-glucana. A caspofungina é um derivado semi-sintético, potente inibidor não-competitivo da síntese de glucana, componente essencial da parede celular do fungo. Exibe atividade contra espécies de *Aspergillus* spp. e potente atividade fungicida contra todas as espécies de *Candida.* Em estudo aberto não-comparativo, avaliando a eficácia de caspofungina em pacientes com AI refratária, o resultado terapêutico foi de 42%. Esse medicamento é de uso exclusivamente parenteral, sendo recomendado na dose 70 mg IV no 1º dia, seguido por 50 mg/dia.

É importante lembrar que, independentemente da estratégia terapêutica escolhida, a recuperação da resposta imunológica é o principal fator prognóstico para AI em pacientes imunocomprometidos. Assim, é parte fundamental do tratamento de uma infecção fúngica, em paciente transplantado, que se tente minimizar e remover o uso de drogas imunossupressoras.

Em pacientes portadores de aspergiloma, a retirada cirúrgica do foco infeccioso deve ser considerada nos casos de presença de sangramento. A terapia principal para os casos de ABPA consiste na administração de corticóides para supressão da resposta imunológica aos antígenos do *Aspergillus* e diminuição da resposta inflamatória. Com essa medida, há melhora do broncoespasmo, clareamento do infiltrado pulmonar e diminuição dos níveis de IgE e eosinófilos.

Muitas vezes, a terapia com corticosteróides é prolongada, havendo algum risco de desenvolvimento de aspergilose invasiva. Em relação à indicação de terapêutica antifúngica sistêmica, parece haver algum benefício para os pacientes que utilizam itraconazol.

Entretanto, não existem definições claras sobre dose, tempo de tratamento e real impacto desse azólico na função pulmonar dos pacientes após seguimento prolongado.

ZIGOMICOSES

Há alguma controvérsia na nomenclatura dessa micose, sendo o termo zigomicose preferido por alguns autores em relação ao termo mucormicose, tradicionalmente utilizado na literatura médica. A zigomicose é doença fúngica potencialmente fatal, causada por fungos da classe *Zygomycetes*, incluindo agentes da ordem *Mucorales* e *Entomophthorales.*

Importante observar que os fungos *Mucorales* podem causar doenças fúngicas sistêmicas (mucormicose) em pacientes imunocomprometidos e que os fungos *Entomophthorales* causam doenças mais localizadas (não há envolvimento pulmonar), acometendo pacientes imunocompetentes. Entre as zigomicoses, os casos de mucormicose são mais freqüentes que os relatos de entomoftoromicose.

De forma geral, os agentes de zigomicose (mucormicose) têm distribuição geográfica universal, apresentam tropismo por vasos sanguíneos, causando doenças de partes moles ou trato respiratório, com curso rápido e intensa destruição tecidual. Esses casos estão freqüentemente associados a mau prognóstico, por causa de sua associação com neutropenia, terapia imunossupressora, neoplasias, doenças degenerativas crônicas como *diabetes mellitus* e insuficiência renal, além de sua relativa resistência aos agentes antifúngicos.

Os *Zygomycetes* pertencem ao filo *Zygomycota*, composto por fungos filamentosos hialinos com hifas cenocíticas (sem septações), apresentando reprodução sexuada, com a formação de zigosporos. Entre os zigomicetos mais comumente relacionados com infecções fúngicas pulmonares, pode-se citar os seguintes gêneros: *Mucor* (*M. racemosus, M. circinelloides, M. ramusisimus*), *Rhizopus* (*R. arrhizus, R. rhizopodiformis, R. azygosporus*), *Rhizomucor* (*R. pusillus*) e *Absidia* (*A. corymbifera*).

Na apresentação deste capítulo, revisaremos as características epidemiológicas, clínicas, diagnósticas e de tratamento, das infecções pulmonares causadas por fungos da ordem *Mucorales*, pois as infecções causadas pela ordem *Entomophthorales* não comprometem o pulmão de hospedeiros suscetíveis.

Zigomicose (mucormicose) pulmonar

Os *Mucorales* infectam o pulmão do hospedeiro humano através de inalação de esporos do ambiente, que constitui o mecanismo principal de aquisição da infecção. De forma geral, as casuísticas de mucormicose apontam a forma rino-orbitocerebral como a forma de apresentação clínica mais comum (44 a 49%), seguida pela forma cutânea (10 a 16%), pulmonar (10 a 11%), disseminada (6 a 11,6%) e gastrintestinal (2 a 11%).

Em pacientes com neoplasias hematológicas, as formas pulmonar e disseminada são as mais comuns. Já em pacientes diabéticos, usualmente, observa-se a forma rino-orbitocerebral, sendo mais rara a apresentação pulmonar.

Os principais fatores de risco para a ocorrência de infecções causadas por zigomicetos são: doenças hematológicas malignas (leucemia e linfoma), imunossupressão farmacológica (quimioterapia e corticoterapia), *diabetes mellitus* com ou sem cetoacidose diabética, transplante de órgão sólido, transplante de medula, terapia com deferoxamina e miscelâneas (queimados, trauma, desnutrição, usuários de drogas endovenosas).

As formas rinocerebrais (pansinusite e abscesso cerebral) são as principais formas de apresentação. O pulmão é o 2º sítio de localização mais comum nas infecções por *Mucorales,* e a inalação de esporos é a via primária de infecção.

A maioria dos casos de mucormicose pulmonar tem ocorrido em pacientes profundamente neutropênicos (leucemias ou transplantes de medula óssea) e em pacientes em terapia prolongada com corticóides. Há um predomínio de casos em homens, com uma relação de 3:1. Pacientes com tumores sólidos raramente desenvolvem mucormicose pulmonar.

Uma ampla variedade de manifestações pulmonares tem sido relatada, incluindo nódulos solitários, consolidação segmentar ou lobar, lesões cavitárias e lesões broncopneumônicas. Os pacientes podem apresentar tosse, febre, hemoptise e/ou dor torácica.

Em pacientes neutropênicos, a doença lembra a aspergilose pulmonar, e eles se apresentam com febre persistente e infiltrados pulmonares refratários ao tratamento com antibióticos de largo espectro. Taxa de mortalidade de 40 a 100% tem sido reportada nessa população.

O envolvimento pulmonar pode manifestar-se por comprometimento de mucosa endobrônquica. Na maioria das séries de mucormicose endobrônquica, *diabetes mellitus* responde por 70% das doenças de base. Os sinais de envolvimento endobrônquico incluem rouquidão, hemoptise, atelectasia lobar e pneumonia pós-obstrutiva. Essas lesões podem invadir vasos sanguíneos pulmonares levando à morte por hemoptise massiva.

Diagnóstico laboratorial

Exames de imagem em pacientes de risco devem ser solicitados para a avaliação do envolvimento pulmonar. É fundamental a obtenção de material biológico para processamento laboratorial, sendo o diagnóstico definitivo estabelecido com base no encontro de formas filamentosas características do fungo em tecido ou fluido biológico estéril, assim como a recuperação do agente em cultura.

Como os fungos responsáveis por essas infecções podem ser contaminantes de laboratório, resultados isolados de culturas positivas sem a demonstração concomitante de hifas largas em tecido ou fluido biológico não permitem o seu diagnóstico definitivo.

Nas infecções agudas por fungos da ordem *Mucorales*, os tecidos infectados apresentam invasão dos vasos sanguíneos pelos fungos, com decorrente trombose, infarto e necrose. O processo inflamatório é pobre na maioria dos casos. A visualização dos fungos pode ser obtida na coloração pela hematoxilina-eosina, mas dá-se preferência ao uso de ácido periódico de Schiff (PAS) e prata metanamina (Gomori-Grocott).

Hifas largas, asseptadas e ramificadas em ângulo de 90° constituem achados relevantes para o diagnóstico. A definição de gênero e espécie dos fungos envolvidos só é possível mediante a recuperação do agente em cultura.

Os agentes causadores de zigomicose crescem em meios de cultura para fungos sem ciclo-heximida, mas sua sensibilidade é limitada. Antibióticos devem ser adicionados aos meios de cultivo sempre que se deseja isolar o fungo de amostras contaminadas, como secreção nasal e escarro. Não há exames sorológicos confiáveis para o diagnóstico de mucormicose.

Tratamento

O tratamento da mucormicose requer abordagem concomitante envolvendo intervenção cirúrgica para remoção mecânica de foco infeccioso, terapia antifúngica específica e tratamento médico para correção da condição subjacente que predispõe o paciente para a doença. O fator-chave para o melhor prognóstico dessas infecções é o diagnóstico precoce e a instituição de terapia agressiva, a qual requer uma excelente colaboração entre o clínico, o cirurgião e profissionais de laboratório.

O tratamento cirúrgico deve incluir ressecção completa do tecido necrosado, desbridamento extenso e drenagem adequada dos pulmões infectados. O desbridamento pode ser repetido quando necessário. A TC ou a RNM podem ajudar a determinar a extensão da ressecção, assim como monitorar a eficácia do tratamento.

Um elemento importante no tratamento de pacientes diabéticos é o controle da acidose e da hiperglicemia, ambas são condições que dificultam a resposta do hospedeiro à infecção e facilitam o crescimento do fungo nos tecidos infectados. Em pacientes submetidos a tratamento com corticóides, a redução de dose do medicamento ou sua suspensão devem ser consideradas. Nos pacientes com neoplasias hematológicas, o controle da doença de base e a recuperação da neutropenia são metas fundamentais para o sucesso terapêutico.

A anfotericina B parece ser o único antifúngico disponível com significativa atividade contra *Mucorales*, visto que esses fungos são resistentes, *in vitro*, a caspofungina, fluconazol, itraconazol, voriconazol e 5-fluorcitosina. Tendo em vista a necessidade de altas doses de anfotericina B (1 a 1,5 mg/kg/dia) para a terapêutica dessa micose e a limitante toxicidade renal esperada, há autores que recomendam o uso de formulações lipídicas de anfotericina B em doses que variam de 5 a 8 mg/kg.

REFERÊNCIAS BIBLIOGRÁFICAS

1. BAG, R. "Fungal pneumonias in transplant recipients". *Curr. Opin. Pulm. Med.* 9(3):193-8, 2003.
2. BRUMMER, E. et al. "Paracoccidioidomycosis: an update". *Clin. Microbiol. Rev.* 6(2):89-117, 1993.
3. CONNOLLY JR., J.E. et al. "Opportunistic fungal pneumonia". *J. Thorac. Imaging.* 14(1):51-62, 1999.
4. DENNING, D.W. "Invasive aspergillosis". *Clin. Infect. Dis.* 26(4):781-803, 1998.
5. GOLDMAN, M. et al. "Fungal pneumonias. The endemic mycoses". *Clin. Chest. Med.* 20(3):507-19, 1999.
6. GREENBERG, R. et al. "Zygomycosis (mucormycosis): emerging clinical importance and new treatments". *Curr. Opin. Infect. Dis.* 17(6):517-25, 2004.

7. KONTOYIANNIS, D.P. et al. "Systemic mycoses in the immunocompromised host: an update in antifungal therapy". *J. Hosp. Infect.* 53(4):243-5, 2003.
8. MITCHELL, T.G. & PERFECT, J.R. "Cryptococcosis in the era of AIDS – 100 years after the discovery of Cryptococcus neoformans". *Clin. Microbiol. Rev.* 8(4):515-48, 1995.
9. NADROUS, H.F. et al. "Pulmonary cryptococcosis in nonimmunocompromised patients". *Chest.* 124(6):2143-7, 2003.
10. NICOD, L. et al. "Fungal infections in transplant recipients". *Eur. Respir. J.* 17(1):133-40, 2001.
11. POUND, M.W. et al. "Recent advances in the epidemiology, prevention, diagnosis, and treatment of fungal pneumonia". *Curr. Opin. Infect. Dis.* 15(2):183-94, 2002.
12. SAAG, M.S. et al. "Practice guidelines for the management of cryptococcal disease. Infectious Diseases Society of America". *Clin. Infect. Dis.* 30(4):710-8, 2000.
13. SOUBANI, A.O. & CHANDRASEKAR, P.H. "The clinical spectrum of pulmonary aspergillosis". *Chest.* 121(6):1988-99, 2002.
14. STEVENS, D.A. et al. "Practice guidelines for diseases caused by Aspergillus. Infectious Diseases Society of America". *Clin. Infect. Dis.* 30(4):696-709, 2000.
15. WHEAT, J. et al. "Practice guidelines for the management of patients with histoplasmosis". Infectious Diseases Society of America". *Clin. Infect. Dis.* 30(4):688-95, 2000.

CAPÍTULO 14

Infecções das Vias Aéreas Superiores

ALECSANDRA MOISÉS FAURE
ANA LUISA GODOY FERNANDES

INTRODUÇÃO

Rinossinusite é uma das doenças mais prevalentes no atendimento médico primário, chegando a acometer aproximadamente 31 milhões de pessoas/ano nos Estados Unidos. Em 1996, o diagnóstico primário de rinossinusite aguda ou crônica conduziu a um gasto de 5,8 bilhões de dólares, dos quais 90% foram relacionados ao atendimento ambulatorial ou de emergência.

Os custos indiretos da rinossinusite relacionados com a perda de dias de trabalho também aumentaram, de 50 milhões/ano no período de 1986 a 1988, para 73 milhões/ano entre 1990 a 1992, evidenciando o impacto socioeconômico que a rinossinusite exerce sobre as pessoas comprometidas, sobre o sistema de saúde e sobre a sociedade como um todo.

DEFINIÇÃO

Existe uma tendência atual em substituir o termo clássico sinusite por rinossinusite, em virtude da dificuldade de se estabelecer limites precisos para os processos inflamatórios que acometem a mucosa nasossinusal. A rinossinusite caracteriza-se por uma resposta inflamatória da mucosa que reveste a cavidade nasal e os seios paranasais. Ela pode ser classificada em rinossinusite aguda, subaguda ou crônica, se a duração do processo inflamatório perdurar até 4, de 4 a 12, ou mais que 12 semanas, respectivamente.

Rinossinusite crônica agudizada consiste na exacerbação de sintomas preexistentes. Rinossinusite recorrente é definida pela ocorrência de 3 ou mais episódios de infecção aguda ao ano e ausência de sintomas entre os episódios. Rinossinusite complicada caracteriza-se pela extensão da infecção além dos limites dos seios paranasais, geralmente para a órbita ocular ou sistema nervoso central.

PATOGÊNESE

Numerosos fatores constituem os mecanismos de defesa dos seios da face à infecção, e incluem patenticidade do óstio do seio, ação mucociliar, defesa enzimática e imunológica. A alteração de qualquer um desses fatores por etiologia infecciosa, traumática, alérgica ou anatômica aumenta a suscetibilidade a infecções. O mais importante desses fatores parece ser a patenticidade do óstio.

A oclusão do óstio faz que a drenagem de muco fique prejudicada e ocorra redução na tensão de oxigênio dentro do seio. Conseqüentemente, ocorrem aumento da acidez das secreções, redução da função ciliar, dano da mucosa, alteração da função bactericida dos granulócitos e alteração da flora sinusal. A obstrução do óstio também induz à pressão negativa dentro dos seios, favorecendo a mobilização da flora bacteriana nasal para dentro dos seios. A infecção é o reflexo de todos esses fatores atuando em conjunto.

A patogênese da rinossinusite crônica é mais complexa, envolvendo fatores imunológicos, genéticos, anatômicos e ambientais, entre outros. Fatores locais do hospedeiro, como alterações anatômicas e inflamação crônica da mucosa, e fatores do meio ambiente, como poluição, tabagismo e alérgenos, devem ser sempre pesquisados.

A deficiência imunológica mais comumente associada com rinossinusite crônica é a deficiência da subclasse de IgG. A contribuição do fator genético nessa rinossinusite está bem documentada em doenças como fibrose cística, síndrome de Young, discinesia ciliar primária e síndrome de imunodeficiência congênita.

A contribuição da infecção na patogênese da rinossinusite crônica não está bem estabelecida. Estudos recentes têm proposto novas teorias, dentre as quais se destacam:

- superantígenos bacterianos: bactérias, vírus e fungos podem produzir exotoxinas que são capazes de ativar linfócitos T. Essas exotoxinas são denominadas superantígenos porque ativam mais de 30% da população de linfócitos T, em contraste com antígenos clássicos, que ativam menos que 0,01% desses linfócitos e também induzem à produção de anticorpos;
- biofilme: alguns microrganismos são envoltos por uma superfície de glicocálix que funciona como uma superfície de proteção, tornando-os relativamente impermeáveis aos antimicrobianos e às defesas do hospedeiro. O biofilme só pode ser eliminado por meio de debridamento mecânico, o que explicaria os casos de rinossinusite crônica refratários ao tratamento usual que melhoram com o procedimento cirúrgico;
- osteíte: até o presente momento, bactérias não têm sido identificadas no osso de animais ou humanos com rinossinusite crônica. Entretanto, bactérias são dificilmente

identificadas nos casos de osteomielite crônica, mas provavelmente são responsáveis pela indução do remodelamento ósseo visto nesses casos. Essa teoria explicaria as áreas de aumento de densidade e espessamento ósseo observadas em pacientes com rinossinusite crônica e a resistência desses pacientes à terapêutica medicamentosa.

ETIOLOGIA

Rinossinusite viral

É a causa mais comum de rinossinusite adquirida na comunidade, geralmente ocasionando sintomas respiratórios autolimitados. Acredita-se que a infecção bacteriana secundária complique de 0,5 a 2% dos quadros de rinossinusite viral, geralmente associada a persistência ou piora dos sintomas após 10 a 14 dias de evolução. Um estudo que investigou a etiologia da rinossinusite aguda adquirida na comunidade observou rinovírus em 15% das culturas, vírus da influenza em 5%, vírus parainfluenza em 3% e adenovírus em 2%.

Rinossinusite bacteriana

Os agentes mais comumente relacionados com rinossinusite bacteriana aguda adquirida na comunidade em adultos são: *Streptococcus pneumoniae* e *Haemophilus influenzae*, isolados em cerca de 75% dos casos. Anaeróbios são responsáveis por 2 a 6% dos casos e *Moraxella catarrhalis*, por 4%. *Staphylococcus aureus* e *pyogenes* são isolados mais raramente.

Estudos em pacientes com rinossinusite crônica agudizada têm identificado principalmente agentes produtores de betalactamase, gram-negativos e anaeróbios. Rinossinusite nosocomial geralmente acomete pacientes com entubação endotraqueal prolongada, uso de sonda nasogástrica e, principalmente, entubação nasotraqueal. Os patógenos mais comumente envolvidos são os gram-negativos.

Rinossinusite fúngica

A rinossinusite fúngica é tradicionalmente dividida em 2 categorias: não-invasiva e invasiva. A forma não-invasiva é representada pela micose nasossinusal superficial, pela bola fúngica e pela rinossinusite fúngica alérgica. A invasiva pode ser dividida em aguda ou crônica.

Rinossinusite fúngica invasiva aguda é usualmente causada por certas espécies de fungos como *Absidia* spp., *Aspergillus* spp., *Basidiobolus* spp., *Mucor* spp. e *Rhizorpus* spp. Pacientes imunocomprometidos, como os pacientes com câncer, os diabéticos e, principalmente, os transplantados de medula óssea, são os mais freqüentemente acometidos. A evolução geralmente é fatal, mas pode ter um curso mais crônico e indolente em pacientes com deficiência imunológica mais discreta. O diagnóstico é feito pela evidência histológica de invasão fúngica na mucosa do nariz e/ou dos seios paranasais, geralmente com necrose e extensão da infecção para tecidos moles e osso.

Colonização fúngica do nariz e dos seios paranasais parece ser um achado comum relacionado à presença de esporos fúngicos no meio ambiente e à propensão desses esporos em germinar nos mucos nasal e paranasal. Em raras circunstâncias, pode ocorrer a proliferação macroscópica em forma de bola fúngica, sem inflamação significativa da mucosa. O tratamento visa extirpar o fungo.

Rinossinusite fúngica alérgica (RSFA) caracteriza-se por uma reação alérgica da mucosa, IgE mediada, aos componentes protéicos do fungo que colonizam as mucosas nasal e paranasal de pacientes imunocompetentes. O diagnóstico da RSFA é realizado mediante uma somatória de fatores que incluem: polipose nasal; presença de *skin test* e RAST positivos para antígenos fúngicos; exame histológico mostrando inflamação da mucosa nasossinusal e dos pólipos rica em eosinófilos; presença de mucina com hifas fúngicas, na ausência de invasão fúngica da mucosa. Os exames de imagem mostram alterações características descritas a seguir.

DIAGNÓSTICO CLÍNICO

Na avaliação do paciente com rinossinusite, são fundamentais uma história detalhada dos sintomas, visando caracterizar o processo em agudo, crônico ou crônico exacerbado, e a distinção entre rinossinusite alérgica e infecciosa, e rinossinusite viral e bacteriana.

A Academia Americana de Alergia Otolaringológica e a Sociedade Americana de Rinologia estabeleceram critérios maiores e menores para o diagnóstico de rinossinusite bacteriana aguda e crônica (Tabela 14.1). Nenhum fator é indicativo de rinossinusite aguda, porém a sua probabilidade aumenta proporcionalmente com o número de fatores presentes. Dois ou mais sinais maiores ou 1 sinal maior e 2 ou mais sinais menores são altamente sugestivos de rinossinusite bacteriana aguda. A distinção entre processo agudo e crônico baseia-se, essencialmente, no tempo de evolução da doença.

A rinoscopia anterior é importante para determinar fatores que estejam bloqueando o fluxo aéreo nasossinusal. A endoscopia nasal pode ser realizada por meio de broncofibroscópio flexível ou rígido. Esse exame auxilia na identificação de desvio de septo e pólipos, possibilitando melhor visualização da mucosa nasal e dos cornetos e a coleta de secreção diretamente do óstio do meato médio.

A endoscopia nasal tem grande utilidade na avaliação de pacientes crônicos com programação cirúrgica. Geralmente, ela é bem tolerada e segura. Os efeitos colaterais mais comumente relacionados com esse procedimento são epistaxe, dor e reflexo vasovagal.

O padrão-ouro no diagnóstico de rinossinusite bacteriana aguda é a cultura de secreção, por punção, do seio acometido. Entretanto, esse método é invasivo e tem indicações restritas.

TABELA 14.1 CRITÉRIOS MAIORES E MENORES PARA O DIAGNÓSTICO DE RINOSSINUSITE AGUDA E CRÔNICA

Critérios maiores	Critérios menores
Coriza purulenta	Cefaléia
Gotejamento nasal posterior purulento	Dor/pressão no ouvido
Obstrução nasal	Halitose
Congestão facial	Dor dental
Dor à pressão facial	Tosse
Hiposmia/anosmia	Febre (rinossinusite crônica)
Febre (rinossinusite aguda)	Fadiga

DIAGNÓSTICO POR IMAGEM

Radiograma dos seios da face

O radiograma dos seios da face é um método que não avalia com exatidão a extensão da inflamação, sobretudo no seio etmoidal. Deve ser realizado na vigência da suspeita clínica e na ausência de sintomas característicos ou de alterações no exame endoscópico. É um método cuja eficácia varia amplamente conforme a técnica utilizada e a experiência do observador.

Uma metanálise avaliou estudos que correlacionaram o exame radiológico com a punção do seio maxilar. O radiograma de seios da face discriminou, com sensibilidade de 73% e especificidade de 80%, os pacientes com rinossinusite bacteriana aguda, quando foram utilizados, como critério diagnóstico, a presença de nível líquido e/ou opacificação total. O significado clínico de espessamento de mucosa permanece questionável, principalmente em pacientes alérgicos.

Tomografia computadorizada (TC) dos seios da face

A TC tem indicação precisa nos casos de rinossinusite que não respondem ao tratamento médico adequado, nas rinossinusites crônicas ou recorrentes, nas complicações da rinossinusite aguda e nos casos com indicação cirúrgica.

O valor da TC no diagnóstico da rinossinusite bacteriana aguda é questionável pela alta sensibilidade e pela baixa especificidade desse exame. Os critérios tomográficos para o diagnóstico de rinossinusite aguda ou crônica agudizada são: nível líquido e/ou velamento total de um ou mais seios. O significado clínico de espessamento de mucosa na TC é incerto, uma vez que o espessamento de mucosa foi o achado tomográfico mais freqüente nos estudos com pacientes assintomáticos respiratórios e pacientes com infecção viral autolimitada.

Em pacientes com RSFA, a tomografia pode mostrar opacidade de pelo menos um seio paranasal, geralmente com envolvimento unilateral ou assimétrico, erosão óssea, espessamento, remodelamento ou expansão da parede do seio. Também são comuns áreas de densidade heterogêneas dentro do seio em razão da presença de metais pesados ou sais de cálcio precipitados na mucina.

Ressonância magnética (RM) dos seios da face

A RM tem indicação na avaliação das complicações regionais e intracranianas das sinusopatias, no diagnóstico diferencial de processos neoplásicos e quando há suspeita de rinossinusite fúngica. Nos pacientes com RSFA, a RM mostra em T2 realce periférico do seio paranasal envolvido, indicando edema de mucosa e sinal de baixa densidade dentro do seio.

TRATAMENTO

O tratamento de rinossinusite bacteriana aguda consiste no uso de solução salina para lavagem nasal, descongestionante tópico ou sistêmico e antimicrobiano. A escolha do antibiótico deve ser direcionada pela gravidade da doença, pelo uso prévio de antibióticos, sobretudo nas últimas 4 a 6 semanas, e pela resistência bacteriana local aos antimicrobianos. Para tratamento de primeira linha, recomenda-se a amoxicilina, a amoxicilina-clavulanato e a axetil-cefuroxima.

Para os pacientes alérgicos à penicilina, doxiciclina ou macrolídeos (azitromicina ou claritromicina) são boas opções. Para os pacientes com doença mais grave ou que tenham feito uso prévio de antibiótico, ou que não se beneficiaram com a terapia inicial, recomenda-se fluoroquinolonas (levofloxacino, gatifloxacino ou moxifloxacino), ou cetolídeo (telitromicina). O tempo de tratamento recomendado é de 10 a 14 dias.

O tratamento da rinossinusite crônica agudizada segue os mesmos princípios do tratamento da rinossinusite aguda, devendo-se atentar para a cobertura de germes produtores de betalactamase, gram-negativos e anaeróbios. O tempo de tratamento recomendado é de 14 dias, podendo-se prolongar para 21 dias nos casos mais graves.

No tratamento da rinossinusite crônica, deve-se enfatizar o controle ambiental, a exposição passiva à fumaça de cigarro, a cessação de tabagismo e o uso de descongestionantes, anti-histamínicos e corticosteróides nasais. Não há estudos controlados avaliando o uso de antibióticos para o tratamento de rinossinusite crônica em adultos.

Alguns estudos têm avaliado o uso de doses baixas e prolongadas de macrolídeos no tratamento da rinossinusite crônica, em vista da sua atividade antiinflamatória. Nesses estudos, o uso de macrolídeos mostrou maior benefício em pacientes não-atópicos e em pacientes com inflamação neutrofílica da mucosa nasossinusal. Um estudo recente, controlado, não encontrou benefício no uso tópico de anfotericina B em pacientes com rinossinusite crônica e polipose nasal.

O tratamento cirúrgico da rinossinusite crônica é bastante discutido na literatura. A maioria dos trabalhos representa séries de casos de esfenoetmoidectomia bilateral intranasal, cujos resultados variam amplamente de acordo com a experiência do cirurgião e a técnica utilizada.

Um estudo recente, prospectivo, randomizado e controlado comparou os tratamentos clínico e cirúrgico da rinossinusite crônica, e a diferença entre eles não foi estatisticamente significativa. Os autores concluíram que a rinossinusite crônica deve ser tratada inicialmente com um curso prolongado de macrolídeo associado a um corticosteróide tópico, e que o tratamento cirúrgico fica reservado para os casos refratários.

O tratamento da rinossinusite fúngica invasiva aguda requer debridamentos cirúrgicos repetidos, correção da imunodeficiência e o uso de antifúngico endovenoso, como a anfotericina B. O tratamento da RSFA envolve procedimento cirúrgico de limpeza do seio, associado ao uso de corticosteróide sistêmico por tempo prolongado. A utilização de fluconazol nesses casos é discutível na literatura.

REFERÊNCIAS BIBLIOGRÁFICAS

1. ANTIMICROBIAL TREATMENT GUIDELINES FOR ACUTE BACTERIAL RHINOSINUSITIS. *Otolaryngol. Head Neck Surg.* 123(1 Pt2):S1-32, 2000.
2. ENGELS, E.A. et al. "Meta-analysis of diagnostic tests for acute sinusitis". *J. Clin. Epidemiol.* 53:852-62, 2000.
3. KENNEDY, D.W. "Role of fungus in chronic rhinosinusitis: proceedings of a consensus meeting." *Ann. Otol. Rhinol. Laryngol.* 113(Suppl. 193):3-31, 2004.
4. LANZA, D.C. & KENNEDY, D.W. "Adult rhinosinusitis defined." *Otolaryngol. Head Neck Surg.* 117(Suppl.):S1-7, 1997.
5. MELTZER, E.O. et al. "Rhinosinusitis: establishing definitions for clinical research and patient care." *J. Allergy Clin. Immunol.* 114(Suppl.):S155-212, 2004.
6. PICCIRILLO, J.F. "Acute bacterial sinusitis." *N. Engl. J. Med.* 351(9):902-10, 2004.
7. RAGAB, S.M.; LUND, V.J. & SCADDING, G. "Evaluation of the medical and surgical treatment of chronic rhinosinusitis: a prospective, randomised, controlled trial." *Laryngoscope.* 114:923-30, 2004.
8. SOCIEDADE BRASILEIRA DE OTORRINOLARINGOLOGIA. 1° Consenso Latino-Americano sobre Sinusites. *Rev. Bras. Otorrinolaringologia.* 65(3, Supl. 9):5-30, 1999.
9. WESCHTA, M. et al. "Topical antifungical treatment of chronic rhinosinusitis with nasal polyps:a randomized, double-bind clinical trial." *J. Allergy Clin. Immunol.* 113:1122-8, 2004.

PARTE 3

Doenças Obstrutivas

CAPÍTULO 15

DPOC - Diagnóstico e Conduta Terapêutica no Paciente Estável

JOSÉ ALBERTO NEDER
ANDRÉ LUIS PEREIRA DE ALBUQUERQUE
SÉRGIO FARO

DEFINIÇÃO

A doença pulmonar obstrutiva crônica (DPOC) é caracterizada por obstrução ao fluxo aéreo que não é totalmente reversível, sendo geralmente progressiva. Associa-se a uma resposta inflamatória pulmonar desencadeada por exposição a partículas ou gases tóxicos, sendo o tabagismo o agente agressor mais freqüente.

A DPOC engloba 2 entidades nosológicas intimamente relacionadas: a bronquite crônica, definida clinicamente pela presença de tosse produtiva por mais de 3 meses, no período de 2 anos consecutivos, nos pacientes que tiveram outras causas de tosse crônica excluída, e o enfisema pulmonar, caracterizado anatomopatologicamente por destruição da membrana alveolar, com estiramento das vias aéreas distais e aumento dos ácinos alveolares.

EPIDEMIOLOGIA

A DPOC é uma das maiores causas de morbimortalidade em todo o mundo, levando a um comprometimento importante na qualidade de vida e no aumento de gastos ambulatoriais e hospitalares. Atualmente, é a 4ª causa de morte nos países desenvolvidos, com a sua mortalidade tendo mais do que dobrado nos últimos 20 anos, particularmente nas mulheres. No Brasil, também houve um aumento acentuado da mortalidade nesse período, com crescimento médio de 340% em ambos os sexos.

O uso inalatório do tabaco é o principal fator etiológico em todo o mundo. Adicionalmente, o tabagismo passivo é considerado um fator de risco, assim como a poluição urbana. A exposição ocupacional também se tornou etiologia importante da DPOC, chegando a 31,1% de prevalência nos pacientes sem história prévia de tabagismo. As condições socioeconômicas aparentemente têm papel independente, decorrente de possível maturação pulmonar inadequada na infância e/ou maior taxa de infecções respiratórias.

DIAGNÓSTICO

O diagnóstico de DPOC deve ser clinicamente considerado, como hipótese primária, nos indivíduos:

- acima de 40 anos de idade;
- com fatores de risco (geralmente história tabágica acima de 20 anos/maço);
- presença dos seguintes sintomas: dispnéia, tosse crônica, expectoração freqüente ou sibilância.

Para a confirmação diagnóstica, a realização da espirometria é mandatória:

- relação VEF_1/CVF (ou melhor, VEF_1/CV) abaixo de 0,7 após o uso de broncodilatador.

Quadro clínico

Dispnéia progressiva, iniciando-se aos grandes esforços e paulatinamente evoluindo para as atividades cotidianas, é o sintoma mais incapacitante, podendo dominar o quadro clínico com a evolução da doença. Portanto, recomenda-se que sejam aplicadas escalas simples de quantificação da dispnéia, como a do *Medical Research Council* (MRC), cujos escores relacionam-se bem com a qualidade de vida (Tabela 15.1).

Outro sintoma relevante é a tosse crônica, geralmente produtiva e que, tipicamente, tende a melhorar após a cessação do tabagismo. A expectoração normalmente é maior pela manhã, com aspecto claro e em pequena quantidade. O aumento do volume e o aspecto purulento sugerem descompensação infecciosa (ver Capítulo 16).

TABELA 15.1 ESCALA DE DISPNÉIA DO MRC

0 - Não tenho falta de ar
1 - Tenho falta de ar com exercício intenso
2 - Tenho falta de ar quando apresso o meu passo ou quando subo escadas ou ladeira
3 - Preciso parar algumas vezes quando ando no meu passo, no plano ou ando mais devagar que amigos de minha idade
4 - Preciso parar muitas vezes por causa de falta de ar quando ando no plano
5 - Sinto falta de ar que me impede de sair de casa ou tomar banho sozinho

Os sinais podem estar ausentes no estágio inicial da doença. Com a evolução, muitos se fazem presentes, como: taquipnéia, aumento do volume torácico (tórax "em barril"), diminuição dos murmúrios vesiculares, sibilância e uso da musculatura acessória. Nos estádios mais avançados, podem surgir: cianose de extremidades, estase jugular bilateral, hepatomegalia, edema de membros inferiores e emagrecimento. Os principais diagnósticos diferenciais estão apresentados na Tabela 15.2.

TABELA 15.2 PRINCIPAIS DIAGNÓSTICOS DIFERENCIAIS DA DPOC

Pulmonares	Extrapulmonares
Asma	Insuficiência cardíaca diastólica
Bronquiectasias	Insuficiência cardíaca sistólica
Tuberculose	Disfunção de corda vocal
Bronquiolites	

Exames complementares

Espirometria

O teste espirométrico, a rigor, não constitui um exame complementar para o diagnóstico da DPOC, já que a redução na taxa de fluxo aéreo, quantificada na manobra expiratória forçada, faz parte da própria definição da doença. Portanto, a espirometria, pré e pós-broncodilatador, é indicada para *todos* os pacientes. Adicionalmente, as alterações espirométricas apresentam correlação prognóstica e o VEF_1, associado aos sintomas clínicos, é um parâmetro central para o estadiamento da DPOC (Tabela 15.3).

TABELA 15.3 ESTADIAMENTO CLÍNICO-FUNCIONAL DA DPOC

	0 (sob risco)	I (leve)	II (moderado)	III (grave)	IV (muito grave)
Clínica	Sintomas crônicos	Com ou sem sintomas	Com ou sem sintomas	Com ou sem sintomas	Com ou sem falência cardíaca direita
Função					
VEF_1/CVF (%)	≥ 70	< 70	< 70	< 70	< 70
VEF_1 (% prev.)	≥ 80	≥ 80	50 a 79	30 a 49	< 30
PaO_2 (mmHg)	≥ 60	≥ 60	≥ 60	≥ 60	≤ 60
SaO_2 (%)	≥ 90	≥ 90	≥ 90	≥ 90	≤ 90

Um grau elevado de resposta ao broncodilatador (por exemplo, elevação do VEF_1 maior que 400 mL e 10% do valor previsto, em um paciente aparentemente estável) sugere um componente importante de reversibilidade. Entretanto, a ausência de resposta de fluxo ao broncodilatador não afasta a possibilidade de um determinado paciente se beneficiar com o uso fármaco: mudanças de volume (aumento da capacidade inspiratória maior que 300 mL) correlacionam-se melhor com o alívio da dispnéia.

Telerradiografia de tórax

Embora o diagnóstico de DPOC nunca deva ser firmado apenas com as alterações radiológicas, os seguintes achados, dentro de um contexto clínico adequado e espirometria compatível, são altamente sugestivos: hiperluscência pulmonar bilateral, presença de bolhas, evidências de hiperinsuflação pulmonar e rebaixamento das cúpulas diafragmáticas. É um procedimento essencial na investigação dos diagnósticos diferenciais e condições associadas, como neoplasia, pneumonia, asma e insuficiência cardíaca crônica.

Gasometria arterial

A presença de hipoxemia arterial deve ser investigada em todo paciente com VEF_1 < 50% do previsto (estádio III a IV) e/ou capacidade de difusão pulmonar abaixo de 70% do previsto. Embora a oximetria de pulso possa ser útil para afastar hipoxemia clinicamente significativa (SpO_2 < 90%), a prescrição de oxigenoterapia crônica domiciliar só pode ser realizada após confirmação gasométrica. A presença de hipercapnia com retenção crônica de bicarbonato indica doença avançada (estádio IV) (ver Tabela 15.3).

Mensuração dos níveis séricos de alfa-1-antitripsina

Indicada para os pacientes com história familiar de doenças respiratórias, obstrução precoce de vias aéreas (normalmente abaixo de 40 anos) e predomínio de enfisema panlobular difuso. Valores de referência: 90 a 200 mg/dL (por método imunonefelométrico).

Tomografia computadorizada

Auxilia nos casos duvidosos ou para definir melhor em qual pólo (bronquítico ou enfisematoso) um determinado paciente pode ser mais bem enquadrado. Também é de grande valia na investigação de processos neoplásicos e na avaliação pré-operatória de ressecções pulmonares.

Volumes pulmonares estáticos

A DPOC pode estar associada com o aumento dos volumes pulmonares (capacidade pulmonar total – CPT) e com o aprisionamento aéreo (elevação do volume residual – VR e da razão VR/CPT). Os volumes pulmonares tem importante papel no acompanhamento dos pacientes com doença mais avançada, ou naqueles com investigação para intervenção cirúrgica como, por exemplo, cirurgia redutora de volume.

Difusão pulmonar do monóxido de carbono (DCO)

Pode ser útil na avaliação dos casos avançados (estádio IV) para a indicação de cirurgia redutora ou transplante pulmonar. Como comentado, reduções importantes da DCO associam-se freqüentemente com hipoxemia arterial.

Teste da caminhada de 6 minutos

Empregado para a determinação da capacidade funcional, associando-se com outros marcadores de morbimortalidade. Útil para a avaliação do impacto de medidas terapêuticas e reabilitadoras. A distância caminhada vem sendo proposta como parâmetro importante em índices combinados de gravidade clínica da DPOC.

Outros exames

A DPOC avançada pode estar associada com alterações importantes da *composição corporal*, especialmente perda de massa magra (muscular), com repercussões na força muscular periférica e respiratória. O peso corporal, o índice de massa corpórea (peso/altura^2) e o índice de massa magra (massa magra/altura^2) podem ser úteis para o acompanhamento longitudinal desses pacientes, norteando possíveis condutas nutricionais e/ou ergogênicas.

Redução significativa da *força muscular respiratória* (PImáx < 60 cmH_2O) se associa com baixa tolerância ao esforço, desnutrição, maior hiperinsuflação e pior prognóstico. O *teste de exercício cardiopulmonar* pode auxiliar no melhor entendimento fisiopatológico, notadamente quando há incompatibilidade entre o grau de dispnéia e o VEF_1. Importante para indicação e acompanhamento de programas de reabilitação e intervenções cirúrgicas.

Pode-se, ainda, avaliar a presença de limitação ventilatória cardiovascular, hipoxemia arterial e hiperinsuflação dinâmica.

TRATAMENTO

Terapia farmacológica

As drogas utilizadas na DPOC visam, primariamente, ao alívio dos sintomas, especialmente a dispnéia e a intolerância ao esforço, com possíveis repercussões benéficas na qualidade de vida associada à saúde. Secundariamente, busca-se reduzir a freqüência e a gravidade das exacerbações. Infelizmente, até hoje não se conseguiu retardar, com a terapia medicamentosa, o declínio funcional ou mesmo aumentar a sobrevida. A Tabela 15.4 traz as diretrizes básicas para o tratamento escalonado da DPOC.

TABELA 15.4 HIERARQUIA TERAPÊUTICA NA DPOC ESTÁVEL DE ACORDO COM O ESTÁDIO CLÍNICO-FUNCIONAL

Estádio	Cessação do tabagismo	BD de curta duração	Reabilitação	BD de longa duração	Esteróides inalados	Xantinas	O_2
0 (sob risco)	■	■					
I (leve)	■	■	▒				
II (moderado)	■	■	■	■	▒		
III (grave)	■	■	■	■	■	▒	
IV (muito grave)	■	■	■	■	■	▒	■

BD = broncodilatador. ■ Conduta consensual ▒ Conduta discutível

Broncodilatadores

Consistem na principal opção terapêutica na DPOC, sendo a via inalatória a mais utilizada, com maior ação local e menores efeitos colaterais sistêmicos. Os broncodilatadores aumentam a taxa de esvaziamento pulmonar (por exemplo, maior VEF_1), reduzindo o aprisionamento aéreo. De fato, os parâmetros de melhor correlação com o alívio da dispnéia são o menor alçaponamento aéreo (volume retido nas pequenas vias aéreas), com retardo no início da hiperinsuflação dinâmica no esforço.

Beta-2-adrenérgicos

Mecanismos de ação

Atuam primariamente por meio do aumento do AMP cíclico local, reduzindo o tônus broncomotor. São classificados como de curta duração (< 6 horas: salbutamol, fenoterol e terbutalina) ou longa duração (> 12 horas: salmeterol, formoterol, bambuterol) (Tabela 15.5).

A vantagem mais evidente dos beta-2-agonistas de longa duração é o tempo de ação; dentre eles, o formoterol, em particular, apresenta ação mista, combinando rápido início de ação com prolongada proteção broncodilatadora. Quando comparados ao placebo, os beta-2-agonistas de longa duração têm se mostrado capazes de reduzir a dispnéia nas atividades cotidianas e o uso de medicação de resgate, com melhora na qualidade de vida.

Indicações

Os beta-2-agonistas de curta duração devem ser utilizados como medicação de alívio, seja isoladamente ou de forma combinada (com anticolinérgicos de curta duração), em todos os pacientes sintomáticos, independentemente do estádio. Os beta-2-agonistas de longa duração devem ser utilizados, seja isoladamente ou de forma combinada (com esteróides inalatórios), nos estádios II a IV (ver Tabela 15.4).

Efeitos colaterais

Os mais freqüentes são: palpitações (decorrentes da estimulação dos beta-2-receptores cardíacos), tremores de extremidades, hipocalemia e alteração do sono, essa última mais associada aos broncodilatadores de longa duração.

Contra-indicações

Não apresentam contra-indicações absolutas, mas devem ser utilizados com cautela em pacientes com história de taquiarritmias e doença arterial coronariana (especialmente o fenoterol).

Formas de apresentação

As mais utilizadas são o nebulizador dosimetrado (*spray*), cápsulas inalatórias de pó seco e solução para nebulização. As formas orais (comprimido e xarope) apresentam maior incidência de efeitos colaterais, como taquicardia e tremores de extremidades (Tabela 15.5).

TABELA 15.5 BRONCODILATADORES MAIS UTILIZADOS NO TRATAMENTO DA DPOC ESTÁVEL

Curta duração	Nome comercial	Inalador dosimetrado	Inalador de pó seco	Solução para nebulização	Oral	Posologia e modo de usar
Beta-2-adrenérgicos						
Salbutamol	Aerojet®	100 mcg	- -	- -	2 mg/5 mL (X) 2 a 4 mg (C)	 200 a 400 mcg 4 a 6 h
	Aerolin®	100 mcg	-	5 mg/mL	2 mg/5 mL (X) 2 a 4 mg (C)	2 a 4 mg 4 a 6 h 10 a 20 gts 4 a 6 h
	Butovent®	-	200 mcg (Pulvinal®)	-	-	
Fenoterol	Berotec®	100 a 200 mcg	-	5 mg/mL	2,5 mg/mL (X) 2,5 mg (C)	200 mcg 4 a 6 h 2,5 a 5 mg 8 h 10 a 20 gts 4 a 8 h
Terbutalina	Brycanil®	500 mcg	-	10 mg/mL	0,3 mg/mL (X) 2,5 a 5 mg (C)	500 mcg 6 h 2,5 a 5 mg 8 h 4 a 10 gts 4 a 8 h
Anticolinérgicos						
Ipratrópio	Atrovent®	20 mcg	-	0,25 mg/mL	-	40 mcg 4 a 6 h 20 a 40 gts 4 a 6 h
Combinações						
Salbutamol/ipratrópio	Combivent®	120/20 mcg	-	-	-	240/40 a 480/80 mcg 6 h
Fenoterol/ipratrópio	Duovent®	100/40 mcg	-	-	-	200/80 a 400/160 mcg 6 h

C = comprimido; X = xarope.

(continua)

TABELA 15.5 (CONT.) BRONCODILATADORES MAIS UTILIZADOS NO TRATAMENTO DA DPOC ESTÁVEL

Longa duração	Nome comercial	Inalador dosimetrado	Inalador de pó seco	Solução para nebulização	Oral	Posologia e modo de usar
Beta-2-adrenérgicos						
Salmeterol	Serevent®	25 mcg	50 mcg (Diskus®)	-	-	50 mcg 12 h
Formoterol	Formocaps®	-	12 mcg	-	-	-
	Foradil®	12 mg	12 mcg (Aerolizer®)	-	-	12 mcg 12 hs
	Fluir®	-	12 mcg	-	-	-
	Oxis®	-	6 a 12 mcg (Turbuhaler®)	-	-	-
Bambuterol	Bambec®	-	-	-	1 mg/mL (X)	10 a 20 mg à noite
Anticolinérgicos						
Tiotrópio	Spiriva®	-	18 mcg	-	-	18 mcg/dia

C = comprimido, X = xarope.

Anticolinérgicos

Mecanismos de ação

O mecanismo de ação se dá por meio do bloqueio dos receptores colinérgicos muscarínicos. Até hoje, foram identificados 5 tipos de receptores, sendo que 3 deles são encontrados nas vias aéreas (M1, M2 e M3), com funções fisiológicas distintas. Os receptores M1, localizados no gânglio parassimpático, facilitam a neurotransmissão colinérgica, estimulando, assim, a broncoconstrição.

Os receptores M3, encontrados na musculatura lisa e nas glândulas das vias aéreas, induzem a aumento do tônus broncomotor e maior produção de muco. Já os receptores M2, situados nas terminações nervosas, inibem a liberação de acetilcolina; logo, o seu bloqueio aumenta a quantidade de acetilcolina nas vias aéreas. Como a atropina e o brometo de ipratrópio não são seletivos, ou seja, também atuam sobre os receptores M2, geram certo grau de broncoconstrição.

O tiotrópio é o anticolinérgico mais recente, com maior seletividade para os receptores M1 e M3, quando comparado aos outros medicamentos da mesma classe.

Os anticolinérgicos também podem ser classificados como de curta ou de longa duração, tendo como exemplos o brometo de ipratrópio e o tiotrópio, respectivamente. Quanto à resposta clínica, estudos demonstraram melhor resposta para o tiotrópio.

Indicações

Os anticolinérgicos de curta duração (ver Tabela 15.5) podem ser usados como monoterapia de alívio ou em associação com beta-2-agonistas de curta duração: o uso combinado parece trazer benefícios clínicos. Os anticolinérgicos de longa duração (ver Tabela 15.5) são reservados para os pacientes mais sintomáticos, notadamente nos estádios III e IV.

Efeitos colaterais

Os mais freqüentes são: boca seca, hálito metálico e fechamento do ângulo no glaucoma. Broncoconstrição paradoxal foi relatada em alguns estudos, sendo mais comum em asmáticos.

Contra-indicações

Devem ser usados com maior precaução nos pacientes com prostatismo, obstrução do colo vesical e glaucoma. O fechamento do ângulo no glaucoma é raro, estando relacionado a altas doses em dispositivos de inalação com máscara facial.

Formas de apresentação

Os nebulizadores dosimetrados, as cápsulas inalatórias e a forma em gotas (especificamente para o anticolinérgico de curta duração) são as formas mais utilizadas (ver Tabela 15.5).

Metilxantinas

Mecanismos de ação

São bloqueadores inespecíficos da fosfodiesterase, levando a um aumento do AMP cíclico na musculatura lisa das vias aéreas. Outros mecanismos de melhora, além da broncodilatação, têm sido aventados, como uma possível ação ergogênica sobre a musculatura respiratória e periférica. Contudo, a relevância clínica desses efeitos ainda não está bem estabelecida.

Indicações

A baixa margem terapêutica (relação dose broncodilatadora/dose tóxica) relegou as metilxantinas a um papel secundário na terapêutica atual da DPOC, embora alguns pacientes dos estádios mais avançados (III a IV) possam se beneficiar após otimização do uso de outros broncodilatadores (ver Tabela 15.4).

Efeitos colaterais

Os efeitos colaterais são taquiarritmias, náuseas, vômitos, cefaléia, insônia, pirose, azia e convulsões do tipo grande mal. O uso de xantinas de liberação lenta diminui o risco de toxicidade. Além disso, recomenda-se a dosagem sérica periódica para melhor ajuste da dose e menor risco (nível terapêutico 8 a 12 $mcg.dL^{-1}$). Há, ainda, interações com outras substâncias decorrente do aumento da depuração (anticonvulsivantes, rifampicina, álcool) e da redução do metabolismo (eritromicina, quinolonas, cimetidina).

Existem algumas situações clínicas que sabidamente reduzem a depuração hepática, aumentando o risco de toxicidade (idade avançada, hipoxemia arterial, acidose, ICC, cirrose hepática, viroses). A bamifilina parece apresentar maior margem terapêutica do que seus congêneres.

Contra-indicações

Deve-se evitar o seu uso em pacientes com arritmias atriais ou ventriculares, além de história de convulsões e intolerância gástrica. Cuidado especial deve ser tomado na presença das condições clínicas supracitadas.

Formas de apresentação

As metilxantinas são disponíveis, para tratamento de pacientes estáveis, somente nas apresentações orais (Tabela 15.6).

Antiinflamatórios

Por definição, a DPOC é uma doença inflamatória crônica. Portanto, medicações com potencial antiinflamatório podem ser, ao menos teoricamente, de auxílio terapêutico.

TABELA 15.6 METILXANTINAS MAIS UTILIZADAS NO TRATAMENTO DA DPOC ESTÁVEL

	Nome comercial	Oral (dosagem)	Posologia e modo de usar
Aminofilina	Aminofilina®	100 a 200 mg (C)	12 a 15 mg/kg/dia 8h
		240 mg/mL (X)	-
Teofilina	Talofilina®	100, 200, 300 mg (C)	10 a 13 mg/kg/dia 12 h (não-fumante)
	Teolong®	100, 200, 300 mg (C)	15 a 20 mg/kg/dia 12 h (fumante)
		100 mg/15 mL (X)	-
Bamifilina	Bamifix®	300 a 600 mg	600 a 900 mg 12 h

C = comprimido, X = xarope.

Corticóides inalatórios (CI)

Mecanismos de ação

Assume-se que o mecanismo de ação seja pela ação antiinflamatória nas vias aéreas. Na análise histopatológica das vias aéreas de asmáticos tratados com CI, observou-se menor infiltração de linfócitos e eosinófilos, além de diminuição de mediadores pró-inflamatórios. Já na DPOC, ainda não se comprovou, com o uso dos CI, uma diminuição consistente de neutrófilos, macrófagos ou linfócitos $CD8^+$.

Embora o uso de CI na DPOC tenha se mostrado pouco eficaz em retardar longitudinalmente a queda funcional (VEF_1), parece haver algum benefício reduzindo a freqüência de exacerbações, melhora na dispnéia e na qualidade de vida de pacientes selecionados. A resposta inconstante pode estar relacionada ao predomínio de neutrófilos no processo inflamatório da DPOC, diferentemente da asma, em que o eosinófilo é a principal célula inflamatória.

A análise citológica do escarro pode vir a se tornar útil para indicar os pacientes que mais se beneficiariam do uso continuado de CI. No Brasil, estão disponíveis, atualmente, 3 tipos de CI, sendo que não se comprovou, até hoje, vantagens importantes para determinada classe. Em função de estudos em asmáticos, acredita-se que haja diferenças na equivalência terapêutica (Tabela 15.7).

TABELA 15.7 ANTIINFLAMATÓRIOS MAIS UTILIZADOS NO TRATAMENTO DA DPOC ESTÁVEL

	Nome comercial	Inalador dosimetrado	Inalador de pó seco (dosagem)	Posologia e modo de usar (dosagem)
Corticóides inalatórios*				
Beclometasona	Clenil® Miflasona® Beclosol®	250 mcg - 50 a 250 mcg	100, 200, 400 mcg (Pulvinal®) 200, 400 mcg (Aerolizer®)	Baixa: < 500 mcg/dia Moderada: 500 a 1.000 mcg /dia Elevada: > 1.000 mcg/dia

(continua)

TABELA 15.7 (CONT.) ANTIINFLAMATÓRIOS MAIS UTILIZADOS NO TRATAMENTO DA DPOC ESTÁVEL

	Nome comercial	Inalador dosimetrado	Inalador de pó seco (dosagem)	Posologia e modo de usar
Corticóides inalatórios*				
Budesonida	Busonid® Miflonide® Pulmicort® Novopulmon®	50, 200 mcg - - -	200, 400 mcg 200, 400 mcg (Aerolizer®) 100 a 200 mcg (Turbuhaler®) 200 mcg (Novolizer®)	Baixa: < 400 mcg/dia Moderada: 400 a 800 mcg/dia Elevada: > 800 mcg/dia
Fluticasona	Flixotide® Fluticaps®	50, 250 mcg -	50, 250 mg (Diskus®) 50, 250 mcg	Baixa: < 100 mcg/dia Moderada: 100 a 500 mcg/dia Elevada: > 500 mcg/dia
Triancinolona	Asmacort®	100 mcg	-	Baixa: < 1.000 mcg/dia Moderada: 1.000 a 2.000 mcg/dia Elevada: > 2.000 mcg/dia
Combinações				
Corticóides inalatórios + BD de curta duração			-	
Salbutamol/beclometasona	Clenil® Compositum® Aerotide®	50/100 mcg 50/100 mcg	-	100/200 a 200/400 mcg 4 a 6 h
Corticóides inalatórios + BD de longa duração				
Salmeterol/ fluticasona	Seretide®	25/50, 125, 250 mcg	50/100, 250, 500 mcg (Diskus®)	12 h**
Formoterol/ budesonida	Foraseq®	-	12/200, 400 mcg (Aerolizer®)	12 h**
	Symbicort®	-	6/100, 200, 400 mcg (Turbuhaler®)	12 h**
	Alenia®	-	12/100, 200, 400 mcg (Tubuhaler®) 6/100, 200 mcg	12 h**

* Comparação de potência tópica: fluticasona (1.200 mg), budesonida (980 mg), beclometasona (600 mg), triancinolona (330 mg).

** Ver as doses preconizadas para os componentes da combinação.

BD = broncodilatador.

Indicações

Os CI devem ser reservados para os pacientes com exacerbações freqüentes (mais de 2 por ano), com importante componente "bronquítico", nos estádios III e IV (VEF_1 < 50% do previsto) (Tabela 15.4). Na prática, também são utilizados como prova terapêutica nos casos com baixa resposta clínica às outras drogas.

Efeitos colaterais

Há diminuição importante dos riscos em relação aos corticóides sistêmicos. Entretanto, as menores doses efetivas devem ser utilizadas. Os efeitos locais mais importantes são: candidíase oral, disfonia, equimoses e hematomas cutâneos, osteopenia, fraturas ósseas, glaucoma, catarata e insuficiência adrenal.

Contra-indicação

Hipersensibilidade aos componentes das fórmulas.

Formas de apresentação

Os CI são mais utilizados na forma de nebulizador dosimetrado e cápsulas inalatórias. Podem ser combinados com broncodilatadores de curta ou longa duração (ver Tabela 15.5).

Corticóides sistêmicos

Não existem evidências científicas de que os corticosteróides sistêmicos, na fase estável da doença, sejam benéficos para a grande maioria dos pacientes. Entretanto, alguns pacientes nos estádios avançados (III e IV) podem necessitar do uso contínuo de corticóide oral com o intuito de reduzir a dispnéia e a produção de secreção, relacionados, provavelmente, a um importante componente inflamatório.

Todos os esforços devem ser realizados a fim de que esses pacientes sejam mantidos com a mínima dose eficaz, se possível administrada por via oral (prednisona ou deflazacort), idealmente em dias alternados.

O paciente deve ser informado do risco elevado de efeitos colaterais como: osteoporose, retenção hidrossalina, insuficiência supra-renal, catarata, diabete e fragilidade capilar aumentada. Em contraste, os corticóides sistêmicos têm papel central no tratamento das exacerbações.

Outras intervenções

Vacinação

As 2 principais vacinas para esse grupo de pacientes são a antiinfluenza e a antipneumocócica. A primeira é recomendada para todos os pacientes com DPOC, especialmente nos casos com acometimento clínico importante, devendo ser repetida anualmente no outono. A antipneumocócica não tem eficácia bem estabelecida na DPOC, mas, em razão do baixo índice de efeitos colaterais e dos benefícios comprovados para idosos, recomenda-se sua administração a cada 5 anos.

Cessação do tabagismo, oxigenoterapia, tratamento cirúrgico e ajuda ergogênica

A discussão sobre essas intervenções, na fase estável da doença, encontra-se disponível nos capítulos específicos

REFERÊNCIAS BIBLIOGRÁFICAS

1. AMERICAN THORACIC SOCIETY. "Standards for the diagnosis and care of patients with chronic obstructive pulmonary disease (COPD) and asthma". *Am. J. Respir. Crit. Care Med.* 152:S77-121, 1995.
2. BELMAN, M.J.; BOTNICK, W.C. & SHIN, J.W. "Inhaled bronchodilators reduce dynamic hyperinflation during exercise in patients with chronic obstructive pulmonary disease". *Am. J. Respir. Crit. Care Med.* 153:967-75, 1996.
3. BURGE, P.S. et al. "Randomised, double blind, placebo controlled study of fluticasone propionate in patients with moderate to severe chronic obstructive pulmonary disease: the ISOLDE trial". *BMJ.* 320:1297–303, 2000.
4. CASABURI, R. et al. "A long-term evaluation of once-daily inhaled tiotropium in chronic obstructive pulmonary disease". *Eur. Respir. J.* 19:217-24, 2002.
5. JONES, P.W. & BOSH, T.K. "Quality of life changes in COPD patients treated with salmeterol". *Am. J. Respir. Crit. Care Med.* 155:1283-9, 1997.
6. NATIONAL HEART LUNG AND BLOOD INSTITUTE AND WORLD HEALTH ORGANIZATION (NHLBI/WHO). "Global strategy for the diagnosis, management, and prevention of chronic obstructive pulmonary disease". *Am. J. Respir. Crit. Care. Med.* 163:1256-76, 2001.
7. NATIONAL INSTITUTE FOR CLINICAL EXCELLENCE (NICE). "Chronic obstructive pulmonary disease: national clinical guideline for management of chronic obstructive pulmonary disease in adults in primary and secondary care". *Thorax.* 59(Suppl.I), 2004.
8. O'DONNELL, D.E.; LAM, M. & WEBB, K.A. "Spirometric correlates of improvement in exercise performance after anticholinergic therapy in chronic obstructive pulmonary disease". *Am. J. Respir. Crit. Care Med.* 160:542-9, 1999.
9. SOCIEDADE BRASILEIRA DE PNEUMOLOGIA E TISIOLOGIA. "Consenso brasileiro de DPOC". *J. Pneumol.* 26(S1), 2000.
10. SPENCER, S. et al. "Impact of preventing exacerbations on deterioration of health status in COPD". *Eur. Respir. J.* 23:1–5, 2004.

CAPÍTULO 16

DPOC - Diagnóstico e Conduta Terapêutica no Paciente Exacerbado

LUIZ EDUARDO NERY
CRISTIANO RABELO NOGUEIRA
JOÃO PAULO DOS SANTOS GOUVEIA
JOSÉ HENRIQUE SETTA

INTRODUÇÃO

A doença pulmonar obstrutiva crônica (DPOC) é freqüentemente associada à exacerbação dos sintomas que se expressam clinicamente de diferentes formas e em diversos graus de gravidade. Esses eventos levam à determinação da função respiratória e da qualidade de vida e contribuem para a maior morbidade e mortalidade desses pacientes.

Muitas vezes, durante as exacerbações, há necessidade de intervenção médica, com um impacto social e econômico extremamente alto.

DEFINIÇÃO

Exacerbação da DPOC é uma piora sustentada dos sintomas do paciente em relação a seu estado estável, além das variações habituais do seu dia-a-dia. Comumente, é relatada como uma piora da dispnéia, tosse acompanhada de uma alteração na quantidade e na coloração da secreção. O aparecimento dos sintomas freqüentemente impõe mudanças nas medicações.

Etiopatogenia

Mecanismos celulares e inflamatórios, pulmonares e sistêmicos

Na DPOC, existe um perfil inflamatório que consiste de linfócitos T $CD8^+$, macrófagos e neutrófilos nas vias aéreas.

Os macrófagos e as células epiteliais iniciam a resposta a agentes tóxicos, como os oriundos do tabaco, pela produção de mediadores que são quimiotáticos para neutrófilos, como a interleucina 8 (IL-8) e o oncogene-alfa relacionado ao crescimento (GRO-alfa).

A produção desses fatores quimiotáticos é dependente de mediadores inflamatórios como o fator de necrose tumoral-alfa (TNF-alfa), IL-1-beta, IL-6 e leucotrieno B4 (LTB4), produzidos após ativação, principalmente dos macrófagos. O episódio de exacerbaçao da DPOC é caracterizado por um aumento do número de neutrófilos, cujo recrutamento é mediado pela produção aumentada de IL-8, levando a um processo inflamatório agudo, com aumento da produção de mediadores como TNF-alfa, IL-1-beta e IL-6, entre outros.

Embora a presença de eosinófilos seja uma caracterítica da asma, na exacerbação da DPOC pode ocorrer aumento do número dessas células, mediado pelo aumento da expressão de uma quimiocina conhecida como *rantes* (*regulated on activation, normal T cells expressed and secreted*).

A resposta inflamatória durante os episódios da exacerbação não ocorre de maneira uniforme entre os pacientes com DPOC, em relação aos mediadores produzidos, e isso deve ser um fator importante em relação às manifestações clínicas observadas. Algumas exacerbações são iniciadas por estímulos que podem levar à produção de altas quantidades de TNF-alfa e essa citocina contribui para a caquexia e a fraqueza, freqüentemente observadas em pacientes com DPOC.

Por outro lado, outros estímulos podem levar a um aumento na produção de IL-6, o que pode desencadear um fenômeno de hipercoagulabilidade, com alterações trombóticas que podem ser detectadas nesses pacientes.

Os efeitos sistêmicos dos mediadores produzidos durante a exacerbação podem contribuir para a depressão, osteopenia e retenção hídrica, que são características eventualmente observadas em muitos pacientes com DPOC.

O processo inflamatório agudo que caracteriza a exacerbação da DPOC leva a um dano tecidual, que tem como conseqüência um processo de reparação do tecido para recompor a estrutura e a função pulmonar, processo que se inicia rapidamente após a agressão.

Essa reparação consiste no recrutamento e na proliferação de células epiteliais, subepiteliais e mesenquimais, que produzem matriz de tecido conectivo, o que leva ao restabelecimento da estrutura e da função.

Porém, a persistência do estímulo em exacerbações recorrentes e o excesso de tecido conectivo produzido podem levar à fibrose peribrônquica, que é característica do tecido de remodelamento, provocando a obstrução fixa ao fluxo aéreo observada na DPOC.

Os fatores de crescimento que regulam esse processo não estão bem definidos, mas o fator de transformação de crescimento beta (TGF-beta) e a fibronectina estão relacionados, tanto à DPOC quanto à asma.

ETIOLOGIA

Muitos fatores são conhecidos como causas de exacerbação de DPOC, que podem ou não estar ligadas à infecção. A infecção respiratória constitui a principal causa de agudização em pacientes com DPOC, podendo ser causada por vírus e/ou bactérias. Entretanto, as características típicas da infecção pulmonar, como febre, leucocitose e alterações radiológicas, às vezes não estão presentes.

Agentes não-infecciosos, como dióxido de nitrogênio, ozônio e/ou material particulado, são também desencadeantes de exacerbações. Deve-se ressaltar, entretanto, que até 1/3 das causas pode não ser identificado.

DIAGNÓSTICO DIFERENCIAL

Outras condições podem mimetizar o quadro de exacerbação da DPOC e devem ser consideradas e excluídas (Tabela 16.1)

TABELA 16.1 DIAGNÓSTICO DIFERENCIAL DAS EXACERBAÇÕES NA DPOC

Alterações cardíacas (ICC, arritmias, IAM)
Tromboembolismo pulmonar
Pneumotórax
Derrame pleural
Tumores de pulmão
Aspiração recorrente
Obstrução de vias aéreas superiores

Fonte: modificado do Nice Guideline, 2004.

ICC = insuficiência cardíaca congestiva; IAM = infarto agudo do miocárdio.

DIAGNÓSTICO E AVALIAÇÃO DA GRAVIDADE

As exacerbações podem ter uma constelação de sintomas e variação de gravidade em diferentes pacientes (Tabela 16.2).

A avaliação da gravidade de uma exacerbação é baseada na história pregressa do paciente, junto aos sintomas, exame físico, testes de função pulmonar, medidas dos gases arteriais e outros testes laboratoriais.

História pregressa e exame físico

Durante a exacerbação, muitos sinais e sintomas se fazem presentes (Tabela 16.2). Com a evolução da doença, os sinais/sintomas aumentam de intensidade e freqüência, conduzindo, em um estágio final, à incapacidade física. A avaliação do tempo de progressão da doença e a identificação do aparecimento de novos sintomas são de fundamental importância para o estabelecimento do regime de tratamento e da necessidade ou não de internação hospitalar (Tabela 16.3).

TABELA 16.2 CARACTERIZAÇÃO DE PACIENTES COM DPOC EXACERBADA

Piora da dispnéia
Aumento de volume da secreção
Aumento da purulência da secreção
Aumento da tosse
Sintomas de comprometimento das vias aéreas (resfriado, dor de garganta)
Aumento do chiado
Opressão torácica
Redução da tolerância ao exercício
Retenção de fluidos
Aumento da fadiga
Confusão mental aguda

Fonte: modificado do Nice Guideline, 2004.

TABELA 16.3 FATORES CONSIDERADOS NA INDICAÇÃO DE TRATAMENTO DOMICILIAR OU HOSPITALAR

	Ambulatorial	Hospitalar
Condições de tratamento domiciliar	Sim	Não
Dispnéia	Leve	Severa
Condições gerais	Boas	Precárias
Nível de atividade física	Bom	Ruim - Confinado ao leito
Cianose	Não	Sim
Piora do edema periférico	Não	Sim
Nível de consciência	Normal	Diminuído
Necessidade de oxigenoterapia domiciliar	Não	Sim
Condição socioeconômica	Boa	Ruim
Confusão aguda	Não	Sim
Comorbidade significativa (particularmente doenças cardíacas e DMID)	Não	Sim
Evolução aguda	Não	Sim
Mudança no raio X do tórax	Não	Sim
pH arterial	$\geq 7,35$	$< 7,35$
PaO_2 arterial	≥ 60 mmHg	< 60 mmHg

Fonte: modificado do Nice Guideline, 2004.

DMID = diabete melito insulino-dependente.

16

Testes de função pulmonar

Em geral, uma PEF < 100 L/min ou um $VEF_1 < 1$ L indicam uma exacerbação grave. Na grande maioria das vezes, os testes de função pulmonar são de difícil obtenção durante uma crise de exacerbação e não são úteis na rotina prática durante esse período.

Gases arteriais

A medida dos gases arteriais se mostra bastante útil quando a oximetria evidencia $SpO_2 < 90\%$ e/ou nos pacientes com sinais clínicos sugestivos de insuficiência respiratória ou *cor pulmonale* (p.ex., cianose central, turgência jugular e edema de membros inferiores). Falência respiratória está habitualmente presente quando $PaO_2 < 60$ mmHg e $PaCO_2 > 50$ mmHg.

Raio X de tórax e ECG

São exames úteis na identificação de complicações, como pneumonia e diagnósticos alternativos que podem mimetizar sintomas de exacerbação (ver Tabela 16.1).

Outros exames laboratoriais

Testes bioquímicos podem identificar um distúrbio hidreletrolítico e sugerir um desequilíbrio ácido-base. O hemograma pode identificar policitemia (Ht > 55%) ou anemia (Hb < 10 g/dL). Já a série branca geralmente não traz muitas informações.

Não existe um consenso para a classificação da gravidade de uma exacerbação de DPOC, porém é de relevância clínica e para o acompanhamento dos desfechos, do ponto de vista clínico, o estadiamento em 3 níveis:

- tratamento ambulatorial;
- tratamento hospitalar;
- tratamento em unidade de terapia intensiva.

Assim, as exacerbações podem ser tratadas em âmbito ambulatorial ou hospitalar e a decisão sobre a escolha do local de tratamento envolve uma avaliação da gravidade dos sintomas e sinais (particularmente o grau de dispnéia, a presença de cianose central ou edema periférico e o nível de consciência), a presença de comorbidades, o uso de oxigenoterapia domiciliar, a possibilidade de realizar o tratamento em casa, entre outros fatores (ver Tabela 16.3).

A internação na unidade de terapia intensiva deve ser reservada para os pacientes com exacerbação grave com risco de morte. Os achados clínicos mais comuns, nesse caso, estão descritos no Tabela 16.4.

TABELA 16.4 INDICAÇÃO DE INTERNAÇÃO EM UNIDADE DE TERAPIA INTENSIVA

Instabilidade hemodinâmica
Taquipnéia (FR > 30 irpm)
Uso de musculatura acessória em repouso
Hipoxemia refratária
Confusão aguda
Hipoventilação com acidose
Fadiga da musculatura respiratória

TRATAMENTO FARMACOLÓGICO

Broncodilatadores

Durante a exacerbação, o aumento da dose e/ou freqüência de broncodilatadores é recomendado. A via inalatória é a de escolha para a sua administração na DPOC, pois possibilita um rápido início de ação das drogas, com menores doses e, conseqüentemente, menos efeitos adversos.

Beta-2-agonistas de curta duração

São broncodilatadores potentes e seguros que atuam abrindo os canais de potássio e aumentando o AMP cíclico na musculatura lisa das vias aéreas. São drogas bastante eficazes para o alívio dos sintomas. Nas doses usuais, podem causar taquicardia, tremores e hipocalemia, entretanto, sem repercussão clínica significativa. Fadiga, náuseas, cefaléia, vômitos e mialgia estão relacionados à dose. Podem ainda causar hipoxemia, pela redistribuição do fluxo aéreo, levando a uma menor relação ventilação-perfusão e à redução da pressão parcial de oxigênio no sangue arterial.

A administração das medicações beta-2-agonistas pela via inalatória pode ser feita por aerossol dosimetrado (*spray*) por nebulizador a fluxo contínuo de oxigênio ou ar comprimido. Vários estudos mostram que a administração por *spray* acoplado a espaçador produz broncodilatação tão eficiente quanto a obtida por nebulizador a fluxo contínuo, porém a incidência de efeitos adversos é maior nesse último grupo, refletindo maior absorção sistêmica do broncodilatador.

Pela via oral, a quantidade de substância absorvida é irregular e descontínua, sendo os efeitos terapêuticos mais tardios e havendo necessidade de doses mais elevadas para se alcançar níveis terapêuticos adequados.

As evidências para o uso endovenoso dos beta-2-agonistas na DPOC exacerbada são controversas. Contudo, em situações especiais, como em pacientes graves ou na impossibilidade do seu uso inalatório, a via parenteral pode ser considerada.

Beta-2-agonistas de longa duração

São broncodilatadores mais potentes que os de curta duração e com efeito de 12 a 24 horas. O mecanismo de ação não é ainda claro, apesar de possuírem uma maior seletividade pelos receptores beta-2-agonistas e alta afinidade lipofílica, permitindo um tempo de ação mais prolongado. São drogas bastante úteis para pacientes com sintomas noturnos, em uso excessivo de outros broncodilatadores ou com baixa adesão ao tratamento.

Não existem grandes diferenças de eficácia entre o formoterol e o salmeterol, a não ser o início de efeito mais rápido com o primeiro. Durante a exacerbação tipo I, segundo os critérios de Anthoniesen, o formoterol na dose de 48 mcg/dia ou o salmeterol 100 mcg/dia têm-se mostrado úteis, eficazes e bem tolerados pelos pacientes, de acordo com alguns estudos.

Anticolinérgicos

Os anticolinérgicos são bloqueadores competitivos dos receptores muscarínicos, do subtipo M3 dos músculos lisos brônquicos, e também possuem a ação de reduzir o reflexo broncoconstritor causado por irritantes específicos. O tônus colinérgico é o maior componente reversível do estreitamento das vias aéreas nos pacientes com DPOC e o brometo de ipratrópio é o fármaco mais utilizado em nosso meio.

O brometo de tiotrópio, um anticolinérgico seletivo para os receptores M1 e M3, com pouca atividade sobre os receptores M2, possui atividade broncodilatadora superior a 24 horas.

Os anticolinérgicos diferem dos beta-2-agonistas pelo maior tempo de ação, mas com início mais tardio, atuando nas regiões mais centrais da árvore traqueobrônquica. A associação entre esses agentes broncodilatadores, durante as crises de exacerbação, parece ser interessante, visto que, na prática clínica, alguns estudos demonstram ocorrer um efeito potencializador dessas drogas na reversão da broncoconstrição.

Metilxantinas

Os mecanismos pelos quais as xantinas promovem broncodilatação ainda não são adequadamente conhecidos. Admite-se que a estimulação da musculatura respiratória associada ao relaxamento da musculatura lisa dos brônquios cause uma melhora sintomática observada em alguns pacientes. Apesar de sua eficácia ser questionada, o uso da aminofilina por via endovenosa no tratamento intra-hospitalar de pacientes com broncoespasmo é feito em larga escala, mesmo com efeito broncodilatador inferior ao dos demais broncodilatadores e com grande número de efeitos adversos.

A maior incidência de efeitos colaterais se deve à proximidade da dose terapêutica da dose tóxica. O ideal é a monitoração dos níveis séricos da aminofilinemia, entretanto, essa medida é não-habitual e pouco disponível.

Corticóides

Os corticóides sistêmicos são bastante benéficos no manejo da exacerbação da DPOC. Eles diminuem o tempo de hospitalização e levam à melhora mais rápida da função pulmonar. A dose de 30 a 40 mg de prednisona ou equivalente é recomendada por um período 7 a 14 dias. Tratamentos mais prolongados não resultam em maior eficácia e aumentam o risco de efeitos adversos.

Não há estudos que demonstrem a superioridade de corticóides usados por via endovenosa, em relação à via oral, em pacientes com exacerbação de DPOC. Porém, em pacientes graves, com dificuldade de deglutição ou condição clínica que inviabilize a utilização da via oral, o bom senso recomenda a utilização da via parenteral.

O uso de doses farmacológicas de glicocorticóides aumenta o risco de sangramento gastrintestinal; por isso, pacientes com antecedentes de úlcera péptica, gastrite ou esofagite devem receber a menor dose possível, além do uso de bloqueadores H2 e inibidores de bomba de prótons, a fim de reduzir o risco dessa complicação.

Já os corticóides inalados (CI) não são o tratamento ideal para a DPOC exacerbada. Por outro lado, trabalhos recentes têm mostrado que eles devem ser considerados em adição aos broncodilatadores de longa duração na redução do número e intensidade das exacerbações nos pacientes com maior limitação funcional (VEF_1 < 50% do previsto) e naqueles que tenham exacerbações freqüentes (mais de 2 exacerbações/ano). Geralmente, as doses de CI utilizadas devem ser mais elevadas que as de uso habitual, entretanto, deve-se sempre considerar o potencial de indução de efeitos colaterais sistêmicos e o impacto do custo total no tratamento.

Antibioticoterapia

Em indivíduos saudáveis, as vias aéreas baixas são consideradas estéreis. Embora eventualmente possa ocorrer pequena colonização por organismos não-patogênicos de forma transitória, provavelmente em razão de microaspirações durante o sono, eles acabam por ser eliminados pelos mecanismos de defesa do organismo. No entanto, em pacientes com DPOC, amostras das vias aéreas baixas obtidas por escarro, broncoscopia com escovado protegido (BEP) e lavado broncoalveolar (LBA) demonstraram colonização por bactérias patogênicas e não-patogênicas em mais da metade dos indivíduos em períodos livres de exacerbação.

A exacerbação infecciosa da DPOC acomete predominantemente a mucosa das vias respiratórias baixas. O papel dos agentes infecciosos nas exacerbações de DPOC é ainda motivo de controvérsia, mas é aceito que pelo menos 40 a 50% desses episódios sejam causados por infecção bacteriana primária ou secundária a infecção viral inicial.

Estudos recentes utilizando técnicas de detecção viral por meio da reação em cadeia da polimerase (PCR) demonstraram que 40% ou mais das exacerbações são causadas por infecção viral ou podem tê-la como gatilho inicial. Isso vai ao encontro dos achados de que até 64% das agudizações são precedidas por sintomas de resfriado comum e do fato de serem mais freqüentes nos meses frios, quando há maior circulação viral.

Os vírus mais freqüentemente implicados são os rinovírus, responsáveis pela grande maioria dos casos. Influenza A e B, vírus sincicial respiratório, parainfluenza e adenovírus são responsáveis pela outra parcela das agudizações da DPOC. A vacinação contra gripe é a maior responsável pela menor incidência de influenza encontrada em estudos mais recentes. Nos pacientes em que foi comprovada infecção viral, as exacerbações foram mais intensas e necessitaram de maior tempo para resolução dos sintomas.

Bactérias atípicas parecem estar relacionadas a menos de 5% das exacerbações, embora a infecção crônica por *Chlamydophila pneumoniae* venha sendo investigada como causa de piora funcional em DPOC e de maior incidência de doenças cardiovasculares nessa população.

Estudos prévios utilizando métodos convencionais, como cultura de escarro e testes sorológicos, já demonstravam o importante papel das infecções bacterianas nas exacerbações de DPOC. Trabalhos recentes utilizando amostras de culturas quantitativas obtidas por LBA ou BEP, que eliminam a contaminação das vias aéreas superiores, mostram infecção de vias aéreas baixas em aproximadamente 50% dos episódios de exacerbação.

O espectro bacteriano não difere do obtido por cultura de escarro na população de DPOC exacerbada em geral, sendo as bactérias mais freqüentemente isoladas listadas no Tabela 16.5.

TABELA 16.5 BACTÉRIAS MAIS FREQÜENTEMENTE ISOLADAS EM AMOSTRAS DE ESCARRO EM EXACERBAÇÕES DE DPOC

Agente	% de isolados (variação)
Haemophilus influenzae	13 a 50
Moraxella catarrhalis	9 a 21
Streptococcus pneumoniae	7 a 26
Pseudomonas aeruginosa	1 a 13
Enterobacteriaceae	3 a 19
Haemophilus parainfluenzae	2 a 32
Staphylococcus aureus	1 a 20

Fonte: modificado de Seth, 2004.

Nos pacientes com DPOC em estágio avançado com VEF_1 < 50% ou com exacerbações mais graves, principalmente naqueles que necessitam de ventilação mecânica, a incidência de *Pseudomonas aeruginosa* (chegando a 28%) e de outros bacilos gram-negativos é maior, o que provavelmente está relacionado ao grau de comprometimento imunológico do indivíduo e ao uso prévio de antibióticos.

O emprego de novas técnicas de detecção de anticorpos séricos e no escarro e de tipagem molecular dos isolados bacterianos mostrou que a aquisição de novas cepas de uma mesma bactéria pode desencadear até 1/3 das exacerbações bacterianas na DPOC. Isso sugere que a imunidade adquirida após infecção seja cepa-específica, o que ajuda a explicar por que esses pacientes têm exacerbações recorrentes.

Antibióticos

Os trabalhos iniciais que avaliaram a antibioticoterapia nas exacerbações de DPOC mostravam pouca ou nenhuma eficácia desse tipo de tratamento, em parte por causa da ausência de definições universalmente aceitas de DPOC e de exacerbação, além de falhas metodológicas e de amostragem. No entanto, os trabalhos mais atuais, eliminando os vieses do passado, têm demonstrado que há uma população específica de portadores de DPOC exacerbados que é muito beneficiada pelo uso de antimicrobianos.

Essa população corresponde aos pacientes que apresentam maior volume e purulência do escarro, sinais de maior gravidade da exacerbação e que possuem fatores de risco para pior evolução da agudização, como idade maior que 65 anos, dispnéia grave, comorbidades significativas (cardiopatia, insuficiência renal ou hepática, diabete, desnutrição), uso recente de corticosteróides sistêmicos, uso de antibióticos nos 15 dias prévios, hospitalização devida à exacerbação e mais de quatro agudizações no último ano.

Além de proporcionar menor tempo para resolução dos sintomas nas exacerbações moderadas a graves, o uso de antimicrobianos teve impacto na redução de mortalidade e no tempo de ventilação mecânica e de permanência no hospital dos pacientes que necessitaram de ventilação mecânica. Aqueles em que o escarro tem aspecto mucóide não se beneficiam do uso de antibióticos, a menos que apresentem sinais clínicos e radiológicos compatíveis com pneumonia.

A escolha do antibiótico a ser utilizado deve levar em conta a via de administração, a sua penetração no tecido pulmonar, a posologia, interações medicamentosas e efeitos colaterais, o custo e o perfil de sensibilidade local dos microrganismos aos antimicrobianos.

Um estudo recente realizado por Mendes et al., parte do programa de vigilância mundial GLOBAL, avaliou os padrões brasileiros de resistência *in vitro* de agentes comumente relacionados a infecções respiratórias isolados de sítios diversos, em sua maioria do trato respiratório. Para as amostras isoladas de *Streptococcus pneumoniae*, 7,9% eram resistentes à penicilina e 22,2% apresentavam resistência intermediária; 9,5% eram resistentes a azitromicina e claritromicina, 33,7% ao trimetoprim-sulfametoxazol e 11,7% à cefuroxima, sendo todos os isolados suscetíveis a ceftriaxona, levofloxacino e vancomicina.

Nas amostras de *Moraxella catarrhalis*, 81,8% eram produtores de betalactamase, o que torna desaconselhável o tratamento das exacerbações com ampicilina, amoxicilina ou penicilina sem associação com inibidores das betalactamases. Nos isolados de *Haemophilus influenzae*, 14,7% eram produtores de betalactamase, sendo todos sensíveis a ceftriaxona, cefuroxima, amoxicilina-ácido clavulânico e levofloxacino.

Histórico de uso freqüente de antibióticos, de internações repetidas, uso crônico de corticóides sistêmicos, além de outros fatores como idade avançada, origem em instituições de cuidados a pacientes com doenças crônicas, como asilos, albergues, etc., devem chamar a atenção para a possibilidade de patógenos não-usuais ou multirresistentes, como pneumococo com resistência intermediária ou completa à penicilina, *P. aeruginosa* e outros gram-negativos.

O tempo de tratamento é variável, geralmente de 5 a 10 dias na maioria dos estudos, embora possa ser estendido em função da resposta clínica e da presença de bronquiectasia ou outras complicações. Os antimicrobianos mais utilizados para o tratamento das exacerbações leves a moderadas de DPOC são os betalactâmicos associados aos inibidores de betalactamase (amoxicilina-clavulanato, ampicilina-sulbactam), quinolonas respiratórias (levofloxacino, moxifloxacino, gatifloxacino) e novos macrolídeos (azitromicina, claritromicina e telitromicina), todos com eficácia comparável.

Os pacientes mais graves que necessitem de hospitalização devem receber antibioticoterapia endovenosa, sendo utilizado com freqüência ceftriaxona, além de formulações endovenosas de quinolonas respiratórias e macrolídeos. Nas exacerbações mais graves nas quais há suspeita de *Streptococcus pneumoniae* resistente à penicilina (SPRP), associar 2 drogas de classes diferentes com atividade contra o pneumococo pode ser uma estratégia interessante.

O uso de drogas antipseudomonas (ciprofloxacino, ceftazidima, cefepima, carbapenêmicos, piperacilina-tazobactam, associados ou não com aminoglicosídeos) deve ser considerado nos casos graves em que há suspeita de infecção por *Pseudomonas aeruginosa* ou por outros gram-negativos resistentes aos antibióticos usuais. O Tabela 16.6 fornece as doses de alguns dos antimicrobianos mais usados na prática clínica para o tratamento das exacerbações de DPOC.

TABELA 16.6 ESQUEMA POSOLÓGICO COM DOSES USUAIS DOS ANTIBIÓTICOS MAIS UTILIZADOS NAS EXACERBAÇÕES DE DPOC

Grupo	Droga	Dose
Betalactâmicos	Amoxicilina-clavulanato	500/125 mg VO a cada 8 h
	Ceftriaxona*	1 g EV a cada 12 h
Quinolonas respiratórias*	Levofloxacino	500 mg VO/EV a cada 24 h
	Gatifloxacino	400 mg VO/EV a cada 24 h
	Moxifloxacino	400 mg VO/EV a cada 24 h
Macrolídeos*	Claritromicina	500 mg VO a cada 12 h
	Azitromicina	500 mg VO/EV a cada 24 h
Drogas de várias classes com atividade antipseudomonas**	Ciprofloxacino	500 mg VO a cada 12 h ou
	Ceftazidima	400 mg EV a cada 12 h
	Cefepima	2 g EV a cada 8 h
	Piperacilina-tazobactam	2 g EV a cada 12 h
	Imipeném	4,5 g EV a cada 8 h
	Meropeném	500 mg EV a cada 6 h
		500 mg EV a cada 8 h

* Associar 2 drogas de classes diferentes se houver exacerbação grave com suspeita de SPRP.

** Considerar associação com aminoglicosídeo (obrigatório para piperacilina-tazobactam).

OUTRAS INTERVENÇÕES

Oxigenoterapia

O principal objetivo do tratamento da insuficiência respiratória crônica e/ou agudizada é o de prevenir a hipoxia tecidual.

Durante as exacerbações de DPOC, pacientes desenvolvem piora da dispnéia e isso pode estar associado à hipoxemia. A oxigenoterapia é comumente usada para melhorar os sintomas e corrigir a saturação arterial de O_2, que deve ser mantida > 90% ou PaO_2 > 60 mmHg. Detalhes e técnicas de manejo serão abordados em outros capítulos.

Ventilação mecânica não-invasiva (VNI)

A VNI é um método de suporte ventilatório que não requer a utilização de tubo endotraqueal. Vários estudos têm mostrado que a utilização precoce da VNI reduz a necessidade de entubação traqueal, o tempo de permanência hospitalar, a ocorrência de complicações (principalmente a pneumonia) e a mortalidade de pacientes com insuficiência respiratória durante a exacerbação de DPOC.

Embora o uso da VNI em pacientes com DPOC exacerbada deva ser sempre considerado como primeiro suporte ventilatório, alguns pacientes não respondem adequadamente e requerem entubação e ventilação convencional.

Reabilitação

Os principais objetivos da reabilitação pulmonar são reduzir os sintomas, melhorar a qualidade de vida, aumentar a participação emocional e física nas atividades diárias. Esse assunto será mais bem discutido nos capítulos que abordam a reabilitação pulmonar.

Outras medidas

Além das intervenções terapêuticas citadas, outras medidas podem ser utilizadas no manejo do paciente internado, incluindo: administração de fluidos (hidratação), nutrição e suplementação ergogênica, heparina de baixo peso molecular em pacientes imobilizados ou com fatores de risco para tromboembolismo pulmonar, e intervenção fisioterápica respiratória, como drenagem postural e/ou percussão torácica manual ou mecânica para pacientes com atelectasia lobar ou hipersecretivos (produção > 25 mL de expectoração/dia). As medidas preventivas das exacerbações de DPOC são a cessação de tabagismo, vacinação para influenza e pneumococo, que são apresentadas e discutidas em outros capítulos.

REFERÊNCIAS BIBLIOGRÁFICAS

1. AMERICAN THORACIC SOCIETY. "Standards for the diagnosis and management of patients with chronic obstructive pulmonary disease". *Am. J. Respir. Crit. Care Med.* 152:S77–S121, 1995.
2. BELVISI, M.G. "Regulation of inflammatory cell function by corticosteroids". *Proc. Am. Thorac. Soc.* 1:207-14, 2004.
3. CELLI, B.R.; MACNEE, W. & ATS/ERS Task Force. "Standards for the diagnosis and treatment of patients with COPD: a summary of the ATS/ERS position paper". *Eur. Respir. J.* 23(6):932-46, 2004.
4. CULPITT, S.V. et al. "Impaired inhibition by dexamethasone of citokyne release by alveolar macrophages from patients with chronic obstructive pulmonary disease". *Am. J. Resp. Crit. Care Med.* 167:24-31, 2003.
5. JEFFERY, P.K. "Remodeling and inflammation of bronchi in asthma and chronic obstructive pulmonary disease". *Proc. Am. Thorac. Soc.* 1:176-83, 2004.
6. MANAGEMENT OF EXACERBATIONS OF COPD. "National guideline on management of chronic obstructive pulmonary disease in adults in primary and secondary care". *Thorax.* 59(Suppl.):1-232, 2004.
7. MENDES, C. et al. "Antimicrobial susceptibility to levofloxacin and other antibacterial agents among common respiratory pathogens – a Brazilian perspective from the GLOBAL Surveillance Initiative 2001-2002". *Clin. Microbiol. Infect.* 10:521-6, 2004.

8. NATIONAL INSTITUTE FOR CLINICAL EXCELLENCE (NICE). "Chronic obstructive pulmonary disease: national clinical guideline for management of chronic obstructive pulmonary disease in adults in primary and secondary care". *Thorax*. 59(Suppl. I), 2004.
9. PAUWELS, R.A. et al. & THE GOLD SCIENTIFIC COMMITTEE. "Global strategy for the diagnosis, management, and prevention of chronic obstructive pulmonary disease. NHLBI/WHO Global Initiative for Chronic Obstructive Lung Disease (GOLD) Workshop summary". *Am. J. Respir. Crit. Care Med*. 163:1256–76, 2001.
10. RENNARD, S.I. & FARMER, S.G. "Exacerbations and progression of disease in asthma and chronic obstructive pulmonary disease". *Proc. Am. Thorac. Soc*. 1:88-92, 2004.
11. REYNOLDS, H.Y. "Chronic obstructive pulmonary disease, chronic bronchitis, and acute exacerbations". In: MANDELL, G.L.; BENNETT, J.E. & DOLIN, R. (eds.). *Principles and practice of infectious disease*. 6.ed. Filadélfia, Elsevier, 2005. p.806-12.
12. SETHI, S. "Bacteria in exacerbations of chronic obstructive pulmonary disease". *Proc. Am. Thorac. Soc*. 1:109-14, 2004.
13. WEDZICHA, J. "Role of viruses in exacerbations of chronic obstructive pulmonary disease". *Proc. Am. Thorac. Soc*. 1:109-14, 2004.

CAPÍTULO 17

Asma Brônquica

ANA LUISA GODOY FERNANDES
ALECSANDRA MOISÉS FAURE
ROSEMARY FARIAS ALVES
ANDRÉA BARBIERI

INTRODUÇÃO

A asma brônquica é uma das doenças de maior incidência no mundo. Apesar de ser reconhecida há muitos séculos, seu entendimento cresceu nos últimos 30 anos com o advento da broncofibroscopia flexível, permitindo a análise invasiva das vias aéreas. Entretanto, isso não limitou o contínuo crescimento da sua ocorrência e da mortalidade por asma, que foi identificada no mesmo período.

A prevalência da asma, ou seja, o número de asmáticos em uma determinada população, tem sido medida em todo o mundo a partir da aplicação de um questionário epidemiológico, especialmente validado para doenças alérgicas em crianças, o ISAAC (International Study of Asthma and Allergy in Childhood). O Brasil encontra-se em 8º lugar na taxa de incidência no mundo, e a média de prevalência de asma em crianças brasileiras de 6 a 7 anos e de 13 a 14 anos encontra-se em torno de 13%.

DEFINIÇÃO

A asma é uma doença inflamatória crônica, caracterizada por hiper-responsividade das vias aéreas inferiores e com limitação variável do fluxo aéreo, reversível espontaneamente ou com tratamento. Manifesta-se clinicamente por episódios recorrentes de sibilância, dispnéia, aperto no peito e tosse, que ocorrem particularmente à noite e pela manhã ao despertar. Resulta de uma interação complexa entre genética, exposição ambiental e outros fatores específicos que levam ao desenvolvimento e à manutenção dos sintomas.

FISIOPATOLOGIA

A despeito dos avanços nos conhecimentos quanto aos componentes inflamatórios e imunológicos da asma e de importantes alternativas terapêuticas recentemente desenvolvidas, permanece ainda deficiente a compreensão dos mecanismos celulares e moleculares responsáveis pelas alterações estruturais observadas no sistema respiratório dos asmáticos. Essas alterações incluem:

- hipertrofia da musculatura lisa brônquica;
- transformação de fibroblastos em miofibroblastos produtores de colágeno;
- deposição de colágeno subepitelial dos tipos I, III e V, além de fibronectina e tenascina;
- hiperplasia e metaplasia das células caliciformes produtoras de muco, levando a mais obstrução em vias aéreas;
- proliferação aumentada de vasos e nervos;
- maior permeabilidade desses vasos e conseqüente edema.

Por fim, todas as alterações constituem o aspecto anatomopatológico do remodelamento brônquico, que pode fazer a parede das vias aéreas variar em espessura, de 10 a 300% do nível considerado normal

Mas o quadro preocupante em relação ao remodelamento brônquico, além das ricas e detalhadas descrições anatomopatológicas, a evidência que indivíduos asmáticos não-fumantes apresentam progressiva deterioração da função pulmonar, quando comparados aos controles, não-asmáticos e também não-fumantes.

Estudo epidemiológico longitudinal durante 15 anos de seguimento, incluindo 17.506 indivíduos, dentre os quais 1.095 com diagnóstico de asma, mostrou que, entre os asmáticos, o declínio de VEF_1 (volume expiratório forçado no primeiro segundo) era de 38 mL por ano, se comparados com 22 mL por ano nos indivíduos sem a doença ($p < 0,001$).

Esse declínio apresentava-se ainda maior caso o grupo de pacientes fosse de asmáticos fumantes ($p < 0,01$). Outro estudo refere o declínio de VEF_1, em asmáticos não-fumantes podendo variar entre 5 e 25 mL por ano.

A maioria dos pacientes com asma, porém, pode ser considerada de bom prognóstico do ponto de vista funcional. Isso se deve ao fato de se estimar a progressão da doença para a obstrução fixa das vias aéreas somente para a minoria dos casos. De qualquer modo, esforços vêm sendo realizados para detectar-se os fatores clínicos, funcionais e inflamatórios que determinam o grupo que irá evoluir para a obstrução fixa das vias aéreas

A terapêutica com corticóide, preferencialmente na forma inalatória, pode melhorar a expressão clínica da asma e reduzir a cronicidade da inflamação nas vias aéreas. Boulet et al. examinaram alterações de obstrução de vias aéreas durante 5 anos, em 40 adultos com asma leve e moderada. Verificou-se que o número de pacientes com aumento significativo de VEF_1 foi maior no grupo estratificado, como o de usuários crônicos de corticóide regulares (durante 9 meses ou mais, ao longo de 1 ano). Houve também, nesse grupo, o menor número de pacientes com redução significativa de VEF_1.

Haahtela et al. estudaram, por sua vez, 103 pacientes com asma, randomizados em 2 grupos: um deles recebeu budesonida inalatória e outro, terbutalina inalatória, ambos durante o período de 2 anos. Evidenciou-se que o grupo que recebeu budesonida teve melhores resultados na redução de hiper-responsividade de vias aéreas, na elevação das medidas de pico de fluxo expiratório (PFE) e na redução de sintomas respiratórios, apesar de o seu aumento médio no valor de VEF_1 ter sido de apenas 130 mL.

Continuando o estudo por mais 1 ano, os pacientes do grupo que recebeu budesonida foram randomizados para placebo ou para receber baixas doses de budesonida. O grupo placebo teve queda da função pulmonar e aumento da hiper-reatividade, enquanto o grupo com baixas doses de budesonida permaneceu com os sintomas sob controle. Esses dados sugerem que se tornou importante a introdução precoce do corticóide, e que sua retirada pode implicar recorrência do quadro inflamatório.

Ulrik et al. estudaram 92 pacientes asmáticos, não-fumantes, inicialmente com obstrução reversível das vias aéreas (sendo 31 deles do sexo masculino), durante 10 anos, para avaliação da reversibilidade das vias aéreas ao final desse período. Seriam considerados com "obstrução não-reversível das vias aéreas" aqueles cuja variação de VEF_1 (D) após administração de 5 g de salbutamol inalatório fosse inferior a 9% do previsto. Vinte e um pacientes (23%) foram considerados com "obstrução não-reversível das vias aéreas" na amostra estudada.

Foram marcadores desse grupo: maior reversibilidade a broncodilatador (BD) no início do estudo ($p = 0,002$) e longo período de tratamento com corticóide oral ($p = 0,009$). Para os autores, ambos os fatores refletiam pior grau de inflamação no decorrer do período.

Nos últimos 15 anos, pesquisas têm colocado a inflamação como causa quase exclusiva da asma e do processo de remodelamento brônquico. Para diferentes fatores desencadeantes das crises de asma (exposições a alérgenos ou indução pelo exercício, por exemplo), a resposta inflamatória e a injúria em vias aéreas são similares.

É importante ressaltar a inflamação como causa quase exclusiva da asma e do remodelamento brônquico porque, isoladamente, ela não é capaz de explicar todas as características do espectro da doença. Exemplo disso são os estudos com antiinterleucina 5 recombinante, que, apesar de evidenciarem redução de eosinófilos circulantes (em cerca de 90%), redução de eosinófilos no escarro (de 60 a 80%) e nos tecidos (cerca de 55%), não mostraram eficácia completa no controle dos sintomas da asma.

Estudos em genética revelam que a ação de fatores locais tem fundamental papel, quando se estudam indivíduos suscetíveis (exposição a poluentes, dieta, infecções por vírus e outros, aumentando o estresse oxidativo nas vias aéreas). Além disso, apesar de se considerar o remodelamento brônquico como resultado da permanência de inflamação crônica nas vias aéreas, estudos com biopsia em crianças vêm demonstrando que ocorrem alterações estruturais até 4 anos antes do surgimento dos sintomas, indicando a existência de um processo precoce que, aliado à ocorrência da inflamação (e provavelmente à sua persistência), culminaria com as alterações finais do remodelamento brônquico.

Recentes estudos em primatas, com exposição concomitante a ozônio e alérgenos, levaram ao desenvolvimento de um fenótipo semelhante ao da manifestação da asma, da mesma forma que a exposição pré-natal à nicotina pode levar à deposição de colágeno em vias aéreas precocemente.

Holgate et al., ao descreverem as novas pesquisas em remodelamento brônquico, relatam que o aumento da prevalência da asma nos últimos 30 anos pode ser devida a alterações genéticas em evolução. As alterações comportamentais, especialmente para indivíduos de genótipo suscetível, poderiam não só induzir à manifestação da doença como piorar as formas de sua expressão.

A chave para o contato com os fatores ambientais seria o epitélio das vias aéreas, graças à sua extensa superfície em exposição. À medida que ocorre a lesão epitelial, aumenta a expressão dos receptores de fator de crescimento epidérmico (EGFR), por sua vez controlados e balanceados pelo fator de crescimento transformador antiproliferativo dos tipos beta-1 e beta-2 e (TGF)beta-1 e beta-2.

Nos pacientes com asma grave, em que há maior expressão de EGFR, ocorre atração, pelo EGFR, de interleucina (IL) do tipo 8 (IL-8), que por sua vez recruta maior número de neutrófilos. Além da função de regulação do EGFR, a "família (TGF)beta" está relacionada aos fatores de crescimento pró-fibrogênicos, incluindo a diferenciação de fibroblastos em miofibroblastos.

A partir das lesões epiteliais, o processo é amplificado para as porções mais profundas da submucosa. Essa comunicação entre o epitélio e as células mesenquimais consiste em remanescência do modelo embrionário de desenvolvimento das vias aéreas, denominada unidade trófica epitelial mesenquimal (EMTU).

Os miofibroblastos exercem papel fundamental na EMTU, na medida em que amplificam o sinal de lesão, do epitélio às porções profundas da submucosa, pela elevada percepção para mediadores inflamatórios solúveis. Os miofibroblastos têm como característica principal seu fenótipo intermediário entre fibroblastos e músculos lisos, ou seja, plasticidade fenotípica. O (TGF)beta consiste no mais potente transformador de fibroblastos em miofibroblastos.

Além disso, sucessivos movimentos mecânicos de contração e expansão das vias aéreas podem contribuir para alterações do fenótipo da musculatura lisa, além de elevar a hiper-reatividade. Como referido em sua definição, as vias aéreas na asma são infiltradas por células mononucleares (principalmente linfócitos T CD4), além de eosinófilos, macrófagos e neutrófilos, que se apresentam elevados, se comparadas tais vias aéreas com as de indivíduos normais.

Embora o tratamento com corticóide oral ou inalatório reduza a inflamação, sua retirada progressiva induz à recorrência dessa inflamação, como citado anteriormente. A limitação do tratamento antiinflamatório com corticóide, quanto ao controle do remodelamento brônquico, pode estar no fato de ser iniciado tardiamente. Porém, torna-se difícil identificar a presença de inflamação ou mesmo conseguir a aderência satisfatória ao tratamento quando os pacientes se encontram assintomáticos

Além dos eosinófilos, linfócitos T CD4 do tipo Th2 contribuem para a resposta inflamatória e, provavelmente, para o remodelamento brônquico por meio da produção de citocinas. A IL-13 tem sido considerada a principal nesse papel. Além disso, outras células podem produzir citocinas, como células epiteliais, células musculares lisas e fibroblastos.

As citocinas isoladas nas paredes das vias aéreas de asmáticos podem ser classificadas em 2 grupos: citocinas tipo IL-6 (IL-6 e IL-11) e citocinas tipo Th2 (IL-4, IL-5, IL-9 e IL-

13). A IL-6 relaciona-se ao acúmulo de miofibroblastos, mas não leva a aumento de tecido muscular liso na parede das vias aéreas. Também se relaciona ao acúmulo de células mononucleares, mas, surpreendentemente, não leva à HR.

A IL-11 está relacionada a fibrose, proliferação muscular lisa e elevação de miofibroblastos, contribuindo, ao contrário da IL-6, para HR. Apesar dessas descrições relevantes, as citocinas são, em quantidade presente nas vias aéreas, predominantemente do tipo Th2 e, dentro desse tipo, especialmente a IL-13.

A associação das interleucinas 4, 5, 9 e 13 estaria ligada ao remodelamento brônquico, por causa da correlação com as alterações estruturais mais características desse processo. A IL-13 também está ligada à produção de IL-8, de fator estimulador de colônias granulocítico-macrofágicas (GM-CSF), e à sensibilização de EGFR, para o fator de crescimento transformador do tipo alfa (TGF)alfa, que estimula a produção de mucina. Além disso, complementa a resposta inflamatória com os componentes humorais pela indução de produção de imunoglobulina E (IgE).

Em relação à infiltração das vias aéreas por eosinófilos, as pesquisas ainda não conseguiram estabelecer a precisa função dessas células específicas nos mecanismos de desenvolvimento e na persistência da doença. A sinalização, por meio de linfócitos T CD4 do tipo Th2 e interleucinas, é fundamental para haver a presença de eosinófilos nas vias aéreas (mobilização, ativação e recrutamento).

Uma vez recrutados eosinófilos para o trato respiratório, ocorre a secreção de inúmeros fatores: proteína catiônica eosinofílica (ECP), peroxidase eosinofílica, (TGF)-alfa, (TGF)beta, GM-CSF, IL-4, IL-5, IL-13, quemoquinas como RANTES (célula T normal e secretada com ativação regulada) e eotaxina e fator de crescimento derivado de plaquetas (PDGF). Todos esses fatores podem levar à hiper-responsividade das vias aéreas.

Aparentemente, os eosinófilos exercem importante função na manutenção e progressão da asma, elevando os níveis de inflamação (pela produção das citocinas) e exercendo a apresentação do antígeno, para a ativação dos linfócitos T CD4 do tipo Th2. As interleucinas 5 e 13 produzidas por eosinófilos podem auxiliar na manutenção do processo. Além disso, IL-5, IL-13 e GM-CSF aumentam a sobrevida dos eosinófilos, por meio da indução de proteínas antiapoptóticas para essas células.

ALGORITMO DE DIAGNÓSTICO

O diagnóstico de asma é baseado principalmente na história clínica e no exame físico do paciente, na realização de exames complementares que auxiliam muito na elucidação diagnóstica, bem como no histórico familiar de asma. Na dúvida, é muito importante seguir o algoritmo de diagnóstico.

O exame físico na presença de asma pode ser normal. E as condições associadas, como rinite, sinusite e conjuntivite, assim como sinais e sintomas de obstrução das vias aéreas, podem sinalizar asma.

No entanto, em alguns casos, é difícil confirmar o diagnóstico de asma e mais uma vez se faz necessário usar um modelo de algoritmo que possa auxiliar nesse processo e minimizar a margem de erro.

Em alguns casos, deve-se fazer diagnóstico diferencial com outras condições clínicas como DPOC (complexo bronquite crônica + enfisema), insuficiência cardíaca congestiva (ICC), embolia pulmonar, vasculites, poliarterite nodosa (PAN), granulomatose de Wegener, pneumonite eosinofílica e síndrome carcinóide entre outras entidades mais raras.

Os principais diagnósticos diferenciais são: obstrução de grandes vias aéreas, presença de corpo estranho na traquéia, brônquio ou esôfago, laringomalácia e tumorações.

A realização de radiograma de tórax no algoritmo do diagnóstico da asma é indispensável para auxiliar no diagnóstico diferencial, auxiliando para afastar doenças que possam mimetizar o quadro clínico de asma.

Critérios clínicos

Presença de dispnéia, tosse crônica, sibilância, aperto no peito e/ou desconforto torácico, com ocorrência, particularmente, à noite ou nas primeiras horas da manhã, de forma episódica e que melhora espontaneamente ou após o uso de broncodilatadores.

Critérios funcionais

O diagnóstico de asma pela espirometria baseia-se na presença de obstrução das vias aéreas caracterizada por redução do VEF_1 (inferior a 80% do previsto) e da relação VEF_1/CVF inferior a 75% em adultos e 86% em crianças, que desaparece ou melhora significativamente após o uso de beta-2 de curta duração (aumento do VEF_1 de 7% em relação ao valor previsto e 200 mL em valor absoluto).

O aumento do VEF_1 de 20% em relação ao basal e mais que 250 mL em valor absoluto, espontaneamente no decorrer do tempo ou após uso de corticosteróides (30 a 40 mg/dia VO, por 2 semanas), também é considerado um critério diagnóstico.

Também são indicativos de asma: variação diurna exagerada do pico do fluxo expiratório (PFE) caracterizada por uma diferença percentual média maior que 20% entre a maior de 3 medidas do PFE, efetuadas pela manhã e à noite, em um período de 2 a 3 semanas, e o aumento de 20% em adultos e 30% em crianças do PFE 15 minutos após o uso do beta-2 de curta duração, também são indicativos de asma.

Em indivíduos sintomáticos com espirometria normal e ausência de reversibilidade demonstrável ao uso de broncodilatador, o diagnóstico pode ser confirmado pela demonstração de hiper-responsividade das vias aéreas pelo teste de broncoprovocação com agentes broncoconstritores (metacolina, histamina, carbacol) ou com exercício.

CLASSIFICAÇÃO DA GRAVIDADE

A avaliação da gravidade da asma pode ser feita, principalmente, pela análise da freqüência e pela intensidade dos sintomas e da função pulmonar. Entretanto, outros aspectos, como tolerância ao exercício, medicação necessária para estabilização dos sintomas, número de visitas ao consultório e ao pronto-socorro, freqüência do uso de corticóide sistêmico anual, número de hospitalizações por asma e necessidade de ventilação mecânica também devem ser considerados. A Tabela 17.1 mostra a classificação da gravidade da asma, segundo a Sociedade Brasileira de Pneumologia e Tisiologia.

TABELA 17.1 CLASSIFICAÇÃO DA GRAVIDADE DA ASMA

Sintomas	Intermitente	Persistente leve	Persistente moderada	Persistente grave
Falta de ar, aperto no peito, chiado e tosse	≤ 1 vez/semana	> 1 vez/semana e < 1 vez/dia	> 2 vezes/semana, mas não são diários	Diários
Atividades	Em geral, normais, falta ocasional ao trabalho ou à escola	Limitação para grandes esforços, faltas ocasionais ao trabalho ou à escola	Prejudicadas, algumas faltas ao trabalho ou à escola, sintomas com exercício moderado (subir escadas)	Limitação diária, faltas freqüentes ao trabalho e à escola, sintomas com exercícios leves (andar no plano)
Crises	Ocasionais (leves) controladas com broncodilatadores, sem ida à emergência	Infreqüentes, algumas requerendo curso de corticóide	Freqüentes, algumas com ida à emergência, uso de corticóides sistêmicos ou internação	Freqüentes, grave necessidade de corticóide sistêmico, internação ou com risco de morte
Sintomas noturnos	Raros: ≤ 2 vezes/mês	Ocasionais: > 2 vezes/mês e ≤ 1 vez/semana	Comuns: > 1 vez/semana	Quase diários: > 2 vezes/semana
Broncodilatador para alívio	≤ 1 vez/semana	≥ 2 vezes/semana	> 2 vezes/semana e < 2 vezes/dia	≥ 2 vezes/dia
PFE ou VEF_1 nas consultas	Pré-BD > 80% previsto	Pré-BD ≥ 80% ou previsto	Pré-BD entre 60 e 80% previsto	Pré-BD < 60% previsto

Fonte: III Consenso Brasileiro no Manejo da Asma (Sociedade Brasileira de Pneumologia e Tisiologia, 2002).

PFE = pico de fluxo expiratório; VEF_1 = volume expiratório forçado no primeiro segundo; BD = broncodilatador.

TRATAMENTO DE MANUTENÇÃO

O tratamento de manutenção da asma tem de ser criterioso, baseando-se sempre na expressão clínica, na gravidade dos sintomas e nas condições financeiras do paciente. Deve visar o melhor controle dos sintomas e é possível, em uma pequena proporção de pacientes, atingir o controle total.

É importante a prevenção da limitação crônica ao fluxo aéreo, à realização de atividades normais no trabalho, na escola e no lazer, à manutenção da função pulmonar no melhor nível possível, à ausência de crises com necessidade de idas à emergência ou de hospitalizações, à redução da necessidade do uso de broncodilatador de alívio e dos efeitos adversos das medicações, à melhora da qualidade de vida e à prevenção da morte.

Os corticóides inalatórios são os medicamentos de escolha para o controle da asma persistente. A dose utilizada vai depender da gravidade da doença, e como existem diferenças na potência dos medicamentos, consideram-se doses baixas de corticóides inalatórios as inferiores a 400 mcg;, médias, de 400 a 800, e dose alta, acima de 800 de beclometasona/dia ou equivalente.

Os corticóides inalatórios disponíveis no mercado são, de acordo com a sua potência: fluticasona > budesonida > beclometasona. O beta-2 de longa duração tem efeito por até 12 h. Atualmente, há duas preparações disponíveis no mercado: salmeterol e formoterol. A associação de corticóide inalatório com beta-2 de longa duração pode ser fixa ou flexível, e eles devem ser prescritos de acordo com a adaptação do paciente ao dispositivo de inalação.

Os antileucotrienos em uso no Brasil são monteluscate e zafirlucaste. Novos corticóides inalatórios estão em estudos clínicos, como mometasona e ciclesonida. Também uma nova classe de medicamentos, como a do anticorpo monoclonal recombinante humanizado antiIgE (rhuMAb-E-25), deve estar brevemente disponível.

Asma intermitente

Utilizar beta-2 de curta duração por via inalatória para alívio dos sintomas.

Asma persistente leve

Utilizar beta-2 de curta duração por via inalatória para alívio dos sintomas associado à terapia antiinflamatória de manutenção. A primeira escolha é corticóide inalatório, por exemplo, beclometasona 400 a 800 mcg/dia em adultos e 200 a 400 mcg/dia em crianças, ou outro corticosteróide inalatório em doses equivalentes. São alternativas de tratamento os antileucotrienos para pacientes que preferem a via oral e as cromonas especialmente para crianças.

Asma persistente moderada

Administrar doses baixas de corticóide inalatório e beta-2 de longa ação. Quando os sintomas persistirem com os tratamentos anteriores, utilizar doses elevadas de corticóide inalatório, associado ao beta-2 de longa duração e/ou antileucotrienos e/ou xantinas. Na impossibilidade financeira de uso de medicações de associação mais caras, o esquema de corticóide inalatório em dose alta e broncodilatador de alívio de curta duração pode ser usado, sabendo-se que o nível de controle da doença é inferior aos níveis atingidos no esquemas de primeira linha.

Asma persistente grave

Utilizar corticóide por via oral, mantendo as medicações da etapa anterior, na menor dose necessária para controle dos sintomas.

Crise de asma

Asfixia, ainda, é a principal causa da morte por asma e decorre, provavelmente, do não-reconhecimento da gravidade da crise por parte dos pacientes e dos médicos. No Brasil, 80% dos óbitos por asma ocorrem em pacientes internados, tratados em enfermaria.

AVALIAÇÃO DA GRAVIDADE DA CRISE DE ASMA

A medida objetiva da função pulmonar pela espirometria ou pelo PFE é fundamental na avaliação da gravidade da crise de asma. Estudos mostram que dispnéia e sibilos são pobres preditores do grau de obstrução em pacientes em crise de asma e que, quando o paciente em crise de broncoespasmo se torna assintomático e sem sinais ao exame físico, a sua função pulmonar está em torno de 60 a 70% dos valores previstos, refletindo a persistência da obstrução em pequenas vias aéreas. Retração do músculo esternocleidomastóideo (RECM) parece ser o sinal que identifica de modo mais consistente pacientes com obstrução pulmonar grave.

Margaret Fischl et al., buscando identificar uma combinação de fatores que servissem como preditivos de recaída e internação, avaliaram 205 pacientes em crise de asma no serviço de emergência. Freqüência cardíaca (FC) maior que 120 bpm, freqüência respiratória (f) maior que 30 movimentos por minuto, pulso paradoxal maior que 18 mmHg, PFE inferior ou igual a 120 L/min, dispnéia moderada a grave, uso de musculatura acessória da respiração e sibilos persistentes formaram um índice com acurácia de 95% na prevenção de recaídas e com acurácia de 96% para prever a necessidade de internações.

A Tabela 17.2 mostra a classificação da intensidade da crise de asma em adultos, segundo os critérios propostos pela Sociedade Brasileira de Pneumologia e Tisiologia.

Exames complementares têm indicações restritas na crise de asma. A gasometria arterial deve ser realizada quando a medida do PFE permanecer inferior a 30% do previsto para o paciente, após o tratamento adequado, ou quando a avaliação da saturação de oxigênio no sangue arterial for inferior a 93%.

O radiograma do tórax deve ser realizado quando houver suspeita clínica de pneumotórax e/ou de pneumonia ante a resposta inadequada do paciente à terapia broncodilatadora ou em casos de crise grave com necessidade de internação. O hemograma tem indicação nos casos em que há suspeita de quadro infeccioso e a dosagem de eletrólitos, nos casos de doenças cardiovasculares associadas, na presença concomitante do uso de diuréticos ou no uso de altas doses de beta-2, especialmente se associados a xantinas e a corticóides.

TABELA 17.2 CLASSIFICAÇÃO DA INTENSIDADE DA CRISE DE ASMA EM ADULTOS

Crise	Muito grave	Grave	Moderada/leve
Gerais	Cianose, sudorese, exaustão	Sem alterações	Sem alterações
Estado mental	Agitação, confusão, sonolência	Normal	Normal
Dispnéia	Grave	Moderada	Ausente ou leve
Fala	Frases curtas, monossilábicas Lactente: maior dificuldade alimentar	Frases incompletas, parciais Lactente: choro curto, dificuldade alimentar	Frases completas
Musculatura acessória	Retrações acentuadas ou em declínio (exaustão)	Retrações subcostais e/ou esternocleidomastóideas acentuadas	Retração intercostal leve ou ausente
Sibilos	Ausentes, com MV diminuído, localizados ou difusos	Localizados ou difusos	Ausentes, com MV normal, localizados ou difusos
Freqüência respiratória (f)	Aumentada	Aumentada	Normal ou aumentada
Freqüência cardíaca (bpm)	> 140 ou bradicardia	> 110	≤ 110
Pico do fluxo expiratório (previsto)	< 30%	30 a 50%	> 50%
$SatO_2$ (ar ambiente)	< 90%	91 a 95%	> 95%
PaO_2 (ar ambiente)	< 60 mmHg	Ao redor de 60 mmHg	Normal
$PaCO_2$ (ar ambiente)	> 45 mmHg	< 40 mmHg	< 40 mmHg

Fonte: III Consenso Brasileiro no Manejo da Asma (Sociedade Brasileira de Pneumologia e Tisiologia, 2002).

MV = murmúrio vesicular; $SatO_2$ = saturação de oxigênio no sangue arterial; PaO_2 = pressão parcial de oxigênio no sangue arterial; $PaCO_2$ = pressão parcial de gás carbônico no sangue arterial.

TRATAMENTO MEDICAMENTOSO

O manejo da crise de asma na emergência deve incluir tratamento agressivo da crise e reconhecimento de pacientes de alto risco. Os fatores associados ao maior risco para os asmáticos são:

- três ou mais visitas à emergência ou 2 ou mais hospitalizações por asma nos últimos 12 meses;
- uso freqüente de corticóide sistêmico;
- crise grave prévia necessitando entubação;
- uso de 2 ou mais tubos de aerossol dosimetrado de broncodilatador/mês;
- problemas psicossociais, como depressão;
- doenças associadas, como doença cardiovascular ou psiquiátrica;

- asma lábil caracterizada por amplas variações da função pulmonar (> 30% do PFE ou do VEF_1 em relação ao previsto);
- má percepção do grau de obstrução.

O tratamento medicamentoso da crise de asma deve ser baseado no quadro clínico do paciente e na avaliação objetiva da limitação ao fluxo aéreo pela espirometria ou PFE. Ele abrange o uso dos seguintes medicamentos:

- beta-2 de curta ação: são os broncodilatadores, compreendendo o salbutamol, a terbutalina e o fenoterol. Sua ação é mediada pela ativação da adenilciclase e produção intracelular de AMP cíclico. Constituem a medicação de escolha para alívio dos sintomas da asma, e devem ser administrados preferencialmente por via inalatória, através de nebulizador de jato ou aerossol dosimetrado acoplado a espaçador.
- os beta-2 de curta ação início de ação rápido, aproximadamente 1 minuto, com duração de 4 a 6 horas. Geralmente, o efeito máximo é obtido com 8 a 16 jatos do aerossol dosimetrado, 4 a 5 jatos fornecidos a cada 15 minutos; em crises graves, podem ser fornecidos até 16 jatos a cada 10 a 15 minutos ou 1 jato/min, sempre observando o aparecimento de efeitos colaterais, como aumento exagerado da freqüência cardíaca (> 140 bpm), tremor grosseiro e arritmias;
- anticolinérgicos: o brometo de ipratrópio é o anticolinérgico que leva à redução do tônus colinérgico intrínseco das vias aéreas. Possui ação broncodilatadora inferior aos beta-2 e início de ação lento, com efeito máximo entre 30 minutos e 1 hora após a sua administração. Na asma aguda grave, tem efeito adicional ao beta-2. Constitui o tratamento de escolha do broncoespasmo induzido por betabloqueadores. É indicado em associação com beta-2 quando a crise é grave;
- xantinas: representadas, principalmente, pela aminofilina e pela teofilina. Seu mecanismo de ação é a inibição inespecífica das fosfodiesterases e antagonismo dos receptores de adenosina. São broncodilatadores de baixa potência e têm alguma ação anti-inflamatória, com elevado risco de efeito colaterais. As xantinas possuem estreito nível terapêutico e seu metabolismo pode ser afetado por diversos fatores, como idade, doenças, tabagismo e outros. Seu uso é muito restrito; na asma aguda deve ser reservado para pacientes em estado muito grave, que se encontrem hospitalizados. Uma metanálise que avaliou o uso da aminofilina endovenosa na asma aguda não demonstrou benefício dessa droga na melhora da função pulmonar ou na redução da taxa de hospitalização;
- corticóides após penetrarem na célula ligam-se a um receptor, sendo, então, transportados ao núcleo, onde ligam-se a seqüências do DNA, resultando em indução ou supressão de diversos genes envolvidos na produção de citocinas, moléculas de adesão e receptores relevantes no processo da inflamação. Os corticóides agem reduzindo a inflamação na parede brônquica, acelerando a recuperação funcional e diminuindo o risco de asma fatal. Devem ser usados precocemente nos pacientes atendidos na emergência. Os corticóides são prescritos a todos, exceto àqueles com crises muito leves, na alta hospitalar;

- prednisona ou prednisolona são os mais utilizados, geralmente na dose de 40 a 60 mg/dia por 5 a 10 dias;
- oxigenoterapia: indicada para os pacientes com $SatO_2 \leq 95\%$.

AVALIAÇÃO DA RESPOSTA AO TRATAMENTO

A recaída ocorre em 26 a 30% dos pacientes que recebem alta do serviço de emergência após o tratamento da crise de asma. Estudos têm tentado desenvolver índices prognósticos da boa e da má resposta à terapia medicamentosa no atendimento desses pacientes no serviço de emergência. A resposta ao tratamento inicial (entre 30 e 60 min) e a reclassificação do paciente representam os critérios mais úteis para determinar o prognóstico, com respeito à admissão e alta e à necessidade de medicação posterior (Sociedade Brasileira de Pneumologia e Tisiologia, 2002) (Figura 17.1).

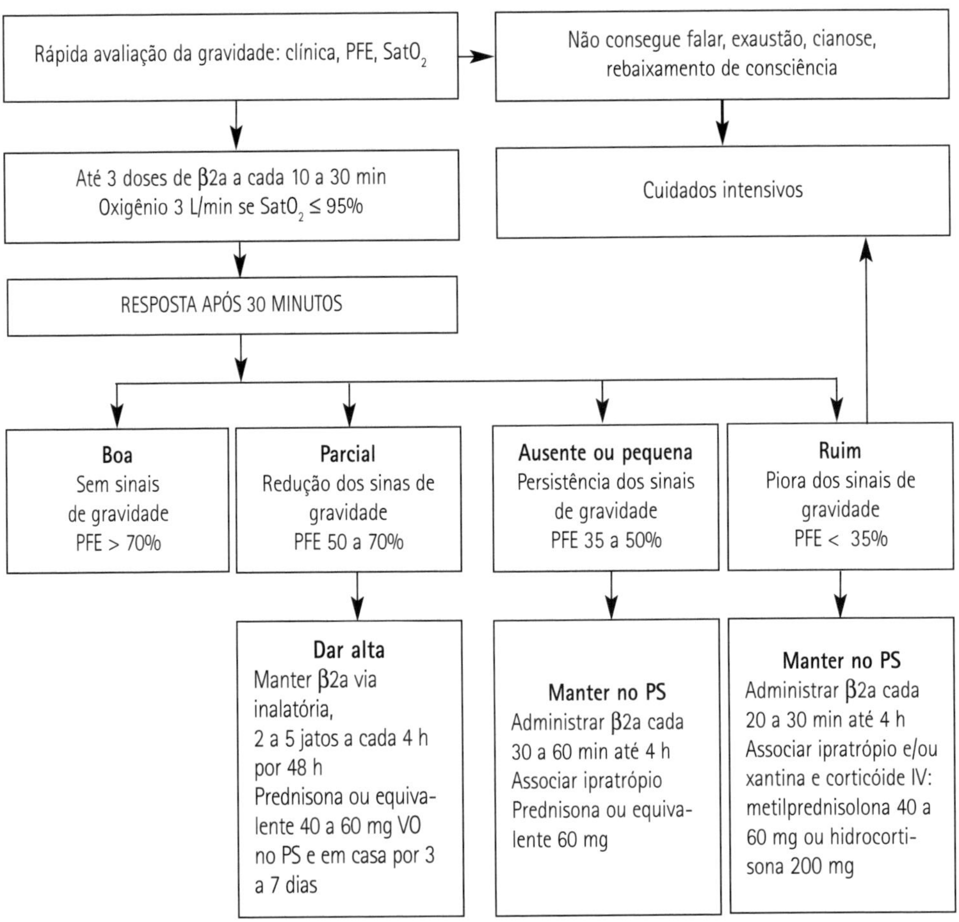

FIGURA 17.1 Esquema demonstrativo do manejo da crise de asma, no pronto-socorro, em adultos. β2a = beta-2-agonista. *(continua)*

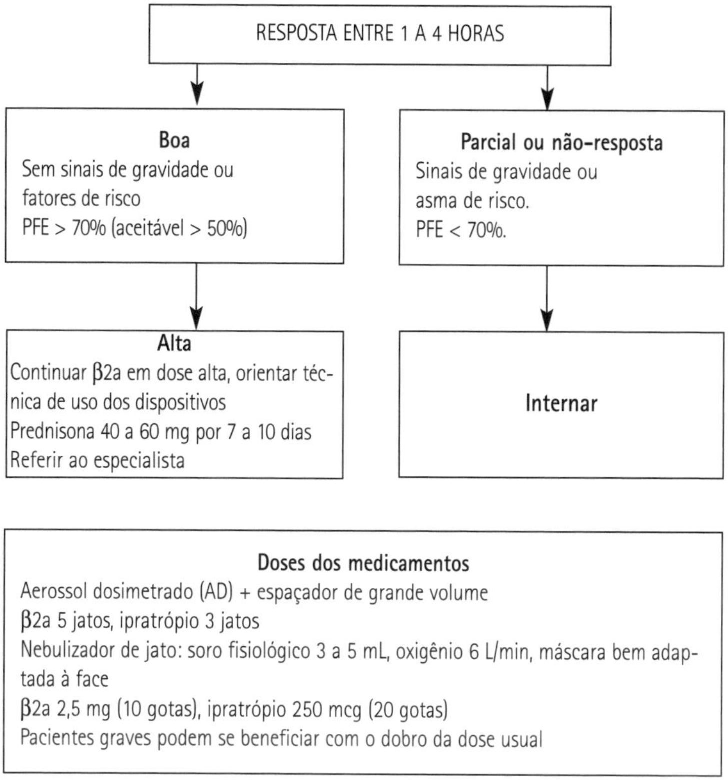

FIGURA 17.1 (CONT.) Esquema demonstrativo do manejo da crise de asma, no pronto-socorro, em adultos.

β2a = beta-2-agonista.

REFERÊNCIAS BIBLIOGRÁFICAS

1. BRASIL. Ministério da Saúde. Informações de Saúde. Disponível em URL: http://www.datasus.gov.br/tabnet/tabnet.htm. Acessado em 2/3/2005.
2. CHATKIN, J.M. et al. "Trends in asthma mortality in young people in southern Brazil." *Ann. Allergy Asthma Immunol.* 82:287-92, 1999.
3. FISCHL, M.A.; PITCHENIK, A. & GARDNER, L.B. "An index predicting relapse and need for hospitalization in patients with acute bronchial asthma." *N. Engl. J. Med.* 305:783-9, 1981.
4. GLOBAL INITIATIVE FOR ASTHMA. "Global strategy for asthma management and prevention: NHLBI/WHO Workshop report." Bethesda, Md: *National Institutes of Health*. NHBLI Publication. 95:3659, 1995.
5. MINTZ, M. "Asthma update: part I. Diagnosis, monitoring and prevention of disease progression." *Am. Fam. Physician*. 70(5):893-8, 2004.
6. NATIONAL ASTHMA EDUCATION AND PREVENTION PROGRAM. "Expert panel report: guidelines for the diagnosis and management of asthma update on selected topics-2002." *J. Allergy Clin. Immunol.* 110:S141-219, 2002.
7. OLIVEIRA, M.A. et al. "Custo-efetividade de programa de educação para adultos asmáticos atendidos em hospital-escola de instituição pública." *J. Pneumol.* 28(2):71-6, 2002.
8. SOCIEDADE BRASILEIRA DE PNEUMOLOGIA E TISIOLOGIA. III Consenso Brasileiro no Manejo da Asma. *J. Pneumol.* 28:S1-28, 2002.

9. SOCIEDADE BRASILEIRA DE PNEUMOLOGIA E TISIOLOGIA, SOCIEDADE BRASILEIRA DE ALERGIA E IMUNOPATOLOGIA, SOCIEDADE BRASILEIRA DE PEDIATRIA. II Consenso Brasileiro no Manejo da Asma. *J. Pneumol.* 24:171-276, 1998.
10. THE INTERNATIONAL STUDY OF ASTHMA AND ALLERGY IN CHILDHOOD (ISAAC) STEERING COMMITTEE. "Worldwilde variations in the prevalence of asthma symptoms: The International Study of Asthma and Allergies in Childhood (ISAAC)." *Eur. Resp. J.* 12:315-35, 1998.

CAPÍTULO 18

Bronquiectasias e Abscesso Pulmonar

SÉRGIO RICARDO SANTOS
RODRIGO CAETANO DE SOUZA
JULIANA DA COSTA E SILVA
MAGALI ROCHA
JOSÉ ROBERTO JARDIM

BRONQUIECTASIAS

Introdução

Bronquiectasias são dilatações e distorções irreversíveis dos brônquios, que ocorrem como conseqüência de agressão infecciosa e de deficiência na depuração de secreções brônquicas. Agressores virulentos e más condições de defesa locais e sistêmicas aumentam as chances de sua ocorrência. O processo inflamatório local contínuo causa destruição dos componentes elástico e muscular da parede brônquica, além de prejuízos à estrutura ciliar, predispondo à redução da depuração de secreções e facilitando infecções recorrentes, fechando-se, assim, o círculo vicioso fisiopatogênico (teoria de Cole e Wilson).

Atualmente, acredita-se que a elastase, enzima proteolítica proveniente dos leucócitos, é responsável pelas lesões e pela progressão da doença em 80 a 90% dos casos.

A freqüência de bronquiectasias em uma população está relacionada ao número e à gravidade das infecções na infância; a prevenção ativa e os cuidados imediatos dessas infecções diminuem a incidência da doença. Esses aspectos explicam a maior prevalência da bronquiectasia observada em países mais pobres.

Quadro clínico

Tosse (90% dos casos) e expectoração abundante diária (76% dos casos), principalmente pela manhã, correspondem ao quadro clássico. As crises de exacerbação estão associadas à infecção, caracterizando-se por expectoração purulenta, dispnéia e sintomas gerais, como emagrecimento, inapetência e halitose. A febre é incomum e a expectoração varia conforme o decúbito. Hemoptóicos ou hemoptise podem ocorrer, sendo mais comuns nas lesões do ápice, havendo pouca secreção (bronquiectasias secas).

As bronquiectasias surgem, como geral, como conseqüência de lesões de tuberculose curadas e cicatrizadas. Entre os sinais mais observados estão: estertores (70%), roncos (44%), sibilos (34%) e hipocratismo digital (30%).

Causas

Dois terços das bronquiectasias são causados por infecções, destacando-se as da infância (principalmente sarampo e coqueluche), as bacterianas (*Staphylococcus aureus, Klebsiella pneumoniae, Mycobacterium tuberculosis*) e as virais (adenovírus 7 e 21, influenza, herpes simples). Outras causas:

- obstrução brônquica: por corpo estranho (grãos, ossos, objetos de metal ou plástico); neoplasias (laringe, brônquio); adenopatias hilares (tuberculose, sarcoidose); impactação mucóide (aspergilose broncopulmonar alérgica, granulomatose broncocêntrica, pós-operatório, doença pulmonar obstrutiva crônica – DPOC e asma); traqueobroncopatias (amiloidose, policondrite recidivante);
- doenças imunológicas: deficiências de IgG, IgA, alterações leucocitárias;
- hereditárias: fibrose cística, deficiência de alfa-1-antitripsina, alterações do cílio brônquico (síndrome de Kartagener, discinesia ciliar primária);
- anomalias anatômicas congênitas: pulmonares (síndrome de Mounier Kuhn, síndrome de William Campbell, traqueobroncopatias congênitas, broncomalácia, fístula traqueoesofágica); vasculares (seqüestro pulmonar, aneurisma de artéria pulmonar);
- miscelânea: síndrome da unha amarela, síndrome de Young, pneumonias aspirativas (em alcoólatras e portadores de doenças neurológicas ou suas seqüelas), pneumonias inalatórias (óxido nitroso, amônia, talco, silicatos), transplante cardiopulmonar e bronquiolite obliterante.

Diagnóstico e exames complementares

Após a suspeita clínica de bronquiectasias, faz-se a investigação inicial com exame de imagem, radiograma simples de tórax em 2 incidências ou tomografia computadorizada (TC) de tórax. O radiograma tem baixas sensibilidade e especificidade, podendo ser normal na fase inicial. No caso de doença mais avançada, podem-se observar: imagens paralelas em linhas ("trilhos de trem", que ocorrem por espessamento da parede brônquica), imagens anelares, atelectasias laminares e sinais de hiperinsuflação dos segmentos pulmonares subjacentes.

A tomografia computadorizada de alta resolução (TCAR) do tórax tornou-se o método diagnóstico de escolha, alcançando 97% de sensibilidade. Ela identifica ou afasta outras doenças, além de orientar o tratamento cirúrgico. As alterações presentes são: dilatação de brônquio com diâmetro 1,5 vez maior que o diâmetro do vaso sanguíneo adjacente ("sinal do anel de sinete"), "trilhos de trem", imagens anelares, espessamento da parede brônquica, ausência de redução do calibre do brônquio à medida que se dirige para a periferia e imagem localizada de hipertransparência (pela presença de tampão mucoso obstruindo a via aérea com alçaponamento aéreo pós-obstrução). Atualmente, a broncografia está em desuso, por ser um exame invasivo, não-isento de complicações (como sensibilidade ao contraste) e com dificuldades técnicas para sua realização.

A investigação etiológica deve ser direcionada para a hipótese causal; alguns dos exames necessários são: dosagem de cloro e sódio no suor, dosagem de imunoglobulinas, pesquisa de Baar no escarro e biopsia do epitélio brônquico, entre outros.

O distúrbio ventilatório obstrutivo é o padrão espirométrico mais comum, porém, nas fases mais avançadas, pode ser identificada restrição associada, gerada pela destruição parenquimatosa. A gasometria arterial nas fases mais avançadas da doença pode mostrar hipoxemia e, mais rara e tardiamente, hipercapnia. O comprometimento da membrana alvéolo-capilar, também nas fases mais avançadas, pode ser evidenciado pela redução da difusão do monóxido de carbono (DCO).

Recentemente foi proposto que a presença de pelo menos 4 dos 9 sintomas listados a seguir confirmaria o diagnóstico da exacerbação aguda das bronquiectasias:

1. mudança na produção do escarro;
2. aumento da dispnéia;
3. aumento da tosse;
4. febre (com temperatura > 38°C);
5. aumento do chiado;
6. mal-estar, fadiga, letargia ou tolerância reduzida ao exercício;
7. redução da função pulmonar;
8. alterações radiográficas consistentes com um novo processo pulmonar;
9. mudança na ausculta pulmonar. O radiograma de tórax pode mostrar opacidade com padrão alveolar nas regiões infectadas.

Classificação

As bronquiectasias podem ser classificadas morfologicamente em cilíndricas (brônquios com dilatação homogênea, mantendo comunicação com o parênquima distal), císticas ou saculares (brônquios dilatados somente em determinado ponto de seu diâmetro, geralmente sem comunicação com o parênquima pulmonar) e varicosas (dilatações que se alternam com segmentos normais). Quanto à sua localização, podem ser restritas ou difusas.

Tratamento

Os principais objetivos no tratamento são: identificação precoce das agudizações, supressão da carga microbiana, tratamento de comorbidades, redução da resposta inflamatória excessiva, promoção de higienização brônquica, controle das hemorragias e remoção cirúrgica de segmentos acometidos que possam estar atuando como focos de reinfecção ou sangramentos.

Os agentes infecciosos mais relacionados às exacerbações são pseudomonas e *S. aureus*. Essas bactérias costumam colonizar cronicamente as vias aéreas dos pacientes, principalmente nas fases mais avançadas da doença. Nos estádios iniciais, as agudizações são freqüentemente causadas por pneumococo e hemófilo.

Nos casos em fase inicial da doença, recomenda-se o uso de betalactâmico (associado ou não a um inibidor de betalactamase), cefalosporina (de 2ª geração), macrolídeo ou quinolona respiratória. Nos casos de suspeita de colonização crônica, deve-se solicitar estudo microbiológico do escarro.

Nos indivíduos com doença avançada, principalmente nos portadores de fibrose cística, a cobertura para pseudomonas e *S. aureus* é imperiosa, constituindo a ciprofloxacino como a melhor opção para tratamento ambulatorial. Na internação, optar por cefalosporina antipseudomonas (ceftazidima, cefepima e cefpiroma), ticarcilina (associada ou não ao clavulanato), piperacilina (associada ou não ao tazobactam), imipeném, meropeném, aztreonam ou ciprofloxacino. Quando for identificado *S. aureus*, utilizar oxacilina ou, de acordo com o antibiograma, vancomicina. A antibioticoterapia precoce pode limitar o círculo vicioso fisiopatogênico da doença.

A utilização de regimes de antibiótico preventivos ou supressivos teoricamente promoveria a diminuição das populações bacterianas sensíveis nas vias aéreas de indivíduos cronicamente colonizados, reduzindo o número de agudizações e a progressão da doença. Alguns esquemas de antibioticoterapia têm sido utilizados, porém não existem ainda evidências suficientes para a recomendação de qualquer dos esquemas preventivos ou supressivos testados.

Fisioterapia respiratória

A fisioterapia respiratória aplicada ao tratamento das bronquiectasias consiste na realização das seguintes técnicas de manobras de higiene brônquica: drenagem postural, percussão, vibração, tosse e aspiração, exercícios respiratórios (*huffing* e padrões ventilatórios seletivos usados em pacientes em respiração espontânea) e hiperventilação manual (realizada em pacientes entubados).

A fisioterapia respiratória tem sido utilizada como adjuvante no tratamento clínico de pacientes com retenção crônica de secreções traqueobrônquicas, com o objetivo de aumentar o clareamento mucociliar, diminuindo, assim, a obstrução das vias aéreas e melhorando a ventilação e as trocas gasosas.

A aderência ao regime prescrito de fisioterapia (inalação, drenagem postural, percussão e tosse voluntária) costuma ser inferior a 40%.Técnicas mais recentes, eficazes e mais confortáveis vêm sendo desenvolvidas na tentativa de se elevar a aderência e incluem o ciclo ativo da respiração, a drenagem autogênica, a pressão positiva expiratória, a pressão positiva oscilatória (Flutter®) e a oscilação de alta freqüência da parede torácica. Ainda não há evidências para sugerir que uma dessas técnicas seja superior a outra.

A umidificação e a pressão positiva intermitente são técnicas auxiliares à fisioterapia respiratória em pacientes com bronquiectasias, sendo a solução salina hipertônica capaz de aumentar o clareamento traqueobrônquico.

Há poucas informações a respeito dos benefícios do treinamento físico em bronquiectasia, entretanto, é provável que sejam ao menos comparáveis aos benefícios demonstrados em outras condições respiratórias.

A ventilação não-invasiva deve ser considerada em caso de hipoxemia ou retenção de dióxido de carbono; também auxilia no clareamento mucociliar.

Não há evidências para a recomendação rotineira de mucolíticos, embora altas doses de bromexina associada a antibiótico tenham promovido uma maior depuração das secreções brônquicas, de acordo com estudos. Acetilcisteína (em solução de 20%) nebulizada diminui a viscosidade da secreção, mas também não está claro, até o momento, se há melhora em algum desfecho clínico nos estudos conduzidos em pacientes bronquiectásicos.

A DNAse humana recombinante (rhDNAse) inalada é uma enzima que provoca a lise do DNA secretado pelos neutrófilos nos locais de inflamação. O seu uso é útil apenas em bronquiectasias por fibrose cística.

É comum que portadores de bronquiectasias possuam hiper-responsividade brônquica, decorrente do processo inflamatório crônico. Dessa forma, o uso dos broncodilatadores promove alívio dos sintomas e, talvez, melhor drenagem das secreções. Contudo, não há estudos criteriosos disponíveis utilizando xantinas, anticolinérgicos ou beta-2-agonistas (de curta ou longa duração) em pacientes com bronquiectasias que possam sustentar recomendações formais, conforme revisões sistemáticas recentes.

Como existe um processo inflamatório brônquica e contínuo, a utilização de agentes antiinflamatórios poderia, teoricamente, ser benéfica. No momento, não há estudos controlados a respeito do uso do corticóide sistêmico na agudização ou na manutenção dos pacientes bronquiectásicos. Entretanto, especialmente nas agudizações acompanhadas de sibilos, ele parece ser útil. Por outro lado, corticóides sistêmicos podem reduzir a imunidade e, conseqüentemente, aumentar a colonização bacteriana da árvore brônquica.

Em relação ao uso do corticóide inalatório, há sugestões de que a sua utilização regular promoveria uma melhora funcional pulmonar dos pacientes. Do ponto de vista prático, pode-se utilizar o corticóide sistêmico, associado com antibiótico, nas exacerbações, enquanto o corticóide inalatório deve ter sua indicação individualizada, sendo usado nos pacientes mais sintomáticos. Ainda não há estudos controlados com antagonistas de receptores de leucotrieno em pacientes com bronquiectasias.

Agentes hiperosmolares inalatórios (como as soluções salinas hipertônicas e o manitol inalado sob a forma de pó seco) mostraram, em um estudo, melhorar a depuração traqueobrônquica. Entretanto, há necessidade de estudos com maior número de pacientes para confirmar esse efeito.

Estão indicadas periodicamente: vacinação contra influenza e pneumococo (profilaxia das agudizações infecciosas) e avaliação nutricional.

Tratamento cirúrgico

A indicação da cirurgia para tratamento das bronquiectasias exige que algumas premissas sejam obedecidas: saber se a causa das bronquiectasias já foi diagnosticada e tratada, saber se a bronquiectasia é localizada e passível de ressecção completa e avaliar se existem condições de operabilidade do doente. O tratamento cirúrgico só pode ser indicado, portanto, nos pacientes com boa reserva funcional pulmonar, doença localizada, quando não houver melhora dos sintomas com o tratamento clínico e nas hemoptises recorrentes ou volumosas. A embolização da artéria brônquica é uma alternativa, mas a cirurgia para ressecção da área com sangramento pode ser necessária.

Na doença difusa o tratamento é, tradicionalmente, conservador. Nos casos em que não há boa resposta ao tratamento clínico e o indivíduo apresenta determinado segmento pulmonar com maior comprometimento (maior supuração), discute-se se a ressecção dessa região não promoveria redução dos sintomas.

A cirurgia de bronquiectasia apresenta maior morbidade que a cirurgia das neoplasias pulmonares. Por isso, os cuidados pré e pós-operatórios, a fisioterapia respiratória e o tratamento clínico devem ser intensificados.

Os pacientes com bronquiectasias difusas, em que há grande comprometimento funcional pulmonar e da qualidade de vida, são potenciais candidatos para realização de transplante pulmonar.

ABSCESSO PULMONAR

Introdução

O abscesso pulmonar é caracterizado por infecção, liquefação, necrose e formação de cavidade com supuração no parênquima pulmonar, com extensão variável.

Fisiopatogenia

A partir de foco infeccioso bacteriano no parênquima pulmonar, há liberação de substâncias tóxicas que levam à isquemia local e, conseqüentemente, à necrose. A evolução para o abscesso ocorre em um período médio de 1 ou 2 semanas.

Focos dentários podem ser a origem de material contaminado microaspirado em muitos pacientes com abscesso pulmonar. Em circunstâncias normais, essas microaspirações de material da orofaringe não são capazes de vencer os mecanismos naturais de defesa. Portanto, a formação de abscessos pulmonares depende de mecanismos facilitadores para a sua ocorrência. Existem 4 vias de formação conhecidas:

- aspirativa: comum em pacientes que apresentam distúrbios do estado de consciência, como alcoolismo, crises convulsivas, acidente vascular cerebral, anestesia geral, procedimentos cirúrgicos (de orofaringe, esôfago e estômago e cirurgias odontológicas) e microaspirações noturnas. Nesse modelo, os fatores predisponentes seriam: presença de abscesso dentário, alcoolismo, diabete e imunossupressão. O abscesso aspirativo é chamado de abscesso primário do pulmão. Culturas de aspirado traqueal indicam que, em 85 a 90% desses abscessos, os germes predominantemente isolados são peptoestreptococos, *Bacteroides melaninogenicus* e *Fusobacterium nucleatum* (organismos da flora de orofaringe). O abscesso é mais freqüente em lobo inferior direito e lobo médio (por facilidade anatômica de aspiração);

- obstrutiva: o fator predisponente é uma obstrução da luz brônquica, causada por neoplasias (intraluminares), corpos estranhos ou linfonodomegalias (extraluminares);
- embólica: êmbolos sépticos provenientes de infecções à distância produzem áreas de infarto pulmonar e evolução para abscessos. Geralmente, são múltiplos, bilaterais e periféricos;
- pós-pneumônica: infecções do parênquima são o substrato predisponente para a evolução necrótica e formação do abscesso. Ocorre nas infecções por *S. aureus, K. pneumoniae* e anaeróbios.

Classificação

Os abscessos podem ser classificados em agudos ou crônicos, com os primeiros tendo período de evolução favorável de 8 semanas. Essa classificação direciona condutas terapêuticas, já que, nos abscessos crônicos, há intenso espessamento de parede e pouca possibilidade de cura medicamentosa, com necessária intervenção cirúrgica.

Quadro clínico

Os sinais e sintomas mais comuns são tosse produtiva com eliminação de grande quantidade de escarro purulento fétido (vômica), febre, emagrecimento, mal-estar e dor torácica. Hemoptise ocorre em 10 a 20% dos casos. Ao exame físico, podem-se observar baqueteamento digital, sinais de anemia e focos sépticos em peças dentárias.

Diagnóstico

O radiograma de tórax evidencia nível líquido (imagem hidroaérea), o qual pode gerar dúvidas quanto à sua localização: pulmonar ou pleural. Há características que permitem realizar essa diferenciação: na lesão do parênquima, o ângulo que o abscesso forma com a borda pleural é agudo e a altura da imagem hidroaérea é menor que a sua base; no processo pleural, ocorre o oposto.

A ultra-sonografia pode fornecer o volume e a natureza do líquido, assim como a demarcação na pele do ponto de punção em derrames septados.

A tomografia computadorizada de tórax mostra características como a irregularidade da parede, sem borda definida e espessa, havendo invasão do parênquima pulmonar subjacente. O abscesso pode se apresentar como falsa massa tumoral quando não possui brônquio de drenagem.

A broncoscopia é uma importante ferramenta na investigação do abscesso secundário à obstrução brônquica.

O potencial agente etiológico pode ser identificado na maioria dos casos, mesmo que já tenha sido feito uso de antibióticos. Bactérias aeróbias são os agentes mais comumente envolvidos. Indivíduos imunologicamente comprometidos costumam apresentar múltiplos agentes, alguns dos quais não aparecem nos casos entre imunocompetentes, incluindo *Pseudomonas aeruginosa, Haemophilus* spp., *Enterobacter* spp., *Legionella* spp., complexo *M. avium* e *Candida* spp. O isolamento dos anaeróbios pode ser difícil, dificultando a comprovação do seu envolvimento.

Diagnóstico diferencial

Os principais diagnósticos diferenciais do abscesso de pulmão são: cavidade tuberculosa, neoplasia pulmonar cavitada, micoses pulmonares em cavidades residuais, doença granulomatosa não-tuberculosa, cisto ou bolha pulmonar infectada, extensão de abscesso subfrênico e infarto pulmonar cavitado.

Complicações

As principais complicações são: empiema, sepse, hemoptise, anemia e fístula broncopleural. A mortalidade oscila em torno de 10 a 20% quando estudada em grupos que incluem crianças e imunocomprometidos. Os fatores mais associados com alta mortalidade são:

- abscesso acompanhado de pneumonia, neoplasia ou alteração do nível de consciência;
- anemia (Hb < 10 g/dL);
- infecção por *P. aeruginosa*, *S. aureus* ou *K. pneumoniae*.

Questiona-se se grandes abscessos também poderiam significar maior risco de mortalidade, mas não há comprovação até o momento.

Tratamento

O tratamento do abscesso pulmonar é clínico, ficando a opção cirúrgica para situações especiais.

O antibiótico escolhido deve ter ação bactericida inclusive para anaeróbios. A penicilina cristalina tem boa cobertura para a maioria dos anaeróbios mais freqüentes, devendo ser utilizada por via parenteral, em dose de 3 a 4 milhões de unidades internacionais (UI), intravenosa, a cada 4 horas e por pelo menos 21 dias. Atualmente, preferese indicar a clindamicina, na dose de 600 mg a cada 6 horas, por via parenteral, também durante 21 dias (a duração é independente do esquema terapêutico escolhido ou de evolução favorável). Em casos de extrema gravidade, em que não se define a causa do abscesso, é correta a associação de dois ou mais antibióticos.

Quando as medidas terapêuticas são adequadas, a melhora do paciente torna-se evidente a partir de 1 a 2 semanas de tratamento. O acompanhamento radiológico mostra que a resolução da cavidade, via de regra, é lenta, durante cerca de 2 meses. A eliminação de grande quantidade de material purulento e a melhora do hálito fétido sugerem evolução favorável.

A broncoscopia pode ser indicada por ter finalidade terapêutica, além da diagnóstica, permitindo a retirada de corpo estranho e aspiração de tampões mucosos e secreções espessas, após lavagem endobrônquica com soro fisiológico.

Deve-se pensar em alternativa cirúrgica quando:

- o abscesso é muito grande (mais que 6 cm), com repercussões tóxicas e sem resposta ao tratamento clínico;

- não existe progresso após 6 a 8 semanas de tratamento;
- há sinais radiológicos de aumento progressivo da parede do abscesso ou desenvolvimento de bronquiectasias;
- há hemoptise recorrente e importante.

A drenagem externa do abscesso é um método eficiente e alternativo à ressecção e está indicada nos casos de abscesso gigante em pacientes imunocomprometidos que não tolerariam ressecção. O método é curativo e não apresenta grandes riscos.

Outra opção seria a ressecção pulmonar, que, via de regra, implica a retirada de parênquima funcionante, atualmente utilizada em poucos casos. É praticada como complementação da drenagem externa, em casos de necrose pulmonar maciça, hemoptise com risco de vida, em resíduos sintomáticos que infectam ou sangram e quando não se afasta a possibilidade de neoplasia. Há estudos apresentando menor morbidade e mortalidade, demonstrando ser esse um procedimento mais seguro que a drenagem externa.

REFERÊNCIAS BIBLIOGRÁFICAS

1. BARKER, A.F. "Bronchiectasis". *N. Engl. J. Med.* 346(18):1383-93, 2002.
2. BRADLEY, J.; MORAN, F. & GREENSTONE, M. "Physical training for bronchiectasis". *The Cochrane Library*, Issue 1, Oxford, Update Software, 2004.
3. CROCKETT, A.J. et al. "Mucolytics for bronchiectasis". *Cochrane Database Syst. Rev.* 1:CD001289, 2001.
4. HIRSHBERG, B. et al. "Factors predicting mortality of patients with lung abscess". *Chest.* 115:746-50, 1999.
5. JONES, A.P. & ROWE, B.H. "Bronchopulmonary hygiene physical therapy for chronic obstrutive pulmonar disease and bronchiectasis". *Cochrane Database Syst. Rev.*2:CD000045, 2000.
6. KOLBE, J.; WELLS, A. & RAM, F.S. "Inhaled steroids for bronchiectasis". *Cochrane Database Syst. Rev.* 2:CD000996, 2000.
7. LASSERSON, T.; HOLT, K. & GREENSTONE, M. "Oral steroid for bronchiectasis (stable and acute exacerbations)". *Cochrane Database Syst. Rev.* 4:CD002162, 2001.
8. MANSHARAMANI, N.G. & KOZIEL, H. "Chronic lung sepsis: lung abscess, bronchiectasis and empyema". *Curr. Opin. Pulm. Med.* 9:181-5, 2003.
9. MANSHARAMANI, N.G. et al. "Lung abscess in adults: clinical comparison of immunocompromised to non-immunocompromised patients". *Respir. Med.* 96:178-85, 2002.
10. NEWALL, C. et al. "The effects of pulmonary rehabilitation (PR) in patients with bronchiectasis (BE)". *European Respiratory Society.* Vol. Ago.-set. 3:2000.
11. PRYOR, J.A. "Physical therapy for adults with bronchiectasis". *Clinical Pulmonary Medicine.* 11(4):201-8, 2004.
12. STEELE, K.; GREENSTONE, M. & LASSERSON, J.A. "Oral methyl-xanthines for bronchiectasis". *Cochrane Database Syst. Rev.* 1:CD002734, 2001.
13. SANCHO, L.M. et al. "Tratamento cirúrgico dos abscessos pulmonares". *Rev. Hosp. Clin. Fac. Med.* São Paulo. 52(5):254-7, set./out. 1997.
14. TSENG, Y.L. et al. "Surgery for lung abscess in immunocompetent and immunocompromised children". *J. Pediatr. Surg.* 36:470-3, 2001.
15. WILLS, P. & GREENSTONE, M. "Inhaled hyperosmolar agents for bronchiectasis". *Cochrane Database Syst. Rev.* 2:CD002996, 2001.

CAPÍTULO 19

Fibrose Cística (FC)

TATIANA ROZOV

INTRODUÇÃO

A fibrose cística (mucoviscidose ou doença fibrocística do pâncreas) é a mais comum das doenças genéticas letais entre os caucasianos e é a causa mais freqüente da doença pulmonar crônica da infância.

A fibrose cística (FC) é uma exocrinopatia hereditária de evolução crônica e progressiva. Sua transmissão é autossômica recessiva. O gene de CF está situado no braço longo do cromossomo 7, abrange 250 kb, contém 27 exons e codifica a glicoproteína CRTR (proteína reguladora do transporte de íons transmembrana), com 11.480 aminoácidos, que é o próprio canal de cloro.

Até agora foram descritas mais de 1.000 mutações do gene da FC, com a mais comum, a deleção de 3 pb (perda de fenilalanina) na posição 508 (dF508) da CFTR. As manifestações clínicas dependem do genótipo e resultam dos fenômenos obstrutivos pelas secreções muito espessas, caracterizando a FC pela:

- doença pulmonar obstrutiva supurativa crônica;
- insuficiência pancreática (má digestão e má-absorção) com desnutrição secundária;
- concentrações aumentadas de cloro e sódio no suor;
- infertilidade masculina, na idade adulta.

INCIDÊNCIA

A incidência de FC é de 1:2.000 a 1:2.500 recém-nascidos vivos, na raça branca; na negra, é de 1:17.000 e entre os orientais, de 1:90.000 recém-nascidos. No Brasil, a incidência é variável, conforme região geográfica e grau de miscigenação das populações, estimada entre 1:1000 no Sul e até 1:10.000 em São Paulo.

PATOGÊNESE

As mutações no gene da FC ocasionam alterações na expressão e na função da proteína CFTR, categorizadas em V classes, de ausência total a apenas disfunção dessa proteína, observando-se sensibilidade variável dos diversos tecidos à sua atuação. As disfunções básicas são:

- aumento da viscosidade das secreções das glândulas mucosas com obstrução de ductos e canalículos, perdas funcionais, lesões inflamatórias e fibróticas progressivas nos órgãos de secreção exócrina, como resultado de fluxo alterado de íons transmembranas;
- grande predisposição a infecções respiratórias, agudas e crônicas, por germes como S. *aureus*, *P. aeruginosa* (cepa mucóide), complexo *Burkholderia cepacia* e *Stenotrophomonas maltophilia*;
- concentrações anormais de eletrólitos nas secreções das glândulas sudoríparas, com elevação de cloro e sódio no suor.

MANIFESTAÇÃO CLÍNICA

O início dos sintomas varia amplamente, conforme o tipo da mutação. Os pacientes homozigotos para a mutação ΔF508 iniciam seus sintomas nos primeiros 2 a 4 meses da vida. O diagnóstico da FC baseia-se em pelo menos 2 dos 4 critérios clínico-laboratoriais: história familiar de FC, insuficiência pancreática, doença pulmonar obstrutiva supurativa crônica e níveis elevados de cloro e sódio no suor. A apresentação clínica nos grupos etários está na Tabela 19.1.

TABELA 19.1 MANIFESTAÇÕES CLÍNICAS E SUA INCIDÊNCIA AO DIAGNÓSTICO DA FC

Apresentação clínica 0 a 2 anos	Incidência aproximada (%)
Íleo meconial	10 a 15
Icterícia obstrutiva	-
Hipoproteinemia/anemia	-
Prostração ao calor/hiponatremia	-
Hipodesenvolvimento	-
Esteatorréia (insuficiência pancreática)	85
Prolapso retal	20

(continua)

TABELA 19.1 (CONT.) MANIFESTAÇÕES CLÍNICAS E SUA INCIDÊNCIA AO DIAGNÓSTICO DA FC

Apresentação clínica	Incidência aproximada (%)
0 a 2 anos	
Bronquite/bronquiolite	-
Pneumonia estafilocócica	-
Sangramentos	-
2 a 12 anos	
Má-absorção	85
Pneumonia/bronquite	60
Pólipos nasais	20
Intussuscepção	1 a 5
13 anos e mais	
DPOC	70
Baqueteamento de dedos	-
Tolerância à glicose anormal	20 a 30
Diabete melito	7
Obstrução intestinal crônica	10 a 20
Pancreatite recorrente	-
Cirrose biliar focal	15 a 25
Hipertensão portal	2 a 5
Cálculos biliares	4 a 14
Aspermia (homens)	98

- = autor não mencionou incidência.

Fonte: Maclusky e Levison, 1990.

DIAGNÓSTICO

Após estudos de expressão genótipo-fenótipo e das pesquisas epidemiológicas de triagem neonatal da FC, os critérios diagnósticos foram ampliados (Tabela 19.2).

TABELA 19.2 CRITÉRIOS DIAGNÓSTICOS DE FIBROSE CÍSTICA

A	B
Características fenotípicas (1 ou mais)	Cloro no suor > 60 mEq/L em 2 dosagens
doença sinusal ou pulmonar crônica	
alterações gastrintestinais e nutricionais	
síndrome de perda salina	
anormalidades urogenitais resultando em azoospermia obstrutiva	
OU	OU
História de irmão com fibrose cística	Identificação de 2 mutações para fibrose cística
OU	OU
Teste de triagem neonatal positivo	Demonstração de alteração no transporte iônico no epitélio nasal

Para o diagnóstico, são necessários no mínimo um dos itens da coluna A e um da B.

Fonte: Rosenstein e Cutting, 1998.

Diagnóstico radiológico

As alterações radiológicas são cronologicamente posteriores à instalação das lesões morfológicas e, portanto, raio X normal do tórax não exclui o diagnóstico da FC. As imagens radiográficas e tomográficas habituais têm caráter progressivo e são: acentuação das paredes brônquicas e hiperinsuflação (em mais que 50% dos pacientes), infiltrados difusos (agudos ou crônicos) e zonas de atelectasias (10% dos pacientes).

Na evolução, aparecem imagens de bronquioloectasias, bronquiectasias, imagens de perfusão "em mosaico," imagens "em dedo de luva" por impactação mucóide, abscessos, bolhas e cistos, com predominância em ápices e à direita. Pneumotórax e pneumomediastino são mais comuns em pacientes mais velhos, e derrames pleurais são raros. Escores radiológicos (de Shwachman, de Norman-Crispin e outros) permitem sistematização, análises e avaliação evolutiva.

Diagnóstico laboratorial

Teste de suor

A análise iônica do suor é o teste padrão ouro, positivo em 98% dos pacientes com manifestações clássicas da FC. Os níveis de cloro e sódio considerados diagnósticos são superiores a 60 mmols/L(ou mEq/L). São necessários, no mínimo, 2 testes positivos, realizados em ocasiões diferentes e com amostras de suor superiores a 50 mg.

Os valores máximos estabelecidos para as pessoas normais são de até 40 a 45 mEq/L, exceto nos adolescentes e adultos jovens, que podem ultrapassar esses limites. Os resultados intermediários de cloro e sódio de suor de 40 a 60 mEq/L, considerados duvidosos, impõem a repetição do teste. O diagnóstico da FC não deverá ser feito com base apenas na positividade do teste de suor e desconsiderando-se os outros critérios

O método ideal de dosagem é o da iontoforese de suor estimulado pela pilocarpina (Gibson e Cook), pois evidencia a anormalidade da CFTR. O controle técnico deve ser rigoroso: coleta padronizada em 30 min, volume de suor acima de 50 mg no método Gibson e Cooke e 15 uL pelo método de *Wescor macroduct-coil-system.*

A estimulação térmica, a coleta de suor sem estimulação ou envolver o paciente em saco plástico (absolutamente contra-indicado) são técnicas pouco confiáveis, com resultados falsos, positivos ou negativos.

Não existe correlação entre os valores de cloro no suor e a gravidade clínica da doença. Segundo o Consenso-1998, em 98% dos casos de FC (fenótipo típico) são esperados os seguintes resultados: cloro (e sódio) > 60 mmols/L, a diferença Cl – Na < 15 mmols/L, e Cl/Na > 1. Quando o teste de suor é realizado em crianças de menos de 3 meses, o valor de Cl > 40 mmols/L é altamente sugestivo de FC.

Em aproximadamente 2% dos casos de FC (fenótipo atípico), os níveis de cloro podem se situar entre 40 e 60 mmols/L ou serem normais. O fenótipo atípico caracteriza-se por doença mais leve, de início após 8 a 10 anos de idade, com sobrevida até idade adulta, com doença sinopulmonar crônica, suficiência pancreática e níveis de cloro no suor < 60 mmols/L.

Por vezes, ocorre o comprometimento de um só órgão: cirrose biliar e hipertensão portal, pancreatite, polipose nasal gigante ou aspermia obstrutiva.

Concentrações altas de íons no suor (resultados falso-positivos) são também encontradas em hipotireoidismo, diabete insípido nefrogênico, doença de Addison, glicogenose do tipo I e displasia ectodérmica. Resultados falso-negativos do teste de suor podem ocorrer em crianças com fibrose cística que apresentam edema e hipoproteinemia. A época ideal de realização do teste é a partir do 2o mês de vida, ocasião em que a taxa de sudorese já é suficiente para uma coleta adequada.

Teste de diagnóstico neonatal

Os *screenings* para mucoviscidose são utilizados nos estudos populacionais de incidência da doença e também individualmente, para diagnóstico precoce nos irmãos de doentes.

O teste de mecônio (*BM test meconium*) está em desuso.

O teste de atividade da tripsina sérica imunorreativa (TIR) é o mais específico para *screening* neonatal, com sensibilidade de 95 a 98%, mas elevado número de falso-positivos. Por outro lado, permite o diagnóstico precoce.

A TIR positiva (70 ng/mL ou 140 ng/mL, dependendo do padrão usado) deve ser repetida em 15 a 30 dias, o que reduz em 90% os resultados falso-positivos. O teste TIR positivo deve ser seguido de teste de suor para que o diagnóstico da FC seja confirmado.

Estudo genético

A pesquisa das mutações do gene da FC constitui um elemento de prognóstico e de diagnóstico, em conjunto com o teste de suor. Para o diagnóstico de certeza da FC, é preciso a identificação de mutações nos 2 alelos do gene CFTR, já que a doença é autossômica recessiva. A pesquisa de mutações não deve ser solicitada como alternativa ao teste de suor, que continua sendo o teste diagnóstico primordial em aproximadamente 98% das situações.

O teste genético é importante quando a prova de suor tem valores duvidosos ou, inclusive, negativos, na vigência de clínica sugestiva de FC. É importante a sua realização nos recém-nascidos, selecionados pelo TIR persistente, cujo teste de suor foi negativo ou em níveis acima de 30 a 40 mEq/L, para detecção de formas atípicas da doença.

O estudo das mutações do registro de CF Foundation, das 17.853 análises de genótipo, mostrou as seguintes freqüências: ΔF508: 69,4%; desconhecida: 15,7%; G542X: 2,3%; G551D: 2,2%; D1507: 1,6%; W 1282x: 1,4%; N1303K: 1,2%, e no restante, freqüências menores que 1%.

No Brasil, a freqüência para a mutação ΔF508 foi de 47% (hererozigotos), explicada pela grande miscigenação racial, e esse é o motivo da possibilidade de o estudo genético não ser informativo.

Avaliação microbiológica

A colonização inicial, desde o 1º ano de vida, é por *S. aureus*, que, acredita-se, predispõe a mucosa respiratória à colonização intermitente e, posteriormente, crônica por *P. aeruginosa* (mucóide ou não), com taxas de colonização de 50 a 80% nos pacientes mais velhos. A colonização crônica está associada à reação imunológica, com produção de anticorpos antipseudomonas e de imunocomplexos, que são ineficazes na erradicação do biofilme de colônias pseudomonas e na esterilização da via respiratória.

O diagnóstico microbiológico seqüencial é realizado por meio de culturas periódicas de escarro ou esfregaços de orofaringe, com coleta de, no mínimo, 4 amostras anuais/paciente e, se possível, mensais e em todos os episódios de exacerbação. Além de procedimentos bacteriológicos habituais, são indicados os meios seletivos para isolamento de cepas do complexo *B. cepacia, S. maltophilia* e *A. xylosoxidans* e também micobactérias atípicas, com o perfil de sensibilidade aos antibióticos.

Avaliação da função pulmonar

Os testes de função pulmonar correlacionam-se com o prognóstico e avaliam o grau de acometimento pulmonar. A obstrução de vias aéreas periféricas e o aprisionamento de ar são fenômenos precoces, evidenciados por redução de fluxos ($FEF_{25\text{-}75\%}$) ou por medida do volume residual pela pletismografia. Com a progressão da obstrução de vias aéreas, há redução concomitante do VEF_1 e, evolutivamente, da CVF. A redução anual do VEF_1 é estimada em cerca de 1 a 2%.

As alterações na relação ventilação-perfusão são evolutivas com aparecimento da hipoxemia e, em fases finais, com retenção de CO_2, indicando distúrbios ventilatórios graves e o mau prognóstico.

Avaliação da função pancreática

A insuficiência pancreática é total ou parcial, com enzimas (tripsina, lipase e amilase) e volume aquoso reduzidos. A pesquisa de gordura fecal pelo Sudam III, esteatócrito, a análise quantitativa de gordura nas fezes e o balanço de gordura de 3 dias são limitados, mas auxiliam no seguimento e na avaliação de aderência ao tratamento.

O teste elastina-1 pancreática (teste de ELISA) é útil, pois não sofre influência do uso de suplementação enzimática e correlaciona-se bem com os testes de função pancreática, com níveis normais em FC pancreato-suficientes e reduzidos nos insuficientes. O teste de tolerância à glicose é recomendado para detecção precoce de diabete nos pacientes com FC acima de 10 anos, mesmo na vigência de glicemia de jejum e hemoglobina glicosilada ainda normais.

Função hepatobiliar

As aminotransferases podem permanecer normais ou levemente aumentadas por longos períodos. A fosfatase alcalina e a gamaglutamiltransferase aumentam progressivamente, pelo componente de estase biliar com regurgitação.

Diagnóstico diferencial

O diagnóstico diferencial abrange as doenças que se caracterizam por quadros respiratórios de repetição ou persistentes, associadas ou não a dificuldades de crescimento e desenvolvimento.

Entre essas doenças, estão: síndrome de lactente chiador, asma (e alergia a proteína de leite de vaca ou outros alimentos), infecções por vírus, hiper-responsividade brônquica pós-viral, fumante passivo, aspiração por reflexo gastroesofágico (RGE), parasitoses com ciclo pulmonar, seqüelas de patologias neonatais (aspiração, atelectasias, infecção, aspiração maciça do mecônio, displasia broncopulmonar), doenças neuromusculares, tuberculose (forma ampliada), bronquiolite obliterante, cardiopatias congênitas e imunodeficiências.

A investigação criteriosa dos diagnósticos diferenciais faz parte da condução correta do caso, com 2 testes (obrigatórios) de suor realizados pela técnica adequada e, caso sejam duvidosos ou negativos, solicitando-se a seguir o estudo genético das mutações da FC mais comuns.

TRATAMENTO

O programa terapêutico inclui, a longo prazo: medidas de alívio da obstrução brônquica; detecção precoce e controle das infecções pulmonares; correção da insuficiência pancreática exócrina; correção da deficiência nutricional, de vitaminas e microelementos; vigilância das complicações; orientação familiar quanto aos aspectos profiláticos; apoio psicológico aos pacientes e familiares e apoio socioeconômico. A prevenção aos tabagismos passivo e ativo deve ser enfatizada.

Profilaxia e tratamento da doença pulmonar

As medidas de fluidificação das secreções e a higiene brônquica adequada, por meio de técnicas fisioterápicas respiratórias e uso de *flutter*, são realizadas diariamente conforme as necessidades individuais. As medicações codeínicas e os sedativos de tosse estão contra-indicados.

Inaloterapia

Veicula-se a medicação mucolítica, broncodilatadora e antibiótica. A desoxirribonuclease recombinante humana (rhDNase ou dornase alfa), enzima que hidrolisa DNA extracelular dos neutrófilos degenerados do muco e reduz significativamente a viscosidade das secreções, é atualmente recomendada em FC: maiores que 5 anos com CVF < 70% do previsto ou, então, nas situações em que a CVF ≥ 70% do previsto, mas a secreção purulenta é de difícil controle, mesmo com fisioterapia respiratória, regular e eficaz; nos pacientes de até 5 anos de idade, nas situações de secreção purulenta excessiva e/ou nos quadros pulmonares complicados; ocasionalmente, nos menores de 2 anos de idade, durante reagudizações pulmonares (por um período de até 2 a 3 semanas) e também nos pacientes com CVF < 40% do previsto, a critério médico.

A sua utilização a longo prazo, por via inalatória, na dose de 2,5 mg uma vez ao dia, melhora a função pulmonar, diminui o risco de exacerbação e o número de dias com antibioticoterapia EV e está associada a poucos efeitos colaterais. Deve ser nebulizada por meio de equipamento apropriado: inalador a jato (via bocal).

O uso de solução salina hipertônica a 3 até 6%, por via inalatória, por 2 semanas, mostra melhora transitória na função pulmonar em alguns estudos. Seu mecanismo de ação baseia-se no aumento dos níveis de sódio e cloro e, conseqüentemente, de água nas vias aéreas, na hidratação do fluido periciliar e no aumento do transporte mucociliar. Ocasionalmente, a N-acetilcisteína é usada como mucolítico, por via inalatória, ou como antioxidante, por via oral.

O amiloride (bloqueador seletivo do transporte de sódio, inibindo a excessiva reabsorção, no nível do epitélio brônquico), diurético, aplicado por via inalatória, normaliza a diferença de potenciais transmembrana e melhora as propriedades reológicas do muco. Os resultados de ensaios clínicos quanto à sua eficácia são controversos.

As substâncias que atuam no transporte de cloro, como o uridino 5'-trifosfato (UTP), ativando a secreção do cloro através de canais regulados pelo cálcio, estão sendo avaliadas como medicação de futuro.

O uso de broncodilatadores (BD) deve ser individualizado, baseado em testes de função pulmonar e/ou melhora clínica subjetiva. A "instabilidade de vias aéreas" relatada na FC, com vias aéreas centrais mecanicamente instáveis pela destruição e vias periféricas obstruídas pelas rolhas de muco, é responsável pela piora paradoxal, clínica e funcional, após BD. Estes são usados, ocasionalmente, para evitar broncoespasmo durante a inaloterapia antibiótica.

Os antibióticos inalatórios são indicados no tratamento da infecção pulmonar crônica por *Pseudomonas aeruginosa*, nos pacientes com FC com $VEF_1 \leq 75\%$. Têm uma boa deposição local, com baixa absorção e toxicidade sistêmicas, com o objetivo de diminuir as exacerbações, estabilizar a função pulmonar e evitar, simultaneamente, a resistência aos antimicrobianos. Nos casos graves, quando é necessária a antibioticoterapia inalatória contínua, é preferido o colistin pela menor indução de resistência.

Os antibióticos devem ser nebulizados após a fisioterapia respiratória e no mesmo tipo de nebulizador usado para a rhDNase (por bocal). Durante o tratamento de exacerbação respiratória com antibióticos endovenosos, o inalatório deve ser suspenso (Tabela 19.3).

TABELA 19.3 ANTIBIÓTICOS INALATÓRIOS MAIS USADOS

Antibiótico	Idade (anos)	Dose (2 vezes ao dia)
Gentamicina	< 2	40 mg
	> 2	80 mg
	> 12	80 a 160 mg
Tobramicina comum	< 2	40 mg
	> 2	80 mg
	> 12	80 a 160 mg

(continua)

TABELA 19.3 (CONT.) ANTIBIÓTICOS INALATÓRIOS MAIS USADOS

Antibiótico	Idade (anos)	Dose (2 vezes ao dia)
Tobi® (tobramicina sem preservativos)**	> 6	300 mg
Amicacina	< 12	250 mg
	> 12	500 mg
Colistina	< 6	0,5 a 1 milhão U*
	> 6	1 a 2 milhões U

* 1 milhão de unidades de colistina equivale a aproximadamente 50 mg de sulfato de colistina; 1 milhão de unidades de colistimetato de sódio equivale a cerca de 80 mg de colistimetato de sódio (= sulfometato de colistin sódico).

** uso em meses alternados.

Antibioticoterapia sistêmica

Os antibióticos devem ser, de preferência, bactericidas, em doses adequadas conforme farmacocinética peculiar dos pacientes com FC (o volume de distribuição dos antibióticos está aumentado, as concentrações plasmáticas e a vida média estão diminuídas pelo aumento da eliminação renal e por perdas via secreções brônquicas).

São preferíveis combinações de antibióticos ou, então, os antibióticos com menor indução de resistência; evitar antibioticoterapia profilática; usar a antibioticoterapia inalatória a longo prazo nos pacientes cronicamente infectados por pseudomonas, como terapêutica de supressão; e monitorar os efeitos colaterais.

Os antibióticos são usados: nas reagudizações, para erradicar a colonização precoce inicial, por período variável de 3 semanas a 3 meses (objetivando postergar a colonização crônica); e para reduzir a população bacteriana uma vez instalada a colonização crônica por *P. aeruginosa* (alguns centros europeus orientam antibioticoterapia endovenosa regular a cada 3 meses, nos pacientes que apresentam colonização brônquica crônica, independentemente do quadro clínico).

Em relação ao *Staphylococcus aureus*, observou-se recentemente que alguns centros que preconizavam antibioticoterapia profilática a longo prazo tiveram índices maiores de aquisição de *P. aeruginosa*, principalmente nas crianças com menos de 6 anos. Os antibióticos mais usados para tratamento de infecções respiratórias estão relacionados na Tabela 19.4.

A profilaxia da doença pulmonar baseia-se nos conceitos de bloqueio da colonização precoce pela *P. aeruginosa* nas vias aéreas e de redução da resposta imunológica reacional do hospedeiro. A vacina conjugada polivalente, combinando 8 sorotipos prevalentes (polissacarídeo O) da *P. aeruginosa* à exotoxina A, está sendo avaliada em relação à sua capacidade de prevenir a colonização por pseudomonas.

A azitromicina, pela sua ação imunomoduladora, estabiliza a função pulmonar, diminui as exacerbações e melhora o estado nutricional dos pacientes fibrocísticos colonizados cronicamente por *P. aeruginosa*. Doses de 250 mg (nos pacientes com peso < 40 kg) ou 500 mg (naqueles com peso ≥ 40 kg), 3 vezes por semana, a longo prazo, são atualmente recomendadas, como supressão. Doses diárias de azitromicina já foram usadas nos estudos, devendo-se ter especial cuidado em pacientes com FC e hepatopatia.

TABELA 19.4 ANTIMICROBIANOS USADOS NO TRATAMENTO DAS INFECÇÕES NA FC

Bactéria	Antimicrobiano	Dose (mg/kg/dia)	Intervalos e via
Staphylococcus aureus	Cefalexina	50 a 100	6/6 h - VO
	Cefadroxil	30	12/12 h - VO
	Cefuroxima	20 a 30	12/12 h - VO
	Amoxicilina-ác. clavulânico	50*	8/8 h ou 12/12 h - VO
	Sulfametoxazol-trimetoprim	40**	12/12 h - VO
	Oxacilina	200	6/6 h - EV
	Vancomicina#	40 a 60	6/6 h - EV
	Teicoplanina#	10	24/24 h - EV ou IM
	Linezolida#	20	12/12 h - VO ou EV
Haemophilus influenzae	Amoxicilina-ác. clavulânico	50*	8/8 h ou 12/12 h - VO
	Cefuroxima	20 a 30	12/12 h - VO
	Cefaclor	40	8/8 h - VO
Pseudomonas aeruginosa	Ciprofloxacino	25 a 50	12/12 h - VO
	Amicacina	20 a 30	12/12 ou 24/24 h - EV
	Tobramicina	10	12/12 ou 24/24 h - EV
	Ceftazidima	150	8/8 h - EV
	Cefepima##	150	8/8 h - EV
	Piperacilina ou ticarcilina	300 a 500	6/6 h - EV
	Piperacilina + tazobactam##	300	6/6 ou 8/8 h - EV
	Imipeném##	50 a 100	6/6 h - EV
	Meropeném##	120	8/8 h - EV
Stenotrophomonas maltophilia###	Sulfametoxazol-trimetoprim	40**	12/12 h - VO
	Cloranfenicol	60 a 80	6/6 h - VO ou EV
Burkholderia cepacia###, R	Sulfametoxazol-trimetoprim	40**	12/12 h - VO
		100**	6/6 h - EV (casos graves)
	Meropeném	120	8/8 h - EV
	Cloranfenicol	60 a 80	6/6 h - VO ou EV

* = dose da amoxicilina.

** = dose do sulfametoxazol.

= reservado para as cepas de *Staphylococcus aureus* meticilina-resistentes.

= ação também contra *S. aureus* meticilina-sensível.

= não há padronização dos antimicrobianos mais eficazes.

R = resistência freqüente a vários antibióticos.

Fonte: Rozov, Adde e Silva Filho, 2005 (no prelo).

Oxigênio é indicado se houver hipoxemia: $PaO_2 < 55$ mmHg ou $SpO_2 < 88\%$), monitorando-se seu uso com oximetria e gasometria e tomando o cuidado para não induzir retenção de CO_2 por hipoventilação. A oxigenoterapia de longa duração diminui a resistência vascular pulmonar, reverte a policitemia, reduz o número de hospitalizações, aumenta o desempenho psicomotor, a tolerância ao exercício e a sobrevida.

Drogas antiinflamatórias não-hormonais (para ibuprofeno, é obrigatória a monitoração dos níveis séricos, pois, em subdose, apresenta efeito paradoxal) diminuem a resposta imune. Usadas por 4 anos, em doença pulmonar leve, retardaram a progressão das lesões pulmonares; não se observaram efeitos adversos, em relação aos controles.

Em uma pesquisa multicêntrica, doses altas de corticóides (2 mg/kg/dia em dias alternados) foram associadas a importantes efeitos colaterais, obrigando à interrupção do protocolo. Não há evidências de que os corticóides inalatórios têm efeito benéfico na FC.

Tratamento da insuficiência pancreática e das deficiências nutricionais

O bom estado nutricional está relacionado a um melhor prognóstico da doença pulmonar e uma melhor sobrevida dos pacientes.

Dieta

A dieta deve ser hipercalórica e hiperprotéica, com teor normal ou aumentado de lípides, balanceada para as necessidades de crescimento e desenvolvimento adequados e própria para a idade. A oferta deve ser de 20 a 50% acima das recomendações diárias para calorias (120 a 150% das RDA – *recommended dietary allowances*), com ingestão protéica de 150 a 200% das RDA (lactentes: 4 g/kg/dia; crianças mais velhas: 3 g/kg/dia; e adultos: 2 a 3 g/kg/dia de proteínas), em uma dieta com cerca de 10 a 15% do aporte calórico em proteínas e de 40% proveniente de gorduras.

Suplementação enzimática

As enzimas pancreáticas, usadas em todas as refeições, exceto sucos e frutas, são administradas na forma de microesferas encapsuladas, recobertas por polímeros ácido-resistentes. As concentrações de lipase variam de 4.000 a 20.000 unidades/cápsula nas formulações disponíveis, mas as apresentações de 20.000 U lipase/cápsula não devem ser utilizadas, pela sua associação com colonopatia fibrosante ou estenose colônica.

A dose inicial recomendada é de 500 unidades de lipase/kg/refeição, não excedendo 2.000 unidades de lipase/kg/refeição. A associação com inibidores da produção ácida gástrica (ranitidina) melhora a ação das enzimas nos pacientes que necessitam de altas dosagens, para o controle da esteatorréia. A monitoração do padrão de evacuações, do ganho de peso e altura e da perda de gordura fecal traz parâmetros utilizados para avaliar a adequação das enzimas pancreáticas.

Apesar da suplementação, a esteatorréia não é totalmente controlada, mas uma boa digestão e, conseqüentemente, uma boa absorção são conseguidas.

Suplementação vitamínica

As vitaminas A, D, E e K devem ser administradas em doses diárias correspondentes ao dobro das necessidades usuais, sempre que possível em veículo hidrossolúvel para melhor absorção. As doses recomendadas estão na Tabela 19.5. Pode ocorrer má-absorção da vitamina B12 na falta da suplementação das enzimas pancreáticas. Preparados de complexo B podem ser necessários em pacientes com quielite e nos submetidos à antibioticoterapia prolongada.

TABELA 19.5 RECOMENDAÇÕES DIÁRIAS DA SUPLEMENTAÇÃO DE VITAMINAS NA FC

Idades	Vit. A (UI)	Vit. D (UI)	Vit. E (UI)	Vit. K (mg)
0 a 12 meses	1.500	400	40 a 50	0,3 a 0,5*
1 a 3 anos	5.000	400 a 800	80 a 150	0,3 a 0,5*
4 a 8 anos	5.000 a 10.000	400 a 800	100 a 200	0,3 a 0,5*
> 8 anos	10.000	400 a 800	200 a 400	0,3 a 0,5*

*Pacientes com hepatopatia devem receber 5 mg, VO, 2 vezes por semana e, se necessário, por VM.

Suplementação de micronutrientes

Sódio

Desidratação aguda hiponatrêmica ("síndrome de depleção de sal") ocorre durante as épocas de calor, com febre, com exercícios extenuantes ou durante a realização errônea do teste de suor, em que a criança é embrulhada em plástico. É prevenida com administração adicional de sal nesses períodos: 1 g/dia, nos menores de 1 ano; 2 g/dia, no 2º/3º ano de vida; e 3 a 4 g/dia, nas crianças acima de 4 anos.

A oferta hídrica e de soluções de reidratação oral também deve ser reforçada nas épocas de calor e durante a prática de exercícios. Outra situação de perda de sal é a depleção crônica, caracterizada por hiponatremia, hipocloremia e alcalose metabólica (síndrome de pseudo-Bartter) nas crianças com anorexia e hipodesenvolvimento. Solução oral de reidratação, comida mais salgada ou comprimidos de sal suplementam essas perdas adequadamente.

Cálcio, fósforo e magnésio

A má-absorção é corrigida com suplementação enzimática e ingestão adequada de produtos lácteos.

Metais

Pode ocorrer a deficiência de metais como ferro e zinco. Em pacientes com dificuldade no ganho pôndero-estatural e alterações cutâneas, a suplementação de zinco elementar na dose de 1 mg/kg/dia VO, mesmo se o níveis séricos forem normais, é recomendada por cerca de 6 meses.

Tratamento da doença hepática

O uso do ácido ursodesoxicólico, em altas doses (20 mg/kg/dia), exerce um efeito hepatoprotetor, citoprotetor e imunomodulador no fígado e é recomendado para os pacientes com FC que evoluem para colestase, fibrose ou cirrose. A monitoração laboratorial da doença hepática e de suas complicações deve ser realizada mais freqüentemente nesses pacientes, os quais devem receber imunização contra hepatite A e B.

COMPLICAÇÕES

Ocorrem principalmente nos pacientes mais velhos, com possível piora do prognóstico: sinusopatia e polipose nasal, atelectasias, pneumotórax (15 a 20% nos adultos), hemoptise, bronquiectasias localizadas, aspergilose broncopulmonar alérgica (ABPA), *cor pulmonale*, refluxo gastroesofágico, *diabetes mellitus* e a intolerância à glicose, pancreatite, íleo meconial, síndrome da obstrução intestinal distal, hemorragia digestiva, doença articular (osteoartropatia hipertrófica pulmonar), osteoporose, vasculites e prolapso retal.

Cada uma dessas situações requer diagnóstico precoce e pronta intervenção terapêutica.

PROGNÓSTICO E PERSPECTIVAS

A perspectiva de sobrevida é atualmente de até 30 a 40 anos, em especial quando o diagnóstico e o tratamento são precoces e quando os pacientes são acompanhados por equipes multiprofissionais em centros de FC. O prognóstico individual varia conforme a idade ao diagnóstico, o sexo, a precocidade da colonização por pseudomonas, as complicações associadas, como a cirrose biliar e o estado nutricional, e depende basicamente da gravidade da doença pulmonar.

Em relação ao tipo de mutação, ainda não é bem estabelecida a correlação genótipo-fenótipo na FC quanto à gravidade do quadro pulmonar. Sabe-se, porém, que a mutação ΔF508 cursa com insuficiência pancreática e, se associada à desnutrição, evolui com quadro pulmonar mais grave.

A cura da FC não foi alcançada ainda. Os estudos de terapia genética estão em progressão e o transplante pulmonar para os pacientes com FC com doença pulmonar grave e $VEF_1 < 30\%$ do previsto já é uma realidade, inclusive no Brasil, com índices de sobrevida de 5 anos pós-transplante de 50% em vários centros especializados norte-americanos e europeus.

REFERÊNCIAS BIBLIOGRÁFICAS

1. BOROWITZ, D.; BAKER, R.D. & STALLINGS, V. "Consensus report on nutrition for pediatric patients with cystic fibrosis". *J. Pediatr. Gastroenterol. Nutr.* 35:246-59, 2002.
2. CYSTIC FIBROSIS FOUNDATION. *Guide to diagnosis and management of cystic fibrosis.* Atlanta, Cystic Fibrosis Foundation, 1981.
3. DÖRING, G. et al., for the Consensus Committee. "Antibiotic therapy against Pseudomonas aeruginosa in cystic fibrosis: a European consensus". *Eur. Respir. J.* 16:749-67, 2000.
4. FREDERIKSEN, B.; KOCH, C. & HOIBY, N. "Antibiotic treatment of initial colonization with Pseudomonas aeruginosa postpones chronic infection and prevents deterioration of pulmonary function in cystic fibrosis". *Ped. Pulmonol.* 23:330-5, 1997.

5. GIBSON, R.L.; BURNS, J.L. & RAMSEY, B.W. "Pathophysiology and management of pulmonary infections in cystic fibrosis – State of the Art". *Am. J. Respir. Crit. Care Med.* 168:918 51, 2003.
6. MC KONE, E.F. et al. "Effect of genotype on phenotype and mortality in cystic fibrosis: a retrospective cohort study". *Lancet.* 361;1671-6, 2003.
7. QUAN, J.M. et al. "A two-year randomized, placebo-controlled trial of dornase alfa in young patients with cystic fibrosis with mild lung function abnormalities". *J. Pediatr.* 139:813-20, 2001.
8. PADOVAN, R. et al. "Negative sweat test in hypertrypsinaemic infants with cystic fibrosis carrying rare CFTR mutations". *Eur. J. Pediatr.* 161:212-5, 2002.
9. RATJEN, F. et al. "Effect of continuous antistaphylococcal therapy on the rate of P. *aeruginosa* acquisition in patients with cystic fibrosis". *Pediatr. Pulmonol.* 31:13-6, 2001.
10. RATJEN, F. & DÖRING, G. "Cystic fibrosis". *Lancet.* 361:681-9, 2003.
11. ROBINSON, W.M. et al. "End-of-life care in cystic fibrosis". *Pediatrics.* 100:205-9, 1997.
12. ROSENFELD, M.; RAMSEY, B.W. & GIBSON, R.L. "Pseudomonas acquisition in young patients with cystic fibrosis: pathophysiology, diagnosis and management". *Curr. Opin. Pulm. Med.* 9:492-7, 2003.
13. ROSENSTEIN, B.J. & CUTTING, G.R., for the Cystic Fibrosis Foundation Consensus Panel. "The diagnosis of cystic fibrosis: a consensus statement". *J. Pediatr.* 132:589-95, 1998.
14. SAIMAN, L. et al. "Azithromycin in patients with cystic fibrosis chronically infected with *Pseudomonas aeruginosa* – a randomized controlled trial". *JAMA.* 290:1749-56, 2003.
15. SERMET-GAUDELUS, I. et al. "Nebulized antibiotics in cystic fibrosis". *Pediatr. Drugs.* 4:455-67, 2002.
16. SOKOL, R.J. & DURIE, P.R. for the Cystic Fibrosis Foundation Hepatobiliary Disease Consensus Group. "Recommendations for management of liver and biliary tract disease in cystic fibrosis". *J. Pediatr. Gastroenterol. Nutr.* 28(Suppl. 1):1-13, 1999.

PARTE 4

Doenças da Circulação Pulmonar

CAPÍTULO 20

Hipertensão Pulmonar e *Cor Pulmonale*

JAQUELINA SONOE OTA ARAKAKI
ELOARA VIEIRA MACHADO FERREIRA
JOSÉ ALBERTO NEDER
LUIZ EDUARDO NERY

INTRODUÇÃO

A circulação pulmonar é caracterizada por baixas pressão e resistência, alta capacitância e, durante o exercício, acomoda a elevação do fluxo sanguíneo sem aumento significativo da pressão. A hipertensão pulmonar (HP) é definida pelo aumento da PAPm (pressão arterial pulmonar média) > 25 mmHg no repouso ou > 30 mmHg no exercício (através do cateterismo cardíaco direito). Adicionalmente, valores sistólicos > 40 mmHg correspondentes à velocidade de regurgitação tricúspide no ecodopplercardiograma > 3 a 3,5 m/s são também considerados indicadores diagnósticos.

Várias são as causas e os mecanismos que levam à HP, porém, independentemente deles, quando ela está presente, é sinal de maior gravidade.

O *cor pulmonale* é alteração da função e/ou estrutura do ventrículo direito (VD), em geral pelo desenvolvimento da hipertrofia e de importante dilatação ventricular, resultantes de doenças que afetam o parênquima pulmonar e/ou sua vasculatura. As anormalidades pulmonares não devem, entretanto, ser decorrentes de cardiopatia congênita nem de doença envolvendo o ventrículo esquerdo.

CLASSIFICAÇÃO CLÍNICA

No III Simpósio Internacional de Hipertensão Pulmonar de Veneza (2003), propôs-se uma adaptação à classificação anterior de Evian, permitindo melhor avaliação diagnóstica e orientação terapêutica.

Hipertensão arterial pulmonar (HAP)

- Hipertensão arterial pulmonar idiopática (HAPI);
- hipertensão arterial pulmonar familiar (HAPF);
- hipertensão arterial pulmonar associada a:
  - doenças do tecido conectivo;
  - *shunt* congênito sistêmico-pulmonar (pequeno, grande, corrigido, não-corrigido);
  - hipertensão portal;
  - infecção pelo HIV;
  - drogas e toxinas;
  - outros (doenças de depósito de glicogênio, doença de Gaucher, telangiectasia hemorrágica hereditária, hemoglobinopatias, doenças mieloproliferativas, esplenectomia);
- hipertensão arterial pulmonar associada a significativo envolvimento venoso ou capilar:
  - doença pulmonar veno-oclusiva;
  - hemangiomatose pulmonar capilar.

Hipertensão venosa pulmonar

- Doença cardíaca esquerda, atrial ou ventricular;
- doença cardíaca valvar esquerda.

Hipertensão pulmonar associada à hipoxemia

- Doença pulmonar obstrutiva crônica (DPOC);
- doença intersticial pulmonar;
- distúrbios respiratórios do sono;
- hipoventilação alveolar;
- exposição crônica a elevadas altitudes.

Hipertensão pulmonar decorrente de embolismo ou tromboembolismo pulmonar crônico (TEPc)

- Obstrução tromboembólica de artérias pulmonares proximais;
- obstrução tromboembólica de artérias pulmonares distais;
- embolismo pulmonar (tumor, parasitas, corpo estranho).

Miscelânea

Sarcoidose, histiocitose X, compressão de vasos pulmonares (linfonodomegalia, tumor, mediastinite fibrosante).

QUADRO CLÍNICO

A maioria dos pacientes com HP associada à hipoxemia não apresenta sintomas especificamente atribuíveis ao *cor pulmonale*, sendo o quadro clínico dominado pelos sinais e sintomas da doença de base. Assim, por exemplo, pacientes com DPOC ou doenças intersticiais pulmonares, além do quadro clínico característico, apresentam evidências de comprometimento do parênquima pulmonar nos exames radiográficos do tórax e nas provas funcionais respiratórias. Os sintomas iniciais dos pacientes com HAP, por outro lado, já são decorrentes da diminuição acentuada da rede vascular pulmonar e do baixo débito cardíaco.

Com a evolução clínica, os sintomas relacionados à incapacidade em aumentar o débito cardíaco dominam o quadro clínico dos pacientes com HP, são eles: fadiga crônica, letargia, lipotimia, síncope e dispnéia, que são inicialmente relacionadas ao exercício. Dor torácica, notadamente ao esforço, pode estar presente, seja por dilatação do tronco da artéria pulmonar e/ou isquemia do VD. Em menor freqüência são descritos: tosse, hemoptise e rouquidão (por compressão do ramo esquerdo do nervo laríngeo recorrente pela artéria pulmonar principal dilatada). Estase jugular, hepatomegalia e pulsatilidade hepática são indicadores de insuficiência cardíaca direita descompensada.

Ao se realizar o exame físico, o primeiro achado indicativo de HP é a hipersonoridade da 2ª bulha no foco pulmonar, que pode estar desdobrada. Pode-se observar também o murmúrio de ejeção sistólico e, nos casos mais avançados, o de regurgitação diastólica. São sinais típicos de hipertrofia do VD: onda A jugular proeminente, 4ª bulha audível à direita e impulso paraesternal esquerdo ou subxifóide com direção caudal.

A falência do VD associa-se aos sinais de hipertensão venosa sistêmica: onda V jugular ampla, 3ª bulha direita e murmúrio de regurgitação tricúspide. É possível intensificar esses achados auscultatórios pela inspiração profunda, mas eles podem estar obscurecidos pela doença de base, por exemplo, pelo aumento do diâmetro ântero-posterior do tórax na DPOC.

Para a avaliação clínica dos pacientes com HP, é importante a utilização da classificação funcional modificada da *New York Heart Association* (NYHA), de acordo com a Organização Mundial da Saúde,1998:

Classe I

Pacientes com HP mas sem limitação das atividades físicas. Atividades físicas habituais não causam dispnéia ou fadiga excessiva, dor torácica ou pré-síncope.

Classe II

Pacientes com HP resultando em discreta limitação das atividades físicas. Esses indivíduos sentem-se confortáveis ao repouso, mas atividades físicas habituais causam dispnéia ou fadiga excessiva, dor torácica ou pré-síncope.

Classe III

Pacientes com HP resultando em grave limitação das atividades físicas. Esses pacientes sentem-se confortáveis ao repouso, mas esforços menores que as atividades físicas habituais causam dispnéia ou fadiga excessiva, dor torácica ou pré-síncope.

Classe IV

Pacientes com HP resultando em incapacidade para realizar qualquer atividade física sem sintomas. Esses indivíduos manifestam sinais de falência ventricular direita. Dispnéia e/ou fadiga podem estar presentes ao repouso e o desconforto aumenta em qualquer esforço.

DIAGNÓSTICO

No raio X de tórax, são sugestivos de HP: o aumento no diâmetro do ramo descendente da artéria pulmonar (> 16 mm à direita e > 18 mm à esquerda), abaulamento do tronco da artéria pulmonar e pobreza vascular periférica. O aumento ventricular direito é mais bem observado no raio X de perfil, com redução do espaço retroesternal, mas esse aumento e essa redução podem estar inaparentes pelos sinais de hiperinsuflação pulmonar, cifoescoliose, doença intersticial pulmonar ou aumento ventricular esquerdo.

Os sinais eletrocardiográficos de sobrecarga ventricular direita, associados ou não com o aumento atrial direito, são específicos (poucos pacientes sem a doença os apresentam), mas pouco sensíveis (muitos pacientes com a doença não os apresentam). Destacam-se, dentre eles, o desvio de eixo para a direita com relação das ondas R/S >1 na derivação V1, onda P *pulmonale* em D2 e padrão de bloqueio completo ou incompleto de ramo direito. Taquiarritmias supraventriculares são também freqüentes.

A ecodopplercardiografia possui importante papel na avaliação diagnóstica e prognóstica de pacientes com HP complicada ou não com *cor pulmonale*. Deve-se ressaltar que a janela acústica pode estar reduzida em pacientes hiperinsuflados com DPOC. A PAP (pressão da artéria pulmonar) sistólica pode ser estimada pela medida do refluxo tricúspide, aplicando-se a equação modificada de Bernouilli:

$$PSVD = 4v^2 + PAD$$

em que PSVD é a pressão sistólica ventricular direita, v é a velocidade de refluxo da tricúspide em m/s e PAD é a pressão atrial direita. O valor da PAD é padronizado ou estimado pelo grau de colapso da veia cava inferior na inspiração (se colapso > 50%, PAD = 5 mmHg; se < 50%, PAD = 15 mmHg).

O cateterismo cardíaco direito constitui o padrão-ouro para o diagnóstico e a quantificação da HP, além de propiciar a análise pressórica e de débito cardíaco. Esse procedimento tem o potencial de identificar pacientes com doença cardíaca valvar ou congênita. Na prática, entretanto, seu uso é restrito pela natureza invasiva do exame e em função dos riscos e custos associados. Logo, o estudo hemodinâmico deve ser reservado quando:

- a ecodopplercardiografia não fornecer todas as informações clínicas úteis;
- na hipótese de HAP, com o objetivo de excluir outras causas;
- na HAP para avaliação de resposta ao vasodilatador;

- na presença de sintomas restritos ao esforço, em especial quando a avaliação do VE é desejável (por exemplo, suspeita de doença isquêmica).

Os testes de função pulmonar no repouso (espirometria, medidas dos volumes pulmonares estáticos e capacidade de difusão pulmonar) podem ser valiosos na identificação e quantificação dos danos funcionais associados à doença parenquimatosa subjacente à HP ou *cor pulmonale.* Teste de exercício cardiopulmonar com avaliação cardiovascular, ventilatória e metabólica (consumo de oxigênio ou $\dot{V}O_2$) e da troca gasosa pulmonar (gasometria arterial) vem sendo progressivamente utilizado em HP e *cor pulmonale*, com o intuito de:

- auxiliar o diagnóstico precoce;
- elucidar os mecanismos responsáveis pela baixa tolerância ao esforço, provendo base racional para a terapêutica;
- determinar objetivamente a influência de intervenções;
- fornecer avaliação prognóstica acurada.

Em situações especiais, essas medidas não-invasivas podem ser utilizadas em conjunto com avaliação hemodinâmica direta, adicionando importantes informações. No mesmo sentido, outros exames subsidiários podem ser solicitados para o diagnóstico da doença de base (cintilografia de perfusão, arteriografia pulmonar, marcadores sorológicos, ultra-sonografia de abdome, parasitológico de fezes, etc.).

A tomografia computadorizada de tórax permite a avaliação conjunta da circulação pulmonar (angiotomografia) e do parênquima pulmonar. O calibre da artéria pulmonar e a relação artéria/brônquio aumentados e a presença de derrame pericárdico associam-se com a gravidade da HP. Quando associada a septos espessados, áreas de vidro despolido e padrão em mosaico com predomínio nas bases, sugere o diagnóstico de doença veno-oclusiva pulmonar. O TEPc sempre deve ser excluído como causa de HP sem etiologia identificada.

Alguns achados tomográficos sugerem esse diagnóstico: aumento ventricular direito, dilatação de artérias pulmonares centrais, presença de trombos excêntricos nos ramos centrais, áreas de infarto pulmonar e padrão em mosaico. Entretanto, a ausência dos achados não exclui o diagnóstico de TEPc.

A cintilografia pulmonar de ventilação/perfusão ($\dot{V}/\dot{Q}$) em pacientes com hipertensão pulmonar por tromboembolismo pulmonar crônico (HPTEPc) em geral mostra um ou mais segmentos com defeitos de perfusão, mas com ventilação preservada. Se normal, torna o diagnóstico de HPTEPc improvável. Em três estudos de cintilografia $\dot{V}/\dot{Q}$, a sensibilidade em diferenciar HAPI e HPTEPc variou de 90 a 100% e a especificidade, de 94 a 100%. Apesar de ser o exame de escolha inicial para o diagnóstico de HPTEPc, ela subestima a sua gravidade.

A angiografia convencional deve ser realizada apenas nos casos em que a investigação inicial for inconclusiva ou após o diagnóstico de HPTEPc, para planejamento cirúrgico adequado.

A biopsia pulmonar cirúrgica com finalidade diagnóstica tem sido indicada em situações clínicas em que haja suspeita de doença intersticial pulmonar associada à HP. Mesmo nessa situação, existem objeções à conduta, sob o argumento de que os riscos do procedimento não justificam os benefícios. A biopsia pulmonar não é recomendada na HP, visto o alto índice de complicações.

Na suspeita de doença veno-oclusiva pulmonar ou hemangiomatose capilar pulmonar, a biopsia cirúrgica pode ser indicada, porém os riscos devem ser avaliados criteriosamente. As biopsias transbrônquica e transtorácica (agulhas) são contra-indicadas em qualquer circunstância, por causa dos riscos de lesão vascular e hemoptise maciça.

TRATAMENTO

A principal medida é o tratamento da doença de base. Algumas orientações adicionais precisam ser seguidas, independentemente da causa da HP.

Oxigenoterapia prolongada

Recomenda-se o oxigênio contínuo ou pelo menos noturno para pacientes que apresentam $PaO_2 < 55$ mmHg, o que corresponde à $SaO_2 < 88\%$. O valor deve ser determinado pelo menos 2 vezes, com intervalo mínimo de 1 mês, em pacientes estáveis, sentados, acordados, respirando ar ambiente e sob tratamento médico adequado.

Nos casos em que a PaO_2 estiver entre 55 e 60 mmHg (medida nas mesmas condições já citadas), mas com evidência de HP, *cor pulmonale*, arritmias cardíacas, policitemia ou alterações neurológicas associadas à hipoxia, a utilização crônica de O_2 precisa ser considerada.

O objetivo fundamental é manter a PaO_2 entre 60 e 65 mmHg ($SaO_2 > 90\%$) na maior parte do dia, incluindo sono e esforço. Infelizmente, a resposta à oxigenoterapia prolongada é bastante variável, dependendo também da doença de base.

Diuréticos

São utilizados para o controle da insuficiência cardíaca direita, mas seu uso deve ser feito com cautela, a fim de evitar a diminuição excessiva da pré-carga e também o aumento da viscosidade sanguínea com conseqüente aumento do risco de trombose.

Digital

No *cor pulmonale* secundário à DPOC, só está indicado se houver insuficiência cardíaca esquerda associada ou presença de arritmias supraventriculares. Na HAP, Rich et al. demonstraram aumento do débito cardíaco agudamente com digital intravenoso, porém o seu uso crônico ainda é discutível.

Flebotomia

Indicada em pacientes com hematócrito > 55%, principalmente se associado ao quadro de franco *cor pulmonale* e se o paciente não tiver acesso (ou recusar-se) a oxigenoterapia prolongada. As sangrias devem ser fracionadas em volumes de 300 a 500 mL por dia, até a redução do hematócrito a valores próximos a 50%. Outro ponto importante observado no nosso meio é a ocorrência de depleção de ferro em pacientes submetidos a múltiplas sangrias; nesses casos, a reposição continuada de ferro por via oral deve ser feita.

TRATAMENTO DA HIPERTENSÃO ARTERIAL PULMONAR (HAP)

Os recentes avanços no conhecimento da fisiopatologia da HAP e estudos clínicos com novas drogas têm proporcionado uma rápida evolução do seu tratamento nos últimos anos. A vasoconstricção, o remodelamento da parede dos vasos pulmonares e a trombose *in situ* são os fatores envolvidos no aumento da resistência vascular pulmonar na HAP.

Acredita-se que a proliferação do endotélio vascular pulmonar, provavelmente decorrente da disfunção das células endoteliais com perda do controle sobre a angiogênese e a apoptose, acarreta obliteração do lúmen vascular, com diminuição e/ou interrupção do fluxo sanguíneo pulmonar.

O remodelamento da média, da adventícia e da íntima dos vasos, este último em parte decorrente das alterações nas células musculares lisas e nos fibroblastos com aumento do tecido conectivo, são também importantes determinantes da patogenia da HAP.

Anticoagulação

Pacientes com HAP têm maior risco de trombose *in situ*, pela diminuição do fluxo sanguíneo pulmonar, por lesão endotelial e pelo estado de hipercoagulabilidade. Apesar da ausência de estudos randomizados e controlados demonstrando a eficácia da anticoagulação na HAP, vários estudos observacionais sugerem o seu benefício. A anticoagulação oral é indicada em todas as formas de HAP, desde que não haja risco aumentado de sangramento. O objetivo é manter a relação de normatização internacional do tempo de protrombina (RNI) em torno de 2.

Vasodilatadores

Vários estudos sugerem que a vasoconstrição pulmonar é um dos mecanismos envolvidos na patogenia da HAP, porém o uso de drogas com efeitos vasodilatadores puros, que não atuam na proliferação celular e no remodelamento vascular, traz poucos benefícios sustentados.

Estudos não-controlados demonstraram que cerca de 10% dos pacientes com HAP apresentam aumento da sobrevida com o uso prolongado de bloqueadores de canais de cálcio. Infelizmente, ainda não se dispõe de métodos não-invasivos para identificar os pacientes que irão beneficiar-se do uso crônico desses medicamentos, sendo necessário avaliá-los por meio de teste hemodinâmico de resposta aguda com vasodilatadores (Tabela 20.1).

TABELA 20.1 TESTE DE VASORREATIVIDADE PULMONAR

	Via de administração	Dose inicial	Meia-vida	Incrementos	Dose máxima
Adenosina	IV	50 mcg/kg/min	5 a 10 s	50 mcg/kg/min a cada 2 min	200 a 350 mcg/kg/min
Prostaciclina	IV	2 ng/kg/min	3 a 5 min	2 ng/kg/min a cada 5 a 10 min	20 ng/kg/min
Óxido nítrico	Inalatória	10 ppm	1 a 5 s	-	-

TESTE AGUDO DE VASORREATIVIDADE PULMONAR

Não há consenso quanto aos critérios de resposta aguda aos vasodilatadores. Sitbon et al. demonstraram, em 557 testes hemodinâmicos de vasorreatividade pulmonar aguda, que apenas 6,6% mantinham melhora clínica sustentada com uso crônico dos bloqueadores de canais de cálcio. Nesse grupo de pacientes em que a resposta clínica se manteve, o teste de vasorreatividade mostrou queda da pressão média de artéria pulmonar (PAPm) a níveis inferiores a 40 mmHg, com variação de pelo menos 10 mmHg e preservação ou aumento do débito cardíaco.

O teste agudo de vasorreatividade pulmonar não deve ser realizado em pacientes com índice cardíaco < 2 L/min/m^2 e/ou pressão de átrio direito > 20 mmHg, por causa do risco elevado de instabilidade hemodinâmica, além de provavelmente eles não tolerarem o uso crônico de vasodilatador oral.

Os bloqueadores de canais de cálcio não devem ser utilizados indiscriminadamente em razão do risco de morte, já que, em doses elevadas, eles têm efeito inotrópico negativo, além de atuarem também como vasodilatadores sistêmicos. Mesmo naqueles pacientes com resposta positiva ao teste de vasorreatividade, o benefício da manutenção dessa droga precisa ser reavaliado periodicamente, devendo-se considerar outras opções terapêuticas caso a resposta não seja mantida.

As drogas usadas dessa classe são a nifedipina e o diltiazém. A dose inicial da nifedipina é de 30 mg/dia, com aumentos progressivos até a maior dose tolerada (média de 30 a 240 mg/dia), e a do diltiazém é de 120 a 180 mg/dia (máximo de 720 mg/dia).

O sildenafil, um inibidor da fosfodiesterase 5, aumenta o GMP cíclico e prolonga o efeito vasodilatador do óxido nítrico. Vários relatos de casos e pequenos estudos têm sugerido um efeito benéfico do sildenafil na HAPI e na HPTEPc, porém resultados de estudos multicêntricos em andamento são necessários para definir sua real eficácia e segurança.

Novos tratamentos

Derivados da prostaciclina

Além de potentes vasodilatadores, inibem a agregação plaquetária e diminuem a proliferação das células musculares lisas.

Epoprostenol

Estudos controlados e randomizados mostraram benefícios do seu uso em pacientes com HAP idiopática e associada à doença do colágeno. Houve melhora da HP com diminuição da PAPm e da resistência vascular pulmonar e aumento da capacidade ao exercício. O epoprostenol, por possuir meia-vida curta (3 a 5 min), tem administração por via intravenosa (cateter venoso central), de forma contínua, através de bomba de infusão.

Faz-se necessário o aumento crescente da dose infundida e existe risco de morte caso haja interrupção abrupta da medicação. Outras complicações são inerentes à manutenção do cateter venoso central, como sepse e trombose.

Treprostinil

Análogo da prostaciclina, sua via de administração é a infusão subcutânea. Em estudo controlado e randomizado, entre pacientes com HAP idiopática secundária à doença do colágeno e à síndrome de Eisenmenger, o grupo em uso do treprostinil apresentou pequeno ganho na capacidade ao exercício, no grau de dispnéia e nos parâmetros hemodinâmicos. Os resultados foram inferiores aos observados nos estudos com epoprostenol. A dor no local da infusão é um fator limitante para o seu uso.

Iloprost

Análogo estável da prostaciclina, pode ser administrado por via intravenosa ou inalatória (a inalatória é a principal via, minimizando a vasodilatação sistêmica). Olcshewski et al. demonstraram, por meio de estudo multicêntrico europeu, controlado e randomizado, envolvendo 203 pacientes com HP (HAP idiopática e associada às colagenoses, aos anorexígenos e à síndrome de Eisenmenger e HPTEPc) em classe funcional NYHA III/IV, melhora na capacidade ao exercício e diminuição do grau de dispnéia no grupo tratado.

O iloprost inalatório foi aprovado na comunidade européia para o tratamento da HAP classe funcional III, porém com o uso de inaladores específicos. Sua desvantagem é a necessidade de inalações repetidas (6 a 9 vezes/dia).

Bloqueadores dos receptores da endotelina

A endotelina é um potente vasoconstritor e é ativada ao ligar-se a seus receptores (ET-A e ET-B), que são encontrados nas células endoteliais e em células musculares lisas vasculares. O receptor ET-A predomina nas células musculares lisas dos vasos e induz à vasoconstrição pelo aumento intracelular de cálcio.

Os receptores ET-B são encontrados nas células endoteliais e estimulam a liberação de vasodilatadores como a prostaciclina e o óxido nítrico. No entanto, os receptores ET-B também estão presentes nas células musculares lisas vasculares e estimulam a vasoconstrição e a hiperplasia celular. Em condições fisiológicas, o efeito predominante da endotelina no receptor ET-B é de vasodilatação, mas, em situações patológicas, predomina o efeito vasoconstritor mediado pelo receptor ET-B nas células musculares lisas. Além de vasoconstritor, a endotelina tem efeito mitógeno e fibrogênico.

Bosentana

É um antagonista não-seletivo dos receptores da endotelina. Estudos randomizados e controlados mostraram melhora da capacidade ao exercício, da hemodinâmica e do grau da dispnéia e aumento da sobrevida nos pacientes com HAP idiopática e secundária à doença do colágeno em classe funcional NYHA III/IV. A grande vantagem é a sua administração por via oral.

Sua toxicidade é baixa, mas é necessário o controle das enzimas hepáticas antes do início do tratamento, mensalmente durante os primeiros 12 meses e, após esse período, trimestralmente. Como é metabolizado pelas isoenzimas do citocromo p-450, pode interferir na farmacodinâmica da warfarina.

Sitaxsentan

Antagonista seletivo do receptor ET-A da endotelina. Barst et al. avaliaram, por meio de estudo randomizado e controlado em 178 pacientes com HAP (idiopática, associada às colagenoses e à cardiopatia congênita com *shunt* sistêmico-pulmonar), o efeito do uso de sitaxsentan nas doses de 100 e 300 mg/dia em dose única durante 3 meses. Demonstraram ganho de 65 m no teste de caminhada de 6 min em relação ao declínio do grupo placebo, mas não observaram alteração no $\dot{V}O_2$ máximo avaliado pelo teste de exercício cardiopulmonar.

O aumento das enzimas hepáticas foi observado em 3% no grupo placebo, 0% no grupo sitaxsentan 100 mg/dia e 10% no grupo 300 mg/dia, entretanto, seus níveis normalizaram após a suspensão da medicação. Houve também interação com a varfarina. Estudos com uso prolongado da medicação e comparativos em relação aos antagonistas não-seletivos da endotelina são necessários.

OUTRAS POSSIBILIDADES TERAPÊUTICAS

Naqueles pacientes em que há deterioração clínica apesar do uso das medicações descritas, há a possibilidade da utilização de terapia combinada (entre aquelas que atuam em locais diferentes); entretanto, faltam estudos que comprovem sua real eficácia. O próximo passo seria, então, o transplante pulmonar (ver Capítulo 35).

Em alguns centros, com equipe altamente especializada, é possível a realização da septostomia atrial como medida paliativa. Esse procedimento visa diminuir a pressão nas câmaras cardíacas direitas para melhorar o desempenho do ventrículo direito e tentar estabilizar a condição clínica do paciente para posteriormente (a curto prazo) ser submetido ao transplante pulmonar. Em contrapartida, há o surgimento ou piora da hipoxemia por meio do *shunt* direito-esquerdo.

CONCLUSÃO

A HP pode estar associada a diversas doenças, mas, quando presente, é sinal de maior gravidade. Antes da introdução de qualquer terapêutica, deve-se identificar a causa da HP. A Classificação Clínica de Veneza (2003) é um bom guia para orientação diagnóstica. Novos avanços foram atingidos na abordagem e no tratamento do paciente com HAP, como se pode observar na Figura 20.1.

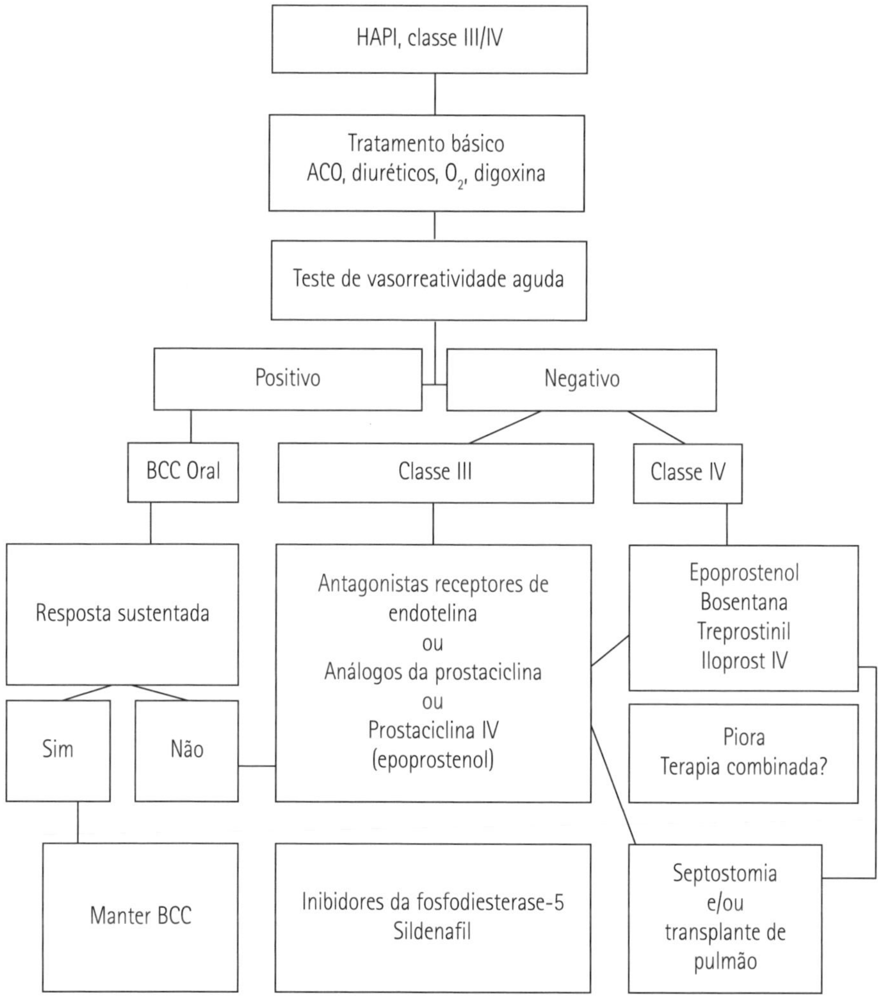

FIGURA 20.1 Algoritmo de tratamento de pacientes com HAP tipo funcional III/IV proposto pelo III Simpósio Internacional de Hipertensão Arterial Pulmonar, Veneza (2003).

ACO = anticoagulante oral; BCC = bloqueador de canal de cálcio; O_2 = oxigênio.

REFERÊNCIAS BIBLIOGRÁFICAS

1. BADESCH, D.B. et al. "Continous intravenous epoprostenol for pulmonary hypertension due to the scleroderma spectrum of disease: a randomized, controlled trial." *Ann. Intern. Med.* 132:425-34, 2000.
2. BARST, R.J. et al. "Sitaxentan therapy for pulmonary arterial hypertension." *Am. J. Resp. Crit. Care Med.* 169:441-7, 2004.
3. FUSTER, V. et al. "Primary pulmonary hypertension: natural history and the importance of thrombosis." *Circulation*. 70:580-7, 1984.
4. MC LAUGHLIN, V.V. et al. "Survival with first-line bosentan in patients with primary pulmonary hypertension." *Eur. Respir. J.* 25:244-9, 2005.
5. OLCSHEWISKI, H. et al. "Inhaled iloprost for severe pulmonary hypertension." *N. Engl. J. Med.* 347:322-9, 2002.
6. SASTRY, B.K.S. et al. "Clinical efficacy of sildenafil in primary pulmonary hypertension". *J. Am. Coll. Cardiol.* 43:1149-53, 2004.
7. SIMONNEAU, G. et al. "Continous subcutaneous infusion of treprostinil, a prostacyclin analogue, in patients with pulmonary arterial hypertension: a double-blind, randomized, placebo-controlled trial." *Am. J. Respir. Crit. Care Med.* 165:800-4, 2002.
8. ________. "Clinical classification of pulmonary hypertension." *J. Am. Coll. Cardiol.* 43:5S-12S, 2004.
9. SITBON, O. et al. "Inhaled nitric oxide as a screening agent for safely identifying responders to oral calcium-channel blockers in primary pulmonary hypertension." *Eur. Respir. J.* 12:265-70, 1998.

CAPÍTULO 21

Tromboembolismo Pulmonar

JAQUELINA SONOE OTA ARAKAKI
ELOARA VIEIRA MACHADO FERREIRA
FABIANA STANZANI

INTRODUÇÃO

O tromboembolismo pulmonar (TEP) agudo é situação clínica comum associada a alta morbidade e mortalidade, quando o tratamento não é instituído de forma adequada. Como a sua apresentação clínica é variável, estima-se que 50% dos casos de TEP agudo não são diagnosticados, portanto, é fundamental identificar os doentes em risco, seguir investigação diagnóstica e iniciar o tratamento recomendado.

QUADRO CLÍNICO

Os sinais e sintomas do TEP agudo geralmente são inespecíficos, dificultando o diagnóstico. Os sintomas mais comuns são a dispnéia e a dor torácica. A repercussão clínica dependerá da extensão da obstrução vascular, mas principalmente da condição cardiorrespiratória prévia.

Os achados ao exame físico são a taquipnéia, estertores, atrito pleural, sibilos, febre, hiperfonese da 2ª bulha e cianose. Os pacientes podem apresentar instabilidade hemodinâmica e choque. A presença de sinais de trombose venosa profunda (TVP) em membros inferiores se dá em uma minoria dos casos.

Embora os achados sejam inespecíficos, é possível estimar a probabilidade clínica de TEP agudo em alta, moderada ou baixa na dependência da associação de dados clínicos e laboratoriais.

A recomendação da BTS (*British Thoracic Society*) é: a presença de sinais e sintomas compatíveis com TEP – dispnéia e/ou taquipnéia (> 20 rpm) com ou sem dor torácica e/ou hemoptise – associada a: (a) ausência de outra explicação clínica razoável e (b) presença de fatores de risco maiores (Tabela 21.1). Quando (a) e (b) são verdadeiros, a probabilidade é alta; se apenas um é verdadeiro, a probabilidade clínica é intermediária, e se ausentes, baixa (Figura 21.1).

TABELA 21.1 FATORES DE RISCO MAIORES PARA TROMBOEMBOLISMO VENOSO

Cirurgia
Abdominal/pélvica maior
Prótese joelho/quadril
Pós-operatório em UTI
Obstetrícia
Gestação avançada
Cesariana
Puerpério
Problemas nos membros inferiores
Fratura
Varizes
Câncer
Abdominal/pélvico
Avançado/metastático
Mobilidade reduzida
Hospitalização
Cuidados institucionais
Miscelânea
TEP prévio comprovado

DIAGNÓSTICO

Radiograma de tórax

Os achados ao radiograma de tórax raramente são conclusivos para o diagnóstico de TEP agudo. É um exame importante para o diagnóstico diferencial. Pode inclusive ser normal e, na presença de dispnéia de causa não-definida, reforça a suspeita de TEP agudo. Os achados mais comuns são atelectasias laminares nas bases, elevação da cúpula diafragmática e derrame pleural, geralmente pequeno. Podem ser observados sinais clássicos de oligoemia regional, aumento das artérias pulmonares centrais e opacidade periférica em cunha.

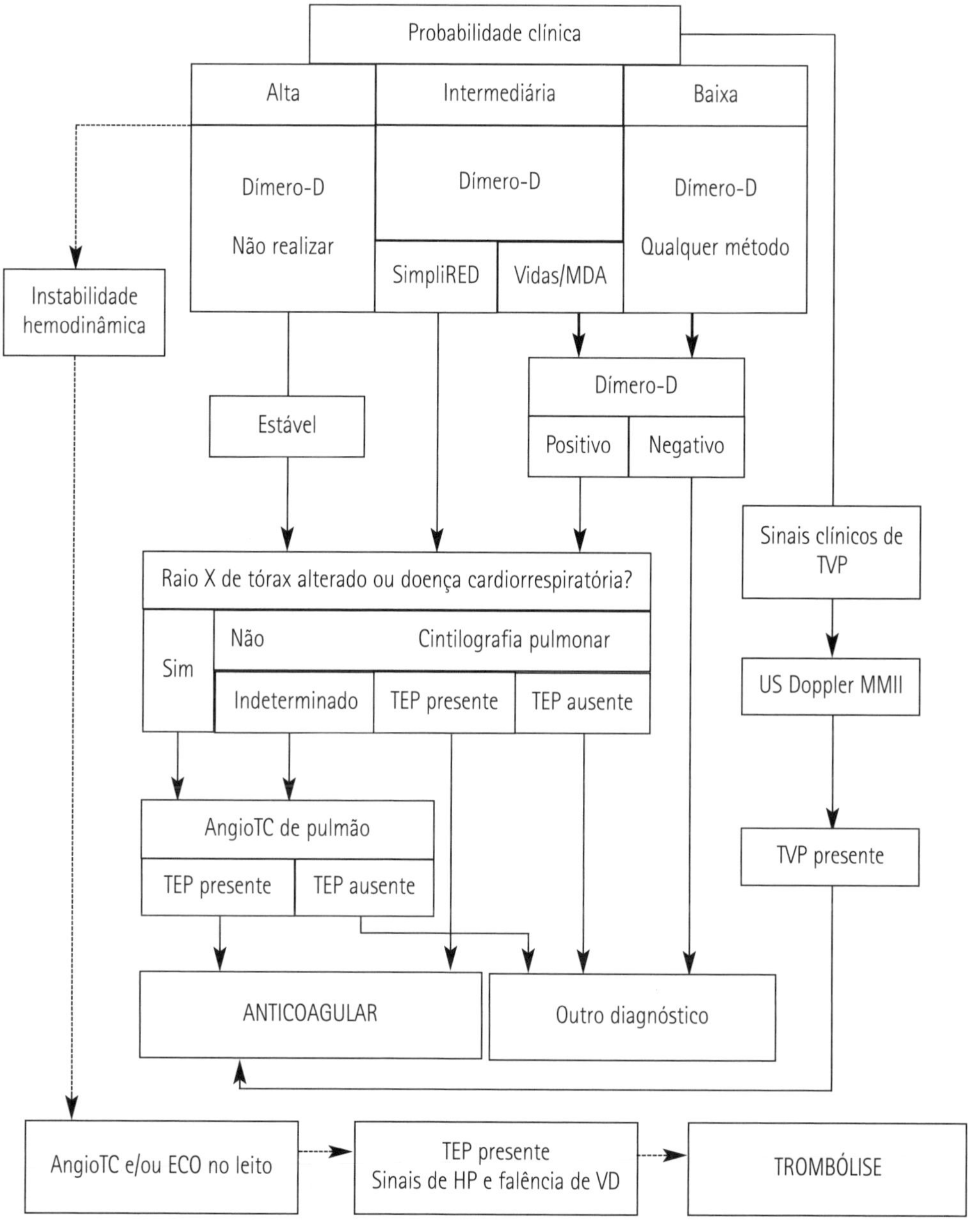

FIGURA 21.1 Análise da probabilidade clínica e conduta do tromboembolismo pulmonar.

Fonte: modificado de *British Thoracic Society Guidelines for the Management of Suspected Acute Pulmonary Embolism.*

TEP: tromboembolismo pulmonar; TVP: trombose venosa profunda; US: ultra-sonografia; MMII: membros inferiores; AngioTC: angiotomografia computadorizada; ECO: ecodopplercardiograma; HP: hipertensão pulmonar; VD: ventrículo direito.

Eletrocardiograma (ECG)

É raro o ECG ser normal e infreqüente o encontro do padrão S1Q3T3. Há outros sinais de sobrecarga direita que podem ser observados, como o desvio do eixo QRS para a direita, inversão de onda T nas precordiais de V1-V3, bloqueio do ramo direito transitório total ou parcial, padrão Qr em V1 e onda P *pulmonale*. Todos os achados são inespecíficos e o principal valor é excluir outras entidades, como infarto agudo do miocárdio (IAM) ou pericardite.

Exames laboratoriais

A presença de hipoxemia e $PaCO_2$ normal ou reduzida pode ser mais um indício na suspeita, mas uma gasometria normal não exclui o diagnóstico. Demais exames não têm relevância para o diagnóstico. Vários estudos têm avaliado o papel dos biomarcadores, como troponina I, BNP e pró-BNP, que não servem para diagnóstico, mas, sim, como avaliação prognóstica.

Dímero-D

É um produto de degradação da fibrina. Pode encontrar-se elevado na presença de trombos e também em outras situações, como no período pós-operatório, na gestação e no puerpério, na doença vascular periférica, no câncer, na insuficiência renal, na sepse e em várias doenças inflamatórias, assim como aumenta com a idade. Tem alta sensibilidade, porém a sua especificidade é baixa; portanto, o resultado desse exame deve ser analisado com cautela, em conjunto com a avaliação de probabilidade clínica.

É fundamental saber qual o método utilizado pelo laboratório, pois há diferenças na sensibilidade e na especificidade. O SimpliRED é um teste rápido, com especificidade de 68% e valor preditivo negativo (VPN) de 85%, atingindo 97% quando a probabilidade clínica é baixa. O SimpliRED negativo também tem valor quando a probabilidade clínica é intermediária e a cintilografia pulmonar é indeterminada.

O teste quantitativo por ELISA (Vidas) apresenta maior sensibilidade, mas a sua especificidade também é baixa. Diferentemente de outros testes por LATEX, o MDA é mais promissor com especificidade de 43% e VPN negativo também alto. Portanto, o Dímero-D é útil quando negativo e deve ser interpretado em associação com a probabilidade clínica de TEP.

Se o Dímero-D é negativo, exclui TEP nos doentes com probabilidade clínica baixa (SimpliRED, Vidas ou MDA) ou intermediária (Vidas ou MDA) e não deve ser solicitado em doentes com alta probabilidade clínica. A sua sensibilidade diminui para trombos menores.

Ecocardiograma (ECO)

Indispensável nos doentes com instabilidade hemodinâmica e suspeita de TEP maciço, uma vez que os achados de sobrecarga ou disfunção do ventrículo direito e sinais de hipertensão pulmonar são altamente sugestivos, principalmente no doente sem anormalidades prévias. Um exame normal em doente instável torna o diagnóstico de TEP improvável.

Também é muito útil no diagnóstico diferencial de dispnéia aguda, dor torácica, colapso cardiovascular ou outras situações em que a suspeita de TEP deve ser considerada, como no IAM, na endocardite infecciosa, dissecção de artéria aorta e no tamponamento pericárdico.

Ultra-sonografia (US) de membros inferiores

Pode ser realizada na fase inicial da investigação caso o doente apresente sinais e sintomas de TVP. Se o resultado é positivo, não há necessidade de continuar a investigação; entretanto, uma única US normal não exclui a presença de TVP subclínica. Pode ser uma opção quando a probabilidade clínica é intermediária, com cintilografia não-conclusiva.

Cintilografia de ventilação-perfusão (V/Q)

As fases de perfusão e de ventilação pulmonar são analisadas, respectivamente, após a injeção intravenosa de albumina marcada por $^{99}Tc^{m}$ e a inalação de radioisótopo. O diagnóstico de TEP é baseado no padrão de ventilação e perfusão, no qual são observados defeitos segmentares de perfusão com preservação da ventilação. O exame é limitado na presença de doenças parenquimatosas pulmonares e sua sensibilidade é baixa para trombos pequenos.

O diagnóstico negativo ou inconclusivo deve ser analisado em conjunto com a probabilidade clínica, prosseguindo-se a investigação caso a suspeita clínica seja intermediária ou alta. Na ausência de doença pulmonar preexistente e no radiograma de tórax normal, a cintilografia de perfusão é suficiente.

Geralmente, na presença de DPOC ou outras doenças pulmonares parenquimatosas, o exame é inconclusivo, devendo-se optar por exames alternativos. Acurácia diagnóstica é observada em somente 1/3 dos pacientes. Naqueles com cintilografia normal, é consenso que o TEP está excluído (VPN 98%); e a baixa probabilidade na cintilografia associada à baixa probabilidade clínica pré-teste também permite excluir o diagnóstico.

Naqueles com alta probabilidade de TEP no exame cintilográfico (chance > 85% de ser TEP), associada à alta probabilidade clínica, introduz-se a terapêutica.

Angiografia pulmonar por tomografia computadorizada (AngioTC)

A TC de tórax helicoidal com contraste tem sido utilizada como primeiro exame na investigação do TEP agudo em vários centros. Esse exame permite a visualização de trombos centrais e periféricos, não é invasivo, além de poder revelar alterações no parênquima pulmonar, mediastinais ou pleurais que possam justificar o quadro clínico do doente.

Durante o mesmo procedimento, pode-se pesquisar a presença de trombos nos membros inferiores sem a administração de outra dose de contraste. Ainda não há consenso do papel da angioTC no diagnóstico do TEP e estudos mostram sensibilidade de 53 a 100% e especificidade de 83 a 100%.

A acurácia do exame depende do tomógrafo utilizado, da técnica empregada e da experiência do radiologista. Também deve ser utilizada em conjunto com a probabilidade clínica de TEP. Seu uso é limitado na insuficiência renal e na presença de alergia ao contraste iodado.

Angiografia pulmonar convencional

É ainda um método considerado padrão-ouro para TEP, apesar de haver discordância entre observadores, em especial para êmbolos subsegmentares. É um método invasivo, de pouca disponibilidade e atualmente só realizado em poucos casos, quando os outros métodos não confirmaram TEP e a suspeita clínica permanece alta. Tem como vantagem realizar as medidas hemodinâmicas.

Diagnóstico diferencial

Como os sintomas do TEP agudo são inespecíficos, vários são os diagnósticos diferenciais. O radiograma de tórax permite excluir pneumonia, pneumotórax e congestão pulmonar. A insuficiência coronariana e a pericardite podem ser avaliadas inicialmente pelo ECG. Aneurisma dissecante da aorta, refluxo gastroesofágico, espasmo esofágico, broncoespasmo, exacerbação da DPOC são outros diagnósticos diferenciais.

TRATAMENTO

A mortalidade do TEP agudo é de aproximadamente 30%, geralmente relacionada a novo fenômeno tromboembólico. Com o tratamento é possível reduzi-la a 1 a 10%, portanto, é importante iniciar o tratamento adequado nas primeiras horas após o 1º fenômeno tromboembólico.

Evento agudo sem repercussão hemodinâmica

Nos pacientes estáveis, o tratamento inicial do episódio agudo de TEP é feito com o início simultâneo de heparina e anticoagulante oral. A dose inicial de heparina não-fracionada (HNF), administrada por via intravenosa, é de 80 U/kg em bolo, seguida de infusão contínua na dose de 18 U/kg/h. A relação do tempo da tromboplastina parcial ativado (TTPA) serve como guia de ajuste da dose e deve estar entre 1,5 e 2,5.

Recentemente, algumas metanálises revelaram que, para os episódios não-maciços de TEP, as heparinas de baixo peso molecular (HBPM) podem ser utilizadas com a mesma segurança e eficácia. Sua grande vantagem em relação à HNF é não necessitar de controle laboratorial. Entretanto, doentes portadores de insuficiência renal avançada e mulheres grávidas precisam receber dosagem individualizada. Para isso, recomenda-se dosagem plasmática do fator anti-Xa 4 horas após a administração do fármaco. As HBPM disponíveis no Brasil e as dosagens recomendadas estão na Tabela 21.2.

TABELA 21.2 HBPM DISPONÍVEIS NO BRASIL E AS DOSES RECOMENDADAS PARA TRATAMENTO DE TEP

Fármaco	Dosagem
Enoxaparina sódica	1 mg/kg, via subcutânea, a cada 12 horas
Dalteparina sódica	100 UI/kg, via subcutânea, a cada 12 horas

HBPM = heparinas de baixo peso molecular.

Tanto a HBPM como a HNF são capazes de acelerar a ação da antitrombina III em até 1.000 vezes, inibindo os fatores da coagulação IIa e Xa e, em menor proporção, IXa, XIa e XIIa. Durante a terapêutica com qualquer uma das heparinas, é recomendável monitorar a dosagem de plaquetas, por causa da possibilidade de trombocitopenia induzida por esses fármacos, principalmente a HNF.

A manutenção da anticoagulação deve ser feita com fármacos antagonistas da vitamina K. A varfarina deve ser administrada na dose inicial de 5 a 10 mg, sendo a primeira tomada nas primeiras 24 horas do evento agudo. O seu pico de ação ocorre em 36 a 72 horas, portanto, a titulação da dose seqüencial deve ocorrer a partir do 3º dia de uso, objetivando manter a relação de normatização internacional do tempo de protrombina (RNI) entre 2 e 3.

A heparina deve ser mantida simultaneamente com a varfarina por pelo menos 5 dias e após 2 dias consecutivos com RNI adequada.

O tratamento com a varfarina deve ser mantido por 3 a 6 meses, quando se tratar do primeiro evento tromboembólico e o fator de risco for considerado transitório, como no caso de imobilização gessada ou período pós-operatório recente. Nos doentes sem fator de risco identificado, deve ser mantido por no mínimo 6 meses.

Na presença de deficiência de antitrombina III, de anticorpo anticardiolipina e de neoplasia, a anticoagulação deve ser mantida por pelo menos 12 meses ou por tempo indeterminado.

Doentes com episódios recorrentes de TVP/TEP devem ser anticoagulados por, no mínimo, 12 meses após o 2º evento, avaliando-se individualmente a necessidade de manter o tratamento por tempo indeterminado.

A complicação mais comum dessa terapêutica é o sangramento. A varfarina é teratogênica, sendo contra-indicada durante a gravidez.

Evento agudo com repercussão hemodinâmica

O uso de trombolíticos no tratamento do TEP agudo ainda é questionável, em razão do benefício marginal em relação ao tratamento com heparina e do maior risco de sangramento. Atualmente, é indicado no TEP maciço com instabilidade hemodinâmica.

O benefício do uso de trombolíticos na disfunção do ventrículo direito (avaliado por meio do ecocardiograma) com estabilidade hemodinâmica é controverso. As drogas e doses recomendadas estão na Tabela 21.3.

TABELA 21.3 TROMBOLÍTICOS E DOSES RECOMENDADAS NO TEP MACIÇO COM INSTABILIDADE HEMODINÂMICA

Trombolítico	Dose de ataque	Dose de manutenção
Estreptoquinase	250.000 UI em bolo	100.000/h por 24 h
Uroquinase	4.400 UI/kg em bolo	2.200 UI/kg/h por 12 h
rtPA	100 mg/2 h	-

rtPA = recombinante tissular do ativador do plasminogênio.

Tromboembolismo crônico

Cerca de 0,5 a 3,8% dos doentes que sobrevivem ao evento agudo evoluem para tromboembolismo pulmonar crônico. A evolução clínica pode ser insidiosa, geralmente marcada por alta morbimortalidade quando a hipertensão pulmonar está instalada.

O tratamento cirúrgico, a tromboendarterectomia, está indicado para os doentes portadores de trombos proximais acessíveis à técnica operatória e com limitação funcional importante. Idade avançada e presença de comorbidades são contra-indicações relativas ao procedimento.

Quando os trombos são periféricos, o tratamento clínico com anticoagulação oral e medidas de suporte estão indicados.

PROFILAXIA

A profilaxia do evento tromboembólico baseia-se no reconhecimento e no controle dos fatores de risco pró-trombóticos.

Os fatores de risco de maior importância são: hospitalização prolongada, politrauma, insuficiência cardíaca, neoplasia maligna, uso de contraceptivo oral, procedimentos ortopédicos nos membros inferiores ou qualquer procedimento operatório com tempo anestésico superior a 1 hora.

O diagnóstico e o tratamento da doença varicosa localizada passível de ressecção operatória, a adoção de meias elásticas com compressão graduada e a compressão pneumática intermitente contribuem para a redução da TVP, sendo a última citada a medida mecânica mais efetiva para profilaxia do TEP nos doentes acamados. Está indicada principalmente quando não é possível utilizar dose baixa de qualquer tipo de heparina, como no pós-operatório de procedimentos operatórios extensos com risco de sangramento e nos doentes politraumatizados. Os doentes em condição de deambulação efetiva devem fazê-lo o quanto antes no período pós-operatório ou de convalescência.

Doentes com diagnóstico de TVP ou TEP que apresentam contra-indicação à anticoagulação plena, sobretudo aqueles que não suportariam um novo episódio de TEP por causa da baixa reserva cardiopulmonar, devem ser submetidos à angiografia percutânea para implante de filtro de veia cava.

A Tabela 21.4 ilustra a estratificação de risco de TEP e a terapêutica recomendada para cada categoria de risco.

TABELA 21.4 ESTRATIFICAÇÃO DE RISCO DE TEP E A TERAPÊUTICA PROFILÁTICA RECOMENDADA

Risco	Características	Terapêutica profilática
Baixo	Idade menor que 40 anos, sem fatores de risco Tempo anestésico menor que 30 min	Deambulação precoce
Moderado	Candidato a procedimento de qualquer porte, entre 40 e 60 anos, sem fatores de risco Procedimento de grande porte em doente com menos de 40 anos, sem fatores de risco Doentes com comorbidades descompensadas Doente acamado Procedimento de pequeno porte em doentes com fatores de risco	HNF 5.000 UI SC a cada 12 h ou HBPM em dose baixa e/ou medidas mecânicas
Alto	Candidato a procedimento de grande porte, com mais de 60 anos, sem fatores de risco Candidato a procedimento de grande porte, entre 40 a 60 anos, com fatores de risco Doentes com IAM ou AVCI recente, com limitação da mobilidade	HNF 5.000 UI SC a cada 8 h ou HBPM em dose alta ou varfarina para RNI 1,5 a 2,0 e medidas mecânicas
Muito alto	Procedimento de grande porte em doente com mais de 40 anos, com antecedente de TEP, trombofilia ou neoplasia Procedimento ortopédico extenso Doentes de qualquer idade portadores de comorbidades e fatores de risco adicionais	HNF ou HBPM em doses plenas ou varfarina para RNI entre 2,0 e 3,0 e medidas mecânicas Considerar filtro de veia cava

SC = via subcutânea; IAM = infarto agudo do miocárdio; HNF = heparina não-fracionada; HBPM = heparina de baixo peso molecular; RNI = relação de normatização internacional do tempo de protrombina; AVCI = acidente vascular cerebral isquêmico.

CONCLUSÃO

O tromboembolismo pulmonar agudo é uma situação clínica comum, porém de diagnóstico clínico limitado, necessitando de abordagem diagnóstica laboratorial e de imagem adequadas, como é demonstrado no algoritmo a seguir. A instituição do tratamento diminuiu a mortalidade, mas não é isenta de riscos. O uso de medidas profiláticas em doentes de risco é importante.

REFERÊNCIAS BIBLIOGRÁFICAS

1. BRITISH THORACIC SOCIETY. "British Thoracic Society guidelines for the management of suspected acute pulmonary embolism". *Thorax.* 58:470-83, 2003.
2. BÜLLER, H.R. et al. "Antithrombotic therapy for venous thromboembolic disease. The Seventh ACCP Conference on antithrombotic and thrombolytic therapy". *Chest.* 126(Suppl. 3):401S-428S, 2004.

3. GOULD, M.k. et al. "Low molecular weight heparins compared with unfractionated heparin for treatment of acute deep venous thrombosis. A meta-analysis of randomized, controlled trials". *Ann. Intern. Med.* 130:800-9, 1999.
4. HYERS, T.M.; AGNELLI, G. & HULL, R.D. "Antithrombotic therapy for venous thromboembolic disease". *Chest.* 119(Suppl. 1):176S-93S, 2001.
5. KAUCZOR, H.U.; HEUSSEL, C.P. & THELEN, M. "Update on diagnostic strategies of pulmonary embolism". *European Radiology.* 9:62-275, 1999.
6. KUCHER, N. & GOLDHABER, S.Z. "Cardiac biomarkers for risk stratification of patients with acute pulmonary embolism". *Circulation.* 108:2191-4, 2003.
7. MILLER, A.C. "Suspected pulmonary embolism". *Clin. Med.* 4:215-9, 2004.
8. PENGO, V. et al. & The Thromboembolism Pulmonary Hypertension Study Group. "Incidence of chronic thromboembolic pulmonary hypertension after pulmonary embolism". *N. Engl. J. Med.* 350:2257-64, 2004.
9. PINEDE, L. et al. "Comparison of long versus short duration of anticoagulant therapy after a first episode of venous thromboembolism: a meta-analysis of randomized, controlled trials". J. *Intern. Med.* 247:553-62, 2000.
10. QUINLAN, D.J.; MCQUILLAN, A. & EIKELBOOM, J.W. "Low molecular weight heparin compared with intravenous unfractionated heparin for treatment of pulmonary embolism". *Ann. Intern. Med.* 140:175-83, 2004.
11. RAHIMTOOLA, A. & BERGIN, J.D. "Acute pulmonary embolism: an update on diagnosis and management". *Curr. Probl. Cardiol.* 30(2):61-114, 2005.
12. RIEDEL, M. "Diagnosing pulmonary embolism". *Postgrad. Med.* 80:309-19, 2004.
13. VAN DEN BELT, A.G. et al. "Fixed dose subcutaneous low molecular weight heparins versus adjusted dose unfractionated heparin for venous thromboembolism (Cochrane Review)". In: THE COCHRANE LIBRARY. 3. Oxford, Update software, 2003.

PARTE 5

Doenças Pulmonares com Comprometimento Difuso

CAPÍTULO 22

Pneumonias Intersticiais Idiopáticas

CARLOS ALBERTO DE CASTRO PEREIRA
RIMARCS GOMES FERREIRA

INTRODUÇÃO

As pneumonias intersticiais idiopáticas correspondem a um subtipo da doença pulmonar intersticial difusa caracterizado pela expansão do compartimento intersticial (região do parênquima alveolar localizada entre o epitélio alveolar, o endotélio e a membrana basal), à custa de infiltrado de células inflamatórias. Esse infiltrado inflamatório é, algumas vezes, acompanhado por fibrose (deposição anormal de colágeno) ou proliferação fibroblástica.

A classificação atual, baseada no Consenso proposto pela *American Thoracic Society* (ATS) e pela *European Respiratory Society* (ERS) inclui 7 entidades distintas, esquematizadas na Figura 22.1. Uma oitava entidade, a pneumonia intersticial bronquiolocêntrica, poderá ser incorporada a essa classificação no futuro, porém ainda não há concordância na caracterização do seu quadro histológico.

A bronquiolite respiratória associada à doença pulmonar intersticial (BR-DPI) e a pneumonia de células descamativas (PID) decorrem quase sempre do tabagismo, e, nesse sentido, têm uma causa conhecida. Cada uma das demais pneumonias intersticiais pode ocorrer em condições clínicas diversas e nessa situação o diagnóstico clínico refere-se à doença associada. Quando a causa é desconhecida, o diagnóstico final será de fibrose pulmonar idiopática se o padrão tecidual for de pneumonia intersticial usual (PIU); nos demais casos de causa incerta, o diagnóstico histopatológico e o clínico serão idênticos (por exemplo, pneumonia intersticial não-específica, pneumonia em organização idiopática, pneumonia intersticial linfóide).

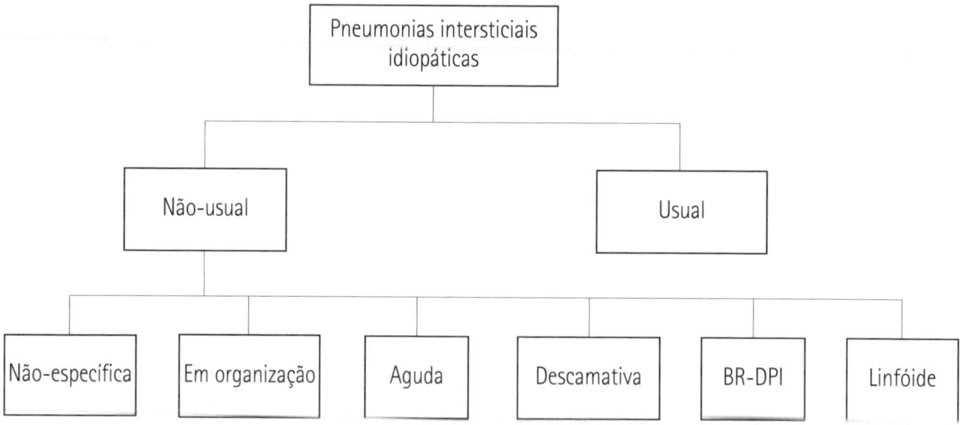

FIGURA 22.1 Classificação das pneumonias intersticiais idiopáticas.

BR-DPI: bronquiolite respiratória associada à doença pulmonar intersticial.

A designação pneumonia intersticial aguda refere-se à presença de dano alveolar difuso sem causa aparente. Essa foi a primeira pneumonia intersticial descrita por Hamman e Rich, na década de 1930.

FIBROSE PULMONAR IDIOPÁTICA (FPI)

Constitui 15% de todas as DPI em nosso material de 1.250 casos. A FPI é também chamada na Europa de alveolite fibrosante criptogênica. Até recentemente, muitas doenças intersticiais fibrosantes eram classificadas como FPI. A presente definição é muito mais restritiva, havendo necessidade da presença de pneumonia intersticial usual para caracterização da doença como FPI. A separação da FPI das demais doenças intersticiais fibrosantes é importante, já que a FPI tem prognóstico pior, variando a mediana de sobrevida de 3 a 5 anos em grandes séries.

A etiologia é desconhecida, porém, em estudos caso-controle, o tabagismo aumenta o risco, bem como alguns fatores ocupacionais. Casos familiares são ocasionais (< 5% do total).

Histopatologia

Por definição, os pacientes com FPI apresentam padrão de PIU à histologia. Pelo fato de o diagnóstico de PIU requerer o encontro de um espectro de alterações histológicas por campo de grande aumento, a biopsia transbrônquica, que fornece uma amostra tecidual muito pequena, tem utilidade limitada no diagnóstico. A descrição de fibrose intersticial em amostra de tecido obtido por biopsia transbrônquica carece de valor diagnóstico. A biopsia pulmonar cirúrgica deve ser realizada em mais de um local, incluindo áreas sem faveolamento.

O padrão de PIU se caracteriza por:

- heterogeneidade temporal com áreas próximas de fibrose e pulmão normal. Esse achado é o carro-chefe para o diagnóstico; no pequeno aumento microscópico, observa-se alternância de áreas pulmonares comprometidas próximas de outras de aspecto normal (Figura 22.2);
- presença de cistos de faveolamento, isto é, espaços aéreos aumentados e distorcidos resultantes da destruição de alvéolos normais;
- distribuição subpleural e perilobular predominantemente nas bases pulmonares;
- áreas de proliferação fibroblástica aguda com deposição de colágeno denominadas focos fibroblásticos. Focos fibroblásticos são áreas com paliçadas de fibroblastos e tecido conectivo localizado logo abaixo de pneumócitos tipo 2 em regeneração hiperplásicos. Essas lesões representam reparo ao dano tissular, sendo seu número inversamente relacionado à sobrevida;
- infiltrado inflamatório escasso.

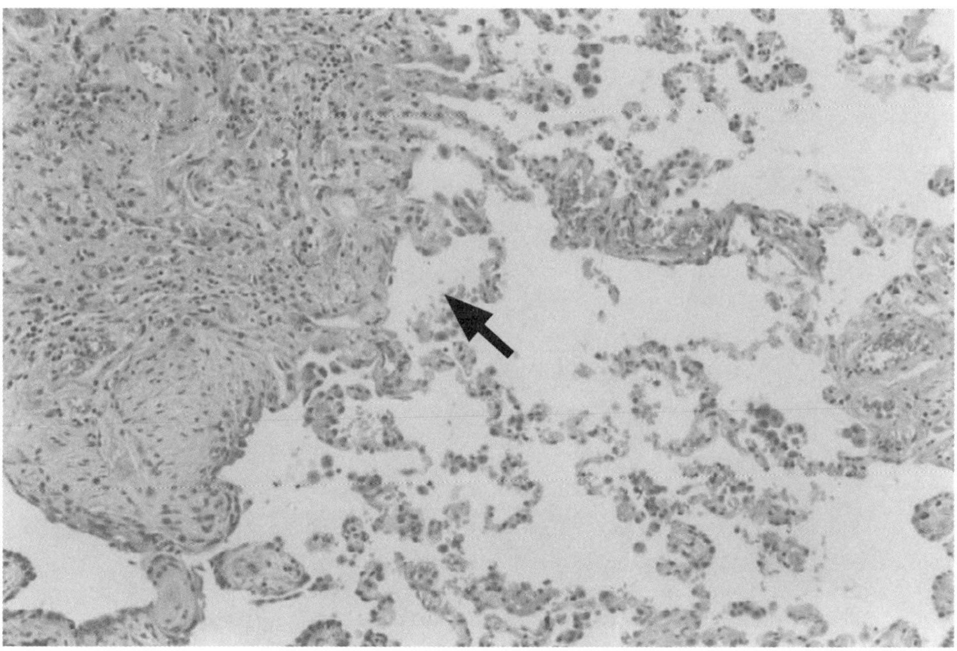

FIGURA 22.2 Pulmão apresentando comprometimento heterogêneo à custa de fibrose (seta), ao lado de parênquima alveolar normal, típico da PIU (HE, 100x). (Ver foto em cores no Miniatlas Colorido.)

Os demais achados são mostrados na Figura 22.3.

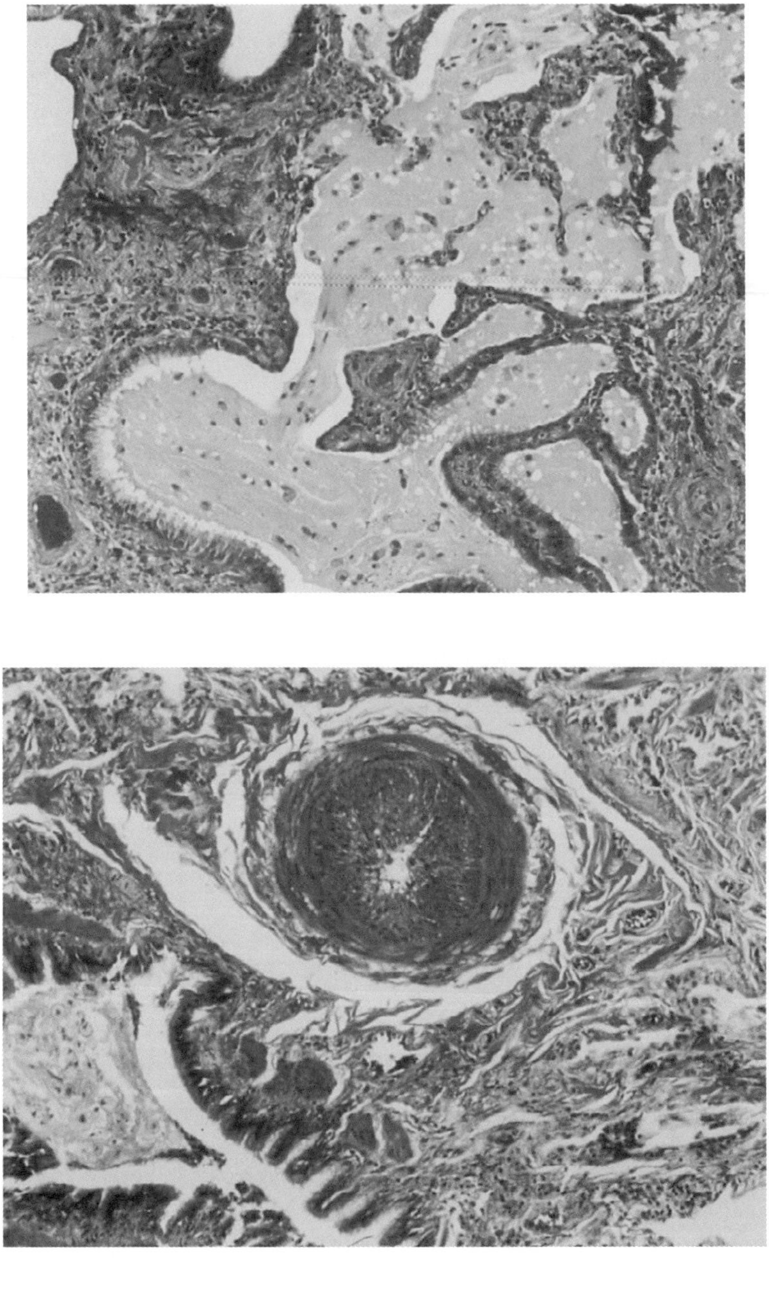

A

B

FIGURA 22.3 Pneumonia intersticial usual: (A) faveolamento e (B) esclerose vascular. (Ver fotos em cores no Miniatlas Colorido.) *(continua)*

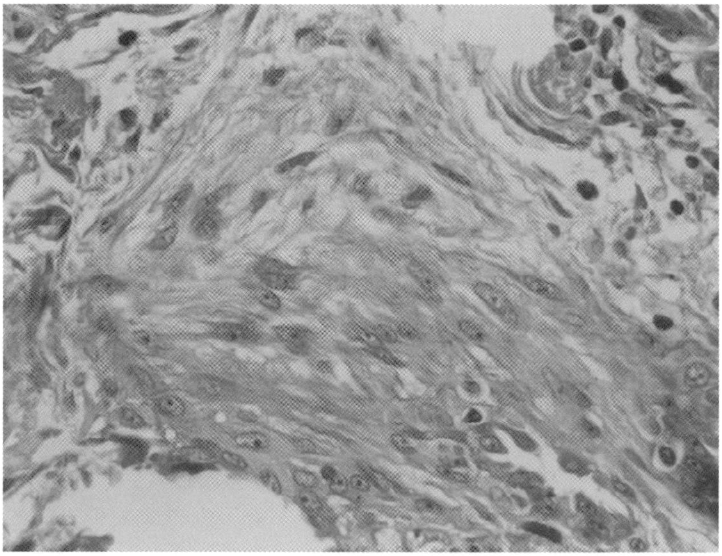

C

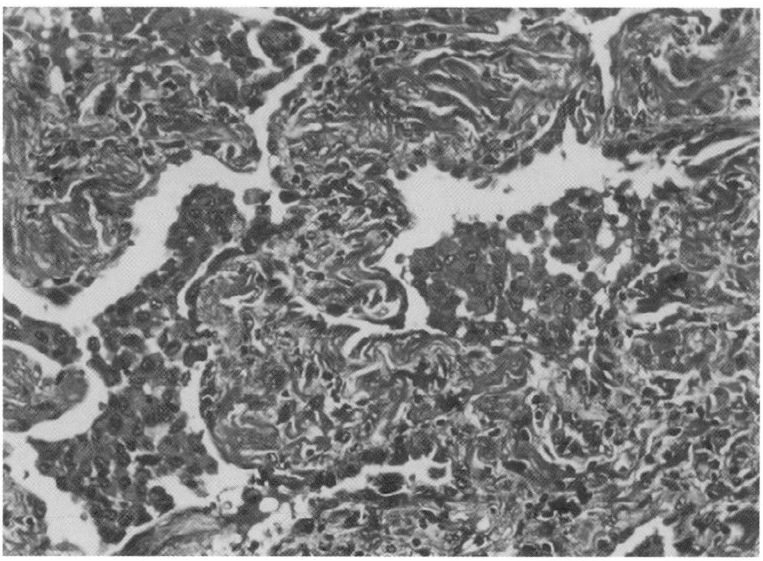

D

FIGURA 22.3 (CONT.) Pneumonia intersticial usual: (C) foco fibroblástico e (D) espessamento conjuntivo septal alveolar. (Ver fotos em cores no Miniatlas Colorido.)

Patogenia

A FPI foi tradicionalmente explicada como resultado de uma lesão pulmonar inicial com recrutamento de células inflamatórias, liberação de citoquinas e, eventualmente, com maior atividade dos fibroblastos, remodelamento parenquimatoso e fibrose. Pesquisas recentes sugerem que as células epiteliais pulmonares, como conseqüência de lesão por um agente desconhecido, podem ser a fonte de diversas citoquinas fibrogênicas. A liberação dessas citoquinas pode resultar em proliferação e migração de fibroblastos a vários locais do pulmão, seguida por diferenciação dos fibroblastos, o que os torna mais resistentes à apoptose e mais responsivos às citoquinas fibrogênicas (Figura 22.4). Esses eventos levariam à retenção prolongada dos fibroblastos, à síntese continuada do tecido conectivo e à formação de focos fibroblásticos, selo histológico da FPI.

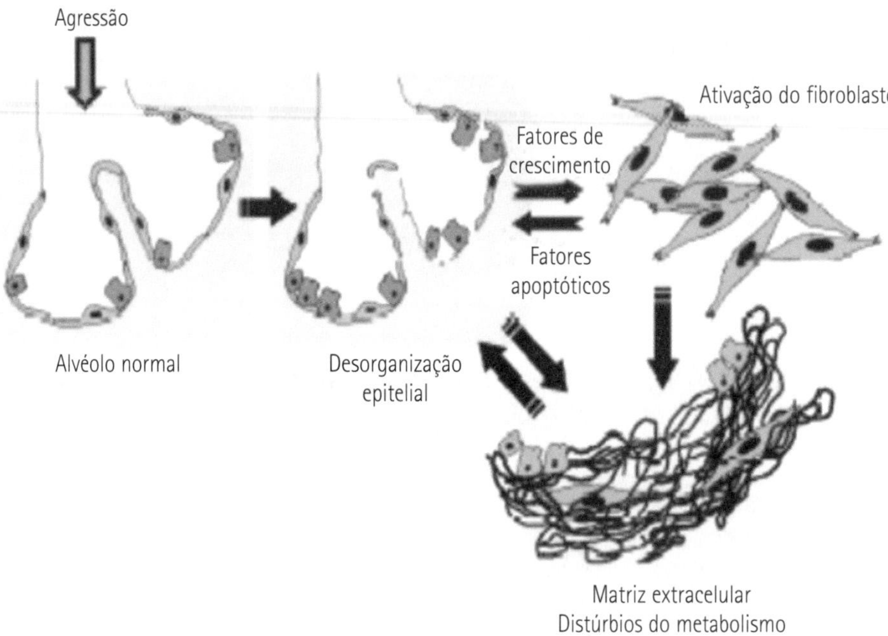

FIGURA 22.4 Patogenia da fibrose pulmonar idiopática.

Apresentação clínica

A FPI acomete indivíduos idosos, com idade entre 60 e 80 anos, sendo incomum abaixo dos 50 anos de idade. Em geral, a doença se manifesta com dispnéia lentamente progressiva, duração maior que 3 meses, e tosse seca, às vezes proeminente. O exame físico revela baqueteamento digital em 30 a 50% dos casos e estertores finos profusos e audíveis nas bases pulmonares (em "velcro") estão presentes em torno de 90% dos casos.

Geralmente, os testes de função pulmonar revelam distúrbio ventilatório restritivo, associado à redução da difusão do CO e à hipoxemia que se agrava com exercício. Valores de capacidade vital forçada (CVF) ≤ 60% na avaliação inicial, queda da SpO_2 em teste de caminhada ou de escada abaixo de 89% e difusão do CO < 40% indicam menor sobrevida.

Em casos incipientes (e naqueles com enfisema associado), a CVF situa-se na faixa prevista. A tomografia de tórax de alta resolução (TCAR) geralmente revela infiltrado reticular basilar, subpleural, com bronquiectasias de tração e faveolamento, os dois últimos indicativos de doença avançada. Atenção especial deve ser dada à presença de achados sugestivos de outros diagnósticos.

Hipergamaglobulinemia é observada em alguns casos. Elevação do fator reumatóide e fator antinúcleo (FAN), em títulos baixos, ocorre em 40% dos casos.

Diagnóstico

O diagnóstico de FPI é feito pelo achado de PIU à biopsia pulmonar cirúrgica, excluídas outras condições que resultam em quadro histológico semelhante, como colagenoses, pneumonia de hipersensibilidade e drogas. Entretanto, preenchidas todas as condições relatadas a seguir, o diagnóstico clínico será correto em mais de 90% dos casos, se feito por um especialista interessado ou por radiologistas treinados em doenças pulmonares:

- idade > 50 anos;
- exclusão de etiologia ou associações conhecidas para a doença pulmonar intersticial por cuidadosa história e exame físico;
- estertores em velcro;
- distúrbio funcional característico (ver Apresentação Clínica);
- TCAR com infiltrado reticular e faveolamento de predomínio basilar e ausência de achados de outras doenças fibrosantes (como fibrose peribrônquica, nódulos centrolobulares, vidro fosco fora das áreas de fibrose etc.) (Figura 22.5).

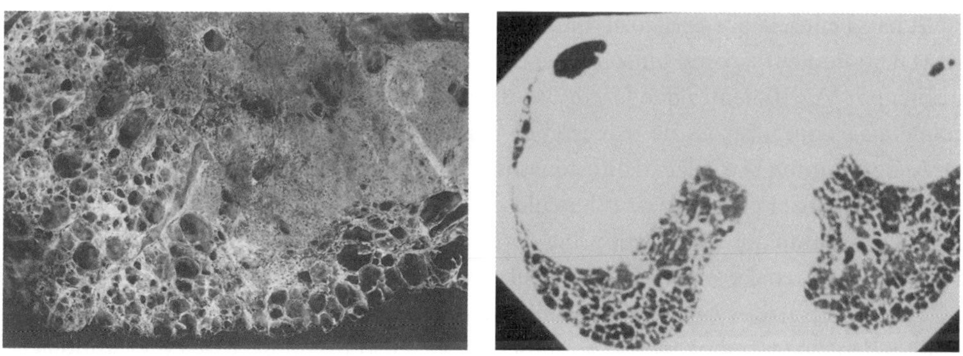

FIGURA 22.5 TCAR na FPI. (Ver fotos em cores no Miniatlas Colorido.)

O lavado broncoalveolar (LBA) e a biopsia transbrônquica podem excluir outras causas de DPI, como sarcoidose, pneumonia de hipersensibilidade ou infecção; porém, na presença dos achados descritos, estando ausentes dados clínicos sugestivos de outras etiologias como pneumonia de hipersensibilidade e colagenoses, raramente a broncoscopia levará a um diagnóstico alternativo, sendo sua indicação, nessa situação, opcional.

Tratamento

As opções usuais incluem os corticosteróides, agentes imunossupressores/citotóxicos, antioxidantes (acetilcisteína) e agentes antifibróticos.

Na maioria das vezes, pacientes muito idosos, diabéticos, portadores de cardiopatias, osteoporose e com função pulmonar muito reduzida (CVF < 60%, DCO < 40%) ou com extenso faveolamento na TCAR não são tratados, dados os efeitos colaterais esperados ou pela baixa taxa de resposta. Provavelmente, a resposta é melhor quando a doença é mais inicial, antes que extensa fibrose irreversível se estabeleça. Melhora ou estabilidade funcional após 3 a 6 meses do tratamento indica maior sobrevida.

Embora o embasamento em estudos controlados seja tênue, o tratamento sugerido pelo Consenso da ATS/ERS consiste em:

- corticosteróide (prednisona ou equivalente) na dose de 0,5 mg/kg/dia (peso ideal = 23 x altura (m)^2) por VO durante 4 semanas, seguido de 0,25 mg/kg/dia por 8 semanas e redução para 0,125 mg/kg ou 0,25 mg/kg em dias alternados;
- azatioprina, 2 a 3 mg/kg de peso ideal, até a dose máxima de 150 mg/dia VO. A dose deve ser iniciada com 25 a 50 mg/dia e ter aumentos de 25 mg a cada 7 a 14 dias até que a dose máxima for atingida (aumento gradual precedido de hemograma e medidas de TGO/TGP são necessários pelo rápido acúmulo e toxicidade em alguns pacientes);
- ciclofosfamida, 2 mg/kg de peso ideal por dia até a dose máxima de 150 mg/dia, por VO. A dose deve ser iniciada com 25 a 50 mg/dia e aumentada gradualmente a cada 7 a 14 dias até que a dose máxima seja atingida (os aumentos devem ser precedidos de hemograma).

A baixa eficácia dos corticosteróides na FPI reduziu o entusiasmo por formas agressivas de tratamento, como pulsoterapia com metilprednisolona ou altas doses de prednisona por VO. Pacientes que fazem uso de esteróides devem ser avaliados para efeitos colaterais e complicações do uso crônico e prevenção de osteoporose com suplementação de vitamina D e cálcio e bifosfonatos. Em pacientes com teste tuberculínico positivo, deve ser feita profilaxia da tuberculose pelo uso de isoniazida.

Pacientes tratados com azatioprina devem ser monitorados para efeitos hepatotóxicos, disfunção renal e supressão de medula óssea.

Pacientes tratados com ciclofosfamida têm de realizar hemogramas mensalmente e exames de urina a cada 3 meses. Ao prescrever de ciclofosfamida, é preciso estimular a ingestão de grande quantidade de líquidos para prevenção de cistite hemorrágica.

Na presença de leucopenia (< 4.000/mm^3), linfopenia (< 750/mm^3) ou hematúria (no caso da ciclofosfamida) ou transaminases > 3 x normal (com o uso de azatioprina), o tratamento deve ser suspenso e retomado com menores doses após reversão das anormalidades hematológicas.

A resposta ao tratamento poderá demorar de 3 a 6 meses, mas poderá ser sugerida antes por redução de tosse e/ou dispnéia. Na presença de estabilidade ou melhora funcional, o tratamento será estendido por 18 meses. Se houver piora, o tratamento tem de ser retirado, e o transplante, considerado. As variações funcionais devem ser verificadas a cada 3 meses. São consideradas significativas, para mais ou para menos, mudanças de CV(F) de 10% ou mais, DCO de 3 mL/min/mmHg ou mais, ou 4% ou mais na SpO_2 em repouso ou exercício e variações na $P(A\text{-}a)O_2$ de 5 mmHg ou mais.

Diversos agentes antifibróticos que interferem com a síntese do colágeno foram testados em ensaios clínicos: pirfenidona, interferon-gama-1b, interferon-beta–1a e colchicina.

A pirfenidona, não disponível no Brasil, resultou em melhora da capacidade vital e reduziu o número de exacerbações agudas da FPI em um estudo japonês recente (Azuma, 2005), e melhorou a troca gasosa em outro estudo não-publicado. O efeito na sobrevida é desconhecido. O interferon-beta-1a revelou-se ineficaz em estudo randomizado de 167 pacientes (Raghu, dados não-publicados).

O interferon-gama-1b é uma glicoproteína usada por via subcutânea na dose de 200 mcg 3 vezes por semana. Tem alto custo e não está disponível no Brasil. Um grande estudo duplo-cego e multicêntrico recente (Raghu, 2004) comparou o tratamento com interferon-gama-1b + prednisona *versus* prednisona e placebo. Não houve mudança na progressão da doença e no declínio da função pulmonar. A sobrevida não foi avaliada por causa da curta duração do estudo, apenas 1 ano. Muitos pacientes com CVF < 60% foram incluídos e não tiveram nenhum benefício. Um estudo maior está em andamento.

A colchicina inibe a proliferação de fibroblastos e a deposição de colágeno, porém estudos nos quais a colchicina foi administrada não demonstraram maior sobrevida.

A acetilcisteína reduz o estresse oxidativo, presente na FPI. O estudo IFIGENIA, não-publicado, demonstrou que a N-acetilcisteína, na dose de 600 mg/VO, 3 vezes por dia, acrescida ou não ao tratamento sugerido pelo consenso da ATS/ERS com azatioprina mais corticosteróide, resultou em diferença significativa da CVF (9%) e DCO (24%) após 1 ano de tratamento a favor do grupo tratado com acetilcisteína, em comparação com grupo-placebo.

São medidas importantes:

- atenção ao estado nutricional e ao desempenho físico (treinamento com oxigenoterapia);
- suplementação de O_2 quando necessário;
- tratamento de doenças concomitantes e complicações (especialmente infecções de bronquiectasias associadas à doença avançada);
- prevenção de morbidade pelo tratamento medicamentoso;
- e referência precoce para transplante.

O transplante pulmonar deve ser considerado para pacientes com idade abaixo de 65 anos com declínio funcional ou com doença avançada (CVF < 60%, DCO < 40% do previsto, extensa fibrose na TCAR) e livres de disfunções de outros órgãos e com perfil psicossocial adequado. O transplante pulmonar reduz o risco de morte. A mediana de sobrevida varia de 3 a 5 anos.

PNEUMONIA INTERSTICIAL NÃO-ESPECÍFICA

A pneumonia intersticial inespecífica ou não-específica (Pine) foi descrita para caracterizar casos de pneumonia intersticial idiopática que não preenchiam critérios diagnósticos dos demais tipos (Katzenstein, 1994). Cuidadosamente definida, no entanto, a pneumonia intersticial inespecífica é uma forma relativamente distinta de doença intersticial difusa, que deve ser diferenciada de outras pneumonias intersticiais idiopáticas, pois existem diferenças importantes em relação ao tratamento e à resposta terapêutica.

Em estudos mais recentes, a pneumonia intersticial inespecífica foi considerada como a segunda forma mais comum de pneumonia intersticial idiopática, ocorrendo em torno de 14 a 35% em biopsias de pacientes estudados retrospectivamente. Katzenstein enfatizou não apenas os critérios de exclusão da pneumonia intersticial inespecífica, mas também os critérios de inclusão: "todos os casos foram caracterizados por um processo fibrosante ou inflamatório intersticial, ou ambos [...] com aparência temporalmente homogênea para cada caso".

A biopsia cirúrgica é indispensável para o diagnóstico de pneumonia intersticial inespecífica. Divide-se em duas fases, celular e fibrótica, dependendo da predominância dos componentes observados na amostra tecidual. Na fase celular, predomina claramente o infiltrado inflamatório linfocitário uniforme nos septos alveolares, com fibrose variável e discreta (Figura 22.6). Na fase fibrótica, predomina a proliferação conjuntiva hialina com discreta inflamação linfocitária septal alveolar (Figura 22.7).

Embora focos fibroblásticos e faveolamento estejam em geral ausentes na Pine fibrótica, nem sempre a separação com a PIU é fácil, mesmo entre patologistas experientes. Ocasionalmente, os dois padrões, Pine e PIU, são observados em diferentes áreas de um mesmo caso. Nessa situação, o prognóstico é semelhante ao observado na PIU, e na ausência de causa, ou associação aparente, o diagnóstico deve ser de FPI.

Freqüentemente, o lavado broncoalveolar (LBA) demonstra preponderância de linfócitos, mas neutrófilos podem estar elevados. A separação da Pine é justificada pelo seu melhor prognóstico e maior resposta a tratamento, em comparação com a PIU. A sobrevida em 5 anos da Pine celular é de 90%, e da Pine fibrótica, 45%.

Mais freqüentemente do que a PIU, a Pine é expressão de condições associadas, como colagenoses, uso de fármacos, pneumonia de hipersensibilidade e infecção. Cerca de 80% dos casos de pneumonias intersticiais associadas à esclerodermia e à polimiosite são do tipo Pine. Assim, a identificação do padrão de Pine deve deflagrar uma busca cuidadosa para essas condições antes que o diagnóstico da forma idiopática seja aceito.

Achados clínicos

A Pine também se apresenta com dispnéia e tosse seca, mas a duração dos sintomas, em geral, é mais curta do que nos pacientes com FPI. Os pacientes também têm média de idade menor, em torno de 50 a 55 anos. Ocasionalmente, é observada febre. Estertores em velcro são freqüentes, mas baqueteamento digital ocorre em apenas 10% dos casos.

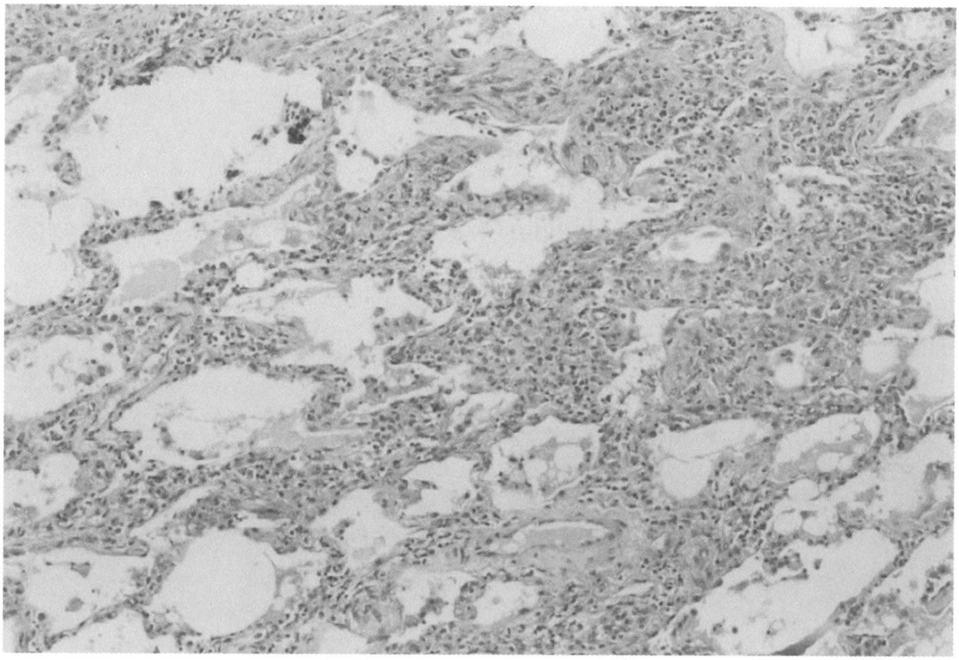

FIGURA 22.6 Pneumonia intersticial inespecífica: comprometimento homogêneo, temporalmente uniforme, à custa de infiltrado inflamatório linfocitário septal alveolar – fase celular (HE, 100x). (Ver foto em cores no Miniatlas Colorido.)

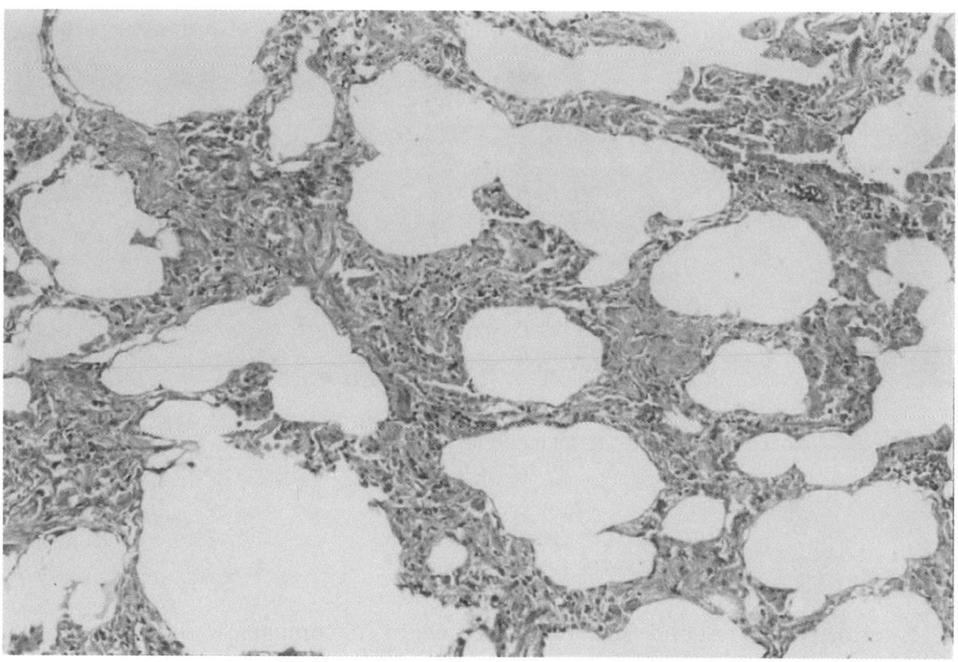

FIGURA 22.7 Pneumonia intersticial inespecífica: fibrose septal alveolar difusa, homogênea, com pouca atividade inflamatória (Tricômio de Masson, 100x). (Ver foto em cores no Miniatlas Colorido.)

Achados funcionais

São semelhantes aos descritas para a FPI.

Achados radiológicos (Figura 22.8)

A TCAR revela opacidades em vidro fosco com ou sem consolidação e graus variados de infiltrado reticular. Áreas de vidro fosco refletem inflamação ou fibrose. Faveolamento, um achado cardinal da PIU, é incomum na Pine (0 a 26%) e, se presente, é restrito em extensão. Os achados tomográficos podem melhorar com o tratamento (o que não ocorreu com a PIU).

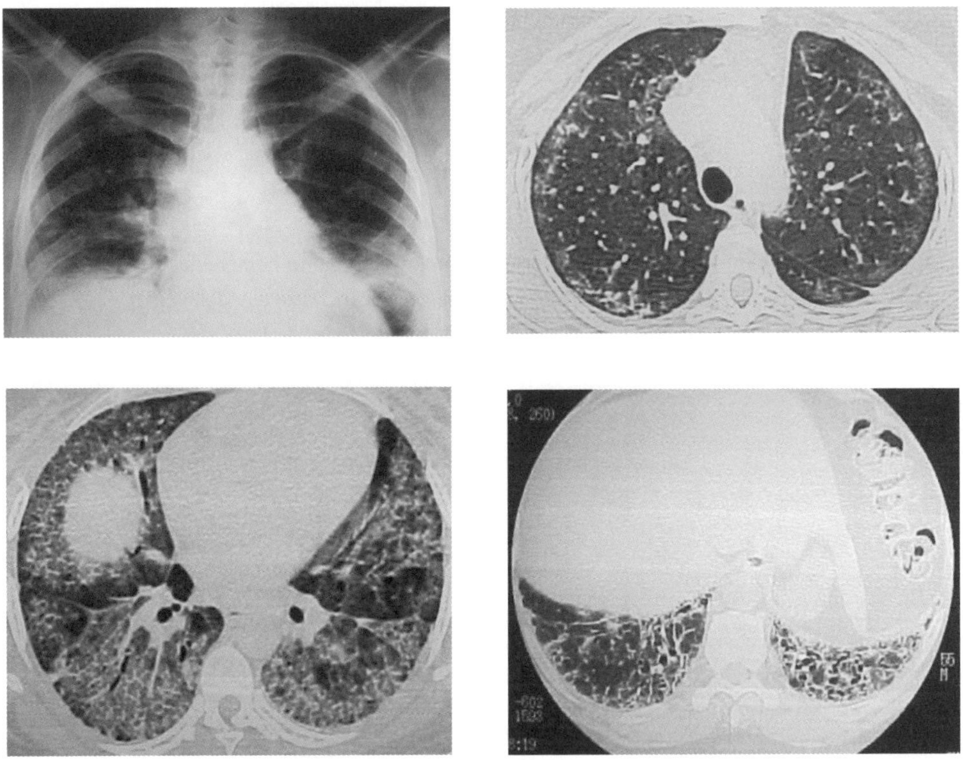

FIGURA 22.8 Achados radiológicos na pneumonia intersticial inespecífica.

Tratamento

A forma celular responde melhor ao tratamento em comparação à forma fibrótica. Dado o número limitado de pacientes, o tratamento ideal é incerto. Na doença celular, prednisona isolada pode resultar em resposta; porém, na doença fibrótica, freqüentemente a adição de imunossupressores é necessária.

BRONQUIOLITE OBLITERANTE COM PNEUMONIA EM ORGANIZAÇÃO (BOOP) OU PNEUMONIA EM ORGANIZAÇÃO

Veja o Capítulo 26 – Bronquiolites.

BRONQUIOLITE RESPIRATÓRIA COM DOENÇA PULMONAR INTERSTICIAL (BR-DPI) E PNEUMONIA INTERSTICIAL DESCAMATIVA (PID)

A bronquiolite respiratória (BR), um achado incidental muito comum em grandes fumantes, manifesta-se como o acúmulo de macrófagos pigmentados dentro de bronquíolos respiratórios e alvéolos adjacentes. Na BR-DPI, além desses achados, os septos alveolares adjacentes estão espessados com um infiltrado inflamatório crônico, às vezes comprometidos por fibrose (Figura 22.9).

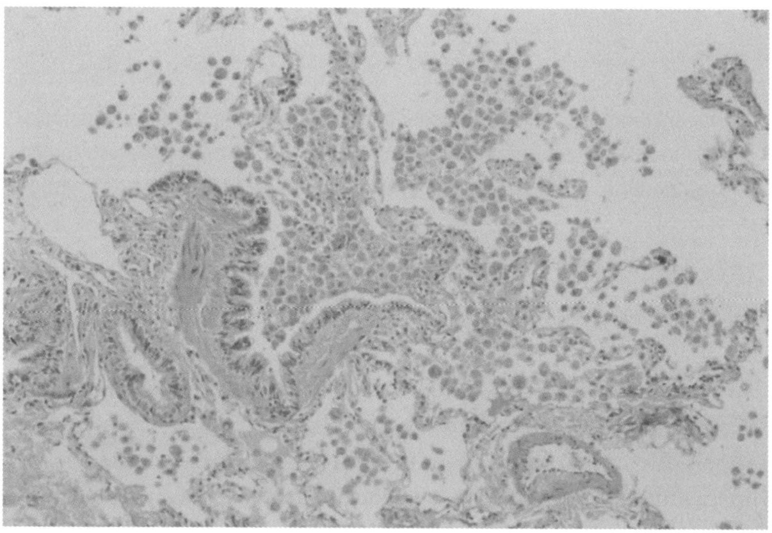

FIGURA 22.9 Bronquiolite respiratória: bronquíolo terminal e alvéolos adjacentes preenchidos parcialmente por macrófagos contendo pigmento granuloso fino no citoplasma (HE, 100x). (Ver foto em cores no Miniatlas Colorido.)

A BR e a BR-DPI são quase invariavelmente associadas ao tabagismo e podem ser observadas em ex-fumantes que interromperam o tabagismo há vários anos. A pneumonia intersticial descamativa é caracterizada histologicamente por espessamento alveolar septal difuso, hiperplasia dos pneumócitos do tipo II e acúmulo marcado de macrófagos intra-alveolares pigmentados. A distribuição dos macrófagos é difusa e não bronquiolocêntrica como na BR-DPI, embora contenham pigmento idêntico (Figura 22.10). As células que preenchem os alvéolos são macrófagos, não células descamadas, mas o nome é clássico.

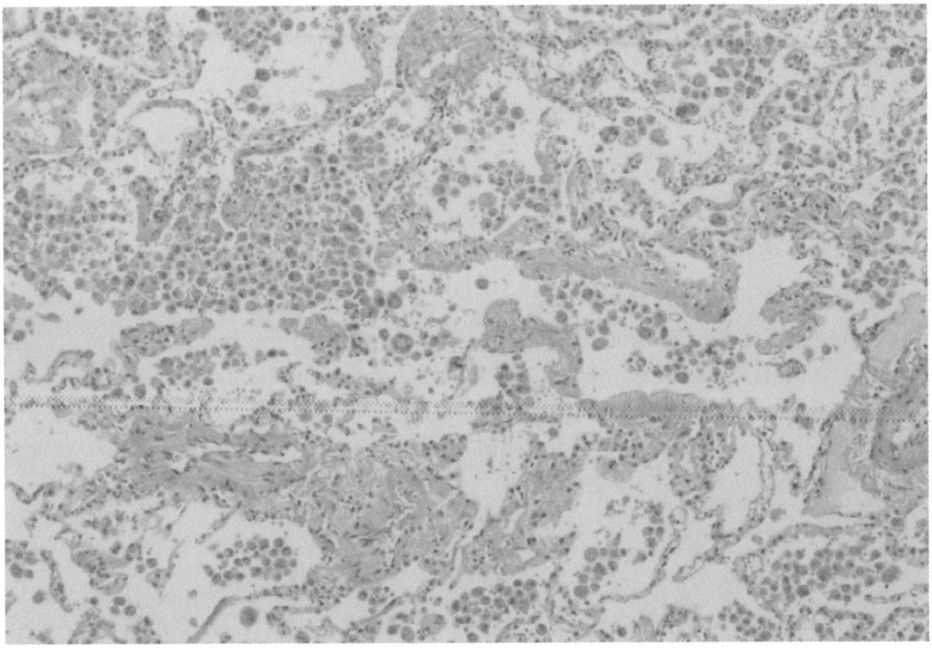

FIGURA 22.10 Preenchimento alveolar difuso, homogêneo, por macrófagos alveolares volumosos, por vezes contendo pigmento granuloso fino no citoplasma, histologicamente correspondente à PID (HE, 100x). (Ver foto em cores no Miniatlas Colorido.)

A pneumonia intersticial descamativa difere histologicamente da pneumonia intersticial usual por apresentar padrão mais homogêneo, sem a aparência variada típica da segunda. Por outro lado, na PID, os espaços alveolares são difusamente preenchidos por macrófagos contendo pigmento enegrecido, granuloso e fino no citoplasma.

As principais diferenças entre a BR, a BR-DPI e a PID são a extensão e a distribuição do envolvimento intersticial; isso levou ao conceito de que essas doenças são parte de um espectro comum das lesões pulmonares relacionadas ao tabagismo. Em pacientes ocasionais, achados patológicos de todas as condições relacionadas ao tabagismo são observados no mesmo caso: histiocitose de células de Langerhans, BR-DPI, enfisema e um envoltório de alterações reticulares com padrão de PIU. Se a biopsia não for representativa, pode haver confusão diagnóstica (Vassalo, 2003).

Os autores que mantêm a separação entre BR-DPI e PID o fazem com base em alguns achados:

- não há evidência atual de que a BR-DPI progrida para DIP;
- mais freqüentemente, pacientes com PID são não-fumantes em comparação a pacientes com BR-DPI;
- DIP tem sido observada em pneumoconioses e em reações a drogas;
- o grau de fibrose intersticial é maior na PID;

- o lavado broncoalveolar na BR-DPI demonstra apenas a presença de macrófagos pigmentados, enquanto que na PI há aumento de neutrófilos e eosinófilos;
- a resposta ao tratamento é diferente.

Achados clínicos

Na BR-DPI, dispnéia, tosse e estertores são os achados mais freqüentes; baqueteamento é incomum. O prognóstico é, na maioria das vezes, excelente. Na DIP, os achados clínicos são semelhantes, porém o baqueteamento digital ocorre em 1/4 dos casos.

Achados radiológicos

Na BR-DPI, o raio X de tórax pode ser normal. Na TCAR, os achados mais freqüentes são: espessamento da parede de brônquios centrais e periféricos, nódulos centrolobulares e áreas de vidro fosco (Figura 22.11). Enfisema e áreas de aprisionamento de ar são freqüentes.

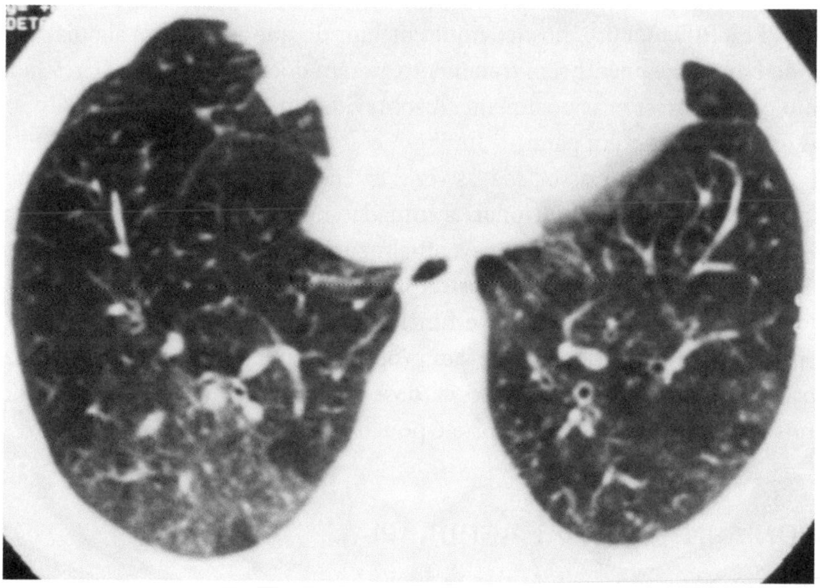

FIGURA 22.11 Bronquiolite respiratória.

Na DIP, as áreas de vidro fosco são, em geral, mais extensas, simétricas e predominantemente basais. Pequenos cistos esparsos podem ser encontrados tanto na BR-DPI como na PID.

Testes de função pulmonar

Na BR-DPI, distúrbio obstrutivo, restritivo, misto, ou testes de função normais podem ser observados. A difusão pode ser reduzida. A contribuição de enfisema concomitante para esses achados é variável.

Usualmente, na DIP o padrão funcional é o restritivo, com redução da DCO e hipoxemia.

Diagnóstico

O diagnóstico de BR-DPI é feito por combinação de dados clínicos, funcionais, tomográficos e pelo lavado broncoalveolar, que demonstra grande número de macrófagos pigmentados, com outros componentes celulares escassos. O lavado broncoalveolar também separa a BR-DPI da pneumonite de hipersensibilidade, doença que pode exibir os mesmos achados tomográficos. Na pneumonia de hipersensibilidade, há linfocitose importante no lavado broncoalveolar, mas raramente os pacientes são fumantes atuais.

O diagnóstico de PID é feito por biopsia cirúrgica. Como o achado de bronquiolite respiratória e mesmo BR-DPI são comuns em fumantes, deve-se ter extremo cuidado em aceitar o diagnóstico dessas entidades por biopsia transbrônquica, podendo ser apenas um achado focal associado a outras doenças intersticiais.

Tratamento e prognóstico

A BR-DPI e a PID têm prognóstico muito melhor do que a PIU, com alguns pacientes melhorando espontaneamente sem tratamento, porém doença fulminante e resistente ao tratamento pode ocorrer ocasionalmente. A sobrevida em 10 anos excede 90%.

Todos os pacientes devem parar de fumar. A cessação do tabagismo pode resultar em regressão das lesões. Fibrose associada, às vezes extensa, e enfisema são irreversíveis. Em casos de alterações clínicas ou funcionais acentuadas, na ausência de regressão após a cessação do tabagismo, corticosteróides e, eventualmente, imunossupressores são indicados.

Na PID, os pacientes geralmente mostram uma resposta rápida e surpreendente aos corticosteróides, com melhora clínica e funcional. O tratamento habitual é feito com prednisona, em esquema semelhante ao proposto para a pneumonia organizante. Podem ocorrer recaídas com a redução da dose e o tratamento deve ser mantido por pelo menos 1 ano. Na BR-DPI, a resposta é pouco expressiva.

PNEUMONIA INTERSTICIAL AGUDA (PIA)

A PIA é definida pelos seguintes achados:

- doença respiratória aguda de ≤ 60 dias de duração;
- infiltrado radiológico bilateral, de predomínio basilar e posterior ou difuso (Figura 22.12);
- achado de dano alveolar difuso, em geral na fase de organização, na biopsia pulmonar; no caso, o termo "difuso" refere-se ao comprometimento de todos os compartimentos alveolares e não aos pulmões de maneira difusa, podendo a doença, portanto, ser relativamente localizada;
- ausência de qualquer causa ou condição predisponente, incluindo uso de drogas, colagenoses, exposição ambiental relevante e todas as causas de SDRA;
- raio X prévio de tórax normal.

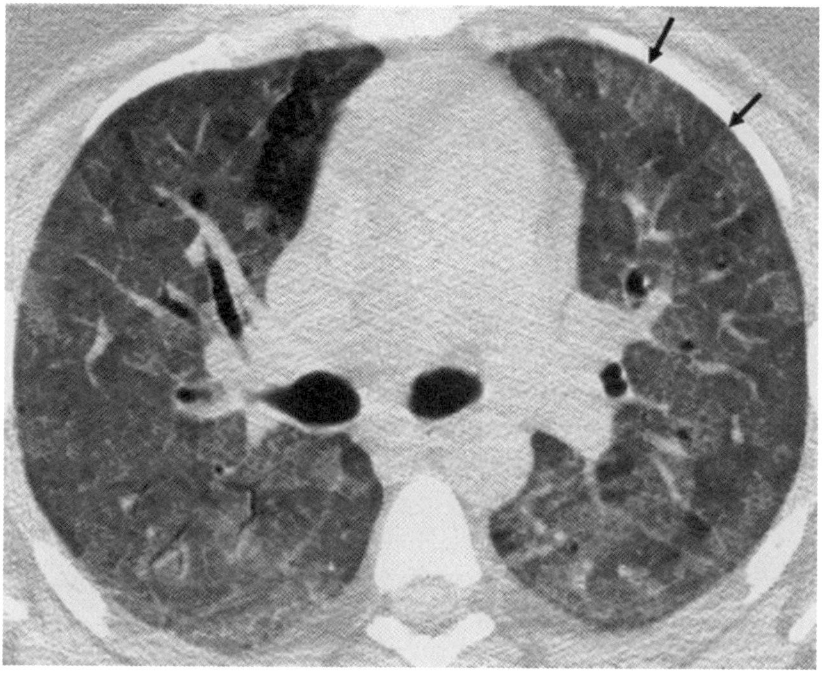

FIGURA 22.12 Pneumonia intersticial aguda.

As lesões histológicas do dano alveolar difuso (DAD) são iguais às observadas na SDRA (Figura 22.13). Na fase inicial, a lesão resulta em exsudação de fluido proteináceo para o espaço alveolar, com formação de membranas hialinas, ricas em fibrina. Segue-se a fase proliferativa, caracterizada por marcado espessamento intersticial, organização dos exsudatos alveolares com resolução parcial das membranas hialinas e produção de colágenos tipos III, IV e VI por miofibroblastos. Posteriormente, há síntese de colágeno do tipo I, resultando em fibrose irreversível.

O mecanismo é semelhante ao que ocorre na PIU, embora nela, a lesão seja focal nos alvéolos. Raramente, um padrão de PIA sobrepõe-se ao padrão prévio de PIU (presente em portadores de fibrose pulmonar idiopática), resultando em insuficiência respiratória rapidamente progressiva.

Quadro clínico

Metade dos pacientes tem sintomas de duração abaixo de 7 dias, porém o tempo varia de 0 a 90 dias. A maioria dos pacientes refere um "quadro gripal", seguido de dispnéia, tosse e febre. O infiltrado radiológico irregular e o quadro clínico invariavelmente resultam em suspeita de pneumonia adquirida na comunidade (PAC) e tratamento empírico.

A TCAR demonstra caracteristicamente infiltrado em vidro fosco ou consolidação bibasilar simétrica e gravidade-dependente. A maioria dos pacientes necessita de assistência ventilatória.

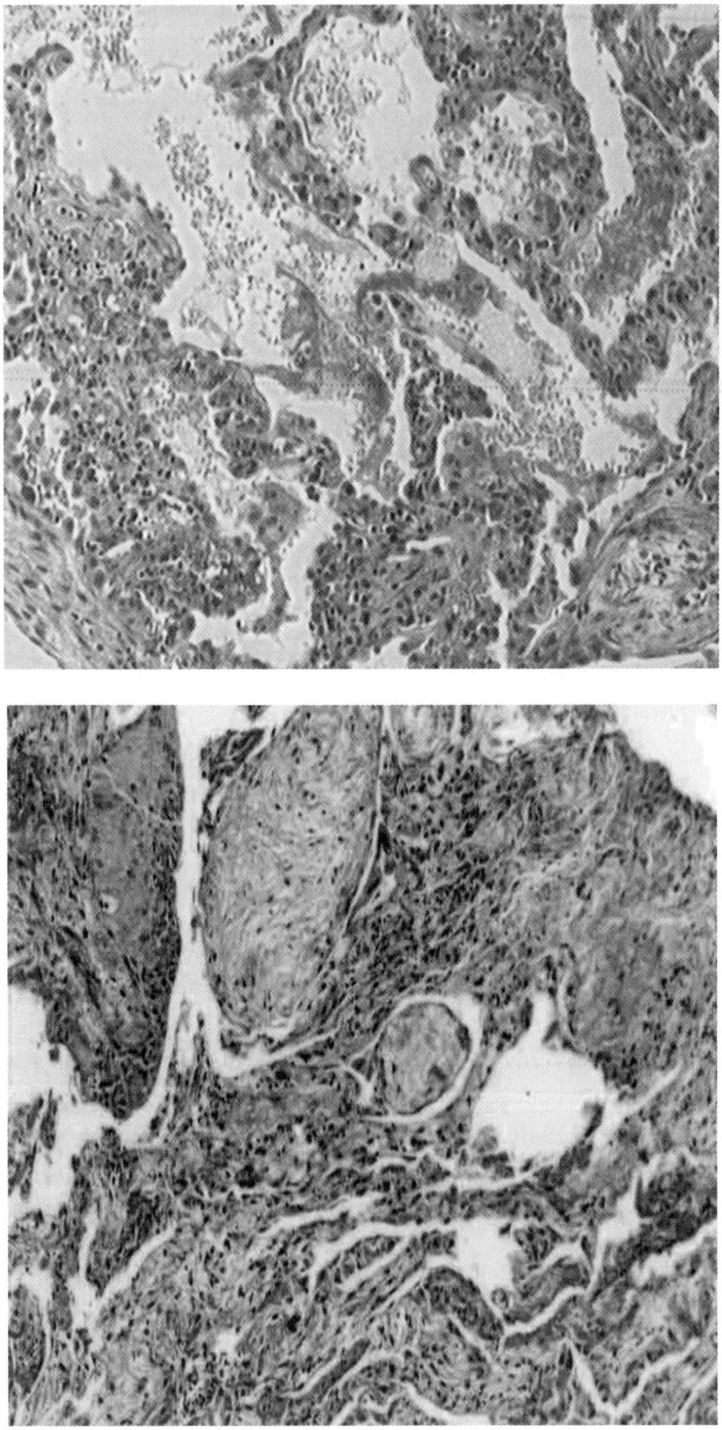

A

B

FIGURA 22.13 Dano alveolar difuso: (A) fase exsudativa e (B) fase proliferativa. (Ver fotos em cores no Miniatlas Colorido.)

O diagnóstico diferencial inclui as doenças difusas agudas, infecciosas ou não. Após exclusão de infecção por HIV e possível pneumocistose, os pacientes são tratados como portadores de PAC grave. Na ausência de resposta, deve-se considerar a obtenção de lavado bronco alveolar (LBA) e biopsia pulmonar aberta. O LBA pode demonstrar linfocitose e sugerir pneumonia de hipersensibilidade, ou eosinofilia, e pneumonia eosinofílica aguda, que freqüentemente não exibe eosinofilia sanguínea. Na PIA, espera-se neutrofilia.

Muitas condições, como a síndrome a síndrome do desconforto respiratório agudo (SDRA), resultam em dano alveolar difuso (DAD), incluindo infecções, de modo que a biopsia aberta não prescinde de uma cuidadosa correlação clínica.

Tratamento

É feito com metilprednisolona na dose de 250 mg EV a cada 6 horas, dada por 3 dias, seguida de redução gradual. A eficácia desse tratamento é desconhecida e baseia-se na eficácia em um pequeno estudo de SDRA em fase fibroproliferativa (Meduri, 1998). Nos pacientes que recebem alta, o corticosteróide é mantido por 4 a 6 semanas.

A estratégia ventilatória deve seguir as propostas para a SDRA. A mortalidade varia entre 50 e 90% em diferentes séries. Pode haver recuperação completa, anormalidades persistentes, mas estáveis, fibrose progressiva e, em raros casos, recorrência.

PNEUMONIA INTERSTICIAL LINFÓIDE (PIL)

É uma rara pneumonia intersticial, caracterizada por um infiltrado intersticial linfocítico policlonal difuso (Figura 22.14). A PIL representa um dos extremos da hiperplasia linfóide reativa pulmonar, que inclui, no outro extremo, a bronquiolite folicular. A etiologia é multifatorial e inclui vírus e doenças auto-imunes. Vírus Epstein-Barr, HIV e HTLV-1 são causas bem documentadas. A pneumonia linfóide é freqüentemente vista em conjunto com doenças sistêmicas, especialmente infecção por HIV, síndrome de Sjögren e imunodeficiência comum variável.

Achados clínicos

Com maior freqüência, acomete mulheres entre 40 e 70 anos. Dispnéia e tosse seca são os achados usuais, mas podem ocorrer febre, sudorese noturna e perda de peso.

Achados de imagem

Opacidades em vidro fosco são usuais. Nódulos em distribuição linfática (centrolobulares, subpleurais e broncovasculares), cistos e espessamento septal são expressões da hiperplasia linfóide incluindo bronquiolite folicular, descritas amplamente na literatura radiológica como PIL.

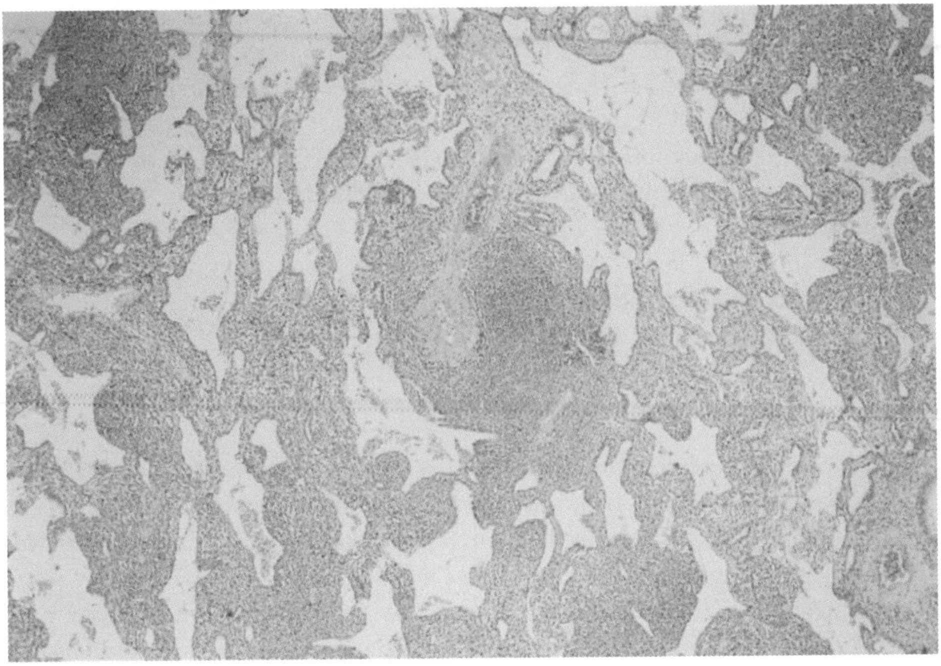

FIGURA 22.14 Pneumonia intersticial linfóide: denso infiltrado linfocitário septal alveolar difuso (HE, 100x). (Ver foto em cores no Miniatlas Colorido.)

Diagnóstico, tratamento e prognóstico

Exceto em crianças HIV positivas, cujo quadro clínico-radiológico é típico, nos demais o diagnóstico requer biopsia cirúrgica. Estudos imuno-histoquímicos são necessários para estabelecer a natureza policlonal do infiltrado.

Estudos controlados não são disponíveis e o tratamento é usualmente feito com corticosteróides (ver esquema para pneumonia organizante), sendo que há resposta de até 60% dos pacientes. Nos portadores de HIV, o tratamento anti-retroviral pode resultar em resolução do quadro.

O prognóstico é variável, alguns pacientes evoluem para faveolamento e outros vão a óbito sem resposta ao tratamento. Cerca de 5% dos casos evoluem para linfoma de células B de baixo grau. A mortalidade em adultos HIV positivos não é afetada pela PIL, ao contrário das crianças, que têm sobrevida menor, em comparação àquelas sem PIL.

REFERÊNCIAS BIBLIOGRÁFICAS

1. AMERICAN THORACIC SOCIETY & EUROPEAN RESPIRATORY SOCIETY. "Idiopathic pulmonary fibrosis: diagnosis and treatment. International consensus statement". *Am. J. Respir. Crit. Care Med.* 161:646-64, 2000.
2. AMERICAN THORACIC SOCIETY & EUROPEAN RESPIRATORY SOCIETY. "International Multidisciplinary Consensus Classification of the Idiopathic Interstitial Pneumonias". *Am. J. Respir. Crit. Care Med.* 165:277-304, 2002.

3. AZUMA, A. et al. "Double-blind, placebo-controlled trial of pirfenidone in patients with idiopathic pulmonary fibrosis". *Am. J. Respir. Crit. Care Med.* 171:1040-7, 2005.
4. BJORAKER, J. et al. "Prognostic significance of histopathological subsets in idiopathic pulmonary fibrosis". *Am. J. Respir. Crit. Care Med.* 157:199-203, 1998.
5. CARRINGTON, C. et al. "Natural history and treated course of usual and desquamative interstitial pneumonia". *N. Engl. J. Med.* 298:801-9, 1978.
6. COLETTA, E.; PEREIRA, C. & FERREIRA, R. "Histological features and survival in idiopathic pulmonary fibrosis". *J. Pneumol.* 29:371-8, 2003.
7. DAVIES, G.; WELLS, A.U. & DU BOIS, R.M. "Respiratory bronchiolitis associated with interstitial lung disease and desquamative interstitial pneumonia". *Clin. Chest Med.* 25:717-26, 2004.
8. DOUGLAS, W.W. et al. "Colchicine versus prednisone in the treatment of idiopathic pulmonary fibrosis. A randomized prospective study". *Am. J. Respir. Crit. Care Med.* 158:220-5, 1998.
9. FLAHERTY, K.R. et al. "Histopathologic variability in usual and nonspecific interstitial pneumonias". *Am. J. Respir. Crit. Care Med.* 164:1722-7, 2001.
10. FLIEDER, D.B. & KOSS, M.N. "Nonspecific interstitial pneumonia: a provisional category of idiopathic interstitial pneumonia". *Curr. Opin. Pulm. Med.* 10:441-6, 2004.
11. FRAIG, M. et al. "Respiratory bronchiolitis: a clinicopathologic study in current smokers, ex-smokers, and never-smokers". *Am. J. Surg. Pathol.* 26:647-53, 2002.
12. KATZENSTEIN, A.L. & FIORELLI, R.F. "Nonspecific interstitial pneumonia/fibrosis. Histologic features and clinical significance". *Am. J. Surg. Pathol.* 18:136-47, 1994.
13. MEDURI, G.U. et al. "Effect of prolonged methylprednisolone therapy in unresolving acute respiratory distress syndrome: a randomized controlled trial". *JAMA*. 280:159-65, 1998.
14. MYERS, J. et al. "Respiratory bronchiolitis causing interstitial lung disease. A clinicopathologic study of six cases". *Am. Rev. Respir. Dis.* 135:880-4, 1987.
15. PARDO, A. & SELMAN, M. "Molecular mechanisms of pulmonary fibrosis". *Front. Biosci.* 7:d1743-61, 2002.
16. RAGHU, G. et al. "A placebo-controlled trial of interferon gamma-1b in patients with idiopathic pulmonary fibrosis". *N. Engl. J. Med.* 350:125-33, 2004.
17. SELMAN, M. et al. "Colchicine, D-penicillamine, and prednisone in the treatment of idiopathic pulmonary fibrosis: a controlled clinical trial". *Chest.* 114:507-12, 1998.
18. SWIGRIS, J.J. et al. "Lymphoid interstitial pneumonia - a narrative review". *Chest.* 122:2150-64, 2002.
19. THABUT, G. et al. "Survival benefit of lung transplantation for patients with idiopathic pulmonary fibrosis". *J. Thorac. Cardiovasc. Surg.* 126:469-75, 2003.
20. VASSALLO, R. et al. "The overlap between respiratory bronchiolitis and desquamative interstitial pneumonia in pulmonary Langerhans cell histiocytosis: high-resolution CT, histologic, and functional correlations". *Chest.* 124:1199-205, 2003.
21. VOURLEKIS, J.S. "Acute interstitial pneumonia". *Clin. Chest Med.* 25:739-47, 2004.
22. YOUSEM, S.; COLBY, T. & GAENSLER, E. "Respiratory bronchiolitis – associated interstitial lung disease and its relationship to desquamative interstitial pneumonia". *Mayo Clin. Proc.* 64:1373-80, 1989.

CAPÍTULO 23

O Pulmão nas Colagenoses

NAILÊ DE ALMEIDA NEVES

INTRODUÇÃO

O acometimento pulmonar nas colagenoses é freqüente e engloba várias entidades clínicas de acordo com os compartimentos afetados, isto é, o intersticial, o pleural, o vascular, assim como as vias aéreas e a musculatura respiratória. Além disso, é importante salientar que a lesão pulmonar também pode ser secundária a outras condições, como aspiração, reação a drogas usadas no tratamento dessas doenças, infecções e neoplasias (Tabela 23.1).

Todas as colagenoses comprometem o pulmão e neste capítulo será discutido o envolvimento pulmonar no lúpus eritematoso sistêmico (LES), na esclerose sistêmica (ES), na artrite reumatóide (AR), na polimiosite/dermatomiosite (PM/DM), na síndrome de Sjögren (SS) e na doença mista do tecido conjuntivo (DMTC).

A prevalência das complicações pulmonares não é bem definida e depende dos critérios diagnósticos utilizados na abordagem dos pacientes. A identificação do acometimento pulmonar será mais precoce com a realização da tomografia computadorizada de tórax de alta resolução (TCAR) associada aos testes de função pulmonar no repouso e/ou no exercício, já que a sensibilidade diagnóstica dos achados clínicos e da radiografia de tórax é menor.

TABELA 23.1 ACOMETIMENTO PULMONAR NAS COLAGENOSES

Local	LES	ES	AR	PM/DM	SS	DMTC
Interstício	+	+	+	+	+	+
Vasos	+	+				
Via aérea			+		+	
Pleura	+		+			
Músculo	+			+		
Etiologia						
Aspiração		+		+		
Neoplasia		+		+	+	
Amiloidose					+	
Drogas	+	+	+	+	+	+

LES = lúpus eritematoso sistêmico; ES = esclerose sistêmica; AR = artrite reumatóide; PM/DM = polimiosite/dermatomiosite; SS = síndrome de Sjögren; DMTC = doença mista do tecido conectivo.

ABORDAGEM DIAGNÓSTICA INICIAL: CLÍNICA E LABORATORIAL

A doença pulmonar, principalmente a doença intersticial pulmonar (DIP), pode preceder em meses ou anos a doença reumática, assim como pode ser concomitante ou posterior ao seu início. Os sinais e sintomas como a tosse, dispnéia e estertores em "velcro" são comuns a outras doenças respiratórias, portanto são de pouco valor diagnóstico. A realização de uma análise minuciosa de todos os sistemas identificará mais precocemente o paciente portador de doença pulmonar associada a uma possível colagenose ainda não diagnosticada. Essa análise deve incluir a pesquisa dos seguintes sinais e sintomas:

- sistema osteomioarticular/neurológico: artralgias/artrite, rigidez matinal e edema de dedos, sinovite, mialgia/fraqueza muscular (PM/DM), neuropatia;
- sistema gastrintestinal: refluxo gastroesofágico (ES), disfagia (PM/DM);
- pele e mucosas: olho/boca secos, úlcera de córnea (SS), uveíte, esclerite, fenômeno de Raynaud, *rash* malar/fotossensibilidade (LES), mãos de mecânico/pápulas de Gottron/heliotropo (PM/DM), eritema nodoso, nódulos subcutâneos (AR), esclerodactilia/úlceras digitais, telangiectasias (ES), alterações na capilaroscopia (ES, PM/DM, DMTC);
- sistemas respiratório e cardiovascular: sinais e sintomas de serosite.

Na suspeita de doença pulmonar associada a uma possível colagenose, é necessária a realização de um *screening* laboratorial que deve incluir o fator antinúcleo (FAN) e o fator reumatóide (FR). A positividade do FAN varia de 30% na AR até 95% no LES e ele é encontrado em 2 a 3% da população. O FR é característico da AR mas também pode ser positivo na fibrose pulmonar idiopática, na pneumonite de hipersensibilidade e em 8% dos idosos.

A pesquisa do anticorpo anticitrulina aumenta a especificidade do diagnóstico da AR e é mais precoce. O anti-Jo-1 deve ser feito na suspeita de PM/DM porque é um marcador de doença pulmonar intersticial (DIP), assim como o anti-Scl-70 o é na ES associada à DIP. Portanto, a presença desses dois anticorpos justifica a pesquisa de DIP na PM/DM e na ES, respectivamente. Na ES, o anticorpo anticentrômero é um marcador de doença vascular.

Na abordagem do infiltrado pulmonar agudo não-infeccioso, isto é, "imitador" da síndrome do desconforto respiratório agudo, solicitam-se as enzimas musculares (CPK, aldolase, DHL e TGO) porque a PM/DM pode se apresentar dessa forma.

ABORDAGEM DIAGNÓSTICA ESPECÍFICA DA DOENÇA PULMONAR

Inclui a avaliação funcional, radiológica e, em alguns casos, a realização de lavado broncoalveolar e/ou biopsia pulmonar. A avaliação funcional engloba a espirometria, o teste de caminhada ou degrau para avaliar a dessaturação no exercício e a difusão do monóxido de carbono. A pletismografia deve ser realizada na suspeita de doença obstrutiva não-identificada na espirometria, assim como o teste de exercício cardiopulmonar, se a dispnéia não for explicada por todos os outros métodos descritos.

Os achados da tomografia de tórax de alta resolução (TCAR) freqüentemente se correlacionam com o padrão histopatológico da biopsia pulmonar (Tabela 23.2). A TCAR é mais sensível que a radiografia de tórax.

TABELA 23.2 ACHADOS HISTOPATOLÓGICOS *VERSUS* TOMOGRÁFICOS

Padrões histopatológicos	Padrões tomográficos	Colagenoses associadas
Pneumonia intersticial inespecífica/fibrose (PII/fibrose)	Vidro fosco e infiltrado reticular com ou sem consolidação, bronquiectasias de tração, faveolamento raro ou ausente, predomínio basal	ES, PM/DM, AR, SS, LES, DMTC
Pneumonia intersticial usual (PIU)	Infiltrado reticular periférico e faveolamento de predomínio basal, desarranjo arquitetural, bronquiectasias de tração, vidro fosco escasso e associado às áreas de fibrose	AR, ES, PM/DM, SS
Pneumonia em organização e bronquiolite obliterante (Boop)	Consolidações multifocais, bilaterais, não-segmentares, periféricas ou na região peribroncovascular	PM/DM, AR, LES, ES, SS
Dano alveolar difuso (DAD)	Áreas multifocais de vidro despolido e consolidação	LES, PM/DM, AR, ES
Pneumonia intersticial linfocítica (PIL)	Vidro despolido, nódulos centrolobulares mal definidos, espessamento peribroncovascular e dos septos interlobulares e cistos	SS, AR, LES
Bronquiolite folicular (BF)	Nódulos centrolobulares e peribrônquicos	AR, SS, ES
Bronquiolite constritiva (BC)	Aprisionamento aéreo, perfusão em mosaico	AR, SS
Hemorragia alveolar difusa (HAD)	Consolidação e vidro despolido, *patchy*	LES
Hipertensão pulmonar (HP)	Dilatação da artéria pulmonar, perfusão em mosaico	ES, LES, DMTC

O lavado broncoalveolar, se disponível, deve ser realizado principalmente nos quadros agudos porque pode identificar infecção por germe oportunista e a hemorragia alveolar difusa. A biopsia pulmonar transbrônquica e, mais freqüentemente, a cirúrgica são indicadas quando: o padrão da TCAR não for o "típico" para a colagenose em questão; para excluir neoplasia, amiloidose, infecção, toxicidade por drogas ou mesmo outra doença, como pneumoconiose ou pneumonite de hipersensibilidade; e nos quadros agudos.

É comum a combinação de padrões histopatológicos. Os padrões mais encontrados são: a pneumonia intersticial inespecífica/fibrose (PII/fibrose), a pneumonia intersticial usual (PIU), a pneumonia em organização e bronquiolite obliterante (Boop), o dano alveolar difuso (DAD), a pneumonia intersticial linfocítica (PIL) e a bronquiolite folicular (BF).

O acometimento da musculatura respiratória deve ser pesquisado com as medidas da Pimáx e Pemáx. Na suspeita de hipertensão pulmonar, que pode coexistir com a DIP, realizar o ecocardiograma e, se necessário, o cateterismo cardíaco direito. O teste de exercício cardiopulmonar também fornece indícios do comprometimento vascular.

Lúpus eritematoso sistêmico (LES)

O acometimento pulmonar ocorre mesmo em indivíduos que não preenchem todos os critérios para o diagnóstico de LES. Acomete a pleura, a musculatura respiratória, o interstício, os vasos e as vias aéreas. As principais complicações são o derrame pleural, a síndrome do pulmão "encolhido" (*shrinking lung syndrome*), a pneumonite lúpica aguda (PLA), a hemorragia alveolar difusa (HAD), a doença pulmonar intersticial crônica, a embolia pulmonar na presença da síndrome antifosfolípide, a hipertensão pulmonar (HP), a reação a drogas e as infecções.

Pleura

O envolvimento pleural ocorre em até 50% dos casos e 93% dos casos de necropsia, tanto na forma de derrame pleural quanto na forma de dor pleurítica recorrente. O líquido pleural se caracteriza por um exsudato neutrofílico na fase aguda e linfocítico na crônica e o histopatológico do material obtido por biopsia pleural é inespecífico. Nos derrames pequenos e assintomáticos, nenhum tratamento específico é necessário. Do contrário, introduz-se o corticosteróide ou aumenta-se a dose e, em alguns casos, associa-se imunossupressor.

Musculatura respiratória

A síndrome do pulmão encolhido (*shrinking lung syndrome*) é uma complicação rara, provavelmente secundária ao envolvimento diafragmático pela doença. Deve-se suspeitar quando a queixa de dispnéia se associa ao padrão restritivo na avaliação funcional e aos achados radiológicos de diminuição de volume e/ou atelectasias basais com elevação diafragmática. O tratamento é feito com corticosteróide e, em alguns casos, é necessário o uso de imunossupressor.

Interstício

A PLA e a HAD são raras, mas têm importante impacto na morbidade e na mortalidade dos pacientes com LES. Apresentam-se como uma doença febril aguda acompanhada de infiltrado pulmonar difuso, portanto é primordial o diagnóstico diferencial com os quadros infecciosos que são os mais freqüentes. Geralmente, há atividade da doença em outros órgãos, mas tanto a PLA quanto a HAD podem preceder outros achados do lúpus em 20% e 50%, respectivamente.

O lavado broncoalveolar é neutrofílico na PLA e hemorrágico na HAD. A histopatologia, na PLA, revela o padrão de DAD e na HAD, mostra capilarite em 80% dos casos associada à hemorragia alveolar.

O tratamento inclui altas doses de corticosteróide, como a metilprednisolona em pulsoterapia de 1 g/dia, por 3 dias. A plasmaferese pode ser usada precocemente na HAD. O uso de imunossupressores deve ser adiado até que a possibilidade de infecção tenha sido afastada. Recomenda-se a realização, pelo menos, do lavado broncoalveolar (LBA) nos pacientes lúpicos com infiltrado pulmonar difuso para o diagnóstico de possível infecção oportunista; sendo o LBA diagnóstico na HAD.

A DIP crônica é uma manifestação rara no LES, sendo encontrada em 1% nos casos novos, em 4% dentro de 1 ano da doença e em 8% após 12 anos de seguimento clínico. Os padrões incluem a PIU, a PII/fibrose, a Boop e a PIL/BF.

Vasos

A HP ocorre em aproximadamente 10% dos casos e implica uma mortalidade de até 50% em 2 anos. Pode também ser secundária à síndrome antifosfolípide, que se caracteriza por fenômenos trombóticos arteriais e venosos na presença de anticorpos antifosfolípides (anticardiolipina e anticoagulante lúpico). A anticoagulação deve ser permanente.

Esclerose sistêmica (ES)

Interstício

A DIP é mais freqüente na ES cutânea difusa com antitopoisomerase-I (Scl-70) positivo, e é achado freqüente de autopsia (70 a 80%). Pode preceder o quadro reumatológico cutâneo (*systemic sclerosis sine scleroderma*) e os únicos achados clínicos que podem sugerir uma possível ES são o fenômeno de Raynaud, a capilaroscopia com padrão microangiopatia SD, a disfunção esofágica e FAN positivo. Portanto, a DIP considerada "idiopática" pode ser secundária a uma doença sistêmica, a qual será diagnosticada precocemente se a revisão de todos os sistemas for realizada de forma minuciosa na abordagem inicial das doenças pulmonares em geral.

O padrão histopatológico mais freqüente é a PII/fibrose (80%), seguida da PIU, e ambas têm curso clínico crônico.

O tratamento será indicado quando há evidente comprometimento funcional basal, vidro fosco extenso na tomografia, queda funcional em relação aos valores iniciais ou piora radiológica na evolução. O uso da ciclofosfamida está indicado, por via oral ou em pulsoterapia, mas ainda não há um consenso em relação ao melhor regime de administração desse imunossupressor. Os efeitos tóxicos são maiores com o regime oral, entretanto, o uso endovenoso parece ser menos eficaz se não houver a associação de corticosteróide.

Vasos

A HP é mais freqüente na ES cutânea limitada (CREST), na qual o anticorpo anticentrômero é positivo em 70 a 80% dos casos. Deve ser suspeitada quando há dispnéia associada à queda isolada da DCO (< 50%) sem alterações funcionais ou radiológicas compatíveis com DIP. O ecocardiograma a identifica quando a pressão da artéria pulmonar é > 45 mmHg, mas falha em 32% dos casos se for < 30 mmHg. O tratamento segue as mesmas orientações da HP não-associada à colagenose e a sobrevida da ES na presença de HP é menor que 10% em 5 anos.

Artrite reumatóide (AR)

As principais formas de envolvimento pulmonar incluem a DIP, as vias aéreas maiores e a pleura.

Vias aéreas

As bronquiectasias são mais prevalentes na AR que nas outras colagenoses, estando presente em 30% das TCAR. Normalmente, são silenciosas, ou seja, sem a produção de expectoração.

Interstício

A DIP (PIU, Boop, BF, BC, PII/fibrose) pode anteceder o quadro reumatológico em até 2 anos, associa-se ao sexo masculino e ao tabagismo e a sua gravidade se correlaciona com o título do FR. As doenças bronquiolares, como a Boop e a BF, respondem bem ao corticosteróide e o imunossupressor deve ser considerado nas outras DIP.

Pleura

O derrame pleural clinicamente evidente ocorre somente em 5% dos casos, mas é um achado freqüente de autopsia (50%). O líquido é um exsudato linfocítico com pH e glicose baixos. A dor pleurítica ocorre em até 20% dos pacientes.

Outras condições incluem os nódulos reumatóides, a obstrução da via aérea superior por artrite cricoaritenóide e a reação a drogas freqüentemente utilizadas nessa colagenose, como o metotrexato e a leflunomida.

Polimiosite/dermatomiosite (PM/DM)

Os sítios de acometimento pulmonar são o interstício e a musculatura respiratória; entretanto, a aspiração por disfunção da musculatura faríngea é uma causa freqüente de lesão do parênquima pulmonar. A DIP pode anteceder o quadro reumatológico em até 25% dos casos, apresentar-se de forma aguda ou rapidamente progressiva e incide em até 65% dos casos de PM/DM. A síndrome anti-sintetase consiste na associação da PM/DM, anti-Jo-1 (anti-histidil-tRNA-sintetase) positivo e DIP. Associam-se freqüentemente a essa tríade a artrite/artralgia, as mãos de mecânico e o fenômeno de Raynaud.

O anti-Jo-1 está presente em até 65% dos casos de PM/DM com DIP e somente em 13 a 18% na PM/DM sem DIP. O padrão histopatológico mais freqüente é a PII/fibrose, mas ocorrem também a PIU, a Boop e o DAD.

A monoterapia com corticosteróide fica restrita aos casos estáveis e a associação de imunossupressor (ciclofosfamida ou azatioprina) deve ser instituída prontamente nos casos de apresentação aguda ou rapidamente progressiva, na presença de vidro fosco extenso na TCAR e nos casos com piora clínica, funcional e/ou radiológica. Nos casos refratários, considerar o uso de metotrexato, ciclosporina, tacrolimus ou imunoglobulina.

Síndrome de Sjögren (SS)

Acomete freqüentemente o interstício, mas a tosse pode ser secundária também à xerotraqueía. A bronquiectasia é secundária à BF e outras condições estão associadas a essa colagenose, como a doença linfoproliferativa (linfoma) e a amiloidose. Classicamente, está associada à PIL ou BF, mas, em uma série recente da literatura, o padrão histológico mais encontrado foi a PII/fibrose (61%), provavelmente por um viés de seleção da amostra.

O corticosteróide é o tratamento de escolha inicial.

Doença mista do tecido conectivo (DMTC)

O acometimento pulmonar é comum (20 a 85%), mas a prevalência do padrão histopatológico da DIP não é bem conhecida nessa colagenose. Os achados de fibrose e de vidro despolido são menos acentuados do que os encontrados na ES ou na PM/DM. Não existe um protocolo de tratamento definido, variando da monoterapia com corticosteróide à combinação com imunossupressor.

REFERÊNCIAS BIBLIOGRÁFICAS

1. CHEEMA, G.S. & QUISMORIO, F.P. "Interstitial lung disease in systemic sclerosis". *Curr. Opin. Pulm. Med.* 7:283-90, 2001.
2. CHEEMA, G.S. & QUISMORIO, F.P. "Interstitial lung disease in systemic lupus erythematosus". *Curr. Opin. Pulm. Med.* 6:424-9, 2000.
3. FATHI, M. et al. "Interstitial lung disease, a common manifestation of newly diagnosed polymyositis and dermatomyositis". *Ann. Rheum. Dis.* 63:297-301, 2004.
4. IMBERT-MASSEAU, A. et al. "Antisynthetase syndrome". *Joint Bone Spine.* 70:161-8, 2003.
5. KIM, D.S. et al. "The major histopathologic pattern of pulmonary fibrosis in scleroderma is nonspecific interstitial pneumonia". *Sarcoisosis Vasc. Diffuse Lung Dis.* 19:121-7, 2002.
6. LAMBLIN, C. et al. "Interstitial lung diseases in collagen vascular diseases". *Eur. Respir. J.* 18(Suppl. 32):69s-80s, 2001.

7. STRANGE, C. & HIGHLAND, K.B. "Interstitial lung disease in the patient who has connective tissue disease". *Clin. Chest Med.* 25:549-59, 2004.
8. TANAKA, N. et al. "Collagen vascular disease-related lung disease-High-resolution computed tomography findings based on the pathologic classification". *J. Comput. Assist. Tomogr.* 28:351-60, 2004.
9. VASSALO, R. & THOMAS, C.F. "Advances in the treatment of rheumatic interstitial lung disease". *Curr. Opin. Pulm. Med.* 16:186-91, 2004.
10. WHITE, B. et al. "Cyclophosphamide is associated with pulmonary function and survival benefit in patients with scleroderma and alveolitis". *Ann. Intern. Med.* 132:947-54, 2000.

CAPÍTULO 24

Doenças Pulmonares Difusas Induzidas por Drogas

CARLOS ALBERTO DE CASTRO PEREIRA
VERÔNICA AMADO

INTRODUÇÃO

Mais de 350 drogas podem causar lesão pulmonar. Na maioria das vezes, a doença se manifesta por um processo intersticial; em geral, o comprometimento pulmonar é isolado.

Em nosso banco de 1.240 casos de doenças pulmonares difusas, as drogas responderam por 2% do total. A droga mais comumente envolvida foi a amiodarona.

Drogas podem produzir virtualmente todos os padrões histopatológicos das pneumonias intersticiais, incluindo pneumonia intersticial inespecífica celular e fibrótica, pneumonia eosinofílica, pneumonia em organização, pneumonia granulomatosa ou um padrão de pneumonia intersticial usual. O uso de drogas pode, ainda, resultar em edema e hemorragia alveolar (com ou sem capilarite) e dano alveolar difuso (DAD).

O número de casos publicados com histopatologia documentada por biopsia não é grande, porém uma mesma droga pode causar diversas expressões anatomopatológicas, de modo que a biopsia raramente é diagnóstica. Algumas drogas podem causar um padrão particular (p.ex., amiodarona, parafina, metotrexato em certos casos), o que permite o reconhecimento da etiologia.

Para complicar ainda mais o cenário, combinações de padrões podem ocorrer em um mesmo paciente. Esse aspecto também ressalta a limitação da biopsia transbrônquica para o diagnóstico. Em certos casos, uma biopsia pulmonar torna-se necessária para diferenciação de outras causas de infiltrado difuso, como com o uso de drogas imunossupressoras, em que infecções oportunistas são freqüentes.

Em algumas situações, a doença para a qual a droga foi utilizada pode resultar no mesmo padrão anatomopatológico, por exemplo, pacientes com artrite reumatóide recebendo metotrexato (MTX) podem desenvolver bronquiolite obliterante com pneumonia em organização (Boop), que pode ser resultante de ambas as condições, havendo necessidade da retirada da droga.

A retirada da droga pode resultar em rápida involução do quadro, o que, entretanto, depende dos achados anatomopatológicos (fibrose não será reversível) e da meia-vida da substância.

O diagnóstico de doença pulmonar induzida por drogas (DPID) repousa na associação temporal definida entre a exposição ao agente e o desenvolvimento de sinais e sintomas respiratórios. Essa associação pode ser evidenciada por achados que surgem imediatamente após o uso, por demonstração da inexistência de infiltrado antes do uso da droga ou pela suspensão seguida de melhora clínica e radiológica. Mas há casos tardios nos quais as manifestações surgem longo tempo depois da suspensão (quimioterápicos, amiodarona).

A detecção precoce seria ideal, porém medidas seriadas de função pulmonar e radiografias periódicas revelaram-se infrutíferas em diversos estudos.

As drogas que mais freqüentemente causam DPID incluem amiodarona, antibióticos, antiinflamatórios não-esteróides, agentes quimioterápicos (bleomicina, bussulfano, clorambucil, ciclofosfamida, MTX, mitomicina, nitrosouréias) e as drogas nitro (nitrofurantoína e nilutamida, esta um antiandrogênico usada para câncer de próstata metastático). Drogas recentes adicionadas à lista incluem citoquinas e fatores de crescimento, ácido transretinóico, docetaxol, gefitinib, gencitabina, irinotecan e vinorelbina.

Agentes anti-TNF resultam em aumento de tuberculose. Algumas drogas resultam em padrões específicos, (p.ex., pneumonia eosinofílica por minociclina), enquanto outras, como amiodarona e bleomicina, causam diversos padrões de lesão pulmonar. Alguns grupos de drogas tendem a produzir o mesmo padrão de agressão, por exemplo, pneumonia eosinofílica por antibióticos e antiinflamatórios.

Diversas classificações para as DPID são possíveis, mas clinicamente é interessante dividi-las em agudas e não-agudas, embora uma mesma droga possa causar doença com diferentes apresentações.

DOENÇAS AGUDAS

O substrato anatomopatológico pode ser de pneumonia intersticial com ou sem granulomas; pneumonia eosinofílica; dano alveolar difuso; edema pulmonar e, raramente, pneumonia em organização. Nesses casos, a retirada da droga e o uso de corticosteróides são essenciais no manejo. Tipicamente, os pacientes necessitam de ventilação mecânica. O diagnóstico diferencial com infecção é comum.

O lavado broncoalveolar (LBA) pode ser muito útil se revelar: linfócitos elevados, eosinófilos (pneumonia eosinofílica aguda) ou células displásicas do tipo II (quimioterápicos). Entretanto, qualquer causa de dano alveolar difuso (DAD) pode resultar em atipias dos pneumócitos do tipo II. O LBA é muito útil para excluir doença infecciosa, mais notavelmente *Pneumocystis jiroveci* em pacientes imunossuprimidos.

Em geral, metotrexato, amiodarona e agentes quimioterápicos são as drogas que mais freqüentemente causam doença pulmonar aguda induzida por drogas.

Pneumonia eosinofílica aguda (PEA)

Eosinófilos elevados no sangue ou no LBA são de grande auxílio diagnóstico. As drogas que mais comumente resultam em PEA são: amiodarona, bleomicina, captopril, sais de ouro, contraste iodado, minociclina, MTX, nitrofurantoína e fenitoína. Mais de 100 drogas já foram descritas como causadoras de PEA. A forma mais comum de eosinofilia induzida por drogas é uma síndrome do tipo Löffler, com sintomas ausentes ou mínimos. A radiografia revela infiltrados migratórios e a retirada da droga resulta em cura.

A minociclina talvez seja a droga que mais freqüentemente causa PEA. Ao contrário da PEA idiopática, na qual eosinofilia está freqüentemente ausente, no caso de etiologia por drogas a contagem de eosinófilos quase sempre situa-se acima de 1.000/mm^3.

Radiologicamente, os quadros são semelhantes, com consolidações, linhas septais e derrame pleural. Corticosteróides rapidamente resolvem o quadro. A síndrome de Churg-Strauss tem sido associada ao uso dos inibidores de leucotrienos, zafirlucaste e montelucaste. Discute-se se a retirada dos corticosteróides (usados, muitas vezes, em casos de asma mais grave) e sua substituição pelos inibidores dos leucotrienos resultariam na síndrome.

Dano alveolar difuso por quimioterapia

O dano alveolar difuso é caracterizado histologicamente pela presença de edema alveolar e intersticial, formação de membranas hialinas e proliferação dos pneumócitos do tipo II. Decorre mais comumente do uso de agentes citotóxicos, como bleomicina, e menos comumente com aspirina e narcóticos.

Radiologicamente, há consolidações em zonas dependentes. O quadro deve ser diferenciado de edema pulmonar por sobrecarga de líquidos, usados em abundância em certos esquemas de quimioterapia. O DAD ocorre mais freqüentemente com esquemas de múltiplos quimioterápicos ou quando radioterapia ou oxigenoterapia são associadas ao tratamento. DAD é um achado inespecífico que pode também resultar de infecções, o que traz grande dificuldade no diagnóstico diferencial.

Muitos pacientes se apresentam em insuficiência respiratória aguda (IRA). O uso de corticosteróides em doses elevadas deve ser feito, porém o prognóstico é ruim.

Lesão pulmonar aguda pela amiodarona

O dano alveolar difuso pelo uso de amiodarona pode ocorrer após doses de ataque ou durante o tratamento usual, especialmente depois de cirurgia cardíaca ou pulmonar, após implantação de desfibrilador automático ou cateterismo pulmonar. Oxigênio e ventilação mecânica potencializam o efeito. Histologicamente, além do quadro clássico de DAD, observam-se achados de dislipidose, com macrófagos xantomizados nos espaços alveolares. A mortalidade é de 40 a 50%, mesmo com suspensão da amiodarona e terapia com corticosteróides intravenosos.

Edema pulmonar

Os agentes mais comuns são: aspirina, beta-2-agonistas, transfusões, hidroclorotiazida e opiáceos. Na maioria das vezes, o edema é do tipo não-cardiogênico e resulta de um aumento da permeabilidade capilar pulmonar. O quadro é agudo, podendo evoluir para insuficiência respiratória aguda (IRA). O benefício dos corticosteróides é incerto. Usualmente, as opacidades pulmonares resolvem rapidamente. Diuréticos são usualmente prescritos.

Outras condições agudas

Raramente quadros de hemorragia alveolar difusa decorrem do uso de drogas. Uma mistura de pneumonia em organização com deposição de fibrina (pneumonia em organização aguda ou fibrinosa) pode decorrer do uso de certas drogas.

Doença pulmonar subaguda/crônica

O substrato histopatológico pode ser: pneumonite granulomatosa, pneumonia em organização, pneumonia intersticial inespecífica ou mesmo pneumonia eosinofílica.

A pneumonia em organização, também conhecida como bronquiolite obliterante com pneumonia em organização (Boop), caracteriza-se por tampões de tecido fibromixóide que preenchem os espaços aéreos distais, bem como os bronquíolos terminais e respiratórios. Áreas de Boop em amostras obtidas por biopsia transbrônquica podem ser observadas em outras lesões fundamentais, como pneumonia intersticial inespecífica (NSIP) com fibrose e pneumonite granulomatosa. A Boop tem sido mais freqüentemente relatada em associação com o uso de metotrexato, nitrofurantoína, amiodarona, bleomicina e bussulfano.

O raio X de tórax mostra áreas de consolidação, associadas a áreas de vidro fosco e nódulos. Quando as áreas de consolidação têm distribuição peribrônquica, o diagnóstico é sugestivo. Ocasionalmente, os nódulos são um achado isolado simulando metástases ou são únicos. Essa condição usualmente resulta do uso de quimioterápicos e regride espontaneamente ("câncer que cura").

A pneumonia intersticial inespecífica é uma das formas mais comuns de lesão pulmonar por drogas. Caracteriza-se histologicamente por espessamento homogêneo das paredes alveolares por células inflamatórias mononucleares (NSIP celular) ou por fibrose (NSIP fibrótica). Diversas drogas resultam em NSIP, as mais comuns sendo MTX, amiodarona e carmustina. A fase celular se expressa na TCAR por áreas de vidro fosco. Na fase fibrótica, há desenvolvimento de padrão reticular e bronquiectasias de tração, mas faveolamento é raro ou focal, se presente.

Pneumonite granulomatosa

O termo pneumonite de hipersensibilidade é, às vezes, aplicado à pneumonite granulomatosa, porém deve ser evitado por alguns motivos:

- o termo pneumonite de hipersensibilidade deve ser reservado para a resposta tecidual pulmonar a agentes inalados;
- na literatura, casos de pneumonias eosinofílicas decorrentes do uso de drogas são freqüentemente chamados de reações de hipersensibilidade;
- nem sempre a tríade histológica clássica de PH está presente, podendo haver pneumonite granulomatosa, sem bronquiolite e sem inflamação intersticial, que caracterizam a pneumonite de hipersensibilidade;
- alguns autores denominam de síndrome de hipersensibilidade às drogas (SHD) uma reação idiossincrásica definida pela tríade de febre, *rash* e envolvimento orgânico como hepatite, miocardite, nefrite ou pneumonite, a qual é mais comum com o uso de anticonvulsivantes, particularmente fenitoína e carbamazepina, alopurinol e sulfonamidas. Eosinofilia ocorre em 30% dos casos.

Em pacientes com NSIP celular ou Boop, com a retirada da droga, o prognóstico em geral é bom. Terapia com corticosteróide é indicada para pacientes com extensas opacidades e hipoxemia significativa ou para aqueles em que a retirada da droga não resulta em melhora.

Embora pneumonia eosinofílica seja, em geral, aguda, o quadro pode surgir após semanas a anos de uso, como descrito para os AINH. A pneumonia eosinofílica caracteriza-se histologicamente pelo acúmulo de eosinófilos nos espaços alveolares e infiltração do espaço intersticial adjacente por eosinófilos e quantidades variáveis de linfócitos e células plasmáticas.

As drogas mais comumente envolvidas são: MTX, sulfasalazina, nitrofurantoína e AINH. A radiografia e a TCAR mostram consolidações bilaterais que, quando típicas, assumem distribuição periférica e de lobos superiores ("negativo do edema pulmonar").

Pneumonite por amiodarona

Amiodarona e seu principal metabólito, desetilamiodarona, acumulam-se extensamente no organismo e atingem concentrações tóxicas nos tecidos. Essas moléculas contêm iodo e interferem no metabolismo dos fosfolípides, resultando em acúmulo pulmonar. A vida média é longa, resultando em lenta eliminação após a suspensão. Essas propriedades farmacocinéticas respondem por muitos achados da lesão pulmonar induzida pela amiodarona: lenta melhora após a suspensão, eventuais opacidades densas na TCAR e acúmulo de macrófagos com inclusões lipídicas, característicos do uso da droga.

A prevalência varia com a dose da droga, sendo mais comum (~ 10%) quando doses diárias de 400 mg ou mais são utilizadas.

Na maioria das vezes, o quadro é insidioso, surgindo após meses a anos de tratamento. Perda de peso, febrícula, dispnéia e tosse são comuns. Quando o substrato anatomopatológico é de Boop, consolidações são comuns, podendo haver opacidades simulando massas, única ou múltiplas.

Na presença de NSIP, há infiltrado em vidro fosco ou reticular. Faveolamento, típico de pneumonia intersticial usual, é ocasionalmente observado em idosos em uso de amiodarona, mas decorre, em geral, de fibrose pulmonar idiopática coincidente. A prova funcional revela distúrbio restritivo com DCO reduzida. Medidas repetidas da difusão do CO para detecção precoce da doença mostraram que quedas isoladas da DCO indicam o desenvolvimento de lesão pulmonar por amiodarona em apenas 1/3 dos casos.

O achado de células xantomatosas com inclusões lamelares no LBA de pacientes em uso de amiodarona não indica toxicidade, apenas exposição, mas sua ausência exclui a doença. Toxicidade pulmonar por amiodarona é um diagnóstico de exclusão. Na presença de consolidações, o achado de Boop em biopsia transbrônquica é aceito como padrão diagnóstico. Já o diagnóstico de NSIP só pode ser feito por biopsia cirúrgica, o que deve ser evitado pelo possível agravamento da lesão pulmonar. Um exemplo de NSIP por amiodarona é mostrado na Figura 24.1.

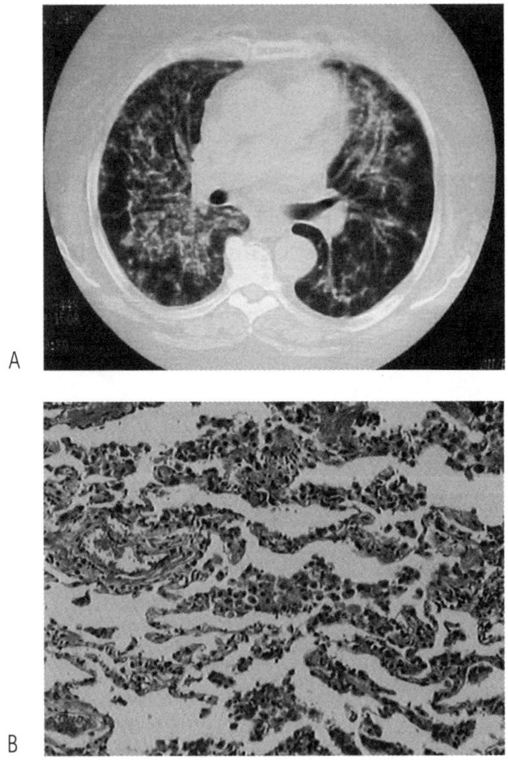

FIGURA 24.1 Paciente de 60 anos, em uso de amiodarona, 200 mg/dia, há 2 anos: (A) consolidações peribroncovasculares e (B) infiltrado inflamatório septal. (Ver foto em cores no Miniatlas Colorido.) *(continua)*

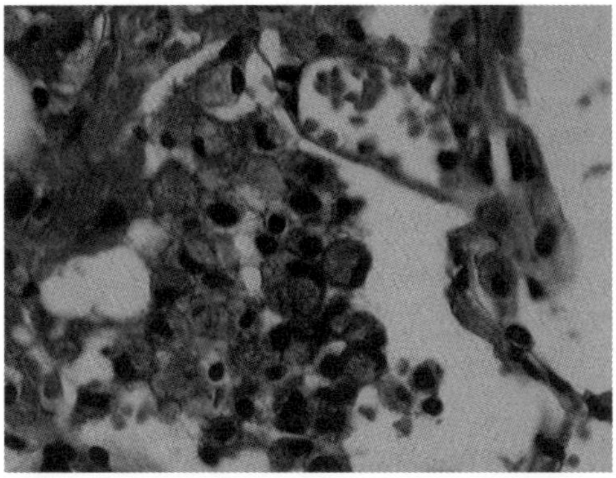

C

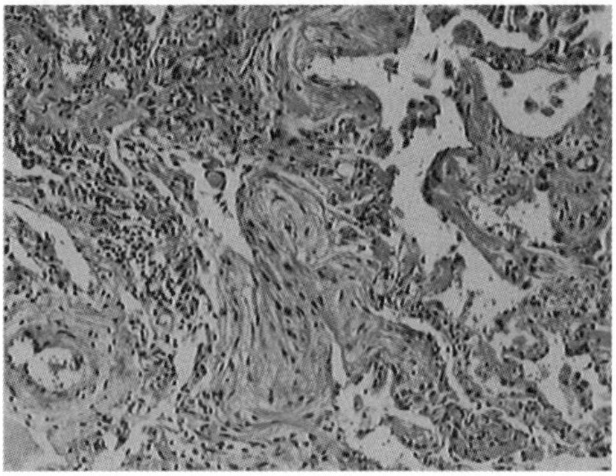

D

FIGURA 24.1 (CONT.) Paciente de 60 anos, em uso de amiodarona, 200 mg/dia, há 2 anos: (C) presença de macrófagos xantomatosos e (D) áreas de bronquiolite obliterante. (Ver fotos em cores no Miniatlas Colorido.)

O uso de corticosteróide influencia a evolução da doença. Os pacientes em uso de amiodarona devem ser alertados para a presença de sintomas que possam indicar lesão pulmonar.

Metotrexato (MTX)

Pode causar uma pneumonite granulomatosa (em 1/3 dos casos de lesão pulmonar), Boop, DAD, fibrose pulmonar rapidamente progressiva ou bronquite com hiperresponsividade brônquica. O MTX pode comprometer a resposta imunológica e aumentar o risco para infecções oportunistas por *Pneumocystis*, citomegalovírus, varicela zóster, *Nocardia*, micobactérias ou fungos. O *P. jirovecii* é o agente mais freqüente. Portanto, é obrigatório excluir a possibilidade de infecção pulmonar.

As infecções devem ser excluídas por broncoscopia com LBA, especialmente na presença de linfopenia ou de uso de doses cumulativas de MTX acima de 700 mg (equivalente a tratamento por mais de 1 ano com 15 mg/semana). Leucocitose acima de 15.000 é comum. Casos de linfoma não-Hodgkin (células B) que regride após suspensão do MTX foram descritos.

O quadro pode ser agudo, subagudo ou crônico, mas freqüentemente é subagudo e surge no 1º ano de uso. Até 50% exibem eosinofilia periférica. O LBA é útil ao demonstrar um predomínio de linfócitos do tipo CD4+ e ao excluir infecção.

Na biopsia, podem-se observar infiltração eosinofílica e granulomas pequenos, malformados, sugestivos de lesão por hipersensibilidade.

Alguns fatores de risco foram descritos: idade > 60 anos, envolvimento pulmonar pela artrite reumatóide, uso prévio de outras medicações anti-reumáticas, hipoalbuminemia e diabete. O tratamento pode consistir apenas da retirada da droga, em casos leves, até o uso de altas doses de corticosteróides. A resposta quase sempre é favorável, com mortalidade de 1%.

Bronquiolite obliterante com pneumonia em organização

Diversas drogas podem causar Boop. As mais comuns são amiodarona, agentes betabloqueadores, carbamazepina, interferons, MTX, minociclina, nitrofurantoína, sulindaco e radiação para mama. Mais recentemente, as estatinas foram agregadas a essa lista.

Como áreas incidentais de Boop podem ser observadas em amostras de biopsia transbrônquica, idealmente o diagnóstico deveria ser feito por biopsia aberta; entretanto, na presença de consolidações peribrônquicas e/ou subpleurais, esse diagnóstico é aceito.

Em pacientes com sintomas moderados, a descontinuação da droga apenas pode ser suficiente para resolução do quadro.

Pneumonia intersticial inespecífica (NSIP)

Pode ocorrer durante ou após o tratamento com amiodarona, agentes quimioterápicos (particularmente ciclofosfamida e as nitrosuréias, BCNU e CCNU), ouro e MTX e, possivelmente, sulfasalazina. Em geral, há infiltrado reticular basilar com perda de volume. Faveolamento e baqueteamento são raros ou achados tardios.

Pulmão da quimioterapia

O pulmão da quimioterapia é uma forma agressiva de doença pulmonar rapidamente fibrosante que pode surgir durante ou após cursos múltiplos ou prolongados de esquemas de quimioterapia citotóxicos (particularmente aqueles contendo bleomicina, ciclofosfamida, melfalan, mitomicina C ou nitrosuréias) com ou sem radioterapia adicional. É difícil definir a responsabilidade exata de cada uma das drogas prescritas ou o papel da radioterapia.

O quadro clínico pode surgir rapidamente, de modo gradual ou muitos anos após o tratamento. É frustrante quando um quadro fatal ocorre em um paciente considerado curado de sua neoplasia. O quadro radiológico é o de opacidades simétricas, basais ou difusas, intersticiais, alveolares ou mistas, associadas à perda de volume pulmonar. Faveolamento tardio pode ser observado. O quadro funcional exibe restrição acentuada e distúrbio de troca gasosa.

O exame histológico revela pneumonia e fibrose intersticial, um infiltrado esparso de células mononucleares e achados de dano alveolar difuso na forma de edema, membranas hialinas e pneumócitos tipo 2 displásicos e bizarros na luz alveolar.

O prognóstico é variável. Os pacientes podem responder ao uso de corticosteróides e se recuperar plenamente ou evoluir para insuficiência respiratória aguda refratária ao tratamento. Alguns casos de transplante foram publicados.

Um padrão peculiar de fibrose pleuropulmonar pode ser observado em adultos depois da administração de carmustina, ciclofosfamida ou esquemas de poliquimioterapia, notavelmente na infância. Os achados incluem um padrão de fibrose de lobos superiores, com ou sem espessamento pleural. O prognóstico é ruim, com 50% de mortalidade.

DOENÇA PULMONAR INDUZIDA POR QUIMIOTERÁPICOS ESPECÍFICOS

Pela sua importância, algumas considerações em separado serão feitas para os fármacos mais importantes, embora em esquemas múltiplos seja difícil definir a responsabilidade de cada agente.

As reações podem ser graves e rapidamente fatais e devem ser diferenciadas de infecções, já que ambas resultam em febre e infiltrado pulmonar difuso. Bleomicina, ciclofosfamida e MTX são as drogas mais freqüentemente envolvidas, mas um grande número de quimioterápicos é implicado. O diagnóstico depende de uma história apropriada de exposição, evidência histológica de lesão pulmonar e, mais importante, a exclusão de outras causas de lesão pulmonar.

O padrão tomográfico quase sempre é inespecífico. A presença de atipias citológicas no LBA não deve ser utilizada como critério diagnóstico do pulmão associado à quimioterapia (QT); pode apenas refletir exposição ou resultar de reparo a um dano alveolar difuso decorrente de outras condições.

Bleomicina

É a droga que mais causa lesão pulmonar. A incidência se relaciona com a dose cumulativa (sendo maior quando 450 U ou mais foram utilizadas), é mais comum em idosos e naqueles com doença pulmonar ou renal preexistente.

Queda da difusão do CO pode indicar lesão precoce e a suspensão da droga. Radioterapia, O_2 e ciclofosfamida potencializam a lesão pulmonar da bleomicina.

A bleomicina pode causar diversos tipos de lesão pulmonar: pneumonia eosinofílica, Boop (melhor prognóstico) ou dano alveolar difuso (pior prognóstico) e, eventualmente, pneumonite granulomatosa.

Mitomicina C

Causa pneumonite com boa resposta aos corticosteróides e ainda pode causar um quadro de anemia hemolítica microangiopática, com insuficiência renal e edema pulmonar não-cardiogênico.

Bussulfano

Causa, em geral, um quadro insidioso de lesão pulmonar, que surge após 4 anos do uso. O quadro histológico é inespecífico, porém pode ocorrer um quadro de proteinose alveolar, refratária à lavagem pulmonar. A lesão parece ser mais comum se uma dose que excede 500 mg foi utilizada.

Ciclofosfamida

Dois padrões foram descritos, um de início precoce, surgindo de 1 a 6 meses depois do início do tratamento e responsivo à retirada da droga, e um tardio, que surge depois de meses a anos, cursa com fibrose pulmonar e espessamento pleural e é resistente ao tratamento.

Nitrosaminas

As nitrosuréias causam toxicidade pulmonar freqüente. Em particular, o BCNU (carmustina) induz a uma fibrose tardia, com predileção para os lobos superiores, o que resulta em pneumotórax com certa freqüência, pela presença de bolhas associadas.

A toxicidade é dose-dependente, chegando a 50% quando a dose excede 1.500 mg/m^2. Em geral, corticosteróides são ineficazes.

DOENÇAS INDUZIDAS POR OUTRAS DROGAS

Gefitinib, usado para tratamento de câncer pulmonar de células não-pequenas, às vezes resulta em DAD, que pode ser fatal. Paclitaxel e docetaxel utilizados no tratamento do câncer brônquico podem causar lesão pulmonar responsiva a corticosteróide. É possível que a combinação de docetaxel e gencitabina tenha maior potencialidade para causar lesão pulmonar.

Interferon-alfa pode induzir ou exacerbar sarcoidose. Em razão de suas propriedades antivirais e imunomodulatórias, os interferons são usados para tratamento de diversas doenças. Interferons estimulam a resposta Th-1, que tem um papel maior na formação dos granulomas. Na maioria dos casos, a sarcoidose induzida pelo interferon desaparece com a descontinuidade da droga.

O interferon-alfa também pode causar pneumonite celular com predomínio de CD8 no LBA ou um padrão de Boop.

Recentemente, o interferon-gama, utilizado para tratamento da fibrose pulmonar idiopática, foi implicado em lesão pulmonar aguda fatal em alguns casos.

Leflunomida, crescentemente utilizada em substituição ao MTX no tratamento da artrite reumatóide, tem sido também implicada em muitas infecções intracelulares, em torno de 80 casos de pneumonite difusa, e raros casos de vasculite.

Os agentes bloqueadores do TNF-alfa (infliximab, etanercept) raramente induzem pneumonites. Centenas de casos de tuberculose pulmonar e não-pulmonar foram descritos com esses agentes. Em geral, as formas são disseminadas, com manifestações pulmonares presentes na metade dos casos. O diagnóstico patológico pode ser difícil, pois os granulomas são esparsos ou ausentes, o que pode resultar em doença fatal. O derivado protéico purificado (PPD) deve ser realizado e o tratamento com isoniazida (INH), iniciado por pelo menos 3 semanas antes do uso desses agentes, nos casos em que o teste é positivo.

COMPLICAÇÕES PULMONARES RELACIONADAS À RADIOTERAPIA

A radioterapia faz parte do arsenal disponível para o tratamento de neoplasias malignas originárias de diferentes órgãos e tecidos. Quando a aplicação envolve o tórax, como nas neoplasias pulmonares, mamárias ou nos linfomas, complicações pulmonares podem ocorrer, como a pneumonite, a fibrose ou, mais raramente, a bronquiolite obliterante com pneumonia em organização (Boop).

As complicações pulmonares podem ter um caráter agudo, como a pneumonite, ou crônico, como a fibrose. Decorrem da agressão tecidual desencadeada pela radioterapia, assim como pela resposta inflamatória dos tecidos adjacentes às áreas irradiadas. A incidência dessas complicações é em torno de 7%, porém varia muito de acordo com o protocolo radioterápico utilizado.

Como as células pulmonares têm baixo índice mitótico, a pneumonite relacionada à radioterapia geralmente ocorre apenas após 1 a 3 meses de sua aplicação. O sintoma mais comum é a dispnéia, que pode variar de leve à intensa. Outros sintomas freqüentes são tosse, geralmente seca, e febre baixa.

Ao exame físico, pode haver crepitações e sinais de consolidação no local irradiado, além de atrito pleural. Em casos graves, a evolução para insuficiência respiratória aguda pode ocorrer rapidamente.

A fibrose pulmonar ocorre mais tardiamente, 6 a 24 meses após a radioterapia, e não é, necessariamente, precedida pela pneumonite. Os pacientes que apresentam evolução mais benigna, com pequena área comprometida pela fibrose, podem permanecer estáveis, apresentando apenas dispnéia leve; entretanto, os casos mais graves podem evoluir para insuficiência respiratória crônica e *cor pulmonale.* O exame físico é inespecífico, evidenciando-se crepitações nas áreas de fibrose e, nos quadros avançados, os achados habituais do *cor pulmonale.*

A Boop foi identificada mais recentemente em pacientes com neoplasia de mama que foram submetidas a tratamento cirúrgico seguido de radioterapia. As manifestações clínicas podem ser precoces, após cerca de 3 semanas da radioterapia, ou mais tardias, excedendo 1 ano. São sintomas freqüentes: dispnéia, tosse seca, febre baixa, astenia e perda de peso. Crepitações podem estar presentes à ausculta.

Os componentes celulares pulmonares mais importantes na fisiopatologia da pneumonite relacionada à radioterapia são os pneumócitos tipo II e as células endoteliais. A fase precoce, primeiro mês após a radioterapia, é predominantemente exsudativa, com aumento da produção do surfactante e edema intersticial.

Na fase intermediária, que pode durar até 6 meses, predomina a resposta inflamatória com obstrução capilar, espessamento de septos alveolares e aumento de células inflamatórias. No lavado broncoalveolar pode haver aumento de linfócitos com inversão da relação CD4/CD8, à semelhança do que ocorre na pneumonia por hipersensibilidade, sugerindo um mecanismo imunológico.

Após os 6 primeiros meses, na fase tardia, a fibrose passa a predominar com destruição e perda capilar, espessamento septal ainda mais intenso e obliteração alveolar.

Os principais fatores predisponentes para o surgimento da pneumonite e da fibrose relacionada à radioterapia são:

- a dose de radioterapia utilizada, o volume de tecido pulmonar que receberá a radiação e a forma como a radiação é aplicada. O fracionamento da dose diminui o risco de complicações;
- presença de doença pulmonar prévia;
- retirada de corticóide em pacientes que vinham fazendo uso dessa medicação;
- uso de agentes quimioterápicos;
- radioterapia prévia.

Os principais diagnósticos diferencias das complicações relacionadas à radioterapia são: a recorrência tumoral, a linfangite carcinomatosa, pneumonias infecciosas ou pneumonites químicas por aspiração (nos pacientes que apresentem comprometimento do nível de consciência e/ou disfagia) e as complicações pulmonares relacionadas aos agentes quimioterápicos, já que nesses pacientes é freqüente a associação de quimioterapia e radioterapia.

Na pneumonite, podem ocorrer infiltrados mal definidos, nas áreas submetidas a radioterapia, que freqüentemente evoluem para consolidação, eventualmente com broncogramas aéreos presentes. Também podem ocorrer derrames pleural e/ou pericárdico.

Nos pacientes que evoluem para fibrose, pode haver distorções parenquimatosas e atelectasia, dependendo da extensão da área fibrótica.

A Boop geralmente se manifesta por infiltrados alveolares, únicos ou múltiplos, freqüentemente migratórios e cuja localização não guarda, necessariamente, relação com a área submetida à radioterapia.

Os pacientes que desenvolvem pneumonite e que são oligossintomáticos podem ser acompanhados clinicamente, sem necessidade de tratamento medicamentoso e com boa chance de remissão. O corticóide é recomendado para os casos mais graves, podendo-se usar 60 a 100 mg de prednisona ao dia, por semanas, até que haja melhora clínica relevante.

O tratamento da Boop relacionada à radioterapia segue as recomendações referidas para o tratamento da Boop.

As complicações pulmonares relacionadas à radioterapia são freqüentes, embora venham diminuindo nos últimos anos com o aprimoramento das técnicas radioterápicas. A melhor compreensão dos mecanismos fisiopatológicos envolvidos nessas complicações poderá trazer novas perspectivas para a prevenção e o seu tratamento.

REFERÊNCIAS BIBLIOGRÁFICAS

1. CAMUS, P.C. & ROSENOW, E.C. (eds.). "Iatrogenic lung disease". *Clin. Chest Med.* 25:1-236, 2004.
2. CAMUS, P. et al. "Drug-induced and iatrogenic infiltrative lung disease". *Clin. Chest Med.* 25:479-519, 2004.
3. _______. "Interstitial lung disease induced by drugs and radiation". *Respiration.* 71:301-26, 2004.
4. CLEVERLEY, J.R. et al. "Drug-induced lung disease: high-resolution CT and histological findings". *Clin. Radiol.* 57:292-9, 2002.
5. ERASMUS, J.J.; MCADAMS, H.P. & ROSSI, S.E. "Drug-induced lung injury". *Semin. Roentgenol.* 37:72-81, 2002.
6. LIOTE, H. "Pulmonary side effects of new treatments for rheumatoid arthritis". *Rev. Mal. Respir.* 21:1107-15, 2004.
7. MARZOUK, K. et al. "Interferon-induced granulomatous lung disease". *Curr. Opin. Pulm. Med.* 10:435-40, 2004.
8. MULLER, N.L. et al. "Diagnosis and management of drug-associated interstitial lung disease". *Br. J. Cancer.* 91(Suppl. 2):S24-30, 2004.
9. ROSSI, S.E. et al. "Pulmonary drug toxicity: radiologic and pathologic manifestations". *Radiographics.* 20:1245-59, 2000.

CAPÍTULO 25

Sarcoidose

SÍLVIA CARLA SOUSA RODRIGUES
WALDER G. PEREIRA DE BARROS

DEFINIÇÃO

A sarcoidose é uma doença granulomatosa multissistêmica de etiologia desconhecida. Tem ocorrência universal e afeta indivíduos de ambos os sexos, todas as raças e idades. Os pulmões e linfonodos intratorácicos são os órgãos mais afetados e o achado de linfadenopatia hilar bilateral e paratraqueal à direita sugere o diagnóstico da doença. São comuns as lesões de pele, olhos e linfonodos periféricos, mas qualquer outro órgão pode estar envolvido. O diagnóstico é feito por exclusão de outras causas de doenças granulomatosas, sendo estabelecido através da combinação do quadro clínico-radiográfico e o resultado do estudo histopatológico do órgão comprometido, que revela a presença de granulomas de células epitelióides não-necrosantes.

EPIDEMIOLOGIA

Na literatura, é referido classicamente que a sarcoidose acomete principalmente adultos jovens, com menos de 40 anos, porém, em nossa série, contendo 101 casos, a média de idade foi de 50 anos, variando entre 20 e 80 anos. Há leve predominância do sexo feminino. Estudos de caso-controle mostram que as características epidemiológicas da sarcoidose influenciam sua apresentação clínica e seu prognóstico. Existem vários fatores de risco para o desenvolvimento da enfermidade. Há registro da doença entre membros de uma mesma família, agregados domiciliares, trabalhadores de área da saúde e do meio rural, pessoas expostas a inseticidas, bioaerossóis (mofo ou bolor) e a determinados metais e fumaças. Alguns estudos sugerem que a sarcoidose ocorre mais comumente em não-tabagistas.

ETIOLOGIA

A etiologia da sarcoidose é incerta, havendo múltiplas propostas para suas causas. Microorganismos, tais como vírus, micobactérias, *Borrelia burgodorferi*, *Propionibacterium acne* e bactérias com deficiência da parede celular, têm sido implicados como potenciais agentes etiopatogênicos. Exposições ambientais (pólen de *pinus*) e ocupacionais a metais (berílio, alumínio e zircônio) produzem resposta tecidual granulomatosa semelhante ao granuloma da sarcoidose. A teoria atual sugere que um hospedeiro com predisposição genética é exposto a um agente externo, sendo deflagrada a resposta inflamatória e granulomatosa que caracteriza a enfermidade.

QUADRO CLÍNICO

A sarcoidose é uma doença sistêmica com diversas formas de apresentação, dependendo da raça, da duração dos sintomas, do órgão envolvido, da extensão das lesões e características do granuloma. Cerca de 30 a 60% dos indivíduos são assintomáticos. Os pulmões e os linfonodos intratorácicos são os órgãos mais afetados, em mais de 90% dos casos, sendo os principais responsáveis pelos sintomas. Tosse seca, dispnéia e dor torácica estão presentes em 1/3 dos pacientes. A sarcoidose pulmonar tem curso clínico variável, desde remissão espontânea até progressão, com perda da função e da fibrose. Vias aéreas de qualquer tamanho podem estar envolvidas, mas a prevalência deste achado é incerta. Hiper-responsividade brônquica é registrada em cerca de 20% dos indivíduos. Limitação ao fluxo aéreo e tosse persistente podem ocorrer. Outras manifestações incomuns incluem bronquiectasias, hemoptise, pneumotórax, crepitações, derrame ou espessamento pleural e baqueteamento digital.

O radiograma simples do tórax (Figura 25.1) identifica cinco estágios de envolvimento intratorácico na sarcoidose (Tabela 25.1).

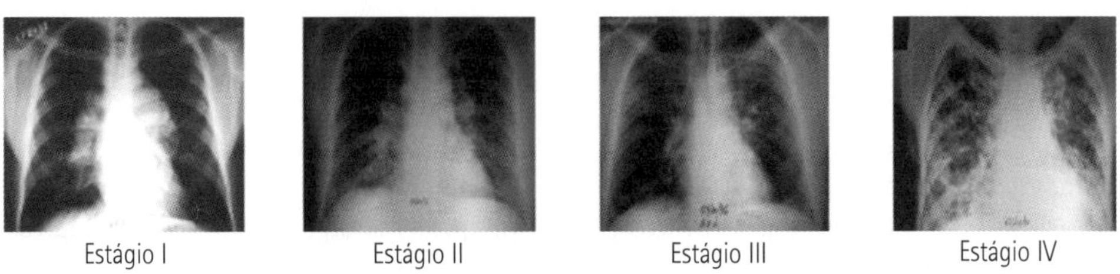

FIGURA 25.1 Raios X de tórax mostrando estágios de envolvimento pulmonar na sarcoidose.

TABELA 25.1 CLASSIFICAÇÃO DA SARCOIDOSE PELO RADIOGRAMA SIMPLES DE TÓRAX

Estágio	Linfonodomegalia	Infiltrado pulmonar intersticial/fibrose	Resolução espontânea
0	Não	Não	-
I	Sim	Não	55 - 90%
II	Sim	Sim/Não	40 - 70%
III	Não	Sim/Não	10 - 30%
IV	Sim/Não	Sim/Sim	0 - 5% (parcial)

Queixas constitucionais inespecíficas, como febre, fadiga e emagrecimento, são relatadas em 1/3 dos pacientes, sendo mais freqüentes em negros americanos, índios e asiáticos. A sarcoidose responde por 2 a 8% dos casos de febre de etiologia obscura. É comum haver febre durante a fase de apresentação da doença, mas febre prolongada (por mais de seis semanas) é incomum. A ocorrência de fadiga varia de 30 a 70% e pode estar associada a fibromialgia ou depressão. Em relação à fraqueza muscular, nos pacientes com queixa de fadiga, recentemente foi demonstrada associação entre a redução da força dos músculos respiratórios e periféricos com intolerância ao exercício e piora da qualidade de vida. Entretanto, não é confirmado se essa alteração associa-se ao comprometimento muscular pela sarcoidose.

O comprometimento extrapulmonar pode ser único ou dominante à apresentação inicial, afetando principalmente a pele, os olhos e os gânglios linfáticos. Vinte e cinco por cento dos pacientes têm envolvimento cutâneo; a freqüência é maior em mulheres. Compreende máculas, pápulas, ulcerações, nódulos subcutâneos, alteração na coloração da pele e quelóide. Eritema nodoso é a lesão mais comum, em 10 a 20%, e acontece normalmente em indivíduos de raça branca. Lupus pérnio não é freqüente, e tem maior prevalência em negros. Caracteriza-se por lesão de pele, tipo placas endurecidas, de aspecto grosseiro, podendo afetar a face, o nariz, as orelhas e os lábios. O envolvimento ocular é registrado em 11 a 83% dos indivíduos com sarcoidose. A uveíte anterior aguda é o achado mais comum. Outras alterações compreendem uveíte anterior crônica, uveíte posterior, aumento das glândulas lacrimais, folículos conjuntivais, ceratoconjuntivite *sicca* e coriorretinite. O comprometimento do sistema retículo-endotelial é freqüente na sarcoidose. Os linfonodos periféricos apresentam-se aumentados em 40% dos casos, principalmente as cadeias cervicais, epitrocleares, axilares e inguinais. Granulomas não-caseosos são detectados em 75% das biópsias hepáticas de pessoas portadoras de sarcoidose, mesmo na ausência de hepatomegalia ou hepatopatia. Os testes de função hepática podem mostrar-se levemente alterados, sem repercussão clínica significativa. Muito raramente, observam-se hipertensão portal e insuficiência do órgão. Esplenomegalia é observada em 1/4 dos doentes e os exames laboratoriais podem detectar hiperesplenismo.

Hipercalciúria e hipercalcemia estão presentes, respectivamente, em 50 e 20% dos pacientes com sarcoidose em razão da produção extra-renal de calcitriol pelos granulomas e pelos macrófagos ativados. Pode ocorrer nefrocalcinose. São bastante comuns os distúrbios de ritmo cardíaco, devido ao comprometimento do sistema de condução e do septo ventricular. Raramente, são registrados bloqueio átrio-ventricular (AV) total e morte súbita. O envolvimento cardíaco responde por 85% das mortes por sarcoidose. O consenso internacional sobre sarcoidose (ATS/ERS/WASOG – American Thoracic Society/European Respiratory Society/World Association of Sarcoidosis and other Granulomatous Disorders) relata evidência clínica de comprometimento do miocárdico em apenas 5% dos pacientes. Estudos de autopsia, porém, demonstram comprometimento cardíaco de 20 a 78%. A confirmação de sarcoidose cardíaca é difícil. ECG, Holter e ecocardiograma podem revelar alterações inespecíficas. Teste de exercício cardiopulmonar pode mostrar limitação cardiocirculatória. Estudos com radionucleotídeos parecem promissores, principalmente a ressonância nuclear magnética (RNM) com gadolínio. A neurossarcoidose é reconhecida em menos de 10% dos pacientes e apresenta preferência pela base do crânio. O envolvimento dos nervos cranianos (sobretudo o VII par), da pituitária e do hipotálamo é o achado mais freqüente; costuma ser precoce durante o curso da enfermidade e, geralmente, responde à terapêutica. Massas intracranianas, neuropatia periférica e envolvimento neuromuscular ocorrem tardiamente e são indicadores de mau prognóstico. O aumento da parótida é autolimitado em cerca de 40% dos casos; raramente, ocorre um aumento proeminente e doloroso da glândula. Anemia e leucopenia são relativamente comuns, porém inespecíficas. Cerca de 30% dos pacientes referem artralgia; artrite é rara. O envolvimento muscular pode manifestar-se apenas por fadiga crônica e, em situações mais graves, fraqueza muscular proximal. A biópsia muscular e o estudo do líquido sinovial podem demonstrar os granulomas.

Na sarcoidose, pode ocorrer, portanto, uma constelação de achados clínicos e laboratoriais, sendo a maioria inespecífica e indistinta de outras doenças granulomatosas. Entretanto, 3 síndromes são bastante sugestivas do diagnóstico de sarcoidose:

- síndrome de Heerfordt (aumento das glândulas parótidas, paralisia de nervo craniano, uveíte e febre);
- combinação de lesões do parênquima pulmonar, lúpus pérnio e lesões císticas dos pequenos ossos das mãos e dos pés;
- síndrome de Löefgren (clássica da fase inicial da doença, compreende os achados de adenomegalia hilar bilateral, poliartralgia, eritema nodoso e febre).

DIAGNÓSTICO E DIAGNÓSTICO DIFERENCIAL

O diagnóstico de sarcoidose deve ser baseado nos seguintes critérios:

- quadro clínico e/ou radiográfico compatíveis;
- evidência histológica de granuloma não-caseoso;
- exclusão de outras doenças capazes de produzir quadro clínico ou histológico semelhantes, principalmente tuberculose e histoplasmose.

Na presença de um quadro clínico sugestivo, o primeiro passo é a decisão do local para biopsia e a confirmação histopatológica. A biopsia transbrônquica (BTB) é o método de escolha na maioria dos casos, pois normalmente os pulmões estão comprometidos. O seu rendimento é alto, variando de 40 a 90%, quando são obtidos 4 a 6 fragmentos de biopsia. Outros sítios de acesso mais fácil como pele, linfonodos periféricos, mucosa labial e cicatrizes que sofreram alteração recente, devem ser pesquisados para eventual biopsia. Eventualmente, é necessária biopsia pulmonar cirúrgica em casos de doença com fibrose e com biopsia transbrônquica negativa.

A característica patológica da lesão (Figura 25.2) é a presença de granulomas de células epitelióides não necrosantes, compactos e isolados, que se distribuem pela rede linfática, no interstício peribroncovascular, na região subpleural e nos septos interlobulares. Os granulomas podem sofrer fibrose e/ou hialinização. A inflamação intersticial é mínima e limita-se às regiões próximas ao granulomas.

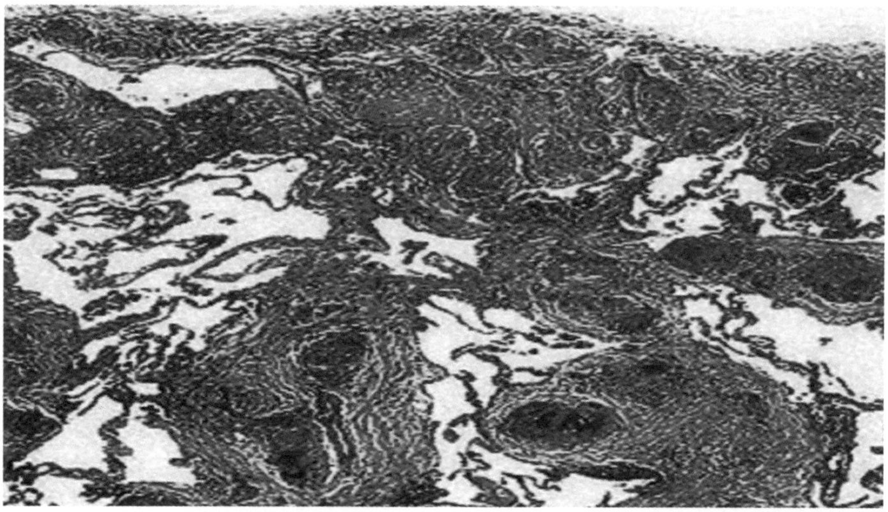

FIGURA 25.2 Granuloma do tipo sarcóide, não-necrosante, em região linfática (septos interlobulares), próximo ao vaso sanguíneo. (Ver foto em cores no Miniatlas Colorido.)

Alguns pacientes, com doença estágio I típica, podem prescindir da biopsia, principalmente quando se caracteriza o quadro de síndrome de Löefgren com resolução espontânea. O estudo do lavado broncoalveolar tem valor limitado e o seu resultado deve ser interpretado associado aos dados clínicos e radiográficos. Uma razão CD4/CD8 > 3,5 é sugestiva. A dosagem sérica da ECA é mais utilizada para avaliar a atividade da doença. O teste de Kveim encontra-se em desuso, por não haver disponibilidade do antígeno.

As doenças infecciosas podem levar a alterações histológicas granulomatosas, sendo, portanto, imprescindíveis pesquisas de microorganismos e culturas, especialmente quando o paciente se apresenta com febre ou existem lesões necrosantes no material de biopsia, raramente vistas na sarcoidose. Colorações específicas para bacilo álcool-ácido resistente (BAAR) e fungos devem ser realizadas rotineiramente.

Além das infecções (principalmente a tuberculose e a histoplasmose) e pneumonia de hipersensibilidade, outras doenças incomuns, que cursam com granulomas, devem fazer parte do diagnóstico diferencial da sarcoidose.

PROGNÓSTICO

O prognóstico da sarcoidose é influenciado por diversos fatores, conforme mostrados na Tabela 25.2.

TABELA 25.2 FATORES QUE INFLUENCIAM O PROGNÓSTICO DA SARCOIDOSE

Evolução favorável	Evolução desfavorável
Idade de início da doença < 40 anos	Idade de início da doença > 40 anos
Origem européia	Origem africana
Ausência de sintomas	Presença de sintomas
Eritema nodoso	Envolvimento multissistêmico*
Estágio I ou II	Doença progressiva
Doença recente (< 2 anos)	Doença crônica (≥ 2 anos)

*Lúpus pérnio, uveíte crônica, hipercalcemia crônica ou persistente, nefrocalcinose, envolvimento das vias aéreas superiores, lesões ósseas, neurossarcoidose, envolvimento do miocárdio e insuficiência respiratória crônica.

EXAMES LABORATORIAIS

Uma vez estabelecido o diagnóstico de sarcoidose, os procedimentos para avaliação inicial devem incluir:

- história clínica detalhada, incluindo exposição ocupacional e ambiental;
- exame físico;
- radiograma torácico;
- testes de função pulmonar, incluindo espirometria e DCO (capacidade de difusão pulmonar para o monóxido de carbono);
- hemograma completo;
- dosagem sérica de cálcio, enzimas hepáticas, uréia e creatinina;
- análise de urina, principalmente a medida do cálcio na urina de 24 horas;
- ECG, exame oftalmológico e PPD.

Em pacientes selecionados, a tomografia computadorizada de alta resolução (TCAR) é indicada para achados clínicos-radiográficos atípicos, extensão das lesões parenquimatosas pulmonares e nos indivíduos com suspeita clínica de sarcoidose e radiograma torácico normal. Aqui vale ressaltar que as áreas de fibrose, a presença de nódulos no parênquima pulmonar, a linfonodomegalia e o acometimento pleural são mais facilmente caracterizadas na TCAR, sendo portanto um exame indispensável para a avaliação das doenças intersticiais pulmonares.

A sarcoidose extra-pulmonar deve ser investigada com testes específicos, de acordo com a sintomatologia.

Marcadores de atividade da doença incluem hipercalcemia, hipercalciúria, aumento nos níveis séricos da ECA, alveolite linfocitária e aumento da razão CD4/CD8 no fluido do lavado broncoalveolar, piora da função pulmonar, extensão das lesões ao radiograma de tórax e alterações órgão-específicas.

No nosso grupo, mostramos que os preditores independentes, com melhor sensibilidade e acurácia das alterações das trocas gasosas (ATG) durante o exercício, foram a classificação radiológica e a capacidade de difusão pulmonar para o monóxido de carbono, em porcentagem do previsto (DCO%).

TRATAMENTO

Após o diagnóstico e a investigação sistêmica, deve-se avaliar se a doença é estável ou se há probabilidade de progressão e determinar o benefício da instituição de tratamento.

O tratamento da sarcoidose é bastante controverso. Remissão espontânea ocorre em 60% dos pacientes; progressão para doença crônica, com graus variáveis de seqüela pulmonar e extrapulmonar, é documentada em 10 a 30%. É fácil concluir que nem todos os pacientes necessitam de tratamento. Corticosteróide continua sendo a droga de primeira escolha para bloquear a reposta inflamatória granulomatosa. Em indivíduos com doença limitada, como lesões de pele, uveíte anterior aguda ou tosse, corticosteróide tópico (incluindo a via inalatória para hiper-responsividade brônquica) pode ser suficiente. Para os pacientes que apresentam envolvimento sistêmico múltiplo e sintomas significativos, a medicação oral é obrigatória.

O consenso da ATS/ERS/WASOG aponta algumas condições específicas que requerem tratamento. Indicações absolutas para o tratamento incluem doença cardíaca, neurológica, hipercalcemia persistente (acima de 3 a 6 meses), envolvimento ocular (que não responde à terapêutica tópica) e qualquer condição de alta morbimortalidade para o paciente. São indicações relativas: doença pulmonar sintomática, artrite e hepatite.

A decisão para tratar pacientes com sarcoidose pulmonar baseia-se no estágio radiográfico, na gravidade dos sintomas e no grau de disfunção do órgão. Nenhuma terapêutica precisa ser realizada para os indivíduos com sarcoidose pulmonar estágio I. Nesses casos, os pacientes devem ser seguidos a cada seis meses; e, se estáveis, anualmente. A persistência de linfonodomegalia hilar não implica doença em atividade e não necessita de tratamento. Os dados sugerem que corticoterapia oral deve ser iniciada para os pacientes com doença estágios II e III, e que apresentam sintomas significativos ou piora clínico-funcional progressiva. Não está claro se os pacientes assintomáticos, mesmo com infiltrados parenquimatosos, irão se beneficiar do tratamento. Na doença estágio IV, o tratamento é sempre orientado pois esses indivíduos usualmente evoluem com doença crônica. Geralmente, a terapêutica é necessária por mais de dois anos. Na falta de consenso, a dose e a duração do tratamento devem ser individualizadas. A literatura recomenda um regime diário de 20 a 40 mg de prednisona ou correlato, podendo-se considerar o uso em dias alternados. Deve ser feita uma reavaliação de 1 a 3 meses após o tratamento. Para os doentes não-respondedores, investigar doença fibrótica e irreversível, não aderência, dose inadequada e resistência ao corticosteróide. Em tais condições o uso de agentes antimaláricos ou citotóxicos devem ser considerados. Para os respondedores, orienta-se diminuição gradual da dose de prednisona (5 a 10 mg) a cada 2 a 3 meses, até que se atinja a dose de 0,25mg/kg/dia e manutenção da droga por 6 a 24 meses. Os pacientes devem ser acompanhados, no mínimo, por até três anos para monitorar recaída. Em indivíduos com recaídas freqüentes, recomenda-se corticosteróide em doses baixas (5 a 10 mg) e por tempo indefinido. Não há evidência de que a corticoterapia altere a progressão da doença pulmonar. O transplante pulmonar fica reservado, raramente, para casos refratários.

O tratamento da sarcoidose extrapulmonar inclui muitas drogas utilizadas para a doença pulmonar. Em casos de envolvimento ocular e cutâneo, sempre que possível, preferir o uso de corticóide tópico. Para os indivíduos com envolvimento sistêmico múltiplo, corticosteróide oral é a primeira escolha. A orientação da dose segue o mesmo esquema utilizado para sarcoidose pulmonar, considerando-se uma dose maior na presença de doença neurológica ou cardíaca, raramente acima de 40 mg de prednisona ou correlato. Há várias apresentações extra-pulmonares associadas a doença crônica e pior prognóstico e que necessitam de tratamento prolongado, por um período maior que dois anos. As principais complicações com o uso do corticosteróide incluem ganho de peso, diabete melito, refluxo gastroesofágico, osteoporose, insônia e alteração no humor.

Os agentes poupadores de corticosteróide (agentes antimaláricos e citotóxicos) são úteis na doença pulmonar ou extra-pulmonar crônica, com mais de dois anos de evolução, e nos pacientes que necessitam dose de prednisona (> 10 mg/dia) por mais de seis meses, para controlar a doença. Dos agentes antimaláricos, a cloroquina e a hidroxicloroquina têm se mostrados úteis para a sarcoidose cutânea, como droga única ou associada. A cloroquina é administrada na dose de 500 mg/dia e a hidroxicloroquina, 200 a 400 mg/dia. A principal complicação do uso desses agentes é a lesão ocular. A hidroxicloroquina apresenta menor risco de toxicidade; é recomendado o acompanhamento semestral com oftalmologista. Entre as drogas citotóxicas, metotrexato e azatioprina são as mais utilizadas, associadas ao corticosteróide ou como droga única. Vários trabalhos demonstram a efetividade do metotrexato na sarcoidose. A dose recomendada é de 5 a 10 mg/semana (inicialmente) a 20 a 25 mg/semana (dose máxima). O potencial para toxicidade hepática, da medula óssea e pulmonar reserva o uso da droga para as formas de sarcoidose que cursam com alta morbidade. Ácido fólico (1 mg/dia) diminui os efeitos gastrintestinais. Doença pulmonar intersticial e tosse inexplicada podem decorrer do uso do metotrexato, o que acontece em 1 a 5% dos casos. A literatura aponta resultados variáveis com o uso da azatioprina. Parece apresentar eficácia semelhante ao metotrexato. Recomenda-se 2 a 3 mg/kg/dia, dose máxima de 200 mg/dia, necessitando-se da monitoração periódica do hemograma e das enzimas hepáticas. Ciclofosfamida raramente é utilizada. Estudos recentes têm demonstrado a eficácia de drogas antifator de necrose tumoral alfa (anti-TNF alfa), como talidomida, para a sarcoidose crônica, principalmente na doença cutânea refratária, como o lúpus pérnio.

A Tabela 25.3 mostra as recomendações do consenso internacional (ATS/ERS/WASOG) para o intervalo de seguimento dos pacientes com sarcoidose.

TABELA 25.3 INTERVALO DE SEGUIMENTO PARA PACIENTES COM SARCOIDOSE*

Estágio I – inicialmente, a cada 6 meses; a partir de então, havendo estabilidade, monitorar anualmente
Estágios II, III e IV – inicialmente, a cada 3 a 6 meses; monitorar indefinidamente
Envolvimento extra-pulmonar grave – monitorar indefinidamente
Monitorar 3 anos após cessação da terapia para avaliar recaídas; se estável, o seguimento posterior não é necessário

*O seguimento deve incluir revisão dos sintomas, exame físico, radiograma simples do tórax, espirometria e mais testes dependendo do envolvimento sistêmico.

Fonte: adaptado do Consenso Internacional sobre Sarcoidose (ATS/ERS/WASOG).

REFERÊNCIAS BIBLIOGRÁFICAS

1. BARROS, W.G.P. et al. "Clinical, radiographic and functional predictors of pulmonary gas exchange impairment at moderate exercise in patients with sarcoidosis". *Respir.* 71(4):367-73, 2004.
2. BAUGHMAN, R.P. et al. "Clinical characteristics of patients in a case control study of sarcoidosis". *Am. J. Resp. Crit. Care Med.* 164:1885-9, 2001.
3. BAUGHMAN, R.P. & LOWER, E.L. "Therapy for extrapulmonary sarcoidosis". *Seminars in Respiratory and Critical Care Medicine.* 23:589-96, 2002.
4. BAUGHMAN, R.P.; LOWER, E.L. & DU-BOIS, RM. "Sarcoidosis". *Lancet.* 361:1111-18, 2003.
5. COSTABEL, U. "Sarcoidosis clinical update". *Eur. Respir. J. Suppl.* 32:56s-68s, 2001.
6. KING, T.E. "Overview of sarcoidosis". *Uptodate.* 12:3, 2004.
7. LYNCH, J.P.; KAZEROONI, E.A, & GAY, S.E. "Pulmonary sarcoidosis". *Clinics in Chest Medicine.* 18: 755-85, 1997.
8. LYNCH, J.P.; SHARMA, O.P. & BAUGHMAN, R.P. "Extrapulmonary sarcoidosis". *Seminars in Respiratory Infections.* 13:229-54, 1998.
9. MOLLER, D.R. "Treatment of sarcoidosis – from a basic science point of view". *J. Intern. Med.* 253:31-40, 2003.
10. NEVILLE, E.; WALKER, A.N. & JAMES, D.G. "Prognostic factors predicting the outcome of sarcoidosis: an analysis of 818 patients". *Q. J. Med.* 52:525-33, 1983.
11. NEWMAN, L.S. et al. "A case control etiologic study of sarcoidosis: environmental and occupational risk factors". *Am. J. Respir. Crit. Care Med.* 170:1324-30, 2004.
12. SCADDING, J.G. "Prognosis of intrathoracic sarcoidosis in England. A review of 136 cases after five years' observation". *Br. Med. J.* 4:1165-72, 1961.
13. SPRUIT, M.A. et al. "Skeletal muscle weakness in patients with sarcoidosis and its relationship with exercise intolerance and reduced health status". *Thorax.* 60:32-8, 2005.
14. STATEMENT ON SARCOIDOSIS. "Joint Statement of the American Thoracic Society (ATS), the European Respiratory Society (ERS) and the World Association of Sarcoidosis and the Granulomatous Disorders (WASOG) adopted by the ATS Board of Directors and by the ERS Executive Committee, 1999". *Am. J. Respir. Crit. Care Med.* 160:736-55, 1999.
15. WU, J.J. & SCHIFF, K.R. "Sarcoidosis". *American Family Physician.* 70:312-22, 2004.

CAPÍTULO 26

Bronquiolites

JOSÉ ANTÔNIO BADDINI MARTINEZ

INTRODUÇÃO

O termo bronquiolite designa um grupo heterogêneo de doenças, nas quais alterações histológicas dos bronquíolos e áreas adjacentes são as principais responsáveis pelas manifestações clínicas e laboratoriais do paciente (Chan, 1999; King, 2003; Martinez, 2003). Do ponto de vista histológico, a presença de alterações inflamatórias em bronquíolos é achado comum, presente em quadros infecciosos, imunológicos, tabagismo, exposição a poluentes, bronquiectasias, etc. (Ryu, Myers e Swensen, 2003). Entretanto, essas lesões raramente são intensas o suficiente para provocar sintomas. Ainda que doenças bronquiolares sejam reconhecidas há tempos como importantes moléstias no campo da pediatria, apenas nas últimas 2 décadas tem-se observado um crescimento no diagnóstico desses distúrbios em indivíduos adultos.

Classificação

O entendimento das bronquiolites é dificultado pela existência de um grande número de agentes causais e de padrões histológicos específicos associados a padrões não-específicos e pela ocorrência de sobreposição de manifestações clínicas, radiológicas e laboratoriais. Diversas tentativas têm sido feitas para classificá-las, com base em critérios etiológicos ou histológicos (King, 2003; Martinez, 2003; Ryu, Myers e Swensen, 2003). O último tipo de abordagem é a mais útil, pois os padrões histológicos correlacionam-se melhor com as manifestações clínicas, o quadro radiológico, a resposta ao tratamento e o prognóstico.

Patologistas renomados dividem as doenças bronquiolares em 3 grupos (Ryu, Myers e Swensen, 2003):

1. Doenças primariamente bronquiolares.
2. Doenças intersticiais pulmonares com acentuado envolvimento bronquiolar.
3. Envolvimento bronquiolar em doenças das grandes vias aéreas.

Entre essas 3 categorias, as condições costumeiramente designadas como bronquiolites pelos clínicos correspondem àquelas incluídas no 1º grupo, somadas à bronquiolite proliferativa (Tabela 26.1).

TABELA 26.1 CLASSIFICAÇÃO DAS DOENÇAS BRONQUIOLARES

Doenças bronquiolares primárias
Bronquiolite aguda
Bronquiolite constritiva (bronquiolite obliterante, bronquiolite obliterativa)
Bronquiolite respiratória (bronquiolite dos fumantes)
Bronquiolite folicular
Doença da via aérea por poeira mineral
Panbronquiolite difusa
Outras (aspiração crônica, bronquiolite linfocítica etc.)
Doença intersticial pulmonar com acentuado comprometimento bronquiolar
Bronquiolite proliferativa (bronquiolite obliterante e pneumonia em organização, pneumonia em organização criptogênica, bronquiolite obliterante e pneumonia em organização idiopática)
Doença intersticial pulmonar associada a bronquiolite respiratória/pneumonia intersticial descamativa
Pneumonite de hipersensibilidade
Outras (histiocitose de células de Langerhans, sarcoidose, pneumonia intersticial bronquiolocêntrica)
Envolvimento bronquiolar nas doenças das grandes vias aéreas
Bronquite crônica, bronquiectasias, asma

Fonte: baseado em Ryu, Myers e Swensen, 2003.

CONDIÇÕES ESPECÍFICAS

Bronquiolite aguda

Caracteriza-se histologicamente pela presença de infiltrados bronquiolares linfomonocitários, granulocíticos ou outros, sem proliferação fibroblástica ou deposição de colágeno. Podem ser observadas, ainda, áreas de edema, necrose e descolamento epitelial, assim como exsudatos celulares e muco na luz bronquiolar. Embora esse padrão anatomopatológico possa ser encontrado associado a diversas condições infecciosas, o termo bronquiolite aguda, mais freqüentemente, é utilizado no contexto de infecções infantis, caracterizadas por dispnéia intensa e sibilância.

A bronquiolite aguda é a doença respiratória mais freqüente do 1º ano de vida e pode causar epidemias durante o inverno (King, 2004). Os agentes etiológicos mais comuns são os virais, como o vírus sincicial respiratório, adenovírus, influenza e parainfluenza, muito embora infecções por *Mycoplasma* e *Chlamydia* também possam dar quadros semelhantes.

Clinicamente, o quadro de dispnéia geralmente é precedido por coriza, otite média ou febre. Em seguida, a criança desenvolve inapetência, tosse e progressiva dificuldade respiratória, caracterizada por taquipnéia, batimento da asa do nariz, tiragem e sibilos. Pode também haver hipoxemia e cianose. Os sintomas geralmente desaparecem em 1 semana, mas, nos casos graves, a dificuldade respiratória pode permanecer por períodos mais prolongados. Radiologicamente, costumam ser evidenciadas hiperinsuflação pulmonar, imagens hilares lineares e, mais raramente, áreas de colapso e consolidação. Estudos das secreções nasais por técnicas de virologia podem ser realizados na tentativa de detectar o agente infeccioso envolvido.

O tratamento habitual é a manutenção da hidratação, oxigenoterapia e suporte ventilatório nos casos muito graves. Embora epinefrina, broncodilatadores e corticosteróides sejam freqüentemente empregados, a sua real utilidade nessa condição ainda hoje é contestada. O mesmo se aplica à ribavirina inalada (King, 2004).

Bronquiolite aguda infecciosa sintomática em adultos é condição muito rara, mas existe (Chan, 1999). Na maioria das vezes, a infecção por vírus sincicial respiratório em adultos hígidos se apresenta como um quadro gripal, mas, em pacientes com doença respiratória de base, pode cursar com manifestações respiratórias expressivas. Também já foi descrita a ocorrência de bronquiolite aguda em adultos pelo *Mycoplasma pneumoniae* (Chan, 1999). Nessa situação, normalmente há sintomas de vias aéreas superiores por alguns dias, seguidos por dispnéia progressiva.

O exame físico costuma revelar estertores finos, com ou sem sibilos associados. Os achados radiológicos podem revelar infiltrados reticulonodulares e a tomografia de tórax, pequenos nódulos centrolobulares. O padrão funcional pode ser restritivo. Por isso, em adultos com suspeita de bronquiolite infecciosa aguda, está indicada a pesquisa de crioaglutininas e de anticorpos específicos contra *M. pneumoniae.*

O tratamento de pacientes adultos com quadros de bronquiolite aguda deve ser feito com esteróides e, quando necessário, broncodilatadores inalados. Macrolídeos deverão ser usados se houver forte suspeita ou evidências de infecção por *Mycoplasma* ou outro germe atípico. Outras causas de bronquiolite aguda em adulto são aspiração, inalação de gases tóxicos, doenças colagenovasculares, síndrome de Stevens-Johnson, transplantes pulmonares e de medula óssea (Ryu, Myers e Swensen, 2003).

Bronquiolite constritiva

Do ponto de vista anatomopatológico, caracteriza-se por processo inflamatório fibrosante peribronquiolar, resultando no estreitamento progressivo e até mesmo na obliteração total de pequenas vias aéreas (Figura 26.1). O processo tem distribuição heterogênea e pode adquirir caráter sutil, mesmo em fases avançadas da doença (Chan, 1999; King, 2003; Martinez, 2003).

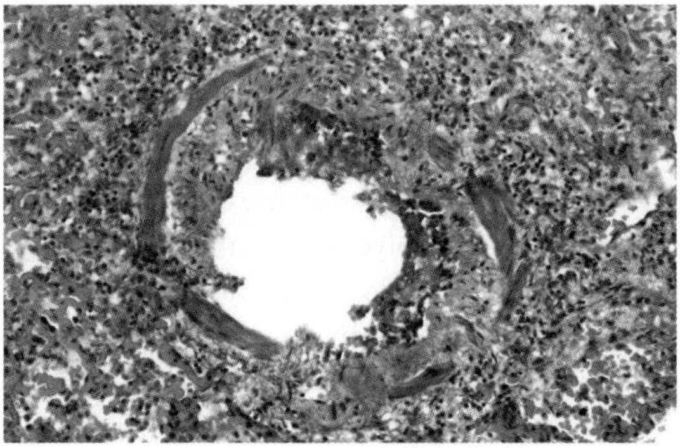

FIGURA 26.1 Bronquiolite constritiva. (Tricômio de Masson, 100x). (Ver foto em cores no Miniatlas Colorido.)

Esse padrão pode se estabelecer secundariamente a diversas causas, como: inalação de gases tóxicos (incêndios, amônia, cloro, conteúdo de silos, etc.); uso de drogas e medicamentos (D-penicilamina, cocaína, sais de ouro, etc.); pós-infecção (adenovírus, vírus sincicial respiratório, influenza, parainfluenza, etc.); doenças colagenovasculares (artrite reumatóide, fasciite eosinofílica); transplantes (pulmonares e de medula óssea).

Também é bem reconhecida a existência de formas idiopáticas, às vezes denominadas na literatura como bronquiolite obliterante criptogênica. Uma complicação da bronquiolite constritiva pós-infecciosa da infância é a síndrome de Swyer-James MacLeod, caracterizada por hiperlucência pulmonar unilateral, alçaponamento aéreo, diminuição da vasculatura e bronquiectasias unilaterais. É provável que os mecanismos patogênicos envolvidos variem em função da condição de base desencadeante.

Clinicamente, a bronquiolite constritiva se caracteriza por dispnéia progressiva, geralmente em pacientes com um dos fatores de risco já referidos. Eventualmente, a dispnéia pode ser de evolução mais acelerada. A tosse, caso presente, é seca, podendo tornar-se produtiva em fases mais avançadas da doença, quando o achado de bronquiectasias é comum. Nessas fases, infecções pulmonares de repetição são freqüentes e colonização por *Pseudomonas* sp. e *Aspergillus* sp. pode ser observada.

A ausculta pulmonar pode se apresentar normal ou mostrar diminuição do murmúrio vesicular, roncos e estertores grossos. Sibilos e estertores finos são incomuns. O raio X de tórax pode ser normal, embora o mais típico seja haver sinais de hiperinsuflação pulmonar. É possível observar infiltrados reticulonodulares em bases, áreas areolares e perda do volume pulmonar em fases avançadas da doença. A tomografia computadorizada de alta resolução (TCAR) do tórax é bastante útil nessa situação, revelando um padrão de "perfusão em mosaico", caracterizado pela alternância de áreas de hipertransparência e vidro despolido, que se torna mais evidente nos cortes realizados em expiração. Também se evidenciam opacidades centrolobulares e, nas fases avançadas, bronquiectasias.

Do ponto de vista funcional, o padrão habitual é de obstrução fixa, grave e progressiva. Quadros mistos com restrição associada também podem ser observados. O diagnóstico definitivo da condição requer confirmação anatomopatológica. Nesse contexto, as biopsias transbrônquicas são relativamente insensíveis e uma biopsia pulmonar cirúrgica freqüentemente é necessária.

A bronquiolite constritiva é uma complicação comum de transplantados pulmonares, cardiopulmonares e de medula (Chan, 1999; King, 2003; Martinez, 2003). Nas 2 primeiras situações, a doença é manifestação de rejeição crônica, e na 2ª, da doença do enxerto contra o hospedeiro. A bronquiolite constritiva é tão comum nessas condições que, nesse contexto, o seu diagnóstico não requer necessariamente confirmação histológica. Usa-se, então, a denominação síndrome da bronquiolite obliterante, que pode ser diagnosticada por uma queda no volume expiratório forçado no 1º segundo superior a 10 a 15%, em comparação a um valor de base, ou ainda uma queda superior a 25% do fluxo expiratório forçado entre 25 e 75% da curva expiratória forçada, em relação ao mesmo teste inicial.

O tratamento da bronquiolite constritiva baseia-se no uso de corticosteróides em altas doses associados a imunossupressores, como a azatioprina e a ciclofosfamida, por longos períodos. Esse tipo de abordagem encontra maior justificativa nos casos em que há distúrbios imunológicos de base, como na artrite reumatóide ou na forma idiopática. Em casos de evolução desfavorável, pode-se lançar mão de pulsoterapia com metilprednisolona ou ciclofosfamida endovenosa. Nos casos associados a transplantes, o tratamento habitual é o aumento do nível de imunossupressão.

Nas fases mais avançadas, tratamento agressivo das complicações infecciosas e oxigenoterapia são necessidades comuns. De modo geral, a bronquiolite constritiva é pouco responsiva aos tratamentos disponíveis, de modo que, em casos selecionados, poderá ser indicado transplante ou retransplante pulmonar.

Bronquiolite proliferativa

Chamada também de pneumonia em organização ou pneumonia organizante, é um padrão histológico definido pela presença de *plugs* de tecido polipóide, compostos por fibroblastos, miofibroblastos e tecido conectivo imaturo que ocupam o lúmen dos espaços aéreos distais, com graus variados de envolvimento bronquiolar (Chan, 1999; King, 2003; Martinez, 2003; Ryu, Myers e Swensen, 2003). A distribuição do processo é heterogênea, ainda que centrada em bronquíolos; o infiltrado inflamatório septal é discreto, e a arquitetura alveolar é geralmente preservada (Figura 26.2).

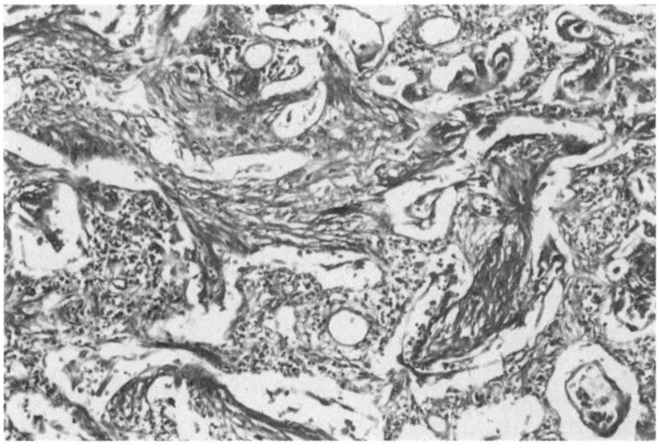

FIGURA 26.2 Bronquiolite proliferativa. (Tricômio de Masson, 100x). (Ver foto em cores no Miniatlas Colorido.)

A bronquiolite proliferativa é uma forma de reação reparativa não-específica, vista em uma série de contextos clínicos. Áreas focais podem aparecer na periferia de lesões infecciosas, infartos pulmonares, granulomatose de Wegener, etc. Formas mais disseminadas também são evidenciadas em inúmeras situações (Tabela 26.2). Em aproximadamente metade dos casos, não se consegue identificar uma causa desencadeante ou doença de base, aplicando-se, então, o termo pneumonia em organização criptogênica (POC). Essa última condição também é conhecida como bronquiolite obliterante e pneumonia em organização (Boop).

TABELA 26.2 CONDIÇÕES ASSOCIADAS À BRONQUIOLITE PROLIFERATIVA

Idiopática: pneumonia em organização criptogênica
Doenças colagenovasculares: lúpus eritematoso sistêmico, artrite reumatóide, dermatopoliomiosite, esclerose sistêmica, doença mista, síndrome de Sjögren, síndrome de Behçet
Pneumonite de hipersensibilidade
Pneumonias eosinofílicas
Aspiração crônica
Inalação de produtos tóxicos (aerossóis de tintas, paraquat, cloro, etc.)
Drogas e medicamentos (amiodarona, nitrofurantoína, bleomicina, anfotericina B, metotrexato, cocaína, sulfasalazina, etc.)
Radioterapia
Infecciosas (*Mycoplasma pneumoniae*, *Criptococcus*, *Nocardia*, etc.)
Outras: doença intestinal inflamatória, pneumonias obstrutivas, neoplasias sanguíneas, etc.

Fonte: modificado de Ryu, Myers e Swensen, 2003.

Pacientes com POC costumam apresentar uma história prolongada de sintomas respiratórios que freqüentemente tiveram início após quadro semelhante a uma gripe. Isso sugere que, em muitos casos, uma etiologia infecciosa viral ou por germe atípico possa estar envolvida com a gênese desses quadros. As queixas mais comuns são dispnéia e tosse seca. Eventualmente, febrícula e emagrecimento podem estar presentes.

Ao exame físico, estertores finos são comuns. O raio X de tórax costuma mostrar volumes pulmonares preservados e infiltrados alveolares bilaterais de distribuição heterogênea. Quando repetidos raios X são disponíveis, um padrão migratório costuma ser identificado para esses infiltrados. A tomografia computadorizada de alta resolução (TCAR) normalmente mostra áreas de consolidação alveolar de distribuição heterogênea, subpleural ou peribroncovascular. Áreas de vidro despolido são outro achado comum e opacidades centrolobulares também podem ser vistas. Menos freqüentemente, são identificadas opacidades lineares que parecem estar associadas à pior resposta terapêutica.

A espirometria costuma mostrar distúrbios restritivos ou, menos freqüentemente, padrões mistos com obstrução associada. A difusão do monóxido de carbono está, via de regra, reduzida e é possível observar hipoxemia de graus variados. O diagnóstico de POC ou de bronquiolite proliferativa associada a outras condições só poderá ser feito com confirmação anatomopatológica. Dentro do contexto clínico e radiológico adequado, diagnósticos baseados em material obtido por biopsias transbrônquicas poderão ser aceitáveis. Entretanto, não raro, biopsias pulmonares cirúrgicas serão necessárias para descartar pneumonia intersticial usual, pneumonia intersticial não-específica, pneumonite de hipersensibilidade, etc.

Independentemente da etiologia, o tratamento de quadros de bronquiolite proliferativa é feito à base de corticosteróides em altas doses. Uma opção é o uso de prednisona oral, 1 mg/kg, não ultrapassando 60 mg ao dia. Essa dose é mantida por 30 a 60 dias e progressivamente reduzida, em função da resposta radiológica. O período total de tratamento varia entre 6 e 12 meses. A retirada ou redução da medicação às vezes se associa com recaídas do processo, as quais costumam responder à reintrodução ou ao aumento das doses da droga. Quando não ocorre resposta favorável nos primeiros meses de tratamento, está indicada a associação de imunossupressores como a ciclofosfamida ou a azatioprina nas doses de 2 a 3 mg/kg/dia.

Embora a bronquiolite proliferativa seja uma doença de bom prognóstico, em 10 a 15% dos casos de POC pode haver progressão do quadro, com estabelecimento de lesões fibróticas crônicas e até áreas de pulmão em favo de mel. Também já foi relatada mortalidade próxima a 5% em pacientes com POC.

Bronquiolite respiratória

Esse termo designa uma condição na qual ocorre o acúmulo de macrófagos de citoplasma pigmentado em regiões adjacentes aos bronquíolos respiratórios. Esses macrófagos apresentam coloração citoplasmática característica e são conhecidos como macrófagos marrons (Chan, 1999; King, 2003; Martinez, 2003; Ryu, Myers e Swensen, 2003). É uma moléstia vista quase que exclusivamente em fumantes ou ex-fumantes e pode ser confundida com outras doenças intersticiais pulmonares. De fato, muitos autores consideram que a pneumonia intersticial descamativa e a bronquiolite respiratória compõem uma mesma patologia.

Os pacientes acometidos queixam-se de tosse e dispnéia ou podem ser assintomáticos. O padrão funcional respiratório pode exibir queda da difusão do monóxido de carbono e restrição associada à obstrução. Hipoxemia discreta, que se agrava com o exercício, também é observada. Raios X simples de tórax costumam mostrar espessamento peribroncovascular e tênues opacificações, principalmente em bases. A TCAR mostra principalmente áreas em vidro despolido, bem como pequenos nódulos centrolobulares, de distribuição difusa ou heterogênea, mais concentradas nas bases. Enfisema também freqüentemente está presente.

O diagnóstico da doença pode ser feito por biopsias transbrônquicas, em um contexto clínico e radiológico adequado. Pacientes com bronquiolite respiratória têm bom prognóstico. Muitos apresentam melhoras subjetivas e funcionais apenas pelo abandono do hábito tabágico. Em casos muito sintomáticos, o uso de corticosteróides em doses moderadas e por período não muito longo parece levar à aceleração da regressão do processo.

Bronquiolite folicular

É definida pela presença de folículos linfóides hiperplásicos, com centros germinativos reacionais, distribuídos ao longo dos feixes broncovasculares. Pode ser idiopática ou, mais comumente, estar associada a doenças colagenovasculares (especialmente artrite reumatóide e síndrome de Sjögren) e a síndromes de imunodeficiência, incluindo a Aids (Chan, 1999; King, 2003; Martinez, 2003; Ryu, Myers e Swensen, 2003). Os indivíduos acometidos podem ser assintomáticos ou queixar-se de dispnéia aos esforços. Funcionalmente, tanto padrões restritivos como obstrutivos já foram relatados. Radiologicamente, infiltrados reticulonodulares bilaterais costumam ser observados. A TCAR pode mostrar nódulos centrolobulares e peribrônquicos, bem como áreas em vidro despolido de distribuição bilateral.

O tratamento da bronquiolite folicular geralmente é dirigido para a condição de base. Nos casos mais intensos, associados a doenças colagenovasculares ou idiopáticos, o uso de corticosteróides em altas doses, com redução progressiva em função da resposta clínico-funcional, costuma dar resultados satisfatórios. Na falência desse tratamento, podem ser associadas drogas imunossupressoras, como ciclofosfamida ou azatioprina.

Panbronquiolite difusa

Histologicamente, caracteriza-se pelo espessamento das paredes dos bronquíolos respiratórios com infiltração mural de linfócitos, plasmócitos e histiócitos. Uma característica marcante do quadro é o acúmulo de células com citoplasma espumoso na parede bronquiolar e no interstício adjacente. Em fases avançadas, há acentuada constrição e estreitamento bronquiolar, com formação de bronquiectasias proximais. Essa moléstia, até o momento, tem sido descrita quase que exclusivamente no Extremo Oriente (King, 1993; King, 2003; Ryu, Myers e Swensen, 2003). Apesar disso, alguns casos foram diagnosticados no Ocidente em não-orientais, inclusive no Brasil (Martinez, 2000).

A doença tende a acometer mais homens, em torno dos 50 anos de idade. A maioria dos pacientes apresenta sinusite crônica, tosse com expectoração purulenta e função pulmonar obstrutiva. O raio X de tórax caracteriza-se por opacidades micronodulares difusas e simétricas e sinais de hiperinsuflação pulmonar. A TCAR costuma revelar nódulos centrilobulares, bronquíolos ectasiados e áreas de alçaponamento aéreo periférico.

O aspecto de árvore em brotamento (*tree in bud*), secundário ao preenchimento dos bronquíolos por secreção, é muito característico da doença, mas não específico. Sua história natural caracteriza-se por progressiva disfunção respiratória, infecções de repetição e colonização por *Pseudomonas aeruginosa*.

O tratamento da condição é feito com eritromicina, em baixas doses (200 a 600 mg/dia) e por longos períodos, freqüentemente com excelentes resultados. Nessas doses, a ação da droga deve acontecer por mecanismos imunomoduladores. Corticosteróides parecem não ter valor terapêutico e os episódios de infecção respiratória devem ser tratados com antibióticos efetivos contra *Pseudomonas aeruginosa*.

REFERÊNCIAS BIBLIOGRÁFICAS

1. CHAN, E.D. et al. "Mycoplasma pneumoniae-associated bronchiolitis causing severe restrictive lung disease in adults: report of three cases and literature review". *Chest.* 115:1188-94, 1999.

2. KING, T.E. "Bronchiolitis". *Clinics in Chest Medicine*. 14:607-785, 1993.
3. _______. "Bronchiolitis". In: SCHWARZ & KING. *Interstitial lung disease*. 4.ed. Hamilton, BC Decker, 2003.
4. KING, V. et al. "Pharmacologic treatment of bronchiolitis in infants and children". *Arch. Pediatr. Adolesc. Med.* 158:127-37, 2004.
5. MARTINEZ, J.A.B. et al. "Diffuse panbronchiolitis in Latin American". *Am. J. Med. Sci.* 319:183-5, 2000.
6. MARTINEZ, J.A.B.. "Bronquiolites". In: CUKIER, A.; NAKATANI; J. & MORRONE, N. *Pneumologia: atualização e reciclagem*. São Paulo, Atheneu, 1998. v.II.
7. RYU, J.R.; MYERS, J.L. & SWENSEN, S.J. Bronchiolar disorders". *Am. J. Respir. Crit. Care. Med.* 168:1277-92, 2003.

PARTE 6

Doenças Ambientais e Ocupacionais

CAPÍTULO 27

Pneumoconioses

ERICSON BAGATIN
LARA MARIS NÁPOLIS
CRISTIANO RABELO NOGUEIRA
LUIZ EDUARDO NERY

INTRODUÇÃO E DEFINIÇÃO

Um grande número de alterações estruturais e funcionais do aparelho respiratório está relacionado com as doenças respiratórias ambientais e ocupacionais (DRAO). Estima-se que entre 10 e 20% das alterações intersticiais e das vias aéreas podem estar associadas com essas exposições.

Entre as principais DRAO, por sua prevalência e repercussões clínicas, estão as pneumoconioses, denominação utilizada por Zenker em 1886, definidas como doenças resultantes da inalação e deposição de poeiras minerais nos pulmões e da conseqüente reação tissular a essas partículas. Embora progressivamente o parênquima pulmonar seja acometido, causando fibrose intersticial, usualmente pode-se comprometer a via aérea, resultando em fibrose peribrônquica com graus variados de limitação ao fluxo aéreo.

As pneumoconioses podem ser classificadas em fibrogênicas e não-fibrogênicas, de acordo com a toxicologia específica dos agentes inalados, bem como de seu maior ou menor grau de comprometimento estrutural e funcional. Entre as doenças classificadas como fibrogênicas, de maior ocorrência e objeto principal desse capítulo, destacam-se as relacionadas com a exposição a asbesto, sílica, carvão e poeira mista. As demais exposições a poeiras minerais menos freqüentes e de repercussões estruturais e funcionais de menor intensidade serão apenas comentadas (Tabela 27.1).

TABELA 27.1 PRINCIPAIS PNEUMOCONIOSES RELACIONADAS À EXPOSIÇÃO A METAIS E MINERAIS

Histologia	Agentes
Pneumoconiose simples (deposição macular)	Ferro, bário, estanho, titânio, vanádio, cromo, níquel, rocha fosfática
Nódulo hialino concêntrico	Sílica
Nódulo intersticial estrelado	Sílica + poeira mista
Fibrose intersticial difusa	Asbesto, sílica, poeira mista
Fibrose maciça progressiva	Carvão + sílica
Fibrose peribronquiolar	Asbesto
Granuloma Sarcóide-símile Corpo estranho Macular	Berílio, zircônio, alumínio, talco, carvão, ferro, bário, estanho, cromo, níquel, titânio, rocha fosfática
Bronquiolite linfocítica	Náilon (*Flock-worker lung diseases*)
Bronquiolite obliterante	Aromatizantes (*Flavour-workers lung diseases*)
Doenças intersticiais Pneumonia por células gigantes	Metais duros
Pneumonia intersticial usual	Asbestos
Pneumonia intersticial aguda	Fumos de cádmio
Proteinose alveolar	Sílica

PRINCIPAIS PNEUMOCONIOSES

Asbestose

Asbesto ou amianto é o termo genérico dado ao grupo de silicatos fibrosos hidratados, com estrutura cristalina, de ocorrência natural, cuja utilização é ideal para diversas áreas no setor de construção civil e para fins de isolamento em razão de suas propriedades químicas e físicas. Existem 2 classes de fibras de asbestos: serpentinas (crisotila) e os anfibólios (crocidolita, tremolita, amosita e outros).

A asbestose é uma pneumoconiose, definida como uma fibrose intersticial pulmonar conseqüente à exposição ao asbesto. Há uma relação dose-resposta bem estabelecida entre: exposição ocupacional, indicadores da doença e o período de latência, que é considerado o tempo entre a primeira exposição à fibra e o desenvolvimento da asbestose, o que leva, usualmente, entre 10 e 15 anos para ocorrer.

Outras anormalidades pleuropulmonares, além da asbestose, podem estar associadas à exposição ao amianto, entre as quais estão:

- benignas: derrame pleural, espessamento pleural difuso, placas pleurais e atelectasia redonda;
- malignas: câncer de pulmão e mesotelioma maligno, que não serão descritos neste capítulo.

Quadro clínico

Por ser uma doença de progressão lenta, suas manifestações clínicas são tardias e muito parecidas com as da fibrose pulmonar intersticial. Nas fases iniciais, os pacientes são praticamente assintomáticos e podem apresentar estertores crepitantes inspiratórios bibasais em regiões posteriores. A tosse e a produção de secreção são geralmente atribuídas ao tabagismo ou à inalação de outros aerodispersóides presentes no ambiente de trabalho, podendo estar associadas a um quadro de bronquite crônica.

A dispnéia é o sintoma mais insidioso e mais freqüente, surge pelos esforços progressivos e, mais tarde, até ao repouso, refletindo a gravidade do acometimento pulmonar. Por ser um sintoma subjetivo e de difícil avaliação, o grau de dispnéia pode ser subestimado ou superestimado, dependendo da forma de avaliação.

Diagnóstico

É definido, basicamente, pela história ocupacional consistente e confiável, demandando, quando necessário, visita ao posto de trabalho. O desenvolvimento da doença está diretamente associado à intensidade e à duração da exposição ao asbesto.

Aspectos radiográficos característicos presentes no radiograma de tórax e na tomografia computadorizada de alta resolução (TCAR) e a história ocupacional contribuem para o diagnóstico da doença. Para o estudo das pneumoconioses, o radiograma de tórax deve ser realizado e interpretado segundo as recomendações da Organização Internacional do Trabalho – OIT (Revisão de 2000).

Na asbestose, os principais achados radiológicos incluem pequenas opacidades inespecíficas, irregulares (do tipo s, t, u) e lineares, principalmente nos campos pulmonares médios e inferiores.

A TCAR deve ser realizada em decúbito ventral para evitar a interpretação de alterações densidade-dependentes e pode detectar imagens não vistas no radiograma de tórax, como linhas subpleurais, bandas parenquimatosas, deformações e espessamento dos septos interlobulares, acentuação do pontilhado cortical subpleural e, nas fases mais avançadas, formações císticas tipo faveolamento associadas a bronquiolectasias de tração, predominando nos segmentos posteriores dos lobos inferiores.

Podem ser observadas, ainda, alterações características da função pulmonar e que incluem diminuição dos volumes pulmonares, especificamente da capacidade vital (CV) e da capacidade pulmonar total (CPT), e redução da capacidade de difusão pulmonar (DCO). A espirometria pode demonstrar, assim, um quadro de insuficiência pulmonar predominantemente restritiva, podendo ser também obstrutiva, ou, ainda, mista, em indivíduos fumantes.

Obstrução de pequenas vias aéreas, identificada pelo decréscimo do fluxo expiratório forçado ($FEF_{25-75\%}$), tem sido referida nos indivíduos com asbestose, independentemente do fumo. Testes de exercício cardiopulmonar realizados em degrau, esteira ou cicloergômetro podem detectar baixa tolerância ao esforço, com limitação, predominantemente, das trocas gasosas, medidas pela oximetria de pulso e pela gasometria arterial.

Diagnóstico diferencial

Outras doenças fibrosantes pulmonares, sarcoidose.

Silicose

Silicose é uma pneumoconiose decorrente da inalação de poeira contendo sílica-livre cristalina em sua fração respirável e conseqüente reação tissular caracterizada por fibrose pulmonar.

Em virtude das condições da exposição e manifestações clínicas, da imagem, funcionais e histopatológicas, pode ser classificada como (caracterizada pelo pouco tempo de trabalho, mas com intensa exposição e comprometimento funcional acentuado), acelerada (tempo de exposição entre 5 e 10 anos, em ambiente de trabalho com concentrações elevadas de poeira) e crônica (longos períodos de exposição, de 20 a 25 anos, em ambientes de baixa concentração de sílica).

O desenvolvimento da silicose está relacionado ao tamanho da partícula, tempo e concentração da exposição, tipo de sílica cristalina (quartzo, tridimita, cristobalita) e à suscetibilidade individual. Atividades de jateamento de areia, moagem e perfuração de rocha estão associadas a partículas de sílica recém-fragmentada, tornando-as altamente tóxicas, com intenso potencial oxidativo em razão da exposição de cargas de superfície dessas partículas.

A exposição à sílica pode estar relacionada também com doença pulmonar obstrutiva crônica (DPOC), doenças auto-imunes, câncer de pulmão, doença renal crônica, tuberculose e fungos.

Quadro clínico

Em sua fase inicial, a silicose é praticamente assintomática; já nas fases mais avançadas do comprometimento estrutural e funcional, pode apresentar dispnéia aos mínimos esforços e até no repouso, insuficiência respiratória progressiva e *cor pulmonale*. A tosse e a expectoração podem estar associadas ao tabagismo e à exposição a outros aerodispersóis ambientais e ocupacionais.

A silicose crônica é a mais comum vista entre os trabalhadores expostos e a manifestação dos sintomas e das alterações funcionais, inicialmente, é ausente ou discreta, evoluindo para dispnéia aos pequenos esforços e importante prejuízo funcional. A forma acelerada da silicose é relativamente rara, os pacientes apresentam dispnéia precoce, que, em pouco tempo, torna-se incapacitante.

Apesar de rara, a forma aguda mostra achados clínicos relevantes, como dispnéia de progressão rápida, acompanhada de astenia, perda de peso e hipoxemia marcante, evoluindo para insuficiência respiratória.

Diagnóstico

Realizado por meio de uma avaliação qualiquantitativa minuciosa da exposição das condições de trabalho, quando possível, ou pelo menos pela visita ao local, bem como pelo detalhamento das ocupações atuais e pregressas, considerando período e tempo da exposição, ramo de atividade das empresas, tipo de ocupação, uso de equipamentos de proteção coletiva ou individual.

Questionamento sobre colegas de trabalho com problemas de saúde relacionados à exposição e investigação de atividades paralelas e passatempos são medidas fundamentais para a correlação diagnóstica e caracterização do nexo causal.

Na silicose, o radiograma de tórax, segundo a classificação da OIT (2000), pode revelar opacidades regulares do tipo p, q, r e, com a progressão da doença, pode-se ter confluência dessas pequenas opacidades regulares, formando coalescência e até grandes opacidades do tipo A, B, C, fundamentalmente nos segmentos posteriores dos lobos superiores. Alterações radiológicas isoladas, sem parâmetros clínicos e ocupacionais para estabelecimento do nexo causal, não contemplam o diagnóstico e não estabelecem compensações legais.

A TCAR é um método de maior sensibilidade e especificidade para detectar alterações intersticiais, especialmente em fases iniciais. Associada com a técnica de máxima intensidade de projeção (TCAR-MIP), nos casos limítrofes de alterações radiológicas tipo 0/1 ou 1/0 da classificação OIT (2000), pode identificar micronódulos centrolobulares e subpleurais que fortalecem a caracterização diagnóstica da silicose.

Na silicose simples, a espirometria é normal, mas em estágios de progressão da doença, observa-se distúrbio ventilatório restritivo ou misto, dependendo da presença de comprometimento das vias aéreas e de enfisema. Alterações das trocas gasosas no repouso e no exercício podem ser identificadas por anormalidades de DCO e da gasometria arterial de repouso e/ou durante o esforço.

Pneumoconiose dos trabalhadores de carvão (PTC)

O carvão é um composto formado por material carbonácio, carbono, hidrogênio, oxigênio, enxofre e vários outros elementos. Na sua extração, em especial em minas de subsolo, há a geração de poeiras contendo outros minerais, destacando-se a sílica, que apresenta concentração variável em sua fração respirável, dependendo do tipo de carvão minerado.

A exposição a esse mineral, principalmente na atividade de mineração, pode desenvolver, além da pneumoconiose dos trabalhadores de carvão (PTC), fibrose maciça progressiva, silicose, enfisema pulmonar e bronquite crônica, esses últimos identificados como DPOC de origem ocupacional.

Quadro clínico

O principal sintoma na PTC é a dispnéia relacionada aos esforços, que geralmente aparece nas fases mais avançadas da doença ou na presença de fibrose maciça progressiva. A DPOC de origem tabágica ou ocupacional é responsável, na maioria das vezes, pela tosse com ou sem expectoração e pela acentuação da dispnéia.

Existem outras afecções às quais a PTC pode estar associada, mais notadamente, as doenças reumáticas e a esclerose sistêmica progressiva. Artralgias nas pequenas articulações, sugestivas de artrite reumatóide, associadas à exposição à poeira de carvão, e alterações radiográficas caracterizadas por nódulos (geralmente maiores que 1,0 cm) podem corresponder à síndrome de Caplan.

Diagnóstico

O diagnóstico é feito da mesma forma que as demais pneumoconioses, por meio da história clínica e ocupacional, de exames radiológicos, funcionais e, eventualmente, histopatológicos.

Para estabelecer uma melhor correlação com a exposição cumulativa, é necessário que os profissionais da área da saúde tenham conhecimento prévio a respeito da principal atividade relacionada com a PTC, a mineração de carvão. Descrição detalhada do tipo de mina, caracterização geológica do subsolo e especificações relacionadas com a função de cada minério contribuem para o estabelecimento do nexo causal.

A apresentação radiológica da PTC é semelhante à observada na silicose, com visualização de opacidades regulares do tipo p, q, r, primeiramente, nos campos superiores. As regiões médias e inferiores são acometidas à medida que o número de opacidades aumenta, podendo haver calcificações dos nódulos em 10 a 20% dos casos. Grandes opacidades (A, B, C) são vistas, predominantemente, nos lobos superiores, podem ser uni ou bilaterais e estar distribuídas de forma simétrica ou assimétrica.

Nos casos de fibrose maciça progressiva, é possível ocorrer aumento irregular do espaço aéreo por causa do componente fibrótico.

A TCAR pode revelar alterações parenquimatosas, mesmo em trabalhadores com o radiograma normal. Para identificação de áreas de enfisema focal, bolhas e definição dos nódulos subpleurais, a técnica de alta resolução se mostra superior, sendo considerada a melhor.

Quanto às anormalidades funcionais, são muito parecidas com as da silicose. Inicialmente, apresentam alterações espirométricas não-significativas, especialmente considerando o vício tabágico e a exposição prévia. Com o avanço da doença, podem ser observadas anormalidades na capacidade de difusão pulmonar e hipoxemia arterial, principalmente, no exercício.

OUTRAS PNEUMOCONIOSES

Além das pneumoconioses de maior prevalência (silicose, asbestose e PTC), já citadas, existem outras pneumoconioses conseqüentes à exposição aos metais (ATS Documents, 2004) e minerais (Consensus Report, 1997), que apresentam baixa atividade fibrogênica parenquimatosa. As partículas desencadeiam respostas histopatológicas e funcionais discretas, mas variáveis, dependendo do agente inalado.

Pesquisa sobre os tipos de metais e minerais, as condições e a dose da exposição, além de eventuais contaminações de outros aerodispersóides, principalmente decorrentes da inalação de fumos metálicos e de sais inorgânicos, deve ser realizada, pois são todos fatores importantes para o desenvolvimento dessas doenças. A distinção quanto à forma química do composto metálico inalado é determinante com relação ao tipo de reação tecidual e ao prognóstico. Assim, a anamnese ocupacional é instrumento fundamental na busca etiológica e diagnóstica dessas pneumoconioses.

Entre elas estão: pneumoconioses simples, como a siderose, pneumoconioses por poeira mista, pneumoconioses por exposição a metais duros, fibrose intersticial difusa (não-asbestose) e doença crônica pelo berílio, que serão apresentadas neste capítulo de forma sucinta.

Pneumoconioses simples

Esse tipo de pneumoconiose caracteriza-se por lesão de tipo macular com deposição intersticial das partículas e discreto grau de desarranjo estrutural, além de leve infiltrado inflamatório ao redor da lesão, com ausência de proliferação fibroblástica e de fibrose.

Na dependência do conhecimento do tipo de poeira inalada, a pneumoconiose leva denominação específica, como siderose (Fe), baritose (Ba), estanose (Sn), etc. Tendo em vista o padrão histopatológico de deposição e formação de máculas isoladas, sem produção de fibrose, a disfunção respiratória é praticamente ausente e a evolução clínica é considerada benigna quando comparada à evolução das pneumoconioses fibrogênicas.

Apesar da ausência de fibrose, o padrão de alteração radiológica é bastante semelhante ao da silicose, com opacidades reticulonodulares difusas, de predomínio mais reticular ou mais nodular. A radiopacidade se deve à presença do metal depositado no interstício.

Em certos casos, como no da baritose e em alguns, raros, de siderose, existe a possibilidade de regressão do quadro radiológico a partir da eliminação dos depósitos por meio do *clearance* macrofágico-linfático. Em outros casos, no entanto, dependendo da dose de inalação e da duração da exposição muito prolongada, as poeiras depositadas deixam de ser consideradas completamente inertes pelo pulmão, que passa a reagir de forma anormal com produção de diversos graus de fibrose. Essas alterações podem, dependendo da manutenção da exposição em altas doses, progredir para aumento da fibrose com distorção de vias aéreas.

A inflamação persistente ao redor das vias aéreas pode levar à formação de áreas localizadas de enfisema centrolobular por excesso de liberação de enzimas proteolíticas. São alterações, no entanto, diferentes das que ocorrem no tabagismo, as quais se mostram, em geral, mais proximais com relação à via aérea e não apresentam produção de fibrose bronquiolar ou de ductos alveolares. Contudo, não se pode descartar possível efeito sinérgico do tabagismo e inalação de poeiras inorgânicas no desencadeamento de processos teciduais mais agressivos.

É importante ressaltar que o tipo de alteração parenquimatosa pode não ser homogêneo em toda extensão do pulmão. Não é incomum o predomínio de nódulos pneumoconióticos (p.ex., nódulos silicóticos ou nódulos por poeira mista) em lobos superiores e o predomínio de fibrose intersticial nas bases de um mesmo pulmão, em casos de exposição a poeiras com conteúdo restrito de sílica. O diagnóstico irá depender basicamente da avaliação clínica, da história ocupacional, das alterações radiológicas e, eventualmente, dos achados histopatológicos específicos de cada pneumoconiose.

Siderose

Do ponto de vista de freqüência e difusão do risco inalatório específico no meio ocupacional, a siderose representa a pneumoconiose simples macular mais importante. A exposição ocupacional ao ferro talvez seja a mais comum no meio industrial e ocorre em ocupações relacionadas à mineração de hematita (principal minério de ferro), magnetita, limonita e siderita.

Na siderurgia e na metalurgia, são inúmeras as ocupações em que ocorre exposição à poeira de ferro, como fabricação de aços, fundições de ferro e de outras ligas que o contenham e, principalmente, processo de soldagem. Em algumas dessas ocupações, existe o risco associado de exposição à sílica dificultando o diagnóstico isolado de siderose (podendo ser considerada uma sidero-silicose ou silico-siderose), como nas minerações, siderurgia e fundições de peças utilizando moldes de areia, que produzem poeiras com sílica-livre durante os processos de desbaste e polimento mecânico das peças metálicas.

Apesar de o estudo histopatológico mostrar, em alguns casos, certo grau de fibrose, a maioria dos trabalhadores apresenta provas de função pulmonar dentro dos padrões de referência. Na siderose, o quadro radiológico consiste de micronodulações difusas bilaterais, semelhante ao que ocorre na silicose, mas com radiodensidade mais pronunciada. O acúmulo de óxido de ferro ao longo dos linfáticos interlobulares pode produzir linhas B de Kerley. Na TCAR de tórax, a siderose mostra padrão de opacidades nodulares centrolobulares com discretas alterações fibróticas e enfisema centrolobular.

Poeira mista

A pneumoconiose de poeira mista representa o grupo de doenças pulmonares ocupacionais causadas por inalação de poeiras de vários elementos, como carvão, ferro, caulim, talco, mica, feldspato, alumina, mas que também contêm asbesto ou sílica-livre em proporções expressivas. Algumas recebem denominações específicas, como antracosilicose, silico-siderose, talcose, doença de Shaver ou pneumoconiose conseqüente à exposição a material abrasivo.

Muitas das pneumoconioses por poeira mista evidenciam-se por alterações radiográficas, mas não se associam a sintomas ou a sinais de incapacidade. As manifestações clínicas estão relacionadas com a gravidade do comprometimento pulmonar, sendo, freqüentemente, pouco intensas. As alterações radiológicas podem revelar a presença de opacidades regulares e irregulares decorrentes dos diversos elementos inalados, com distribuição em todos os campos pulmonares.

As alterações histopatológicas são, predominantemente, caracterizadas por fibrose difusa, com arranjo estrelar e tendendo à confluência, podendo apresentar coloração relacionada com o tipo do material. Na pneumoconiose por exposição de material abrasivo, constituído basicamente pela alumina ou corundum, carbeto de silício ou carborundum e areia com altos teores de sílica-livre, ocorre uma fibrose pulmonar difusa; já na exposição ao alumínio metálico, a fibrose é, predominantemente, nas regiões apicais.

A doença de Shaver, descrita em 1947, está associada à inalação de poeira de alumínio oxidado (corundum ou trióxido de alumínio – Al_2O_3) e caracteriza-se por fibrose difusa, pneumotórax uni e bilateral em alguns casos, sendo descritos também, em uma incidência muito pequena, casos de reações granulomatosas em pessoas com exposição a altas concentrações desse tipo de poeira.

Pneumoconioses por exposição a metais duros

A pneumoconiose ou doenças pulmonares por exposição a metais duros são decorrentes da inalação de poeiras metálicas, especialmente das ligas de vários metais. A liga de metal duro é composta basicamente de titânio (Ti), tungstênio (W), tântalo (Ta) e cobalto (Co), considerado um superligante.

A reação pulmonar é, basicamente, decorrente do cobalto, uma vez que os diversos metais utilizados nessas composições são considerados inertes. Essas ligas são utilizadas em turbinas a jato, nos equipamentos eletrônicos como magnetos, na produção de aços especiais e ferramentas diamantadas. A ocupação mais comum que apresenta exposição à poeira de metal duro é a de afiador de ferramentas (facas) de torno, em indústrias metalúrgicas.

A exposição ao cobalto, nas suas várias formas de utilizações, pode causar asma, fibrose intersticial e pneumonite por hipersensibilidade. Clinicamente, pode-se observar a presença de dispnéia aos esforços de instalação recente, tosse seca, sensação de opressão torácica, astenia e perda de peso. No radiograma do tórax, visibilizam-se opacidades reticulonodulares difusas bilateriais e linfonodomegalia hilar.

A TCAR mostra espessamento de septos interlobulares, opacidades centrolobulares, áreas de vidro fosco esparsas. As alterações histopatológicas podem ser caracterizadas pela pneumonia intersticial descamativa com células gigantes, patognomônica da doença.

A anamnese ocupacional deve ser pormenorizada e aprofundada, visando a busca de possível fator etiológico no trabalho, para eventual providência de afastamento definitivo da exposição. O tratamento com corticoterapia sistêmica e afastamento da exposição geralmente tem boa resposta clínica.

Fibrose intersticial difusa (não-asbestose)

Uma série de exposições menos freqüentes está incriminada na ocorrência de quadros de fibrose intersticial não-nodular, com características de cronicidade, entrando no diagnóstico diferencial da fibrose pulmonar idiopática. Diversos silicatos, química e geologicamente definidos como compostos nos quais a sílica não é livre e encontra-se ligada a outros elementos, como Fe, Mn, Mg, etc., são capazes de produzir quadro de fibrose pulmonar.

A talcose é decorrente da inalação de talco mineral em processos de mineração e manipulação industrial. É interessante ressaltar a variabilidade das reações anatomopatológicas, decorrentes das diferentes composições mineralógicas do talco, que podem incluir sílica e fibras de asbesto do tipo anfibólio. Outros exemplos são a pneumoconiose por caulim, por micas, por terra de Fuller, mulita, bauxita, terras raras (Ce, Ir), compostos abrasivos à base de carbeto de silício (carborundum) e óxidos de alumínio (corundum).

A ocupação de protético expõe os profissionais a poeiras complexas que podem causar fibrose pulmonar sem um agente etiológico específico definido até o momento.

Doença pulmonar crônica pelo berílio (DCB)

A exposição ao berílio (Be) restringe-se aparentemente a alguns setores industriais pouco desenvolvidos no Brasil, como indústria aérea espacial e energia nuclear, e setores especiais de metalurgia, como a fabricação de rebolos especiais. O berílio é um metal leve, utilizado em ligas para aumentar a dureza e resistência à corrosão, à fadiga e ao choque. A ocupação mais comum em que existe exposição ao berílio é a de protético dentário.

A inalação do berílio pode causar doença sistêmica semelhante à sarcoidose, com a formação de granulomas não-caseosos nos pulmões, fígado, na pele e nos linfonodos. Dispnéia aos esforços de forma progressiva, tosse seca, astenia, perda de peso, dor torácica, adenomegalias e artralgias são os achados clínicos predominantes. As opacidades reticulonodulares difusas e a linfonodomegalia hilar são as alterações mais freqüentemente observadas no radiograma de tórax.

Na TCAR, as anormalidades observadas são semelhantes às da sarcoidose, comprometendo o interstício broncovascular, nódulos periféricos e centrolobulares e linfonodomegalia mediastinal e hilar. Calcificação em nódulos pulmonares e espessamento brônquico são descritos. A pneumopatia intersticial com formação de granuloma não-caseoso, sarcóide-símile, proliferação linfo-histiocitária e plasmocitária com presença de células gigantes e diferentes graus de fibrose são os achados histopatológicos mais observados.

O diagnóstico diferencial depende da evidência epidemiológica de exposição ao berílio, exclusão da pneumonite por hipersensibilidade e confirmação, se possível, por meio dos testes imunológicos de sensibilização dos linfócitos do lavado broncoalveolar ou do sangue periférico pelo berílio ou teste de linfoproliferação pelo berílio. A análise quantitativa de berílio no tecido pulmonar incinerado, obtido por biopsia ou autopsia pode confirmar a exposição e conseqüentemente o diagnóstico. A história de exposição ao berílio é critério básico na definição diagnóstica de DCB.

Biopsia pulmonar diagnóstica: quando solicitar

Em circunstâncias restritas nas quais o diagnóstico baseado nas evidências clínicas e de imagem não é compatível, a indicação da biopsia de pulmão deve ser aventada. Consideramos algumas situações para essa indicação, sempre partindo da premissa de que o procedimento, de morbimortalidade considerável, deve trazer benefício adicional ao indivíduo:

- os dados da história clínica e ocupacional são inconsistentes em relação aos achados de imagem;
- em situações judiciais com pareceres conflitantes em relação aos relatórios médicos agregados e às interpretações das evidências clínicas e radiológicas;

- em um contexto de paciente de risco (faixa etária, exposição ocupacional e, eventualmente, fumante), identificação de alterações de imagem com indícios sugestivos de lesão maligna.

A via de acesso da biopsia por videotoracoscopia, toracotomia ou transbrônquica deve ser considerada em cada caso, pois os padrões de comprometimento pulmonar podem ser distintos.

CONDUTAS NAS PNEUMOCONIOSES

Nas pneumoconioses, em especial nas fibrogênicas, por serem doenças de caráter progressivo, irreversível e sem tratamento, recomendam-se medidas de controle e prevenção, que serão apresentadas a seguir.

Controle

Necessidade de seguimento para avaliação dos quadros iniciais da doença ou diagnóstico precoce. Por se tratar de doenças ocupacionais de notificação compulsória, a abertura de CAT (comunicação de acidente de trabalho) e ciência aos órgãos públicos competentes devem ser orientadas. No contexto de avaliação desses pacientes, é importante a análise da disfunção e incapacidade com o intuito de indicar possível mudança de atividade laborativa, afastamento, concessão de benefícios e indenizações decorrentes dessas anormalidades pulmonares.

Prevenção

Sempre que possível, realizar medições periódicas das concentrações de poeiras no ambiente de trabalho, observando os limites de tolerância estabelecidos na legislação.

Quando não há possibilidade de realizar essas medições (pequenas fábricas e atividades artesanais), o estabelecimento do nexo causal (presença de casos de doença em outros trabalhadores da empresa) permite associação indireta do risco inalatório. Em ambas as situações, é mandatório o afastamento dos trabalhadores da exposição ocupacional.

Além de enfatizar a importância da proteção respiratória desses trabalhadores, deve-se ressaltar que programas de cessação de tabagismo são fundamentais, considerando o efeito sinérgico multiplicativo do fumo agravando as lesões pulmonares intersticiais e aumentando a chance de surgimento de neoplasias, especialmente, entre os indivíduos com exposições à sílica e ao asbesto.

CONCLUSÃO

Em função das inovações tecnológicas e do desenvolvimento de novas demandas de mercado por novos materiais, trabalhadores são expostos a aerossóis, partículas químicas e/ou metálicas potencialmente patogênicas. Embora seja bem caracterizado para vários tipos de partículas e aerossóis, o risco de desenvolver pneumoconioses ainda é desconhecido para inúmeros novos materiais.

As pneumoconioses não-usuais, ou seja, excetuando a silicose, a asbestose e a pneumoconiose do trabalhador do carvão, podem, em um primeiro momento, parecer "raras". No entanto, a sua inespecificidade mostra a necessidade da anamnese ocupacional como importante instrumento de busca etiológica de afecções pulmonares intersticiais que podem cair na vala comum do idiopático.

Assim, é mandatório o questionamento sistemático e aprofundado das exposições ocupacionais a poeiras dos pacientes sob investigação de intersticiopatias, sob risco de se negligenciar aspecto vital do tratamento e prognóstico de alguns casos que mereçam afastamento definitivo do trabalho. Isso só poderá ser feito legalmente nos casos com definição de nexo causal, que, em geral, é dado pelos aspectos clínicos e radiológicos, junto com a história ocupacional de exposição.

REFERÊNCIAS BIBLIOGRÁFICAS

1. AMERICAN THORACIC SOCIETY DOCUMENTS. "Diagnosis and initial management of nonmalignant diseases related to asbestos". *Am. J. Respir. Crit. Care Med.* 170:691-715, 2004.
2. BRICHET, A.; DESURMONT, S. & WALLAERT, B. "Coal worker's pneumoconiosis". In: HENDRICK, D.J. et al. (eds.). *Occupational disorders of the lung.* Londres, W.B. Saunders, 8:129-41, 2002.
3. CASTRANOVA, V. "From coal mine dust to quartz: mechanisms of pulmonary pathogenicity." Inhal. Tox. 12(Suppl.3):7-14, 2000.
4. CONSENSUS REPORT. "Asbestos, asbestosis and cancer: the Helsinki criteria for diagnosis and attribution". *Scand. J. Work Environ. Health.* 23:311-6, 1997.
5. CRAIGHEAD, J.E. & KLEINERMAN, J. "Diseases associated with exposure to silica and nonfibrous silicate minerals". *Arch. Pathol. Lab. Med.* 112:673-720, 1988.
6. DE CAPITANI, E.M. "Pneumoconioses não usuais." In: FERNANDES, A.L.G; MENDES, E.S.P.S. & TERRA FILHO, M. (eds.). *Pneumologia: atualização e reciclagem.* São Paulo, Atheneu, 1999. p.431-45.
7. FLORÊNCIO, R.T. et al. "Testes de exercício na avaliação funcional de ceramistas com silicose pulmonar". *Revista Brasileira de Saúde Ocupacional.* 65(17):33-42, 1989.
8. GAMSU, G. et al. "CT quantification of interstitial fibrosis in patient with asbestosis: a comparison of two methods". *Am. J. Roentgenol.* 164:63-8, 1995.
9. HENDRICK, D.J. et al. *Occupational disorders of the lung: recognition, management, and prevention.* Filadélfia, W.B. Saunders, 2002.
10. INTERNATIONAL LABOR OFFICE. "Guidelines for use of the ILO International Classification of the Radiographs of Pneumoconioses, revision 2000". *International Labour Office Occupational Health and Safety Series.* Genebra, ILO 2000, n. 26.
11. KITAMURA, S.; BAGATIN, E. & CAPITANI, E.M. "Toxicologia da sílica". In: *Doenças ocupacionais pulmonares.* Serviço Social da Indústria (Sesi), Sociedade Brasileira de Pneumologia e Tisiologia (SBPT), 1997. p.47-55.
12. NÁPOLIS, L.M. et al. "Dispnéia crônica e alterações funcionais respiratórias em ex-trabalhadores com asbestose avaliados para concessão de benefício". *J. Bras. Pneumol.* 30(6):528-34, 2004.

13. NERY, L.E.; NEDER, J.A. & BAGATIN, E. "Avaliação da disfunção e da incapacidade secundária a pneumopatias ocupacionais". *J. Pneumol.* 20(4):182-92, 1994.
14. NERY, L.E.; TERRA-FILHO, M. & BAGATIN, E. "Doenças pulmonares relacionadas ao asbesto". In: *Livro de atualização em pneumologia*. São Paulo, Vivali Editora, 2001, v.IV, Cap.22.
15. NERY, L.E. et al. "Additive effects of exposure to silica dust and smoking on pulmonary epithelial permeability: a radioaerosol study with technetium-99m labelled DTPA". *Thorax*. 48:264-8, 1993.
16. NEWMAN, L.S. et al. "Pathologic and immunologic alterations in early stages of beryllium disease: re-examination of disease definition and natural history". *Am. Rev. Respir. Dis.* 139:1479-86, 1989.
17. REMY-JARDIM, M. et al. "Computed tomography of silicosis and coal worker's pneumoconiosis". *Radiol. Clin. Am.* 30:1155-76, 1992.
18. WEBB, W.R.; MULLER, N.L. & NAIDICH, D.P. *High-resolution CT of the lung*. 2.ed. Filadélfia, Lippincott-Raven, 1996. p.149-191.

CAPÍTULO

28

Asma e DPOC Ocupacionais

LILIAN S. BALLINI CAETANO
ANA LUISA GODOY FERNANDES
MARTA ELIZABETH KALIL

INTRODUÇÃO

A exposição ocupacional a agentes específicos é responsável pela ocorrência de várias doenças respiratórias crônicas, sendo as pneumoconioses as mais importantes. Entretanto, além do tabagismo, o papel de outros agentes ambientais no desenvolvimento de doenças respiratórias crônicas não-específicas, especialmente asma e obstrução crônica ao fluxo aéreo, ainda permanece em constante investigação.

Muitos trabalhos publicados na literatura mostram que a asma e a doença pulmonar obstrutiva crônica (DPOC) relacionadas à exposição ocupacional representam uma proporção relevante da prevalência total dessas doenças, assim como conseqüências socioeconômicas desastrosas para o trabalhador, e um custo significativo relacionado às reivindicações trabalhistas.

A proporção de casos de asma ou DPOC atribuíveis à exposição ocupacional é controversa, havendo menos informação sobre DPOC por causa da natureza multifatorial da doença, o que dificulta a contribuição de cada fator ocupacional.

ASMA OCUPACIONAL

A prevalência e a mortalidade provocada por asma têm aumentado tanto nos Estados Unidos como em outros países nos últimos 20 anos, afetando atualmente entre 5 e

10% da população mundial. A asma relacionada ao trabalho (ART) tem sido a doença respiratória de maior prevalência nos países desenvolvidos, com exceção da África do Sul, onde prevalecem as pneumoconioses e afecções correlatas. Dos casos de asma, estimativas mostram que entre 10 e 20% podem ser direta ou indiretamente relacionadas ao trabalho. Programas de vigilância em vários países têm revelado que a asma ocorre entre 26 e 52% dos casos de doenças ocupacionais respiratórias.

No Brasil, considerando dados obtidos no ambulatório da Fundacentro, em São Paulo, entre 1984 e 1994, a asma ocupacional (AO) correspondeu a 62% de todos os casos diagnosticados de doenças ocupacionais respiratórias.

A incidência e a prevalência de AO e sua distribuição podem variar com o perfil econômico e social, as características legais e a disponibilidade de serviços de saúde regionais, mas, em contraste com outras doenças ocupacionais respiratórias crônicas, sempre afeta pessoas em um período produtivo, gerando sérios impactos socioeconômicos.

De acordo com os dados do European Community Respiratory Health Survey (ECRHS), as exposições ocupacionais são causas de 5 a 10% dos casos de asma entre adultos jovens (de 20 a 44 anos) na Europa e em outros países industrializados e 0,2 a 0,5% de adultos jovens tornam-se asmáticos ou têm agravamento de asma prévia em razão do trabalho. Os mesmos autores também destacaram o risco de asma atribuível à exposição ocupacional entre mulheres maior que o esperado, excluindo as donas-de-casa, provavelmente em decorrência da crescente participação feminina na força de trabalho, por exemplo, na indústria têxtil, no setor de limpeza e na agroindústria.

Assim, a ART parece estar se transformando em uma doença respiratória de grande importância em várias regiões do mundo, e sua incidência está crescendo à medida que se expandem os processos industriais e os conhecimentos médicos sobre a doença.

Definição e classificação

A ART pode ser classificada em:

- asma ocupacional (AO): trata-se de doença respiratória caracterizada por limitação ao fluxo aéreo e/ou hiper-responsividade brônquica (HB) variáveis, em razão da inalação de agentes específicos no ambiente de trabalho;
- asma agravada pelo trabalho: trata-se da asma previamente existente, assintomática ou não, que se agravou em razão de uma exposição ocupacional a agentes químicos ou físicos.

Recentemente, propôs-se classificar a AO de acordo com o período de indução dos sintomas:

- imunológica ou com latência: representa 90 a 95% dos casos de AO; caracteriza-se pela asma que surge após um período de latência durante o qual ocorre sensibilização mediada imunologicamente pelo agente causal, abrangendo:

- ART causada por agentes de alto peso molecular e alguns agentes de baixo peso molecular para os quais um mecanismo imunológico mediado por imunoglobulina E (IgE) tem sido documentado;
- asma induzida por agentes ocupacionais de baixo peso molecular, como isocianatos (usados em tintas, vernizes e poliuretanos), cedro vermelho, acrilatos (usados em adesivos), cujos sintomas se iniciam também após um período de latência, mas não tendo ainda o mecanismo imunológico identificado;

- atualmente, sabe-se da existência de mais de 250 agentes causadores de AO imunológica;
- asma não-imunológica ou sem latência: caracterizada pela ausência do período de latência, sendo que os sintomas de asma podem manifestar-se após única ou múltiplas exposições a um agente irritante não-específico em altas concentrações, como cloro, formaldeído, amônia, fumaça, fumos e ácidos fortes. Essa entidade clínica foi intitulada síndrome da disfunção reativa da vias aéreas (*reactive airways dysfunction syndrome* – RADS), e seu diagnóstico exige os seguintes critérios:
  - ausência documentada de sintomas respiratórios precedentes;
  - início de sintomas após exposição única, seja incidental ou acidental;
  - exposição a gás, fumaça, fumo ou vapor com propriedades irritantes em altas concentrações;
  - início de sintomas dentro de 24 horas após a exposição e persistência por, pelo menos, 3 meses;
  - sintomas típicos de asma;
  - presença de obstrução ao fluxo aéreo nos testes de função pulmonar;
  - presença de HRB não-específica;
  - exclusão de outras doenças pulmonares.

De acordo com a Academia Européia de Alergia e Imunologia Clínica, a AO mediada por mecanismos imunológicos que resulta em *hipersensibilidade alérgica* deve ser denominada *AO alérgica.*

Sob certas condições de exposição, os mecanismos imunológicos e não-imunológicos podem coexistir. Dados disponíveis de estudos experimentais sugerem que a resposta inflamatória das vias aéreas parece estar envolvida em ambos os mecanismos.

Na Tabela 28.1, estão resumidos os agentes mais comuns reconhecidos como causadores de AO e o tipo de atividade profissional associada a ela.

TABELA 28.1 AGENTES MAIS COMUNS CAUSADORES DE ART E TIPO DE ATIVIDADE PROFISSIONAL ASSOCIADA

Agentes	Atividades profissionais
Alto peso molecular	
Cereais	Padeiros, trabalhadores em moinho
Alérgenos de derivados animais	Trabalhadores da indústria de alimentos
Enzimas	Trabalhadores da indústria de detergentes, padeiros, farmacêuticos
Látex	Trabalhadores da área de saúde
Borracha	Trabalhadores da indústria, instaladores de carpetes, farmacêuticos
Frutos do mar	Processadores da indústria de alimentos

(continua)

TABELA 28.1 (CONT.) AGENTES MAIS COMUNS CAUSADORES DE ART E TIPO DE ATIVIDADE PROFISSIONAL ASSOCIADA

Agentes	Atividades profissionais
Baixo peso molecular	
Isocianatos (diisocianato de tolueno - TDI; diisocianato de difenilmetano - MDI; diisocianato de hexametileno - HDI)	Pintores; trabalhadores das indústrias de plásticos, borrachas, espumas, tintas, poliuretanos, vernizes e resinas; instaladores de isolantes térmicos
Poeira de madeira	Lenhadores, carpinteiros
Anidridos ácidos (ftálico, reimetílico, hímico)	Usuários de resina epóxi, plásticos, inseticidas, tintas, trabalhadores das indústrias aeronáutica, automobilística e química
Metais (platina, cromo, cobalto, zinco)	Trabalhadores de refinarias e da área de galvanoplastia e cromações, soldadores
Colofônio (breu ou resina de pinheiro)	Soldadores da indústria eletrônica
Aminas (etilenodiamina, monoetanolamina, parafenilenodiamina)	Soldadores, usuários de seladoras, vernizes, borrachas, esmaltes de unha, tintas, desinfetantes
Tintas, corantes	Trabalhadores da indústria têxtil e de plásticos
Cloramina T	Limpadores, zeladores
Formaldeído, glutaraldeído	Trabalhadores da área hospitalar, de plásticos, calçados, borrachas e químicos
Persulfato	Cabeleireiros
Acrilato	Trabalhadores da indústria de adesivos
Drogas	Trabalhadores da área de saúde, farmacêuticos

Fonte: Fabbri et al., 1994.

História natural da ART

A incidência e a prevalência da AO observadas nos vários estudos de coorte dependem de diversos fatores, incluindo a predisposição genética, o número de expostos, os agentes (ou agente) aos quais os trabalhadores estão expostos, assim como os níveis de sua exposição.

Há dados convincentes na literatura indicando o nível de exposição como o fator de risco crítico para a AO induzida por agentes sensibilizantes. Na AO com latência, quanto maior for o grau de exposição, maior será a prevalência da doença. A duração da exposição não é importante. Aproximadamente 40% dos indivíduos com AO desenvolveram sintomas dentro de 2 anos da exposição e 20% desenvolveram sintomas após 10 anos de exposição.

Os fatores de suscetibilidade individual, assim como a atopia e o tabagismo, também desenvolvem papel importante na asma ocupacional, pelo menos em alguns casos.

Atopia

Parece ser fator de risco para AO causada por mecanismo IgE-dependente, ou seja, indivíduos expostos a agentes de alto peso molecular (maior que 1.000 daltons). Em um estudo britânico, padeiros com atopia tinham 16 vezes mais chance de desenvolver sensibilização a agentes ocupacionais. Em outro estudo, observou-se que a asma induzida por exposição a animais de laboratório foi aproximadamente 2 vezes mais comum em atópicos do que em não-atópicos, em decorrência de exposição aos antígenos animais. Entretanto, para agentes de baixo peso molecular, a atopia e o tabagismo não são fatores de risco importantes para o desenvolvimento de ART.

Tabagismo

Pode também aumentar o risco de AO mediada por IgE e interage com atopia. Vários estudos também sugerem que a atopia e o tabagismo podem ser fatores de risco para asma induzida por irritantes. Dados atuais indicam que exposições a irritantes são freqüentemente relacionadas as causas de asma de início recente, cuja intensidade da exposição parece contribuir como fator de risco.

Investigações recentes sobre determinantes genéticos de risco para AO alérgica sugeriram que polimorfismos dos genes da classe II MHC podem ser determinantes importantes para a especificidade de resposta a agentes sensibilizantes.

Mecanismos fisiopatológicos

Existe uma série de características fisiopatológicas comuns entre a AO e a não-ocupacional. A característica comum é a inflamação, podendo ser demonstrada na contração da musculatura lisa, edema e acúmulo de fluido no lúmen das vias aéreas, além da perda de suporte elástico do parênquima pulmonar.

A HRB, isto é, reação exagerada por meio de um estímulo broncoconstritor, também é uma característica comum da asma e da AO. Entretanto, é desconhecida a patogênese da hiper-reatividade na AO, pouco reversível e que pode retornar em caso de reexposição ao agente sensibilizante após provocação específica.

Os testes de broncoprovocação específicos podem induzir a vários tipos de resposta funcional, por exemplo, isolada precoce, bifásica, isolada tardia ou atípica. Esse teste é considerado o padrão-ouro para a confirmação de AO. A resposta isolada precoce ocorre após poucos minutos da exposição ao agente sensibilizante, tem pico de ação em 30 min e término entre 60 e 90 min. A resposta bifásica associa uma resposta precoce com recuperação espontânea seguida de uma resposta tardia. A resposta isolada tardia ocorre entre 2 e 6 h após a exposição, com intensidade máxima ocorrendo entre 8 e 10 h e término entre 24 e 48 h.

A resposta atípica apresenta um quadro progressivo (começando e progredindo nas próximas 7 e 8 h) e uma reação contínua (sem recuperação entre a fase precoce e a tardia).

A resposta isolada precoce e a resposta bifásica são comuns após a exposição a agentes IgE-dependentes, enquanto a isolada tardia bifásica e a atípica são freqüentemente associadas a agentes IgE-independentes.

A ART pode ser induzida por mecanismo imunogênico (inflamação imunogênica) e não-imunogênico (inflamação neurogênica). Como já mencionado, o primeiro relaciona-se à AO com latência e o segundo, à asma sem latência. Os mecanismos imunes costumam causar reações do tipo imediata ou bifásica (imediata e tardia). Entretanto, para uma série de agentes, por exemplo, metais e isocianatos, não se demonstram IgE específicos, sendo provável a participação de linfócitos T na patogênese da asma. A AO não-imunogênica, como visto anteriormente, pode ainda resultar da exposição aguda a potentes irritantes respiratórios que agem diretamente na mucosa brônquica, como em exposições a névoas ácidas, amônia e outras e, normalmente, depende da concentração do irritante e do tempo de exposição.

Diagnóstico

O diagnóstico da ART deve incluir o diagnóstico prévio de asma e o estabelecimento da relação com o trabalho. O diagnóstico de ART pode ser considerado em todo caso de asma de início na fase adulta ou de piora da asma da fase adulta.

Antes de caracterizar se a asma é causada pela exposição ocupacional, é preciso saber se o paciente realmente tem asma. O diagnóstico de asma realizado apenas pela história clínica não é um método preciso e acurado. Os testes de função pulmonar são necessários, porém nem sempre disponíveis. Em indivíduos com uma história clínica sugestiva de asma, essa doença é, na maioria das vezes, confirmada por um dos seguintes critérios:

- em um indivíduo com obstrução das vias aéreas, a presença de broncodilatação significativa após uso de broncodilatador inalatório conclui o diagnóstico de asma;
- na ausência de obstrução das vias aéreas, a presença de HRB a agentes farmacológicos como metacolina, histamina ou carbacol também confirma o diagnóstico de asma.

História ocupacional e clínica

A história ocupacional é de fundamental importância e parte integrante do estabelecimento do nexo causal. Durante a investigação diagnóstica, devem ser utilizados vários procedimentos para detecção da doença. O primeiro consiste na anamnese por meio de questionário clínico, que não deve apenas contemplar perguntas pertinentes aos sintomas de asma, mas específicas, que procurem estabelecer a relação entre os sintomas e o trabalho.

A história clínica deve conter descrição detalhada da AO e do ambiente de trabalho, que deve ser obtida com o indivíduo e/ou com outros trabalhadores, complementada por informações sobre o processo de trabalho.

Deve-se procurar construir uma história cronológica clara em relação aos períodos pré e pós-exposição e/ou desenvolvimento dos sintomas. A relação temporal entre a exposição suspeita e o quadro clínico é de fundamental importância para o estabelecimento nexo-causal.

Essas informações devem incluir principalmente o início do trabalho, quando se manifestaram os sintomas no último emprego, a natureza da indústria, o número de horas trabalhadas/descanso, o contato com produtos e quanto tempo depois de iniciada a exposição os sintomas se manifestaram. As perguntas devem ser feitas também para as outras atividades laborativas dos indivíduos.

Durante essa avaliação, questões relacionadas a ventilação no ambiente, existência de exaustores, presença de portas e janelas abertas, substâncias químicas e poeiras no ar, além de presença de fumaça de cigarro no ambiente são relevantes. O relato da presença ou ausência de sintomas similares e/ou diagnósticos prévios de ART pode ser um importante dado epidemiológico.

Com freqüência, é necessário que o local de trabalho seja visitado para um correto entendimento da exposição e avaliação das substâncias a que o paciente se expôs. Ocasionalmente, a história ocupacional é indicativa do agente, porém, na maior parte dos casos, a exposição é composta por diferentes substâncias, fazendo que se obtenha, em um primeiro momento, uma relação de produtos suspeitos.

A asma pode estar associada com rinite, conjuntivite ou urticária. Esses sintomas são mais comuns em casos de AO relacionados a agentes de alto peso molecular do que aos de baixo peso. Os sintomas respiratórios podem ser atípicos e os pacientes, freqüentemente, apresentam tosse como único sintoma.

Uma história de associação temporal entre asma e exposição no local de trabalho a um agente sensibilizante não é suficientemente específica para ser feito o diagnóstico definitivo de AO.

O exame físico do trabalhador suspeito de asma ocupacional deve incluir uma avaliação geral do indivíduo. Alguns sinais físicos são mais sugestivos, como os da pele, notadamente a dermatite atópica e a dermatite de contato crônica. Devem ser observados presença de edema conjuntival, otite serosa e aspecto da mucosa nasal, assim como presença de secreção nasal. O exame físico de tórax pode ser normal, principalmente se o indivíduo estiver afastado do agente sensibilizante ou sob a intervenção de tratamento. Na grande maioria dos pacientes com AO, o raio X de tórax é freqüentemente normal e não fornece auxílio para esse diagnóstico.

Exploração laboratorial

A documentação objetiva das alterações e das mudanças nos testes de função pulmonar e nos testes imunológicos deve ser feita (teste cutâneo ou dosagem de imunoglobulina específica IgE) quando possível. A sensibilidade e a especificidade para os vários métodos diagnósticos empregados são diferentes e são mostradas na Tabela 28.2.

Medidas de taxa de pico de fluxo expiratório, testes de broncoprovocação não-específicos, espirometria e testes cutâneos têm sido utilizados para tentar determinar se a asma é relacionada à exposição ocupacional.

Os testes cutâneos e sorológicos podem ser utilizados de forma análoga e complementar. Ambos podem ser inespecíficos, como o teste de puntura (*prick test*) com alérgenos ambientais ou a dosagem sérica de IgE total. Por meio desses testes, classifica-se o paciente como atópico ou não, o que auxilia na exploração, juntamente com dados clínicos e ocupacionais. Para alguns agentes, como para sais de platina, insetos, animais de laboratório e anidridos ácidos, os testes imunológicos são possíveis para confirmar a sensibilização, sendo no Brasil padronizados pela Sociedade Brasileira de Dermatologia (*Patchkit test*). Os testes específicos cutâneos e sorológicos indicam que houve sensibilização a determinado agente, porém não são indicadores definitivos da etiologia da AO.

TABELA 28.2 VANTAGENS E DESVANTAGENS DOS MÉTODOS DIAGNÓSTICOS

Métodos	Vantagens	Desvantagens
Questionário	Simples, sensível	Baixa especificidade
Testes imunológicos	Simples, sensível	Pode ser utilizado para SAPM* e algumas SBPM**; pouco disponível comercialmente
Responsividade brônquica inespecífica (metacolina, histamina, carbacol)	Simples, sensível	Necessidade de testes repetidos quando ocorrem testes negativos; não-específico para AO
Monitoração do pico de fluxo expiratório	Simples, barato	Baixa sensibilidade comparado ao volume expiratório forçado no 1º segundo; não-padronizado; dependente de colaboração e honestidade do paciente
Medidas do volume expiratório forçado no 1º segundo antes e após o trabalho	Simples, barato	Baixas sensibilidade e especificidade
Medidas seriadas do volume expiratório forçado no 1º segundo no trabalho, sob supervisão	Se negativo, afasta-se o diagnóstico, pois o indivíduo testado está sob condições de trabalho	Requer a colaboração do paciente; um teste positivo pode ter ocorrido por irritação
Escarro induzido	Simples, barato	Sensibilidade e especificidade desconhecidas; teste muito demorado
Responsividade brônquica específica	Específico e, se positivo, confirmatório	Realizado em centros muito especializados; caro; demorado, teste negativo não exclui AO

*Substâncias de alto peso molecular; **substâncias de baixo peso molecular.

Monitoração da taxa de pico de fluxo expiratório

O melhor método para estabelecimento nexo-causal quando o paciente encontra-se no trabalho é a realização de medidas seriadas de pico de fluxo expiratório (curva de pico de fluxo). A orientação para a realização da curva depende de dados da história clínica e ocupacional.

Em situações que caracteristicamente causam sintomas imediatos, os registros podem ser de curta duração com medidas seriadas a cada 1 ou 2 horas. Os dados são colocados em gráficos e analisados visualmente. Quando os sintomas são noturnos e recorrentes, é necessário que os registros sejam prolongados e que se inclua um período de afastamento.

Uma possibilidade de monitorar o pico de fluxo expiratório (PFE) é realizar o acompanhamento durante 2 semanas no local de trabalho e compará-lo a medidas efetuadas em 2 semanas de afastamento. O número mínimo de medidas realizadas durante o dia são 4, e os melhores resultados são quando essas medidas são realizadas a cada 2 horas, sempre em triplicata.

Há um programa computacional de domínio público que plota a curva, gera diversos parâmetros de análise e expressa os resultados de forma probabilística. As curvas também podem ser analisadas de forma estatística, comparando-se a variabilidade das medidas em períodos de trabalho e de afastamento. Das diversas equações propostas, aquela mais utilizada e fácil para a análise dessas medidas, após selecionado o melhor PFE de cada período medido, é:

$$\frac{\text{melhor PFE} - \text{pior PFE}}{\text{média dos PFE}} \times 100\%$$

O valor é considerado anormal quando se encontra acima de 20%.

Espirometria

A espirometria é útil para a avaliação clínica do paciente. Pacientes que na consulta inicial apresentam espirometria alterada costumam ter mau prognóstico clínico. A espirometria realizada antes e após a jornada de trabalho não tem sensibilidade suficiente para estabelecer relação entre asma e atividade, pois não detecta reações tardias, porém pode ser útil quando o paciente revela sintomas imediatos ou durante a jornada de trabalho.

Testes de broncoprovocação

Os testes de provocação brônquica (PB) podem ser efetuados com agentes inespecíficos, como histamina, metacolina ou carbacol, ou específicos, com agentes suspeitos.

A PB inespecífica tem 2 utilidades em ART: confirmar o diagnóstico de asma, embora haja descrições de AO sem hiper-reatividade brônquica; e medir a evolução do paciente após o afastamento da exposição. Uma diminuição progressiva da hiper-reatividade no decorrer dos meses, associada à melhora sintomática, indica regressão clínica e, ocasionalmente, cura da asma.

Os testes de PB específicos são considerados padrão-ouro no diagnóstico de AO. São de difícil padronização, uma vez que envolvem o controle de uma série de variáveis. Sua realização pode reproduzir os sintomas presentes no ambiente de trabalho. Esses testes devem ser feitos em centros especializados, geralmente em câmaras de exposição, sendo necessário monitorar o nível de exposição do agente suspeito.

Dependendo do agente suspeito, é possível realizar-se provocação específica pelo método de Pepys, que na sua aplicação é semelhante ao *prick test*, adaptado para pesquisa que não demanda monitoração da concentração do agente suspeito, por exemplo, poeiras de madeira, farinha e outros.

Identificação do agente causal

Testes de broncoprovocação com agentes ocupacionais específicos podem ser realizados em alguns centros especializados. Consistem em uma exposição intencional do paciente a agentes ocupacionais em um laboratório especializado, geralmente ligado a um hospital, com o objetivo de recriar as condições ocupacionais. Esse teste pode ser aplicado, também, a partir de um equipamento com circuito fechado acoplado a um aerossol gerador de partículas que o paciente irá inalar.

Com base nesses testes, curvas dose-resposta são construídas, relacionando a dose do agente administrado por inalação, progressivamente aumentado, e os resultados de medidas de alterações na função pulmonar.

No caso de agentes de alto peso molecular, testes de broncoprovocação podem ser realizados em apenas 1 dia, pois apresentam reações imediatas que atingem seu valor máximo durante a 1ª hora após o início da exposição. Agentes de baixo peso molecular freqüentemente causam reações tardias, não-imediatas e, portanto, requerem testes diários de doses escalonadas do antígeno seqüencialmente em vários dias.

Qualquer aumento na hiper-responsividade brônquica inepecífica confirma que o agente testado causa asma. Aumento na responsividade brônquica inespecífica pode preceder a instalação da reação asmática e é um marcador precoce e sensível de responsividade das vias aéreas a agentes ocupacionais.

Para evitar a ocorrência de reações asmáticas graves, deve-se iniciar o teste com baixas concentrações do agente e aumentá-las gradativamente. Testes com resultados falso-negativos podem ocorrer quando os indivíduos são testados com agentes errados, quando estiverem afastados da exposição por um longo tempo ou quando a reatividade brônquica for normal.

Evolução e prognóstico

A retirada do ambiente de trabalho onde ocorreu a possível exposição é o ideal para o tratamento dos indivíduos com asma ocupacional. Se isso não for possível, deve-se tentar diminuir o grau de exposição, além de se realizar uma monitoração do PFE e visitas médicas periódicas. A maioria dos indivíduos com ART com período de latência não se recupera totalmente, mesmo após afastamento do agente causal, e torna-se permanentemente incapaz para a função envolvida.

Muitos pacientes, uma vez sensibilizados, tendem a reagir a concentrações baixas do agente sensibilizante, o que dificulta permanência no ambiente de trabalho.

A HRB persistente associa-se à inflamação da via aérea que pode se perpetuar. A duração dos sintomas, a gravidade da asma no período do diagnóstico expressa pela espirometria e pelo grau de reatividade brônquica, a duração total da exposição e a duração da exposição após o aparecimento dos sintomas são determinantes importantes para o prognóstico. Portanto, o diagnóstico precoce e a retirada da exposição são a chave de uma boa recuperação clínica.

Tratamento

Após o diagnóstico, um acompanhamento adequado é muito importante. As evidências demonstraram que, depois de interrompida a exposição entre 1 e 2 anos após a mudança do trabalho do indivíduo exposto, ocorre uma queda pela metade das concentrações da IgE específica. A recuperação da função pulmonar e a normalização da responsividade brônquica também acontecem nesse período.

O tratamento farmacológico indicado aos pacientes com AO é semelhante aos dos pacientes com asma não-ocupacional. A qualidade de vida dos pacientes com AO parece ser um pouco pior que a dos pacientes com asma não-ocupacional. O grau de acometimento da doença, na maioria das vezes, se estabiliza após 2 anos e deve-se avaliar a possibilidade de incapacidade permanente após esse período.

Nos últimos anos, alguns consensos têm procurado orientar e uniformizar os procedimentos dos profissionais no diagnóstico de pacientes com AO. O entendimento dos mecanismos envolvidos na asma ocupacional tem levado a um reconhecimento dos muitos agentes etiológicos, à melhora dos métodos diagnósticos, ao tratamento farmacológico e ao conhecimento da história natural da doença.

Apesar disso, muitas observações experimentais estão em estágio bastante preliminar. Em razão de sua importância médica e social e das conseqüências econômicas, programas de prevenção, detecção e acompanhamento devem ser implementados, em particular, nos ambientes de trabalho de alto risco.

DPOC OCUPACIONAL

A doença pulmonar obstrutiva crônica (DPOC) caracteriza-se pela limitação ao fluxo aéreo não totalmente reversível após o uso de broncodilatador. A limitação ao fluxo aéreo é, geralmente, tanto progressiva quanto associada a resposta inflamatória anormal dos pulmões a gases ou partículas nocivas.

A DPOC tem contribuído mundialmente para o aumento considerável da morbidade e da mortalidade.

Em contraste com a asma, não há definição específica para a DPOC ocupacional suficiente para caracterizar a doença em estudos epidemiológicos; e para propósitos diagnósticos, a DPOC é uma doença multifatorial. O tabagismo é o fator de risco mais relevante, mas vários estudos epidemiológicos têm demonstrado o papel substancial da exposição ocupacional a poeiras inorgânicas e orgânicas e a agentes químicos no desenvolvimento da doença. O efeito sinérgico entre tabagismo e exposição ocupacional deve ser levado em consideração.

Entretanto, há estudos consistentes sobre controle dos efeitos do tabagismo, que associam a exposição ocupacional a determinadas substâncias ao desenvolvimento de

DPOC. Os principais agentes envolvidos são poeiras de sílica cristalina, de carvão, de grafite e de berílio. A exposição prolongada a poeiras ou fumos metálicos de cádmio (utilizado na fabricação de baterias, corantes, tintas, produtos químico-farmacêuticos e soldagem) pode causar tanto enfisema como doença obstrutiva.

Algumas doenças relacionadas ao trabalho não se encaixam exatamente como asma ou DPOC. A limitação crônica ao fluxo aéreo pode ocorrer com exposição ocupacional a poeiras orgânicas, como poeiras de algodão (liberada durante o processo de confecção do fio de algodão), linho, juta, sisal e vários outros grãos, às vezes simulando quadro clínico de asma.

Estudos longitudinais revelaram que trabalhadores expostos cronicamente às poeiras de algodão ou grãos têm aumento da prevalência de tosse e catarro e decréscimo acelerado da função pulmonar.

Epidemiologia e fatores de risco

Desde meados da década de 1970, vários estudos epidemiológicos observaram a relação entre exposições ocupacionais e DPOC.

Após realização de vários estudos epidemiológicos longitudinais, é consenso que existe relação entre a quantidade de fumaça de cigarro inalada e o declínio acelerado da função pulmonar, efeito restrito a uma minoria de fumantes, não sendo possível predizer, com base na exposição isolada à fumaça de cigarro, quais fumantes desenvolverão bronquite crônica/enfisema ou ambos, apesar de 6% das pessoas portadoras de DPOC nos Estados Unidos não terem antecedentes de tabagismo.

Das muitas substâncias às quais as pessoas podem ser expostas durante toda a vida, somente a fumaça de tabaco, as poeiras e os produtos químicos ocupacionais (vapores, irritantes e fumaça) são causas individuais reconhecidas da DPOC. A fumaça de tabaco e as exposições ocupacionais também parecem agir em conjunto para aumentar o risco de uma pessoa desenvolver a DPOC, como já mencionado.

As poeiras e os produtos químicos ocupacionais (vapores, irritantes e fumaça) também podem causar a DPOC quando as exposições são suficientemente intensas ou prolongadas, como aquelas experimentadas por mineradores em muitos países. Essas exposições podem causar a DPOC, independentemente do tabagismo, e aumentar o risco na sua presença simultânea. A exposição à poeira proveniente do carvão por si só, em doses suficientes, pode produzir limitação do fluxo aéreo.

A exposição a matérias minúsculas, irritantes, poeiras orgânicas e agentes sensibilizadores é capaz de causar um aumento na hiper-responsividade das vias aéreas, especialmente naquelas já acometidas por outras exposições ocupacionais, fumaça de cigarro ou asma. Existe alguma evidência proveniente de estudos em comunidades de que a combinação da exposição à poeira com a exposição ao gás ou à fumaça pode ter um efeito adicional sobre o risco de DPOC.

Hoje, há vasta literatura científica demonstrando que exposições ocupacionais específicas contribuem para o desenvolvimento de DPOC, tendo sido já documentada, em estudos longitudinais, a associação entre DPOC e exposição ocupacional em mineração de carvão, mineração de pedra, trabalhadores de túneis e trabalhadores de manufatura de concreto.

A maioria desses estudos relata declínio anual de VEF1 decorrente de exposição ocupacional ao redor de 7 a 8 mL/ano.

Estudos epidemiológicos confirmam a relação entre exposição à poeira e grau de enfisema, independentemente do ato de fumar, em vários relatos de exposição a mineração de carvão e pedra.

Alguns trabalhos na literatura demonstram associação entre exposição ocupacional e bronquite crônica, sendo relatado maior risco em lavradores (partículas biológicas e minerais), trabalhadores de indústria têxtil, assim como em trabalhadores de indústria de processamento de madeira, papel e comida e produtos químicos, tanto em fumantes como em não-fumantes (gases e fumo).

História natural

O conhecimento sobre a história natural da DPOC e a inter-relação das síndromes clínicas incluídas nesse termo desenvolveram-se a partir dos achados de 2 grandes estudos iniciados na década de 1960 e que resultaram nas hipóteses britânica e holandesa (*British and Deutsch Hypotheses*). Ambos os estudos consideravam bronquite crônica/hipersecreção de muco e limitação crônica ao fluxo aéreo como conseqüências independentes da exposição, provavelmente envolvendo diferentes partes da árvore traqueobrônquica.

No estudo britânico, que se baseou na *força de trabalho* e incluiu somente homens adultos em locais de trabalho sem outras causas de poluição aérea, o maior determinante de ambos os desfechos estudados, bronquite e limitação ao fluxo aéreo, foi o tabagismo, sendo também reconhecida a suscetibilidade individual, mas não caracterizada; asma foi, entretanto, reconhecida como doença isolada e não-relacionada.

No estudo holandês, baseado na comunidade incluindo ambos os sexos e todas as faixas etárias, os fatores ambientais, como tabagismo e poluição, foram associados à bronquite, mas não à limitação ao fluxo aéreo na análise inicial do estudo transversal, enquanto o fator hospedeiro caracterizado como *tendência asmática* e medido como reatividade não-específica das vias aéreas foi considerado o maior determinante da limitação ao fluxo aéreo, fato confirmado por estudos posteriores de acompanhamento (coorte).

No caso do tabagismo, ambas as entidades estão independentemente relacionadas à exposição ocupacional. Apesar de os efeitos clínicos estarem em geral relacionados à dose de exposição, existem evidências para a suscetibilidade genética, possivelmente em conseqüência ao crescimento da reatividade aumentada das vias aéreas nos indivíduos estudados.

O estudo de Becklake, em 1989, em concordância com outros estudos anteriores, chamou a atenção para o fato de que as conseqüências respiratórias agudas provocadas pelos agentes transportados pelo ar e inalados no local de trabalho variam de pequenas alterações no volume expiratório forçado no primeiro segundo e em indivíduos praticamente assintomáticos à asma aguda ocupacional incapacitante. Ambas as formas de apresentação dos sintomas parecem ser fatores de risco para a limitação crônica ao fluxo aéreo, apesar de serem conseqüência de vários mecanismos patofisiológicos de base. Esse estudo realçou a evidência de que existe causalidade entre exposição ocupacional e DPOC.

Etiopatogenia e fisiologia

Além da inflamação há outros 2 processos considerados importantes na patogênese da DPOC: desequilíbrio de proteinases e antiproteinases no pulmão e estresse oxidativo. As alterações patológicas características da DPOC são observadas nas vias aéreas centrais e periféricas, no parênquima e na vasculatura pulmonares.

As alterações estruturais na parede das vias aéreas são a causa mais importante do aumento da resistência das vias aéreas periféricas na DPOC. As alterações inflamatórias, como o edema das vias aéreas e a hipersecreção mucosa, também contribuem para o estreitamento das vias aéreas. Mais comum em pacientes portadores de DPOC é a forma centroacinar do enfisema, que envolve dilatação e destruição dos bronquíolos respiratórios.

As alterações fisiológicas características da doença incluem hipersecreção mucosa, disfunção ciliar, limitação do fluxo aéreo, hiperinsuflação pulmonar, anomalias nas trocas gasosas, hipertensão pulmonar e *cor pulmonale* e, geralmente, desenvolvem-se nessa ordem ao longo do cursos da doença.

Tratamento

O tratamento da DPOC ocupacional baseia-se, principalmente, na redução dos fatores de risco, ou seja, redução de exposições a várias substâncias no local de trabalho, assim como no controle em relação à exposição total do indivíduo a poeiras e produtos químicos ocupacionais, reduzindo, dessa maneira, o impacto de gases e partículas inaladas.

A prevenção secundária, alcançada por meio de supervisão epidemiológica e descoberta precoce do caso, também é de grande importância. Ambas as abordagens são necessárias para a melhora da situação atual e para a redução do impacto da doença pulmonar.

REFERÊNCIAS BIBLIOGRÁFICAS

1. AMEILLE, L. et al. "Consequences of occupational asthma on employment and financial status: a follow-up". *Eur. Resp. J.* 10:55-8, 1997.
2. AMERICAN THORACIC SOCIETY (ATS). "Standards for the diagnosis and care of patients with chronic obstructive pulmonary disease". *Am. J. Respir. Crit. Care Med.* 152:S78-121, 1995.
3. _______. "American Thoracic Society statement: occupational contribution to the burden of airway disease". *Am. J. Respir. Crit. Care Med.* 167:787-97, 2003.
4. ANTO, J. et al "Epidemiology of chronic obstrutive pulmonary disease". *Eur. Respir. J.* 17:982-94, 2001.
5. BECKETT, W.S. "Ocupacional respiratory diseases". *N. Engl. J. Med.* 342(6):406-13, 2000.
6. BECKLAKE, M.R. "Occupational exposures: evidence for a causal association with chronic obstructive pulmonary disease". *Am. Rev. Respir. Dis.* 140:S85-S91, 1989.
7. BECKLAKE, M.R.; MALO, J.-L. & CHAN-YEUNG, M. "Epidemiological approaches in occupational asthma". In: BERNSTEIN, I.L. et al. (eds.). *Asthma in the workplace.* 2.ed. Nova York, Marcel Dekker, 1999. p.27-65.

8. CHAN-YEUNG, M. "Assessment of asthma in the workplace. ACCP consensus statement. American College of Chest Physcians". *Chest.* 108:1084-117, 1995.
9. CONTRERAS, G.R.; ROUSSEAU, R. & CHAN-YEUNG, M. "Occupational respiratory diseases in British Columbia, Canada in 1991". *Occup. Environ. Med.* 51:710-2, 199
10. ESTERHUIZEN, T.M. et al. "Occupational respiratory diseases in South Africa-results from SORDSA 1997-1999". S. AFR. MED. J. 91:502-8, 2001.
11. FABBRI, L.M. et al. "Mechanisms of occupational asthma". *Clin. Exp. Allergy.* 24:628-35, 1994.
12. MALO, J.L. et al. "Natural history of occupational asthma: relevance of type of agent and other factors in the rate of development of symptoms in affected subjects". *J. Allergy Clin. Immunol.* 90:937-44, 1992.
13. MALO, J.L. et al. "Exaggerated bronchoconstriction due to inhalation challenges with occupational agents". *Eur. Respir.* J. 23:300, 2004.
14. MENDONÇA, E.C.M. et al. "Ambulatório de pneumopatias ocupacionais da Fundacentro após 10 anos". *Rev. Bras. Saúde Ocup.* 22:7-13, 1994.
15. MOSCATO, G. & RAMPULLA, C. "Cost of occupational asthma and of occupational chronic obstructive pulmonary disease". *Current Opinion in Allergy and Clinical Immunology.* 3:109-14, 2003.
16. PEARCE, N. et al., on behalf of the ISAAC Steering Committee and the European Community Respiratory Health Survey. "Comparison of asthma prevalence in the ISAAC and the ECRHS." *Eur. Respir. J.* 16:420-6, 2000.
17. RIBEIRO, M. & SANTOS, U.P. "Asma ocupacional". In: TERRA-FILHO, M.; FERNANDES, A.L.G. & STIRBULOV, R. (eds.). *Pneumologia: atualização e reciclagem.* São Paulo, Atheneu, 2001. v.4, Cap.23.
18. VANDENPLAS, O. & MALO, J.L. "Inhalation challenges with agents causing occupational asthma". *Eur. Respir. J.* 10:2612-29, 1977.
19. _______. "Definitions and types of work-related asthma: a nosological approach". Series "Controversies in occupational asthma". *Eur. Respir. J.* 21:706-12, 2003.
20. VIEGI, G. et al. "Epidemiology of chronic obstructive pulmonary disease (COPD)". *Respiration.* 68:4-19, 2001.

CAPÍTULO 29

Pneumonite de Hipersensibilidade

MARIANA SILVA LIMA

INTRODUÇÃO

A pneumonite de hipersensibilidade (PH) ou alveolite alérgica extrínseca é uma síndrome complexa com apresentações e evoluções clínicas extremamente variáveis. É causada pela inalação repetida de antígenos orgânicos ou químicos de baixo peso molecular que desencadeiam uma resposta imunológica em bronquíolos e alvéolos. Seu diagnóstico precoce é fundamental, pois a doença pode ser totalmente reversível quando removido o agente causador, enquanto o seu diagnóstico tardio pode levar à doença pulmonar fibrosante terminal.

ETIOLOGIA

Vários antígenos têm sido implicados na etiologia da PH. As 3 maiores categorias de antígenos são os agentes microbianos, as proteínas animais e as substâncias químicas. Alguns antígenos já são amplamente conhecidos, bem como suas formas de apresentação clínico-radiológica-patológica; outros, recentemente descritos, ainda são objetos de estudo.

Os pacientes que desenvolvem a doença têm alguma suscetibilidade que é influenciada por fatores genéticos e ambientais. Dos indivíduos expostos a determinado antígeno, apenas uma pequena porcentagem (5 a 15%) vai desenvolver a doença. Um outro fator ambiental inerente ao hospedeiro, que pode interferir na manifestação da PH, é a infecção viral que pode ter efeito sinérgico com um alérgeno preexistente. Tem sido observado menor número de PH em pacientes fumantes.

EPIDEMIOLOGIA

A PH, muitas vezes, está relacionada à atividade profissional, aos hábitos, à estação do ano ou à localização geográfica. Portanto, estudos de incidência e prevalência da doença são muito variáveis. O "pulmão de fazendeiro" é o protótipo da PH aguda e é comum em muitos países, incluindo Estados Unidos, Canadá, Inglaterra, França e Finlândia. No México, a doença pulmonar intersticial mais freqüente é o "pulmão dos criadores de pássaros", que representa a PH na fase crônica.

No Brasil, estudos mais recentes demonstram que a exposição continuada e de baixo grau a pássaros e a mofo doméstico são as causas mais comuns de PH, enquanto a forma desencadeada pelo contato com químicos presentes em plásticos, espumas, tintas, resinas e inseticidas é menos prevalente. Existem também relatos isolados de PH por contato com água contaminada, seja em saunas ou em piscinas.

APRESENTAÇÃO CLÍNICA

Classicamente, a PH é dividida nas formas aguda, subaguda e crônica (Tabela 29.1). A forma aguda da PH manifesta-se algumas horas após uma exposição, com sinais e sintomas inespecíficos e abruptos como febre, calafrios, dispnéia e tosse. Nas formas subaguda e crônica da doença, as manifestações clínicas são mais insidiosas, podendo, além da tosse e da dispnéia, apresentar sintomas sistêmicos como febre, mialgia, adinamia e emagrecimento.

O exame físico na pneumonite de hipersensibilidade, em todas as fases, é inespecífico. Geralmente, nas fases aguda e subaguda, os pacientes se encontram taquipnéicos e com estertores finos inspiratórios. Estertores em velcro é achado freqüente na PH crônica.

O grasnido é um som pulmonar de alta freqüência, musical, no final da inspiração, reflete o comprometimento bronquiolar e é achado comum na PH crônica. Baqueteamento digital pode ser observado em fases avançadas da doença e pode predizer pior prognóstico.

TABELA 29.1 CLASSIFICAÇÃO CLÍNICA DA PNEUMONITE DE HIPERSENSIBILIDADE

Apresentação clínica	Aguda	Subaguda	Crônica
Episódios recorrentes	Presentes	Presentes ou ausentes	Ausentes
Intensidade da exposição	Alto grau	Grau variável	Baixo grau
Início dos sintomas	4 a 8 horas após a exposição	Gradual	Insidioso
Duração dos sintomas	Horas a dias	Semanas a meses	Meses a anos

DIAGNÓSTICO

A pneumonite de hipersensibilidade certamente ainda é pouco diagnosticada no Brasil. É fundamental a história clínica detalhada quanto a possíveis antígenos no ambiente de trabalho e no doméstico, procurando-se definir a relação entre a exposição e o quadro clínico.

Confirmação da exposição como causa da doença

- Início dos sintomas relacionados com exposição evidente a antígeno específico, já conhecido como causa de PH;
- recorrência dos sintomas após reexposição ao antígeno suspeito;
- estudos microbiológico e aerobiológico do ambiente;
- precipitinas séricas: o soro de pacientes expostos pode ser avaliado quanto à presença de anticorpos IgG contra muitos antígenos potenciais causadores de PH, mas precipitinas séricas (IgG) específicas positivas nem sempre implicam doença;
- testes inalatórios provocativos: a reprodução da síndrome clínica, após reexposição do indivíduo ao antígeno específico, seja com monitoração hospitalar ou com retorno do paciente ao ambiente do suposto agente envolvido, fornece informação útil ao diagnóstico.

Testes de função pulmonar

As alterações nas provas de função pulmonar são inespecíficas, encontrando-se, geralmente, distúrbio pulmonar restritivo, diminuição da difusão pulmonar de monóxido de carbono (DCO) e hipoxemia após exercício. A obstrução ao fluxo aéreo pode ser encontrada em alguns casos, bem como a hiper-reatividade brônquica.

Achados radiológicos

O radiograma de tórax pode ser normal na fase inicial da doença. A sensibilidade da tomografia computadorizada de alta resolução (TCAR), para a detecção dos achados sugestivos de PH, é maior que a do radiograma de tórax, mas pode ser normal em alguns casos, quando se pode encontrar dissociação clínico-radiológica.

As alterações de imagem na PH também apresentam grande variabilidade. Na forma aguda, geralmente é observada opacidade em vidro fosco de distribuição difusa; as consolidações peribrônquicas também podem ser encontradas. O padrão radiológico com nódulos centrolobulares difusos mal definidos é altamente sugestivo de PH (Figura 29.1), mas não é freqüente.

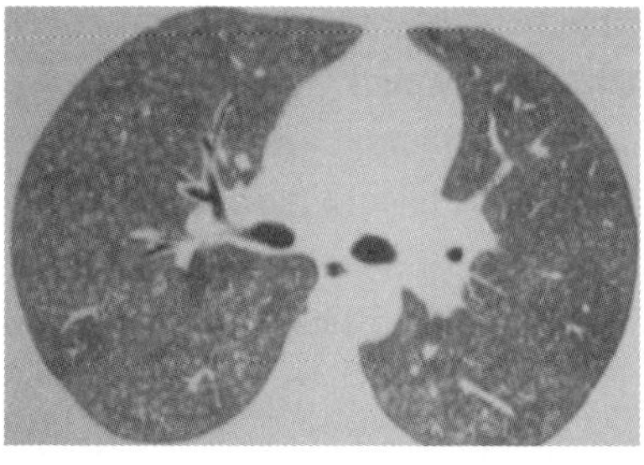

FIGURA 29.1 TCAR de tórax de paciente com pneumonite de hipersensibilidade subaguda mostrando nódulos centrolobulares difusos mal definidos.

Na fase subaguda, os achados tomográficos se tornam mais evidentes com a presença de vidro fosco, padrão em mosaico/aprisionamento de ar, nódulos centrolobulares e cistos pulmonares. Na forma crônica são observados sinais de fibrose (redução dos volumes pulmonares, distorção parenquimatosa, bronquiectasias de tração, bronquiolectasias, faveolamento) associados ou não aos achados da fase subaguda (Figura 29.2).

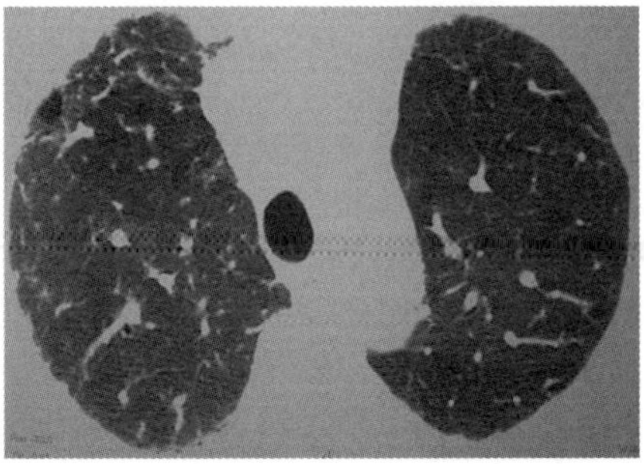

A

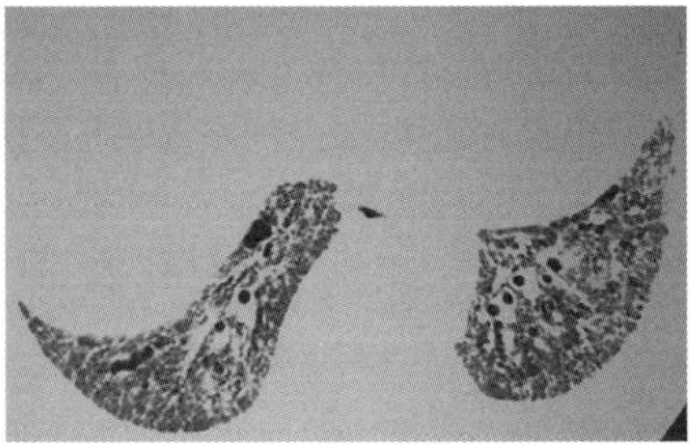

B

FIGURA 29.2 TCAR de tórax de paciente com pneumonite de hipersensibilidade crônica simulando fibrose pulmonar idiopática: (A) infiltrado intersticial reticular periférico associado a áreas de vidro fosco; (B) achados radiológicos compatíveis com fibrose pulmonar: bronquiectasias de tração, faveolamento e distorção parenquimatosa.

Lavado broncoalveolar (LBA)

O LBA pode ser útil no diagnóstico e é o método mais sensível na detecção de alveolite em pacientes com suspeita clínica de PH. Entretanto, pacientes assintomáticos com uma exposição presente também podem apresentar anormalidades no LBA. Vários aspectos podem ser avaliados e são úteis no diagnóstico de PH:

- linfocitose marcante no LBA (maior que 20% e excedendo, freqüentemente, 50% dos leucócitos totais recuperados);
- no LBA, a relação de linfócitos CD4+/CD8+ normalmente é diminuída e menor que 1,0 (relação normal = 2,3 ± 0,2);

- os neutrófilos e eosinófilos também podem estar elevados no LBA, mais que 5% dos leucócitos totais, depois de recente exposição antigênica ou em doença avançada.

Biopsia

A confirmação histológica do diagnóstico ainda é necessária na maioria dos casos e sempre deve ser tentada por meio de biopsia transbrônquica, a não ser em casos de doença crônica, quando amostras maiores de tecido pulmonar são necessárias. É fundamental que o patologista seja informado de que o diagnóstico de PH está sendo considerado, já que os achados são sutis e devem ser interpretados em conjunto com dados clínicos e de imagem.

O diagnóstico histológico da pneumonite de hipersensibilidade foi bem definido pela presença da tríade: bronquiolite, infiltrado intersticial e granulomas não-necrosantes malformados (Tabela 29.2).

TABELA 29.2 DIAGNÓSTICO PATOLÓGICO DA PNEUMONITE DE HIPERSENSIBILIDADE

Definitivo	Pneumonia intersticial com acentuação peribronquiolar + granulomas não-necrosantes malformados e/ou células gigantes + focos de bronquiolite obliterante
Altamente sugestivo	Pneumonia intersticial com acentuação peribronquiolar + granulomas não-necrosantes e/ou células gigantes
Possível	Pneumonia intersticial com acentuação peribronquiolar ou bronquiolite obliterante

Fonte: adaptado de Katzenstein & Askin, 1997.

Apenas a presença da tríade clássica pode determinar o diagnóstico definitivo de PH. Os outros padrões possíveis de serem encontrados na biopsia são: pneumonia intersticial bronquiolocêntrica com ou sem fibrose; bronquiolite constritiva; pneumonia intersticial usual; pneumonia intersticial não-específica; dano alveolar difuso. Na ausência da tríade, é fundamental a correlação clínica-radiológica-histológica para o diagnóstico de certeza da PH.

DIAGNÓSTICO DIFERENCIAL

O diagnóstico diferencial para a pneumonite de hipersensibilidade é muito amplo. Em cada forma da doença, existe uma lista de outros possíveis diagnósticos a serem excluídos, dependendo da forma de apresentação clínica (Tabela 29.3).

TRATAMENTO

O afastamento do antígeno vai ser a chave para o tratamento. Na forma aguda, apenas a retirada da exposição pode ser suficiente para a resolução da doença. Nos casos crônicos, a persistência do antígeno, seja por impossibilidade de retirada ou pela não-identificação do agente causal, pode determinar um prognóstico desfavorável.

TABELA 29.3 DIAGNÓSTICO DIFERENCIAL DE ACORDO COM A FORMA DE APRESENTAÇÃO CLÍNICA

Forma aguda	Forma subaguda	Forma crônica
Boop idiopática ou secundária	Pneumonias recorrentes	Fibrose pulmonar idiopática
Asma ocupacional	Bronquiolites	Pneumonia intersticial linfóide
Pneumonia viral	Sarcoidose	PINE idiopática ou secundária
Doença dos legionários	Pneumoconioses	DPI associadas ao tabagismo
Traqueobronquite aguda	Micobacterioses	Toxicidade pulmonar por droga
Dano alveolar difuso idiopático ou secundário	Infecções fúngicas	Pneumonia intersticial associada à aspiração crônica

PINE = pneumonia intersticial não-específica; DPI = doenças pulmonares intersticiais; Boop = bronquiolite obliterante com pneumonia em organização.

O tratamento preconizado é com corticosteróides, para PH aguda ou crônica. Na PH aguda, estudos mostram que o corticóide acelera a resolução dos sintomas, sem influenciar o curso da doença. A posologia recomendada é prednisona 0,5 a 1,0 mg/quilo de peso ideal (não ultrapassar 60 mg por dia), dado em dose única diária pela manhã.

A dose é mantida por 1 a 2 semanas e, em seguida, é reduzida e retirada lentamente nas 2 a 4 semanas subseqüentes. Estudos quanto ao tempo ideal de tratamento, nas formas subaguda e crônica da PH, ainda não foram desenvolvidos.

Não existem evidências clínicas para o uso de imunossupressor, mesmo em pacientes com a forma crônica. Relatos clínicos isolados sugerem que, em alguns casos selecionados, o imunossupressor pode trazer benefícios aos pacientes com doença em fase avançada.

PROGNÓSTICO

A história natural da PH é variada e depende do antígeno envolvido, do tempo de exposição e da forma de apresentação clínica e histológica da doença. O bom prognóstico depende da identificação precoce do agente e da remoção imediata. Nos casos agudos, mesmo com alterações funcionais acentuadas e hipoxemia importante, após o afastamento da exposição ocorre remissão do quadro em algumas semanas. A presença de episódios recorrentes pode predispor a um curso progressivo da doença.

Na biopsia pulmonar, a presença de fibrose determina a cronicidade da doença e é um preditor de menor sobrevida dos pacientes com PH. Comparando com a pneumonia intersticial usual/fibrose pulmonar idiopática, a PH na fase crônica tem maior tempo de sobrevida quando tratada adequadamente e o antígeno é removido.

REFERÊNCIAS BIBLIOGRÁFICAS

1. COLEMAN, A. & COLBY, T.V. "Histologic diagnosis of extrinsic allergic alveolitis". *Am. J. Surg. Pathol.* 12:514-8, 1988.
2. FRANQUET, T. et al. "Lung cysts in subacute hypersensitivity pneumonitis". *J. Comput. Assist. Tomogr.* 27(4):475-8, 2003.

3. KATZENSTEIN, A.-L. *Katzenstein and AsKin's surgical pathology of neoplasic lung disease.* Filadélfia, W.B. Saunders, 1997.
4. KING JR., T.E.; ROSE, C. & WEILL, D. "Hypersensitivity pneumonitis". *Up To Date*, 2004.
5. LACASSE, Y. et al. "Clinical diagnosis of hypersensitivity pneumonitis". *Am. J. Respir. Crit. Care Med.* 168(8):952-8, 2003.
6. LIMA, M.S. et al. "Histologic patterns of subacute and chronic hipersensitivity pneumonitis: a Brazilian series of 99 cases". *International Conference of the American Thoracic Society*, 2004.
7. PATEL, A.M.; RYU, J.H. & REED, C.E. "Hypersensitivity pneumonitis: current concepts and future questions". *J. Allergy Clin. Immunol.* 108:661-70, 2001.
8. PATEL, R.A. et al. "Hypersensitivity pneumonitis: patterns on high-resolution CT". *J. Comput. Assist. Tomogr.* 24(6):965-70, 2000.
9. PÉREZ-PADILLA, R. et al. "Mortality in Mexican patients with chronic pigeon breeder's lung compared with those with usual interstitial pneumonia". *Am. Rev. Respir. Dis.* 148:49-53, 1993.
10. PÉREZ-PADILLA, R. et al. "Bronchiolitis in chronic pigeon breeder's disease". *Chest.* 110:371-7, 1996.
11. VOURLEKIS, J.S. et al. "The effect of pulmonary fibrosis on survival in patients with hypersensitivity pneumonitis". *Am. J. Med.* 116(10):662-8, 2004.

CAPÍTULO 30

Poluição do Ar e Efeitos na Saúde

UBIRATAN DE PAULA SANTOS
ALFÉSIO FERREIRA BRAGA
MÁRIO TERRA FILHO

INTRODUÇÃO

Embora descrita desde a Antiguidade, tendo inclusive vitimado o historiador Plínio, o Velho, cujo falecimento foi atribuído à inalação de poluentes durante a erupção do Vesúvio no ano de 73 d.C., foi a partir da Revolução Industrial que a poluição do ar passou a atingir de forma contínua e progressiva a crescente população moradora das cidades.

Entretanto, somente após os episódios caracterizados pela elevação abrupta de poluentes, ocorridos no vale do Meuse (Bélgica), em 1930, em Donora (Pensilvânia, Estados Unidos), em 1948, e sobretudo em Londres, em 1952, responsável por 12 mil mortes e aumento em 160% nas admissões hospitalares, é que o tema motivou diversos estudos e passou a merecer a atenção da sociedade e de governos, sendo introduzidos na Inglaterra e nos Estados Unidos os primeiros atos normativos para o controle das emissões no ar.

Com o vertiginoso aumento do uso de veículos automotivos nos grandes centros urbanos e a crescente participação das doenças cardiorrespiratórias no conjunto de óbitos e a partir da publicação de estudos de coorte realizados nos Estados Unidos, no início da década de 1990, demonstrando os efeitos cardiorrespiratórios da exposição crônica à poluição, um grande número de estudos epidemiológicos e experimentais tem evidenciado de forma consistente a associação entre poluição do ar e o aumento da morbidade e da mortalidade, não apenas por doenças respiratórias, mas também pelas cardiovasculares.

Estimativas mundiais atribuem aos efeitos da poluição do ar nos ambientes externos urbanos e nos ambientes internos (domicílios) a responsabilidade por cerca de, respectivamente, 800 mil e 1,6 milhão de óbitos/ano, com largo predomínio da poluição domiciliar nos países subdesenvolvidos.

PRINCIPAIS FONTES DA POLUIÇÃO DO AR

Considera-se que o ar está poluído quando as características naturais da atmosfera são alteradas por agentes químicos, físicos ou biológicos, com origem em 2 fontes: a atividade do homem e os fenômenos naturais.

A poluição do ar tratada neste capítulo refere-se à provocada pela ação do homem e relacionada à emissão de agentes químicos, principalmente a poluição ambiental externa (*outdoor*), por atingir um número crescente de indivíduos e ser a mais estudada.

Fontes naturais

As principais fontes naturais são erupções vulcânicas, materiais biológicos ou orgânicos, como polens e esporos de plantas, incêndios acidentais em florestas, ação de raios que geram grandes quantidades de óxidos nitrosos (NO_x), e algas das superfícies de oceanos e lagos, que produzem sulfeto de hidrogênio. Baixas concentrações de ozônio (O_3) são produzidas normalmente por ação dos raios solares por reação com óxidos nitrosos e compostos orgânicos voláteis.

Fontes relacionadas às atividades do homem

Até meados do século passado, predominava a poluição gerada nas fábricas e nos domicílios, pela queima de combustíveis fósseis (carvão e óleos) e pela queima de biomassa (material orgânico derivado de animais ou plantas, como lenha, carvão vegetal, cana-de-açúcar), já empregada desde antes da Revolução Industrial.

Nas últimas décadas, vem crescendo a participação dos veículos automotivos, atualmente a principal fonte de poluição na maioria dos centros urbanos. Em parte importante das zonas rurais e regiões pobres do mundo, a principal fonte de poluição nos ambientes internos ainda tem origem na queima de combustíveis sólidos (Figura 30.1).

No caso brasileiro, além da queima de materiais orgânicos nos domicílios (lenha e carvão) em regiões mais pobres e rurais, a principal fonte de poluição ambiental de origem não-urbana decorre da queima de biomassa (cana-de-açúcar, pastos e florestas) provocada pelo homem (Figura 30.2).

A queima de combustíveis constituídos de carbono (carvão, óleo diesel, gasolina, madeira, gás natural) nunca é completa, produzindo monóxido de carbono e hidrocarbonetos, além de liberar, por reação com o ar e pela presença de outros contaminantes ou misturas aditivas, óxidos nitrosos, dióxido de enxofre, metais e material particulado. Por ação de raios solares, óxidos nitrosos e hidrocarbonetos voláteis reagem dando origem a grandes quantidades de ozônio.

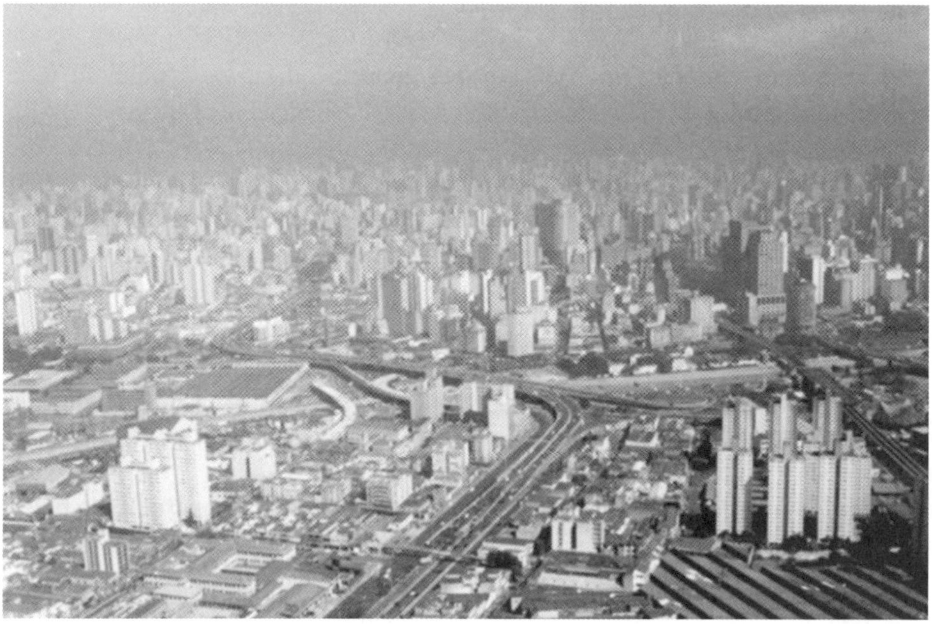

FIGURA 30.1 Avenida Radial Leste, São Paulo: notar poluição atmosférica ao fundo. (Ver foto em cores no Miniatlas Colorido.)

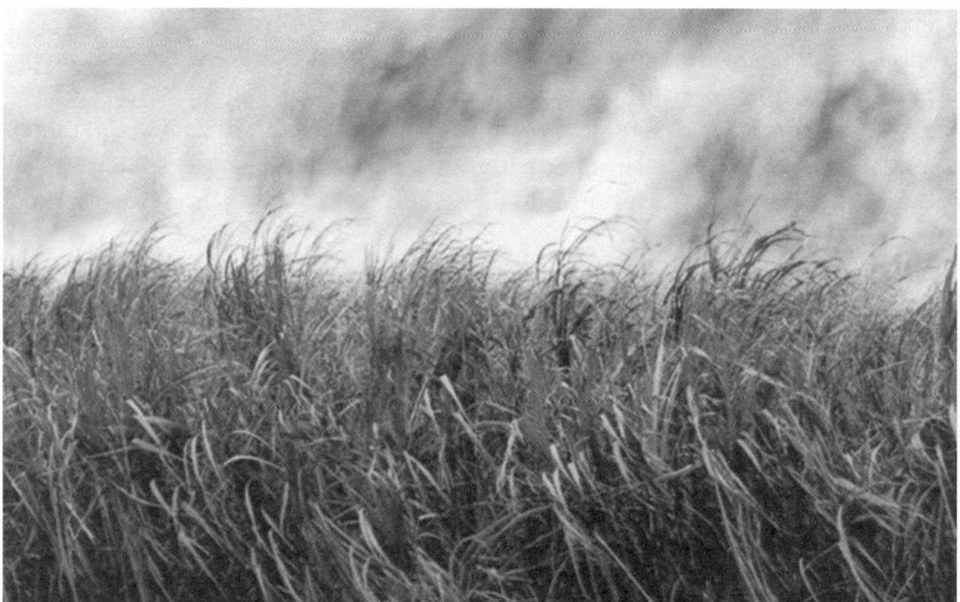

FIGURA 30.2 Liberação de poluentes em queimada de cana-de-açúcar. (Ver foto em cores no Miniatlas Colorido.)

POLUENTES MONITORADOS

Os poluentes monitorados em diversos países e que são indicativos da poluição do ar são: dióxido de enxofre (SO_2), óxidos de nitrogênio (NO_x), material particulado (PM_{10}, $PM_{2,5}$), ozônio (O_3), monóxido de carbono, compostos orgânicos voláteis e metais tóxicos (chumbo, mercúrio, arsênico, cádmio, cromo, níquel). No Brasil, a Resolução n. 3 do Conselho Nacional do Meio Ambiente (Conama, 1990), que adota padrões para a qualidade do ar semelhante aos preconizados pela Agência de Proteção Ambiental dos Estados Unidos, estabelece limites para os poluentes SO_2, NO_x, PM_{10}, CO e O_3.

Estudos sugerem que as partículas finas e sua fração menor, as ultrafinas (menores do que 0,1 μm), originadas principalmente da combustão do diesel e de gás, são mais tóxicas do que as maiores, provavelmente por atingirem com mais facilidade as áreas de trocas gasosas e terem uma relação superfície/massa muito maior, sendo potencialmente mais capazes de induzir processo inflamatório.

Embora todos os poluentes produzam efeitos na saúde, o material particulado fino é o principal poluente relacionado às ocorrências cardiovasculares agudas e crônicas e ao câncer de pulmão, estando também associado ao aumento da exacerbação de asma, de doença pulmonar obstrutiva crônica (DPOC) e à redução da função pulmonar.

EFEITOS DA POLUIÇÃO DO AR NOS SISTEMAS RESPIRATÓRIO E CARDIOVASCULAR

Em indivíduos adultos, as doenças cardiovasculares constituem-se na primeira causa de mortalidade em países desenvolvidos e em desenvolvimento. As doenças respiratórias crônicas também têm crescido em importância, sendo 3 delas de grande relevância epidemiológica: 1) asma, cuja incidência tem aumentado em todo o mundo; 2) DPOC, que vem aumentando de incidência tanto em fumantes como em não-fumantes; e 3) câncer de pulmão, que acomete principalmente fumantes, mas também parcela significativa de não-fumantes. Para todas essas doenças, tem sido encontrada evidência de associação com a poluição do ar.

A poluição exerce seus principais efeitos, diretos ou indiretos, nos sistemas respiratório e cardiovascular. Os estudos epidemiológicos realizados para avaliar os efeitos da poluição do ar são classificados em estudos sobre os efeitos agudos, associados à exposição recente (horas ou dias) e crônicos ou decorrentes de exposição prolongada no tempo.

Um grande número de estudos sobre os efeitos agudos tem revelado a existência de consistente associação entre a poluição do ar e o aumento da mortalidade e de admissões hospitalares em indivíduos portadores de doenças respiratórias ou cardiovasculares prévias e em crianças. Os efeitos crônicos têm demonstrado aumento da mortalidade por doenças cardiorrespiratórias, da incidência de asma, redução da função pulmonar e déficit no desenvolvimento pulmonar em crianças.

Fato relevante quanto aos efeitos da poluição foi a constatação de que mesmo baixas concentrações de poluentes são suficientes para produzir efeito significativo. Estudos sobre efeitos agudos demonstraram a existência de uma relação linear da exposição-resposta entre a concentração de PM_{10} e a mortalidade cardiopulmonar, sugerindo não haver limite ambiental seguro para exposição ao material particulado, implicando a necessidade de políticas públicas que objetivem um progressivo controle e redução da poluição do ar.

Efeitos agudos

Muitos estudos têm avaliado os efeitos agudos da poluição do ar nos aparelhos respiratório e cardiovascular. Entre eles, o estudo europeu APHEA (Air Pollution and Health: a European Approach) e o estudo norte-americano NMMAPS (National Mortality, Morbidity and Air Pollution Studies) são os mais abrangentes. Ambos demonstraram aumento da mortalidade cardiopulmonar em cerca de 0,7% e das admissões hospitalares entre 1,1 e 2,5% para cada elevação em 10 $\mu g/m^3$ na concentração de PM_{10}. As doenças associadas aos efeitos da poluição foram: infarto do miocárdio, doença isquêmica cerebral, arritmia, insuficiência cardíaca, infecções respiratórias e DPOC.

No Brasil, estudos de séries temporais vêm apresentando resultados semelhantes. Foram observados aumentos da mortalidade e das internações por doenças respiratórias em idosos e em crianças e aumento das admissões hospitalares por doenças cardiovasculares.

O decréscimo da função pulmonar e o aumento da responsividade brônquica são descritos em vários estudos. A poluição do ar tem sido associada com diversos marcadores para riscos cardiovasculares, como a elevação sanguínea de proteína C reativa, de fibrinogênio, da viscosidade sanguínea, do hematócrito e das plaquetas, com a redução da variabilidade da freqüência cardíaca (VFC) e com a elevação da pressão arterial, fatores reconhecidamente associados à mortalidade cardiovascular.

Efeitos crônicos

Diversos estudos evidenciam a associação entre exposição crônica à poluição do ar e o aumento da morbidade e da mortalidade por doenças cardiovasculares. Estudo realizado em seis grandes cidades dos Estados Unidos (Dockery et al., 1993), com diferentes níveis de poluição, revelou um risco 26% maior de morte por doenças cardiorrespiratórias entre os moradores das cidades mais poluídas com relação às menos poluídas.

Esses achados foram confirmados por outros estudos, entre eles, por abrangente estudo prospectivo envolvendo 500 mil adultos de 50 Estados norte-americanos que revelou aumentos de 9% e 18% do risco de mortalidade para doenças cardiopulmonares e câncer de pulmão, respectivamente, associados à elevação em 10 $\mu g/m^3$ na concentração de material particulado ($PM_{2,5}$) e, em menor proporção, também a sulfatos e ao dióxido de enxofre.

Posteriormente, em análises no mesmo estudo, foi verificado que a exposição prolongada ao material particulado esteve fortemente associada ao aumento de mortalidade por doença isquêmica do coração, arritmias, insuficiência e parada cardíacas. Uma elevação em 10 μg/m³ de $PM_{2,5}$ esteve associada a um aumento de 8 a 18% na mortalidade por doença isquêmica do coração, arritmias, insuficiência e parada cardíacas, em fumantes, ex-fumantes e em não-fumantes.

Os efeitos crônicos da poluição do ar no sistema respiratório são demonstrados em estudos realizados em diversos países. Em habitantes de áreas mais poluídas de Los Angeles, observou-se um declínio do volume expiratório forçado no primeiro segundo (VEF_1) 24 mL/ano maior com relação a moradores de áreas menos poluídas. Dados de estudos suíços também encontraram declínio da função pulmonar e aumento da incidência de sintomas respiratórios associados a PM_{10}, NO_2 e SO_2.

Estudos prospectivos mais recentes, realizados na Califórnia, evidenciaram a associação entre exposição crônica ao ozônio e o aumento da incidência de asma, fato até poucos anos objeto de controvérsia.

Outro interessante estudo prospectivo acompanhou o desenvolvimento pulmonar dos 10 aos 18 anos, em crianças de 12 cidades da Califórnia, encontrando um déficit no crescimento do volume expiratório forçado no primeiro segundo (VEF_1) ao final dos 8 anos, associado a $PM_{2,5}$, NO_2, vapores ácidos e partículas de carbono. A proporção de jovens que aos 18 anos apresentaram VEF_1 menor do que 80% do valor previsto foi 4,9 vezes maior (prevalência de 7,9%) nas comunidades com os maiores níveis de $PM_{2,5}$, na comparação com as comunidades com os menores níveis.

Nas Tabelas 30.1 e 30.2, são apresentados resumos dos efeitos agudos e crônicos das doenças cardiopulmonares associadas à poluição do ar.

TABELA 30.1 EFEITOS RESPIRATÓRIOS ASSOCIADOS À POLUIÇÃO DO AR

Efeitos
Aumento da mortalidade aguda e crônica por doenças respiratórias (infecções, DPOC)
Aumento da incidência de asma
Aumento da incidência de câncer de pulmão e da mortalidade por essa doença
Aumento da freqüência dos sintomas e das crises de asma
Aumento da incidência de infecções respiratórias altas e baixas
Aumento das exacerbações em indivíduos portadores de doenças cardiorrespiratórias crônicas ou outras doenças, que pode refletir-se por:
Redução da habilidade de exercer as tarefas diárias (geralmente por piora da dispnéia ou da *angina pectoris*)
Aumento das hospitalizações, tanto na freqüência como na duração
Aumento de consultas médicas e de idas à emergência
Aumento do uso de medicamentos
Redução do VEF_1 ou da CVF associada a sintomas clínicos:
Redução crônica de VEF_1 e CVF
Aumento da prevalência de pessoas com VEF_1 abaixo da normalidade
Aumento na taxa de declínio do VEF_1
Aumento da prevalência ou incidência de tosse e hipersecreção pulmonar
Irritação nos olhos, nas narinas e na garganta

VEF_1 = volume expiratório forçado no primeiro segundo; CVF = capacidade vital forçada; DPOC = doença pulmonar obstrutiva crônica.

TABELA 30.2 EFEITOS CARDIOVASCULARES ASSOCIADOS À POLUIÇÃO DO AR

Estudos de séries temporais (EA)
Aumento da mortalidade cardiovascular
Aumento da admissão hospitalar por doenças cardiovasculares
Estudos de coorte (efeitos crônicos)
Aumento da mortalidade cardiovascular por:
• doença coronariana
• arritmia, insuficiência cardíaca e morte súbita
• doença hipertensiva
• doença cerebrovascular
Estudos de casos – *crossover* (EA)
Aumento de infarto do miocárdio
Aumento de arritmias
Função autonômica cardíaca (EA)
Aumento da freqüência cardíaca
Redução da variabilidade de freqüência cardíaca
Vasoconstrição e aumento da suscetibilidade miocárdica à isquemia (EA)
Aterogênese, desestabilização e ruptura de placas (EAC)
Marcadores sanguíneos indicadores de resposta inflamatória sistêmica (EAC)
Aumento de: fibrinogênio, proteína C reativa, plaquetas, hematócrito, leucócitos e da viscosidade

EA = efeitos agudos; EAC = efeitos agudos e crônicos.

MECANISMOS ENVOLVIDOS

Cardiovasculares

As hipóteses sugeridas para explicar os efeitos cardiovasculares da poluição do ar envolvem 2 mecanismos como eventos iniciadores:

Efeitos diretos

Seriam desencadeados pela rápida passagem do poluente (gases e partículas ultrafinas) através do epitélio pulmonar, atingindo a corrente sanguínea, onde desencadearia processo inflamatório sistêmico, entre eles fenômenos tromboembólicos. O achado, em estudos experimentais, de partículas inaladas na corrente sanguínea e de que tanto partículas inaladas como injetadas diretamente na corrente sanguínea são capazes de induzir a processo inflamatório sistêmico corroboram o mecanismo proposto. Os efeitos diretos ajudariam a explicar os efeitos agudos, como o aumento do infarto 1 a 2 horas após exposição.

Efeitos indiretos

Manifestar-se-iam por 2 vias. Uma via seria por meio do estresse pulmonar seguido de ativação neural levando ao desequilíbrio do tônus autonômico, com redução da atividade parassimpática e aumento da simpática, contribuindo para alterar a variabilidade de freqüência cardíaca (VFC), elevar a pressão arterial, promover vasoconstrição, aumentar a instabilidade das placas ateromatosas e favorecer a incidência de arritmia cardíaca, de trombose e isquemias cerebral e miocárdica.

Por outro lado esses efeitos poderiam, a partir do estresse oxidativo pulmonar, induzir a um estado inflamatório sistêmico, capaz de ativar o sistema nervoso autônomo, vias responsáveis pela homeostase, induzir alterações vasculares, aumentar suscetibilidade miocárdica e acelerar a aterosclerose.

Esses efeitos indiretos fornecem plausibilidade biológica para a compreensão dos efeitos subagudos, como o aumento do risco de infarto, de arritmia e de elevação da pressão arterial, observados um ou mais dias após a elevação da poluição, e crônicos, como a progressão de aterosclerose.

Os mecanismos atribuídos aos efeitos diretos e indiretos têm sido demonstrados em diversos estudos, sendo provável a participação de ambos na gênese dos eventos cardiovasculares.

Respiratórios

Efeitos agudos e crônicos na morbimortalidade por doenças respiratórias associadas à poluição têm sido amplamente descritos. Diversos mecanismos são sugeridos para explicar os efeitos respiratórios da poluição do ar, entre eles:

- diminuição da atividade macrofágica associada à poluição do ar tem sido demonstrada em estudos experimentais. Exposição de macrófagos, *in vitro*, diminui a habilidade da lipopolissacáride (LPS), uma substância bactericida, de estimular a produção de interleucina (IL-1) e do fator de necrose tumoral (TNF-alfa);
- exposição de ratos a material particulado diminui a capacidade dos macrófagos em produzir espécies reativas de oxigênio em resposta a fungos, reduz a produção de interferon, favorecendo a multiplicação viral e reduzindo o *clearance* de bactérias. Esses dados poderiam explicar o aumento da suscetibilidade às infecções pela redução do potencial da atividade antimicrobiana dos macrófagos;
- indução de estresse pulmonar pela inalação de poluentes, especialmente material particulado fino, ultrafino e ozônio. As espécies reativas de oxigênio seriam responsáveis pelo aumento da produção de espécies reativas de oxigênio e ativação dos fatores de transcrição nuclear NF-K-beta e AP-1, que estimulam a formação de IL-8 e TNF-alfa, citocinas envolvidas nos processos inflamatórios.

A intersticialização das partículas, pelo aumento da permeabilidade epitelial e pela passagem de macrófagos com partículas fagocitadas no seu interior, contribuiriam para a perpetuação do processo inflamatório.

Em indivíduos suscetíveis, com asma ou DPOC, o mecanismo inflamatório desencadeado pelos poluentes poderia levar à exacerbação da doença. Infecções por adenovírus e outros patógenos poderiam também interagir com o estresse oxidativo e as partículas de poluentes e induzir à exacerbação.

Por outro lado, da mesma maneira que apenas 15 a 20% dos fumantes desenvolvem DPOC, provavelmente por apresentarem polimorfismo genético que os deixam mais suscetíveis, o mesmo efeito poderia ocorrer nas exposições crônicas aos poluentes. Esses mecanismos explicariam o aumento da morbidade e da mortalidade encontrado nos estudos epidemiológicos.

POPULAÇÕES SUSCETÍVEIS

Está bem estabelecido que indivíduos expostos à poluição do ar apresentam maior risco de morbidade e de mortalidade por doenças cardiopulmonares. Estudos existentes sugerem que idosos, crianças, indivíduos com infecções respiratórias baixas, doença coronariana, insuficiência cardíaca, DPOC, asma, arritmia cardíaca, diabéticos, de baixas escolaridade e condição socioeconômica e tabagistas constituem subgrupos da população provavelmente mais suscetíveis aos efeitos da poluição.

MEDIDAS PARA REDUÇÃO DE RISCOS

O fato de milhões de pessoas estarem expostas acaba por contribuir com um aumento significativo da mortalidade, atingindo a cifra de 2,4 milhões de óbitos/ano em todo o mundo. Isso torna relevante a implantação de medidas para buscar reduzir a exposição aos poluentes.

As medidas mais eficazes são, além do aperfeiçoamento do controle das emissões industriais, o banimento do uso de combustíveis sólidos nos domicílios, estímulo aos meios de transporte coletivo em detrimento do individual, aumento do uso de combustíveis menos poluentes como álcool, biodiesel e gás, a melhoria da qualidade dos motores de combustão e a proibição do emprego de queimadas nas colheitas de cana-de-açúcar, em pastos e florestas.

CONCLUSÕES

Efeitos cardiorrespiratórios agudos e crônicos estão associados à poluição do ar. Diversos estudos têm sido realizados na tentativa de explicar os mecanismos envolvidos nos efeitos observados e para identificar grupos suscetíveis.

O fato de que os efeitos cardiorrespiratórios são verificados mesmo em exposições a baixas concentrações de poluentes impõe a necessidade de novas medidas de controle e de limites de tolerância ambiental. Para o clínico, é importante reconhecer a possibilidade de a exacerbação de uma doença cardiorrespiratória estar relacionada à poluição que pode ter fonte no domicílio, permitindo-lhe orientação preventiva, bem como sua contribuição para alertar a sociedade sobre os riscos da poluição, estimulando a adoção de medidas preventivas.

REFERÊNCIAS BIBLIOGRÁFICAS

1. BELL, M.L. & DAVIS, D.L. "Reassessment of the lethal London fog of 1952: novel indicators of acute and chronic consequences of acute exposure to air pollution". *Environ. Health Perspect.* 109(Suppl. 3):389-94, 2001.
2. BRAGA, A.L.F. et al. "Air pollution and pediatric respiratory hospital admissions in São Paulo, Brazil". *J. Environ. Med.* 1:95-102, 1999.
3. BROOK, R.D. et al. "Air pollution and cardiovascular disease. A statement for healthcare professionals from the expert panel on population and prevention science of American Heart Association". *Circulation.* 109:2655-71, 2004.
4. BRUNEKREEF, B. & HOLGATE, S.T. "Air pollution and health". *Lancet.* 360:1233-42, 2002.
5. DANIELS, M.J. et al. "Estimating particulate matter-mortality dose-response curves and threshold levels: an analysis of daily time-series for the 20 largest US cities". *Am. J. Epidemiol.* 152:397-406, 2000.
6. DOCKERY, D.W. et al. "An association between air pollution and mortality in six US cities". *N. Engl. J. Med.* 329:1753-9, 1993.
7. EZZATI, M. et al. "Selected major risk factors and global and regional burden of disease". *Lancet.* 360:1347-60, 2002.
8. MACNEE, W. & DONALDSON, K. "Mechanism of lung injury caused by PM10 and ultrafine particles with special reference to COPD". *Eur. Respir. J.* 21(Suppl. 40):47s-51s, 2003.
9. MCDONNELL, W.F. et al. "Long-term ambient ozone concentration and the incidence of asthma in nonsmoking adults: the AHSMOG Study". *Environ. Res.* 80:110-21, 1999.
10. NEMAR, A. et al. "Possible mechanism of the cardiovascular effects of inhaled particles: systemic translocation and prothrombotic effects". *Toxicology Letters.* 149:243-53, 2004.
11. PÉNARD-MORAND, C. & ANNESI-MAESANO, I. "Air pollutions: from sources of emissions to health effects". *Breathe.* 1:109-19, 2004.
12. PETERS, A. et al. "Exposure to traffic and the onset of myocardial infarction". *N. Engl. J. Med.* 351:1721-30, 2004.
13. POPE III, C.A. et al. "Cardiovascular mortality and long-term exposure to particulate air pollution: epidemiological evidence of general pathophysiological pathways of disease". *Circulation.* 109:71-7, 2004.
14. POPE III, C.A. et al. "Lung cancer, cardiopulmonary mortality, and long-term exposure to fine particulate air pollution". *JAMA.* 287:1132-41, 2002.
15. SALDIVA, P.H. et al. "Association between air pollution and mortality due to respiratory diseases in children in São Paulo, Brazil: a preliminary report". *Environmental Research.* 65:218-25, 1994.
16. SANTOS, U.P. et al. "Effects of air pollution on blood pressure and heart rate variability: a panel study of vehicular traffic controllers in the city of São Paulo, Brazil". *Eur. Heart J.* 26:193-200, 2005.
17. SCHWARTZ, J. "Air pollution and blood markers of cardiovascular risk". *Environ. Health Perspec.* 109(Suppl. 3):405-9, 2001.
18. TASHKIN, D.P. et al. "The UCLA population studies of chronic obstructive respiratory disease: XI. Impact of air pollution and smoking on annual change in forced expiratory volume in one second". *Am. J. Respir. Crit. Care Med.* 149:1209-17, 1994.
19. VIEGI, G. & BALDACI, S. "Epidemiological studies of chronic respiratory conditions in relation to urban air pollution in adults". *Eur. Respir. Mon.* 21:1-16, 2002.

CAPÍTULO 31

Neoplasia e Exposição Ocupacional

MÁRIO TERRA FILHO
UBIRATAN DE PAULA SANTOS

CÂNCER DE PULMÃO: FATORES DE RISCO

O câncer é o resultado da ação de fatores externos ambientais atuando sinergicamente com a suscetibilidade individual. Um grande número de exposições avaliadas e consideradas cancerígenas para a espécie humana está relacionado à ocupação, fato que demonstra a importância do ambiente de trabalho na geração de riscos.

Diversos autores mostram a importância dos fatores geográficos, de hábitos e costumes dos povos ou mesmo individuais (como é o hábito de fumar), todos ligados ao ambiente, como relevantes na etiologia dos cânceres. Ao hábito de fumar atribui-se cerca de 30% de todos as neoplasias malignas e 80% das que ocorrem nos pulmões. Entre os fatores identificados como associados ao aumento da probabilidade de desenvolvimento de câncer de pulmão em fumantes, os principais são: a idade do início (quanto mais precoce, maior o risco), o tempo de tabagismo e a demora na cessação.

Estudos recentes têm demonstrado que a poluição do ar em centro urbanos é um fator de risco adicional para o desenvolvimento de neoplasias malignas pulmonares.

Outros fatores de importância são aqueles ligados ao trabalho e/ou ao ambiente em que ele é realizado. Nesses casos, o aspecto ocupacional assume posição de grande relevância, pois ele pode fazer com que trabalhadores se exponham a doses mais elevadas de cancerígenos na comparação com a população geral, além de essa exposição ser, habitualmente, prolongada.

Os fatores ocupacionais são potencialmente evitáveis pela possibilidade de prevenção por meio de controles dos ambientes de trabalho, de alterações nos processos de produção e da limitação ou mesmo eliminação do uso de determinadas substâncias reconhecidas como cancerígenas.

AGENTES, MISTURAS E EXPOSIÇÕES CANCERÍGENAS PARA PULMÃO

A IARC (*International Agency for Research on Cancer*), da Organização Mundial da Saúde, desde 1979 classifica os agentes cancerígenos a partir de dados epidemiológicos e experimentais. Atualmente, essa classificação é composta de 5 grupos:

- grupo 1: agente ou mistura é cancerígena para o homem;
- grupo 2A: o agente ou mistura é provavelmente cancerígeno para o homem;
- grupo 2B: o agente ou mistura é possivelmente cancerígeno para o homem;
- grupo 3: o agente ou mistura não é classificável como cancerígeno para o homem;
- grupo 4: o agente ou mistura provavelmente não é cancerígeno para o homem.

AGENTES E MISTURAS DE AGENTES: PRINCIPAIS USOS E RISCOS

Arsênico

As primeiras evidências de cancerogenicidade do arsênico são do início do século XIX e sua inclusão na lista de cancerígenos pela IARC foi feita em 1979. Os principais riscos de exposição a arsênico ocorrem em mineração, fundição e refino de cobre e, em menor extensão, na mineração de zinco e chumbo.

Asbesto

Das diversas fibras de asbestos, os anfibólios, especialmente a crocidolita, são considerados com maior poder cancerígeno do que a crisotila para o desenvolvimento de mesotelioma. Entretanto, existe grande controvérsia quanto à diferença de toxicidade entre elas para a indução de asbestose e de câncer de pulmão, muito embora alguns autores sugiram maior toxicidade para os anfibólios crocidolita, tremolita e antofilita.

A incidência de câncer de pulmão aumenta com o tempo de latência, acarretando um maior risco a partir de 15 a 20 anos do início da exposição. Também se relaciona à quantidade de fibras inaladas, às características dessas fibras e a fatores associados, como o tabagismo e exposição a hidrocarbonetos aromáticos policíclicos. Indivíduos fumantes e expostos apresentam risco relativo entre 50 e 100 vezes maior do que indivíduos não-fumantes e não-expostos.

Desde 1979, a IARC classifica no grupo 1 todas as fibras de asbestos. Os principais usos do asbesto são na indústria do fibrocimento para a fabricação de telhas e caixas d'água, mas ele também é utilizado nas indústrias têxtil e automobilística.

Berílio

No fim da década de 1970, pesquisas epidemiológicas mostraram evidências que apontavam que esse elemento químico pudesse ser cancerígeno, mas só em 1993 a IARC passou a incluir o berílio no grupo 1. Os principais riscos de exposição ao berílio ocorrem na mineração, no refino, na indústria de cerâmicas, indústria eletrônica, de equipamentos para indústria aeroespacial, fundição e modelagem de materiais dentários, indústria nuclear, solda, nas telecomunicações, na fundição de metais não-ferrosos e no refino de metais preciosos.

Cádmio e compostos de cádmio

Foram incluídos no grupo 1 pela IARC, a partir de 1993, como causa de câncer pulmonar entre trabalhadores que o manipulam, havendo forte suspeita de associação com o tempo e a intensidade de exposição. Principais usos e riscos de exposição: refino de cádmio, eletrodeposição para revestimento de superfícies, estabilizador para plásticos, fabricação de pigmentos, fabricação de baterias, fabricação de vidros, pintura, solda, tinturaria em indústria têxtil.

Cloreto de vinila

Em 1987, foi incluído pela IARC no grupo 1, inicialmente por sua associação com a ocorrência de angiossarcoma hepático e, posteriormente, também no pulmão. Pelo que se sabe, não existe um limite conhecido abaixo do qual não haveria risco de câncer. Principais usos e riscos: indústria química, como solvente ou como intermediário em reações químicas e na fabricação de cloreto de polivinila (PVC).

Carvão: produção de coque e gaseificação de carvão, alcatrão do carvão, asfalto e piche

Em 1987, o carvão foi considerado cancerígeno pela IARC. Principais usos e riscos: produção de alumínio, de carvão coque, de gás a partir de carvão, pavimentação asfáltica de estradas, impermeabilização de lajes e pisos e vedações. Os principais componentes gerados na queima de carvão são os hidrocarbonetos aromáticos policíclicos formados pela pirólise ou combustão incompleta de matéria orgânica, em sua maioria absorvidos no material particulado emanado da combustão.

Fuligem

Foi incluída no grupo 1 pela IARC em 1987. Principais riscos de exposição: combustão incompleta de materiais orgânicos (como pode ocorrer, por exemplo, em queimadas de cana-de-açúcar), queima de carvão para a produção de coque e gás, produção de carvão vegetal (carvoarias), tratamento de metais submetidos à impregnação de carbono pela queima de produtos orgânicos, usos de fornos a lenha, etc.

Sílica cristalina: quartzo e cristobalita

Desde 1986, com base em trabalhos científicos consistentes, discute-se o papel cancerígeno da sílica sobre o pulmão. Mas somente em 1996 a IARC incluiu a sílica, nas formas de quartzo e cristobalita, no grupo 1. Principais usos e riscos: a inalação de quartzo, a forma mais comum de sílica livre cristalina, ocorre principalmente nas atividades de jateamento de areia, perfuração de poços, minerações de ouro e de diamante, extração e refino de pedras (pedreiras), cerâmicas, perfuração de túneis e galerias, fundição de ferro, fabricação de vidro, indústria da borracha e fabricação de talco.

Outros agentes ou misturas

Também classificados no grupo 1 da IARC estão o CMME e o BCME usados na indústria química e a névoa de ácidos inorgânicos fortes (ácidos sulfúrico e clorídrico) com aplicações na fabricação e recuperação de baterias, entre outras. Ainda nesse grupo, destacam-se o níquel na niquelação de metais e utilizado também na fabricação de baterias, o radônio, cuja exposição é observada principalmente entre mineiros de urânio, e o cromo VI e seus compostos, utilizados na produção de corantes.

DIAGNÓSTICO CAUSAL

O estabelecimento de diagnóstico causal em câncer é difícil. Entretanto, o estudo de características epidemiológicas tem permitido identificar muitos "fatores de risco" envolvidos direta ou indiretamente em sua casualidade. Entre vários fatores, os relacionados à ocupação assumem posição de destaque, porque podem fazer com que trabalhadores se exponham a um mesmo agente em concentração ou intensidade maiores que a população geral durante vários anos seguidos.

O diagnóstico etiológico é muito importante tanto do ponto de vista epidemiológico quanto preventivo, pois trata-se de cânceres perfeitamente preveníveis. Para esse diagnóstico causal, é necessário o levantamento de diversas informações, como:

- história ocupacional que possa caracterizar a exposição;
- informações sobre o ar, processos de trabalho e análises ambientais realizadas nas empresas onde o paciente trabalhou;
- existência de alterações pulmonares que auxiliem a comprovar a exposição, como nos casos de silicose, asbestose e da beriliose;
- informações sobre a existência de outros pacientes que trabalharam nas mesmas ocupações e que estiveram ou estão com câncer;
- tempo de latência, geralmente acima de 15 anos, exceções feitas aos BCME e CMME.

Esses dados permitem a construção de uma hipótese etiológica, mas nem sempre são disponíveis para o trabalhador ou mesmo para estudos científicos. É o caso de avaliações de condições ambientais de trabalho, como a dosagem da concentração e/ou intensidade dos agentes ou exposição dos trabalhadores.

Muitas vezes, o próprio trabalhador não se lembra do passado profissional e freqüentemente os registros ocupacionais estão incompletos na carteira profissional.

De qualquer modo, ao médico clínico cabe esclarecer, da melhor forma possível, os contatos com os diversos agentes nos ambientes de trabalho pregressos e atuais. Para tanto, nada melhor do que a história ocupacional cuidadosa, tentando detalhar o tempo de exposição diária, o número de anos de exposição, as condições de trabalho e a época em que a atividade se desenvolveu. Por outro lado, deve-se considerar que o agente em questão pode não ser o responsável único.

DIAGNÓSTICO CLÍNICO

A avaliação clínica, o diagnóstico e o tratamento de câncer pulmonar ocupacional são realizados da maneira tradicional. Deve-se considerar, entretanto, que o risco de neoplasias malignas no grupo de indivíduos expostos a carcinógenos ocupacionais é maior, de tal maneira que, diante de anormalidades clínicas e/ou radiológicas, é preciso realizar uma exploração extensa e cuidadosa.

Uma vez identificados um nódulo ou uma massa pulmonar, espessamento pleural com redução volumétrica pulmonar ou derrame, a possibilidade de doença maligna deve ser sempre considerada e um diagnóstico definitivo se impõe, com uma avaliação citológica ou mesmo uma biopsia pleuropulmonar e/ou pulmonar.

Com a confirmação da neoplasia maligna, faz-se o estadiamento com tomografia computadorizada, em alguns casos, acompanhada pela tomografia por emissão de pósitrons (PET *scan*). A seguir, define-se o tipo de tratamento, conservador (radioterapia/quimioterapia), cirúrgico ou a associação de ambos.

PREVENÇÃO

Existe uma grande preocupação no momento quanto à necessidade de priorizar os aspectos relacionados à prevenção primária da doença, o que significa, no caso dos riscos ocupacionais, evitar a exposição nos ambientes de trabalho. Embora seja controverso falar em limites permissíveis de exposição para substâncias cancerígenas, esse conceito é utilizado em legislações de diversos países; entretanto, o ideal é que a exposição tenda a zero.

Outra medida que deve ser considerada é o estímulo a programas de cessação de tabagismo em decorrência dos já conhecidos efeitos cancerígenos do cigarro e também dos seus efeitos sinérgicos com o asbesto para o desenvolvimento de neoplasias malignas pulmonares.

REFERÊNCIAS BIBLIOGRÁFICAS

1. CHRISTIANI, D.C. "Occupationally induced pulmonary malignancy (excluding asbestos-related cancers)". In: BANKS, D.E. & PARKER, J.E. (eds.). *Occupattional lung disease – an international perspective.* Londres, Chapman & Hall, 1998. p.485-98.

2. DOLL, R. & PETO, R. "Cigarette smoking and bronchial carcinoma: dose and time relationships among regular smokers and lifelong non-smokers". *J. Epidemiol. Community Health.* 32:303-13, 1978.
3. INTERNATIONAL AGENCY FOR RESEARCH ON CANCER (IARC). "Bis(chloromethyl ether) and chloromethyl methyl ether". *Lyon, IARC Monographs on the Evaluation of the Carcinogenic Risks of Chemicals to Humans.* (Suppl. 7):59, 1987.
4. INTERNATIONAL AGENCY FOR RESEARCH ON CANCER (IARC). "Beryllium, cadminum, mercury, and exposure in the glass manufacturing industry". *Lyon, IARC Monographs on the Evaluation of Carcinogenic Risks to Humans.* 444, 1993.
5. INTERNATIONAL AGENCY FOR RESEARCH ON CANCER (IARC). "Silica, some silicates, coal dust and para-aramid fibrils". *Lyon, IARC Monographs on the Evaluation of Carcinogenic Risks to Humans.* 506, 1997.
6. INTERNATIONAL COMMITTEE ON NICKEL CARCINOGENESIS IN MAN (ICNCM). "Report of the International Committee on nickel carcinogenesis in man". *Scand. J. Work Environ. Health.* 16:1-84, 1990.
7. NATIONAL INSTITUTE FOR OCCUPATIONAL SAFETY AND HEALTH – NIOSH-CDC, USA. "Environmental tobacco exposure in the workplace: lung and other health effects". *Current Inteligent Bulletin.* 54, 1991.
8. PINHEIRO, G.A. et al. "Mortality from pleural mesothelioma in Rio de Janeiro, Brazil, 1979-2000". *Int. J. Occup. Environ. Health.* 9:147-52, 2003.
9. SANTOS, U.P. *Câncer de pulmão e ambiente de trabalho. Atualização e reciclagem em pneumologia.* São Paulo, Atheneu 1999. p.446-60.
10. TERRA-FILHO, M. & MENEGHETTI, J.C. "Tomografia por emissão de pósitrons". In: *Derrame pleural.* São Paulo, Rocca, 2003. p.75-80.
11. VENITT, S. "Mechanism of carcinogenesis and individual susceptibility to cancer". *Clin. Chem.* 40:1421-5, 1994.
12. WEISS, W. "Asbestosis: a marker for the increased risk of lung cancer among workers exposed to asbestos". *Chest.* 115:536-49, 1999.

PARTE 7

Doenças Pleurais

CAPÍTULO 32

Derrames Pleurais

CLYSTENES ODYR SOARES SILVA
ALEX GONÇALVES MACEDO

INTRODUÇÃO

Doenças que envolvem direta ou indiretamente a pleura podem resultar em acúmulo de líquido pleural. A etiologia dos derrames pleurais é variada e pode ser dividida em 2 grandes grupos (Tabela 32.1).

Os mecanismos envolvidos no aparecimento do líquido são:

- aumento da pressão hidrostática nos capilares sanguíneos e/ou linfáticos;
- diminuição da pressão oncótica das proteínas do plasma;
- aumento da permeabilidade capilar;
- aumento da pressão negativa no espaço pleural.

Ambas as membranas pleurais consistem de parede simples de células mesoteliais. Sob circunstâncias normais, não há contato entre a pleura parietal e a pleura visceral, por existir quantidade mínima de líquido no espaço pleural (0,1 a 0,2 mL/kg). Esse líquido tem equilíbrio dinâmico, com influxo igual ao efluxo e com produção aproximada de 1 L/dia.

Cerca de 90% dos derrames pleurais são causados por insuficiência cardíaca, cirrose com ascite, infecções pleuropulmonares, neoplasias e embolia pulmonar.

A história do paciente pode sugerir a presença de derrame. Todavia, às vezes, quando o derrame se forma lentamente, pode ser assintomático. Os sintomas iniciais são causados pela presença de líquido ou pela doença-base. Quando relacionados à presença de líquido, resultam de inflamação da pleura ou limitação da expansibilidade pulmonar. Dor torácica, dispnéia e tosse são predominantes.

TABELA 32.1 DIAGNÓSTICO DIFERENCIAL DOS DERRAMES PLEURAIS

I. Transudatos	
A. Insuficiência cardíaca congestiva (ICC)	F. Glomerulonefrite
B. Cirrose	G. Mixedema
C. Síndrome nefrótica	H. Embolia pulmonar
D. Diálise peritoneal	I. Sarcoidose
E. Obstrução da veia cava superior	J. Condições hipoalbuminêmicas
II. Exsudatos	
A. Doenças infecciosas	F. Diálise peritoneal
1. Bactérias	G. Obstrução da veia cava superior
2. Fungos	H. Induzido por drogas
3. Vírus	I. Hemotórax
4. Parasitas	J. Quilotórax
5. Tuberculose	K. Miscelânea
B. Doenças neoplásicas	1. Exposição ao asbesto
1. Carcinoma broncogênico	2. Síndrome de Meigs
2. Metástase	3. Sarcoidose
3. Mesotelioma	4. Uremia
C. Embolia pulmonar	5. Obstrução do trato urinário
D. Doenças colágeno-vasculares	6. IRC em hemodiálise
1. Pleurite reumatóide	7. SDRA
2. Lúpus eritematoso sistêmico	8. Cirurgia abdominal
3. Síndrome de Sjögren	9. Síndrome de Dressler
4. Granulomatose de Wegener	10. Síndrome da unha amarela
E. Doenças gastrintestinais	11. Linfangioleiomiomatose
1. Pancreatite com abscesso subfrênico	
2. Abscesso intra-hepático	
3. Perfuração do esôfago	
4. Cirurgia abdominal alta	

O exame físico é geralmente normal quando há menos de 300 mL de líquido. Em quantidades maiores, observam-se macicez, redução do murmúrio vesicular, do frêmito tóraco-vocal e da expansibilidade torácica. O atrito pleural traduz inflamação na pleura, associada a pequeno derrame ou até a ausência desse derrame.

Com simples radiograma do tórax, pode-se confirmar e localizar o derrame pleural. Por meio das diversas posições, determinam-se o lado, a sua extensão e se ele é livre ou septado. As incidências póstero-anterior, lateral e, por vezes, o decúbito lateral do lado da suspeita clínica devem ser solicitados.

Volumes de até 75 mL opacificam o recesso costofrênico posterior; cerca de 175 mL a 200 mL são necessários para opacificar o recesso costofrênico lateral. Normalmente, por causa da gravidade, o maior volume e, conseqüentemente, a maior opacificação localizam-se nas bases pulmonares.

Nas incidências em decúbitos laterais, aumentos na imagem lateral do tórax de mais de 1 cm são considerados significativos. Os principais parâmetros radiológicos dos derrames pleurais são:

- opacificação do recesso costofrênico;
- má ou nenhuma visualização da cúpula diafragmática;
- opacificação homogênea com presença de linha côncava voltada para o mediastino.

O líquido pode acumular-se entre a base do pulmão e a margem superior do diafragma (derrame subpulmonar), ou formar septações em evoluções mais prolongadas.

Os dados radiológicos sugestivos dessas localizações são:

- aparente elevação de uma ou de ambas as cúpulas diafragmáticas;
- deslocamento lateral do ápice da cúpula diafragmática;
- aumento (> 2 cm) do espaço entre a bolha gástrica e a margem superior do diafragma;
- opacificações em topografia pleural como espessamentos laterais.

Nos casos em que o estudo radiológico simples deixa dúvidas quanto à presença e/ou localização do derrame pleural, a ultra-sonografia é excelente método de elucidação diagnóstica, usada para identificar o melhor local para punção, biopsia e/ou drenagem torácica, identificar loculações e distinguir derrame de espessamento pleural.

A tomografia computadorizada de tórax tem alguma valia, sendo útil na quantificação do espessamento pleural e de placas pleurais calcificadas e na distinção entre abscesso pulmonar periférico e derrame pleural loculado. Nos derrames pleurais associados a neoplasias pulmonares e mediastinais, também é útil para localização e estadiamento da doença-base.

ESTUDO DO LÍQUIDO

Uma vez diagnosticado e localizado o derrame, deve-se tentar definir a etiologia do líquido pleural. Em algumas circunstâncias, como em portadores de ICC ou tuberculose parenquimatosa associadas com derrame, pode-se tratar a doença-base procedendo-se à investigação, caso não haja regressão após o tratamento. Sempre que houver dúvida diagnóstica, procedimentos como punção e biopsia da pleura devem ser realizados.

Diversos testes são referidos como importantes na avaliação do líquido pleural (Tabela 32.2). Contudo, poucos são conclusivos. Em algumas circunstâncias, o exame isolado do líquido permite definição diagnóstica, por exemplo, presença de células malignas, células LE ou bactérias. Na maioria dos casos, o diagnóstico é definido no conjunto de exame físico, história e exames laboratoriais.

Para estabelecer critérios bioquímicos que permitam fazer o diagnóstico diferencial entre transudato e exsudato, empregam-se parâmetros de acordo com os quais o exsudato deve apresentar, pelo menos, um dos índices:

Critérios de Light et al.

a) $\frac{\text{Proteína pleural}}{\text{Plasmática}} > 0{,}5$

b) $\frac{\text{DHL pleural}}{\text{Plasmático}} > 0{,}6$

c) DHL pleural > 200 UI

Aliados a esses critérios clássicos, outros marcadores são utilizados para esse fim: colesterol do líquido pleural, relação bilirrubina entre líquido pleural e plasma, e gradiente de albumina (plasma/líquido pleural). Esse último se aplica principalmente aos transudatos secundários a ICC em paciente usando diuréticos, classificados erroneamente como exsudatos. Os exsudatos apresentam relação albumina plasma/líquido pleural de 1,2.

Todos esses critérios citados foram avaliados por vários estudos, os quais demonstraram que os padrões clássicos de Light et al. ainda são os mais sensíveis e específicos para diferenciar transudato de exsudato.

TABELA 32.2 ANÁLISE DO LÍQUIDO PLEURAL

Cor, odor, viscosidade	Adenosinadeaminase (ADA)
Glicose	Lisozima
Proteínas	Reação de polimerização em cadeia (PCR)
Desidrogenase lática	Interleucinas
Amilase	Interferon-gama
pH	Lipídios
Leucócitos	Complemento
Eritrócitos	Fator antinúcleo
Mesoteliócitos	Células LE
Gram e cultura	Citologia oncótica

O aspecto sero-hemático do líquido pleural sugere neoplasia, embolia pulmonar ou trauma. Autores referem que a contagem de hemácias freqüentemente apresenta resultados duvidosos. É preferível realizar o hematócrito do líquido; quando maior que 1% (contagem de hemácias > 100.000 mm), é significativo.

A contagem diferencial dos leucócitos é importante, de modo que, sendo os neutrófilos componentes celulares da resposta inflamatória aguda, predominam no derrame pleural resultante de inflamação aguda da pleura, pneumonia, pancreatite, abscesso subfrênico e fase precoce de tuberculose; os linfócitos e monócitos aumentados representam possibilidade de processos de evolução mais crônica como tuberculose, neoplasias e colagenoses, entre outros.

A determinação da atividade da adenosinadeaminase (ADA) do líquido pleural tem-se mostrado de grande auxílio diagnóstico. É teste de baixo custo, de fácil realização e, em países onde a doença tem alta incidência, como no Brasil, possui altas sensibilidade e especificidade. Considerando como valor de corte 40 U/L, está aumentada em mais de 95% dos casos de tuberculose pleural; pode estar aumentada também no empiema, que possui, no entanto, quadro clínico bem diferente. No linfoma, pode cursar com valores altos, não tendo padrão diagnóstico nessa situação (> 300 U/L).

A pesquisa de células neoplásicas é de extrema importância quando se investiga a possibilidade de comprometimento maligno. O diagnóstico citológico de malignidade é altamente específico, sendo raro o falso-positivo. Quando 3 amostras isoladas são analisadas, cerca de 80% dos pacientes com derrame pleural maligno têm diagnóstico positivo. Concentração de CEA (antígeno carcinoembriogênico) no líquido pleural acima de 10 ng/mL é altamente sugestiva, mas não diagnóstica, de derrame pleural maligno. Esse achado é de baixa sensibilidade.

Alguns lembretes importantes em relação à análise do líquido pleural:

- glicose baixa (abaixo de 35 mg/dL): empiema, tuberculose, artrite reumatóide, pleurite lúpica, rotura de esôfago e neoplasia;
- DHL alto (acima de 1.000 IU/L): empiema, artrite reumatóide e paragonimíase;
- amilase alta (relação pleural/sérica > 1,0): pancreatite aguda, pancreatite crônica, rotura de esôfago e malignidade;
- pH baixo (abaixo de 7,25): empiema, artrite reumatóide, tuberculose e malignidade;
- proteína alta (acima de 4,0 g/dL): tuberculose, macroglobulinemia de Waldenstrom e mieloma (as duas últimas com proteínas mais altas em derrames, acima de 8,0 g/dL);
- eosinófilos altos (acima de 10%): malignidade, pneumotórax, hemotórax, embolia pulmonar com infarto, asbesto, parasitas, infecções fúngicas (criptococose, histoplasmose, paracoccidioidomicose) e drogas (bleomicina, nitrofurantoína, amiodarona, procarbazina, minoxidil, metotrexato).

PRINCIPAIS CAUSAS DE DERRAME PLEURAL TRANSUDATO

Derrame pleural do tipo transudato desenvolve-se por alteração do equilíbrio entre as pressões oncótica e hidrostática, com os microvasos da pleura normais.

Insuficiência cardíaca congestiva

É provavelmente a causa mais freqüente de transudato. A elevação das pressões venosas sistêmica e pulmonar favorece a produção e diminui a absorção do líquido pleural. Os sintomas são semelhantes aos da ICC. O radiograma revela cardiomegalia e derrame pleural geralmente bilateral em 88%; quando unilateral, é mais comum à direita em 8% e, por último, à esquerda em 4% dos casos.

Ocasionalmente, a presença de líquido interlobar é confundida com neoplasia pulmonar (o que constitui o "tumor fantasma"), observando-se o seu desaparecimento após tratamento com digitálicos e diuréticos.

Após o uso de diuréticos, a concentração protéica no líquido pleural pode aumentar, atingindo níveis de exsudato; por isso, recomenda-se punção pleural antes de iniciar o tratamento. Quando a ICC é adequadamente tratada, geralmente desaparece o derrame pleural. Todavia, em casos de derrame excessivo, pode-se proceder à toracocentese de alívio. Por vezes, em razão de derrames pleurais de repetição no mesmo local, permanece uma quantidade de líquido no espaço pleural caracterizando derrames pleurais de difícil manipulação.

Hidrotórax hepático

Cerca de 6% dos pacientes com cirrose hepática e ascite desenvolvem derrame pleural. Geralmente é localizado à direita, mas pode ser encontrado à esquerda ou ser bilateral. A grande maioria dos pacientes com cirrose que desenvolvem derrame pleural também apresenta ascite.

O mecanismo pelo qual o líquido se acumula é multifatorial. Destaca-se o transporte do líquido de ascite para o espaço pleural por meio dos linfáticos transdiafragmáticos, através de microscópicos defeitos na superfície diafragmática, e, com menor importância, hipoalbuminemia. O aspecto do líquido pode ser sero-hemático, o que se deve provavelmente às alterações, na coagulação, secundárias à hepatopatia.

O tratamento é basicamente dirigido à ascite. Punções seriadas não são indicadas, pois acarretam depleção protéica, com conseqüente formação de derrame, criando, portanto, círculo vicioso. Nos casos refratários, pode-se proceder à drenagem torácica e posterior pleurodese.

Diálise peritoneal

É, ocasionalmente, complicada pelo desenvolvimento de derrame pleural agudo. Admite-se que a patogênese é idêntica à que ocorre na vigência de ascite. A introdução de grande quantidade de líquido na cavidade abdominal pode produzir lesões microscópicas no diafragma, o que seria o mecanismo responsável pela passagem do líquido.

O quadro pode ser agudo e o principal sintoma é a dispnéia. O líquido pleural é muito semelhante à solução de diálise com baixo teor de proteína, desidrogenase lática e leucócitos. A diálise deve ser suspensa, porém o cateter de diálise deve permanecer drenando até o desaparecimento do derrame.

Causas renais

As principais nefropatias associadas com formação de transudatos são glomerulonefrite, síndrome nefrótica e obstrução das vias urinárias. Na glomerulonefrite aguda, a formação do derrame pleural provavelmente é secundária a hipervolemia e elevação dos níveis de pressão capilar.

Na síndrome nefrótica, é comum a formação de derrame pleural, geralmente bilateral. O mecanismo de formação é a diminuição da pressão oncótica das proteínas. O objetivo do tratamento deve ser restituir a pressão oncótica, evitando-se punções repetidas.

Na obstrução das vias urinárias, quando resultante de cálculo, cirurgia ou neoplasia, pode ocorrer acúmulo de urina no espaço retroperitoneal. Em raras ocasiões, essa coleção líquida pode dirigir-se ao espaço pleural, produzindo urinotórax. A análise do líquido pleural mostra baixo nível de proteína e alto nível de creatinina.

Mixedema

Geralmente, paciente mixedematoso com derrame pleural também apresenta derrame pericárdico. Todavia, já foi descrito derrame pleural isolado. O tratamento baseia-se em corrigir o distúrbio endócrino.

Exsudatos

Derrame pleural do tipo exsudato desenvolve-se secundariamente à anormalidade do endotélio capilar pleural ou à queda da habilidade dos linfáticos parietais em remover proteínas e líquidos.

DERRAME ASSOCIADO COM INFECÇÃO

Qualquer derrame pleural associado com pneumonia bacteriana, abscesso pulmonar e bronquiectasia é derrame parapneumônico. Empiema, por definição, é pus no espaço pleural. Autores caracterizam como empiema o derrame parapneumônico no qual a cultura é positiva.

A evolução do derrame se dá em 3 estágios: o 1º é o exsudativo, caracterizado por rápido acúmulo de líquido estéril resultante do processo inflamatório da pleura. O processo pneumônico associado é contíguo com a pleura visceral e resulta em aumento na permeabilidade dos capilares.

Nessa fase, o líquido caracteriza-se por baixo número de leucócitos, baixo nível de DHL e nível normal de glicose e pH. Se é instituída a antibioticoterapia adequada, há tendência à reversão do processo. Caso contrário, as bactérias invadem o líquido pleural e se desenvolve o 2º estágio, chamado fibrinopurulento, caracterizado por acúmulo de grande quantidade de líquido com leucócitos polimorfonucleares, bactérias e restos celulares.

Existe tendência de locução, o que previne a extensão do derrame, porém pode tornar a drenagem pleural mais difícil. Nessa fase, o pH e o nível de glicose se tornam progressivamente menores e o nível de DHL, maior.

O 3º estágio é o de organização, no qual o derrame é espesso e, se o paciente não é tratado, o líquido pode drenar espontaneamente através da parede torácica (empiema de necessidade) ou para o interior do pulmão, por meio de fístula broncopleural.

O manuseio de paciente com pneumonia e derrame pleural envolve 2 decisões. A primeira é sobre qual antibiótico deve ser utilizado; a outra, se deve ou não ser realizada drenagem pleural. O uso de antibiótico vai depender da análise conjunta da clínica, raio X, culturas (sangue, aspirado transtraqueal, punção percutânea), etc.

A indicação de drenagem do tórax fundamenta-se na análise do líquido. Se a punção inicial já mostra tratar-se de pus, a drenagem pleural deve ser imediata. Caso não se evidencie o aspecto purulento, a análise se baseia nos resultados do pH, glicose e DHL. Se o pH > 7,2, a glicose > 40 mg/dL e o DHL < 1.000 U/L, o derrame encontra-se no estágio exsudativo, não devendo, por conseguinte, ser drenado. Se o derrame tem pH < 7,0 e glicose < 40 mg/dL, mesmo sem o aspecto de pus, a drenagem pleural tem de ser realizada, porque quase todos os derrames com essas características se tornam purulentos.

TUBERCULOSE

A possibilidade de plêuris tuberculosa deve ser considerada em todo paciente com derrame pleural. Comumente, trata-se de indivíduo jovem (20 a 40 anos), com antecedentes de contágio e sem evidência de outra etiologia. Segundo alguns autores, o derrame é resultante da ruptura de foco caseoso parenquimatoso subpleural, o que determina a entrada de proteína tuberculosa no espaço pleural, provocando reação de hipersensibilidade; porém, hoje a possibilidade mais aceita é a disseminação do BAAR pelos linfáticos pleurais, o que poderia explicar a associação de apenas 30% com quadro pulmonar concomitante e a apresentação de tuberculose pleural como primo-infecção.

Embora a maior parte dos pacientes com tuberculose pleural tenha PPD+, em alguns se observa, no começo da enfermidade, PPD–. Isso se deve a células de aderência circulantes durante a fase aguda de reação pleural, que suprimem os linfócitos T específicos sensibilizados no sangue periférico e na pele, mas não no líquido pleural. Outra explicação seria o seqüestro de linfócitos T-PPD específicos no espaço pleural.

A plêuris tuberculosa mostra-se, na maioria das vezes, como doença aguda, em alguns casos mimetizando pneumonia bacteriana. Os pacientes apresentam tosse não-produtiva e dor torácica, acompanhada de febre alta ou moderada; sudorese e emagrecimento podem estar presentes. O derrame é geralmente unilateral e de tamanho moderado. Em cerca de 1/3 dos pacientes, pode-se evidenciar lesão parenquimatosa concomitante. O tempo médio de história clínica é de 3 a 4 semanas, podendo ser até de poucos dias.

O líquido tem aspecto seroso, amarelo citrino e raramente sanguinolento. Na fase inicial (< 2 semanas), pode-se encontrar predominância de polimorfonucleares, porém, passado esse período, neutrofilia e eosinofilia são raras, havendo predomínio de linfócitos.

Outro dado importante relaciona-se aos mesoteliócitos, geralmente ausentes ou, quando presentes, nunca acima de 5%. A pesquisa de BK no líquido é quase sempre negativa (6 a 10%), porém a cultura pode ser positiva em até 20% dos casos. A determinação da adenosinadeaminase (ADA) no líquido pleural é bastante esclarecedora.

A adenosinadeaminase é enzima relacionada ao metabolismo dos linfócitos, principalmente linfócitos T, nos quais sua atividade é 10 vezes maior que nas outras células do sangue. A adenosinadeaminase está relacionada à proliferação e à diferenciação dos linfócitos; sua atividade está elevada durante resposta mitogênica dessas células.

Em exsudatos linfocitários, ADA superior ou igual 40 U/L é altamente sugestiva de tuberculose pleural. A enzima possui duas frações, ADA1 e ADA2, sendo a segunda relacionada aos linfócitos T4 e a mais elevada na tuberculose. Outros exames atualmente realizados são dosagem de gama-interferon, lisozima e PCR (reação de cadeia de polimerase) do líquido pleural. Contudo, são testes de elevado custo, pouco utilizados na prática diária.

A definição diagnóstica é conseguida pela biopsia de pleura com agulha de Cope, cuja positividade pode chegar a 90%, evidenciando-se a lesão granulomatosa com necrose caseosa. Alguns autores preconizam o uso de corticosteróide com o objetivo de prevenir a paquiplêuris, mas não há consenso na literatura. O tratamento é realizado com esquema 1 para tuberculose por 6 meses.

DERRAME DECORRENTE DE DOENÇA DO TRATO GASTRINTESTINAL

Pancreatite

Estima-se que cerca de 20% dos pacientes com pancreatite apresentam derrame pleural, geralmente unilateral, à esquerda, podendo também ser encontrado à direita ou ser bilateral. No paciente com pancreatite aguda, o quadro clínico é dominado pelos sintomas abdominais, incluindo dor, náuseas e vômitos. Na pancreatite crônica, contudo, a dor pleural e a dispnéia podem dominar o quadro clínico.

O diagnóstico é definido pela demonstração de elevado nível de amilase, geralmente superior ao nível sanguíneo. Nível de amilase aumentada pode ocorrer também em casos de ruptura de esôfago e, ocasionalmente, em derrame neoplásico.

Abscesso intra-hepático

Cerca de 20% dos pacientes com abscesso intra-hepático desenvolvem derrame pleural. O diagnóstico é definido por meio da realização de ultra-sonografia ou tomografia computadorizada.

Perfuração do esôfago

Apesar de rara, a maioria dos casos relaciona-se com complicação de esofagoscopia, principalmente na tentativa de retirada de corpo estranho ou dilatação. A colocação do balão de Blakemore tem sido outra causa de ruptura de esôfago em portador de varizes. Outras possibilidades são: neoplasia de esôfago, traumatismo, iatrogênica (pós-operatória), bem como complicação de vômito. Após sessões de escleroterapia de varizes de esôfago, pode-se observar aparecimento de derrames pleurais sem complicações clínicas maiores.

DERRAMES PLEURAIS DECORRENTES DE DOENÇAS COLÁGENO-VASCULARES

Artrite reumatóide (AR)

A artrite reumatóide ocasionalmente é complicada com derrame pleural, sendo que, na maioria dos casos, coexiste com fibrose intersticial ou nódulo reumatóide pulmonar. O derrame pleural é pequeno ou moderado, freqüentemente unilateral. Apesar da predominância de AR em mulheres, o comprometimento pleural é mais freqüente em homens, em proporção aproximada de 9:1.

O exame líquido mostra exsudato caracterizado por baixo nível de complemento e presença do fator reumatóide. Embora esse último esteja aumentado em outras doenças inflamatórias da pleura, como pneumonia, tuberculose e carcinoma, geralmente na AR cursa com títulos altos, acima de 1.320.

Lúpus eritematoso sistêmico (LES)

É a doença do colágeno que mais freqüentemente compromete a pleura. A maioria dos pacientes com derrame pleural secundário a LES é do sexo feminino e qualquer idade pode ser afetada. O sintoma mais comum é dor pleurítica. O derrame geralmente é pequeno, mas em algumas circunstâncias pode ocupar todo o hemitórax. Pode ser uni ou bilateral. O líquido pleural geralmente é exsudato, de cor amarelada.

A contagem diferencial dos leucócitos pode revelar preponderância de polimorfonucleares ou linfócitos. O diagnóstico é confirmado no líquido por baixo nível do complemento e títulos elevados do anticorpo nuclear, bem como pela presença de células LE.

DERRAME PLEURAL NEOPLÁSICO

A maior parte dos derrames neoplásicos resulta de metástases na pleura ou nos gânglios linfáticos do mediastino. Número reduzido de casos deve-se à neoplasia pleural primitiva, geralmente mesotelioma maligno. Entre as secundárias, as mais freqüentes são carcinoma pulmonar, de mama, do ovário e linfomas.

Em cerca de 20% dos casos, a relação proteína pleural/plasmática pode ser < 0,5. A presença de elevado número de hemácias (> 1.000.000/mm) sugere doença pleural maligna, porém cerca de metade dos derrames neoplásicos não são hemorrágicos.

O diagnóstico de derrame pleural maligno é definido pela demonstração de células malignas no líquido pleural ou na própria pleura. A positividade da citologia oncótica no líquido pleural varia de acordo com os serviços e a experiência do citologista nesse diagnóstico, sendo a variação de 42 a 86%.

A biopsia pleural fechada com agulha de Cope retira fragmentos "às cegas", tendo positividade que pode chegar a 84% em 1 ou 2 tentativas. Se ainda assim o diagnóstico não for realizado, deverá ser feita uma videotoracoscopia, na qual poderá ser realizada a biopsia por visão direta.

O adenocarcinoma metastático da pleura é freqüentemente difícil de ser distinguido do mesotelioma pleural maligno do tipo epitelial glandular (mais freqüente). Nesse caso particular, faz-se necessário o emprego de corantes histoquímicos e da imuno-histoquímica.

O tratamento dos derrames malignos consiste na punção esvaziadora de alívio naqueles casos em que existe intenso desconforto respiratório, e na realização de pleurodese. Para esse procedimento, diversas substâncias já foram testadas, sendo as mais indicadas atualmente, em ordem de preferência: talco (400 mg/kg), tetraciclina (35 mg/kg) e derivados, *Corynebacterium parvum*, bleomicina.

Atualmente, o nitrato de prata vem sendo testado em vários estudos, inclusive em serviços nacionais, com sucesso principalmente para pleurodese ambulatorial. Na realização da pleurodese, deve-se observar a posição do mediastino, contra-indicando-se o procedimento nos casos em que se encontra desviado para o lado do derrame e nos casos sem expansão total do pulmão.

DERRAME PLEURAL SEM ETIOLOGIA DEFINIDA

Apesar dos inúmeros testes descritos, cerca de 20% dos derrames pleurais permanecem sem diagnóstico etiológico após 2 punções-biopsias pleurais. O prosseguimento da investigação é diferente para cada caso. Em linhas gerais, seguem-se alguns critérios:

- pacientes com infiltrado radiológico ou história de hemoptise em algum momento da doença são submetidos inicialmente a broncoscopia com coleta de lavado brônquico e biopsia transbrônquica;
- pacientes sem essas queixas, mas com alta probabilidade de doença neoplásica, fazem tomografia computadorizada de tórax inicialmente;
- pacientes sem nenhuma das 2 características, ou nos quais os exames tenham sido inconclusivos, são submetidos a videopleuroscopia. Esse procedimento tem-se mostrado de grande valor no diagnóstico dos derrames pleurais, sendo empregado cada vez mais na prática diária. A contra-indicação à videopleuroscopia, além daquelas para qualquer cirurgia, é a impossibilidade de permanecer com um pulmão colabado durante o procedimento.

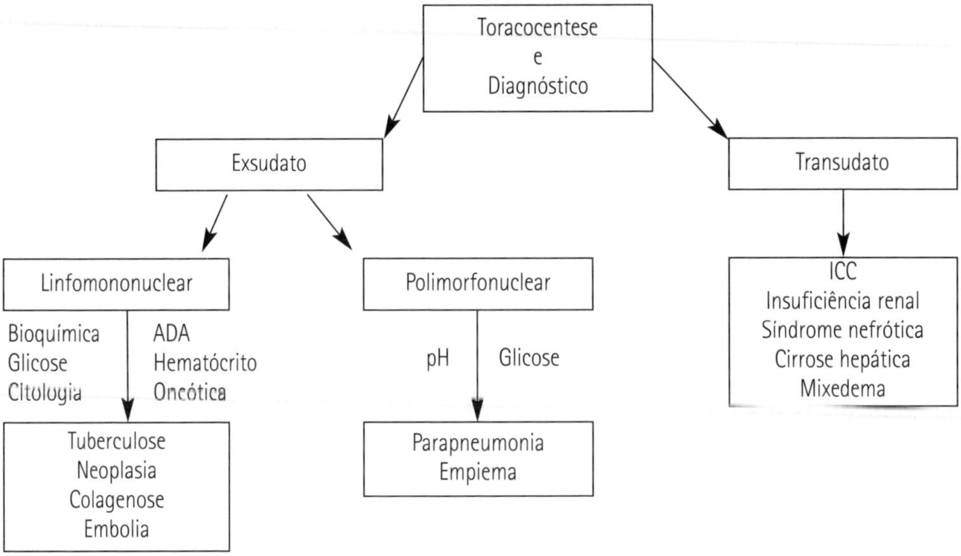

FIGURA 32.1 Fluxograma nos derrames pleurais.
ICC = insuficiência cardíaca congestiva

REFERÊNCIAS BIBLIOGRÁFICAS

1. ANTUNES, G. et al. "BTS guidelines for the management of malignant pleural effusions". *Thorax*. 58(Suppl. ll):29-38, 2003.
2. AOKI, Y. et al. "A comparison study of INFγ, ADA and Ca 125 as the diagnostic parameters in tuberculous pleuritis". *Respir. Med*. 88:139-43, 1994.
3. DIACON, A.H. et al. "Diagnostic tools in tuberculous pleurisy: a direct comparative study". *Eur. Respir. J*. 22:589-91, 2003.
4. HEFFNER, J.E.; HIGHLAND, K. & BROWN, L.K. "Meta-analysis derivation of continuous likelihood ratios for diagnosing pleural fluid exsudates". *Am. J. Respir. Crit. Care Med*. 167:1591-9, 2003.
5. HIRAKI, A. "Comparison of six biological markers for the diagnosis of tuberculous pleuritis." *Chest*. 125:987-9, 2004.
6. LIGHT, R.W. *Pleural disease*. 4.ed. Baltimore, Lippincott, Williams and Wilkins, 2001.
7. RIBEIRA, E. et al. "High level of interferon gamma in tuberculous pleural effusion." *Chest*. 93:308-11, 1988.
8. SHIMORATA, K. et al. "Determination of the T-cell subset producing γ interferon in tuberculous pleural effusion." *Microbiol. Immunol*. 30(4):353-61, 1986.
9. SÖDERBLOM, T. et al. "Pleural fluid interferon-γ and tumour necrosis factor-α in tuberculoses and rheumatoid pleurisy." *Eur. Respir. J*. 9:1652-5, 1996.
10. TARN, A.C. et al. "BTS guidelines for investigation of unilateral pleural effusion in adults." *Thorax*. 59:358-9, 2004.
11. VALDÉS, L. et al. "Interferon gamma for diagnosing tuberculous pleural effusions." *Thorax*. 54:921-4, 1999.
12. VARGAS, F.S.; TEIXEIRA, L.R. & MARCHI, E. *Derrame pleural*. São Paulo, Roca, 2004.

CAPÍTULO 33

Pneumotórax Espontâneo Benigno

JOSÉ ERNESTO SUCCI

DEFINIÇÃO

Coleção súbita de ar na cavidade pleural de aparecimento espontâneo em indivíduos geralmente jovens, sem doença ou traumatismo pulmonar prévios.

INCIDÊNCIA

Homens: 7/100.000; mulheres: 1/100.000.

EPIDEMIOLOGIA

Predomina na faixa etária dos 20 aos 30 anos, no sexo masculino, na proporção de 4:1, e é pouco mais freqüente à direita. A maioria dos casos ocorre em repouso, mas, em até 20%, pode instalar-se durante exercício físico vigoroso, e em 5% é associado a crises de tosse intensa ou espirro. São bilaterais em cerca de 1% (Sayar et al., 2004).

Há certa predileção por indivíduos de porte leptossômico e o tabagismo aumenta a incidência em 22 vezes nos homens e 8 vezes nas mulheres. A ocorrência do pneumotórax espontâneo em pacientes fora dessas características obriga à investigação de causas secundárias, como enfisema bolhoso, fibrose pulmonar intersticial, sarcoidose, pneumoconiose, linfangioleiomiomatose, causas catamênicas, metástases, etc.

ETIOPATOGENIA

Na maioria dos casos, está relacionado à rotura de bolhas ou *blebs* subpleurais congênitas, comumente situadas nos ápices e que, quando íntegras, não originam sintomatologia. Em cerca de 20% dos casos, não se comprova doença bolhosa.

Medições tomográficas da densidade pulmonar em vítimas de pneumotórax, quando comparadas com as de controles normais, apontam o aprisionamento aéreo como provável fator causal do pneumotórax, independentemente da presença de *blebs* (Hans et al., 2004).

Apesar de esporádico, o pneumotórax espontâneo pode ter ocorrência familiar, como na síndrome de Birt-Hogg-Dube, na qual é acompanhado de fibrofoliculomas de pele e tipos raros de câncer renal, e pode estar associado a deleções no gene FLC no cromossomo 17p (Painter et al., 2005).

Fatores climáticos, como situação anticiclônica com clima quente e seco ou a passagem de frente fria, têm sido implicados como possíveis fatores desencadeantes (Bulajich, 2005).

Em mulheres, pode haver ocorrência de pneumotórax 72 horas antes ou depois do início da menstruação (pneumotórax catamênico). Embora o pneumotórax seja a principal manifestação da endometriose intratorácica, em revisão de 229 casos de literatura em 2004, Korom et al. obtiveram dados conclusivos em apenas 52,1%. Nos casos operados, notou-se a presença de pequenas perfurações diafragmáticas no centro tendíneo ocupadas por tecido endometrial e que parecem desempenhar papel importante na etiologia do pneumotórax catamênico.

QUADRO CLÍNICO

Caracteriza-se por aparecimento súbito de dor torácica em pontada, associada a dispnéia e tosse irritativa. A dor é inicialmente do tipo pleural, mas pode evoluir em horas para dor contínua e desaparecer em cerca de 80% dos casos, evoluindo para melhora espontânea após 24 a 48 horas. Em 10% dos casos, a tosse é intensa e irritativa.

Em alguns pacientes, apesar da existência de grande pneumotórax, esses sintomas são fugazes e quase não incomodam, e 5% podem ser assintomáticos. Fator de importância é a alta recorrência de 23 a 40% após o 1º episódio, a maioria no 1º ano, de 60% após o 2º episódio, e de 85 a 90% após o 3º evento (Lippert et al., 1991; Voge e Anthracite, 1986).

A complicação mais grave é o pneumotórax hipertensivo, a partir de fístula aérea no local da lesão inicial (rotura de *blebs*), levando a acúmulo progressivo de ar no lado afetado, com desvio do coração e grandes vasos e compressão contralateral do pulmão. Constitui emergência respiratória e é causa de óbito quando não reconhecido e tratado a tempo.

O hemotórax também pode acompanhar o pneumotórax espontâneo e, por vezes, é volumoso, principalmente nos casos recidivantes, em que aumenta a possibilidade de rotura de aderências pleurais prévias vascularizadas.

EXAME FÍSICO

Há timpanismo à percussão e murmúrio vesicular diminuído ou ausente, assim como a ausculta da voz está diminuída ou abolida. Em crianças ou adultos jovens, pode-se perceber abaulamento do hemitórax afetado nas grandes coleções aéreas. Em raros casos poderá haver enfisema subcutâneo de pescoço ou parte superior do tórax.

DIAGNÓSTICO

O raio X simples é suficiente e revela zona de hipertransparência (ar) delimitada medialmente pela pleura visceral (Figura 33.1). É comum a ocorrência de pequeno derrame pleural com nível hidroaéreo no seio costofrênico.

O pneumotórax de pequeno volume pode passar despercebido ao exame inicial, por causa da ocultação por costelas e acidentes ósseos ou pela posição do paciente. Recomenda-se que o raio X seja obtido em pé, em expiração forçada e, persistindo a dúvida, em decúbito lateral, com o lado afetado voltado para cima, utilizando-se raios horizontais.

Após a expansão pulmonar, recomenda-se a realização de estudo tomográfico para identificar *blebs* ou causas secundárias, conferindo prognóstico e orientando a conduta. Deve-se evitar a tomografia com o pulmão colapsado, pois prejudica a análise do parênquima e fornece pouca informação.

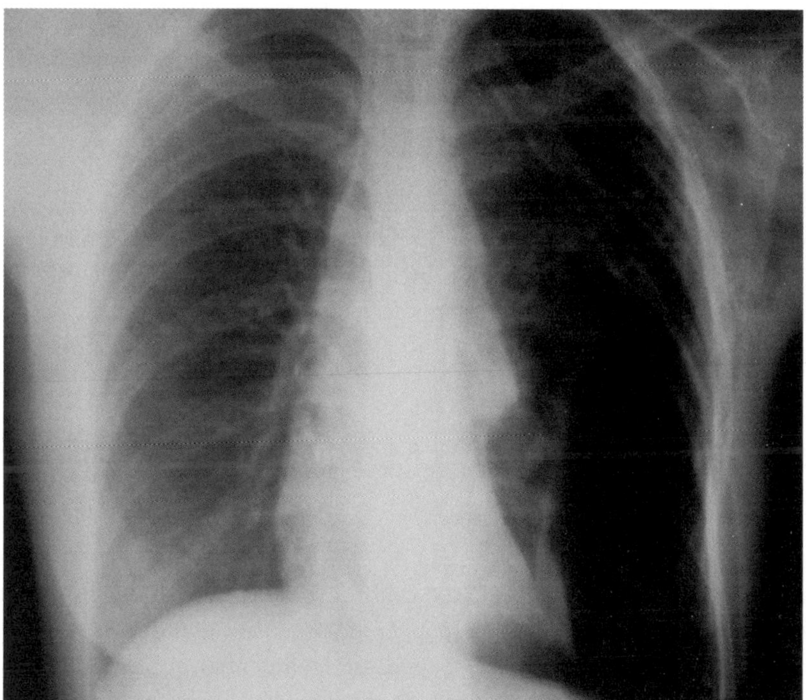

FIGURA 33.1 Pneumotórax esquerdo residual pós-drenagem pleural (fuga aérea prolongada).

Diagnóstico diferencial

É feito com todas as doenças que causam hipertransparência pulmonar. A hiperinsuflação de bolha enfisematosa pode conferir quadro clínico e radiológico de distinção, muitas vezes difícil, do pneumotórax. A idade mais avançada e a presença de bolhas contralaterais podem ajudar na definição. A tomografia revela presença de paredes irregulares e traves finas dentro de bolhas enfisematosas.

Em lactentes, o enfisema lobar congênito é o principal diagnóstico diferencial.

TRATAMENTO

Depende da gravidade do pneumotórax, da sua repercussão clínica e da rapidez de instalação e progressão.

Não há estudos prospectivos randomizados suficientes para gerar recomendações de tratamento baseadas em evidências. Utilizam-se mais os consensos de especialistas, como o painel do *American College of Chest Physicians* de 2001, do qual fazemos a seguir um resumo adaptado (Baumann et al. 2001):

- paciente estável:
  - pneumotórax de pequeno volume (menor que 3 cm, do ápice à base, no raio X: tratamento conservador. Não há indicação de punção aspirativa. Repetir raio X em 3 a 6 horas e, se não-progressivo, o paciente pode ser dispensado com recomendação para nova investigação em 12 a 24 horas;
  - de grande volume (maior que 3 cm): tratamento intervencionista com drenagem pleural clássica ou colocação de cateteres do tipo *pig-tails* conectados a frasco de drenagem ou à válvula de Heimlich (Figura 33.1). A aspiração pleural contínua em frasco deve ser utilizada quando não houver reexpansão;
- paciente instável:
  - pneumotórax de grande volume: drenagem pleural com drenos tubulares de calibres adequados (28 ou 32 Fr), principalmente nos portadores de fístula broncopleural ou naqueles que necessitam de ventilação assistida;
  - pneumotórax secundário: drenagem pleural sempre. Evita-se conduta conservadora por causa de risco de morte.

Procedimentos intervencionistas no tratamento do pneumotórax

Punção aspirativa

Quando indicada, realiza-se por meio da punção do 2º espaço intercostal anterior com artefatos do tipo Abocath® ou Jelco® calibres 16 ou 18 acoplados a frasco de drenagem, de preferência sob controle radioscópico com intensificador de imagem, em sala cirúrgica. Aplicando aspiração ao sistema, pode-se acompanhar, em tempo real, a expansão pulmonar, ou verificar novo colapso secundário à fuga aérea, orientando a conduta a ser seguida.

Drenagem por cateteres tipo pig-tail

Tubos finos (20F, 22F) multiperfurados, em forma de espiral e que podem ser rapidamente introduzidos por punção com sistema tipo Seldinger (fio-guia e dilatador). Apropriados para as situações de emergência em UTIs e pronto-socorros.

São conectados à válvula unidirecional descartável (Heimlich), dispensando o uso de frasco de drenagem. Pode-se introduzir, alternativamente, *intracath* modelo adulto (ou cateter de duplo lúmen), o que permite uma melhor fixação à pele e a manutenção do dispositivo por vários dias, se necessário. A conexão a frasco de drenagem sob selo d'água possibilita o diagnóstico de fuga aérea pela presença de borbulhamento.

Drenagem pleural fechada

Realizada preferencialmente em ambiente cirúrgico, sob anestesia local, podendo-se associar leve sedação. A maioria dos cirurgiões prefere a introdução do dreno no 5º ou no 6º espaço intercostal, na linha axilar média, principalmente em obesos ou em mulheres com grande volume mamário. Há os que preferem a face anterior no 2º espaço na linha hemiclavicular por ser o local de maior coleção aérea.

Nos casos de recidiva, é aconselhável a avaliação de raio X em perfil, pois poderá haver aderências pleurais na região, decorrentes de drenagens anteriores, obrigando à incisão mais inferior.

A técnica da drenagem pleural é simples e consiste em pequena incisão interessando pele e tecido celular subcutâneo, realizada na altura da borda superior da costela, no espaço intercostal correspondente, sob anestesia local. Com auxílio de pinça tipo Kelly ou trocanter, introduz-se dreno tubular de calibre 28F ou 32F, e faz-se a sua conexão a um frasco de drenagem pleural.

Quando a introdução do dreno é na face anterior do tórax, deve-se evitar os tubulares pelo risco de perfuração do pulmão, e dá-se preferência aos de ponta romba tipo Pezzer ou Malecot, pois são macios e não se dobram quando da expansão completa. O dreno é sempre conectado a frasco com líquido estéril, funcionando como sistema valvulado, o que impede a entrada de ar.

Se houver fístula broncopleural de pequeno calibre (borbulhamento só quando o paciente tosse ou fala), aconselha-se a aspiração contínua com pressão negativa de 15 a 20 cmH_2O para manter as superfícies pleurais em contato e facilitar a sua adesão.

Nas fístulas de maior calibre (borbulhamento quando o paciente respira), se não houver enfisema subcutâneo, não se faz aspiração, para evitar roubo de ar. Nesses casos, a indicação cirúrgica costuma ser mais precoce por causa de colapso pulmonar persistente ou da própria fuga aérea. Após cessado o borbulhamento e uma vez conseguida a expansão, o dreno poderá ser retirado. Por cautela, pode-se mantê-lo pinçado por 24 horas antes da retirada, para testar o fechamento definitivo da fístula.

Cirurgia

O tratamento cirúrgico é indicado nos pacientes que não obtiveram expansão pulmonar com a drenagem pleural adequada ou quando a fístula broncopleural persistir por mais de 7 a 10 dias. Esse limite não é rígido e deve ser reavaliado continuamente.

A cirurgia para o tratamento do pneumotórax constitui um procedimento mini-invasivo, muitas vezes realizado por meio de videotoracoscopia ou de minitoracotomia poupadora sob anestesia geral com entubação seletiva.

A cirurgia torácica videoassistida (CTVA) é realizada pela introdução de ótica tubular rígida e de instrumentos cirúrgicos endoscópicos através de 2 ou 3 orifícios na caixa torácica e é visualizada em monitor de alta definição. A cirurgia baseia-se na identificação e ressecção das *blebs* (Figura 33.2), o que pode ser conseguido com o emprego de grampeadores de sutura mecânica, sutura direta ou simples ligaduras nas *blebs* de pequeno volume.

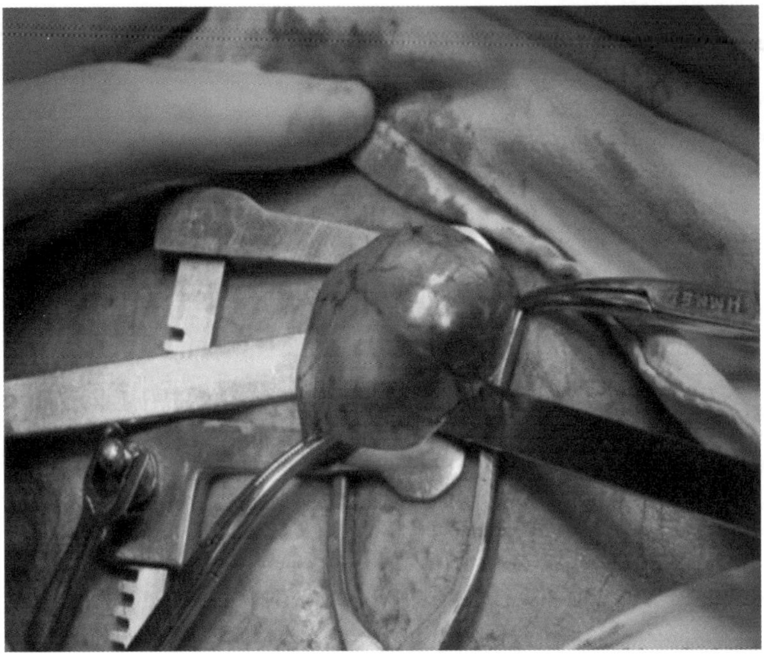

FIGURA 33.2 *Bleb* apical através de toracotomia axilar. (Ver foto em cores no Miniatlas Colorido.)

Na ausência de bolhas, realiza-se a amputação do ápice pulmonar, complementada sempre por escarificação da pleura parietal promovendo pleurodese por abrasão. Tem alta eficácia no tratamento do pneumotórax e confere baixo índice de recidiva. Apresenta taxas de recorrência menores que 4% quando comparadas com as acima de 40% da drenagem pleural isolada (Sawada, Watanabe e Moriyama, 2005). Na impossibilidade de realização da cirurgia videoassistida, indica-se a toracotomia ântero-lateral ou a minitoracotomia axilar. É cirurgia de baixa morbimortalidade e a recidiva do pneumotórax após a toracotomia é praticamente nula. Na Unifesp, é utilizada a minitoracotomia axilar vertical, sem secção muscular além do intercostal, como procedimento de escolha em todas as ressecções pulmonares (Figura 33.3). Além de bom resultado estético, permite excelente acesso ao ápice pulmonar, onde se localiza a maioria das bolhas causadoras do pneumotórax.

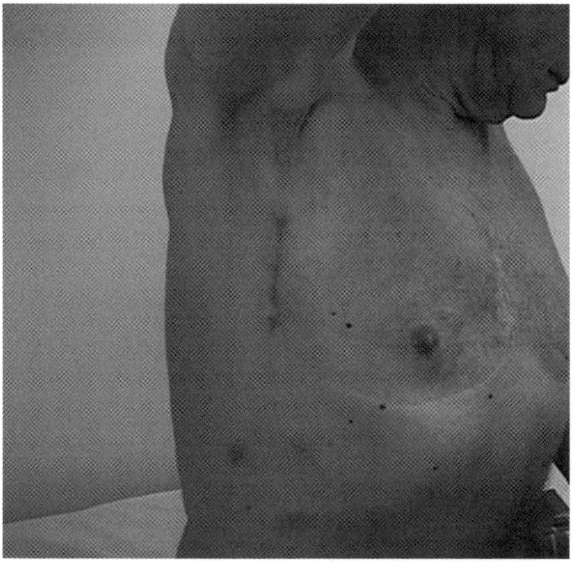

FIGURA 33.3 Cicatriz de toracotomia axilar para bulectomia. (Ver foto em cores no Miniatlas Colorido.)

PROGNÓSTICO

Os resultados a longo prazo são bons e consistentes. A recidiva é cerca de 55% no tratamento conservador, e em torno de 7% após CTVA ou cirurgia (Sawada, Watanabe e Moriyama, 2005). Atualmente, a CTVA é o procedimento cirúrgico de escolha graças à baixa morbidade, pouca invasibilidade e ao menor tempo de internação.

Na disciplina de Cirurgia Torácica da Unifesp, indica-se o tratamento cirúrgico por ocasião do segundo episódio de pneumotórax.

REFERÊNCIAS BIBLIOGRÁFICAS

1. BAUMANN, M.H. et al. "Management of spontaneous pneumothorax: an American College of Chest Physicians Delphi consensus statement". *Chest.* 119:590-602, 2001.
2. BULAJICH, B. et al. "Influence of atmospheric pressure, outdoor temperature, and weather phases on the onset of spontaneous pneumothorax". *Ann. Epidemiol.* 15(3):185-90, 2005.
3. HANS, J. et al. "Lung density measurements in spontaneous pneumothorax demonstrate air-trapping". *Chest.* 125:2083-90, 2004.
4. KOROM, S. et al. "Catamenial pneumothorax revisited: clinical approach and systematic review of the literature". *J. Thorac. Cardiovasc. Surg.* 128(4):502-8, 2004.
5. LIPPERT, H.L. et al. "Independent risk factors for cumulative recurrence rate after first spontaneous pneumothorax". *Eur. Respir. J.* 4:324–31, 1991.
6. PAINTER, J.N. et al. "A 4-bp deletion in the Birt-Hogg-Dube gene (FLCN) causes dominantly inherited spontaneous pneumothorax". *Am. J. Hum. Genet.* 76(3):522-7, 2005. Epub 2005 Jan. 18.

7. SAWADA, S.; WATANABE, Y. & MORIYAMA, S. "Video-assisted thoracoscopic surgery for primary spontaneous pneumothorax: evaluation of indications and long-term outcome compared with conservative treatment and open thoracotomy". *Chest*. 127(6):2226-30, 2005.
8. SAYAR, A. et al. "Simultaneous bilateral spontaneous pneumothorax report of 12 cases and review of the literature". *Acta Chir. Belg*. 104(5):572-6, 2004.
9. VOGE, V.M. & ANTHRACITE, R. "Spontaneous pneumothorax in the USAF aircrew population: a retrospective study". *Aviat. Space Environ. Med*. 57:939-49, 1986.

CAPÍTULO 34

Empiema Pleural

PAULO VISELA BACELAR ARÊAS
JOÃO ALÉSSIO JULIANO PERFEITO

INTRODUÇÃO

O empiema pleural representa uma infecção na cavidade pleural, na maioria das vezes secundário a um processo infeccioso pulmonar, porém outras formas de contaminação do espaço pleural também são passíveis de ocorrência, como: trauma penetrante, pós-operatório de cirurgia torácica e cardíaca, disseminação hematogênica, transdiafragmática (secundária a processos infecciosos abdominais), mediastinites, perfuração de esôfago.

Neste capítulo, será abordado principalmente o empiema associado a processo infeccioso pulmonar.

ETIOPATOGENIA

A formação do derrame ocorre, inicialmente, pela reação pleural decorrente de um processo infeccioso pulmonar. Durante sua fase evolutiva, pode sofrer contaminação conseqüente à migração bacteriana do pulmão ao espaço pleural, ocasionando, assim, a formação do empiema.

Esse processo evolutivo, se não tratado adequadamente em sua fase inicial, pode ocasionar encarceramento pulmonar por causa da fibrose sobre a sua superfície pleural, com redução volumétrica pulmonar e atelectasia, que é facilmente identificada nos exames de imagem.

Outras intercorrências associadas ao processo são as formações de áreas de necrose pulmonar e fístulas pleuropulmonares, promovendo um incremento no padrão da tosse e da expectoração. Quando ocorre a abertura de um brônquio, acontece a vômica (Hankis et al., 1978), com possível disseminação sistêmica e pulmonar contralateral, com septicemia e risco de morte.

Na parede torácica, também são observadas alterações relevantes associadas ao empiema em fase avançada: retração intercostal, deformidade do arcabouço torácico e escoliose. Como extremo, há um processo de necrose da parede torácica, semelhante ao descrito para o pulmão, formando, desse modo, uma entidade clínica denominada *empiema necessitatis* (Marks e Eickhoff, 1970). A ocorrência de osteomielite de costela e corpo vertebral pode acontecer, mas é um achado pouco usual, assim como o acometimento das estruturas mediastinais.

CLASSIFICAÇÃO E AVALIAÇÃO DO EMPIEMA PLEURAL

Fase 1

Exsudato crescente por causa da alteração da permeabilidade da pleura secundária ao processo inflamatório local, originando o derrame parapneumônico não-complicado, que representa um líquido amarelo claro com mínima presença de fibrina e um número pequeno de polimorfonucleares.

Fase 2

Ocorrendo a invasão do espaço pleural pelas bactérias, a característica do líquido pleural sofre alterações. A migração acelerada de polimorfonucleares e a proliferação de fibroblastos geram deposição de fibrina em ambas as superfícies pleurais, mas predominantemente na pleura parietal. O aspecto macroscópico do derrame torna-se purulento e o padrão bioquímico do líquido também sofre alterações.

Fase 3

Em geral, ocorre precocemente, em torno do final da 1ª à 2ª semana após o início da infecção do espaço pleural, com depósito de colágeno nas pleuras; esse processo encontra-se estabelecido próximo da 3ª ou da 4ª semana, e a deposição de colágeno na superfície pleural forma uma camada espessa. Nessa fase, o conteúdo do derrame é espesso em cerca de 75% de seu conteúdo.

QUADRO CLÍNICO

O quadro clínico depende da fase, mas, na maioria das vezes, é bem clássico, baseado em uma gama de sinais e sintomas que reportam ao diagnóstico de um processo infeccioso pulmonar, podendo chegar aos extremos de um quadro séptico e de insuficiência respiratória. No exame físico se observam, além do quadro pneumônico, sinais de derrame pleural associado (redução da expansibilidade, murmúrio vesicular diminuído ou abolido e egofonia).

DIAGNÓSTICO

Diagnóstico clínico

Baseado na história clínica e no exame físico; a suspeita diagnóstica deverá ser fundamentada.

Raio X de tórax

Feito em 2 incidências principais (póstero-anterior e perfil), é o exame inicial, objetivando a confirmação diagnóstica de derrame pleural. Não se realiza o exame em decúbito lateral rotineiramente, resguardando-o para os casos em que as 2 incidências prévias são duvidosas.

Ultra-sonografia

Apresenta boa sensibilidade para caracterizar o derrame quanto ao volume e à presença de septos, quando executada por profissionais experientes, pois é examinador-dependente. É indicada nos casos em que o raio X não é totalmente esclarecedor, e não como exame de rotina.

Tomografia computadorizada de tórax

É um exame que permite analisar de forma detalhada o espaço pleural e o parênquima pulmonar; porém não se indica rotineiramente o seu uso, sendo um método diagnóstico nas situações em que a evolução clínica e a radiografia pós-drenagem não são satisfatórias, com suspeita de derrame septado; quando há hipótese de pneumonia necrosante, podendo avaliar perfusão do parênquima pulmonar; e para diagnóstico diferencial de derrame pleural com abscesso pulmonar.

Toracocentese

Está indicada nos casos em que o diagnóstico de derrame pleural, ao exame radiográfico (póstero-anterior e perfil), é evidente, ou quando no decúbito lateral com raios horizontais se observa uma mobilização do derrame superior ou igual a 10 mm. Quando o derrame é pequeno, a opção é por observação clínica e reavaliação radiográfica em 24 horas, salvo nos casos de grande gravidade clínica, em que também se opta por uma abordagem mais precoce e procedimentos mais invasivos são realizados.

Em todos os pacientes, o tratamento da doença de base, com antibioticoterapia, deve ser instituído de imediato, independentemente da conduta a ser adotada com o derrame.

TRATAMENTO

Tratamento inicial

Com a persistência do derrame pleural, é feita a suspeita diagnóstica de empiema e a punção pleural deverá ser realizada. É importante extrair ao máximo os dados referentes à propedêutica do derrame pleural, e, para isso, é preciso observar: facilidade com que a punção foi realizada, coloração do líquido, transparência, formação de depósitos protéicos ou líquido com um aspecto gelatinoso (indicativo de alta concentração de proteínas) e presença de resíduos (grumos).

Nesse momento, há 3 possibilidades:

- líquido fluido, amarelo citrino, sem grumos: o aspecto é sugestivo de transudato, e se indica a colheita de amostra para análise bioquímica e cultura, seguida de esvaziamento da cavidade pleural via punção;
- líquido pouco opalescente com formação de coágulos protéicos corroborando com o aspecto de exsudato, porém não sendo macroscopicamente conclusivo. Nessa situação, a avaliação bioquímica, baseada nos critérios propostos por Light (pH < 7,1; glicose < 40 mg/dL ou menor que 2/3 do nível da glicose sérica nos casos de hiperglicemia; DHL > 1.000 UI/dL), representa um método auxiliar valioso na caracterização de empiema pleural; bacterioscopia e cultura também podem ser decisivos na conclusão desse diagnóstico.
  Nesse momento, opta-se pelo esvaziamento da cavidade pleural, enquanto são aguardados os resultados laboratoriais, pois, se o diagnóstico do empiema não for confirmado, o tratamento do derrame já foi realizado (evacuação da cavidade); caso haja confirmação de empiema, procede-se à drenagem pleural sob selo d'água;
- líquido francamente purulento ou turvo com grumos: nessa condição, não se indica avaliação bioquímica do material, pois o diagnóstico de empiema já está definido; colhe-se amostra apenas para cultura e drena-se o espaço pleural imediatamente com dreno tubular fenestrado em sistema de selo d'água.

O tratamento deve alcançar alguns objetivos fundamentais, necessários ao correto manejo do quadro. São eles:

- controle do quadro infeccioso inicial (pulmonar ou outros) e local (pleural);
- evacuação completa da cavidade pleural;
- reexpansão pulmonar;
- obliteração da cavidade pleural empiemática.

A base de tratamento para quaisquer quadros infecciosos também deve ser seguida: emprego de antimicrobiano específico, inicialmente orientado por critérios clínicos e epidemiológicos e, posteriormente, norteado pelo resultado da cultura.

Tratamento avançado

A tática cirúrgica a ser empregada depende basicamente das condições locais; sendo assim, ela está diretamente ligada ao estágio em que o empiema se encontra.

Na fase 1

Como já visto, trata-se de um empiema em que o conteúdo da cavidade pleural é fluido, com baixas celularidade e densidade, ausência ou presença mínima de septações finas; nesse caso, a evacuação completa da cavidade pleural via toracocentese pode ser o único procedimento necessário.

Quando os critérios laboratoriais são compatíveis com derrame parapneumônico complicado (segundo os critérios descritos anteriormente), a drenagem pleural fechada em selo d'água é o método de tratamento indicado a princípio.

Na fase 2

Constitui o momento em que o conteúdo pleural torna-se mais denso, com componente celular mais intenso, e com tendência a septações; macroscopicamente, o aspecto do líquido é purulento. Nesse momento, a conduta clássica é a drenagem pleural fechada em selo d'água instituída imediatamente após o diagnóstico; porém muitos autores indicam a cirurgia torácica videoassistida (CTVA) ou a minitoracotomia higiênica ("descorticação precoce") como tratamento de eleição.

A opção entre a drenagem ou outro método de tratamento depende das circunstâncias locais (disponibilidade de equipamento e recurso humano habilitado à sua execução) e do perfil de conduta do grupo cirúrgico que está conduzindo o caso.

A nossa tendência, nos últimos anos, é indicar em maior número de doentes à CTVA ou à minitoracotomia higiênica, com o objetivo de reduzir o tempo de tratamento da doença e minimizar as seqüelas secundárias à doença pleural.

Tillett e Sherry (1949) destacaram o emprego de fibrinolítico intrapleural para tratamento do empiema a fim de desfazer as loculações, porém observaram um elevado índice de reações sistêmicas, tendo abandonado o método. Atualmente, com a melhor purificação desses produtos, observa-se uma redução significativa dessas complicações.

O seu emprego consiste na infusão intrapleural de estreptoquinase ou uroquinase, mantendo o dreno fechado por 6 a 8 horas e, em seguida, mantendo a drenagem tubular em selo d'água e quantificando o débito nos dias subseqüentes. Alguns trabalhos do final da década de 1990 (Bouros et al., 1997) mostraram que, em média, 6 aplicações são necessárias, executadas com intervalo de 48 horas, com tempo médio de internação de 11 dias. Seu uso apresentou algumas complicações, como reação alérgica, sangramento e um óbito por sepse (Ozcelik et al., 2003).

Diante dos resultados altamente favoráveis com o emprego de métodos cirúrgicos minimamente invasivos e os riscos inerentes ao uso de fibrinolítico, bem como seu custo, não é indicado esse modelo de tratamento, mas, sim, uma abordagem operatória do tipo CTVA ou minitoracotomia.

Na fase 3

Nesse momento, há um quadro já cronificado em que a formação de uma capa fibrótica promoveu encarceramento pulmonar; assim, a simples drenagem não consegue promover a reexpansão pulmonar adequada e a CTVA ou a minitoracotomia não permitem uma abordagem satisfatória.

Partindo desse princípio, deve-se lançar mão de meios mais agressivos no controle da doença pleural e da cavidade pleural remanescente, e para esse efeito são indicadas:

descorticação clássica, retirada da capa fibrótica que recobre a pleura visceral e que está bloqueando o pulmão, pleurostomia (comunicação entre cavidade pleural e o meio externo), toracoplastia ampla ou em gaiola (liberação da musculatura intercostal, fazendo que ela oblitere a cavidade onde estava o empiema), mioplastia ou omentoplastia (para ocupar a cavidade residual).

Nessa fase, a melhor abordagem deve ser a descorticação clássica, sempre que possível (depende das condições locais e clínicas do doente), e nos casos com infecção em curso, a pleurostomia representa uma excelente alternativa; as outras opções, como a toracoplastia, a mioplastia ou a omentoplastia, são indicadas quando a infecção está tratada, mas a cavidade ainda é persistente.

CONSIDERAÇÕES ESPECIAIS

Cirurgia torácica videoassistida (CTVA) ou minitoracotomia

O desenvolvimento da CTVA trouxe uma valiosa arma ao arsenal terapêutico da cirurgia torácica, em especial no tratamento do empiema pleural, representando um procedimento de baixo risco, com capacidade de tratar o empiema de uma forma ampla e com boa aceitação pelo doente.

Promove uma recuperação mais rápida no que diz respeito ao quadro pleural, proporciona um custo hospitalar menor e restabelece o doente mais rapidamente, com redução do tempo de drenagem e do período de internação.

A minitoracotomia representa uma outra excelente opção de escolha no manejo avançado do empiema pleural, pois constitui um método pouco invasivo e que permite uma abordagem eficaz nos casos de empiema pleural; portanto, pode ser usado tanto como alternativa, nos locais onde a CTVA não é disponível, ou simplesmente segundo a escolha do cirurgião, contando com resultados que muito se assemelham ao emprego do sistema de vídeo e com menor custo.

Assim, indica-se cada vez mais o emprego da CTVA ou da minitoracotomia no tratamento do empiema fase 2. É bom lembrar que o essencial é que o cirurgião responsável pelo tratamento tenha o discernimento para saber escolher o momento e o grupo de pacientes que serão beneficiados pelo emprego do método, bem como possua o treinamento adequado para sua execução.

Gates et al. (2004) realizaram metanálise dos artigos publicados no período entre 1987 e 2002, tendo encontrado 44 estudos retrospectivos com um total de 1.369 pacientes. Em sua análise, dividiram a estratégia de tratamento em 4 grupos: somente drenagem pleural (16 estudos com 611 doentes); drenagem e fibrinolítico (10 estudos com 83 pacientes); toracotomia como primeira opção de tratamento (13 estudos com 226 pacientes); CTVA (22 estudos com 449 pacientes).

Foram avaliados tempo de hospitalização, duração da febre e tempo de drenagem. O único fator que mostrou diferença estatística na análise foi o tempo de internação, menor nos grupos em que se realizou a toracotomia ou a CTVA; nos demais, os resultados não mostraram diferença significativa. Em relação à nossa experiência, observamos o mesmo fato e constatamos que a duração da febre e o tempo de drenagem também falam a favor do grupo cirúrgico.

Considerações no tratamento do empiema pleural fase 3

Como considerado anteriormente, o tratamento do empiema pleural nessa fase é muito complexo. Tendo em vista que os efeitos estéticos são altamente desfavoráveis, tenta-se ao máximo evitar a realização de pleurostomia ou toracoplastia, porém deve-se lembrar que, mesmo sendo de pouca aceitação pelos doentes, a pleurostomia é extremamente funcional para o controle da infecção pleural e, muitas vezes, o melhor recurso.

Quando bem esclarecido, o doente costuma não apresentar grande resistência à sua execução, portanto, é um procedimento ruim do ponto de vista estético, porém funcionalmente é muito eficaz para alcançar o objetivo de controle do empiema pleural purulento crônico e grave.

CONCLUSÃO

O empiema pleural constitui uma doença que estava em regressão histórica, por causa de uma melhora considerável na capacidade de resolução dos quadros infecciosos pulmonares, com emprego de antimicrobianos, mas alguns fatos novos estão mudando um pouco essa situação.

É crescente o número de pacientes imunossuprimidos, seja por doenças ou por drogas que são usadas em larga escala por causa do aumento vertiginoso do número de pacientes transplantados, além do aumento nos índices de resistências a antimicrobianos.

O diagnóstico precoce e a correta opção de tratamento são fundamentais. A drenagem pleural precoce e o desenvolvimento da CTVA ou a opção pela minitoracotomia higiênica (descorticação precoce) representam instrumentos valiosos no tratamento, por permitirem uma abordagem ampla e completa da doença, evitando, assim, a sua evolução para a fase 3.

É fundamental antecipar-se à evolução natural dos fatos, evitando um transcorrer turbulento e potencialmente com seqüela, chegando aos estágios evolutivos finais, nos quais, além do risco infeccioso do doente, cirurgias mutilantes terão de ser empregadas para o tratamento.

Segue a Figura 34.1 como guia esquemático no manejo do empiema pleural.

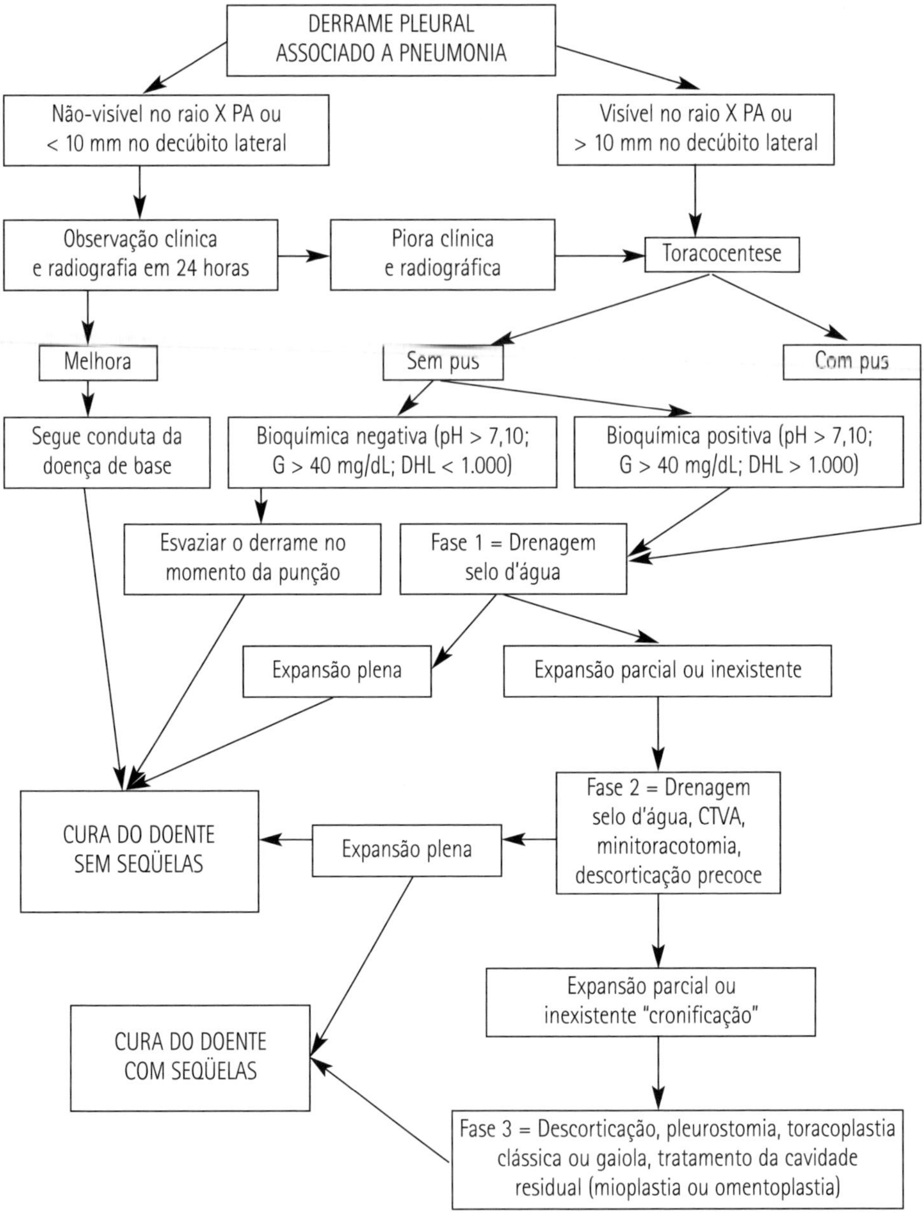

FIGURA 34.1 Guia esquemático no manejo do empiema pleural.

REFERÊNCIAS BIBLIOGRÁFICAS

1. BALCI, A.E. et al. "Management of multiloculated empyema thoracis in children: thoracotomy versus fibrinolytic treatment". *European Journal of Cardio-thoracic Surgery*. 22:595-8, 2002.
2. GATES, R.L. et al. "Does VATS provide optimal treatment of empyema in children? A systematic review". *Journal Pediatric Surgery*. 39:381-6, 2004.
3. KIM, B.Y. et al. "Video-assisted thoracoscopic decortication for management of postpneumonic pleural empyema". *The American Journal of Surgery*. 18:321-4, 2004.
4. MARTINEZ-FERRO, M. et al. "Single port thoracoscopy for the treatment of pleural empyema in children". *Journal Pediatric Surgery*. 39:1194-6, 2004.
5. MCLAUGHLIN, J.S. & KRANSA, J.M. "Parapneumonic empyema". In: SHIELDS, T.W. (ed.). *General thoracic surgery*. 5.ed. Filadélfia, W.W. Lippincott, 2000. p.699-708.
6. MOCELIN, H.T. & FISCHER, G.B. "Epidemiology, presentation and treatment of pleural effusion". *Pediatric Respiratory Reviews*. 3:292-7, 2002.
7. OZCELIK, C. et al. "Intrapleural fibrinolytic treatment of multiloculated postpneumonic pediatric empyemas". *Ann. Thorac. Surg*. 76:1849-53, 2003.
8. PETRAKIS, I.E. et al. "Video-assisted thoracoscopic surgery for thoracic empyema: primarily, or alter fibrinolytic therapy failure?". *The American Journal of Surgery*. 187:471-4, 2004.
9. QUINTERO, D.R. & FAN, L. "Approach to pleural effusion and empyemas". *Pediatric Respiratory Reviews*. 5(Suppl. A):S151-52, 2004.
10. RZYMAN, W. et al. "Decortication in chronic empyema – effect on lung function". *European Journal of Cardio-thoracic Surgery*. 21:502-7, 2002.

PARTE 8

Cirurgias do Tórax

CAPÍTULO 35

Transplante Pulmonar

JAQUELINA SONOE OTA ARAKAKI
AMILCAR MARCELO BIGATÃO
FERNANDO STUDART LEITÃO FILHO
VICENTE FORTE

INTRODUÇÃO

Os primeiros transplantes pulmonares foram realizados em 1963, tendo ocorrido, inicialmente, alta mortalidade relacionada principalmente a deiscência da anastomose brônquica, rejeição aguda e complicações infecciosas. Na década de 1980, com a maior compreensão e o melhor manejo das complicações operatórias infecciosas e o aprimoramento da imunossupressão, o transplante pulmonar passou a ser considerado uma nova modalidade de tratamento de algumas doenças pulmonares em fase avançada.

Algumas dificuldades no transplante pulmonar são observadas na comparação com o transplante de rim, de coração e de fígado. Em média, apenas 15% dos doadores de rim podem ser aproveitados como doadores de pulmão, quase sempre por causa da presença de infecção. O pulmão sofre danos após curtos períodos de isquemia (em geral, menos de 6 horas), desenvolve facilmente lesões relacionadas à reperfusão do órgão e, por ter contato direto com o ambiente, é mais propício a infecções.

Apesar das peculiaridades que dificultam a obtenção de órgãos, segundo o registro de 2004 da International Society of Heart and Lung Transplant (ISHLT), foram realizados, entre 1985 e 2002, 16.447 transplantes de pulmão (Figura 35.1), com sobrevida estimada de 60% em 2 anos.

SELEÇÃO DO RECEPTOR

O transplante pulmonar é indicado para pacientes com algumas doenças pulmonares em fase avançada, com piora clínica apesar da otimização terapêutica. A avaliação crite-

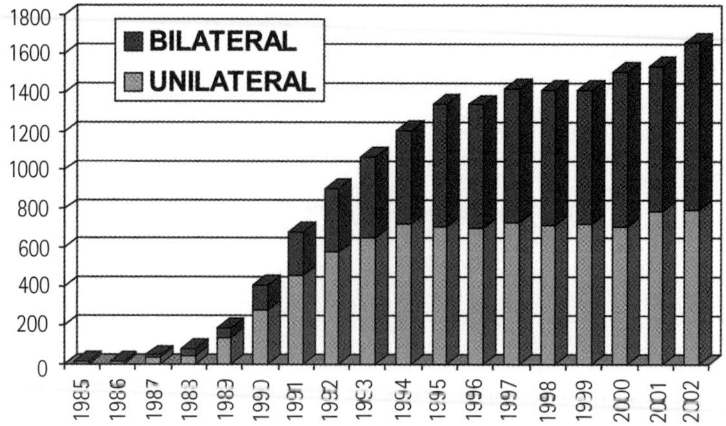

FIGURA 35.1 Número de transplantes de pulmão realizados no período de 1985 a 2002, com base nos registros da International Society of Heart and Lung Transplant (ISHLT).

riosa do receptor, principalmente visando a identificação de comorbidades, é fundamental para o sucesso do transplante. Os principais tópicos para a realização do transplante estão enumerados a seguir.

Avaliação laboratorial

Hemograma completo, coagulograma, tipagem sanguínea, creatinina, uréia, *clearance* de creatinina, eletrólitos, glicemia de jejum, transaminase glutâmico-oxolacítica (TGO), transaminase glutâmico-pirúvica (TGP), gama-glutamiltransferase (gama-GT), bilirrubinas, fosfatase alcalina, amilase, proteínas totais e frações, triglicérides e colesterol, função tireoidiana, urina tipo I, protoparasitológico de fezes.

Avaliação de doenças infecciosas

Sorologias: citomegalovírus, toxoplasmose, Chagas, *lues*, HIV, hepatite B e C, vírus Epstein-Barr; teste de Mantoux; cultura de escarro para bactérias, fungos e micobactérias (nas bronquiectasias).

Avaliação de doenças neoplásicas

Avaliação da próstata, Papanicolaou e mamografia. Avaliação de outros órgãos na dependência da presença de sintomas.

Exames de imagem

Raio X de tórax, tomografia computadorizada de tórax, ultra-sonografia (US) de abdome total, cintilografia de perfusão e ventilação (quando o transplante for unilateral), tomografia computadorizada de seios da face (nas bronquiectasias).

Avaliação funcional respiratória

Espirometria, volumes pulmonares, difusão de monóxido de carbono, pressões inspiratória e expiratória, gasometria arterial e teste de caminhada de 6 minutos.

Avaliação funcional cardíaca

Eletrocardiograma, ecocardiograma, cineangiocoronariografia (presença de fatores de risco para doença coronariana).

Além dessas avaliações, são imprescindíveis:

- avaliação nutricional;
- avaliação psiquiátrica e socioeconômica;
- pesquisa de reatividade contra painel de linfócitos: em multíparas, transplantes ou transfusões sanguíneas prévias;
- densitometria óssea.

A indicação da avaliação de outros órgãos ou sistemas dependerá da presença de sintomas específicos.

CONTRA-INDICAÇÕES

Absolutas

- Insuficiência renal (*clearance* de creatinina < 50 mg/mL/min);
- insuficiência coronária, insuficiência cardíaca esquerda ou insuficiência hepática grave;
- infecção pelo HIV;
- HbsAg positivo;
- infecção pelo vírus da hepatite C com hepatite comprovada com biopsia hepática;
- neoplasia atual ou intervalo de controle de neoplasia menor que 5 anos;
- doença musculoesquelética grave;
- infecção pulmonar ou extrapulmonar não-controlada;
- doença psiquiátrica, o paciente não deve depender de drogas ou de álcool e deve ter abandonado o fumo.

Relativas

- A idade não deve ser considerada isoladamente como fator limitante ao transplante, embora acima de 65 anos seja observada maior ocorrência de comorbidades, podendo contra-indicar o transplante;
- osteoporose sintomática;
- presença de doença sistêmica, diabete melito, hipertensão arterial sistêmica;
- peso ideal < 70% ou > 130%;

- uso de corticosteróide: o ideal é tentar suspendê-lo ou reduzir a dose (< 20 mg/dia de prednisona ou prednisolona);
  - operação torácica extensa no hemitórax (suspeita de aderência pleuropulmonar) onde será transplantado o pulmão, quando houver indicação de circulação extracorpórea;
  - condição socioeconômica e ambiente familiar inadequados.

INDICAÇÕES

As principais doenças com indicação de transplante são: doença pulmonar obstrutiva crônica (DPOC), fibrose pulmonar idiopática (FPI), bronquiectasias difusas (fibrose cística ou outras causas), hipertensão arterial pulmonar idiopática e síndrome de Eisenmenger.

Deve-se considerar a indicação do transplante pulmonar quando o paciente apresentar limitação a suas atividades diárias, com expectativa de vida estimada em aproximadamente 18 meses apesar da otimização terapêutica, medicamentosa, reabilitação pulmonar, oxigenoterapia ou mesmo cirúrgica.

DPOC

- VEF_1 (volume expiratório forçado no primeiro segundo) pós-broncodilatador < 20 a 25% do predito;
- $PaCO_2 \geq 55$ mmHg e/ou sinais de *cor pulmonale*.

Fibrose pulmonar idiopática

Caracterizada pela rápida progressão e pela alta mortalidade, porém, como acomete principalmente indivíduos com mais de 60 anos de idade, geralmente existem contra-indicações pela presença de comorbidades. Os pacientes devem ser encaminhados na ocorrência de:

- capacidade vital < 60 a 70%;
- DCO (difusão de monóxido de carbono) < 50 a 60%;
- hipoxemia ao repouso;
- hipertensão pulmonar;
- progressão da doença apesar de tratamento com corticóide imunossupressor por no mínimo 6 meses.

Fibrose cística

- $VEF_1 \leq 30\%$ do previsto ou rápido declínio do VEF_1;
- piora clínica acelerada (aumento da freqüência das internações, hemoptise maciça, queda do estado nutricional apesar da otimização terapêutica);
- $PaO_2 < 55$ mmHg ou $PaCO_2 > 50$ mmHg.

A colonização das vias aéreas por *Pseudomonas aeruginosa* e *Burkholderia cepacia* multirresistentes (resistentes a todos os agentes em 2 diferentes classes de antibióticos betalactâmicos, aminoglicosídeos e quinolonas) é uma contra-indicação relativa ainda controversa. Porém, a colonização por bactérias pan-resistentes (resistentes a todos os grupos de antibióticos) é considerada uma contra-indicação na maioria dos centros transplantadores, necessitando-se de laboratório de microbiologia com capacidade de avaliar a sensibilidade à combinação de antibióticos.

Hipertensão pulmonar

Os pacientes devem ser avaliados inicialmente em centros de referência no tratamento da hipertensão pulmonar. Após otimização terapêutica com derivados da prostaciclina ou inibidores dos receptores da endotelina, devem ser encaminhados quando:

- classe funcional de NYHA (New York Heart Association) III ou IV;
- parâmetros hemodinâmicos: índice cardíaco < 2 L/min/m^2; pressão de átrio direito > 15 mmHg e SvO_2 < 60%.

Na hipertensão pulmonar secundária à cardiopatia congênita (síndrome de Eisenmenger) e à esquistossomose, o prognóstico costuma ser melhor, porém os preditores de sobrevida ou mesmo o papel das novas drogas disponíveis para o tratamento da hipertensão arterial pulmonar ainda não estão definidos.

AVALIAÇÃO DO DOADOR

Após obedecidos os critérios necessários para a seleção do doador (Tabela 35.1), deve-se, então, procurar avaliar a qualidade dos pulmões. Inicialmente, realizar raio X de tórax, que deve evidenciar pulmões normais ou, no máximo, alterações reversíveis como atelectasias ou contusões pulmonares leves nos casos de trauma.

TABELA 35.1 CRITÉRIOS DE SELEÇÃO DE DOADOR

Doador com menos de 60 anos de idade
Ausência de doença em atividade ou doença crônica (neoplasia, enfisema)
Sepse contra-indica a utilização do órgão
Apenas graus leves de contusão do pulmão, no caso de trauma torácico
Compatibilidade grupo sanguíneo ABO
Realização de pesquisa de compatibilidade com o linfonodo do doador, quando a reatividade contra painel de linfócitos for maior que 10%
Sorologia para hepatite, HIV, citomegalovírus, toxoplasmose, lues e Chagas. História presente ou suspeita de hepatite, mesmo que não comprovada, exclui o doador
Evitar como doadores pacientes que estejam entubados há mais de 3 dias

O raio X também auxilia na avaliação da compatibilidade entre o tamanho do doador e a cavidade do receptor. O pulmão do doador deve ser igual ou até 20% menor se o receptor for portador de enfisema pulmonar; por outro lado, deve ser igual ou até 30% maior se o paciente for portador de fibrose pulmonar. No caso de transplante bilateral, os 2 pulmões devem ser preferencialmente do mesmo tamanho do receptor, ou até 10% menores.

TIPOS DE TRANSPLANTES

Existem 4 modalidades principais de transplante pulmonar: unilateral, bilateral, lobar e cardiopulmonar. O *transplante unilateral* geralmente é indicado nas situações de enfisema e na fibrose pulmonar. O *transplante bilateral* é realizado na doença supurativa bilateral avançada e é indicado para pacientes com hipertensão pulmonar.

O *transplante lobar* é indicado quando o receptor é menor que o doador, sendo realizado principalmente no grupo pediátrico por causa da escassez de doadores nessa faixa etária.

O *transplante cardiopulmonar* é pouco realizado atualmente, sendo reservado para as cardiopatias congênitas complexas de difícil correção cirúrgica associadas à hipertensão pulmonar grave.

COMPLICAÇÕES PÓS-TRANSPLANTE PULMONAR

Com o aprimoramento da conservação do órgão, da técnica cirúrgica e da imunossupressão e com o diagnóstico e o tratamento mais precoces das infecções, as complicações tornaram-se menos freqüentes ao longo dos anos.

A *disfunção precoce do enxerto* decorrente da lesão de reperfusão ocorre geralmente nas primeiras 24 horas. Caracteriza-se pela presença de edema pulmonar, infiltrado pulmonar difuso e hipoxemia. Em casos mais graves, pode evoluir com hipertensão pulmonar e hipercapnia.

O tratamento é basicamente de suporte, com medidas para diminuir o edema pulmonar, evitando-se a sobrecarga hídrica, porém sem prejuízo hemodinâmico e principalmente da perfusão renal. Deve-se afastar a possibilidade de trombose ou de estenose da veia pulmonar, que têm indicação de tratamento cirúrgico.

Como *complicação cirúrgica*, destaca-se a deiscência da anastomose brônquica (completa ou parcial), podendo evoluir com estenose. A ausência da circulação brônquica após o transplante, preservação inadequada do órgão, uso de corticóide prévio, rejeição aguda, infecção e técnica cirúrgica inadequada podem contribuir para a cicatrização inadequada da anastomose brônquica. Controles endoscópicos devem ser realizados diariamente enquanto o paciente encontrar-se entubado e semanalmente no 1º mês após o transplante.

Complicações infecciosas ocupam lugar de destaque, favorecidas pela imunossupressão e pelo contato do pulmão com o ambiente, além da diminuição do *clearance* mucociliar, da drenagem linfática e da denervação do pulmão. Pneumonia bacteriana é a mais freqüente nos primeiros meses após o transplante. A *Pseudomonas aeruginosa* é agente freqüente, em especial nos que são transplantados por fibrose cística e nos pacientes que evoluem com bronquiolite obliterante. Outros agentes freqüentemente envolvidos são *Staphylococcus aureus*, *Enterococcus* e *Haemophilus influenzae*.

A infecção por citomegalovírus é outra complicação infecciosa freqüente no transplante pulmonar, ocorrendo geralmente nos primeiros 3 meses do pós-operatório, em especial nos receptores com sorologia negativa que recebem órgão de doador positivo; entretanto, aqueles com sorologia positiva também podem apresentar reativação ou reinfecção por subgrupo diferente.

O ganciclovir pode ser usado profilaticamente para evitar o desenvolvimento da infecção. Aspergilose invasiva ocorre em parcela menor de pacientes.

Rejeição aguda é mais freqüente nos primeiros 100 dias de pós-operatório, ocorrendo em até 40% dos pacientes, considerando-se os casos mais leves e moderados. Muitas vezes, ocorre de maneira assintomática e, nos casos mais graves, assemelha-se a uma infecção, clínica e radiologicamente. A biopsia transbrônquica é útil no diagnóstico, sendo o procedimento de escolha, e mostra infiltrado perivascular linfocitário. O tratamento consiste em realização de pulsoterapia (10 a 15 mg/kg/dia de metilprednisolona por 3 dias).

A *rejeição crônica* manifesta-se na forma de bronquiolite obliterante, cuja confirmação por meio de biopsia transbrônquica não é tão eficaz quanto a da rejeição aguda. O diagnóstico é mais clínico, geralmente evidenciando-se dispnéia, tosse, sibilos e infecções respiratórias de repetição.

Funcionalmente, observa-se uma queda persistente no VEF_1 superior a 10% em relação ao melhor VEF_1 obtido nos 3 primeiros meses após o transplante. A rejeição crônica é rara nos primeiros 6 meses, acometendo, porém, 50 a 60% dos pacientes que sobrevivem 5 ou mais anos. O tratamento é feito com intensificação da imunossupressão, entretanto, geralmente o prognóstico é ruim, com mortalidade de 40% nos 2 anos após o diagnóstico; por isso, em casos selecionados, o retransplante é indicado.

Neoplasias, com destaque para as doenças linfoproliferativas; o linfoma não-Hodgkin, geralmente, está relacionado à reativação da infecção pelo vírus Epstein-Barr. As neoplasias de pele, de pulmão, de próstata e o sarcoma de Kaposi também podem ocorrer após o transplante de pulmão e, geralmente, apresentam evolução mais agressiva que na população geral.

TRANSPLANTE PULMONAR NO BRASIL

O primeiro transplante pulmonar no Brasil foi realizado pelo grupo da Santa Casa de Misericórdia de Porto Alegre, em 1989, seguido pelos grupos da Universidade Federal de São Paulo e do Instituto do Coração de São Paulo, em 1990. Infelizmente, ainda são poucos os serviços que realizam o transplante de pulmão de uma forma rotineira no País.

Atualmente, 7 serviços estão cadastrados pelo Sistema Nacional de Transplantes para realização do procedimento, distribuídos nos estados de Minas Gerais, Rio de Janeiro, Rio Grande do Sul e São Paulo. Segundo o Registro Brasileiro de Transplantes da Associação Brasileira de Transplantes de Órgãos, foram realizados 205 transplantes de pulmão no período de 1995 a 2004, 42 deles feitos no ano de 2004.

Destacam-se, ainda, os transplantes com doadores vivos realizados pelo grupo da Santa Casa de Misericórdia de Porto Alegre desde o ano 2000.

CONCLUSÃO

A seleção criteriosa do receptor é fundamental para o sucesso do transplante pulmonar. O aprimoramento da técnica cirúrgica, do manejo perioperatório e do controle das complicações infecciosas trouxe grandes avanços no transplante pulmonar, mas ainda é uma terapêutica em evolução. Melhores técnicas para preservação do órgão, imunossupressores mais seletivos com menor toxicidade e melhor controle da rejeição crônica são desafios a serem vencidos.

Outra proposta futura é a de transplante de órgãos de animais, que poderia resolver a falta de doadores e aumentar o número de beneficiados por esse tratamento.

REFERÊNCIAS BIBLIOGRÁFICAS

1. BANDO, K. et al. "Analysis of time dependent risks for infection, rejection, and death after pulmonary transplantation". *J. Thorac. Cardiovasc. Surg.* 109(1):49-57, 1995.
2. FISHER, A.J. et al. "Objective assessment of criteria for selection of donor lungs suitable for transplantation". *Thorax.* 59(5):434-7, 2004.
3. GLANVILLE, A.R. et al. "Mycophenolate mofetil *vs.* azathioprine in lung transplantation for the prevention of bronchiolits obliterans syndrome: results of a 3-year international randomized trial". *J. Heart Lung Transplant.* 22:S207, 2003.
4. KAKAFAKA, D.S. et al. "Surveillance bronchoscopy in lung transplant recipients". *Chest.* 111:377-81, 1997.
5. MAUER, J.R. et al. "International guidelines for the selection of lung transplant candidates". The International Society for Heart and Lung Transplantation, the American Thoracic Society, the American Society of Transplant Physicians, the European Respiratory Society. *J. Heart Lung Transplant.* 17:703-9, 1998.
6. TORONTO LUNG TRANSPLANT GROUP. "Unilateral lung transplantation for pulmonary fibrosis". *N. Engl. J. Med.* 314:1140-5, 1986.
7. TRULOCK, E.P. et al. "The registry of the international society of heart and lung transplantation: twenty-first official adult lung and heart-lung transplant report-2004". *J. Heart Lung Transplant.* 23:804-15, 2004.
8. TRULOCK, E.P. "Management of lung transplant rejection". *Chest.* 103(5):1566-76, 1993.

CAPÍTULO 36

Cirurgia Redutora de Volume Pulmonar e Bulectomia

MARIA ALENITA DE OLIVEIRA
JOÃO ALÉSSIO JULIANO PERFEITO

INTRODUÇÃO

A doença pulmonar obstrutiva crônica (DPOC), uma doença com alta morbidade e mortalidade, é a 4ª causa de morte no mundo. O declínio gradual da capacidade funcional leva, quando em um estágio avançado, a uma dispnéia incapacitante com falência respiratória. Pacientes que permanecem sintomáticos a despeito da máxima terapêutica clínica, incluindo a reabilitação pulmonar, têm como opção terapêutica o tratamento cirúrgico. Os doentes com volume expiratório forçado no primeiro segundo (VEF_1) menor que 30% têm uma mortalidade de 50% em 3 a 4 anos.

As opções para o tratamento cirúrgico da DPOC são: bulectomia, cirurgia de redução do volume pulmonar (CRVP) e transplante de pulmão. A cirurgia de redução de volume pulmonar e a bulectomia são procedimentos que, quando bem indicados, levam a melhora clínica, funcional e também da qualidade de vida dos pacientes com DPOC.

CIRURGIA REDUTORA DE VOLUME PULMONAR (CRVP)

A CRVP consiste na ressecção de porções doentes do pulmão, diminuindo a hiperinsuflação pulmonar, melhorando a mecânica respiratória e o recolhimento elástico do pulmão, com melhora dos fluxos expiratórios. Pela definição dada ao procedimento, é necessário que os candidatos à cirurgia tenham parâmetros clínicos e funcionais que permitam que a ressecção de porções doentes produzam a melhora clínica esperada. O benefício do tratamento vai ser relacionado à seleção dos pacientes, e a cuidados operatórios e pós-operatórios. Somente 20 a 25% dos pacientes encaminhados para centros de referência para serem submetidos a CRVP têm indicação do procedimento.

Fisiopatologia do enfisema e mecanismos de melhora da CRVP

Os pacientes com enfisema têm destruição de paredes alveolares, com alargamento anormal dos espaços aéreos distais ao bronquíolo terminal. Essa perda da arquitetura resulta em redução do recolhimento elástico com colapso de pequenas vias aéreas e limitação ao fluxo aéreo, levando ao alçaponamento aéreo com hiperinsuflação pulmonar, rebaixamento das cúpulas diafragmáticas e desacoplamento da caixa torácica.

Essas alterações levam a um aumento da capacidade pulmonar total (CPT) e do volume residual (VR), redução do VEF_1 e aumento do trabalho respiratório, com dispnéia e limitação funcional grave.

A CRVP leva à melhora clínica por meio dos seguintes mecanismos:

- melhora da função pulmonar: a ressecção de porções de pulmão mais doentes provoca a reexpansão de áreas comprimidas menos doentes ou normais, com melhora do recolhimento elástico, redução da limitação ao fluxo aéreo e conseqüente redução da hiperinsuflação pulmonar. Há melhora da relação entre a ventilação e a perfusão, e da resistência vascular pulmonar;
- melhora da função do diafragma e da parede torácica: a restauração do ângulo das cúpulas diafragmáticas com a caixa torácica provoca a melhora na geração da pressão negativa com otimização do movimento de pistão;
- melhora da função ventricular direita: com a redução da hiperinsuflação, há diminuição da compressão vascular, com melhora da fração de ejeção do ventrículo direito.

Quadro clínico e critérios de seleção dos doentes

A história clínica e o exame físico devem ser minuciosos, avaliando-se a limitação funcional causada pelo enfisema, a presença de comorbidades, o grau de nutrição e a adesão do paciente ao tratamento proposto, bem como expectativas do paciente quanto à evolução no pós-operatório, visto que a CRVP é um tratamento paliativo.

Um estudo multicêntrico recente (National Emphysema Treatment Trial – NETT) constatou que os pacientes que se beneficiam da cirurgia redutora são aqueles com enfisema predominando em lobos superiores e com baixa capacidade de exercício. É um desafio selecionar adequadamente esses pacientes (Figura 36.1).

Uma vez que o paciente tenha critérios clínicos, deve-se solicitar os exames que permitam caracterizá-lo do ponto de vista funcional e radiográfico (Tabela 36.1). A prova de função pulmonar completa permite avaliar o grau de hiperinsuflação e de obstrução pulmonar. O raio X de tórax em inspiração e expiração máximas avalia o grau de hiperinsuflação pulmonar. A tomografia computadorizada de tórax de alta resolução e o mapeamento de perfusão determinam o grau de heterogeneidade do enfisema pulmonar.

Os pacientes que são candidatos a CRVP, além de serem portadores de DPOC avançada (estádio III), devem obedecer a critérios clínicos, radiográficos e funcionais rigorosos, que estão apresentados na Tabela 36.2. Os critérios de exclusão estão listados na Tabela 36.3.

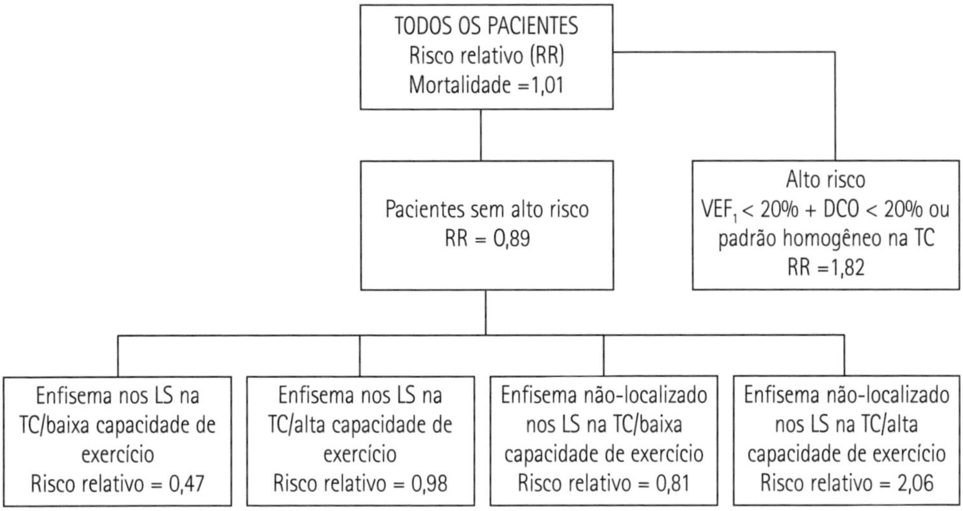

FIGURA 36.1 Algoritmo dos resultados do estudo NETT (2003): análise de 29 meses.
RR = risco relativo de mortalidade com CRVP *versus* tratamento médico do estudo; LS = lobos superiores; TC = tomografia computadorizada.

TABELA 36.1 AVALIAÇÃO PRÉ-OPERATÓRIA NECESSÁRIA PARA PACIENTES CANDIDATOS A CIRURGIA DE REDUÇÃO PULMONAR

Avaliação da distribuição e gravidade do enfisema
Radiografia de tórax
Tomografia de tórax de alta resolução
Mapeamento de ventilação e perfusão
Testes de função pulmonar
Espirometria
Medidas de volumes pulmonares
Capacidade de difusão
Gasometria arterial
Avaliação da capacidade de exercício
Teste de caminhada de 6 minutos
Teste de exercício cardiopulmonar
Avaliação cardiológica
ECG
Ecocardiograma
Cintilografia de perfusão miocárdica

TABELA 36.2 CRITÉRIOS DE INCLUSÃO PARA A CIRURGIA REDUTORA DE VOLUME PULMONAR

Clínicos
Idade < 75 anos
Dispnéia, apesar da otimização do tratamento, incluindo reabilitação pulmonar
Ausência de tabagismo atual
Uso de prednisona no máximo de 20 mg/dia
Fisiológicos
VEF_1 < 45%
VR > 150%
CPT > 100%
DLCO > 20%
Radiográficos
Enfisema heterogêneo com predomínio nos lobos superiores

VEF_1 = volume expiratório forçado no primeiro segundo; CPT = capacidade pulmonar total; VR = volume residual; DCO = difusão de monóxido de carbono.

TABELA 36.3 CRITÉRIOS DE EXCLUSÃO PARA CIRURGIA REDUTORA DE VOLUME PULMONAR

Critérios
Presença de outra doença da via aérea grave: asma e bronquiectasia
Produção de escarro persistente
Necessidade do uso de prednisona > 20 mg/dia
Hipercapnia: $PaCO_2$ > 55 mmHg
Hipertensão pulmonar > 45 mmHg
Teste de caminhada < 140 m
VEF_1 < 20% associado a padrão homogêneo de enfisema ou DLCO < 20%

VEF_1 = volume expiratório forçado no primeiro segundo; DCO = difusão de monóxido de carbono.

Indicações

A CRVP pode ser indicada nas seguintes situações:

- tratamento paliativo do DPOC: com o objetivo de melhorar os sintomas e a qualidade de vida dos pacientes;
- tratamento conjunto de neoplasia de pulmão e do DPOC. Em pacientes com enfisema severo, com critérios para a CRVP e neoplasia pulmonar ressecável;
- no transplante de pulmão:
  - como ponte para transplante de pulmão, com o intuito de postergar o transplante em pacientes jovens;
  - tratamento da hiperinsuflação pulmonar do pulmão nativo no pós-operatório ou como opção no transplante pulmonar unilateral.

Técnica cirúrgica

Podem ser utilizadas a esternotomia mediana ou a cirurgia videoassistida como vias de acesso. Não houve diferença em termos de morbidade e mortalidade entre essas duas vias, embora a videopleuroscopia tenha resultado em um menor tempo de internação com um custo menor no NETT. Na cirurgia, resseca-se de 20 a 30% de volume pulmonar em áreas previamente selecionadas pela tomografia. Para a confirmação dessas áreas, durante a cirurgia o pulmão é retirado da ventilação e as regiões mais doentes colapsam mais lentamente. As ressecções pulmonares são realizadas utilizando-se, preferencialmente, suturas mecânicas.

O procedimento pode ser unilateral ou bilateral. O resultado dos trabalhos mostra que a técnica bilateral é superior à unilateral pelo melhor resultado funcional, sem aumento significativo da morbidade e da mortalidade.

Cuidados perioperatórios

O isolamento pulmonar é mandatório, sendo recomendado o uso do tubo de duplo lúmen. É recomendado o uso de anestésicos que não interfiram na vasoconstrição pulmonar hipóxica e não dependam de eliminação pulmonar. São pacientes com alto risco para barotrauma e aprisionamento aéreo, utilizando-se a ventilação com pressão controlada ou limitada.

Cuidados pós-operatórios

Extubação precoce é desejável para tentar minimizar a perda aérea pelo dreno e o trauma pulmonar, desde que o paciente tenha um bom nível de consciência e esteja hemodinamicamente estável. A acidose respiratória, como fator isolado, não deve ser um impedimento para a extubação. O bom controle da dor é crucial, sendo recomendada analgesia peridural. A fisioterapia respiratória deve ser instituída precocemente e mantida a terapia medicamentosa prévia, incluindo broncodilatadores e esteróides.

O tempo médio de hospitalização varia entre 8 e 14 dias, com cerca de 50% dos pacientes evoluindo com perda aérea prolongada pelos drenos. A taxa de mortalidade de 90 dias no estudo NETT mostrou 7,9% e foi significativamente maior que a do grupo com tratamento médico (1,3%).

Resultados a longo prazo da cirurgia de redução de volume pulmonar

As séries que avaliaram os resultados da CRVP no longo prazo mostraram que a maioria dos pacientes mantém melhora clínica e funcional após 5 anos da cirurgia. Do total, 40 a 74% também referiam melhora da dispnéia, enquanto que 69 a 80% mantinham melhora da qualidade de vida. Em relação à função pulmonar, 53 a 58% ainda apresentavam melhora do VEF_1, enquanto o volume residual (VR) permaneceu melhor em 79 a 82% dos pacientes. O percentual de pacientes que utilizavam oxigênio parece retornar aos níveis basais após 5 anos. A sobrevida variou de 42 a 67,7% após 5 anos da CRVP (NETT, 2003).

Conclusão

O enfisema é uma doença progressiva e a CRVP, num grupo específico de pacientes, é uma forma de retornar os pulmões a um estágio mais precoce na história natural da doença, com melhora dos sintomas e da qualidade de vida. Pela história natural da doença, há perda progressiva, no longo prazo, dos benefícios alcançados no pós-operatório precoce. Cerca de 50% dos pacientes apresentam melhora clínica e funcional 5 anos após a cirurgia.

O sucesso da cirurgia depende da formação de uma equipe multidisciplinar composta de cirurgiões torácicos, pneumologistas, fisioterapeutas, intensivistas e anestesistas, além de grande grupo de apoio. Quando bem indicada, a CRVP leva à melhora dos sintomas dos pacientes, com ganho funcional e recuperação da capacidade de exercício e conseqüente melhora da qualidade de vida dos doentes. Num grupo de pacientes com enfisema predominantemente dos lobos superiores e com baixa capacidade de exercício, o estudo NETT mostrou redução significativa da mortalidade após 36 meses da CRVP quando comparado ao grupo em tratamento clínico.

BULECTOMIA

A bulectomia é a ressecção cirúrgica de uma ou mais bolhas. Semelhante à CRVP, sua indicação é restrita a pacientes selecionados, nos quais a sua realização leva à melhora clínica e funcional.

Definição

A bolha é uma cavidade preenchida por ar, de parede fina de tecido conectivo, circundada de pulmão, que resulta da destruição de tecido alveolar. A etiologia mais aceita de sua origem é a teoria do mecanismo valvar, segundo a qual a obstrução de um bronquíolo ou brônquio provoca a distensão progressiva de áreas de pulmão.

Indicação

A bulectomia está indicada quando a bolha ocupa mais de 30% do hemitórax com efeito compressivo no pulmão circunjacente, causando redução da ventilação e perfusão do tecido pulmonar normal ou pouco alterado. Essa compressão provoca dispnéia e limitação da capacidade de exercício. Outras indicações são pneumotórax pela rotura da bolha, infecção de repetição e hemoptise por distensão da bolha com rotura de vasos sanguíneos.

Critérios de seleção dos pacientes

Beneficiam-se da bulectomia os pacientes com dispnéia incapacitante secundária à redução da capacidade funcional pela presença da bolha comprimindo pulmão normal. A avaliação cuidadosa dos pacientes é necessária, já que o sucesso da cirurgia depende da seleção criteriosa com base nos princípios fisiológicos que levam à melhora clínica dos doentes.

Avaliação funcional para determinar o grau de obstrução e exames de imagem que mostrem se há pulmão normal comprimido devem ser realizados (Tabela 36.4). A tomografia computadorizada de tórax é o melhor método para se verificar o tamanho da bolha. A tomografia e a arteriografia pulmonar identificam se há compressão pulmonar, e o mapeamento de ventilação e perfusão, além de avaliar se há pulmão comprimido, também mostra se há alterações no restante do parênquima pulmonar. A avaliação pulmonar determina o grau de obstrução e analisa o alçaponamento de ar na bolha.

TABELA 36.4 AVALIAÇÃO PRÉ-OPERATÓRIA DE CANDIDATOS A BULECTOMIA

Raio X de tórax
Tomografia de tórax
Espirometria
Volumes pulmonares
Gasometria arterial
DCO
Mapeamento de ventilação e perfusão
Arteriografia pulmonar para pacientes selecionados

DCO: difusão de monóxido de carbono.

Técnica cirúrgica

Pode ser utilizada a esternotomia mediana, toracotomia lateral ou cirurgia videoassistida como vias de acesso. Na operação, sempre se deve procurar poupar tecido pulmonar normal. Pode-se utilizar sutura manual ou mecânica, manipulando-se o pulmão com muito cuidado. Após a ressecção, pleurectomia ou tenda pleural podem ser realizadas para reduzir o espaço pleural e prevenir perda aérea prolongada, nos casos em que não houver expansão completa do pulmão comprimido previamente.

Cuidados no intra e no pós-operatórios

Os cuidados no intra e no pós-operatório devem ser semelhantes aos cuidados com pacientes submetidos a CRVP. A complicação mais freqüente é a perda aérea prolongada, e a mortalidade descrita em literatura é variável (0 a 22%), na dependência da condição funcional do paciente e da reexpansão do pulmão no pós-operatório.

Conclusão

A bulectomia é um procedimento que deve ser realizado em pacientes com bolhas acima de 30% do hemitórax, com evidência de compressão pulmonar. Após a ressecção, há melhora da capacidade funcional imediata. Existem estudos que mostram persistência do benefício até 20 anos após a cirurgia. O retorno da dispnéia em níveis prévios à cirurgia dependerá da qualidade do pulmão remanescente.

REFERÊNCIAS BIBLIOGRÁFICAS

1. BENDITT, J.O. "Surgical therapies for chronic obstructive pulmonary disease". *Respir. Care.* 49(1):53-61, 2004.
2. CHOONG, C.K. et al. "Lung cancer resection combined with lung volume reduction in patients with severe emphysema". *J. Thorac. Cardiovasc. Surg.* 127;1323-31, 2004.
3. CICONE, A.M. et al. "Long-term outcome of bilateral lung volume reduction in 250 consecutive patients with emphysema". *J. Thorac. Cardiovasc. Surg.* 125:513-25, 2003.
4. CORDOVA, F.C. & CRINER, G.J. "Surgery for chronic obstructive pulmonary disease: the place for lung volume reduction and transplantation". *Curr. Opin. Pulm. Med.* 7:93-104, 2001.
5. FITZGERALD, M.X. et al. "Long-term results of surgery for bullous emphysema". *J. Thorac. Cardiovasc. Surg.* 68(4):566-87, 1974.
6. GELB, A.F. et al. "Lung function 5 years after lung volume reduction surgery for emphysema". *Am. J. Respir. Crit. Care Med.* 163:1562-6, 2001.
7. HILLIER, J. & GILLBE, C. "Anaesthesia for lung volume reduction surgery". *Anaesthesia.* 58;1210-9, 2003.
8. MEYERS, B.F. & PATTERSON, G.A. "Chronic obstructive pulmonary disease bullectomy, lung volume reduction surgery, and transplantation for patients with chronic obstructive pulmonary disease". *Thorax.* 58:634-8, 2003.
9. NATIONAL EMPHYSEMA TREATMENT TRIAL RESEARCH GROUP. "Patients at high risk of death after lung-volume-reduction surgery". *N. Engl. J. Med.* 345(15):1075-83, 2001.
10. _______. "A randomized trial comparing lung-volume-reduction surgery with medical therapy for severe emphysema". *N. Engl. J. Med.* 348(21):2059-73, 2003.
11. SCHIPPER, P.H. et al. "Outcomes after resection of giant emphysematous bullae". *Ann. Thorac. Surg.* 87(3)976-82, 2004.

CAPÍTULO 37

Traumatismo Torácico

JOÃO ALÉSSIO JULIANO PERFEITO

INTRODUÇÃO

Atualmente, há uma tendência à padronização do atendimento aos pacientes politraumatizados, liderada pelo *American College of Surgeons*, que deu origem a um curso para médicos com penetração mundial chamado de *ATLS* (*Advanced Trauma Life Support*). Essa padronização internacional recomenda que, na avaliação inicial do politraumatizado, seja realizada uma seqüência chamada de "ABCDE" do trauma.

A *Airway* (manutenção da vias aéreas pérvias com imobilização cervical).
B *Breathing* (avaliação e manutenção da respiração e da mecânica ventilatória).
C *Circulation* (manutenção da circulação com controle da hemorragia).
D *Disability* (avaliação do estado neurológico).
E *Exposure* (despir o paciente com exame periférico completo).

Se a avaliação e a ação do socorrista forem feitas passo a passo, nessa seqüência, independentemente do tipo de trauma no politraumatizado, a morbidade e a mortalidade irão diminuir.

Como podemos ver, o trauma torácico pode levar a repercussões na fase extremamente inicial, dentro da avaliação do politraumatizado, tanto no A, como no B como no C. Concluímos, assim, que o conhecimento do diagnóstico e das medidas envolvidas com o trauma torácico é de extrema importância para o médico geral e principalmente para os que lidam com urgências.

Os traumatismos torácicos podem ser classificados em contusões (traumatismos fechados) e ferimentos (traumatismos abertos). A obtenção de uma anamnese, mesmo rápida, com os familiares ou com o próprio paciente, pode fornecer informações valiosas sobre o mecanismo de trauma. Esses dados, acrescidos ao exame físico e, se houver tempo, a exames subsidiários, autorizam a iniciar uma seqüência para o diagnóstico e a terapêutica.

As estatísticas mostram que a grande maioria dos pacientes com traumatismos torácicos não tem acesso ao médico especialista, e um grande número deles morre rapidamente sem que se faça um diagnóstico ou institua uma terapêutica correta. A necessidade de toracotomia exploradora ou de procedimentos mais complexos varia de 15 a 30%. O médico socorrista ou quem dá o primeiro atendimento deve saber executar as medidas e os procedimentos iniciais, como drenagem pleural, entubação orotraqueal, cricotireoidostomia e traqueostomia, as quais podem evitar seqüelas graves ou mesmo a morte.

TRAUMATISMOS FECHADOS (CONTUSÃO TORÁCICA)

Os principais agentes causadores de contusão torácica são os acidentes automobilísticos; as ocorrências domésticas, por exemplo, a "síndrome do tanque solto", além do contato interpessoal ou mesmo com obstáculos.

A contusão torácica pode resultar em:

- fratura simples de costela;
- fraturas múltiplas de costelas;
- fratura do esterno;
- hemotórax;
- pneumotórax;
- síndrome do desconforto respiratório;
- ruptura traqueobrônquica cervical ou torácica;
- ruptura traumática de aorta;
- tamponamento cardíaco.

Fratura simples de costela

É a mais comum das lesões ósseas da parede torácica, podendo ocorrer isoladamente ou associada a pneumotórax ou hemotórax. É bom lembrar que as fraturas dos últimos arcos costais podem se associar com lesão de fígado ou baço, e a lesão dos primeiros arcos associa-se a traumas graves com possíveis lesões vasculares. Uma particularidade do trauma pediátrico é que as crianças apresentam muito menos fraturas costais pela maior elasticidade dos ossos, fazendo que lesões internas por compressão possam ocorrer sem o aparecimento de fraturas.

Diagnóstico

Dor e possível crepitação à palpação do ponto localizado (fraturado). Raio X de tórax mostrando solução de continuidade na costela.

Observa-se que nem sempre, no raio X simples, vê-se a fratura. Ela deve ser avaliada com bastante atenção, procurada em boa busca e, nos casos de dúvida, repetir a radiografia em outras incidências. A porção anterior e cartilaginosa pode apresentar lesão não-visível na radiografia.

Conduta

Na fratura simples não-complicada, faz-se a sedação eficaz da dor com analgésicos. Se insuficiente, faz-se anestesia local no foco de fratura ou nos espaços intercostais adjacentes na porção mais posterior do tórax.

Medidas como enfaixamento torácico devem ser evitadas, por serem pouco eficientes e por restringirem a mobilização torácica, dificultando a fisioterapia e predispondo a infecções pulmonares.

Fraturas múltiplas de costelas

Também chamadas de afundamento torácico. Estão associadas aos traumatismos mais graves do tórax e, freqüentemente, também de outros órgãos.

Define-se como fratura múltipla a fratura de 2 ou mais arcos costais em mais de um local diferente, determinando perda da rigidez de parte ou de todo o envoltório ósseo torácico, fazendo que essa parte do tórax possa se movimentar de uma maneira diferente do restante (movimento paradoxal do tórax).

Durante muitos anos, julgou-se que o movimento paradoxal fosse a causa da insuficiência respiratória desses doentes. Atualmente, já está provado que o grande problema não é o movimento paradoxal, mas, sim, a contusão pulmonar conseqüente ao trauma torácico grave.

Diagnóstico

À inspeção, há presença de movimento paradoxal do tórax, isto é, depressão da região fraturada à inspiração e abaulamento à expiração. À palpação, nota-se crepitação nos arcos costais à respiração, com intensa dor.

O raio X de tórax mostra os arcos fraturados (múltiplas soluções de continuidade), podendo-se ver a sua mudança de posição da área flácida conforme a radiografia for inspirada ou expirada.

A tomografia do tórax, apesar de não ser imprescindível para o diagnóstico, pode ser realizada quando o paciente tiver condições, revelando com detalhes a presença de intercorrências pleurais, laceração pulmonar e pneumomediastino. É útil na avaliação da extensão do dano parenquimatoso pulmonar, fornecendo dados prognósticos quanto ao aparecimento de insuficiência respiratória.

Conduta

Sedação eficiente da dor iniciando-se com analgésicos mais comuns, e, havendo necessidade, pode ser realizada até a anestesia peridural torácica, que é muito útil nessa situação (a sedação da dor é a prioridade no tratamento desses doentes, não devendo nunca ser desprezada ou esquecida).

Se o movimento paradoxal for bem evidente, pode-se colocar peso de aproximadamente 1 kg sobre a região afetada e fixá-lo com tiras de esparadrapo, sendo um método apenas paliativo.

Tratar as complicações pleurais, quando presentes (pneumotórax ou hemotórax), da maneira descrita mais adiante neste capítulo.

Promover entubação traqueal e ventilação mecânica já na admissão ou na evolução do doente, quando houver sinais clínicos ou laboratoriais de insuficiência respiratória. É importante ressaltar que a falência respiratória não é somente resultado da alteração mecânica do gradeado costal, mas, principalmente, decorrente de contusão pulmonar associada com possível síndrome do desconforto respiratório do adulto (SDRA).

Habitualmente, o quadro de insuficiência respiratória é mais tardio, após 12 a 24 horas do trauma, quando se manifestam as conseqüências do edema intersticial pulmonar, devendo o socorrista manter o doente em observação rigorosa mesmo quando estiver bem na fase inicial.

A fixação cirúrgica da parede torácica nos casos de tórax flácido ainda é uma polêmica, mas, para muitos autores, não há necessidade de ser realizada para a maioria dos doentes, já que o problema principal é a contusão pulmonar, não o movimento paradoxal. A fixação estará indicada nos doentes que necessitarem ser submetidos à toracotomia, por outra causa, ou nas grandes instabilidades torácicas, principalmente bilaterais.

Fratura do esterno

Decorrente da compressão ântero-posterior do tórax, pode estar associada à contusão cardíaca. O principal mecanismo é a batida do tórax sobre o volante do automóvel, nos acidentes automobilísticos (o uso do cinto de segurança faz diminuir intensamente o risco dessa fratura).

Diagnóstico

- Dor intensa na parede anterior do tórax;
- deformidade transversal do esterno à inspeção (nem sempre presente);
- crepitação grosseira à palpação da região esternal acompanhada de dor;
- raio X de tórax em perfil ou incidência própria para esterno.

Conduta

- Sedação da dor;
- investigação de contusão cardíaca associada (ausculta, ECG, enzimas cardíacas e até ecocardiograma, nos casos de suspeita clínica);
- fixação cirúrgica da fratura quando houver grande deformidade transversal ou dor intensa. Não constitui uma emergência, podendo aguardar a investigação de outras lesões mais graves; contudo, deve ser realizada de preferência na 1ª semana após o trauma.

Hemotórax

É a presença de sangue na cavidade pleural, resultante de lesões do parênquima pulmonar, de vasos da parede torácica ou de grandes vasos como aorta, artéria subclávia, artéria pulmonar ou mesmo do coração. Apesar de, na maioria dos doentes, a presença do hemotórax não significar uma lesão extremamente grave, todo doente traumatizado com derrame pleural supostamente hemorrágico deve ser encarado e acompanhado como um doente potencialmente de risco, até o total esclarecimento da sua lesão e do volume do sangue retido na cavidade pleural.

Diagnóstico

- Choque hipovolêmico, dependendo do volume retido ou da intensidade da lesão;
- dispnéia decorrente da compressão do pulmão pela massa líquida nos casos volumosos;
- propedêutica de derrame pleural;
- raio X de tórax revelando linha de derrame ou apenas velamento difuso do hemitórax quando realizado com o doente deitado (o que normalmente acontece no trauma);
- toracocentese que, realizada nos espaços intercostais inferiores e posteriores, confirma o diagnóstico.

Conduta

Drenagem pleural no 6º ou no 7º espaço intercostal na linha axilar média com drenos tubulares de 3/8 de polegadas ou 34/36 French (Fr.). Em aproximadamente 80% dos casos, resolve-se o hemotórax apenas com a drenagem pleural sob selo d'água. Nos casos de trauma com hemotórax, a drenagem deve ser indicada em todos os doentes, independentemente do volume.

A toracotomia está indicada quando houver saída imediata, na drenagem pleural, de mais de 1.500 mL de sangue (ou de mais de 20 mL/kg de peso) ou, se na evolução, o sangramento for maior que 300 mL por hora no período de 2 horas consecutivas. A outra indicação é nos casos em que, apesar da drenagem, mantém-se imagem radiológica de velamento com possíveis coágulos no tórax.

Pneumotórax

É a presença de ar na cavidade pleural, podendo levar à compressão do parênquima pulmonar e à insuficiência respiratória. Nas contusões, 2 mecanismos podem ser responsáveis pela lesão pulmonar com extravasamento de ar para a pleura: uma laceração do pulmão pela compressão aguda do tórax, ou uma espícula óssea, de uma costela fraturada, perfurando o pulmão. Se houver fístula de parênquima pulmonar com mecanismo valvulado, o pneumotórax pode tornar-se hipertensivo com desvio do mediastino para o lado contralateral, com torção das veias cavas e choque; se não for rapidamente tratado, pode levar à morte.

Diagnóstico

- Dispnéia (relacionada ao grau de compressão do parênquima pulmonar);
- abaulamento do hemitórax afetado (mais nítido em crianças);
- hipertimpanismo à percussão;
- ausência ou diminuição do murmúrio vesicular;
- nos casos de pneumotórax hipertensivo, aparecem sinais de choque com pressão venosa alta (estase jugular);
- raio X de tórax revela a linha de pleura visceral afastada do gradeado costal. É importante lembrar que, quando o paciente estiver com condição clínica desfavorável (principalmente com sinais de pneumotórax hipertensivo), deve-se instituir a terapêutica sem os exames radiográficos, apenas com os dados do exame físico;
- na dúvida, realizar a punção pleural com seringa contendo líquido, o que confirma o diagnóstico.

Conduta

Na condição de emergência, realiza-se uma punção pleural descompressiva, puncionando-se o tórax com a introdução de agulha ou cateter de Teflon® no 2º espaço intercostal na linha hemiclavicular. Com uma punção positiva, após a resolução da emergência, deve ser realizada a drenagem pleural sob selo d'água.

Realizar drenagem pleural sob selo d'água no 6º ou no 7º espaço intercostal na linha axilar média, com dreno tubular multiperfurado. Nos casos de pneumotórax traumático, fazer sempre a drenagem em espaços baixos e laterais, nunca nos primeiros espaços nem nos anteriores, pois, no trauma, o pneumotórax freqüentemente se associa ao hemotórax.

Após a drenagem pleural sob selo d'água, nota-se um borbulhamento pelo dreno, que poderá continuar nos casos de persistência de extravasamento de ar pelo parênquima pulmonar (fístula de parênquima). Habitualmente, esse borbulhamento pára espontaneamente, mas se persistir por um período prolongado, é indicada a cirurgia para a sutura do pulmão, a qual poderá ser realizada por toracotomia ou por cirurgia videoassistida.

A ocorrência de fístula broncopleural com borbulhamento intenso à respiração, acompanhada de enfisema subcutâneo e insuficiência respiratória, levanta a suspeita de ruptura traqueobrônquica e obriga à investigação com fibrobroncoscopia; caso confirmada, a toracotomia deve ser realizada.

Síndrome do desconforto respiratório

A contusão pulmonar tem, como sua manifestação mais temida, a síndrome do desconforto respiratório, que, muitas vezes, está associada a contusões torácicas graves tipo afundamento torácico. As alterações dependem principalmente do edema intersticial inflamatório pós-traumático; assim, os sintomas clínicos podem não se manifestar inicialmente, sendo mais tardios, às vezes após 12 a 24 horas.

Diagnóstico

- História de trauma violento de tórax;
- dispnéia progressiva com início mais tardio;
- gasometria revelando hipoxia progressiva;
- raio X de tórax revelando inicialmente infiltrado alveolar difuso e, mais tarde, confluente com zonas de condensação.

Observa-se que as alterações são primariamente clínicas e gasométricas, e só mais tardiamente radiográficas; portanto, não se deve aguardar alterações radiográficas para iniciar a terapêutica.

Conduta

- Restrição hídrica, após a estabilização do possível choque hipovolêmico por outra causa;
- diuréticos;
- antibióticos para as possíveis infecções secundárias;
- fisioterapia respiratória com sedação eficiente da dor;
- ventilação mecânica nos casos mais graves.

A terapêutica mais específica será descrita em capítulo próprio.

Ruptura traqueobrônquica

A ruptura traqueobrônquica pode ser dividida em lesões de traquéia cervical e de traquéia torácica ou brônquios principais.

Traquéia cervical

O mecanismo mais freqüente é o trauma direto com contusão traqueal e ruptura; a hiperextensão do pescoço nos impactos frontais também pode lesar essa região.

Diagnóstico

- Sinais externos de trauma cervical (escoriações e hematomas no pescoço);
- cornagem ou voz rouca;
- crepitação dos anéis traqueais à palpação cervical;
- enfisema subcutâneo cervical;
- broncoscopia confirma o diagnóstico (se houver condições respiratórias).

Conduta

- Emergência: restabelecer a perviabilidade das vias aéreas com entubação traqueal ou traqueostomia, fazendo a cânula ultrapassar o local de ruptura;

- após a recuperação da ventilação: abordagem cirúrgica com sutura da lesão ou, dependendo do grau de destruição traqueal, ressecção segmentar e anastomose terminoterminal.

Traquéia torácica ou brônquios principais

Pode resultar de compressão ântero-posterior violenta do tórax ou de desaceleração súbita, como nos impactos frontais ou nas quedas de grandes alturas. O local mais comum de lesão é na carina ou no brônquio principal direito.

Diagnóstico

- História do trauma com possível desaceleração súbita;
- desconforto respiratório;
- escarro com sangue ou, mais raramente, hemoptise moderada;
- enfisema subcutâneo grande e logo disseminado;
- raio X de tórax com presença de pneumomediastino, pneumotórax ou atelectasia total do pulmão;
- grande perda de ar pelo dreno após a drenagem pleural sob selo d'água (pode não haver, caso a lesão esteja bloqueada pela pleura);
- broncoscopia irá confirmar o diagnóstico e mostrar o local da lesão.

Conduta

- Emergência: se houver insuficiência respiratória ou perda aérea intensa pelo dreno pleural, realizar entubação seletiva contralateral;
- após a recuperação da ventilação: toracotomia rapidamente para sutura da lesão, broncoplastia ou traqueoplastia.

Ruptura traumática da aorta

Ocorre em acidentes envolvendo altas velocidades ou quedas de grandes alturas, em que há desaceleração súbita. Aproximadamente 90% das vítimas de ruptura de aorta morrem no local do acidente, apenas 10% chegam vivas ao hospital e, dessas, 50% falecem nas primeiras 2 horas após a admissão, se a conduta correta não for tomada. A ruptura incide mais na região do istmo aórtico, ou seja, logo após a emergência da artéria subclávia esquerda, e ocasiona enorme hemotórax. Naqueles que se mantêm vivos por um período, há formação de grande hematoma periaórtico, tamponado temporariamente pela pleura mediastinal e pelo pulmão. O diagnóstico e a conduta cirúrgica devem ser feitos rapidamente.

Diagnóstico

- História do trauma (desaceleração súbita);
- sinais de grande hemotórax esquerdo e choque nos casos de ruptura para a cavidade pleural. Nos doentes em que a lesão está tamponada, o exame físico não mostra alterações significativas;

- raio X de tórax frontal mostra alargamento mediastinal superior;
- tomografia computadorizada do tórax helicoidal mostra hematoma periaórtico e pode indicar extravasamento de contraste;
- a aortografia define o diagnóstico e esclarece o local da lesão, devendo ser realizada imediatamente após a suspeita diagnóstica.

Conduta

- Sempre intervencionista ou por introdução de stents endovasculares ou por toracotomia;
- toracotomia póstero-lateral esquerda, nos casos de lesão no local mais freqüente, que é o istmo aórtico;
- controle operatório proximal e distal à lesão;
- identificação do local da ruptura e correção da lesão por sutura direta ou com interposição de prótese vascular.

Tamponamento cardíaco

Presença de líquido na cavidade pericárdica comprimindo as câmaras cardíacas, promovendo restrição diastólica e colapso circulatório. Nas contusões, a sua origem pode ser a ruptura cardíaca ou a lesão de vasos sanguíneos cardíacos ou pericárdicos.

Diagnóstico

- Trauma sobre a região torácica anterior;
- fácies pletórica;
- estase jugular e hipotensão arterial (choque com pressão venosa alta);
- bulhas cardíacas abafadas;
- pulso paradoxal de Kussmaul (diminuição da amplitude do pulso à inspiração profunda);
- eletrocardiograma com complexos de baixa voltagem;
- raio X de tórax com aumento de área cardíaca (freqüentemente, não é um grande aumento);
- ecocardiograma revelando derrame pericárdico e sinais indiretos de tamponamento, como o *swimming heart*.

Observa-se que o diagnóstico de tamponamento é basicamente clínico; os exames subsidiários apenas comprovam a presença de derrame pericárdico.

Conduta

Punção pericárdica pela via subxifóidea para confirmar o diagnóstico. Introduz-se a agulha no ângulo formado entre o apêndice xifóide e o rebordo costal esquerdo com inclinação de 30° em relação ao plano frontal. De preferência, a punção é realizada com monitoração do ritmo cardíaco, e o aparecimento de extra-sístole ventricular denota o contato com o coração.

Após a confirmação diagnóstica, procede-se à drenagem pericárdica também por via subxifóidea sob anestesia local ou geral. A observação de sangramento contínuo pelo dreno e o estado clínico do doente indicarão a toracotomia de emergência nas contusões torácicas. Nos casos de ferimentos torácicos, a presença de tamponamento sempre é indicação de cirurgia (toracotomia de emergência).

TRAUMATISMOS ABERTOS (FERIMENTOS TORÁCICOS)

Os ferimentos torácicos têm a sua origem mais freqüente na agressividade da nossa espécie, sendo os seus principais agentes a arma branca e a de fogo. Mesmo em situações de vida civil, o armamento está se sofisticando com armas de maior calibre e maior velocidade, muitas vezes ocasionando lesões maiores, obrigando a um maior treinamento e agilidade por parte das equipes de socorro.

A introdução de cateteres ou outras punções também podem levar a ferimentos torácicos iatrogênicos, que devem ser tratados, pelo profissional de saúde, da mesma maneira que os traumatismos torácicos intencionais.

Diversos órgãos intratorácicos podem ser atingidos nos ferimentos. Na maioria das vezes, a resolução se dá com uma drenagem pleural sob selo d'água, mas, em alguns casos, o diagnóstico topográfico e a abordagem da lesão são necessários, indicando uma toracotomia exploradora de urgência, ou mesmo em condições de emergência.

As feridas cardíacas, as da aorta ou do hilo pulmonar são as mais graves pelo seu potencial hemorrágico agudo. Mas, também ferimentos aparentemente inofensivos, como os periféricos de pulmão, quando acompanhados de pneumotórax hipertensivo, podem ser fatais.

Na presença de ferimento torácico, 3 diagnósticos sindrômicos devem ser imediatamente aventados e confirmados ou descartados rapidamente: pneumotórax, hemotórax e tamponamento cardíaco. O diagnóstico e a conduta nessas 3 situações é semelhante aos descritos nos traumatismos fechados.

Um fluxograma de conduta pode orientar o médico no socorro ao ferimento torácico (Figuras 37.1 e 37.2).

Situações especiais nos ferimentos

Ferida soprante (pneumotórax aberto)

Situação em que há perda de substância na parede torácica comunicando o meio externo e a cavidade pleural. Ocorre pneumotórax imediato com balanço do mediastino, podendo levar à instabilidade súbita da mecânica respiratória, e, caso a conduta não seja realizada imediatamente, a morte do paciente poderá ocorrer.

Diagnóstico

Apenas pela inspeção, observando-se a lesão na parede torácica e ouvindo-se o ruído do ar entrando e saindo pelo orifício torácico na inspiração e na expiração.

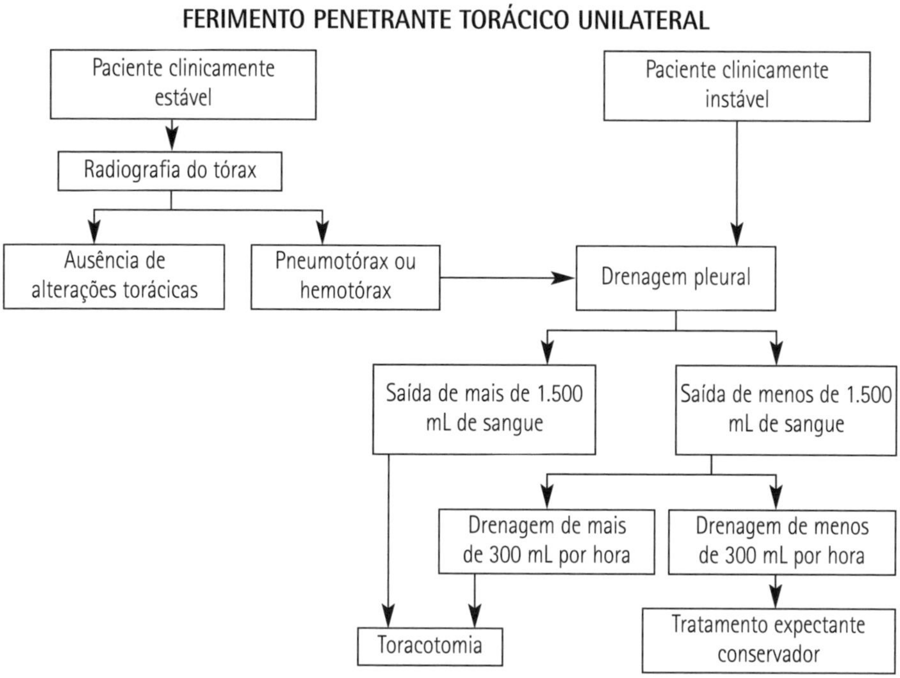

FIGURA 37.1 Conduta no ferimento penetrante torácico.

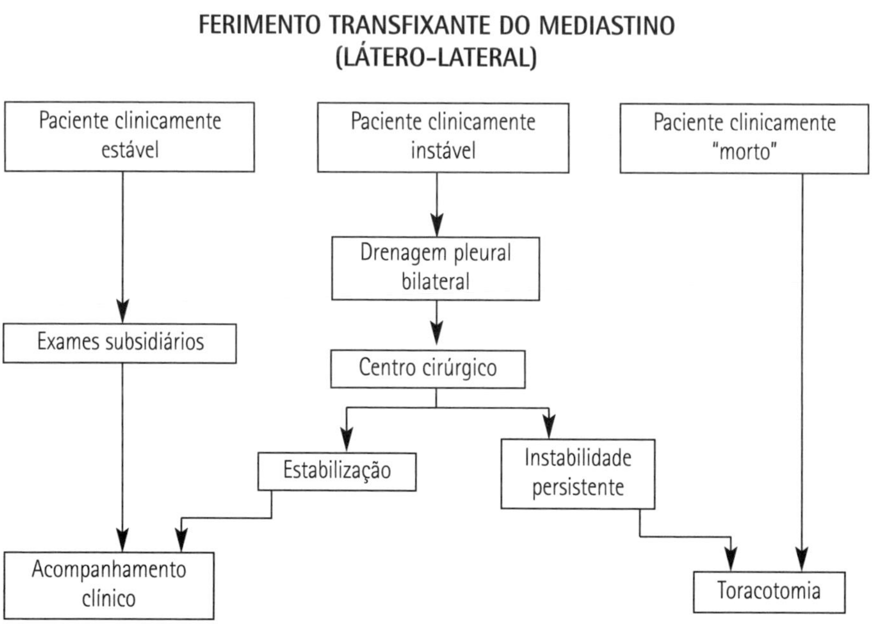

FIGURA 37.2 Conduta no ferimento transfixante do mediastino (látero-lateral).

Conduta

Oclusão imediata do orifício na parede do tórax, transformando o pneumotórax aberto em fechado. Havendo material, realizar um curativo com a fixação de 3 lados, mantendo-se um outro aberto para funcionar como uma válvula, de maneira que o ar possa sair, mas não possa entrar. A seguir, procede-se à drenagem pleural por outra via que não o ferimento, o qual deverá ser desbridado e suturado.

Hérnia diafragmática traumática

Decorrente de traumatismos fechados com compressão torácica ou abdominal, ou de traumatismos abertos conseqüentes a ferimentos toracoabdominais. Na contusão, observa-se mais freqüentemente a hérnia diafragmática à esquerda, com insinuação do fundo gástrico e alças intestinais pela ruptura. Quando ocorre à direita, associa-se a outros traumas mais graves, como ruptura hepática ou de átrio direito, e raramente o paciente sobrevive.

A rotura diafragmática pode passar despercebida na fase aguda, quando é tamponada pelo omento, manifestando-se mais tarde por estrangulamento de vísceras ocas pelo orifício herniário, ou mesmo como achado em raio X realizado, às vezes, anos após um trauma.

Diagnóstico

Pode haver presença de ruídos hidroaéreos no tórax (difíceis de serem auscultados).

O raio X de tórax pode mostrar imagem gasosa na base do hemitórax esquerdo, ou apenas velamento não-característico nessa região. Freqüentemente, confunde-se com pneumotórax, cúpula elevada ou derrame pleural. Na dúvida, deve ser ministrado contraste baritado ou passada sonda nasogástrica, documentando-se radiograficamente a presença do estômago no tórax. Outras vísceras abdominais também podem herniar, mas o mais freqüente é o estômago.

A tomografia computadorizada do tórax, realizada nos casos de suspeita clínica ou radiográfica, pode confirmar o diagnóstico.

Conduta

É sempre necessária a sutura do diafragma, mesmo nos ferimentos pequenos. A via de acesso depende da época do diagnóstico. Quando diagnosticada na fase aguda, a maioria dos autores opta pela laparotomia, pois permite inventário dos demais órgãos abdominais potencialmente lesados. Se diagnosticada mais tardiamente, e na ausência de sinais de abdome agudo, é preferível a toracotomia pela melhor exposição da cúpula frênica e pelas possíveis aderências pleurais.

Ferimentos do esôfago torácico

O esôfago torácico pode ser traumatizado por 2 mecanismos: em primeiro lugar, de uma maneira interna, na maioria das vezes iatrogênica, pela passagem de sondas enterais ou instrumentos para dilatação ou cauterização de varizes; em segundo lugar, e menos freqüentemente, mas não menos importante, nos ferimentos externos torácicos, principalmente por arma de fogo e transfixantes látero-laterais no tórax.

Na maior parte das vezes, ao contrário de outras lesões graves, a lesão do esôfago é "silenciosa" na sua fase inicial, demonstrando pouquíssimos sintomas, muitas vezes nenhum, quando a lesão é exclusiva do esôfago. Assim, não se deve aguardar os sintomas para o diagnóstico do ferimento do esôfago torácico, pois quando eles, já tardios, aparecem, manifestam-se por mediastinite, possivelmente acompanhada de empiema pleural. Trata-se de quadro infeccioso grave, de difícil controle e solução.

Diagnóstico

Ferimento transfixante látero-lateral do mediastino. Em todo ferimento transfixante do mediastino, é obrigatório descartar lesão de esôfago, mesmo sem sintomas, devendo-se realizar raio X contrastado do esôfago. Também, dor após manipulação no lúmen do esôfago (por sondas, cateteres, etc.).

Na fase tardia (após 12 a 24 horas), no caso de não ter sido diagnosticado precocemente, inicia-se a seqüência sintomática da lesão do esôfago, com mediastinite representada por dor e febre, progredindo o quadro para possível empiema pleural e septicemia.

Conduta

Na fase aguda, o esôfago deve ser abordado por toracotomia, e a lesão, suturada, mantendo-se o doente em jejum oral por, no mínimo, 7 dias (mantendo-se a alimentação por sonda enteral ou jejunostomia).

Na fase tardia, com mediastinite, deve-se instituir a antibioticoterapia e realizar uma toracotomia para desbridamento amplo da região lesada e drenagem, deixando-se o tratamento definitivo para um segundo tempo.

Ferimentos cardíacos

São lesões muito graves que colocam agudamente em risco a vida do paciente por meio de 2 mecanismos: choque hemorrágico ou tamponamento cardíaco. É bom lembrar que no ferimento pode não ocorrer o quadro típico de tamponamento, pois é possível não haver volume sanguíneo suficiente para a estase jugular ou a fácies pletórica, predominando os sinais de choque hipovolêmico profundo.

Diagnóstico

- Ferimento em região torácica;
- choque com sinais de tamponamento cardíaco;
- choque hemorrágico grave.

Conduta

Na presença de dúvida quanto ao tamponamento, pode-se realizar a punção, apenas para o diagnóstico. Quando há choque hipovolêmico grave, com presença de ferimento em região suspeita, deve-se realizar a toracotomia de emergência no 5º espaço intercostal ântero-lateral, de preferência à esquerda. Após a abertura do pericárdio paralelamente ao trajeto do nervo frênico, esvazia-se rapidamente o saco pericárdico, identifica-se a lesão, que é tamponada digitalmente até que o doente estabilize, e, após a compensação hemodinâmica, sutura-se com fio, de preferência não-absorvível, com agulha atraumática delicada.

Para finalizar, é importante salientar que os procedimentos de emergência devem ser realizados sempre pelos profissionais mais treinados presentes no momento. Deve ser um objetivo constante do médico, qualquer que seja a sua especialidade, um treinamento tanto clínico, para conseguir fazer o diagnóstico na urgência e definir a conduta, como técnico, para, diante do diagnóstico, ter condição de agir.

Procedimentos como punção pleural, drenagem pleural e cricotireoidostomia devem fazer parte do arsenal de recursos técnicos de emergência de todo médico.

REFERÊNCIAS BIBLIOGRÁFICAS

1. AMERICAN COLLEGE OF SURGEONS. *ATLS advanced trauma life suport Course for physicians*. Chicago, 1993. 396p.
2. BAXTER, B.T. et al. "Emergency department thoracotomy following injury: critical determinants for patient salvage". *World J. Surg*. 12:671-5, 1988.
3. CALHOON, J.H.; GROVER, F.L. & TRINKLE, J.K. "Chest trauma approach and management". *Clin. Chest Med*. 13:55-67, 1992.
4. GALLUCCI, C. *Traumatismos torácicos*. São Paulo, Panamed, 1982.
5. HOOD, R.M. "Operations for trauma". *Techniques in general toracic surgery*. Filadélfia, W.B. Saunders, 1985.
6. WEBB, W.R. & BESSON, A. *International trends in general thoracic surgery. Thoracic surgery: surgical management of chest injuries*. St. Louis, Mosby Year Book, 1991.

CAPÍTULO 38

Estenoses Traqueais Benignas, Malignas e Congênitas

VICENTE FORTE

INTRODUÇÃO

As estenoses traqueais podem ter várias etiopatogenias: entubação traqueal (naso ou orotraqueal ou traqueostomia), tumores (benignos ou malignos), traumatismo aberto ou fechado; iatrogênicas (procedimentos endoscópicos ou explosões intratraqueais), infecciosas inespecíficas (bacterianas) ou específicas (tuberculose ou blastomicose ou histoplasmose) e parasitárias (leishmaniose).

Também se encontram entre as etiopatogenias as queimadura por inalação de ar ou fumaça quente ou cáustica, queimadura por aspiração ou ingestão de ácidos ou álcalis, alteração metabólica (amiloidose), radioterapia, doença por vasculite ou auto-imune (granulomatose de Wegener ou policondrite), etiopatogenias de origem indeterminada (traqueopatia osteocondroplástica ou idiopática), podendo, também, ter origem congênita e, finalmente, outras doenças de incidência esporádica.

Em nosso estudo de estenoses traqueais, dos 601 doentes operados entre março de 1969 e junho de 2002, obtivemos os seguintes dados: pós-entubação: 479 (79,8%); traumáticas: 38 (6,3%); tumores: 38 (6,3%); congênitas: 26 (4,3%); infecciosas (tuberculose e blastomicose): 15 (2,5%); policondrite idiopática: 3 (0,5%); pós-radioterapia: 2 (0,3%). Nas 112 crianças (até 12 anos), a prevalência foi: pós-entubação: 83 (74,1%); congênitas: 25 (21,4%); traumáticas: 3 (2,7%); tumorais: 2 (1,8%).

ESTENOSES TRAQUEAIS PÓS-ENTUBAÇÃO

As estenoses traqueais pós-entubação originadas de uma entubação naso ou orotraqueal ou de uma traqueostomia são as mais freqüentes; em nosso estudo, ocorreu em 479 dos doentes operados (79,8%).

A primeira entubação orotraqueal foi realizada em 1880, por Macewen, mas a sua prática de forma rotineira só se difundiu a partir da década de 1960. Desde a primeira descrição, a cânula orotraqueal passou por inúmeras modificações: na curvatura, com e sem balonete, com e sem espiral (metálica ou plástica) na parede da cânula e confeccionadas com diversos materiais: metal, borracha, silicone, vários tipos de plásticos e mistas.

As primeiras cânulas orotraqueais não tinham balonete, que foi descrito e utilizado pela primeira vez por Green e Maury em 1907. Desde que o primeiro balonete foi confeccionado, passou a ser fabricado de acordo com diversas concepções, desenhos e matérias-primas.

Até recentemente, predominaram cânulas com "balonetes" de alta pressão. A partir de estudos em cães, foi desenvolvido o balonete chamado de baixa pressão, quando se distende e por isso causa menor trauma na parede traqueal.

A partir da década de 1960, com a maior divulgação das entubações naso e orotraqueal, as lesões fluíram para locais diferentes dos da traqueostomia, a saber: no nariz, nos seios paranasais (sinusite), na laringe (principalmente na região subglótica) e na traquéia (geralmente no local do balonete). Freqüentemente, o doente é entubado por via oral e, em seguida, é submetido a traqueostomia; nessa situação, pode haver a ocorrência de lesões simultâneas decorrentes da utilização das 2 vias de acesso.

As indicações da entubação orotraqueal tornaram-se mais freqüentes, tanto em situação de urgência como nas eletivas, porque sua execução é mais simples, mais rápida, mais segura e de menor custo do que a realização de uma traqueostomia. A entubação orotraqueal rapidamente tornou-se a técnica preferida e foi beneficiada com a disseminação das unidades de terapia intensiva (UTI). Nessas unidades, cresceu o número dos doentes entubados e em ventilação mecânica (muitas vezes, por longos períodos), o dos submetidos a operações graves e complexas e o dos idosos (com maior morbimortalidade).

Ao mesmo tempo que aumentava o número de UTIs em todos os hospitais, crescia na mesma proporção o número de doentes com estenoses traqueais, entretanto, eram pouco citadas na literatura. A incidência era inexpressiva e variava de 0,4% (Lindholm, 1969) a 2,4% (Couraud e Bruneteau, 1974). Esse pequeno percentual gerou a impressão, aos anestesistas e aos intensivistas, que as complicações da entubação traqueal não mereceriam muita preocupação. Entretanto, não foram considerados os seguintes aspectos:

- muitos doentes morrem minutos ou horas após a entubação e, conseqüentemente, não há tempo suficiente para que a lesão traqueal se manifeste;
- outros morrem, com ou sem a cânula, mas a traquéia não é examinada na necropsia;
- doentes sem sintomas em suas atividades habituais, mas com estenose ao redor de 50%;
- em certos casos, existem sintomas, mas a estenose não é diagnosticada, por isso, os doentes são tratados como asmáticos;

- grupo de doentes pode não retornar à instituição onde foram entubados, logo, as conseqüências da entubação não se tornam conhecidas.

Quando todas as traquéias são examinadas após a desentubação com o fibroscópio ou na autopsia, a incidência de estenose traqueal aumenta bastante, 19% para Stauffer et al. e 10% para Kastanos et al. Esses trabalhos tiveram pouca divulgação e, conseqüentemente, as cânulas orotraqueais e as de traqueostomia continuaram, durante muitos anos, com balonetes de alta pressão gerando um grande número de lesões traqueais.

Em adultos, as estenoses traqueais pós-entubação se originam pela isquemia até a necrose da mucosa traqueal e, a seguir, da cartilagem traqueal esmagada pelo balonete de alta pressão de uma cânula naso ou orotraqueal ou de uma traqueostomia. Portanto, não há relação com o tempo de entubação, mas com a intensidade da isquemia gerada na parede traqueal.

Já em crianças, que em 95% dos casos têm estenose subglótica, a estenose não depende do balonete, mas da isquemia e da necrose produzidas pela superfície externa do tubo na laringe, portanto, está relacionada ao diâmetro do tubo. Além da lesão isquêmica, há outros fatores na gênese da estenose: resposta anormal do doente (produzindo maior quantidade de fibrose), hipotensão, administração de corticóide, infecções traqueais e associações desses itens citados.

Diagnóstico

É obtido com anamnese, antecedentes, exame físico e exames subsidiários.

Anamnese

- os doentes podem ser assintomáticos ou sintomáticos. Os sintomáticos sentem falta de ar em graus variáveis, podendo ocorrer com mínimos esforços;
- avaliar se o paciente já foi entubado (motivo, dia, nasal, oral ou traqueostomia e o período de entubação);
- verificar se o paciente está sendo tratado como asmático;
- sofrer tratamentos prévios (corticóide, dilatações, laser, laringo ou traqueoplastias, etc.);
- verificar se há outros sintomas da doença simultânea ou da seqüela da doença que motivou a entubação.

Exame físico

Além do exame geral (estado geral, cianose, dispnéia, pulso, pressão, temperatura), a inspeção, a palpação e a ausculta de todos os órgãos são muito importantes.

Também é preciso examinar as cicatrizes ou as punções venosas e verificar se elas têm ou não aspecto hipertrófico ou queloideano. Buscar alterações físicas relacionadas à doença que motivou a entubação ou com outras doenças clínicas concomitantes (seqüelas do trauma cranioencefálico, da cardiopatia, da pneumopatia, do diabete melito, etc.).

O exame físico pode se encontrar alterado ou não dependendo do fato de o paciente ter ou não traqueostomia:

- doentes sem traqueostomia mostrarão sinais evidentes de obstrução respiratória alta, a saber:
  – aumento da freqüência respiratória;
  – evidente esforço para respirar;
  – tiragem supraesternal;
  – ruído traqueal;
- quanto maior for a estenose traqueal, mais evidentes serão os sinais. Os sintomas e os sinais têm início quando o diâmetro interno diminuiu mais de 50% (8 mm de lúmen); os inválidos, que não podem fazer o mínimo esforço, têm por volta de 2 mm de lúmen;
- doentes com traqueostomia não têm sinais de obstrução traqueal, a não ser que a cânula esteja obstruída (rolha de catarro ou granuloma) na extremidade distal da cânula ou a ponta da cânula esteja situada acima da estenose. Em doentes com cânula, deve-se verificar se respiram normalmente ou não ao retirá-la.

Dois exames são muito importantes: o de imagem e a laringotraqueobroncoscopia.

Exames de imagem

Os seguintes exames de imagem podem ser realizados: planigrafia linear (Figura 38.1a), xeroplanigrafia (Figura 38.1b), traqueografia estática e dinâmica (com radioscopia) (Figura 38.2a), tomografia computadorizada (TC), ressonância magnética cervicotorácica (Figura 38.2b). O esofagograma é feito somente quando houver suspeita de fístula traqueoesofágica.

A planigrafia linear é a mais utilizada (80%) para analisar as estenoses traqueais cervicais ou mediastinais. Esse exame pode ser realizado em quase todos os hospitais por ser simples, não-traumático e relativamente barato. Nos doentes com cânula de traqueostomia, deve-se sempre retirá-la. Quando isso não é feito, a traquéia fica opacificada em toda a extensão da cânula e a área traqueal alterada não é visualizada. Por esse motivo, o cirurgião deve retirar, em cada corte, a cânula de metal.

A cânula de plástico também deve ser retirada, mesmo não opacificando, porque mantém a área estenosada aberta, o que não permite avaliar o grau da estenose.

A traqueografia deve ser o exame de escolha, apesar dos seus riscos, quando a estenose e, principalmente, a malácia não forem bem definidas nos exames de imagem. Nessa situação, deve-se realizar a traqueografia dinâmica (a traquéia é examinada por meio de radioscopia e com o doente respirando e tossindo). De forma dinâmica, pode-se delimitar com maior precisão a área traqueal alterada.

A TC do pescoço e do tórax sempre deve ser realizada com tomógrafos que reconstroem longitudinalmente a traquéia, o que permite analisar todos os detalhes da estenose. Atualmente, esse exame é indicado cada vez mais, porque há dificuldades para encontrar quem faça a planigrafia linear ou a xeroplanigrafia.

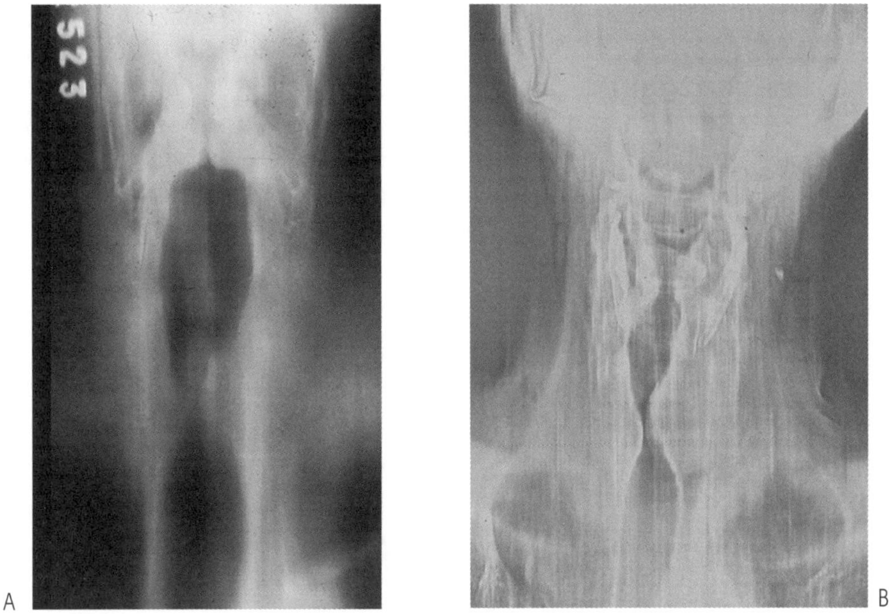

FIGURA 38.1 (A) Planigrafia; (B) xerograma, ambos com estenose traqueal no terço proximal. (Ver fotos em cores no Miniatlas Colorido.)

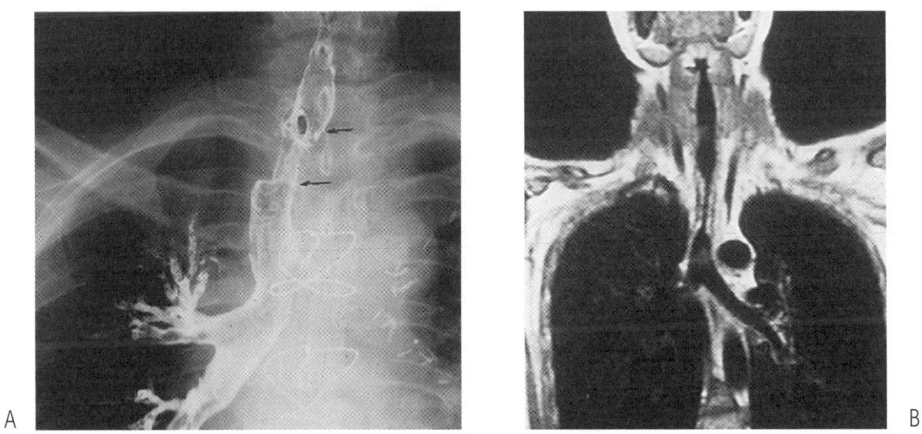

FIGURA 38.2 (A) Traqueograma com estenose no terço médio; (B) corte coronal da ressonância com estenose no terço distal.

Alguns serviços de imagem têm um programa que permite realizar uma endoscopia virtual, isto é, a reconstrução das imagens é feita de tal forma que se caminha no interior da laringe, da traquéia, dos brônquios principais e início dos lobares.

A RM permite examinar a laringe e a traquéia em vários cortes: transversal, coronal, frontal, lateral e, além disso, o canal aéreo fica bem evidente. A maior dificuldade para realizar esse exame em todos os doentes está no custo, na necessidade de anestesia geral para as crianças e, por fim, o tempo para aquisição das imagens é longo.

Nos exames de imagem, são procurados o local, o número e a extensão da estenose traqueal, se há ou não estenose da laringe e no(s) brônquio(s) principal(ais), quanto de traquéia será ressecada (em centímetros e em porcentual)(Figura 38.3).

Outro dado obtido nos exames de imagem é a localização da estenose na traquéia, que é dividida (da cricóide à carina) em 3 partes de igual tamanho (Figura 38.4): terço proximal, médio e distal.

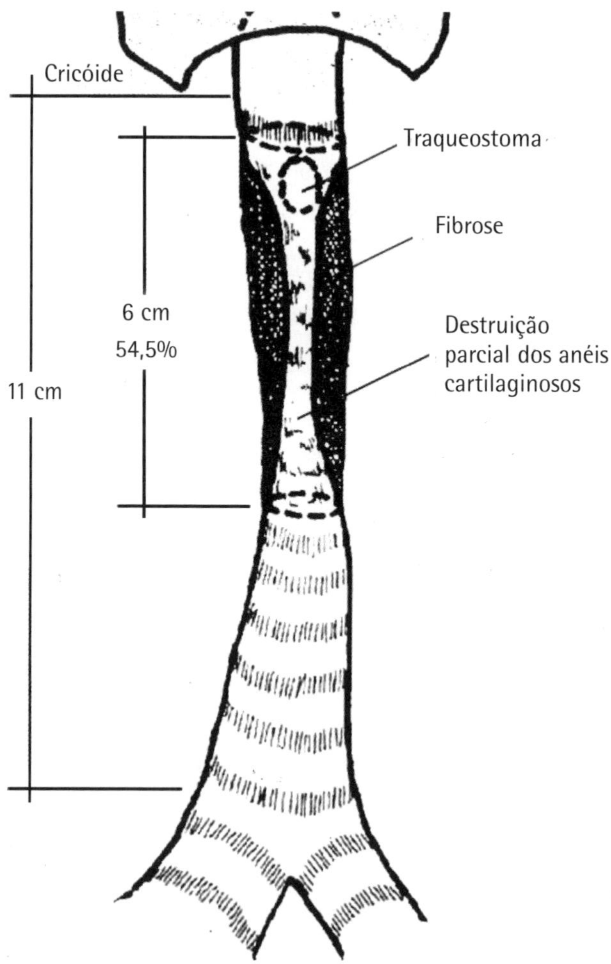

FIGURA 38.3 Comprimento da traquéia, da estenose traqueal e o cálculo do percentual a ser ressecado.

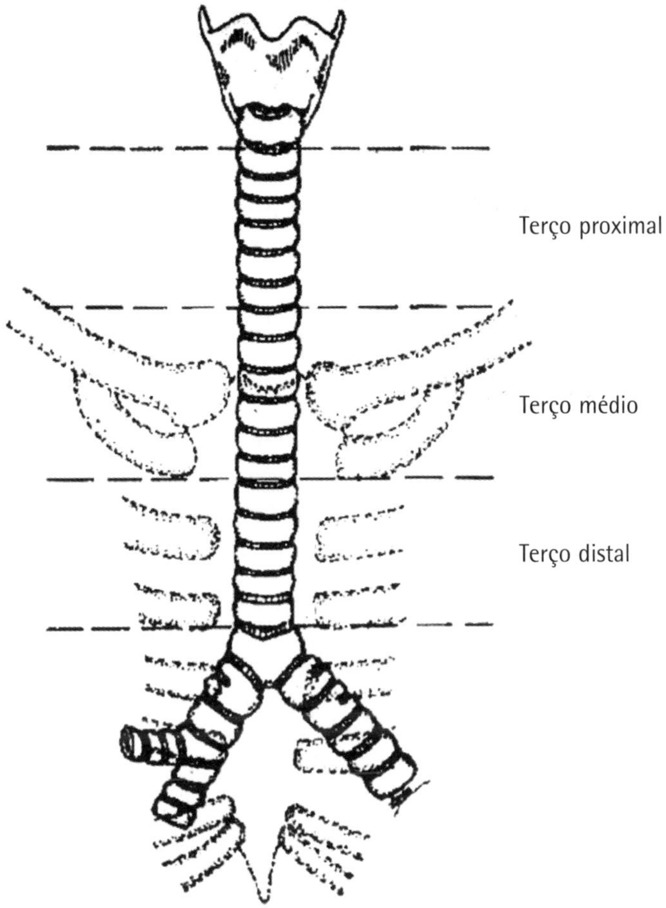

FIGURA 38.4 Esquema da divisão da traquéia em 3 partes: terço proximal, médio e distal.

Laringotraqueoscopia

A laringotraqueoscopia permite verificar:

- a presença ou não de estenose supraglótica ou fixação das pregas vocais (quase todas na comissura posterior) ou estenose subglótica;
- o local, o número, a extensão da estenose traqueal, a presença de traqueomalácia, estenoses simultâneas (laringe ou brônquios) ou fístula traqueoesofágica;
- se as estenoses têm ou não sinais inflamatórios. A estenose pode estar na fase aguda quando tem edema e/ou úlcera(s) e/ou hiperemia e/ou sangramento fácil e/ou cartilagem exposta ou na fase crônica com tecido fibroso e resistente;
- nos doentes dispnéicos, a laringotraqueoscopia permite dilatar as estenoses e o doente respira mais facilmente.

Quando a laringotraqueoscopia é realizada com anestesia geral, a sedação deve ser interrompida para o paciente acordar e verificar o movimento das pregas vocais e se há ou não área de malácia.

Outros exames

- Espirometria com curva fluxo/volume, que permite diagnosticar o local da estenose (cervical ou mediastinal) ou se ela é fixa ou variável;
- gasometria arterial;
- relacionados à doença que levou à entubação ou às outras doenças simultâneas.

Tratamento

O constante aumento da incidência das estenoses traqueais originou vários tratamentos clínicos, endoscópicos e operatórios, descritos em seguida.

Tratamentos com antibióticos e corticóide (oral ou inalado)

Não conseguem diminuir significativamente a estenose, apenas o processo inflamatório agudo (fibrina, necrose, granulomas, etc.) e o edema.

Traqueostomia definitiva

Essa indicação predominou até a década de 1950, e atualmente é reservada apenas aos doentes sem condições clínicas para ressecção traqueal; entretanto, mesmo nessa situação, é preferível o tubo T.

Dilatações endoscópicas

Raramente a abertura da traquéia, conseguida por meio da dilatação, se mantém indefinidamente. Em geral, a área doente se estreita novamente em dias ou semanas.

Ressecção da estenose com raios laser *ou bisturi elétrico*

Indicada apenas para as estenoses curtas e com os anéis traqueais íntegros, o que é a minoria. Na maioria dos casos, as estenoses são longas (entre 2 e 5 cm) com destruição variável dos anéis traqueais;

Dilatação e colocação do tubo T de silicone

Essa conduta é a mais indicada, principalmente em 2 situações:

- doentes com estenose na laringe e/ou na traquéia com processo inflamatório agudo (edema, hiperemia, úlceras, sangramento fácil) no local. Nessa condição, a estenose é dilatada, por meio de uma traqueostomia confeccionada no local da estenose, com sondas metálicas de Béniqué. Após a dilatação, é colocado um tubo T para manter a traquéia aberta.

Esse tubo é fabricado com silicone na forma de um T e possui vários comprimentos e diâmetros (Figura 38.8). Os mais utilizados são os de 8 e 10 mm (crianças) e os de 12 mm (adultos). O tubo permanece no mínimo 6 meses, então, é retirado pela traqueostomia ou pela boca. A traquéia é reexaminada e, na maioria das vezes (90%), os doentes continuam com a estenose, que passa a ser fibrosada;

- doentes com estenose rígida, com intensa supuração pulmonar, têm muita dificuldade para eliminar as secreções. Nessa situação, a dilatação e a colocação de um tubo T facilita a eliminação das secreções e promove cura mais rápida da infecção pulmonar. Assim que o doente melhora, o tubo T é retirado. Antes de termos adotado essa conduta, 2 pacientes faleceram, com grave infecção pulmonar no pós-operatório da traqueoplastia.

Complicações relacionadas com o tubo T

- Obstrução do ramo distal do tubo T (secreção ou granuloma): essa é a principal e a mais grave complicação do tubo T e ocorre, geralmente, quando o ramo externo do T está aberto. O ramo traqueal distal é obstruído por secreção dura da qual são formados blocos, que aderem na face interna do tubo e impedem a passagem do ar. Geralmente, a obstrução se faz aos poucos, mas pode ocorrer de forma súbita.

O quadro clínico é dramático e o tubo deve ser retirado rapidamente senão o doente morre em asfixia. A melhor profilaxia dessa complicação é fechar o mais rápido possível o ramo externo do tubo T. Quando o ramo externo está fechado, o doente respira pelo nariz e, com isso, há umidificação, aquecimento e filtração do ar inspirado, e portanto a secreção diminui acentuadamente, fica mais fluida e raramente há formação de crostas. Quando não é possível fechar o ramo externo, deve-se tomar os seguintes cuidados:

- verificar a umidificação constante do ar inspirado;
- aspirar o tubo T para mantê-lo livre de secreções;
- limpar o tubo T com haste flexível ou escovinha;
- a família das crianças e os doentes adultos devem ser orientados a procurarem o pronto-socorro mais próximo se tiverem a menor dificuldade para respirar. São ensinados a retirar o tubo se a falta de ar for muito intensa e se morarem distante de um pronto-socorro.

Os granulomas são mais freqüentes no ramo superior do tubo (quando esse se localiza na laringe) e no traqueostoma. Quando o tubo T está localizado apenas na traquéia, a formação de granulomas é muito rara;

- aspiração: ocorre apenas quando o ramo superior do tubo fica aberto e acima das pregas vocais. Nessa situação, os doentes podem aspirar líquidos. Deve-se orientar o paciente a ingerir alimentos sólidos, em pequenas porções, que devem ser engolidos de uma vez. Geralmente, entre 3 a 5 dias os doentes estão tomando líquidos normalmente. Em casos raros, é preciso alimentar o doente por uma sonda nasogástrica ou retirar o tubo T ou fechar o ramo superior.

Ressecções de segmentos cilíndricos da traquéia

Em função dos excelentes resultados, pequena morbimortalidade e rápido retorno às atividades físicas e profissionais, a ressecção da área estenosada é a conduta mais indicada. O doente deve ter condições para ser operado, a estenose deve ser rígida e não ultrapassar 60% da traquéia. A restauração imediata da continuidade tubular é realizada por anastomose laringo, crico ou traqueotraqueal. Os tempos operatórios são mostrados na Figura 38.5.

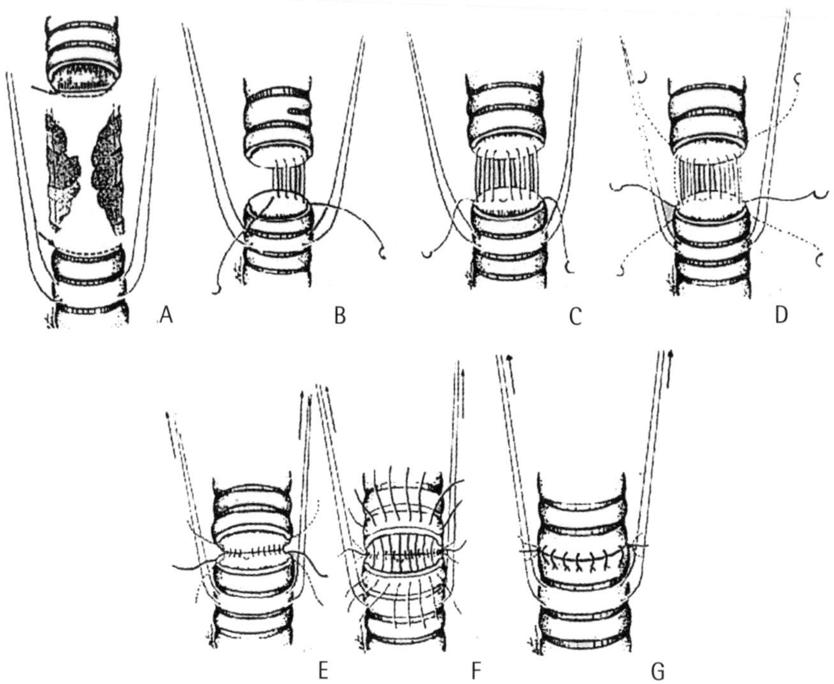

FIGURA 38.5 (A) Área traqueal estenosada dissecada; (B) incisão transversal na traquéia; (C) sutura contínua entre as porções membranosas; (D) vários pontos separados entre os anéis traqueais; (E) sutura posterior pronta; (F) pontos separados nas faces anterior, laterais esquerda e direita dos cotos; (G) nós completados e anastomose traqueotraqueal pronta.

Dilatação da estenose e colocação de um tubo dilatador metálico ou plástico

A área estenosada é dilatada e é colocado um tubo dilatador metálico ou plástico (órtese de Gianturco, Palmaz, Nitinol, Wallstent, etc.) para manter a traquéia aberta. O tubo impede que a traquéia se feche novamente. A grande vantagem dos tubos dilatadores, em relação à ressecção da estenose, é a sua simplicidade, isto é, o tubo é colocado com endoscopia, anestesia local mais sedação e não é necessária internação.

As desvantagens são as seguintes: permanecem as alterações estruturais da traquéia, ainda não se sabe o comportamento desses tubos a longo prazo, há risco de deslocamento, formação de granulomas que necessitam de constante remoção, retenção de secreção, além de o custo da órtese ser alto.

Prótese traqueal

Em função das estenoses pós-entubação excepcionalmente ultrapassarem 60% da traquéia, não é indicado reconstruir a traquéia com prótese traqueal.

Transplante de traquéia

No momento, o transplante de traquéia, por uma série de razões, não é indicado para seres humanos. Além disso, mesmo que fosse disponível, nas estenoses pós-entubação não há indicação, pois raramente ultrapassam 60% do comprimento traqueal, o que permite tratá-las com ressecção, com os tubos metálico ou de silicone.

ESTENOSES TRAQUEAIS TUMORAIS

O tumor da traquéia, benigno ou maligno, é muito raro. Na publicação do Ministério da Saúde (1983), a partir de material coletado em 300 laboratórios de anatomia patológica entre 1976 e 1980, observa-se que, entre 8.023 doentes com tumores da árvore traqueobrônquica, havia 182 (2,26%) tumores na traquéia, sendo 139 em homens e 43 em mulheres.

Para Maziak et al. (1996), a prevalência de tumores primários da traquéia é menor do que 0,2/100.000 habitantes/ano, encontrando-se 1 a cada 15.000 autopsias. Eles citam que o tumor da traquéia produz menos que 0,1% das mortes por câncer.

Segundo Perelman et al. (1987), os tumores traqueais são 100 vezes menos freqüentes que os brônquicos. Referem ainda que, no período em que um tumor de traquéia é diagnosticado, são constatados 180 tumores no pulmão e 75 na laringe. O trabalho desses autores mostrou que:

- sem considerar o tipo histológico, os tumores incidiram igualmente em ambos os sexos;
- predominaram no grupo etário compreendido entre 30 e 50 anos;
- em crianças, 90% eram benignos, enquanto que em adultos, a maioria era maligno;
- na traquéia, localizou-se mais na face membranosa.

Para a traquéia, ao contrário dos brônquios, não se encontram citações na literatura de lesões pré-cancerosas (displasias) ou carcinomas *in situ*.

Os tumores traqueais são classificados em primários, secundários e pseudotumores:

- os primários benignos mais freqüentes são: pólipo, papiloma escamoso e condroma;
- os primários malignos mais freqüentes são: carcinoma espinocelular, carcinoma adenocístico (Figura 38.6) e carcinóide.

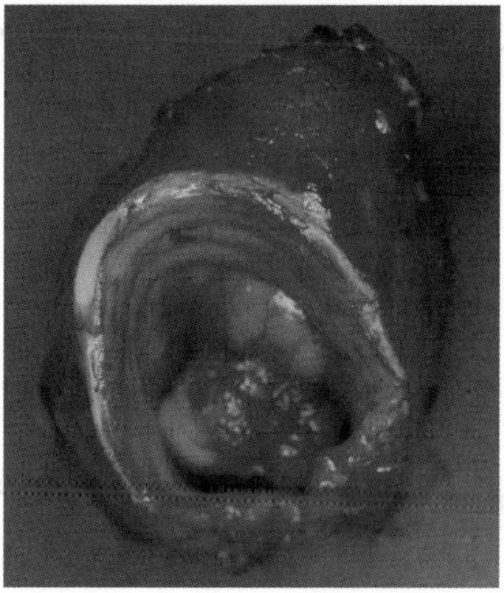

FIGURA 38.6 Carcinoma adenocístico no terço proximal da traquéia. (Ver foto em cores no Miniatlas Colorido.)

- os secundários podem ser:
  - metastático: metástase oriunda de tumores distantes (rim, mama, etc.);
  - infiltração da traquéia por tumores de órgãos paratraqueais (tireóide, esôfago, etc.);
- os pseudotumores da traquéia já citados foram: doença de Wegener, xantoma, amiloidótico, traqueopatia osteoplástica e tireóide intratraqueal.

História e exame físico

Nos doentes com tumor traqueal benigno ou maligno, os sintomas mais freqüentes são: dificuldade respiratória, hemoptise e pneumonias de repetição (que se relacionam à obstrução traqueal). O tumor, após estreitar 1/3 do diâmetro traqueal, dá origem à falta de ar e ao ruído traqueal.

A falta de ar é praticamente imperceptível durante o repouso, mas é evidente com os esforços. Além disso, é progressiva e há crises de asfixia relacionadas ao edema (barotrauma) ou às infecções respiratórias (mesmo simples resfriados), que podem levar a uma obstrução grave, com asfixia e morte. Essa situação de emergência infelizmente ainda ocorre, sendo a que mais leva o doente a buscar tratamento médico.

A tosse seca é irritativa e bastante desconfortável, podendo ser outro sintoma importante. O escarro com sangue ocorre em 50% dos doentes. A hemoptise moderada ou grave é rara e, quando acontece, sugere a possibilidade de hemangioma.

Poucas vezes o doente sente dor, mas é freqüente a sensação de opressão no local do tumor. A voz costuma estar alterada por causa da diminuição do volume expirado ou da infiltração da laringe ou do nervo laríngeo-inferior (recorrente) pelo tumor.

Apesar do maior conhecimento dos tumores traqueais e dos mais modernos exames subsidiários, muitos médicos, em todo o mundo, ainda têm dificuldades em diferenciar a obstrução traqueal tumoral da obstrução brônquica asmática. Mais de 60% dos nossos doentes e os da literatura foram tratados como asmáticos durante períodos variáveis, sendo que alguns, durante mais de 10 anos.

O que dificulta ainda mais o diagnóstico é o fato de muitos desses doentes melhorarem com broncodilatadores e corticóides. Aprendemos que o diagnóstico do tumor traqueal deve ser sempre lembrado quando um paciente adulto torna-se asmático ou quando um doente asmático permanece em crise e, principalmente, quando o diagnóstico clínico de asma não encontra respaldo na ausculta pulmonar, isto é, não há sinais estetoacústicos de broncoespasmo (sibilos).

Pode ocorrer a eliminação de porções do tumor em um acesso de tosse, fazendo que o doente respire melhor.

No exame físico, os sinais mais evidentes são angústia, evidente esforço para respirar (o doente utiliza todos os músculos respiratórios para vencer o obstáculo traqueal), ruído traqueal e tiragem supra-esternal. Esses sinais orientam para o diagnóstico de obstrução alta das vias aéreas. Não se deve esperar que o doente tenha cianose, o que ocorre somente na fase agônica.

Exames de imagem

Os exames de imagem (Figura 38.7) são os mesmos realizados nas estenoses pós-entubação. A TC, além de localizar, mostra a extensão do tumor e a porção extratraqueal, isto é, se há ou não infiltração do tumor nos tecidos vizinhos, se o tumor será ou não operável e se há ou não linfonodos paratraqueais aumentados.

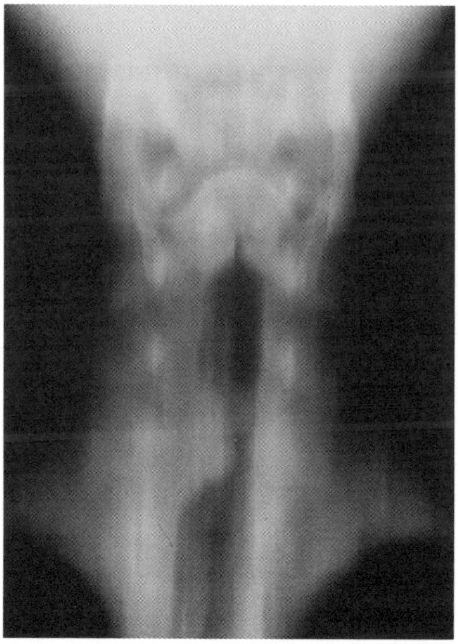

FIGURA 38.7 Planigrafia de um carcinoma adenocístico no terço proximal da traquéia.

A RM acentua ainda mais os detalhes do tumor extratraqueal e se há ou não infiltração das estruturas vasculares.

Laringotraqueobroncoscopia

A laringotraquebroncoscopia é um exame extremamente importante no estudo dos tumores traqueais, porque confirma ou não o diagnóstico, verifica as condições das pregas vocais, analisa as características dos tumores: o local, a extensão, o grau de infiltração da submucosa ou da laringe (localizados no terço proximal da traquéia) ou da carina ou dos brônquios principais (localizados no terço distal da traquéia), a forma e a consistência, se único ou múltiplo, se séssil ou pediculado, o grau de obstrução traqueal e, finalmente, permite a realização de biopsias, a partir do que será obtido o tipo histológico.

Entretanto, o maior valor da endoscopia está na possibilidade de iniciar o tratamento do doente ao remover a porção intraluminar do tumor e, com isso, diminuir a insuficiência respiratória. O doente livre da obstrução intratraqueal tem condições para realizar outros exames (para estagiamento) ou dar início à quimioterapia.

Durante a realização de endoscopia e/ou biopsias, pode haver piora acentuada da insuficiência respiratória ou aparecimento de hemorragias, principalmente se o tumor for um hemangioma ou uma tireóide intratraqueal ou um carcinóide típico. Por causa desse risco, a endoscopia traqueal somente deve ser realizada em locais que permitam um rápido tratamento e indicada depois de realizados e analisados os exames de imagem. O prévio conhecimento da localização do tumor permite ao cirurgião decidir o que fará se houver uma complicação.

Estagiamento dos tumores traqueais primários malignos

Ao contrário dos tumores malignos do pulmão, a gravidade do tumor traqueal não está nas metástases em linfonodos (N) ou na metástase à distância (M), mas, sim, no grau de obstrução traqueal. A maioria dos doentes com tumor traqueal morre com asfixia antes da manifestação clínica das metástases. A ausência de metástases na fase clínica foi confirmada nas necropsias em que, na maioria dos cadáveres, não foi encontrado tumor fora da região traqueal.

Por tudo isso, a classificação dos tumores traqueais não segue o TNM dos tumores brônquicos, mas uma própria:

- estágio I: tumor que se encontra apenas na mucosa;
- estágio II: tumor que infiltra por toda a parede traqueal sem ultrapassá-la;
- estágio III: tumor que ultrapassa a parede traqueal e infiltra os tecidos vizinhos e/ou tem linfonodos peritraqueais com tumor;
- estágio IV: metástases à distância.

Tratamento dos tumores traqueais

Sempre que os doentes tiverem condições e os tumores não ultrapassarem 60% do comprimento traqueal, deve-se indicar a ressecção dos tumores traqueais, quer sejam benignos ou malignos. A ressecção do tumor traqueal pode ser associada à ressecção parcial da laringe (tumores traqueocervicais) ou à ressecção da carina e/ou dos brônquios (tumores traqueais mediastinais).

A ressecção traqueal e a reconstrução tubular são realizadas da mesma forma que as estenoses pós-entubação (Figura 38.5). Nos tumores que infiltram a carina e/ou brônquios, além da ressecção traqueal, é ressecada a carina e/ou brônquios, seguindo-se de uma anastomose traqueobrônquica ou da reconstrução da carina.

Nos pacientes com suspeita de infiltração dos tecidos peritraqueais, é indicada a quimioterapia antes da operação. A radioterapia no pré-operatório raramente é indicada e, nas poucas vezes que ocorre, não deve ultrapassar 35 Gy, por provocar intensa lesão nos capilares da parede traqueal (vasculite), com sua obstrução, e isquemia da parede traqueal.

Tratamentos paliativos

Quando não é possível operar o doente ou ressecar o tumor, indica-se um dos seguintes tratamentos paliativos.

Ressecção endoscópica do tumor traqueal e colocação do tubo T de silicone

A porção intratraqueal do tumor é ressecada e é colocado um tubo T, o qual mantém a traquéia aberta. Quando o tumor infiltra a carina e/ou um brônquio, é colocado um tubo TY, que tem o ramo distal bifurcado, o que mantém permeáveis os 2 brônquios principais (Figura 38.8).

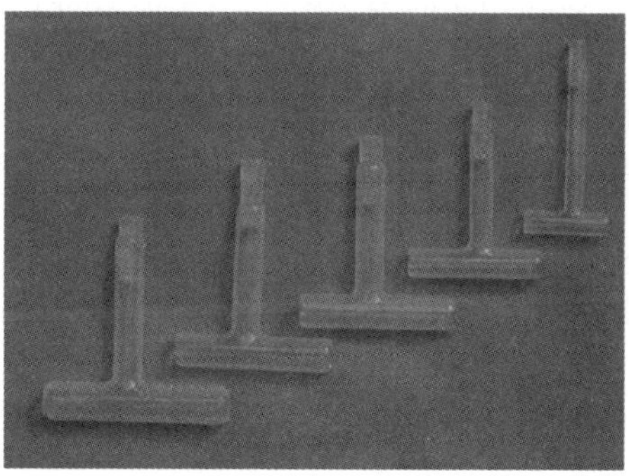

A

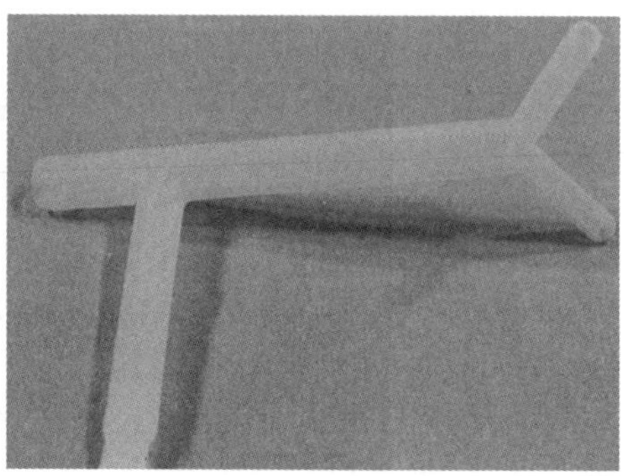

B

FIGURA 38.8 (A) Tubo T de vários comprimentos e diâmetros; (B) tubo TY com ramo distal bifurcado.

Órtese metálica

Pode ser colocada uma das órteses metálicas já citadas, recobertas ou não por uma película plástica que impede o crescimento do tumor nas aberturas da órtese. A órtese com película também impede a passagem de saliva e alimentos quando há uma fístula traqueoesofágica.

Prótese traqueal

A prótese traqueal está indicada apenas para os doentes com tumores malignos, com mais de 60% do comprimento traqueal ou quando há recidiva tumoral na anastomose e há necessidade de nova ressecção traqueal. No momento, a prótese traqueal disponível é a de Neville.

A prótese traqueal de Neville é um tubo de silicone, pode ser reto (para traquéia) ou bifurcado (para a carina) e possuir vários diâmetros. Próximos às extremidades do tubo, há anéis de dacron, que permitem a sutura da prótese à traquéia e/ou aos brônquios. Com essa prótese, é possível que ocorram diversas complicações, dentre elas destacam-se a ruptura do tronco arterial braquiocefálico e a formação de granulomas, que periodicamente devem ser ressecados.

Não temos experiência com a prótese traqueal de Neville porque, até o momento, sempre conseguimos reconstruir a perda traqueal, mesmo quando longas ressecções foram realizadas.

ESTENOSES TRAQUEAIS CONGÊNITAS

Essa forma de estenose geralmente é muito grave por causa do acentuado grau de insuficiência respiratória obstrutiva e, por isso, a criança vem a falecer nos primeiros dias de vida. Até recentemente, as estenoses congênitas somente eram descobertas na autopsia. Entretanto, com o desenvolvimento das terapias intensivas neonatais, o diagnóstico clínico tem sido feito com mais freqüência; conseqüentemente, o médico deve estar preparado para tratá-las de forma adequada.

As crianças podem ter malformações em outros órgãos (geralmente, coração), que devem ser diagnosticadas.

O diagnóstico é confirmado e detalhado por meio de exames de imagem e de traqueobroncoscopia. Dos exames de imagem, a TC com contraste e reconstrução da anatomia permite o diagnóstico de estenoses laringotraqueais e das anomalias vasculares que comprimem a traquéia.

Quando a suspeita é de duplo arco aórtico, o esofagograma mostra com muita nitidez a dupla compressão do esôfago.

As obstruções laringotraqueais nas crianças podem se manifestar de 2 formas: com traqueomalácia (estenose funcional) ou com estenose orgânica (fixa).

Traqueomalácia

A traqueomalácia pode estar presente na criança de forma isolada, mas, na maioria das vezes, a criança tem concomitantemente atresia de esôfago ou fístula traqueoesofágica ou duplo arco aórtico ou cisto ou massas peritraqueais.

Nas traquéias com uma área de malácia, os anéis traqueais estão parcial ou completamente incompletos ou têm uma forma elíptica em vez de um C. Além disso, a porção membranosa, no trecho com malácia, é extremamente larga e frouxa, de tal modo que prolapsa, mesmo aos pequenos esforços.

Na traquéia intratorácica, há acentuada diminuição do lúmen traqueal na expiração, mesmo com pequenos esforços, e o lúmen se fecha completamente nos grandes esforços e com a tosse. Na traquéia cervical, não há alterações no diâmetro traqueal com a glote aberta durante a respiração normal.

Diagnóstico

A criança apresenta sintomas e sinais de obstrução durante a expiração (tiragem e ruído traqueal), tosse em latido (por causa da aposição das 2 paredes, anterior e posterior), infecções pulmonares repetitivas e parada respiratória com morte súbita (sempre precedida de grave hipoxia). Os sinais de obstrução pioram durante a alimentação porque o esôfago dilata e comprime ainda mais a área de malácia.

Antecedentes de atresia de esôfago, duplo arco aórtico, massas ou cistos peritraqueais auxiliam o diagnóstico.

A TC e a traqueoscopia devem ser realizadas de forma dinâmica, isto é, a traquéia deve ser examinada com a criança acordada, tossindo e chorando.

A traqueoscopia, além de confirmar a área de estreitamento, mostra que os anéis traqueais têm forma elíptica e a porção membranosa é exuberante e prolapsa.

Tratamento

A área de malácia geralmente se torna mais resistente com o passar do tempo (1 a 2 anos), por essa razão, as crianças assintomáticas são observadas. Crianças com muita dificuldade para respirar, com infecções pulmonares repetitivas ou com episódio de parada respiratória devem ser tratadas. No tratamento, segue-se uma seqüência, dos mais simples para os mais complexos.

- entubação por 14 dias com CPAP (pressão positiva contínua em via aérea);
- traqueostomia e colocação de um tubo T de silicone: o tubo é retirado a cada 6 meses e a traquéia é reexaminada;
- aortopexia;
  - fixação da aorta ascendente à face posterior do esterno, o que traciona a parede anterior da malácia e abre a traquéia. Essa técnica é indicada quando as 2 anteriores não deram certo;
- reforço da traqueomalácia com cartilagem, ou malha de marlex ou pericárdio, etc.;

- ressecção da área com malácia, quando é de curta extensão;
- colocação de uma órtese metálica (nitinol, *walstent*, etc.)

Estenose traqueal congênita orgânica

Nessa segunda forma de estreitamento traqueal, geralmente há ausência de toda ou quase toda porção membranosa, mas os anéis traqueais têm estrutura e consistência normais.

As crianças podem ter outras malformações no coração, rim, pulmão e, principalmente, malformações vasculares (duplo arco aórtico, tronco arterial braquiocefálico e artéria subclávia esquerda anômalos). A associação de estenose traqueal em forma de funil com artéria pulmonar esquerda nascendo da artéria pulmonar direita (*pulmonary artery sling*) ocorre em 50% das crianças.

O diagnóstico é suspeito quando a criança apresenta evidente dificuldade respiratória e ruído traqueal, os quais se acentuam nas infecções respiratórias ou com esforço ou com tosse. Pode haver episódios de parada respiratória por fadiga muscular ou depressão do centro respiratório. Nessas situações, a criança deve ser entubada.

Tipos de estenoses traqueais

As estenoses podem ser curtas (0,5 a 2 cm), extensas (mais de 2 cm) e complexas (Figura 38.9).

As estenoses extensas podem apresentar formato tubular ou afunilado. A estenose em funil recebe esse nome porque a traquéia vai afunilando progressivamente até um

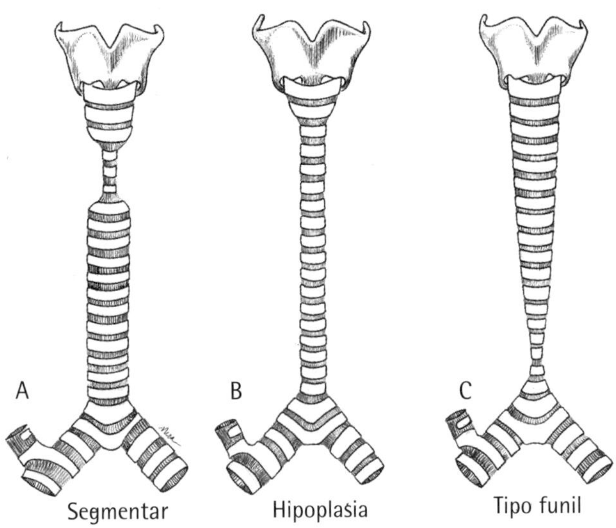

FIGURA 38.9 (A) Esquema de uma estenose traqueal congênita curta; (B), tubular extensa; (C) extensa em funil.

ponto máximo de estreitamento, geralmente junto à carina, onde mede 2 mm de diâmetro interno. Outra característica da estenose em funil é o estreitamento progressivo da porção membranosa até o seu desaparecimento macroscópico próximo da carina (o exame microscópico sempre mostra um filete da porção membranosa).

Como nas estenoses orgânicas, a TC e a traqueoscopia são importantes. Esses exames mostram, localizam e caracterizam a forma da estenose. A TC deve ser realizada com contraste, permitindo o diagnóstico de artérias anômalas, duplo arco aórtico, artéria pulmonar esquerda anômala, comunicações intracardíacas etc. Na traqueoscopia, podem-se ver ou não pulsações na área estenosada, o que faz o diagnóstico de compressão vascular.

As crianças com suspeita de cardiopatia e duplo arco aórtico podem necessitar de ecocardiograma e cateterismo cardíaco para confirmar o diagnóstico.

Tratamento

Os seguintes tratamentos podem ser indicados:

- dilatação da área estenosada (indicada apenas às estenoses bem curtas);
- ressecção da área estenótica.

Crianças devem ser operadas o mais rápido possível, sendo que a técnica operatória dependerá do tipo de estenose. Apesar da grave insuficiência respiratória, não se utiliza a circulação extracorpórea para oxigenar a criança durante a ressecção. A criança é ventilada com uma cânula orotraqueal colocada acima da estenose e, depois de aberta a traquéia, é entubado o coto traqueal distal ou um dos brônquios principais (geralmente o esquerdo).

As estenoses curtas até 30% (na criança pequena, correspondem a ± 1,2 cm) são ressecadas. A reconstrução da traquéia é realizada com uma anastomose crico ou traqueotraqueal, sempre com pontos separados absorvíveis, conforme já foi descrito para as estenoses pós-entubação (Figura 38.5). Os pontos separados permitem o crescimento da traquéia entre eles.

As estenoses tubulares extensas, mais de 30% da traquéia, são corrigidas com a técnica do deslizamento descrita por Tsang et al. (1989).

As estenoses traqueais em funil são mais complexas e corrigidas sem CEC (circulação extracorpórea) e com uma traqueoplastia, conforme o esquema que descrevemos em 1979 (Figura 38.10).

ESTENOSES TRAQUEAIS DE ORIGEM INFECCIOSA INESPECÍFICA OU ESPECÍFICA OU FÚNGICA OU PARASITÁRIA

As estenoses podem se originar da ação de um germe gram-positivo, ou gram-negativo, ou germes específicos (bacilo da tuberculose) ou de um fungo *Paracoccidioides brasiliensis* (blastomicose sul-americana) ou de um parasita *Leishmania donovani* (leishmaniose). Entretanto, essas estenoses são muito raras.

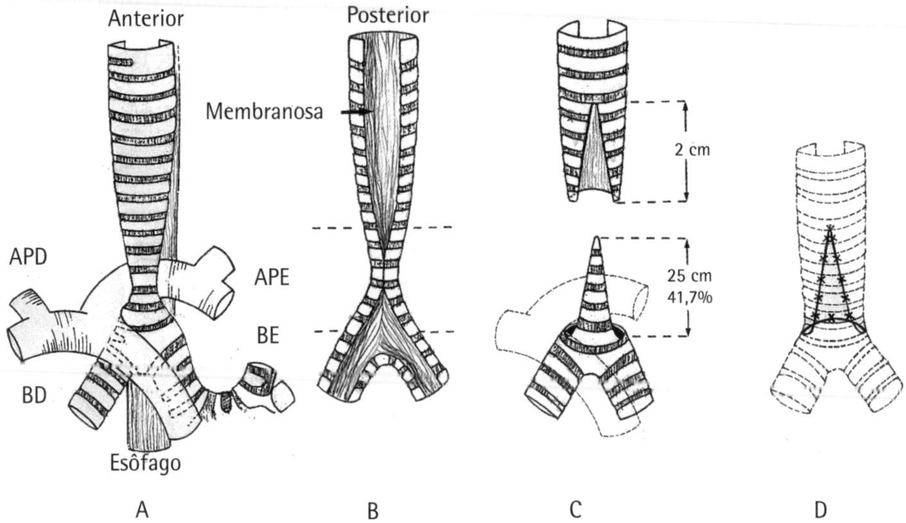

FIGURA 38.10 Esquema da correção da estenose traqueal congênita com a forma de funil: (A) visão anterior da estenose associada a artéria pulmonar esquerda anômala; (B) visão posterior da estenose; (C) secção da estenose em 2 metades, a inferior com um triângulo de cartilagem e a superior incisada na linha mediana; (D) anastomose das 2 metades prontas.

No nosso material, temos 12 doentes (2,5%) com estenoses pós-tuberculose ou blastomicose. Essas estenoses são diagnosticadas com história clínica, radiogramas torácicos (mostrando alterações pulmonares sugestivas de tuberculose ou blastomicose ou de infecção fúngica), testes cutâneos, pesquisa de anticorpo no plasma e, principalmente, com o achado de bactérias ou do bacilo de Koch ou do fungo ou do parasita no escarro ou na área estenosada (material obtido com a biopsia).

Uma vez confirmado o diagnóstico, o paciente recebe o tratamento específico. Entretanto, os doentes que ainda estão na fase ativa da doença específica ou inespecífica e têm sintomas e sinais de insuficiência respiratória obstrutiva são submetidos a dilatação da área estenosada e colocação de um tubo T (da forma já descrita).

As estenoses traqueais pós-tuberculose geralmente se localizam no terço distal da traquéia, são longas e se estendem para carina e para 1 ou para os 2 brônquios principais. Se isso ocorrer, deve-se dilatar também o(s) brônquio(s) e colocar um tubo de silicone nele (se for um) ou colocar um tubo TY, ramo distal com a forma de um Y (que mantém dilatada a traquéia e os brônquios principais).

Periodicamente, o tubo T é retirado e a área da estenose é examinada endoscopicamente. Após o desaparecimento dos germes (bactérias ou bacilo de Koch) ou do fungo ou do parasita da área estenótica e assim que ela adquirir consistência fibrótica, indica-se a ressecção traqueal.

Na fase crônica (tecido fibroso e sem germe ou parasita), as alterações macroscópicas da parede traqueal e/ou brônquica são semelhantes em tudo às da estenose pós-entubação. Por isso, as ressecções traqueais e as anastomoses laringo ou crico ou traqueotraqueais são realizadas tecnicamente da mesma forma como foi descrito para as estenoses pós-entubação.

Nas estenoses que atingem a carina, deve-se ressecá-la e reconstruí-la, geralmente, com uma anastomose do brônquio esquerdo na traquéia e o direito na face lateral da traquéia. Quando a estenose se estende até os brônquios lobares e não é possível manter o pulmão, é indicada a pneumonectomia, geralmente esquerda.

Os doentes operados com uma doença infecciosa inespecífica ou específica ou com um parasita na fase crônica, rígida e sem germes, fungos ou parasitas têm os mesmos resultados obtidos com as estenoses pós-entubação.

Estenoses traqueais por vasculite ou auto-imunes

As vasculites são uma série de doenças em que há acometimento da parede vascular. Elas são categorizadas como primárias ou secundárias. Entre as primárias, há a doença granulomatosa necrótica de Wegener, que pode apresentar lesões laringotraqueais, obstrutivas ou não. As estenoses mais freqüentes são as subglóticas, que ocorrem aproximadamente em 16% dos doentes. Em crianças e adolescentes, as lesões laringotraqueais são ainda mais freqüentes (até 48%).

A doença é de origem desconhecida, acomete principalmente as artérias de pequeno e médio diâmetro em mulheres jovens. Supõe-se que imunocomplexos possam estar envolvidos na patogenia. Essa vasculite caracteriza-se por produzir lesões principalmente nos paranasais, nariz, pulmões e rins.

Apresenta manifestações sistêmicas (febre, indisposição, astenia, anorexia, cansaço, emagrecimento), vasculares trombóticas em jovens e vasculite leucocitoclástica (observada no exame anatomopatológico).

Para fazer o diagnóstico de granulomatose de Wegener, deve-se seguir os critérios propostos, em 1990, pela *American College of Rheumatology*:

- inflamação nasal ou oral (úlceras orais e secreção nasal piossanguinolenta);
- radiograma de tórax anormal com presença de nódulos com ou sem cavidades;
- hematúria;
- inflamação granulomatosa.

A presença de 2 ou mais dos critérios citados tem sensibilidade de 88% e especificidade de 92%. Atualmente, sabe-se que 65 a 90% dos doentes com Wegener em atividade apresentam o ANCA-c positivo (antiproteinase 3). A positividade do ANCA-c não é suficiente para confirmar Wegener, já que ele pode ser positivo em outras condições, como ocorre na tuberculose. Também o ANCA-c negativo não exclui com certeza a doença. A sensibilidade do ANCA-c na granulomatose de Wegener inativa é baixa, de 65 a 70%.

Os doentes com lesão laringotraqueal podem ser assintomáticos, ou podem apresentar rouquidão ou discreto estridor ou insuficiência respiratória obstrutiva grave.

Policondrite

A policondrite é uma doença auto-imune que acomete todas as cartilagens, principalmente as do nariz e da orelha. Além das manifestações sistêmicas (febre, astenia, emagrecimento, cansaço), os doentes queixam-se de dores nas articulações, os quais apresentam sinais inflamatórios: rubor, aumento das articulações e edema cutâneo. As cartilagens do nariz ficam amolecidas e, com isso, o nariz desaba. As cartilagens auriculares também amolecidas modificam os contornos das orelhas.

Quando a doença afeta as cartilagens da laringe e/ou da traquéia e/ou dos brônquios, elas tornam-se amolecidas e há diminuição do lúmen da laringe e/ou da traquéia e/ou dos brônquios principais. Com o estreitamento, os doentes passam a ter sintomas e sinais de obstrução das vias aéreas altas (estenose funcional). Os sinais e sintomas são tão mais graves quanto maior for o grau de amolecimento das cartilagens.

O diagnóstico de estenose laringotraqueal por policondrite é feito com a biopsia de uma cartilagem alterada. Em todas as estenoses laringotraqueais originadas de uma vasculite ou de doenças auto-imunes, também são realizados os exames de imagem e a broncoscopia, que confirmam o diagnóstico de estenose, o seu grau de estreitamento, a localização, a extensão e a presença ou não de processo inflamatório na fase aguda. Além disso, com a broncoscopia, pode-se biopsiar uma cartilagem ou mais.

Tratamento

O tratamento dessas estenoses é essencialmente clínico, com imunossupressores (ciclofosfamida) e corticóide. Jamais se deve ressecar a área traqueal estreitada com a doença na fase aguda. Se isso for realizado, quase certamente haverá reestenose, porque a anastomose será feita em um tecido com intenso processo inflamatório agudo.

Na fase aguda, para permitir que o doente respire sem esforço, dilata-se a área estenosada e coloca-se um tubo T, que deve ser longo de modo a manter a laringe, a traquéia e os brônquios abertos. Poderá ser necessário colocar um tubo TY, para ampliar também os brônquios.

Temos 2 doentes com estenoses na subglótica, na traquéia distal e nos brônquios principais por policondrite. Em ambos, foi colocado tubo T que manteve a laringe e a traquéia abertas. Após 1 ano de tratamento com ciclofosfamida e os exames evidenciarem doença inativa, o tubo T foi retirado. Nova endoscopia mostrou diminuição das estenoses, cartilagens mais resistentes e com menor colapso. Em razão desses achados, o tubo T não foi recolocado. Os doentes estão há 4 e 6 anos sem sintomas e sinais de obstrução respiratória.

ESTENOSE TRAQUEAL IDIOPÁTICA

São estenoses de origem desconhecida. Ocorrem em doentes que nunca foram entubados com infecções bacterianas ou específicas (tuberculose, blastomicose, histoplasmose, difteria) ou parasitária (*leishmania*), nunca inalaram ar ou fumaça quente ou aspiraram ácidos ou álcalis, não sofreram irradiação cervical ou mediastinal, não possuem clínica de vasculite, doença auto-imune, amiloidose sarcoidose e, finalmente, possuem evolução clínica, localização e aspecto típicos.

As estenoses idiopáticas ocorrem quase sempre em mulheres jovens. A estenose é circunferencial, a maioria encontra-se na subglótica, mas pode estender-se para o terço proximal da traquéia. A estenose é fibrótica e dura, contudo a mucosa facilmente sangra ao toque, podendo apresentar granulação e úlceras; não costuma ser extensa, variando de 2 a 3 cm.

Na microscopia, vê-se que a superfície epitelial é do tipo metaplasia escamosa. Os anéis cartilaginosos geralmente estão intactos. Ao contrário do que ocorre na granulomatose de Wegener, não há pus, células eosinófilas ou plasmócitos ou sinais de policondrite ou vasculite. Não há também depósito de amilóide, evidência de microrganismos ou partículas estranhas. As culturas do tecido para bactérias, micobactérias e fungos são negativas. A pesquisa do anticorpo antineutrófilo citoplásmico (ANCA-c) é negativa.

O diagnóstico de estenose laringotraqueal idiopática é feito por exclusão, isto é, ainda hoje não há um exame específico. Após excluir todas as etiopatogenias conhecidas a partir da história, dos antecedentes, do exame físico, dos exames de imagem, sorológicos, broncoscópicos e das biopsias, a estenose é classificada como idiopática.

Os tratamentos são semelhantes aos indicados para as estenoses laringotraqueais pós-entubação, a saber: dilatação, ressecções endoscópicas, tubo T e, principalmente, a ressecção da área estenosada com anastomose crico ou traqueotraqueal.

Embora sejam pouco citados na literatura, os resultados das estenoses traqueais idiopáticas são semelhantes aos obtidos nas estenoses pós-entubação. Na Unifesp-EPM, por exemplo, houve, até o momento, apenas 2 casos de estenose traqueal idiopática.

REFERÊNCIAS BIBLIOGRÁFICAS

1. FORTE, V. *Ressecção da estenose traqueal pós-entubação com a reconstrução da traquéia por anastomose laringo, crico ou traqueotraqueal: análise clínica e cirúrgica*. São Paulo, 1996. 206p. Tese de Livre-Docência. Unifesp-EPM.
2. KASTANOS, N. et al. "Laryngotracheal injury due to endotracheal intubation: incidence, evolution, and predisposing factors: a prospective long-term study". *Crit. Care Med.* 11:362-7, 1983.
3. LEBOVICS, R.S. et al. "The management of subglottic stenosis in patients with Wegener's granulomatosis". *Laryngoscope*. 102:1341-5, 1992.
4. LINDHOLM, C.E. "Prolonged endotracheal intubation". *Acta Anaesthesiol. Scand.* 32:1-131, 1969.
5. LOBE, T.E. *Tracheal reconstruction in infancy*. Filadélfia, W.B. Saunders, 1991.
6. PEARSON, F.G. et al (eds.). *Thoracic surgery*. Nova York, Churchill Livingstone, 1995. Cap.II, p.235-71 e 313-52.
7. PERELMAN, M.I. & KOROLEVA, N.S. "Primary tumors of the tracheal". In: GRILLO, H.C. & ESCHAPASSE, H. (eds.). *International trends in general thoracic surgery - major challenges*. Filadélfia, W.B. Saunders, v.2, 1987, 91p.
8. STAUFFER, J.L.; OLSON, D.E. & PETTY, T.L. "Complications and consequences of endotracheal intubation and tracheotomy: a prospective study of 150 critically ill adult patients". *Am. J. Med.* 70:65-76, 1981.

CAPÍTULO 39

Malformações Pulmonares

ROSELI GIUDICI
ALEXANDRE KAZANTZI F. RIBEIRO
VICENTE FORTE

AFECÇÕES CONGÊNITAS PULMONARES

Introdução/embriologia

As anomalias congênitas do broto pulmonar manifestam-se por desconforto respiratório no período neonatal ou por infecções pulmonares de repetição na infância ou na idade adulta. A falha no desenvolvimento embriológico do broto pulmonar é responsável por uma variedade de anomalias relacionadas ao aparelho respiratório.

O broto pulmonar inicia seu desenvolvimento a partir de um primórdio endodérmico 3 semanas após a concepção. Na 4ª semana de vida intra-uterina, ocorre a separação entre o esôfago e a traquéia, seguida da definição dos brônquios principais. Por volta da 6ª semana, estão definidos os brônquios lobares (3 à direita e 2 à esquerda).

A subdivisão brônquica continua até o 7º mês, quando os bronquíolos terminais distais se expandem em alvéolos. Até esse período, cerca de 17 subdivisões brônquicas foram estabelecidas. A partir desse momento, há o desenvolvimento da unidade respiratória terminal, com o aparecimento dos sacos alveolares, diferenciação dos pneumócitos tipo I e tipo II e, posteriormente, dos alvéolos (a partir da 30ª semana de vida intra-uterina).

É preciso lembrar que existe crescimento do número de alvéolos após o nascimento, até por volta dos 8 anos de idade, embora esse crescimento seja muito acentuado no 1º ano de vida. O suprimento vascular inicial dos brotamentos brônquicos primitivos é originário da aorta dorsal. A interconexão gradual com o 6º arco aórtico dá origem ao sistema vascular pulmonar. Apenas as artérias brônquicas permanecem como remanescentes do sistema arterial sistêmico.

AGENESIA E APLASIA PULMONAR

A agenesia pulmonar caracteriza-se por ausência completa de parênquima, vasos e brônquios. Na aplasia pulmonar, há formação apenas de brônquio-fonte, que é rudimentar e termina em fundo cego. Não existe deformidade aparente na caixa torácica, pois o desvio do mediastino e a vicariância do pulmão contralateral já estão presentes desde a vida intra-uterina.

O quadro clínico compreende taquipnéia, dispnéia aos esforços, tosse, sibilos e infecções pulmonares recorrentes. Alguns indivíduos são assintomáticos. O murmúrio vesicular é simétrico, exceto na região axilar do lado acometido.

O estudo radiográfico do tórax mostra desvio acentuado do mediastino em um tórax simétrico, com vicariância do pulmão contralateral. O diagnóstico diferencial deve ser feito com atelectasia ou aspiração de corpo estranho. Quando está localizado à direita, pode ser confundido com dextrocardia.

A suspeita de agenesia pulmonar pode ser confirmada por broncoscopia ou angiografia pulmonar. A mortalidade é decorrente de malformações graves associadas, presentes em mais de 50% dos casos. Não há indicação cirúrgica para o tratamento desta afecção.

HIPOPLASIA PULMONAR

A hipoplasia pulmonar é decorrente do desenvolvimento incompleto da árvore brônquica e do sistema vascular pulmonar. A severidade da hipoplasia irá determinar o grau de comprometimento respiratório. Esse defeito costuma ser secundário a uma outra doença: defeitos que cursam com oligoidrâmnio grave (fatais), como agenesia renal (síndrome de Potter), ou com lesões que ocupam espaço no tórax, como hérnia diafragmática congênita, malformação adenomatóide cística, hidrotórax, síndrome de Jeune, síndrome da cimitarra, síndrome de Prune-Belly e cardiopatia.

O tratamento baseia-se na assistência ao pulmão hipoplásico. Apesar de todo desenvolvimento que houve nas últimas décadas, em relação à assistência ventilatória e à terapia intensiva neonatal, a mortalidade da hipoplasia pulmonar não mudou. Persiste com mortalidade elevada, não respondendo às novas abordagens possíveis.

CISTO BRONCOGÊNICO

O cisto broncogênico é uma lesão cística congênita, *única*, localizada no parênquima pulmonar (30%) ou no mediastino (70%). Os brotamentos anormais se destacam do tubo traqueobrônquico primitivo e, quando se localizam na carina ou em brônquio de 1ª ordem, assumem posição central (mediastinal); quando o broto anormal destaca-se da árvore mais distal, ele assume localização intraparenquimatosa.

Conforme sua localização, pode ser assintomático (achado radiográfico) ou originar sintomas precoces ao comprimir estruturas vizinhas. Quando está próximo à carina, costuma originar estridor, dispnéia, tosse persistente e cianose. Eventualmente, pode ocasionar disfagia. No lactente com cisto mediastinal, a obstrução brônquica parcial com mecanismo de válvula pode determinar quadro clínico e radiográfico indistinguível do enfisema lobar congênito.

No exame radiográfico do tórax, nota-se massa única de contorno uniforme, arredondada, de densidade homogênea, situada na região inferior da carina. O esofagograma em perfil pode mostrar massa desviando a traquéia para a frente e o esôfago para trás.

O diagnóstico diferencial deve ser feito com duplicidade esofágica (quando o cisto está localizado à direita), enfisema lobar congênito (quando há obstrução brônquica parcial com mecanismo de válvula), hérnia diafragmática e pneumatocele. Caso persista dúvida diagnóstica, a tomografia computadorizada (TC) de tórax é bastante útil para o diagnóstico diferencial entre essas doenças. O tratamento indicado é a ressecção do cisto pulmonar. O prognóstico é excelente.

ENFISEMA LOBAR CONGÊNITO

No enfisema lobar congênito (ELC), há um aumento uniforme e maciço do lobo acometido, com conseqüente compressão extrínseca dos lobos adjacentes e estruturas mediastinais. Trata-se de doença rara, cuja patogênese permanece desconhecida. A teoria baseada no inadequado suporte cartilaginoso do brônquio lobar não tem sido acompanhada de substrato anatomopatológico. A teoria mais recente (lobo polialveolar) relaciona essa doença a um número aumentado de alvéolos dentro de cada ácino pulmonar, no momento do nascimento.

É mais freqüente nos lobos superior esquerdo, médio e superior direito e incide mais em lactentes brancos. O quadro clínico é de desconforto respiratório progressivo nas primeiras semanas de vida (dispnéia, tosse, sibilos, taquipnéia e agitação).

O exame físico mostra tiragem subcostal, diafragmática e de fúrcula, com murmúrio vesicular diminuído no lado afetado, podendo-se notar, ainda, aumento do diâmetro ântero-posterior do tórax ou abaulamento do hemitórax afetado, desvio do íctus para o lado oposto ao defeito e cianose nos casos mais graves. Pode simular um quadro de pneumotórax hipertensivo, que é o principal diagnóstico diferencial.

Os aspectos radiográficos são característicos e costumam ser suficientes para confirmação diagnóstica. Esse exame demonstra aumento da radiotransparência no hemitórax afetado com desvio do mediastino, diafragma retificado e rebaixado, hérnia mediastinal anterior e opacificação triangular próxima à imagem cardíaca, que corresponde ao lobo adjacente atelectasiado por compressão (Figura 39.1).

No pneumotórax hipertensivo, não se visualiza trama pulmonar na região radiotransparente e o pulmão fica atelectasiado ao redor do hilo. Além do pneumotórax, há uma série grande de outras doenças que podem cursar com síndrome do desconforto respiratório neonatal e radiografia de tórax sugerindo hiperinsuflação lobar. Nessa situação, os antecedentes pessoais são importantes para o raciocínio clínico.

O neonato com ELC é um bebê normal, que nasceu bem, de termo, não teve infecção respiratória prévia ao desconforto, não foi reanimado, não recebeu oxigênio nem as-

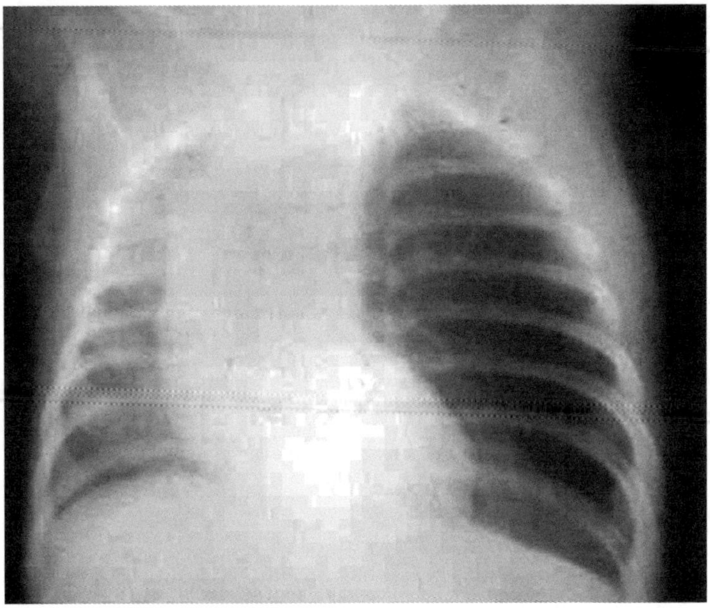

FIGURA 39.1 Raio X simples de tórax em neonato portador de enfisema lobar congênito: insuflação acentuada do lobo superior esquerdo, com desvio do mediastino e compressão do pulmão normal.

sistência ventilatória e não tem cardiopatia. Para auxiliar o diagnóstico, pode-se utilizar a tomografia computadorizada de tórax e a cintilografia pulmonar de perfusão.

O tratamento clínico por meio de oxigenoterapia, umidificação de vias aéreas, broncodilatadores e terapia antibacteriana está associado a pouca melhora clínica e elevada mortalidade. O tratamento de escolha é a ressecção do lobo acometido.

O prognóstico após o tratamento operatório é excelente.

MALFORMAÇÃO ADENOMATÓIDE CÍSTICA

A malformação adenomatóide cística foi considerada erroneamente um hamartoma torácico, pois contém estruturas brônquicas e alveolares dispostas de modo desordenado, mas não contém cartilagem. Assim, acredita-se que ocorra um crescimento excessivo e descontrolado dos bronquíolos terminais, alguns canais alveolares não se comunicam com a árvore respiratória formando verdadeiros sacos aéreos.

Com o avanço da ultra-sonografia, é possível a suspeita antenatal desse tipo de malformação, pela visibilização das lesões císticas intrapulmonares a partir da 20ª semana de gestação.

Cerca de 25% dos casos se apresentam por ocasião do nascimento como uma síndrome incompatível com a vida (prematuros natimortos com anasarca maciça e poliidrâmnio).

Pode ser causa de desconforto respiratório no período neonatal ou ainda, nas formas mais leves, causa de infecção respiratória de repetição na criança ou no adulto. A forma mais comum de apresentação é a angústia respiratória no recém-nascido.

O exame radiográfico do tórax mostra massa intrapulmonar radiotransparente, com número variável de formações císticas, acompanhada de desvio do mediastino (Figura 39.2). A tomografia do tórax evidencia o aspecto característico de "queijo suíço" no lobo acometido, pela presença de imagens císticas de diâmetros variados dentro da massa pulmonar.

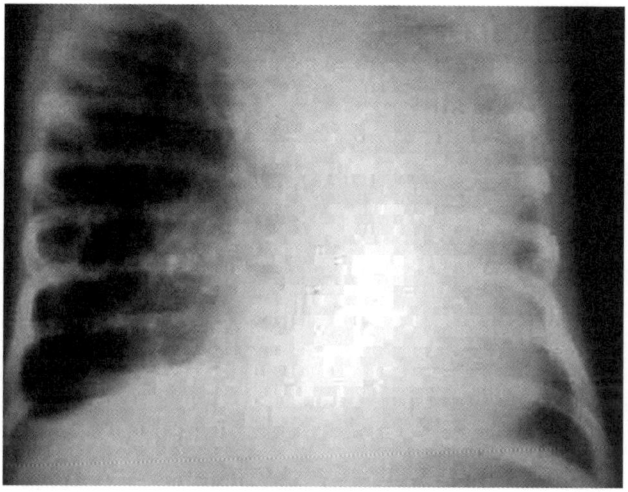

FIGURA 39.2 Raio X simples de tórax mostra hiperinsuflação do lobo inferior direito, com imagens císticas no seu interior em lactente portador de malformação adenomatóide cística.

A ressecção do lobo comprometido é recomendada em todos os pacientes portadores dessa anomalia. De maneira semelhante ao enfisema lobar, o tratamento clínico está associado a elevado índice de mortalidade. A ressecção pulmonar costuma ser bem tolerada quando há acometimento de um único lobo, sem hipoplasia pulmonar associada.

SEQÜESTRO PULMONAR

O seqüestro pulmonar é uma malformação caracterizada pela presença de tecido pulmonar não-funcionante que recebe toda ou a maior parte de sua irrigação sanguínea de um vaso anômalo sistêmico. Pode ser classificado em 2 formas distintas: intralobar (localizado dentro da pleura visceral do lobo comprometido) e extralobar (destacado dos outros lobos e com revestimento pleural próprio), tipo que costuma ser assintomático por estar totalmente separado do pulmão, constituindo-se, na maioria das vezes, achado durante toracotomia por outro motivo.

O seqüestro pulmonar é causa muito rara de distúrbio respiratório no recém-nascido. A característica clínica mais freqüente é a infecção respiratória de repetição. O seqüestro pulmonar intralobar pode apresentar degeneração cística e quando os cistos hiperinsuflam, podem originar insuficiência respiratória. O seqüestro extralobar não apresenta degeneração cística e só produz sintomas respiratórios no recém-nascido se for de grande proporção, causando compressão do parênquima pulmonar.

Apesar de não existir comunicação direta com a árvore traqueobrônquica, as infecções ocorrem através de fenestrações existentes na parede alveolar (poros de Khon) ou por via hematogênica. A comunicação com a árvore respiratória pode surgir após formação de abscesso e drenagem brônquica. A localização mais comum é nos lobos inferiores, em região basal posterior.

No raio X de tórax, a presença de massa triangular ou arredondada, localizada nos lobos inferiores, principalmente nos segmentos basais posteriores, auxilia a suspeita diagnóstica (Figura 39.3).

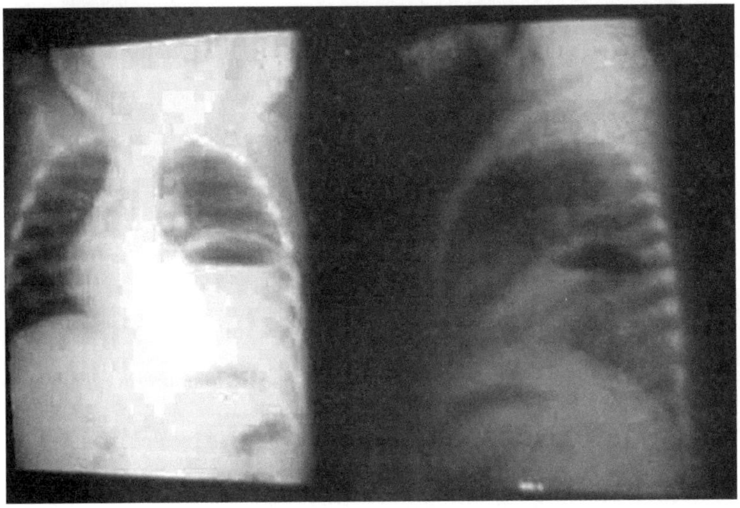

FIGURA 39.3 A localização da lesão em lobo inferior, segmento posterior, deve alertar para o diagnóstico de seqüestro pulmonar intralobar.

O diagnóstico pré-operatório pode ser feito pela identificação do vaso anômalo por aortografia, tomografia computadorizada de tórax com contraste ou angiorressonância.

O tratamento baseia-se na ligadura do vaso anômalo e excisão do segmento acometido. Por causa da falta de plano cirúrgico por infecções prévias, a conduta mais freqüentemente adotada é a lobectomia.

FÍSTULA ARTERIOVENOSA

Essa malformação é resultado de uma conexão anômala entre os sistemas arterial e venoso pulmonares. A localização mais freqüente é nos lobos inferiores. O quadro clínico é decorrente do *shunt* intrapulmonar, permitindo que o sangue flua da artéria pulmonar para veia, sem troca gasosa nos capilares pulmonares. Fístulas pequenas podem ser assintomáticas, enquanto as maiores que 2 cm de diâmetro ou múltiplas causam dispnéia aos esforços, cianose, baqueteamento dos dedos e policitemia.

É possível encontrar sopro contínuo na região da fístula, especialmente na inspiração. A saturação de oxigênio é baixa e não alcança níveis normais com uso de oxigênio. O diagnóstico será confirmado por angiografia pulmonar, sempre bilateral, e o tratamento baseia-se na embolização ou na ressecção da lesão.

REFERÊNCIAS BIBLIOGRÁFICAS

1. ADZICK, N.S. et al. "Fetal cystic adenomatoid malformation. Prenatal-diagnosis and natural-history". *Journal of Pediatric Surgery*. 20(5):483-88, 1985.
2. CHIN, K.Y. & TANG, M.Y. "Congenital adenomatoid malformation of one lobe of a lung with general anasarca". *Archives of Pathology*. 48(3):221-9, 1949.
3. GIUDICI, R.; SUCCI, J.E. & LEAO, L.E.V. "Malformações congênitas pulmonares". In: BURIHAN, E. & RAMOS, R.R. *Condutas em cirurgia*. São Paulo, Atheneu, 2001. p.541-5.
4. GIUDICI, R. et al. "Polyalveolosis: pathogenesis of congenital lobar emphysema?". *Rev. Assoc. Med. Bras*. 44(2):99-105, 1998.
5. _______. "Malformação adenomatóide cística congênita: análise de 8 casos". Anais do VIII Congresso Brasileiro de Cirurgia Torácica. *Jornal de Pneumologia*. v.19, supl.1, 1993 (resumo 32).
6. _______. "Enfisema lobar congênito - análise de 9 casos". *Anais do XIII Congresso Brasileiro de Cirurgia Pediátrica*, 1990 (resumo 89).
7. HALLER JR., J.A. et al. "Surgical management of lung bud anomalies: lobar emphysema, bronchogenic cyst, cystic adenomatoid malformation, and intralobar pulmonary sequestration". *Ann. Thorac. Surg*. 28(1):33-43, 1979.
8. KRAVITZ, R.M. "Congenital-malformations of the lung". *Pediatric Clinics of North America*. 41(3):453-72, 1994.
9. MCBRIDE, J.T. et al. "Lung growth and airway function after lobectomy in infancy for congenital lobar emphysema". *Journal of Clinical Investigation*. 66(5):962-70, 1980.
10. SAVIC, B. et al. "Lung sequestration - report of 7 cases and review of 540 published cases". *Thorax*. 34(1):96-101, 1979.
11. SCHWARTZ, M.Z. & RAMACHANDRAN, P. "Congenital malformations of the lung and mediastinum. A quarter century of experience from a single institution". *J. Pediatr. Surg*. 32(1):44-7, 1997.
12. STOCKER, J.T.; DRAKE, R.M. & MADEWELL, J.E. "Congenital cystic adenomatoid malformation of lung. Classification and morphologic spectrum". *Human Pathology*. 8(2):155-71, 1977.
13. SUCCI, J.E; GIUDICI, R. & PINUS, J. "Patologias cirúrgicas torácicas". In: KOPELMAN, B.I. *Distúrbios respiratórios do recém-nascido*. 2.ed. São Paulo, Atheneu, 1998.

PARTE 9

Neoplasias de Pulmão

CAPÍTULO 40

Câncer de Pulmão: Diagnóstico e Estadiamento

CESAR UEHARA
ILKA LOPES SANTORO
RIMARCS GOMES FERREIRA

INCIDÊNCIA

O câncer de pulmão é o mais prevalente das doenças malignas, acometendo 22% dos homens e 10% das mulheres. No mundo, há 1,2 milhão de casos novos por ano (12,8% de todos os cânceres) e a incidência mundial de câncer de pulmão está aumentando 0,5%/ano. Nas mulheres, a taxa é de 10,8/100.000 pessoas, e nos homens é de 37,5/100.000.

O câncer de pulmão nos Estados Unidos representa 13% de todos tumores malignos. A incidência nos homens começou a diminuir no final da década de 1980, e de 1990 a 1995 diminuiu 2,3% ao ano. Porém, observou-se nas mulheres um aumento de 6/100.000 em 1960 para mais 40/100.000 em 1990. Em 2003, houve nos Estados Unidos 164.100 casos novos, sendo 89.500 em homens e 71.600 em mulheres. No mesmo ano, houve, na Europa, 375.000 casos novos, com 347.000 mortes, mostrando que o câncer de pulmão apresenta incidência e mortalidade altas.

No Brasil, a estimativa do Inca para 2005 mostra que teremos 17.110 casos novos de câncer de pulmão nos homens e 8.680 nas mulheres, com risco de 19 casos novos/100.000 nos homens e de 9/100.000 nas mulheres. Sem considerar os tumores de pele não-melanoma, o câncer de pulmão nos homens é o 2o em freqüência nas regiões Sul (36/100.000), Sudeste (23/100.000) e Centro-oeste (15/100.000). É o 3o em freqüência no Norte (8/100.000) e Nordeste (8/100.000).

Em relação às mulheres, é o 4o mais freqüente no Sul (16/100.000), Sudeste (11/100.000), Centro-oeste (8/100.000) e Norte (5/100.000). É o 5o no Nordeste (5/100.000).

MORTALIDADE

O câncer de pulmão é um dos mais fatais por apresentar alta incidência e alta mortalidade, com 1.100.000 mortes (17,8%). É responsável por 28% das mortes causadas por câncer nos Estados Unidos, com 31% nos homens e 25% nas mulheres. Em 1986, o câncer de pulmão ultrapassou o câncer de mama como causa de morte nesse país.

Ainda nos Estados Unidos, a mortalidade nos homens diminuiu 1,6%/ano de 1990 a 1995, enquanto nas mulheres houve aumento entre 1950 e 2000. No período de 1969 a 1989, a mortalidade nas mulheres aumentou em mais de 300% nos Estados Unidos e no Canadá, e mais de 200% no Japão, na Austrália, Nova Zelândia, Dinamarca, Polônia e Grã-Bretanha.

A sobrevida de 5 anos ainda é baixa, com 13% nos países desenvolvidos e 9% nos países em desenvolvimento, estabelecendo uma média mundial de 11%, apesar da combinação das várias modalidades de tratamento. Quando não se realiza nenhum tratamento, a média de sobrevida é de 4 meses, sendo que apenas 12 a 15% estarão vivos no final de 1 ano.

FATORES DE RISCO

O câncer de pulmão origina-se nas células de revestimento epitelial de superfície ou glandular, em resposta aos estímulos carcinogênicos, proliferando de modo anormal e invasivo. Caracteriza-se por crescimento lento, de tal modo que o tumor pode permanecer despercebido durante anos. Sabe-se, também, que na fase sintomática o tumor já percorreu 2/3 da sua vida, tendo grande população de células malignas. Resta, portanto, apenas 1/3 da vida do tumor para o diagnóstico e para o tratamento.

O diagnóstico tardio deixa a impressão de desenvolvimento rápido e tratamento ineficiente para o tumor. Assim, um tumor com 2 cm iniciou-se há 5 a 15 anos, e a velocidade de multiplicação depende do tipo histológico: mais rápido no carcinoma indiferenciado de células pequenas e mais lento no adenocarcinoma.

Em relação aos fatores de risco, destaca-se o tabagismo. Rottman, em 1898, sugeriu que o cigarro podia causar câncer de pulmão. Porém, foram Doll e Hill, em 1950, que confirmaram a correlação positiva entre neoplasia de pulmão e a quantidade e o tempo de inalação do fumo. Concluíram que o fumo era um importante fator na causa e que o risco de desenvolvimento da doença maligna era uma simples proporção com a quantidade fumada. Esses achados foram reproduzidos várias vezes e sabe-se que de 85 a 95% do câncer de pulmão é causado pelo tabagismo, incluindo usuários de cigarro, charuto, cachimbo e fumante passivo.

As partículas da fumaça do cigarro (0,1 a 1,0 mcm) podem depositar-se nas vias aéreas distais e nos alvéolos. A complexidade do tabaco, com mais de 3.000 produtos químicos, dificulta a identificação dos mais de 40 agentes carcinogênicos, e entre eles incluem-se hidrocarbonetos polinucleares aromáticos, N-nitrosaminas, aminas aromáticas, benzeno, arsênico, acetaldeído, polônio213, etc. A fumaça do cigarro contém substâncias irritantes, oxidantes, radicais livres, que provocam alterações agudas e crônicas na mucosa brônquica. Essas alterações aumentam a retenção e a vulnerabilidade dos pulmões a esses agentes carcinogênicos.

O consumo de mais de 20 cigarros/dia causa risco 20 vezes maior para o desenvolvimento de câncer de pulmão em relação aos não-fumantes, sendo que fumar 20 cigarros/dia durante 40 anos apresenta risco maior do que fumar 40 cigarros/dia durante 20 anos. A inalação profunda ou freqüente leva a maior risco. O uso de filtro reduz a exposição aos carcinogênicos, e, em conseqüência, reduziria o risco de câncer de pulmão. Porém, a diminuição do alcatrão e da nicotina faz que o fumante inale mais profundamente e fume maior quantidade, eliminando, dessa maneira, o benefício do filtro. Além disso, o cigarro com filtro é mais rico em nitratos.

O aumento da incidência do adenocarcinoma pode ser atribuído a esses fatores: aumento no número de cigarros/dia, inalação mais profunda e aumento de nitratos, fazendo que os carcinógenos atinjam a periferia do pulmão.

O risco de câncer diminui com a cessão do tabagismo. Após 15 a 20 anos, o risco relativo é de 2 a 3 vezes menor. Porém, mesmo após 30 anos, o risco continua sendo maior em relação ao não-fumante.

Cerca de 2 a 3% dos cânceres relacionam-se aos fumantes passivos, que inalam, diluída no ar ambiente, a fumaça produzida pelo combustão dos cigarros entre as tragadas. Essa fumaça tem maior concentração de N-nitrosaminas e o nível de exposição dependerá da intensidade do tabagismo, do tamanho da sala e da troca de ar. O risco de câncer é 1,2 vez maior, podendo, quando em altos níveis de exposição, atingir 1,75 vez.

Em relação à dieta, sabe-se que a grande ingesta de frutas e vegetais reduz em 50% o risco para neoplasia de pulmão e que os carotenóides podem ser responsáveis, parcialmente, por esse efeito. Há, também, a relação inversa, entre o câncer de pulmão e a ingestão de gordura vegetal e selênio.

Fatores ocupacionais, como poeira de carvão e asbestos, são relacionados com o aumento do risco para neoplasia de pulmão. O risco relativo de câncer de pulmão em trabalhadores com asbesto é aproximadamente 2. Se a pessoa tem fibrose intersticial ou pleural causada pelo asbesto, o risco aumenta para 6. A associação cigarro e exposição ao asbesto aumenta o risco relativo para 50.

O radônio é produto da degradação do urânio. É um gás inerte, inodoro e incolor, porém seu produto de degradação são metais radioativos que se aderem às partículas no ar, as quais, quando inaladas, podem causar câncer. Os mineiros expostos ao radônio e seus produtos têm aumento de risco para câncer. O radônio também pode acumular-se no ambiente (casas), apresentando risco relativo de 1,2. A exposição a produtos da combustão do diesel aumenta o risco para 1,3. Em relação à sílica, o risco é de 2,8 para pacientes com silicose e de 1,3 para trabalhadores expostos sem silicose.

Os fatores genéticos são importantes fatores de risco para neoplasia de pulmão. Parentes de 1º grau de pacientes com câncer têm risco de 2 a 6 vezes maior em relação à população geral, independentemente do cigarro. Ainda não está claro se as diferenças de incidência de câncer de pulmão, quanto ao sexo e à raça, devem-se às diferenças genéticas raciais ou aos diferentes padrões de risco extrínseco, como dieta, hábito e intensidades do tabaco, e talvez, o papel do estrógeno na suscetibilidade ao câncer de pulmão.

Variantes de genes agindo como moduladores para câncer de pulmão são citados como variantes de citocromo P450, CYP171, CYP2E1, CYP206, CYP2A6 e variantes de transferase –S *glutation*.

As mulheres fumantes são mais suscetíveis a desenvolverem câncer de pulmão em relação aos homens, embora comecem a fumar com mais idade, fumem menos cigarro/dia, cigarros com menos alcatrão e inalem menos profundamente que o homem. Na mulher, o *clearance* da nicotina é menor e, CYP1A1, CYP1A2 e CYP2E1 no fígado, estão envolvidas na bioativação dos componentes tóxicos do cigarro. Assim, as causas prováveis para maior suscetibilidade ao câncer de pulmão são a diferença no metabolismo da nicotina, variação do citocromo P450 e os efeitos dos hormônios no desenvolvimento do tumor.

QUADRO CLÍNICO

Os sintomas ou sinais respiratórios dependem da localização anatômica do tumor. Se o tumor for central, o paciente poderá ter tosse, espasmo localizado, hemoptise, dispnéia ou pneumonia pós-obstrutiva. Se a localização do tumor é periférica, a doença pode ser assintomática ou os sintomas ou sinais estão relacionados à invasão local da pleura ou da parede torácica. Portanto, os sintomas relacionados ao trato respiratório dependem do tamanho, da localização do tumor e do envolvimento das estruturas adjacentes.

O tumor que invade as estruturas adjacentes ou dissemina-se para os gânglios pode causar sintomas sistêmicos, como fadiga, perda de peso, anorexia, caquexia e febre.

O paciente apresenta sintomas ou sinais relacionados ao nervo envolvido, como rouquidão e paralisia da prega vocal esquerda quando existir invasão no nervo laringorrecorrente esquerdo, ou paralisia do diafragma por causa da infiltração no nervo frênico.

DIAGNÓSTICO

A presença de sintomas no momento do diagnóstico de câncer de pulmão varia conforme a observação dos sintomas: se em uma população de risco para câncer de pulmão ou se em serviço especializado, para o qual os pacientes são encaminhados com suspeita clínica e/ou radiológica. A grande maioria dos pacientes com câncer tem sintomas relacionados ao tumor primário ou a metástases à distância, e apenas 12% são assintomáticos. Infelizmente, tosse e expectoração são sintomas inespecíficos e também relacionados ao tabagismo; portanto, não são valorizados pelos pacientes.

Assim, para diagnóstico, estadiamento e avaliação clínica, é preciso basear-se nos seguintes exames: raio X de tórax (PA e perfil), citologia de escarro, broncoscopia, mediastinoscopia, biopsia (de linfonodos, transtorácica, de medula óssea), espirometria, tomografia computadorizada (torácica, cerebral e abdominal), ressonância magnética, tomografia com emissão de pósitron (PET), esofagograma, arteriografia pulmonar, bioquímica sérica e marcadores tumorais. Esses exames serão solicitados dependendo das condições dos hospitais ou serviços, da avaliação custo/benefício e do estadiamento do câncer de pulmão.

Radiografia e tomografia computadorizada de tórax

Tumores periféricos

Os tumores periféricos são, em geral, esféricos ou ovais, com lobulações. Essas se devem às diferentes velocidades de crescimento das partes do tumor. Os entalhes são as regiões com menor velocidade. As margens são irregulares. Nota-se, também, a convergência dos vasos para o tumor. Cavidades podem ser encontradas em 16% dos tumores periféricos, e, na maioria das vezes, o tipo histológico é espinocelular. A cavidade é excêntrica, com paredes irregulares e, em geral, espessadas. Pode ter nível líquido, ou pode-se observar fragmentos do tumor necrótico.

Tumores centrais

As alterações radiológicas variam com o estádio da doença. Pode-se visualizar apenas a massa pulmonar, ou complicações associadas à obstrução pelo tumor: colapso ou consolidação. A obstrução do brônquio principal leva à atelectasia com retenção de secreção, causando consolidação. Outra alteração radiológica é o aumento dos hilos, o que se deve à infiltração dos gânglios.

Santoro encontrou, no serviço do Hospital São Paulo, atelectasia em 44,4% dos pacientes, sendo mais freqüente nos carcinomas espinocelulares (56,3%). O colapso do pulmão distal ao tumor é fenômeno bem conhecido e se deve à reabsorção por obstrução da via aérea. Essa obstrução é insidiosa e a atelectasia se desenvolve lentamente, com achados patológicos não-infecciosos: bronquiectasia com impactação mucóide do brônquio distal, perda de volume alveolar, retenção de líquido-edema e infiltrado linfocitário da parede brônquica; se a infecção bacteriana se estabelecer, haverá a pneumonite obstrutiva.

Outro sinal altamente sugestivo de câncer de pulmão é o sinal do "S de Golden", que é a configuração reversa do S da cisura menor no raio X de tórax. A tomografia computadoriza de tórax (TC) é mais sensível que o raio X de tórax na detecção da obstrução central pelo tumor, pela presença do sinal do "S de Golden", massa intraluminal, estreitamento ou bloqueio do lume brônquico, ausência de aerobroncograma no lobo atelectasiado, mucobroncograma dentro do lobo atelectasiado por impactação mucóide do brônquico distal à obstrução.

Mediastino

A avaliação do mediastino e da cadeia ganglionar é crucial no estadiamento das neoplasias de pulmão. O estadiamento deve ser acurado para a seleção apropriada dos pacientes com doença localizada e candidatos à cirurgia curativa, e para pacientes com neoplasia avançada que podem se beneficiar com a cirurgia paliativa.

O aumento do linfonodo é o único critério útil para a caracterização de malignidade e a exceção a essa regra é o achado de necrose, que é um bom indicador de doença maligna nos linfonodos. Gânglios maiores que 1,5 cm são geralmente considerados anormais, e entre 1,0 e 1,5 cm, são duvidosos. Os pacientes portadores de adenocarcinoma podem ter até 26% de metástases em gânglio de tamanho normal, enquanto o carcinoma espinocelular apresenta alta taxa de falso-positivo, porque é tumor central, com atelectasia e infecção que resulta em hiperplasia linfática reativa. Assim, considera-se que o gânglio está invadido quando é maior que 1,5 cm, o que leva à diminuição de sensibilidade e a um aumento de especificidade.

Em relação à disseminação ganglionar, Santoro encontrou que, para o lobo superior direito (LSD), os gânglios comprometidos eram 4,5,6,7,8,10. Para o lobo médio (LM), 7,10; para lobo inferior direito (LID), 4,7,10; para lobo superior esquerdo (LSE), 5 e 6, e para lobo inferior esquerdo (LIE), 4,7,8.

Para ser considerado tecnicamente ressecável, o plano de clivagem da massa tumoral com o mediastino deve apresentar contato de 3 cm ou menos com o mediastino, menos que 90% de contato com a aorta e presença de gordura mediastinal entre a massa e as estruturas do mediastino.

Em relação à invasão pleural, é preciso basear-se na presença de ângulo obtuso na imagem pleural, que significa provável envolvimento da pleura visceral e/ou parietal e da parede torácica; no contato da massa pleural maior que 3 cm; no espessamento pleural associado com a massa; no plano de gordura entre a massa e a parede torácica adjacente; e na destruição da costela e massa na parede torácica. A dor torácica, embora pouco sensível (67%), em combinação com os achados tomográficos, foi o achado mais específico (94%). A nodularidade pleural ou espessamento cisural é indicativo de metástase, mesmo sem derrame pleural.

A exata extensão anatômica do tumor para parede torácica é de difícil determinação usando-se a tomografia computadorizada. A TC identifica invasão grosseira da parede torácica, com destruição de costelas, mas não diferencia contigüidade de invasão discreta.

Para maiores detalhes sobre a avaliação radiográfica e tomográfica do tórax, ver Capítulos 3 e 4.

Ressonância magnética

A ressonância magnética é superior à TC na análise de tecido mole, da invasão da parede torácica, do tumor de Pancoast, do plexo braquial (C7, T1), da infiltração vascular e da invasão do canal espinhal do corpo vertebral.

40 (*Positron emission tomography - F-18 fluoro-deoxy-glucose*)

O tecido neoplásico tem maior metabolismo em relação ao tecido normal. O PET baseia-se nesse aumento no metabolismo da glicose. O FDG é preferencialmente captado pelas células neoplásicas e seu acúmulo nelas permite a identificação do tumor primário, dos gânglios comprometidos e de metástases. Deve-se lembrar que qualquer tecido metabolicamente ativo pode ter aumento da captação, como, por exemplo, tuberculose, aspergilose, nódulos reumatóides, amilóide.

Após tratamento radical da doença localizada, observam-se 20% de recidivas precoces, que se devem a micrometástases localizadas na supra-renal, nos ossos, no cérebro e no fígado. Com a análise do PET, o estadiamento convencional pode ser alterado de 27 a 62% dos casos.

O PET pode apresentar resultados falso-negativos quando o tumor é pequeno (menor que 1 cm) ou se for carcinóide ou carcinoma bronquioloalveolar. Os nódulos nos segmentos basais podem ser perdidos pelos movimentos respiratórios e pela captação normal do fígado. Para maiores detalhes sobre este exame, ver Capítulo 5.

O PET é útil para avaliar a disseminação para a pleura e é superior à TC na avaliação dos gânglios. Porém, a sensibilidade é baixa para o cérebro e a análise conjunta de ultrasonografia e TC é suficiente para pesquisar metástases no fígado.

PATOLOGIA

A discussão a respeito da classificação dos carcinomas de pulmão teve seu início em 1952, e apenas em 1967 foi publicada a primeira edição da Classificação Histológica dos Carcinomas de Pulmão, revisada em 1981. A revisão seguinte foi realizada em 1999, por meio de um painel de 19 patologistas de todos os continentes, coordenados por William D. Travis (Armed Forces Institute of Pathology). Em 2004, foi publicada uma revisão classificatória de carcinomas de pulmão, do ponto de vista histológico, adotada inclusive pela International Association for the Study of Lung Cancer (IASLC).

A classificação histológica dos tumores de pulmão tem como objetivos principais melhorar ou apurar o diagnóstico e possibilitar a escolha terapêutica para o paciente. Além disso, oferece base concreta e crítica para estudos clínicos e epidemiológicos.

Os carcinomas de pulmão podem ser divididos em 2 grandes grupos: carcinomas de células pequenas e carcinomas de células não-pequenas. Essa divisão é baseada principalmente na resposta terapêutica do tumor, pois os carcinomas de células pequenas são mais responsivos do que os outros.

Carcinomas de células pequenas

O carcinoma de células pequenas deve ser mantido separadamente por várias razões. É relativamente comum (cerca de 15 a 25% de todos os tumores malignos do pulmão) e é o mais clinicamente distinto em relação aos outros carcinomas de pulmão apresenta características biológicas e responsividade quimioterápica diferentes dos carcinomas de células não-pequenas.

Histologicamente, é um tumor epitelial maligno constituído por células pequenas (linfocitóides) com citoplasma escasso, bordas celulares bem definidas, hipercromasia nuclear, cromatina finamente granular e nucléolo na maioria das vezes inconspícuo. As células são redondas, ovoidais ou fusiformes. Em 1981, esse carcinoma era denominado "indiferenciado do tipo *oat cell*". Felizmente, isso não foi reprodutível.

Ele pode ser combinado com qualquer outro tipo histológico e, então, receber o nome de carcinoma de células pequenas combinado. Na maioria das vezes, ele destrói e raramente substitui o epitélio de revestimento da mucosa brônquica. A necrose em focos é um achado freqüente, além de artefatos de esmagamento (*crush*) em biopsias transbrônquicas ou mesmo mediastinais.

O índice mitótico é considerado alto (média de 80 por 2 mm^2 – 10 campos de grande aumento). Setenta e cinco por cento dos casos apresentam positividade para marcadores imuno-histoquímicos neuroendócrinos, por exemplo, cromogranina, sinaptofisina, Leu-7, NSE, dentre outros. Não se gradua o carcinoma de células pequenas, pois é considerado como carcinoma de alto grau.

Carcinomas de células não-pequenas

São considerados os principais tipos histológicos e, portanto, os mais freqüentes:

- carcinoma espinocelular;
- adenocarcinoma;
- carcinoma de células grandes.

Segundo a OMS (2004), apresenta 4 variantes:

- papilar;
- células claras;
- células pequenas;
- basalóide.

É um tumor epitelial maligno que apresenta proliferação de células escamosas com pontes intercitoplasmáticas, queratinização aleatória em forma de pérolas córneas ou mesmo em células isoladas, nas quais o citoplasma é intensamente eosinofílico. A presença de mucossecreção (mucina) em algumas células não exclui o tumor dessa categoria. O carcinoma *in situ* pode ser visto na periferia da lesão principal.

O carcinoma espinocelular pode ser graduado em bem diferenciado, moderadamente diferenciado e pouco diferenciado, considerando as características histológicas mais ou menos presentes. O índice mitótico é maior nos tumores pouco diferenciados. Não necessita de exame imuno-histoquímico para definição diagnóstica.

Adenocarcinoma

Segundo a OMS (2004), é subdividido em:

- misto;
- acinar;
- papilar (papilífero);
- carcinoma bronquioloalveolar (mucinoso, não-mucinoso, indeterminado);
- sólido com produção de mucina;
- variantes consideradas:
  - adenocarcinoma fetal;
  - carcinoma mucinoso (colóide);
  - cistadenocarcinoma mucinoso;

- adenocarcinoma com células em anel de sinete;
- adenocarcinoma de células claras.

Portanto, é um tumor epitelial maligno com diferenciação glandular ou produção de mucina pelas células tumorais, as quais podem estar arranjadas de várias formas, como: acinar, papilar, bronquioloalveolar, sólido com produção de mucina ou uma mistura de todos os padrões.

A avaliação imuno-histoquímica utilizando marcadores como proteína do surfactante, TTF-1 (fator de transcrição da tireóide), PSA, fosfatase ácida prostática, citoqueratina 7, citoqueratina 20, receptores de estrógeno e progesterona, pode colaborar para decidir se a neoplasia adenocarcinomatosa pulmonar é primária ou secundária. Cabe ressaltar que a orientação do painel de imuno-histoquímica deve ser feita em conjunto com a clínica, para que não haja um custo exagerado e um benefício insuficiente.

Carcinoma de células grandes

De acordo com a OMS (2004), apresenta 5 variantes:

- neuroendócrino de células grandes;
- basalóide;
- linfoepitelioma-*like*;
- de células claras;
- de células grandes com fenótipo rabdóide.

É um tumor epitelial maligno pouco diferenciado que não apresenta características histológicas do carcinoma de células pequenas, diferenciação glandular ou escamosa. As células têm núcleos grandes, pleomórficos, nucléolos proeminentes e grande quantidade de citoplasma. Portanto, o diagnóstico de carcinoma de células grandes é de exclusão.

ESCALA DE KARNOFSKY

Em 1957, Karnofsky, Golbey e Pool, em seu *Estudo preliminar da história natural do câncer de pulmão*, preocuparam-se em encontrar um método de coleta e registro de dados clínicos da evolução do câncer, na tentativa de classificar padrões clínicos úteis para o acompanhamento de pacientes com neoplasias de pulmão.

Como resultado, surgiu a escala de *performance status* de Karnofsky, que tem-se mostrado útil para análises comparativas entre diferentes estudos, para decisões de tratamento e para avaliação do prognóstico, em pacientes com essas neoplasias. Assim, pacientes classificados acima de 70 a 80 pontos na escala de Karnofsky podem ser submetidos a terapias mais agressivas visando melhores resultados, enquanto aqueles com menos de 50 pontos nessa escala não devem ser submetidos a qualquer terapia antitumoral, pois podem ter efeitos colaterais devastadores, provocando piora clínica.

Stanley (1980) relatou que pacientes com maior pontuação na escala de Karnofsky têm melhor prognóstico, ou seja, maior sobrevida do que os com menor pontuação, mesmo sem nenhuma modalidade de tratamento.

A escala de Karnofsky, Golbey e Pool (1957) (índice de Karnofsky) encontra-se descrita a seguir:

Descrição	Escala de Karnofsky (%)
Normal; sem queixas	100
Capaz de exercer atividades normais; sinais e sintomas menores da doença	90
Atividade normal com esforço	80
Capaz de cuidar-se; incapaz de exercer atividade normal ou trabalho ativo	70
Ocasionalmente necessita de ajuda, mas é capaz de suprir suas próprias necessidades	60
Necessita de ajuda e cuidados médicos freqüentemente	50
Incapaz; necessita de cuidados e ajuda especial	40
Seriamente incapaz; há indicação de hospitalização, embora sem risco de morte iminente	30
Muito doente; hospitalização e tratamento de suporte são necessários	20
Moribundo; processo fatal progredindo rapidamente	10
Morte	0

Outra escala de *performance* é a do *The Eastern Cooperative Oncology Group Scale of Performance Status* (ECOGPS):

Ativo; realiza atividades sem restrição	0
Incapaz de exercer atividade física intensa; capaz de trabalhar	1
Paciente ambulatorial, sintomático, capaz de suprir suas próprias necessidades Permanece < 50% do dia no leito, incapaz de trabalhar	2
Fica no leito ou na cadeira > 50% das horas despertas; capacidade limitada de realizar suas próprias necessidades	3
Inválido; incapaz de suprir-se; confinado ao leito ou à cadeira	4
Morte	5

40

Correlação entre ECOG e escala de Karnofsky

K - AJCC	ECOG	K
100 a 90	0	100
80 a 70	1	90 - 80
60 a 50	2	70 - 60
40 a 30	3	50 - 40

ESTADIAMENTO

Na primeira avaliação de paciente com neoplasia de pulmão, é de fundamental importância a realização de estadiamento da doença, pois o carcinoma de células não-pequenas é um grupo biologicamente heterogêneo, com variações na apresentação clínica e na evolução. Portanto, o sistema de estadiamento visa identificar grupos de pacientes com diferentes prognósticos para o planejamento terapêutico. Assim, as principais funções do estadiamento são estudar o prognóstico acuradamente para ser o guia para decisões terapêuticas.

Além disso, o uso rigoroso do estadiamento facilita a comunicação entre os investigadores por assegurar comparabilidade dos resultados de estudos clínicos, apesar de, no mesmo estádio, os pacientes poderem evoluir de maneira divergente, mesmo quando recebem tratamento semelhante.

Há meio século, Denoix (1946) propôs um sistema de classificação pela extensão anatômica do câncer, com base na característica do tumor primário (localização, tamanho, invasão de estruturas adjacentes), linfonodos regionais e metástase à direita (TNM).

Em 1972 e, posteriormente, em 1976, o grupo American Joint Committee (AJC), publicou *Classification and staging of cancer by site*, propondo o primeiro estadiamento para neoplasia de pulmão, o qual era composto de apenas 3 estádios. Mountain, Carr e Anderson (1974) publicaram uma proposta de estadiamento clínico para tumor de pulmão. Em 1978, o estadiamento foi revisado pela Union Internationale Contre Le Cancer (UICC) (apud Mountain, 1986), resultando na adição de mais um estádio (o estádio IV) pelo desdobramento do antigo estádio III do AJC.

Em 1986, Mountain propôs modificações no estadiamento, criando um 5º estádio, como resultado de novo desdobramento do antigo estádio III do AJC para IIIA e IIIB.

Em 1997, Mountain novamente modifica o agrupamento no estadiamento do sistema TNM, porque o princípio do estadiamento TNM é baseado em estudos de sobrevida de pacientes tratados, no sistema terapêutico contemporâneo.

O sistema de estadiamento proposto por Mountain (1997) é o seguinte:

Tumor primário (T)

TO: sem evidência de tumor primário.

Tx: tumor que não pode ser avaliado ou visto radiologicamente ou broncoscopicamente (presença de células malignas em secreções broncopulmonares).

Tis: carcinoma *in situ*.

T1: tumor com as seguintes características:

a) tamanho: ≤ 3 cm;
b) localização na via aérea: em brônquio lobar ou via aérea distal;
c) invasão local: nenhuma, circundado por pulmão ou pleura visceral.

T2: tumor com qualquer das seguintes características:

a) tamanho: > 3 cm;
b) localização na via aérea: envolvimento do brônquio principal (distando 2 cm ou mais da carina), ou presença de atelectasia ou pneumonite obstrutiva que se estende para a região hilar, mas não envolve todo o pulmão;
c) invasão local: envolvimento de pleura visceral.

T3: tumor com a seguinte localização ou invasão:
a) tamanho: qualquer;
b) localização na via aérea: tumor no brônquio principal (menos de 2 cm da carina) ou tumor com atelectasia ou pneumonite obstrutiva de todo o pulmão;
c) invasão local: invasão da parede do tórax (incluindo tumor de sulco superior, diafragma, pleura, mediastinal ou pericárdio).

T4: tumor com a seguinte localização ou invasão:
a) tamanho: qualquer;
b) localização na via aérea: nódulo(s) de tumor satélite no mesmo lobo pulmonar do tumor primário;
c) invasão local: invasão do mediastino, coração, grandes vasos, traquéia, esôfago, corpo vertebral, ou carina; ou a presença de derrame pleural/pericárdico maligno.

Linfonodos (N)

Nx: linfonodos regionais não podem ser demonstrados.
NO: ausência de envolvimento dos linfonodos regionais.
N1: presença de metástases para linfonodos peribrônquicos e/ou hilares ipsilaterais (incluindo extensão direta para linfonodos intrapulmonares).
N2: presença de metástase para linfonodos mediastinal ipsilateral e/ou subcarinal.
N3: presença de metástase para qualquer dos seguintes grupos de linfonodos: mediastinal contralateral, hilar contralateral, escalênico ipsi ou contralateral, ou supraclavicular.

Metástase(s) a distância (M)

Mx: metástase não pode ser demonstrada.
MO: ausência de metástase a distância.
M1: presença de metástase a distância ou nódulo(s) de tumor metastático em lobo do tumor primário.

Baseados nos subgrupos do TNM, os estádios para neoplasia de pulmão são:

Estádio	O	Tis NO MO
Estádio	IA	T1 NO MO
Estádio	IB	T2 NO MO
Estádio	IIA	T1 N1 MO
Estádio	IIB	T2 N1 MO; T3 NO MO
Estádio	IIIA	T3 N1 MO; T1-3 N2 MO
Estádio	IIIB	T4 qualquer N, MO; qualquer T, N3 MO
Estádio	IV	qualquer T, qualquer N, M1

Com o extensivo uso do sistema ao longo do tempo, houve necessidade de maior especificidade na identificação de grupos de pacientes semelhantes. Dois problemas emergiram: heterogeneidade existente com respeito aos resultados finais para os subgrupos TNM nos estádios I e IIIA; inconsistência decorrente do uso de múltiplos sistemas para a classificação dos linfonodos regionais.

Esse novo sistema é composto por 7 estádios, como exposto anteriormente. Essa recomendação revisada de estadiamento, para um determinado paciente, não quantifica precisamente a quantidade de tumor, o balanço entre as defesas do hospedeiro e a heterogeneidade da doença maligna. Essas e outras variáveis biológicas interagindo poderiam influenciar no subseqüente curso da doença.

Entretanto, com o sistema atual, as comparações dos resultados de diferentes modalidades de tratamento são válidas, bem como, para cada grupo de estádio, a expectativa de sobrevida é geralmente similar, portanto cumprindo seu papel de guia para o planejamento terapêutico. Mountain, Libshitz e Hermes (1999) destacaram algumas situações que não podem ser enquadradas em um estádio específico; então, eles sugeriram:

- foco de tumor descontínuo na pleura visceral ou parietal por invasão direta do tumor primário deve ser considerado T4; lesão de tumor descontínuo do outro lado da pleura parietal, na parede ou no diafragma é M1;
- invasão do nervo frênico significa extensão direta do tumor primário T3; não exclui a cirurgia, exceto se outros critérios para T4 existirem;
- invasão do nervo vago não pode ser mensurada, exceto se o ramo recorrente (nervo laríngeo-recorrente) é afetado; então, a invasão do nervo vago não deve ser considerada elemento para estadiamento. Os sintomas do nervo laríngeo-recorrente são freqüentemente causados por metástases de linfonodos mediastinais; nesse caso específico, é importante saber que, usualmente, é uma condição de inoperabilidade, e que a sobrevida é semelhante à do estádio IIIB com T4. Desse modo, citados autores recomendaram a classificação T4 nos casos com envolvimento do nervo laríngeo-recorrente;
- o tumor envolvendo grandes vasos é classificado como T4. São definidos como grandes vasos e aorta, veia cava superior, veia cava inferior, artéria pulmonar principal, porção intrapericárdica do tronco da artéria pulmonar direita e esquerda, porção intrapericárdica da veia pulmonar direita e esquerda; a maioria dos ramos distais das artérias e veias pulmonares são consideradas T3. Pelo prognóstico e pelas opções de tratamento associados à síndrome da veia cava superior, e à compressão de esôfago e traquéia, essas manifestações devem ser consideradas IIIB. Quando o tumor primário periférico não está claramente em continuidade direta com os grandes vasos e a compressão dessas estruturas é, evidentemente, por doença metastática em linfonodos, classificam-se, então, as categorias T e N pelas drogas estabelecidas;
- envolvimento do corpo vertebral pelo tumor de sulco superior ou tumor de Pancoast evidencia pior diagnóstico e é indicativo de irressecabilidade da lesão, portanto, classificado como T4. Tumor de Pancoast com síndrome de Claude-Bernard-Horner,

que consiste em anidrose facial, ptose e miose unilaterais, e na qual existe, também, o envolvimento do plexo braquial, deverá ser classificado como T4, independentemente do envolvimento do corpo vertebral pelo tumor;

- cânceres primários de pulmão múltiplos e sincrônicos devem ser estadiados independentemente. O tumor com mais alto estádio da doença e pior diagnóstico deve ser usado para o registro do paciente, entretanto, a codificação para incluir as características específicas de cada tumor (tipo histológico, tratamento) deve ser anotada;
- caso o carcinoma bronquioalveolar se apresente como doença difusa, sem evidência de tumor obstrutivo endobrônquico, envolvendo menos de um lobo, um lobo ou mais que um lobo, incluindo a doença bilateral, não pode ser estabelecido o tamanho do tumor primário; assim, é designado de Tx em doença unilateral e M1 em doença bilateral. Caso o carcinoma bronquioalveolar se apresente como múltiplos nódulos, segue a convenção já previamente determinada.

Estadiamento para carcinoma de células pequenas de pulmão

Para carcinoma indiferenciado de células pequenas de pulmão, utiliza-se um sistema simples de 2 estádios desenvolvido pelo Veteran's Administration Lung Cancer Study Group (Zelen, 1973), no qual se encontram:

- doença limitada (DL): quando o tumor é confinado a um hemotórax e seus linfonodos regionais incluem os linfonodos mediastinais ipsilaterais, supraclaviculares ipsilaterais e hilares contralaterais. O tumor que apresenta derrame pleural ipsilateral nervo-laríngeo-recorrente esquerdo envolvido ou obstrução de veia cava superior ainda se enquadra nesse estágio;
- doença extensa (DE): todas as outras apresentações de invasão local mas com envolvimento a distância, por exemplo, envolvimento pericárdico, de parênquima pulmonar bilateral, linfonodos mediastinais contralaterais, entre outros.

REFERÊNCIAS BIBLIOGRÁFICAS

1. AKIBA, S.; KATO, H. & BLOT, W. "Passive smoking and lung cancer among Japanese women". *Cancer Res.* 46:4804-7, 1986.
2. ALBERG, A.J. & SAMET, J.M. "Epidemiology of lung cancer". *Chest.* 123(Suppl.)215-475, 2003 Jan.
3. AMERICAN JOINT COMMITTEE FOR CANCER STAGING-END RESULTS REPORTING. "Clinical staging system for carcinoma of the lung". *Am. Cancer Soc.*, Chicago, 1972.
4. _______. "Classification and staging of cancer by site. A Preliminary Hand Book". *Chicago*, 1976. p.106.
5. ARMSTRONG, P. "Neoplasms of the lung, airways and pleura". In: ARMSTRONG, P. et al. *Imaging of disease of the chest.* 2.ed. St. Louis, Mosby, 1995. p.272.
6. BECKLES, M.A. et al. "Initial evaluation of the patient with lung cancer. Symptoms, signs, laboratory tests, and paraneoplastic syndromes". *Chest.* 123(Suppl.) 105S-114S, 2003 Jan.
7. BEPLER, G. "Lung cancer epidemiology and genetics". *J. Thorac. Imag.* 14:228-38, 1999.

8. BOEZEN, H.M.; JANSEN, D.F. & POSTMAN, D.S. "Sex and gender difference in lung development and their clinical significance". *Clinics in Chest Medicine*. 2004, 25.
9. DOOL, R. & PETO, R. "Mortality in relation to smoking: 20 years observations on male British doctors". *Br. Med. J.* 1525-31, 1976.
10. DOOL, R. & HILL, A.B. "Smoking and carcinoma of the lung: preliminary report". *British Medical Journal*. 30:739-48, 1950 Sept. Re-Published by Bull. World Health Organ.77(1):84-93, 1999.
11. FRASER, R.S. et al. (eds.). *Fraser and Pare's: diagnosis of disease of the chest*. 4.ed. Filadélfia, W.B. Saunders, 1999. p.1067.
12. KARNOFSKY, D.A.; GOLBEY, R.B. & POOL, J.L. "Preliminary studies on the natural history of lung cancer". *Radiol.* 69:477-87, 1957.
13. MOUNTAIN, C.F. "Revisions in the international system for staging lung cancer". *Chest.* 111:1710-7, 1997.
14. MURAYAMA, S. et al. "CT diagnosis of pleural dissemination without pleural effusion in primary lung cancer". *Radiat. Med.* 14:117-9, 1996.
15. NAIDICH, D.P.; ZERHOUNI, E.A. & SIEGELMAN, S.S. "Lung cancer". In: *Computed tomography and magnetic resonance of the thorax*. 2.ed. Nova York, Raven-Press, 1991.
16. SCHOTTENFELD, D. "Epidemiology of lung cancer". In: PASS, H.I. et al. *Lung cancer: principles and practice*. Filadélfia, Lippincott-Raven, 1996.
17. STELLMAN, S.D. & GARFINKEL, L. "Lung cancer risk is proportional to cigarette tar yield: evidence from a prospective study". *Prev. Med.* 18:518-21, 1989.
18. STEPHENE, R. "Quality of life". *Hematology/Oncology Clinics of North America*. 25:2004.
19. STONE, K. & PRYOR, W.A. "The effects of cigarette smoke free radicals". In: *Lung cancer: principles and practice*. Filadélfia, Lippincot-Raven, 1996. p.323-8.
20. WINGO, P.A. et al. "Annual report to the nation on the status of cancer, 1973-1996, with a special section on lung cancer and tobaco smoking". *J. Natl. Cancer Inst.* 91:675-90, 1999.

CAPÍTULO 41

Carcinoma Broncogênico: Tratamento Oncológico Clínico e Radioterapia

SERGIO JAMNIK
HAKARU TADOKORO
ROBERTO ARAÚJO SEGRETO
GUILHERME JORGE COSTA
HELENA REGINA COMODO SEGRETO
SUELI MIYUKI YAMAUTI
KARIN NARDELLI DIAS
JULIANA LUCCAS

INTRODUÇÃO

A neoplasia maligna do pulmão é o câncer com maior índice de mortalidade entre todos os cânceres. Seu número representa mais que a soma das mortes dos outros 3 seguintes (cólon, próstata e mama) nos Estados Unidos, onde a incidência é de 164.100 casos/ano e a mortalidade representa mais de 157.000 casos/ano. No Brasil, a estimativa para 2005 é de 25.790 casos.

A grande maioria dos casos se apresenta ao médico como uma doença avançada e inoperável, necessitando, portanto, de tratamento clínico (quimioterapia e radioterapia). Mesmo entre os pacientes cirúrgicos, 50% apresentam metástases na sua evolução e 85% necessitam algum tipo de tratamento clínico.

Noventa por cento dos cânceres de pulmão pertencem a 4 tipos histológicos: carcinoma epidermóide, adenocarcinoma, carcinoma de células grandes e carcinoma de células pequenas. Do ponto de vista prático, para tratamento, os portadores de câncer de pulmão são divididos segundo o tipo histológico (em células não-pequenas e células pequenas), uma vez que a resposta e a escolha das drogas de 1ª linha são diferentes.

Em geral, os pacientes que não utilizam nenhum tratamento têm uma média de sobrevida, nos casos de células não-pequenas, de 4 a 5 meses, com uma taxa de sobrevida em 1 ano de 10%.

QUIMIOTERAPIA

Após a explosão ocorrida em um navio durante a Segunda Guerra Mundial, os marinheiros foram expostos a mostarda nitrogenada e alguns evoluíram com hipoplasia linfóide. Em decorrência dessa observação, pela primeira vez usou-se essa droga no tratamento de linfomas.

A quimioterapia (QT) tem uma ação sistêmica, diferente da radioterapia, que é mais local. Infelizmente, ela age, também, nos tecidos normais, principalmente naqueles que têm maior divisão celular, causando grandes efeitos colaterais, sendo os principais: anemia, imunodepressão com infecções generalizadas, diarréia, esofagite, queda de cabelo, entre outros.

Podemos classificá-la como: quimioterapia para doença avançada, adjuvante e neo-adjuvante.

A QT para doença avançada é a tradicional, realizada em pacientes inoperáveis, sem tratamento prévio. Trabalhos recentes mostram melhora de sobrevida em torno de 4% e, em maior número, melhora da qualidade de vida com a quimioterapia. Os pacientes que continuam fumando durante o tratamento oncológico possuem taxas menores de sobrevida mediana, e em 5 anos em relação aos que param de fumar. A QT adjuvante também é realizada no paciente após a cirurgia, com uma prolongação de sobrevida de alguns meses.

Já a QT neo-adjuvante é realizada (em torno de 2 ciclos) previamente à cirurgia, visando, principalmente, os estádios localmente avançados, com o objetivo de aumentar a ressecabilidade e a sobrevida dos pacientes, podendo associar-se à radioterapia. Trabalhos mais recentes mostram que pode haver vantagens em estágios mais precoces, com aumento de sobrevida e tempo livre de doença. Porém, esses dados necessitam de confirmação.

A QT em câncer de pulmão baseia-se em esquema de associação com derivados da platina (cisplatina ou carboplatina). No Hospital São Paulo, são utilizadas 2 drogas, como será apresentado a seguir.

No início da década de 1980, com a introdução da cisplatina, observou-se prolongamento da sobrevida e melhora do controle dos sintomas e da qualidade de vida em comparação com o tratamento só de suporte ou das drogas da 1ª geração (agentes alquilantes e antimetabólitos). Já na década de 1990, surge a 3ª geração (paclitaxel, vinorelbina, gencitabina, irinotecano e topotecano), com melhor atividade que as drogas de 2ª geração.

As drogas de 3ª geração associadas aos derivados de platina levaram a uma melhor sobrevida e melhor qualidade de vida, com menor toxicidade. É o esquema que se usa atualmente no carcinoma de células não-pequenas. Não há diferença dos resultados obtidos entre as várias drogas de 3ª geração.

No Hospital São Paulo, utiliza-se cisplatina ou carboplatina associada à vinorelbina; no carcinoma de células pequenas, utilizamos carboplatina associada ao etoposide, com bons resultados. Na literatura, existem trabalhos mostrando que a associação de derivado da platina com irinotecano tem resultados semelhantes. É realizada quimioterapia nos pacientes que apresentam bom *performance status*, ou seja, 0 ou 1 e possivelmente 2.

A QT não deve ultrapassar mais de 4 a 6 ciclos, uma vez que, com isso, a máxima resposta da droga é obtida, com o mínimo dos efeitos prejudiciais (qualidade de vida). Em caso de progressão da doença, a QT deve ser interrompida e as drogas têm de ser modificadas, se o paciente mantiver um bom *performance status*. Nesse caso, são escolhidas as drogas de 2ª linha, com a literatura recomendando, no caso de células não-pequenas, o docetaxel como monoterapia; no Hospital São Paulo também é utilizada a gencitabina.

No carcinoma de células pequenas, a droga de escolha é o topotecano. Atualmente, das drogas de 3ª linha (quando as de 2ª linha falham ou há recidiva após seu uso), a preferida é o gefitinibe.

Nessa fase, é bom lembrar que a QT deve ser iniciada o mais precocemente possível enquanto o paciente apresentar bom *performance status* ou antes do início da perda de peso, que pode abolir os benefícios do tratamento.

Quimioterapia do câncer de pulmão de células não-pequenas

Terapia adjuvante

A cirurgia é a principal modalidade de tratamento para os pacientes portadores de cânceres de pulmão de células não-pequenas, em estádio precoce e localmente avançados e ressecáveis (I, II e IIIA). Entretanto, a freqüente identificação de êmbolos tumorais, vasculares e/ou linfáticos, em material cirúrgico justifica a expressiva taxa de recorrência tumoral após a cirurgia, principalmente a distância. Esses achados caracterizam o câncer de pulmão como uma doença sistêmica, mesmo em estadiamento precoce.

A terapia adjuvante consiste na utilização da quimioterapia baseada em platina, associada ou não à radioterapia, para tratamento da doença neoplásica oculta e para aumentar a sobrevida do grupo de pacientes portadores de doença ressecável. Uma metanálise de 1995 avaliou dados de quimioterapia adjuvante utilizando poliquimioterapia baseada em cisplatina, evidenciando um risco menor de morte, porém sem significância estatística.

Atualmente, o benefício da terapia adjuvante foi determinado por 4 estudos prospectivos e randomizados. O estudo IALT, envolvendo 1.867 pacientes cirúrgicos, estádios I, II e IIIA, para receber 4 ciclos de quimioterapia baseada em cisplatina, associado a etoposide ou alcalóide da vinca (vinorelbina, vimblastina ou vindesina), *versus* observação após a cirurgia. A sobrevida global e o intervalo livre de doença foram superiores no grupo da quimioterapia, com redução de 17% no risco de recorrência e 14% no risco de morte, com aumento absoluto da sobrevida global em 4,1%.

Cisplatina associada a etoposide foi o esquema (56%) mais utilizado, seguido por cisplatina e vinorelbina (27%). Estudo canadense avaliou 482 pacientes com doença IB e II, randomizados para receber cisplatina e vinorelbina *versus* observação, e mostrou uma redução significativa no risco de morte de 30% e aumento absoluto da sobrevida em 5 anos de 15% (69% *versus* 54%). Em estudo americano (CALGB 9633), 344 pacientes IB (T2N0) foram randomizados para carboplatina e paclitaxel *versus* observação, e evidenciou-se uma redução no risco de morte de 38% e um aumento absoluto da sobrevida global em 4 anos de 12%.

Kato et al. avaliaram pacientes japoneses com adenocarcinoma operados, T1N0 ou T2N0, randomizados para uso de uracil-tegafur, administrado oralmente, *versus* observação, constatando um aumento significativo na sobrevida no grupo da quimioterapia.

Entretanto, 2 outros estudos randomizados não evidenciaram benefício da terapia adjuvante. Keller et al. randomizaram 488 pacientes operados, estádios II e IIIA, para regime de cisplatina e etoposide associado a radioterapia *versus* radioterapia. Não se observou redução na recorrência tumoral intratorácica ou no aumento da sobrevida. O estudo italiano ALPI envolvendo 1.088 pacientes operados, usando 3 ciclos de cisplatina, vindesina e mitomicina *versus* observação, também não evidenciou benefício no risco de morte. Cerca de 45% dos pacientes receberam radioterapia pós-operatória. A utilização de radioterapia no pós-operatório e as doses diferentes de cisplatina usadas nesses 2 estudos provavelmente explicam o pouco benefício da terapia adjuvante.

O melhor esquema utilizado na adjuvância não está determinado. Os estudos avaliados utilizaram-se de esquemas baseados, principalmente, em cisplatina com 4 ciclos iniciados até 2 meses após a cirurgia. Assim, a preferência é por esquemas baseados em cisplatina associados a um quimioterápico de 3ª geração: docetaxel, gencitabina, vinorelbina ou paclitaxel.

Terapia neo-adjuvante ou de indução

A terapia de indução ou neo-adjuvante consiste na utilização de compostos quimioterápicos baseados em platina, associados ou não a radioterapia, previamente administrada à cirurgia no controle dos pacientes com doença neoplásica ressecável. As vantagens da neo-adjuvância são a maior probabilidade de completar a quimioterapia programada, tratamento da doença oculta, facilitar a ressecção cirúrgica e mensurar o efeito do tratamento quimioterápico sobre o tumor primário.

Como o suprimento sanguíneo encontra-se intacto, a quimioterapia prévia é, possivelmente, mais atuante sobre as células neoplásicas, principalmente nas regiões periféricas da lesão tumoral. Entretanto, não há estudos comparando terapia neo-adjuvante com terapia adjuvante em pacientes portadores de câncer de pulmão.

Inúmeros trabalhos têm evidenciado maiores sobrevidas medianas, maior intervalo livre de doença e aumento significativo na sobrevida de 5 anos para os tratamentos combinados comparados aos exclusivos. Dois desses trabalhos prospectivos e randomizados foram precocemente encerrados, após análise interina dos dados, em razão da superioridade das modalidades de terapêuticas combinadas.

Rosell et al. randomizaram 60 pacientes com estádio IIIA, para quimioterapia de indução, com cisplatina, ifosfamida e mitomicina, repetida a cada 3 semanas, seguida de cirurgia *versus* cirurgia exclusiva: a sobrevida mediana e a expectativa de sobrevida em 2 anos foram superiores no grupo da quimioterapia (26 x 8 meses e 27% x 0%), respectivamente. A mortalidade na fase de indução foi nula e a mortalidade perioperatória foi idêntica nos 2 grupos. Todos os pacientes receberam radioterapia pós-cirurgia. A atualização dos dados revelou um benefício persistente ao longo do seguimento.

Roth et al. randomizaram 60 pacientes com doença IIIA (N2) para quimioterapia com cisplatina, etoposide e ciclofosfamida seguidos de cirurgia *versus* cirurgia exclusiva, e o grupo de quimioterapia apresentou maior sobrevida mediana (64 x 11 meses) e sobrevida em 2 anos (60% x 25%).

Depierre et al. randomizaram 373 pacientes com estádios IB, II e IIIA para quimioterapia com cisplatina, ifosfamida e mitomicina, seguida de cirurgia *versus* cirurgia exclusiva. O risco de metástases a distância foi sensivelmente menor no grupo de quimioterapia e a sobrevida de 1 e 4 anos foi favorável, especialmente no grupo de pacientes N0 e N1. Entretanto, não houve significância estatística na sobrevida global de 1, 2, 3 e 4 anos entre os 2 grupos.

Mattson et al., estudando 134 pacientes, evidenciaram benefício na sobrevida mediana (14,8 x 12,6 meses) utilizando docetaxel 100 mg/m^2 a cada 3 semanas como terapia de indução seguida de cirurgia *versus* cirurgia exclusiva, respectivamente.

Permanecem dúvidas, entretanto, quanto ao esquema quimioterápico mais eficiente, o número ideal de ciclos antes da cirurgia, qual a intensidade da radioterapia e qual a melhor seqüência para combinar essas modalidades.

A terapia de indução com 3 ou 4 ciclos tem sido a preferência, no ambulatório de Oncopneumologia do Hospital São Paulo, em combinar quimioterapia com cirurgia em pacientes portadores de câncer de pulmão ressecável, utilizando compostos baseados em cisplatina, associado a um quimioterápico de 3ª geração.

Doença irressecável

Acredita-se que menos de 15% dos pacientes portadores de câncer de pulmão de células não-pequenas sejam ressecáveis. Há um substancial grupo de pacientes que se apresentam com doença localmente avançada inoperável, por causa das suas condições clínicas, ou irressecável em razão do acometimento de algum órgão que contra-indica a cirurgia. São, principalmente, pacientes com estádio IIIA com N2 volumoso ou estádio IIIB sem derrame pleural.

Por muitos anos, a modalidade de tratamento para esse grupo foi a radioterapia exclusiva. Dillman et al., em 1990, randomizaram 155 pacientes, estádio III e, em um grupo com cisplatina e vimblastina seguido de radioterapia (grupo 1) *versus* radioterapia exclusiva, eles observaram maior sobrevida mediana (13,8 x 9,7 meses) e maior sobrevida em 3 anos (23 x 11%). Uma metanálise de 1995 mostrou um risco relativo de morte menor em 1 e 3 anos em pacientes portadores de doença localmente avançada e irressecável, no grupo de terapia combinada *versus* radioterapia isolada.

A seqüência ótima da terapia combinada ainda deve ser estabelecida, embora a terapia concomitante pareça ser superior à terapia seqüencial. Furuse et al. (1999), em estudo de fase III, avaliaram 320 pacientes para cisplatina, mitomicina e vindesina, concomitante a radioterapia *versus* seqüencial, e mostraram uma sobrevida mediana (16,5 x 13,3 meses e sobrevida de 5 anos) favorecendo o grupo de terapia combinada concomitante. Entretanto, houve maior toxicidade, principalmente mielossupressão. Curran et al. obtiveram resultados semelhantes com sobrevida de 5 anos maior (25 x 4%) no grupo concomitante.

Em contradição, Pierre et al., em estudo de fase III, randomizaram com 200 pacientes e não encontraram benefício na sobrevida mediana (13,8 x 15 meses), nem na sobrevida em 2 anos (23 x 35%). Porém, intensa esofagite actínica grau 3/4 (0% x 26%) no grupo de terapia combinada concomitante foi efeito colateral freqüente. A quimiorradioterapia concomitante é a preferência no ambulatório de Oncopneumologia do Hospital São Paulo em pacientes com câncer de pulmão de células não-pequenas, irressecáveis e com boa condição clínica. Em pacientes idosos, com baixo índice de desempenho e prova de função pulmonar precária, a preferência é por tratamento seqüencial ou radioterápico isolado.

Terapia paliativa

Estádio IIIB com derrame pleural ou estádio IV

A probabilidade de cura com poliquimioterapia na doença avançada é em torno de 1%. Assim, ela é considerada como terapia paliativa, direcionada primordialmente a oferecer qualidade de vida com melhora dos sintomas e aumento na sobrevida.

Algumas metanálises têm sugerido ganhos moderados na sobrevida quando a quimioterapia é utilizada comparada ao melhor tratamento de suporte. Estudos clínicos sugerem que o esquema de cisplatina com um quimioterápico de 1ª ou 2ª geração seja inferior ao esquema de cisplatina com um quimioterápico de 3ª geração. Também, evidencia-se superioridade da combinação de drogas de 3ª geração com cisplatina *versus* cisplatina isolada. Entretanto, não há ganho na sobrevida, e apenas aumento na toxicidade quando esquemas compostos por 3 drogas têm sido utilizados em doença avançada.

Não há uma clara superioridade de um esquema comparado a outro. Schiller et al. (2002) não observaram diferenças significativas na taxa de sobrevida e nos efeitos colaterais entre 4 esquemas baseados em platina e drogas de 3ª geração.

A substituição de cisplatina por carboplatina certamente diminui a toxicidade, entretanto, parece haver redução da sobrevida em pacientes com bom desempenho clínico. Metanálise de 8 estudos clínicos mostrou uma maior resposta com o uso da cisplatina, embora sem alteração na sobrevida. Contudo, na análise de subgrupo envolvendo esquemas com drogas de 3ª geração (5 estudos clínicos), evidenciou-se uma sobrevida global de 11% maior para a cisplatina *versus* carboplatina.

A duração ideal do tratamento quimioterápico tem sido debatida. Smith et al., em estudo randomizado, compararam 3 ciclos de esquema baseado em cisplatina *versus* 6 ciclos de esquema com base em pacientes com doença avançada e observaram um aumento da toxicidade no grupo de tratamento prolongado. Em pacientes com doença avançada, deve haver o limite de 3 ou 4 ciclos de poliquimioterapia para tratamento de primeira linha.

Pacientes portadores de metástase solitária única parecem beneficiar-se da ressecção cirúrgica. Patchell et al. observaram uma sobrevida de 5 anos de 10 a 20% em pacientes portadores de metástase única cerebral com ressecção cirúrgica seguida de radioterapia. Metástase isolada de supra-renal ressecada parece aumentar sobrevida de 5 anos, porém os dados são menos definitivos.

A preferência no serviço do Hospital São Paulo é pela utilização de 4 ciclos de cisplatina 80 mg/m^2 D1 e vinorelbina 25 mg/m^2 no D1 e D8 a cada 4 semanas para o tratamento de primeira linha dos pacientes portadores de câncer de pulmão de células não-pequenas com bom desempenho clínico.

Pacientes idosos

Mais de 60% dos pacientes portadores de câncer de pulmão são diagnosticados com mais de 65 anos de idade e 30% possuem mais de 70 anos. As comorbidades, freqüentemente presentes nos pacientes idosos, e o estado de desempenho clínico devem influenciar mais diretamente a decisão do tratamento do que uma idade fixada como limite.

Gencitabina e os taxanos, paclitaxel e docetaxel, são quimioterápicos utilizados como monoterapia em pacientes idosos, apresentando boa tolerância, toxicidade aceitável e taxa de resposta variando de 16 a 28% em estudos de fase II.

O estudo ELVIS foi o primeiro de fase III avaliando diretamente pacientes idosos ao utilizar vinorelbina como monoterapia *versus* cuidados de suporte e observou uma taxa de resposta em torno de 20% com leve toxicidade, sobrevida mediana de 28 semanas para o grupo da vinorelbina contra 20 semanas com terapia de suporte, e melhora da qualidade de vida evidenciada por 2 questionários.

Gencitabina associada com vinorelbina tem sido uma combinação de drogas de 3ª geração em pacientes idosos. Estudos de fase III vêm apresentando resultados antagônicos ao uso desses compostos. No estudo SICOG envolvendo 120 pacientes idosos, com mais de 70 anos, que receberam tratamento quimioterápico com gencitabina associada a vinorelbina *versus* vinorelbina, observou-se uma maior taxa de resposta e sobrevida no grupo de associação dos quimioterápicos.

Entretanto, o estudo MILES randomizou 707 pacientes idosos, comparando monoterapia gencitabina ou vinorelbina com a associação gencitabina e vinorelbina, e não evidenciou diferença significativa no que se refere a taxa de resposta, sobrevida ou qualidade de vida.

O papel da combinação de quimioterápicos baseados em platina é pouco pesquisado em pacientes idosos, por causa da sua baixa inclusão nos estudos clínicos randomizados. Entretanto, Langer et al., estudando 574 pacientes, dos quais apenas 15% acima de 70 anos, não observaram diferenças na resposta ao tratamento com cisplatina, etoposide e paclitaxel entre os pacientes abaixo e acima de 70 anos de idade, embora tenham verificado uma maior propensão à mielossupressão entre os pacientes idosos.

A substituição de cisplatina por carboplatina pode ajudar a diminuir a toxicidade. Hensing et al., em estudo retrospectivo com 140 pacientes, utilizando carboplatina associado com paclitaxel, observaram resposta, sobrevida e toxicidade semelhantes entre pacientes acima de 70 anos de idade e outras faixas etárias.

No serviço do Hospital São Paulo, a preferência é pela utilização de poliquimioterapia baseada em platina, após análise de risco/benefício, para pacientes idosos portadores de câncer de pulmão de células com bom desempenho clínico.

Tumor de Pancoast

Somente 5% dos cânceres de pulmão de células não-pequenas são tumores de Pancoast, definido como o tumor que se origina no ápice do pulmão e invade estruturas altas da parede torácica: arcos costais, vasos subclávios, plexo braquial, gânglio estrelado e/ou corpos vertebrais adjacentes. A síndrome de Pancoast é caracterizada por dor em ombro, no pescoço, com irradiação para membro superior correspondente, secundário ao acometimento dos arcos costais posteriores e plexo braquial. A síndrome de Horner é caracterizada por miose, ptose palpebral, anidrose ipsilateral ao tumor, resultante da invasão da cadeia simpática paravertebral.

No estadiamento, a ressonância nuclear magnética demonstra melhor o envolvimento das estruturas apicais da parede torácica, enquanto a tomografia computadorizada é melhor na avaliação de linfonodos mediastinais e na identificação de metástases hepáticas, pulmonares e de supra-renais. A confirmação histológica é habitualmente obtida por toracotomia ou com biopsia transparietal com agulha fina guiada por tomografia computadorizada ou ultra-sonografia, ou por broncoscopia.

A radioterapia foi a única modalidade de tratamento por muitos anos, com evidência de 23% na sobrevida em 5 anos. A radioterapia seguida de cirurgia foi avaliada por Detterbeck et al. em 2001, evidenciando sobrevida em 5 anos de 27%. A combinação de quimiorradioterapia seguida de cirurgia foi testada em estudo de fase II, evidenciando uma taxa de ressecção completa em 92%, sobrevida mediana de 33 meses e sobrevida em 5 anos de 41%. Entretanto, dúvidas persistem sobre a melhor combinação de modalidades terapêuticas, visto o número reduzido de pacientes com tumor de Pancoast para completar uma randomização.

A combinação de quimiorradioterapia seguida por cirurgia é a nossa preferência para tratamento-padrão de tumor de Pancoast de células não-pequenas ressecável com bom desempenho clínico.

Quimioterapia de câncer de pulmão de células pequenas (CPCP)

O câncer de pulmão de células pequenas corresponde a 15 a 20% de todas as neoplasias pulmonares diagnosticadas. São características desse tipo histológico: menos tempo de duplicação, intenso comprometimento de linfonodos mediastinais, maior sensibilidade a quimiorradioterapia e maior propensão a metástases na comparação com o câncer de pulmão de células não-pequenas.

O estadiamento segue o TNM, embora, do ponto de vista prático, o câncer de pulmão de células pequenas seja dividido em 2 grandes grupos: doença limitada, correspondendo a 40% no momento do diagnóstico, e doença extensa.

Doença limitada é definida como um tumor restrito a hemitórax ipsilateral que pode ser enquadrado em um único campo de radiação. Doença extensa é definida como a presença óbvia de doença metastática.

Doença limitada

A cirurgia seguida de quimioterapia baseada em platina é reservada para pacientes com doença T1N0 e T2N0, apresentação infreqüente para o CPCP. Lad et al. (1994) randomizaram pacientes com CPCP com doença limitada nodal, exceto TIN0, após 5 ciclos de ciclofosfamida, doxorrubicina e vincristina para cirurgia seguida de radioterapia *versus* radioterapia e não encontraram diferenças na sobrevida mediana ou na sobrevida em 2 anos.

Pignon et al., em metanálise de 1992, mostraram maior sobrevida em 3 anos (14,3 x 8,9%) para grupo de pacientes de CPCP com tratamento quimiorradioterápico *versus* radioterapia isolada.

Quimiorradioterapia concomitante parece prover melhor sobrevida em 5 anos do que terapia seqüencial. Takada et al. randomizaram 231 pacientes com doença limitada para quimiorradioterapia concomitante *versus* seqüencial, evidenciando maior sobrevida mediana (27,2 x 19,7 meses) e sobrevida em 5 anos (23,7 x 18,3%) para o grupo concomitante, no qual toxicidade hematológica e esofagite grave foram mais freqüentes. Turrise et al., em estudo randomizado, evidenciaram melhor sobrevida de 5 anos (26 x 16%) para quimiorradioterapia com radioterapia hiperfracionada (2 vezes ao dia) *versus* 1 vez ao dia.

Pacientes com resposta completa após tratamento quimiorradioterápico local devem ser submetidos a irradiação profilática cerebral para reduzir a taxa de recorrência, particularmente freqüente em pacientes com doença limitada.

A quimiorradioterapia concomitante é a preferência no ambulatório de Oncopneumologia em pacientes com câncer de pulmão de células pequenas com boa condição clínica. Cisplatina 80 mg/m^2 D1 e etoposide 120 mg/m^2 D1, D2 e D3 é o esquema quimioterápico padrão nesse serviço. Em pacientes idosos, com baixo índice de desempenho e prova de função precária, a preferência é por tratamento seqüencial ou radioterápico isolado.

Doença extensa

Quimioterapia baseada em platina permanece a principal modalidade de tratamento em pacientes com doença extensa. Um recente estudo randomizado comparou o uso de cisplatina ou com irinotecano ou com etoposide e observou-se maior sobrevida mediana (12,8 x 9,4 meses), sobrevida de 2 anos (19,5 x 5,2%) para grupo da cisplatina e irinotecano com baixa toxicidade hematológica, porém com alta incidência de diarréia.

A adição de paclitaxel a cisplatina e etoposide aumentou a toxicidade sem efeito adicional na sobrevida. A carboplatina pode substituir a cisplatina em pacientes com disfunção renal, neuropatia periférica ou contra-indicação à hidratação.

Pacientes com doença extensa e com resposta completa após tratamento quimioterápico devem ser submetidos a irradiação profilática cerebral.

RADIOTERAPIA

A radioterapia consiste no uso da radiação ionizante, produzida em aparelhos ou obtida de radioisótopos naturais ou artificiais, para fins terapêuticos.

Atualmente, estão disponíveis equipamentos que possibilitam a escolha de diferentes tipos de radiação, com diferentes energias, para o tratamento de tumores nas suas diversas localizações anatômicas (superficiais ou profundos). Ainda, o progresso tecnológico possibilita o uso da radioterapia conformacionada com planejamento em 3D, que permite esculpir a dose desejada ao redor do alvo, e a modulação do feixe de radiação (IMRT), e, além disso, possibilita escalonamento da dose dentro do campo a ser irradiado.

Além da evolução dos aparelhos, o desenvolvimento da radiobiologia tem proporcionado melhor entendimento das respostas dos diferentes tecidos (normais e patológicos) à radiação, implementação de protocolos com diferentes fracionamentos, associação de drogas sensibilizadoras e protetoras visando melhor resposta terapêutica, otimização do tratamento e maior sobrevida dos pacientes.

Para a radioterapia, 2 mecanismos de morte celular são importantes. Atualmente, propõe-se que a capacidade de as células e os tecidos (normais e patológicos) responderem rapidamente à radiação deve-se à indução da *apoptose*. Porém, para o controle local da doença, é relevante também a *morte clonogênica*, pois não basta apenas que as células do tecido patológico morram: é importante que elas percam a capacidade reprodutiva e não voltem a crescer.

Durante a radioterapia, são usadas habitualmente doses fracionadas de radiação em campos localizados. É inevitável, no entanto, que parte do tecido normal seja incluído no campo a ser irradiado. Porém, é importante respeitar a tolerância desse tecido normal, ou seja, a dose máxima de radiação que o tecido irá tolerar. Deve-se permitir a recuperação do tecido normal (reparo e/ou divisão celular).

Se a dose de tolerância for ultrapassada, poderão ocorrer alterações importantes e irreversíveis, já que, uma vez estabelecidas, pouco se pode fazer para revertê-las. A dose de tolerância varia dependendo das características biológicas do tecido, do volume de tecido irradiado, tipo de radiação e fracionamento da dose.

Esquemas de fracionamento

Fracionamento convencional

Consiste em administrar 1,8 a 2 Gy por fração, diariamente, 5 dias na semana (2ª a 6ª feira) durante cerca de 5 semanas. A dose total é determinada pelo tipo do tumor em tratamento e pela tolerância do tecido normal adjacente.

Hiperfracionamento

Consiste em administrar doses menores por fração e maior número de frações, sem alterar a duração do tratamento. Geralmente, são usadas 1,15 a 1,25 Gy 2 vezes ao dia. O intervalo entre as frações não deve ser menor do que 4 horas. O *fracionamento acelerado* pode ser realizado 6 dias por semana ou 7 vezes em 5 dias, por exemplo. O mais comum é fazer o tratamento convencional mais *boost* (fechar o campo de radiação e administrar fração de dose maior nesse local).

Quanto ao *hiperfracionamento acelerado*, pode-se administrar 2 vezes por dia, dose por fração que esteja no limite superior do hiperfracionamento (1,25 Gy) e no limite inferior do fracionamento convencional, ou seja, menor que 1,8 Gy. Portanto, 1,6 Gy 2 vezes por dia representa um esquema de hiperfracionamento acelerado. O tecido normal de resposta rápida apresenta maior toxicidade, limitando o tratamento.

Hipofracionamento

Consiste em administrar dose alta por fração e menor número de fração. Como exemplo de hipofracionamento, pode-se citar a *radioterapia estereotáxica.*

Braquiterapia

Consiste no implante de fontes radioativas diretamente no tumor. Há 2 formas para isso: *irradiação intracavitária* usando fontes radioativas colocadas na cavidade, próximas ao tumor, e a *intersticial*, com sementes implantadas diretamente no volume do tumor.

A *braquiterapia intracavitária* com baixa taxa de dose é geralmente temporária e demora de 1 a 4 dias (taxa de dose de cerca de 50 cGy/hora). Pode ser usada em vários locais. A braquiterapia intracavitária em baixa taxa de dose tem sido substituída pela alta taxa de dose, dada em 3 a 12 frações. O tratamento com alta taxa de dose, que dura poucos minutos, permite o uso de retratores, resultando em doses menores nos tecidos normais críticos.

Tratamento combinado

A radioterapia pode, ainda, ser associada a drogas sensibilizadoras e protetoras. Entre os radiossensibilizadores, podem ser citados os sensibilizadores de células hipóxicas (derivados do nitroimidazol), compostos biorredutores (mitomicina) e quimioterápicos em geral. Quanto aos radioprotetores, podem ser usados antioxidantes como a vitamina E e os compostos tióis (amifostina).

Outra possibilidade é a associação da radioterapia com a cirurgia. A *radioterapia pré-operatória* reduz grandes volumes tumorais, aumenta a ressecabilidade e a esterilização e diminui o risco de disseminação neoplásica pelo manuseio do tumor. Pode-se também realizar a *radioterapia intra-operatória*: com o paciente anestesiado, a área tumoral é exposta e o feixe de radiação é direcionado para a região a ser tratada, evitando-se irradiar o tecido normal. A dose única e alta é empregada.

Com maior freqüência, a radioterapia *pós-operatória* é utilizada. Ela possibilita esterilização do foco subclínico do tumor no local primário e em região de drenagem linfática.

Radioterapia de câncer de células não-pequenas

A finalidade da radioterapia é o controle da lesão primária e sua drenagem linfática, bem como o tratamento paliativo de metástases em partes moles e óssea. Pode ser feita das seguintes maneiras: exclusiva, pré-operatória, pós-operatória, paliativa e sintomática.

Radioterapia exclusiva

Esse tratamento é adotado quando há contra-indicação para a cirurgia ou quando o paciente se recusa a submeter-se a ela. Deve-se, assim, levar em consideração a extensão da doença e o volume do tórax a ser irradiado. Essa área abrange o tumor primário e sua drenagem linfática (mediastino), com margem de segurança de mais ou menos 2 cm. Quando existe comprometimento de gânglio escaleno, incluem-se as fossas supraclaviculares ao campo de tratamento.

As doses preconizadas em áreas de doenças microscópicas (drenagem linfática) são de 40 a 46 Gy, suficientes para impedir o crescimento do tumor. Em área de tumor primário, as doses são de 60 Gy. Estudos anteriores demonstraram que doses de 40 a 46 Gy em mediastino são bem toleradas e não levam a complicações tardias, como fibrose actínica, alterações cardíacas induzidas pela radiação, esofagite, bem como a danos na medula espinal. Os resultados obtidos com essa forma terapêutica chegam a 20% de sobrevida em 5 anos.

Radioterapia pré-operatória

Alguns casos selecionados podem beneficiar-se com a radioterapia pré-operatória, como: carcinoma espinocelular EC III, com nódulos mediastinais comprometidos e em pacientes com boas condições clínicas gerais. Esses pacientes devem receber doses de 30 Gy em 10 frações, em um período de 2 semanas. Assim, o tumor diminui e aumenta-se a chance de cura.

Radioterapia pós-operatória

Essa modalidade é indicada para pacientes submetidos a ressecção cirúrgica do tumor, havendo comprometimento de linfonodos hilares e mediastinais, bem como das margens de sua área cirúrgica. Os estudos mostram que os pacientes submetidos a radiação pós-operatória têm sobrevida maior (20 a 30%) quando comparados àqueles que receberam apenas o tratamento cirúrgico (8%). A dose preconizada é de 50 Gy em 5 semanas.

Em pacientes que têm tumor de pulmão não-metastático com nódulos mediastinais comprometidos, pode-se fazer ressecção conservadora da lesão com ressecção dos nódulos mediastinais e braquiterapia. Essa técnica não tem sido usada rotineiramente, mas é defendida por vários autores, que indicam ainda doses moderadas de irradiação externa pré ou pós-operatórias. Isso, obviamente, requer uma interação próxima entre radioterapeutas e cirurgiões, tanto no planejamento terapêutico quanto no pré-operatório e durante o ato cirúrgico.

Tratamento paliativo

O tratamento é paliativo quando todo o complexo de tecido envolvido pelo tumor não pode ser irradiado ou quando a dose dada é menor que a dose curativa. O objetivo desse tratamento é retardar a evolução da doença, evitando assim os sintomas provocados pela invasão tumoral ou aliviando os já existentes.

As indicações para o tratamento paliativo são feitas quando a doença é considerada fora de controle, por causa de estádios avançados, metástases a distância, más condições gerais do paciente e presença de síndrome de compressão mediastinal nos tumores de localização central, e na síndrome do plexo braquial, tumores esses localizados no ápice pulmonar com ou sem invasão óssea local. O campo de irradiação deve envolver o tumor primário, e a dose, de 20 a 30 Gy, deve ser dada em um curto período.

Tratamento sintomático

Os sintomas a ser aliviados pela irradiação podem ter sido produzidos tanto pelas lesões primárias quanto pelas metástases. São eles: dor, hemorragia, síndrome da veia cava superior, derrame pleural maligno, tosse, entre outros. Esse tratamento é mais indicado nas lesões metastáticas ósseas, nas quais a dor é aliviada em quase todas as vezes, e a dose empregada é de 30 Gy em 2 semanas e/ou 40 Gy em 4 semanas.

Outra indicação com boa resposta é observada nas metástases cerebrais, caso em que a cirurgia é quase sempre contra-indicada, uma vez que as lesões metastáticas são geralmente multifocais. A dose preconizada é de 40 Gy, em campo abrangendo todo o encéfalo, dados em 4 semanas.

Radioterapia de câncer de células pequenas

O carcinoma de células pequenas corresponde a, aproximadamente, 20 a 25% de todos os tumores de pulmão. Estudos realizados pelo Medical Research Council (MRC) em 1960 mostraram que a radioterapia era preferível à cirurgia nesse tipo histológico. Mais tarde, novos estudos mostraram haver um maior benefício quando se associa à irradiação um agente quimioterápico, particularmente a ciclofosfamida. A partir daí, novos agentes quimioterápicos e novas combinações foram desenvolvidos.

Sabe-se que a radioterapia induz a uma grande redução da massa tumoral em cerca de 80% dos pacientes. Quando são administradas doses de 30 Gy, a regressão da massa tumoral ocorre em 60%; com doses de 40 Gy, a regressão é de 79%, e com 46 Gy, a regressão tumoral observada é de 88%. Nos pacientes tratados apenas com quimioterapia, a recidiva torácica é comum nos locais do tumor primário em 60% dos casos.

Em pacientes que entraram em remissão completa, 71% dos recidivados foram limitados e 56% foram extensos. Resolveu-se, então, combinar as 2 modalidades terapêuticas, radioterapia e quimioterapia, sendo a primeira para as massas tumorais, e a segunda para as metástases a distância.

O câncer de células pequenas tem um índice muito maior de metástases para o sistema nervoso central do que os outros tipos. Na época do diagnóstico, 8 a 10% dos pacientes já apresentam metástases cerebrais e os que sobrevivem 2 anos ou mais têm 80% de probabilidade de desenvolvê-las, se não tiverem feito profilaxia do sistema nervoso central. Essa profilaxia, porém, apesar de evitar o aparecimento da metástase cerebral, não melhora a sobrevida do paciente. A sobrevida com a combinação de quimioterapia e radioterapia profilática é de 41,5 semanas. A dose preconizada para a profilaxia é de 30 Gy em 10 a 15 frações.

Urgências radioterápicas

Urgências em radioterapia são aquelas situações em que ocorre risco de vida ou de perda da função de um órgão e, dessa forma, é necessária a instituição imediata de tratamento.

Os principais sintomas e sinais indicativos são dispnéia, edema de face, pescoço e membros superiores, circulação venosa colateral proeminente e sintomas neurológicos, como cefaléia, distúrbios visuais e alterações do nível de consciência. Atualmente, 80% dos casos são causados por carcinomas broncogênicos (65% pelo carcinoma de células pequenas), 10 a 18% por linfomas, e 2 a 3% por patologias benignas.

Essa síndrome é provocada pela obstrução mecânica no fluxo sanguíneo que se dirige ao átrio direito, a qual pode ocorrer na veia cava superior, abaixo e/ou acima da veia, e na veia inominada direita e esquerda. Em pacientes com sintomas iniciais, raio X e tomografia computadorizada de tórax, broncoscopia e biopsia do tumor devem ser realizados, e nos pacientes com sintomatologia mais exuberante, o tratamento deve ser iniciado mesmo sem confirmação anatomopatológica.

A terapêutica se baseia na utilização de medidas de suporte, como repouso no leito, elevação da cabeceira, corticosteróides e diuréticos, embora o uso desses 2 últimos seja questionado, e no tratamento da causa primária, que pode ser realizado por cirurgia, quimioterapia e radioterapia, sendo que a radioterapia é a principal modalidade de tratamento definitivo da síndrome.

O volume irradiado deve incluir a lesão com 2 cm de margens. Inicialmente, utilizam-se doses altas por fração (3 a 4 Gy/dia) por 2 a 3 aplicações e então reduz-se a fração para 1,8 a 2 Gy/dia até o término do tratamento. A dose final varia com o tipo histológico. Nos linfomas, a dose total deve ser de 40 a 45 Gy, e nos carcinomas broncogênicos, de 60 a 70 Gy. Alívio completo dos sintomas é observado em 20% dos pacientes com tumores broncogênicos e 75% dos pacientes com linfomas, e melhora parcial é presenciada em 50% e 20%, respectivamente.

O alívio da dispnéia (50% dos pacientes com melhora em 24 horas) acontece mais rapidamente que a resolução do edema, que ocorre em 5 dias. Em relação ao prognóstico, a sobrevida em 2 anos é de 10 a 20%, sendo que os linfomas têm um melhor prognóstico, seguidos por carcinoma de células pequenas e carcinomas de células não-pequenas.

Obstrução traqueobrônquica aguda

Ocorre em razão do crescimento tumoral na luz dos brônquios (carcinomas brônquicos do tipo espinocelular ou primários de traquéia) ou por compressão extrínseca das vias aéreas (carcinomas de células pequenas, linfomas) promovendo dispnéia grave nos pacientes. Utilizam-se doses altas por fração (3 a 4 Gy/dia) por 2 a 3 dias, e depois utiliza-se o fracionamento convencional até atingir a dose final, que varia com o tipo histológico.

Outra opção de tratamento é a braquiterapia com alta taxa de dose, na qual, com a ajuda de um broncoscopista, passa-se um cateter pela obstrução e, com uma fonte radioativa, geralmente o irídio-192, atinge-se uma dose alta no tumor, melhorando a sintomatologia em torno de 67 a 84% dos casos.

Hemorragia

As hemoptises podem ser classificadas como não-maciças e maciças. A hemoptise não-maciça é caracterizada por sangramento mínimo ou moderado sem risco de morte para o paciente, e a hemoptise maciça se caracteriza por perda sanguínea de 200 a 600 mL em 24 horas. Quando não é possível tratamento cirúrgico, após medidas clínicas como repouso no leito, reposição volêmica, antitussígenos, broncoscopia com aspiração de coágulos e irrigação com solução salina com ou sem adrenalina, a radioterapia deve ser instituída.

Utilizam-se doses de 3 a 4 Gy por fração, que pode ser repetida por 2 a 3 vezes, e depois altera-se a fração para 1,8 a 2 Gy/dia até se atingir a dose final de 60 a 70 Gy para os carcinomas broncogênicos.

PERSPECTIVAS FUTURAS: TRATAMENTO BIOLÓGICO E QUÍMICO

Nos últimos 10 anos, observou-se que o tratamento quimioterápico tradicional, apesar das novas drogas, atingiu um platô de eficácia e de resposta. Ao mesmo tempo, ocorreram significativos avanços na área da biologia molecular, incluindo a identificação de genes relacionados à patogênese do câncer de pulmão, o que possibilitou a busca de novos medicamentos.

Entre esses medicamentos, incluem-se os agentes que bloqueiam a enzima sintetase timidilase, os que inibem os receptores do fator de crescimento e as proteínas envolvidas, os bloqueadores de angiogênese e metaloproteinases. Com o advento dessas novas tecnologias, são esperados medicamentos mais eficazes e com menor toxicidade.

Inibidores da angiogênese

O seu uso terapêutico se baseia na necessidade de vasos sanguíneos para o crescimento do tumor sólido, além do volume de 1 a 2 m^3 para invasão e metástases (processo de angiogênese). Sua inibição por meio de anticorpos monoclonais (bevacizumab) levaria a uma melhor qualidade de vida e maior sobrevida.

O tratamento se baseia no bloqueio do fator de crescimento endotelial vascular (VEGF) e/ou seu receptor, que levaria o tumor primário e suas metástases a um estado de repouso e previniria o seu reaparecimento. Fazem parte desse grupo os inibidores da matriz metaloproteinases (MMP): marimastat, prinomastat, batimastat e outros. As MMP ainda são capazes de degradar e remodelar a matriz extracelular facilitando a invasão e a metástase dos tumores. Os inibidores da MMP, além de bloquear a angiogênese, bloqueiam esse processo.

Os trabalhos mais recentes têm associado essas drogas com a quimioterapia tradicional.

Inibidores da tirosina quinase

Bloqueiam os receptores do fator do crescimento endotelial vascular por meio da inibição da fosforilação da tirosina quinase, levando, com isso, à inibição da proliferação celular. Fazem parte desse grupo o gefitinibe (ZD 1839) e o erlotinibe (Osi 774). São drogas, no momento, utilizadas como 3ª linha, ou seja, em doença que progrediu durante e após o uso de platinas e docetaxel. O gefitinibe foi o único até agora aprovado pelos americanos para uso único no NSCLC como 3ª linha.

Agente anti-senso

É uma substância que age no MRNAM, diminuindo ou impedindo a produção de substâncias como proteinaquinase (inibidor PRC), que estimula a proliferação celular. Estas substâncias promovem a apoptose nas células tumorais e o aumento da quimiossensibilidade. Um exemplo é o affinitac, que tem sido atualmente usado em pesquisa associado à quimioterapia. Provoca neutropenia e plaquetopenia.

Terapia gênica

Comumente os portadores de câncer de pulmão apresentam perda da função de genes supressores por causa de mutações e deleções desses genes. Os genes perdidos são substituídos por outros por meio de um vetor (vírus) que os contém. Um exemplo é o p53. Isso poderia inibir o crescimento tumoral. Outra maneira seria a introdução de gene "suicida", que envolve a entrega de um gene específico para a célula tumoral, que codifica uma enzima que catalisa a conversão de uma substância não-tóxica administrada sistemicamente em uma forma ativa dentro do tumor.

Pemetrexato

É um inibidor da enzima sintetase timidilase, que participa ativamente na proliferação da célula neoplásica. É um novo antimetabólito. Essa droga, por não ser metabolizada pela diidropirimidina diidrogenase como os outros antimetabólitos, tem maior ação e duração.

É utilizado na dose de 500 mg/m^2, a cada 3 semanas. Os trabalhos mostram que apresenta ação semelhante à do docetaxel como droga de 2ª linha, com a vantagem de menor neutropenia e menor hospitalização. Ela ainda apresenta uma excelente eficácia no uso contra o mesotelioma. A suplementação com folato faz os efeitos colaterais decrescerem, diminuindo a neutropenia e a trombocitopenia.

Outros medicamentos

- Drogas que estimulam a apoptose: o exsulinde;
- epothilones: têm o mesmo mecanismo de ação e estabiliza os microtúbulos mais potencialmente que o paclitaxel. Age inclusive em linhas celulares resistentes ao paclitaxel. Seus efeitos colaterais consistem em mielossupressão, neurotoxicidade e sintomas gastrintestinais;
- tirapazamine: a falta de O_2 reduz essa droga a um radical livre que induz a quebra do DNA do tumor. Tem sinergismo com outras drogas, levando a uma ação 2 a 5 vezes maior;
- amifostine: agente com ação protetiva do tecido normal quanto à ação dos quimioterápicos e/ou radiação levando a uma menor toxicidade;
- UFT (tegafur + uracil): o tegafur é convertido a 5FU e o uracil inibe o metabolismo do tegafur, prolongando a exposição das células cancerosas, levando a um maior efeito da droga;

- tratamento das células clonais: começa a ser relatado na literatura que os cânceres apresentam células clonais defeituosas, comprovadas no câncer de mama, e a sua manipulação poderia levar à cura desses tumores.

REFERÊNCIAS BIBLIOGRÁFICAS

1. ANTONADOU, D. et al. "Randomized phase III trial of radiation treatment ± amifostine in patients with advanced-stage lung cancer". *Int. J. Radiat. Oncol. Phys.* 51:915-22, 2001.
2. BRITISH MEDICAL JOURNAL. "Chemotherapy in non-small cell lung cancer: a meta-analysis using updated data on individual patients from 52 randomised clinical trials". *BMJ.* 311:899-909, 1995.
3. CHEST. "Lung cancer review". *Chest.* 123(Suppl. 1):1-337S, 2003.
4. DEPIERRE, A. et al. "Preoperative chemotherapy followed by surgery compared with primary surgery in resectable stage I (except T1N0), II, and IIIa non-small-cell lung cancer". *J. Clin. Oncol.* 20:247-53, 2002.
5. EMAMI, B. & PEREZ, C. "Lung". In: PEREZ, C.A. & BRADY, L.W. (eds.). *Principles and practice of radiation oncology.* Filadélfia, J.B. Lippincott, 1997. p.806-52.
6. GLISSON, B.S.; MACKENNA JR., R.J. & MOVSAS, B. "Small-cell lung cancer". In: *Cancer management: a multidisciplinary approach, healthcare media.* 8.ed. Chicago, American Medical Association, 2004.
7. HARRIS, M. "Monoclonal antibodies as therapeutic agents for cancer". *Lancet Oncology.* 5:292-302, 2004.
8. KIM, T.E. & MURREN, J.R. "Therapy for stage IIIB and stage IV non-small cell lung cancer". *Clin. Chest Med.* 23:209-19, 2002.
9. LANGER, C.J. et al. "Cisplatin-based therapy for elderly patients with advanced non-small-cell lung cancer: implications of Eastern Cooperative Oncology Group 5592, a randomized trial". *J. Natl. Cancer Inst.* 94:173-81, 2002.
10. MAVROUDIS, D. et al. "A multicenter randomized clinical trial comparing paclitaxel-cisplatin-etoposide *versus* cisplatin-etoposide as first-line treatment in patients with small-cell lung cancer". *Ann. Oncol.* 12:463-70, 2001.
11. MOUNTAIN, C.F. "Revisions in the international system for staging lung cancer". *Chest.* 111:1710-7, 1997.
12. PEREIRA, J.R. & COSTA, G.J. "Estádios IIIA e IIIB. Atualização e reciclagem em pneumologia". *Sociedade Paulista de Pneumologia e Tisilogia.* 2004, v.V, p80-8.
13. PFISTER, D.G. et al. "Diretrizes de tratamento da Sociedade Americana de Oncologia Clínica para o câncer pulmonar de células não-pequenas não-operável. Atualização 2003". *J. Clin. Oncology.* 22, 2004.
14. ROSELL, R. et al. "The biology of non-small-cell lung cancer: identifing new targets for rational therapy". *Lung Cancer.* 46:135-48, 2004.
15. SCHILLER, J.H. et al. "Comparison of four chemotherapy regimens for advanced non-small-cell lung cancer". *N. Engl. J. Med.* 346:92-8, 2002.
16. SEGRETO, H.R.C. & SEGRETO, R.A. "Revisão e atualização em radiobiologia – aspectos celulares, moleculares e clínicos". *A Folha Médica.* 119:9-27, 2000.
17. SMITH, I.E. et al. "Duration of chemotherapy in advanced non-small-cell lung cancer: a randomized trial of three *versus* six courses of mitomycin, vinblastine, and cisplatin". *J. Clin. Oncol.* 19:1336-43, 2001.
18. SPIRA, A. & ETTINGER, D.S. "Multidisciplinary management of lung cancer". *N. Engl. J. Med.* 350:379-92, 2004.

19. TAKADA, M. et al. "Phase III study of concurrent *versus* sequential thoracic radiotherapy in combination with cisplatin and etoposide for limited-stage small-cell lung cancer: results of the Japan Clinical Oncology Group Study 9104". *J. Clin. Oncol.* 20:3054-60, 2002.
20. THE INTERNATIONAL ADJUVANT LUNG CANCER TRIAL COLLABORATIVE GROUP. "Cisplatin-based adjuvant chemotherapy in patients with completely resected non-small-cell lung cancer". *N. Engl. J. Med.* 350:351-60, 2004.
21. TURRISI III, A.T. et al. "Twice-daily compared with once-daily thoracic radiotherapy in limited small-cell lung cancer treated concurrently with cisplatin and etoposide". *N. Engl. J. Med.* 340:265-71, 1999.
22. WEINMANN, M. et al. "Treatment of lung cancer in the elderly. Part I: non-small cell lung cancer". *Lung Cancer.* 39:233-53, 2003.

CAPÍTULO 42

Carcinoma Broncogênico: Tratamento Cirúrgico

JOÃO ALÉSSIO JULIANO PERFEITO
CARLOS JOGI IMAEDA

INTRODUÇÃO

Desde a primeira ressecção pulmonar ampla para o tratamento do câncer de pulmão, a cirurgia nessa área não parou de evoluir e, cada vez mais, dentro da visão multidisciplinar do tratamento, o cirurgião tem sua ação tanto diagnóstica como curativa nos tumores primários.

Na área diagnóstica, as biopsias de linfonodos cervicais ou de parede torácica, principalmente de costelas, são métodos muito simples e eficientes para a confirmação de neoplasia maligna e para definir o estádio do tumor conforme a Classificação TNM.

Cabe ao cirurgião, no caso dos tumores de pulmão com aumento de linfonodos mediastinais, a confirmação histológica desses linfonodos por meio de uma biopsia por mediastinoscopia, em que a definição do envolvimento de linfonodos mediastinais, ipsilaterais ou contralaterais ao tumor ajudará a caracterizar o estádio e orientará o tratamento atual do câncer de pulmão.

As biopsias pulmonares cirúrgicas ou o diagnóstico operatório ainda têm o seu lugar na medicina moderna, tanto nos nódulos a esclarecer como nas massas, em que o diagnóstico histológico não pode ser conseguido de outra forma. Nesse caso, é possível optar pela biopsia cirúrgica aberta ou por operação videoassistida.

O tratamento cirúrgico do câncer de pulmão ocupa um lugar de destaque, sendo a principal forma de tratamento curativo, sobretudo nos estádios iniciais. O tratamento varia conforme a fase em que se encontra a doença. Em uma tentativa de uniformizar os dados e definir a melhor opção de tratamento, é utilizada a Classificação TNM. A última revisão atualizada é de 1997.

ESTÁDIO I

No estádio I, com nódulos de até 3 cm, a cirurgia é o tratamento de escolha. Há unanimidade em que o tumor de pulmão de células não-pequenas deva ser ressecado, no caso de nódulos pulmonares sem envolvimento linfonodal (N0). Quanto aos nódulos com diagnóstico histológico de tumores de células pequenas, a tendência atual é que também sejam ressecados quando não se comprove qualquer outro envolvimento tanto linfonodal como sistêmico.

Pacientes nesse estádio da doença são minoria no momento do diagnóstico. Nesse grupo, cuja enfermidade se encontra na fase precoce da evolução, a chance de o tratamento ser realmente curativo é maior e a cirurgia tem papel de destaque na escolha terapêutica. Naruke et al. e Mountain et al. publicaram suas experiências com número grande de doentes em estádio IA mostrando sobrevida de 5 anos, para pacientes com T1N0M0, de 72,9% no primeiro estudo e de 71,2% no segundo.

No estádio IA, há uma polêmica do ponto de vista técnico. Surge a seguinte pergunta: quando o doente tem boas condições clínicas, deve ser sempre realizada a ressecção anatômica completa ou pode ser realizada uma ressecção menor (econômica), como a ressecção em cunha ou a segmentectomia em nódulos pequenos?

Ressecção anatômica completa é definida como a ressecção de um lobo (lobectomia) ou de todo o pulmão (pneumonectomia). Exige dissecção e secção de vasos e brônquios no hilo, de forma que a vascularização, principalmente a linfática, seja retirada em bloco único.

A segmentectomia é a ressecção de um segmento pulmonar e a dissecção hilar é realizada. Ressecção em cunha se limita à retirada de uma parte do parênquima pulmonar, não seguindo os limites anatômicos do segmento e, em geral, é utilizada para os tumores próximos à pleura visceral. Nas duas últimas situações (segmentectomia ou ressecção em cunha), teoricamente, há aumento do risco de reincidência local.

Vários estudos não-randomizados foram realizados no período de 1980 a 1990, sugerindo um substancial risco de recidiva (14 a 23%) quando a ressecção em cunha ou segmentectomia foram realizadas nos pacientes com estádio I. Estudo retrospectivo avaliando a evolução de pacientes operados em estádio I com ressecção econômica (n = 61) e com ressecção completa (n = 511) evidenciou uma sobrevida em 5 e 10 anos de 59% e 35%, respectivamente, para o grupo de ressecções menores, e de 77% e 79% para aqueles com ressecção completa.

Em 1995, o estudo prospectivo randomizado realizado pelo Lung Cancer Study Group foi publicado. Nesse estudo, 250 pacientes foram alocados em cada grupo e observou-se que a taxa de recidiva local foi 75% maior nas ressecções menores em razão do triplo de recidiva tumoral local, com um aumento de 50% de morte por câncer.

Nos pacientes em estádio clínico I (IA e IB) com câncer de pulmão de células não-pequenas e sem contra-indicação para operação, a cirurgia é o tratamento de escolha. A ressecção completa é a preferencial, ficando a ressecção menor para aqueles doentes cuja condição clínica não permita ampla operação. Entretanto, ainda há polêmica, com alguns autores discordando dessa conduta e indicando com sucesso ressecções menores em nódulos pequenos.

Mesmo em estádio precoce, o tratamento cirúrgico não contempla cura na totalidade dos doentes, sendo a doença, a distância, o principal fator de perda desses pacientes. Isso leva à procura de alternativas de tratamento sistêmico que possam melhorar os resultados. Atualmente, o interesse pela quimioterapia pré-operatória vem aumentando, em parte pelos resultados dos estudos realizados em estádios avançados, em parte pela introdução de agentes quimioterápicos mais ativos.

A recomendação é a de que quimioterapia pré ou pós-operatória não deva ser utilizada como rotina no estádio I, mas novos trabalhos já contestam essa observação. A esperança, nesse caso, é de que estudos com marcadores moleculares e celulares possam levar à identificação dos pacientes com alto potencial de reincidência ou metástases, nos quais o benefício da quimioterapia poderia tornar-se mais evidente.

Quanto à radioterapia, seja pré ou pós-operatória, não é recomendada como tratamento de rotina nos estádios precoces.

Cabe, neste momento, uma observação sobre a conduta no nódulo pulmonar solitário sem diagnóstico (achado radiográfico). Há uma tendência, a qual defendemos, que em pacientes fumantes com mais de 30 anos a ressecção cirúrgica com biopsia excisional seja o tratamento de escolha. Não há lugar na medicina atual para o acompanhamento de nódulos em pacientes com alto risco para desenvolver neoplasia.

No caso de nódulos periféricos, a sua ressecção é realizada por cirurgia videoassistida ou por toracotomia, seguida da análise histológica imediata (biopsia de congelação); no caso de confirmação de neoplasia maligna, a ressecção deve ser ampliada. Caso o diagnóstico histológico intra-operatório confirme lesão benigna, a ressecção está encerrada e o doente pode ser tranqüilizado.

ESTÁDIO II

Nesse grupo, observa-se uma heterogeneidade de pacientes com doença até 3 cm (T1) ou maior que 3 cm (T2) atingindo os linfonodos segmentares, lobares ou hilares (N1). Incluem-se no grupo também, na classificação atual, os tumores T3N0, isto é, que invadem estruturas contíguas (parede torácica, diafragma, pleura mediastinal, pleura parietal) ou tumor no brônquio principal a menos de 2 cm da carina (T3) e sem envolvimento linfonodal (N0).

Estádio IIA (T1N1M0) é uma forma de apresentação incomum nos carcinomas de pulmão, representando 4 a 5% dos pacientes tratados em várias séries.

O estudo de Inoue et al. com 1.310 pacientes portadores de carcinoma de pulmão de células não-pequenas, submetidos a ressecção cirúrgica completa e dissecção linfonodal sistemática, mostrou diferença significativa na sobrevida entre os pacientes com T1N1M0 (IIA) e com T2N1M0 (IIB), de 57% e 42%, respectivamente.

Uma revisão retrospectiva de 2.361 pacientes em estádios I, II e IIIA submetidos ao tratamento cirúrgico foi apresentada por Van Rens et al. Houve diferença significativa na sobrevida em 5 anos entre os pacientes com T1N1M0 (IIA) e T2N1M0 (IIB), respectivamente, 52% e 33%. Nenhum dos estudos encontrou diferença significativa entre

T2N1M0 e T3N0M0 e também não observaram diferença significativa na sobrevida em 5 anos entre os pacientes T3N0M0 (IIB) e T3N1M0 (IIIA).

Vários autores não encontraram diferença significativa na sobrevida de pacientes IIIA (T3N1M0) e IIB (T2N1M0 ou T3N0M0). Entretanto, observou-se em outros estudos doença linfonodal N1 como um fator que demonstra diminuição na sobrevida dos pacientes com T3.

A doença linfonodal N1 representa pacientes com disseminação ou com extensão direta aos linfonodos mais periféricos (subsegmentares, segmentares e lobares), bem como para os mais centrais (interlobares e hilares). Estudos mostram que não apenas o envolvimento linfonodal N1 é importante, mas também qual cadeia está atingida, observando-se pior prognóstico no caso de envolvimento de cadeias mais centrais.

Tumores T3 com invasão mediastinal apresentam prognóstico ruim quando tratados com ressecção cirúrgica apenas. Isso é explicado, em parte, pelo grande número de pacientes com ressecção incompleta, como foi observado no trabalho de Martini et al. Está bem estabelecido que ressecção incompleta é indicativa de diminuição na sobrevida.

A tendência atual é que, diante de tumores T3 mesmo sem invasão linfonodal (IIB), uma terapia adjuvante deva ser aplicada com protocolos utilizando a radioterapia, a quimioterapia ou ambas.

Quanto à tática operatória, a lobectomia com esvaziamento linfonodal radical é a cirurgia preconizada pela maioria dos autores, e é o método que defendemos nos casos de doença N1. Nos casos de tumores com invasão de parede torácica, a ressecção pulmonar maior com esvaziamento radical e ressecção completa da parede torácica é a melhor opção sempre que possível.

ESTÁDIO III

No estádio III encontram-se os maiores avanços e novidades no tratamento cirúrgico dos tumores de pulmão.

No estádio IIIA, cujo descritor é o T3N1, o tratamento cirúrgico inicial deve ser realizado nos casos com envolvimento ressecável de parede, mesmo nos tumores do sulco superior.

Quando o estádio IIIA é caracterizado principalmente pelo envolvimento linfonodal mediastinal ipsilateral (N2), a tendência atual é a realização de quimioterapia neo-adjuvante, lembrando que essa não é uma conduta unânime entre oncologistas e cirurgiões. Alguns protocolos ainda indicam cirurgia inicial com a ressecção e o esvaziamento mediastinal, e outros excluem esses doentes definitivamente do tratamento cirúrgico.

Fazemos parte do grupo que defende, nos casos de N2 com envolvimento linfonodal irressecável do mediastino, a realização da quimioterapia neo-adjuvante, e nos casos de linfonodos mediastinais comprometidos, mas sem grande invasão mediastinal, a realização do tratamento cirúrgico primário com ressecção linfonodal radical, seguida de quimioterapia adjuvante.

Cabe aqui a observação de que o simples aumento tomográfico de linfonodos mediastinais não caracteriza N2, devendo haver confirmação histológica principalmente por mediastinoscopia.

O estádio IIIB é caracterizado por 2 descritores básicos: o T4 (invasão de carina, coração, aorta, cava, esôfago, vértebra, diafragma) e o N3 (linfonodos contralaterais ou extratorácicos comprometidos). Durante um recente período, após os trabalhos japoneses, principalmente Naruke et al. animaram-se com a possibilidade de tratar cirurgicamente os doentes com comprometimento N3, procedendo-se à ressecção dos linfonodos contralaterais por esternotomia ou dos extratorácicos por cervicotomia. Os resultados, entretanto, não foram satisfatórios, levando a que o N3 não seja atualmente aceito como um descritor cirúrgico para a maioria dos autores.

Nos tumores em estádio IIIB T4, há grandes avanços, principalmente entre os caracterizados como localmente avançados, isto é, apesar de invadirem estruturas nobres (T4), não há progressão linfática mediastinal; T4N0 ou T4N1 são tumores que, ante os resultados operatórios, animam o cirurgião e a equipe multidisciplinar a tratar também cirurgicamente, quando possível, esses doentes.

Nos casos de tumor com invasão da carina, os resultados são satisfatórios nas situações em que não há disseminação linfonodal (N0), tornando-se o problema muito mais de técnica operatória do que de doença oncologicamente avançada. Nas situações em que o T4 é por invasão vascular, os doentes podem ser tratados com ressecção seguida de reconstrução dos vasos associada à quimioterapia adjuvante.

ESTÁDIO IV

Os tumores no estádio IV (M1), isto é, com metástases a distância, são considerados tumores fora da alçada da cirurgia, mas cabe salientar que mesmo nesse grupo de doentes, nas situações de metástase única para outro órgão, principalmente para o cérebro, pode-se optar pelo tratamento cirúrgico do tumor primário do pulmão após a ressecção da metástase.

Nesse caso, considera-se que houve um resgate do estádio, ou seja, a metástase existente foi ressecada e outras metástases não foram encontradas. Protocolos existem nessa área com uma tendência para a ressecção do tumor primário após a ressecção da única metástase.

TIPO HISTOLÓGICO

Deve-se lembrar que, mesmo nos tumores de células não-pequenas, há uma variabilidade de resultados a longo prazo conforme o tipo histológico. Mas a visão do tratamento cirúrgico se baseia muito mais no estadiamento TNM do que simplesmente no tipo histológico do tumor broncogênico.

Já nos tumores indiferenciados de pequenas células (avenocelulares), a tendência clássica é considerá-los sempre inoperáveis, mas está sendo cada vez mais superada essa forma de pensar e de agir, principalmente nas fases iniciais, em nódulos pequenos em que não se encontra qualquer disseminação no estadiamento completo do doente.

CONCLUSÃO

Certamente, o tratamento curativo das neoplasias malignas do pulmão ainda é um desafio para a medicina. Ao cirurgião, cabe participar desse desafio e, sempre com a visão multidisciplinar, colaborar com a realização de procedimentos diagnósticos na busca do diagnóstico histológico o mais precocemente possível.

Futuramente, os avanços nessa área serão grandes, principalmente na linha da quimioterapia, da genética ou mesmo da biologia molecular; mas, durante esse longo caminho, cabe ao cirurgião estar sempre preparado científica e tecnicamente para oferecer ao doente a maior chance de cura, o que hoje é visto, principalmente, nas operações realizadas em estádios iniciais da doença.

REFERÊNCIAS BIBLIOGRÁFICAS

1. FUJIMORI, K. et al. "A pilot phase 2 study of surgical treatment after induction chemotherapy for respectable stage I to IIIa small cell lung cancer". *Chest.* 111:1089-93, 1997.
2. GINSBERG, R.J. & RUBINSTEIN, L.V. "A randomized trial of lobectomy *versus* limited resection for patients with T1NO non-small cell lung cancer". *Ann. Thorac. Surg.* 60:615-23, 1995.
3. INOUE, K. et al. "Prognostic assessment of 1.310 patients with non-small cell lung cancer who underwent complete resection from 1980-1993". *J. Thorac. Cardiovasc. Surg.* 116:407-11, 1998.
4. JENSIK, R.J.; FABER, L.P. & KITTLE, C.F. "Segmental resection for bronchogenic carcinoma". *Ann. Thorac. Surg.* 28:475-83, 1979.
5. LASSEN, U. & HANSEN, H.H. "Surgery in limited stage small cell lung cancer". *Cancer Treat. Rev.* 25:67-92, 1999.
6. MARTINI, N. et al. "Incidence of local recurrence in second primary tumors in resected stage I lung cancer". *J. Thorac. Cardiovasc. Surg.* 109:120-9, 1995.
7. MARTINI, N. et al. "Preoperative chemotherapy for stage IIIA (N2) lung cancer: the Sloan-Kettering experience with 136 patients". *Ann. Thorac. Surg.* 55:1365-74, 1993.
8. MITCHELL, M.D. et al. "Clinical experience with carinal resection". *J. Thorac. Cardiovasc. Surg.* 117:39-53, 1999.
9. MOUNTAIN, C.F. "Revisions in the international system for staging lung cancer". *Chest.* 111:1710-7, 1997.
10. NARUKE, T. et al. "Prognosis and survival in resected lung carcinoma based on the new international staging system". *J. Thorac. Cardiovasc. Surg.* 96:440-7, 1988.
11. PISTERS, K.M.W. et al. "Induction chemotherapy before surgery for early-stage lung cancer: a novel approach". *J. Thorac. Cardiovasc. Surg.* 119:429-39, 2000.
12. ROSELL, R. et al. "Preresectional chemotherapy in stage IIIA non-small cell lung cancer". *Lung Cancer.* 26:7-14, 1999.
13. ROTH, J.A. et al. "Long-term follow-up of patients enrolled in a randomized trial comparing perioperative chemotherapy and surgery". *Lung Cancer.* 21:1-6, 1998.
14. TSUCHIYA, R. et al. "Extended resection of the left atrium, great vessels, or both for lung cancer". *Ann. Thoracic. Surg.* 57:960-5, 1994.
15. VAN RENS, M.T. et al. "Prognostic assessment of 2.361 patients who underwent pulmonary resection for non-small cell lung cancer, stage I, II, and IIIA". *Chest.* 117:374-9, 2000.

CAPÍTULO 43

Linfomas e Doenças Linfoproliferativas

GISELE WALLY BRAGA COLLEONI
MARIA DE LOURDES LOPES FERRARI CHAUFFAILLE
MIHOKO YAMAMOTO
CESAR UEHARA

INTRODUÇÃO

As doenças linfóides primárias do pulmão podem ser benignas e malignas.

Benignas

- Hiperplasia linfóide reativa;
- bronquiolite folicular;
- pneumonia intersticial linfóide (linfocítica).

Essas doenças linfóides benignas do pulmão podem ser individualizadas de forma prática, segundo uma avaliação histológica. Em todos os casos de proliferações linfocitárias pulmonares, a imuno-histoquímica deve ser feita para diferenciar uma monoclonalidade de uma policlonalidade. A monoclonalidade indica uma proliferação neoplásica maligna (linfoma). É evidente que a correlação com dados clínicos e de imagem deve ser estabelecida em todas as situações.

A hiperplasia linfóide reativa e a bronquiolite folicular são freqüentemente observadas em pacientes portadores de doenças sistêmicas (colagenoses). A pneumonia intersticial linfóide está associada a um número muito grande de doenças, como lúpus eritematoso sistêmico, miastenia *gravis*, síndrome de Sjögren, imunodeficiência adquirida (HIV), hepatites, doença do enxerto *versus* hospedeiro e algumas infecções.

Malignas (OMS, 2004)

- Linfoma não-Hodgkin de pequenos linfócitos;
- linfoma de tipo BALT;
- linfoma não-Hodgkin de células grandes;
- linfoma B, angiocêntrico;
- granulomatose linfomatóide;
- histiocitose de células de Langerhans.

Todos os linfomas devem ser submetidos a imuno-histoquímica para sua fenotipagem.

LINFOMA PRIMÁRIO DO PULMÃO

Definição e epidemiologia

O linfoma primário do pulmão (LPP) é uma doença clonal de linfócitos que envolve o parênquima pulmonar e os brônquios, uni ou bilateralmente, sem evidências de adenomegalia mediastinal ou doença extratorácica detectável no estadiamento da doença e sem disseminação sistêmica nos 3 meses que se seguem ao diagnóstico (Addis, Hyjek e Isaacson, 1988).

As doenças linfoproliferativas primárias do pulmão são extremamente raras. Elas representam 1% dos linfomas não-Hodgkin (LNH) e apenas 0,5 a 1% das neoplasias primárias do pulmão (Bragg et al., 1994). Apesar de os linfomas com manifestação extranodal representarem 24 a 50% de todos os LNH, os LPP correspondem a apenas 3 a 4% dos LNH com manifestação extranodal.

O pico de incidência do LPP ocorre na 6ª década de vida, com discreta predominância de pacientes do sexo masculino (Cadranel, Wislez e Antoine, 2002).

Quadro clínico e laboratorial

Cerca de 50% dos casos de LPP não apresentam sintomas ao diagnóstico e a suspeita clínica é feita a partir de achado em exames de imagem. Quando presentes, tosse, dispnéia, dor torácica e hemoptise são os sintomas predominantes. Perda de peso, sudorese noturna e emagrecimento ocorrem em menos de 25% dos casos (Cadranel, Wislez e Antoine, 2002).

Os achados radiológicos mais freqüentes são nódulo, massa ou infiltrado, uni ou bilateral, em geral nos lobos inferiores. Infiltrado alveolar difuso e derrames pleurais são vistos em menos de 10% dos casos. O diagnóstico é feito por análise do espécime obtido na cirurgia ou por biopsia transbrônquica ou transtorácica (Cadranel, Wislez e Antoine, 2002).

A maioria dos casos de LPP é diagnosticada como linfoma associado à mucosa (MALT), que, por surgirem no tecido linfóide associado à mucosa dos brônquios, são também chamados BALT (*bronchus-associated lymphoid tissue*). A análise histológica desses tumores mostra proliferação de pequenos linfócitos (semelhantes aos encontrados na zona marginal das placas de Payer e folículos linfóides do baço), centrócitos, plasmócitos e células monocitóides. Na classificação da Organização Mundial da Saúde das doenças linfoproliferativas, esses casos são classificados como linfoma de linfócitos B da zona marginal (Colby, Hoppe e Warnke, 1981).

Os outros possíveis diagnósticos histológicos para os LPP são: linfoma difuso de grandes células B (2º tipo histológico em freqüência), linfoma de células B de baixo grau de malignidade com diferenciação plasmocitóide, doença linfoproliferativa pós-transplante (nos casos de transplante pulmonar, o linfoma pode se manifestar apenas no órgão transplantado), linfoma não-Hodgkin de células T periféricas, linfoma linfoblástico, linfoma associado à síndrome da imunodeficiência adquirida e, muito raramente, linfoma de Hodgkin (Cadranel, Wislez e Antoine, 2002).

Aspectos imunofenotípicos

Estudos histológico e imunofenotípico adequados do linfonodo acometido são necessários para o estabelecimento de um diagnóstico correto de LNH. Além disso, a imunofenotipagem é fundamental para estabelecer corretamente o diagnóstico diferencial entre os diferentes tipos de LNH. No caso de LPP, a lesão pulmonar deve ser estudada em material de biopsia.

No linfoma da zona marginal extranodal (LZM)/linfoma MALT, o quadro imunológico típico apresenta expressão de antígenos associados à linhagem B, como CD19, CD20, CD79a e a imunoglobulina de superfície (sIgM) fortemente positiva. O CD23, o CD10 e o CD5 costumam ser negativos, e o CD43 e o CD11c têm expressão variável. Além disso, as células expressam CD21 e CD35, antígenos associados a células da zona marginal. Dessa forma, no presente momento, o LZM/MALT não apresenta um padrão imunofenotípico específico, sendo o diagnóstico, muitas vezes, estabelecido por exclusão de outros tipos de LNH.

Diagnóstico diferencial com outros LNH

A caracterização de doenças linfoproliferativas B é feita por meio da demonstração de clonalidade e de marcadores de células B na superfície celular. Os principais antígenos presentes em células B são CD19, CD20 e CD22, considerados antígenos pan-B, e a clonalidade pode ser estabelecida pela demonstração de restrição de uma das cadeias leves κ e λ.

Outros antígenos podem estar expressos nas células neoplásicas e são importantes para diferenciar os principais tipos de LNH. É o caso do CD5 presente na leucemia linfocítica crônica B (LLC-B), nos linfomas linfocíticos de pequenas células e nos linfomas de células do manto. Nesse último caso, a presença de ciclina nuclear D1 é útil na diferenciação com LLC e LZM. O CD10 está presente na grande maioria dos linfomas foliculares. A maior parte dos linfomas de grandes células anaplásticas expressam CD30, e alguns casos podem ser CD5+ (10%) e CD10+(25 a 50%), porém a ciclina D1 é negativa.

Aspectos genéticos

O estudo citogenético (cariótipo) das células neoplásicas malignas tornou-se de fundamental importância no diagnóstico, na classificação, no prognóstico e na orientação terapêutica das doenças mielo e linfoproliferativas. A análise clássica, feita em células em metáfase, é um método convencional, que necessita, fundamentalmente, da presença de células frescas e em divisão, cultivadas a partir de amostra de tecido obtido por biopsia ou por aspiração do linfonodo ou tumor.

A citogenética molecular, a exemplo da hibridação *in situ* por fluorescência (FISH), é um método de análise que avalia também a célula em interfase, podendo, portanto, ser aplicado a amostras de biopsias processadas para exame anatomopatológico, por exemplo, facilitando sobremaneira a observação de alterações. Entretanto, há que se fazer uma seleção prévia adequada do tecido e do tipo de sonda a ser utilizado para se alcançar o resultado ideal.

Vale citar algumas alterações como: o linfoma MALT apresenta trissomia do cromossomo 3 em cerca de 60% dos casos e t(11;18) em 25 a 50%. Linfoma de zona marginal pode apresentar essas mesmas alterações. Linfoma folicular costuma apresentar t(14;18); o da zona do manto, a t(11;14); o linfoma primário de efusão apresenta rearranjos ou mutação dos genes receptores de célula T.

Tratamento e prognóstico

O tratamento é baseado no tipo histológico, na presença de doença maciça e na associação de comorbidades. Nos pacientes com MALT submetidos à ressecção cirúrgica e que não apresentavam doença maciça, recomenda-se a observação clínica (Linch e Lowenberg, 1999). Porém, nos casos em que o diagnóstico foi feito por meio de biopsia ou se houver doença maciça ou sintomas, a quimioterapia (como CVP [ciclofosfamida, vincristina e prednisona] a cada 3 semanas por 6 a 8 ciclos) pode ser o tratamento de escolha (Degos, Linch e Lowenberg, 1999). Pacientes tratados mais agressivamente podem até apresentar resposta mais rápida, mas não existe diferença na sobrevida geral e livre de doença.

Nos linfomas difusos de grandes células B, o esquema CHOP (ciclofosfamida, doxorrubicina, vincristina e prednisona), com ou sem rituximab (anticorpo monoclonal anti-CD20), é uma boa opção (Degos, Linch e Lowenberg, 1999).

O prognóstico desses pacientes é geralmente favorável (Addis, Hyjek e Isaacson, 1988), principalmente nos casos de MALT, com sobrevida geral em 2 e 5 anos de 100% e 93,6%, respectivamente.

Linfoma sistêmico com comprometimento do pulmão

O envolvimento intratorácico por linfomas geralmente ocorre como parte de um processo sistêmico. Portanto, discute-se neste capítulo o comprometimento torácico e suas manifestações clínica e radiológica.

DOENÇA DE HODGKIN

A doença de Hodgkin apresenta acometimento sistêmico, sendo rara a doença pulmonar pura (3%). Tem predominância no sexo feminino, com relação para o homem de

1,4:1,0. A sua incidência é bimodal, encontrando freqüências maiores entre 21 e 30 anos e entre 60 e 80 anos.

O envolvimento intratorácico na doença de Hodgkin é comum. Os gânglios são mais afetados que a pleura e o pulmão. A doença está presente nos gânglios mediastinais em 60% dos casos, e nos gânglios hilares, em 30%. O envolvimento pleuropulmonar ocorre em 10 a15% dos casos, principalmente no subtipo esclerose nodular.

Muitos pacientes procuram assistência médica pela presença de adenomegalias periféricas. As localizações mais freqüentes, por ordem decrescente, são cervical e/ou supraclavicular esquerda, cervical e/ou supraclavicular direita, mediastino, baço, para aórtico, axila, hilar e ilíaca, inguinal e femoral. A apresentação infradiafragmática é rara.

Os sintomas decorrentes dos gânglios mediastinais são a dor retroesternal ou sensação de desconforto, além de tosse seca. Com menor freqüência, o paciente pode queixar-se de expectoração, hemoptise e dispnéia.

A presença de sintomas gerais como febre, sudorese noturna e perda de peso, que ocorre em 33% dos casos, sugere que a doença encontra-se avançada e que o prognóstico é pior, pois é provável que a doença de Hodgkin estendeu-se para sítios extranodais, como os pulmões, fígado, ossos e medula óssea. A ingestão de álcool pode acentuar os sintomas, e essa informação auxilia no diagnóstico.

Encontra-se leucocitose leve com neutrofilia, e, às vezes, eosinofilia e/ou linfopenia, e na fase avançada da doença, anemia normocítica. A pancitopenia é secundária à infiltração na medula. A representação leucêmica é mais observada nos linfomas não-Hodgkin, enquanto a doença de Hodgkin não a representa no sangue periférico. O aumento de fosfatase alcalina sugere que há lesões ósseas ou hepáticas.

Doenças ganglionais

O aumento dos gânglios mediastinais é achado freqüente, estando presente em 60% no raio X de tórax. As localizações mais freqüentes, em ordem decrescente, são o mediastino anterior, para traqueal, hilar, subcarinal, mamária interna, pericardio-frênico e mediastino posterior. Observa-se envolvimento de grupos contíguos em 90%. Os gânglios acometidos no mediastino anterior e paratraqueal são mais freqüentes na doença de Hodgkin do que no linfoma não-Hodgkin.

As massas mediastinais volumosas, maior que 1/3 do diâmetro do tórax, apresentam pior prognóstico. Podem comprimir e infiltrar a pleura, o pericárdio e a parede torácica.

Com o tratamento, observam-se calcificações nos gânglios após a radioterapia e cavitação após a quimioterapia.

Doença pleuropulmonar

A doença de Hodgkin apresenta envolvimento peribroncovascular, e no raio X de tórax observa-se padrão reticulonodular e linear que se estende do hilo para a periferia, com margens mal defendidas. Às vezes, o padrão miliar ou reticulonodular apresenta semelhança com a linfangite carcinomatosa ou com a sarcoidose. Pode-se encontrar nódulos pulmonares, que se apresentam como único ou múltiplos. A consolidação é comum. Quando ocorrer obstrução brônquica pela compressão extrínseca pelos gânglios ou infiltração de parede brônquica, a atelectasia lobar ou segmentar e a pneumonite obstrutiva são encontradas na radiografia torácica.

Em relação à pleura, observam-se placas ou nódulos pleurais ou subpleurais. Os derrames pleurais estão presentes em 10% dos casos. São raros nas fases iniciais e surgem nas fases mais avançadas por obstrução linfática no mediastino, por infiltração na pleura ou por infecções. O aspecto do líquido é seroso, quiloso ou pseudoquiloso. Raramente apresenta-se como sero-hemorrágico. No líquido pleural, pode-se identificar a célula de Reed Stenberg.

Parede torácica

Observa-se alteração óssea em 15% dos casos. As lesoes ósseas dependem do mecanismo. Se ocorrer extensão direta do tumor, as lesões líticas causam a destruição das costelas, das vértebras e do esterno. No entanto, quando a vértebra é acometida por outro mecanismo, diferente da invasão direta, a lesão é osteoblástica (vértebra em marfim).

Linfoma não-Hodgkin

Os linfomas não-Hodgkin são um grupo heterogêneo de neoplasias malignas do tecido linfóide, que têm origem nos gânglios, baço, timo ou folículos linfóides de vários órgãos. A maioria dos linfomas não-Hodgkin é de células linfóides B e é primariamente ganglionar.

A manifestação torácica mais freqüente é o acometimento de gânglios mediastinais e hilares. O envolvimento pleuropulmonar em pacientes com linfoma sistêmico é mais freqüente que o linfoma primário, estando a pleura envolvida em 21%, e os pulmões, em 29%. A doença desenvolve-se a partir dos gânglios mediastinais ou hilares, por via sanguínea (metástases) ou a partir do tecido linfóide da mucosa brônquica. A extensão da doença ao parênquima a partir dos hilos ou do mediastino ocorre com menos freqüência nos linfomas não-Hodgkin do que na doença de Hodgkin.

Os linfomas linfoblásticos são bastante agressivos. Acometem crianças e adolescentes, localizando-se da região tímica ao mediastino, infiltrando cavidades pleurais, linfonodos cervicais, medula e sangue periférico.

Os linfomas foliculares disseminam desde o início, apresentando alta incidência de infiltração da medula óssea, cursando de maneira indolente. As adenomegalias podem ser volumosas, com localização periférica, intratorácica e/ou abdominal, e encontra-se hepatoesplenomegalia.

Os linfomas difusos de grandes células B são localizados e, geralmente, não infiltram a medula óssea. Apresentam uma evolução rápida e agressiva. Na metade dos casos, ocorre apresentação extranodal: baço, timo, estômago, intestino, pele, tireóide, testículos, partes moles e cérebro.

Radiografia de tórax

Encontra-se alteração radiológica no parênquima, na pleura e no mediastino nos pacientes com linfoma não-Hodgkin. Os nódulos pulmonares podem ser solitários ou múltiplos, ou mesmo massas pulmonares. Assim, os diâmetros variam de 0,8 a 8 cm, localizando-se com mais freqüência nos lobos inferiores, e apresentam formato arredondado, ovóide, poli-hexagonal, com margens mal definidas. A cavitação é rara.

Os gânglios acometidos, ao comprimirem os brônquios, reduzindo a sua luz, causam atelectasia ou pneumonite obstrutiva. Outro achado radiológico é o infiltrado reticulonodular, que se assemelha à linfangite carcinomatosa. Alterações menos comuns são micronódulos, opacidade em vidro fosco e consolidação.

O padrão radiológico da infiltração pulmonar depende do tipo histológico. Nos linfomas de curso indolente e com representação leucêmica, com maior freqüência, observa-se o padrão reticulonodular, predominantemente basal. Nos linfomas não-Hodgkin agressivos, encontram-se massas mediastinais, infiltrado intersticial pulmonar, áreas de consolidação e nódulos únicos ou múltiplos.

As alterações radiológicas na pleura são representadas pelo derrame pleural, cuja causa é o comprometimento da pleura pelo linfoma não-Hodgkin. O líquido pleural é quiloso, seroso ou sero-hemorrágico. O derrame pleural também pode se formar pela obstrução linfática. Se o comprometimento pleural não leva à produção de líquido, são encontrados espessamento pleural, nódulos focais e massa com base na pleura.

Os linfomas não-Hodgkin são a 2ª neoplasia mais comum nos pacientes com Aids. Originárias da células B, são doenças agressivas e disseminadas, com envolvimento extranodal freqüente. O pulmão e a pleura apresentam alterações em 70% dos casos. No raio X de tórax, observam-se nódulos difusos, infiltrados lobares e massas. Há adenomegalias hilares e mediastinais, e o derrame pleural é exsudato, bilateral, com dosagem de DLH elevada e citologia positiva. O acometimento endobrônquico ocorre em 5 a 19%.

Quadro clínico

O paciente portador de linfoma não-Hodgkin apresenta sintomas gerais, como febre, anorexia, perda de peso e fraqueza. Em relação ao comprometimento pulmonar, é assintomático, sendo achado radiológico. A tosse e a hemoptise, embora pouco freqüentes, são as mais relatadas.

A síndrome da veia cava superior ocorre em 4% nos linfomas não-Hodgkin.

Hiperplasia linfóide pulmonar

A hiperplasia linfóide focal é incomum, caracterizada por proliferação localizada, polimorfa, de células mononucleares maduras. A presença de centros germinativos proeminentes, a ausência de envolvimento ganglionar regional e o bom prognóstico fazem que essa doença não seja uma neoplasia verdadeira, daí o termo pseudolinfoma. Algumas, porém, podem evoluir para linfoma disseminado, pois apresentam proliferação monoclonal das células B.

Os achados radiológicos mais freqüentes são nódulo solitário ou área focal de consolidação. Os tumores têm, geralmente, diâmetro de 2 a 5 cm, com aerobroncograma. Achados menos freqüentes são massa com mais de 10 cm, nódulos ou infiltrados múltiplos e cavidades.

Os pacientes geralmente são assintomáticos e alguns se queixam de tosse ou hemoptise. A associação de hiperplasia linfóide pulmonar com síndrome de Sjögren ou com lúpus eritematoso sistêmico está presente em 10 a 15% dos pacientes. O tratamento da hiperplasia linfóide focal é cirúrgico, com bom prognóstico.

Linfoma de células grandes

Os linfomas de células grandes são tumores volumosos, com 12 cm de diâmetro, que invadem as estruturas mediastinais contíguas, a parede torácica e o pulmão. Acometem pacientes jovens, com discreta predominância nas mulheres.

Os pacientes queixam-se de dispnéia e dor, e observa-se a síndrome de veia cava superior em 40% dos casos.

No raio X de tórax, encontram-se adenomegalias no mediastino anterior e paratraqueal, e, com menos freqüência, gânglios subcarinal, hilar, mamária interna, pericárdio e mediastino posterior. Em 40% dos casos, há grupo único de gânglios.

A tomografia computadorizada é superior ao raio X de tórax, sendo observadas anormalidades intratorácicas em 45% dos pacientes. As alterações no parênquima pulmonar são nódulos, massas ou consolidação focal. O derrame pleural é encontrado em 20% dos pacientes e o envolvimento da parede torácica, em 5% dos pacientes.

A mediastinoscopia ou a videotoracoscopia são utilizadas para o diagnóstico do linfoma de células grandes. A remissão é completa em 80% com quimioterapia e radioterapia, e a sobrevida em 5 anos é de 50 a 60%.

Macroglobulinemia de Waldenstron

É uma forma incomum de linfoma, que se caracteriza por anemia, infiltração da medula óssea por células linfoplasmacitóides malignas e gamopatia monoclonal, IgM. Essas alterações levam a hepatomegalia, esplenomegalia e aumento dos gânglios periféricos.

A macroglobulinemia de Waldenstron acomete raramente o pulmão. Quando a doença ocorre, esse órgão apresenta infiltrado intersticial de células pequenas linfóides com inclusões intranucleares positivas ao ácido periódico Schiff.

A macroglobulinemia de Waldenstron afeta o idoso de maneira insidiosa, sendo, em 40% dos casos, uma doença assintomática. As queixas pulmonares mais freqüentes são tosse e dispnéia.

O radiograma de tórax mostra padrão retículo nodular difuso e o derrame pleural está presente em metade dos casos. Achado menos comum é a consolidação homogênea.

O diagnóstico é obtido pelo exame imuno-histoquímico, quando se observa a presença de IgM intracitoplasmático na biopsia pulmonar ou no lavado brônquico.

Mieloma múltiplo

O mieloma múltiplo apresenta comprometimento torácico freqüente, em torno de 46% dos casos. É uma doença multifatorial causada pelo efeito direto das células plasmáticas neoplásicas e pelo efeito indireto da doença em outros órgãos.

A manifestação mais comum é a infiltração óssea, sendo as costelas o local mais freqüente, seguidas pelas alterações nas vértebras e no esterno. Dessa maneira, as queixas mais comuns são a dor óssea no local acometido e a dor pleural. As alterações laboratoriais são a anemia em 62% dos casos, a insuficiência renal em 55%, a hipercalcemia em 30%, a proteinúria em 88% (Bence Jones) e a gamopatia monoclonal.

A anormalidade radiográfica é visível em 25% dos casos na época do diagnóstico.

No radiograma de tórax, notam-se lesões osteolíticas, osteoporose e fraturas. Se ocorrer extensão e proliferação na parede torácica adjacente, haverá massa de tecido mole protruindo no tórax e comprimindo o pulmão. Às vezes, essa massa torna-se volumosa, opacificando o hemitórax. As lesões na pleura e no pulmão são raras.

O diagnóstico do mieloma múltiplo é realizado por meio de biopsia de medula óssea.

REFERÊNCIAS BIBLIOGRÁFICAS

1. ADDIS, B.J.; HYJEK, E. & ISAACSON, P.G. "Primary pulmonary lymphoma: a re-appraisal of its histogenesis and its relationship to pseudolymphoma and lymphoid interstitial pneumonia". *Histopathology*. 13:1, 1988.
2. BRAGG, D.G. et al. "Lymphoproliferative disorders of the lung. Histopathology, clinical manifestations, and imaging features". *Am. J. Roentgenol.* 163:273, 1994.
3. CADRANEL, J.; WISLEZ, M. & ANTOINE, M. "Primary pulmonary lymphoma". *Eur. Respir. J.* 20:750-62, 2002.
4. COLBY, T.V.; HOPPE, R.T. & WARNKE, R.A. "Hodgkin's disease. A clinicopathologic study of 659 cases". *Cancer*. 49:1848, 1981.
5. DEGOS, L.; LINCH, D.C. & LOWENBERG, B. *Textbooks of malignant haematology.* Londres, Martins Dunitz, 1999.
6. HABERMANN, T.M. et al. "Primary pulmonary lymphoma". *Semin. Oncol.* 26:307-15, 1999.
7. HARRIS, N.L. et al. "World Health Organization of neoplastic diseases of the hematopoietic and lymphoid tissues: report of the clinical advisory committee meeting-Airlie House, Virginia, November 1997". *J. Clin. Oncol.* 17:3835-49, 1999.
8. ISAACSON, P.G. et al. "Extranodal marginal zone B-cell lymphoma of mucosa-associated lymphoid tissue (MALT lymphoma)". In: JAFFE, E.S. et al. *World Health Organization Classification of Tumours. Pathology and genetics – tumours of haematopoietic and lymphoid tissues.* Lyon, IARC Press, 2001. p.157-60.
9. KINTZER, J.S.; ROSENOW, E.C. & KYLE, R.A. "Thoracic and pulmonary abnormalities in multiple myeloma". *Arch. Intern. Med.* 138:727, 1978.
10. KOSS, M.N. et al. "Primary non-Hodgkin's lymphoma and pseudolymphoma of the lung: a study of 161 patients". *Hum. Pathol.* 14:1024, 1983.
11. KYLE, R.A. "Multiple myeloma: review of 869 cases". *Mayo. Clin. Proc.* 50:29, 1975.
12. LEE, K.S.; KIM, Y. & PRIMACK, S.L. "Imaging of pulmonary lymphomas". *Am. J. Roentgenol.* 168:339, 1997.
13. LI, G. et al. "Primary lymphomas of the lung: morphological, immunohistochemical and clinical features". *Histopathology*. 16:519, 1990.
14. NCCN. National Comprehensive Cancer Network. *The complete library of practice guidelines in oncology*. Version 2004. Disponível em: URL: http://www.nccn.org; acessado em out./2005.
15. PRASCEDES, H.; LUSIS, M.K.P. & PAULA, A. *O pulmão nas hemopatias malignas em doenças pulmonares.* Rio de Janeiro, Tarantino AB, 2002. p.734.
16. RADIN, A.L. "Primary pulmonary Hodgkin's disease". *Cancer*. 65:550, 1990.

17. ROBBINS, L.L. "The roentgenological appearance of parenchymal involvement of the lungs by malignant lymphoma". *Cancer*. 6:80, 1953.
18. SALTZSTEIN, S.L. "Pulmoanry malignant lymphomas and pseudolymphomas: classification therapy, and prognosis". *Cancer*. 16:928, 1963.
19. WOLFE, D.A. & DENNIS, J.M. "Multiple myeloma of the chest wall". *Am. J. Roentgenol.* 89:1241, 1963.
20. YOUSEM, A.S.; WEISS, L.M. & WARNIKE, R.A. "Primary mediastinal non-Hodgkin's lymphomas: a morphologic and immunologic study of 19 cases". *Am. J. Clin. Pathol.* 83:676, 1985.
21. ZUCCA, E. et al. & INTERNATIONAL EXTRANODAL LYMPHOMA STUDY GROUP. "Nongastric marginal zone B-cell lymphoma of mucosa-associated lymphoid tissue". *Blood.* 101:2489-95, 2003.

CAPÍTULO 44

Tumores Benignos e de Baixa Malignidade

CESAR UEHARA
ILKA LOPES SANTORO
RIMARCS GOMES FERREIRA

TUMOR CARCINÓIDE

Até o início da década de 1970, o tumor carcinóide era conhecido como adenoma brônquico e considerado de natureza benigna. Atualmente, sabe-se que ele tem a capacidade de realizar metástase para os gânglios e mesmo a distância, embora essa disseminação seja rara. Por causa dessa característica, o tumor carcinóide pode ser considerado maligno e seu estadiamento se faz pelo sistema TNM utilizado para o câncer de pulmão. Porém, ele apresenta baixo grau de malignidade.

O pulmão é o segundo local mais comum para o seu aparecimento, sendo o primeiro o trato gastrintestinal. Entre os tumores de pulmão, é pouco freqüente, constituindo de 0,4 a 3% desses cânceres, com predominância na mulher.

Classificação

O tumor carcinóide é classificado como tumor neuroendócrino e, de acordo com a histopatologia, na desorganização arquitetural e no número de figura de mitose, é classificado em típico e atípico.

O tumor carcinóide típico, também conhecido como tumor classe I das células de Kulchitsky, constitui de 80 a 90% dos carcinóides, e apresenta baixo grau de malignidade. Geralmente é único e intraluminar, localizado em 80 a 85% nos brônquios lobares, segmentares ou subsegmentares proximais.

O tumor carcinóide atípico é mais agressivo, fazendo metástase com mais freqüência. A sua localização é mais periférica e seu tamanho é maior que o do típico.

Quadro clínico

O tumor carcinóide pode ocorrer da 1ª a 8ª década, com mais freqüência entre 40 e 60 anos, sendo 47 anos a média da idade, apresentando 2 picos de freqüência, aos 35 e aos 55 anos. Menos de 10% dos tumores carcinóides ocorrem em pessoas com menos de 30 anos.

O quadro clínico depende da localização do tumor. Se o tumor for periférico, sem metástase, o paciente será assintomático. Quando o tumor é central, os sintomas ou sinais serão conseqüência da obstrução brônquica: tosse, expectoração, febre, dor torácica, hemoptise (30 a 50%), broncoespasmo.

Podem ocorrer manifestações paraneoplásicas. A síndrome de Cushing ocorre em 1 a 6% dos pacientes com tumor carcinóide, pela produção atópica de ACTH. Essa síndrome reverte-se após a ressecção do tumor. Com menos freqüência, há a acromegalia, a síndrome Zollinger-Ellison e a hiperinsulinemia.

A síndrome carcinóide é incomum, com freqüência de 0,7 a 5%, e apresenta os seguintes sintomas e sinais: *flushing* (rubor, vermelhidão), febre, diarréia, náusea e vômitos, hipotensão, chiado e dispnéia. É uma síndrome decorrente do aumento do ácido 5-hidroxindol acético, que é um metabólito da serotonina. Essa alteração é detectada com freqüência na urina. A presença da síndrome carcinóide em pacientes com tumor no pulmão associa-se com metástases no fígado em 90% dos casos.

Diagnóstico

O diagnóstico do tumor carcinóide é retardado e baseia-se na história e na clínica. Assim, se um jovem não-fumante apresenta infecções recorrentes ou raio com obstrução central, deve-se suspeitar de tumor carcinóide. O diagnóstico pode ser feito pelo encontro do aumento do ácido 5-hidroxindol acético e do ácido 5-hidroxitriptamina (serotina) na urina.

Os outros exames para o diagnóstico são o raio X de tórax e a broncoscopia.

Radiografia de tórax

O tumor carcinóide central causará obstrução brônquica, e, em conseqüência, pneumonia obstrutiva e atelectasia ocorrem em 42% dos casos (de 16 a 82%). Haverá, então, uma densidade homogênea, lobar ou segmentar, com perda de volume. O raio X de tórax mostrará alterações secundárias às infecções recorrentes, com bronquiectasia e abscesso. Ocasionalmente, por causa da retenção de muco, ocorrerá a impactação mucóide. A obstrução parcial do brônquio reduz a ventilação, com redução do volume pulmonar, provocando a vasoconstrição e, em conseqüência, o achado radiológico de oligemia.

O tumor carcinóide periférico será visível como nódulo homogêneo, redondo ou oval, com 1 a 3 cm de diâmetro. Às vezes, pode ter mais de 10 cm. Quando o tumor tiver mais de 3 cm, é maior a chance de ser atípico. A calcificação com padrão variável pode ser encontrada em 30% pela tomografia computadorizada.

O envolvimento ganglionar é raro no típico, enquanto no tumor carcinóide atípico, 40% dos gânglios são classificados como N1 e N2. O tamanho desses gânglios é, em média, 3,9 cm, com variação de 1,5 a 10 cm.

Broncoscopia

O tumor é visível em 74% dos casos. É um tumor nodular, liso ou lobulado e vascularizado. No passado, a biopsia não era realizada pelo risco de sangramento. Porém, atualmente, sabe-se que o risco de sangramento volumoso pela biopsia é pequeno, menor que 5%. O diagnóstico histopatológico errado do fragmento da biopsia é, em média, 8% (1 a 22%) confundindo-se com carcinoma indiferenciado de células pequenas ou epidermóide.

Patologia

É uma neoplasia neuroendócrina maligna de baixo grau. Nesse grupo de neoplasias neuroendócrinas (tumores neuroendócrinos de pulmão), são incluídas aquelas que apresentam características moleculares, imuno-histoquímicas, ultra-estruturais e histológicas distintas. As principais categorias incluídas nesse grupo, além do tumor carcinóide, são o carcinoma neuroendócrino de células grandes e o carcinoma de células pequenas, apesar de serem considerados separadamente na última classificação da OMS (2004).

Os termos carcinóide típico e atípico são mantidos por várias razões. A aparência histológica básica é diferente daquela do carcinóide de outros sítios. Aspectos fusiforme, melanocítico, oncocítico e ossificação estromal ocorrem em ambos os carcinóides (típico e atípico).

Pacientes portadores de carcinóide são significativamente mais jovens do que os portadores de carcinoma de células pequenas ou de carcinoma de células grandes. Aproximadamente 20 a 40% dos portadores de carcinóide (típico ou atípico) não são fumantes, enquanto os portadores de carcinomas de células grandes ou de células pequenas, virtualmente, são todos fumantes.

As várias formas histológicas ocorrem tanto no carcinóide típico como no atípico e podem ser: de células fusiformes, trabecular, em paliçada, glandular, folicular, papilífero (rosetas) e papilífero esclerosante. Muitos exibem mais de um desses padrões histológicos descritos.

A diferença principal entre o carcinóide típico e o atípico é a contagem de mitoses por 2 mm^2 (10 campos de grande aumento). O carcinóide típico apresenta menos de 2 mitoses por 2 mm^2 (10 campos de grande aumento), sem hemorragia e sem áreas de necrose. Por outro lado, o atípico apresenta entre 2 e 10 mitoses por 2 mm^2 (10 campos de grande aumento), necrose mesmo focal e áreas de hemorragia. Além disso, o carcinóide típico apresenta comprometimento de linfonodos regionais na época da cirurgia em apenas 5 a 15%, enquanto o carcinóide atípico apresenta comprometimento linfonodal em 40 a 48%.

Tratamento e prognóstico

O tumor carcinóide é resistente a radiação, sendo a ressecção cirúrgica, por esse motivo, o tratamento ideal.

O prognóstico é excelente para o tumor carcinóide típico com a cirurgia, com 71 a 95% dos pacientes vivos após 5 anos da ressecção. O atípico tem pior prognóstico, pois muitos têm metástases nos gânglios, com sobrevida de 45 a 70% após 5 anos. Se o paciente for classificado como N1 e N2, a sobrevida cai para 37% em 5 anos e 22% em 10 anos.

NEOPLASIA DAS GLÂNDULAS TRAQUEOBRÔNQUICAS

As neoplasias das glândulas traqueobrônquicas são tumores incomuns, apresentando incidência de 0,1 a 0,2% das neoplasias pulmonares. Os tumores mais freqüentes são o carcinoma adenoidocístico e o carcinoma mucoepidermóide. Por causa de sua localização, a história clínica pode-se confundir com a asma brônquica ou o paciente queixa-se de dispnéia paroxística, principalmente à noite, quando está deitado.

Carcinoma adenoidocístico (cilindroma)

O carcinoma adenoidocístico é uma neoplasia caracterizada pelo crescimento lento, infiltrativo e invasivo. O tumor origina-se nas células dos ductos ou das glândulas secretoras de muco e se propaga a distância pelo plano submucoso. O seu prognóstico é pior em relação ao tumor carcinóide.

O carcinoma adenoidocístico é o mais freqüente dos tumores traqueobrônquicos, perfazendo 75 a 80% do total. Acomete pessoas na 5ª década de vida, localizando-se na traquéia ou nos brônquios principais em 80% dos casos. Apenas 10 a 15% apresentam localização periférica. A sua etiologia é desconhecida e não há predominância de sexo.

O quadro clínico deve-se a sua localização central. A história é lenta e os sintomas e os sinais são relacionados com a obstrução das vias aéreas. Assim, há relatos de tosse, rouquidão, cornagem, dispnéia, sibilância esternal, hemoptise e pneumonias de repetição. A história confunde-se com a asma, porém não há melhora das crises asmatiformes com a terapia. Observam-se metástases em 1/3 dos casos; elas são tardias e acometem gânglios regionais, fígado, ossos e rins.

O diagnóstico do carcinoma adenoidocístico realiza-se pela biopsia por meio da broncoscopia. Visualiza-se tumor com superfície lisa, às vezes lobulado, ocluindo a luz traqueal ou brônquica. O tratamento depende da localização e da extensão do carcinoma adenoidocístico. O tratamento de eleição é o cirúrgico, com ampla margem de segurança. A radioterapia pós-cirurgia diminui a recidiva local. Nas lesões muito extensas, nos tumores irressecáveis e nas recidivas locais, indica-se a radioterapia em 600 rd.

Nas formas avançadas do carcinoma adenoidocístico com metástases a distância, a quimioterapia é realizada com adriamicina, cisplatina e ciclofosfamida. A sobrevida é boa, permanecendo vivos 73 a 80% dos pacientes após 5 anos.

Uma massa endotraqueal ou endobrônquica, lobulada, é vista no radiograma de tórax. A tomografia computadorizada é superior ao raio X, pois permite a análise da extensão extraluminar e da invasão do mediastino.

Carcinoma mucoepidermóide

Os tumores mucoepidermóides são os mais raros dos adenomas brônquicos, porém apresentam alto potencial de malignização. Acometem pessoas na 5ª década, apresentando variação dos 10 aos 70 anos. Pouco se sabe a respeito da etiologia.

Os carcinomas mucoepidermóides situam-se nos brônquios principais ou lobares. Podem crescer na luz brônquica, formando massa polipóide, ou ficam confinados na parede brônquica.

O quadro clínico do carcinoma mucoepidermóide é insidioso. Relatam-se tosse, hemoptise, chiado, pneumonias de repetição e febre.

O aspecto radiológico depende da localização e do tamanho do tumor. Encontram-se nódulos, massas ou consolidação quando há pneumonia obstrutiva. Na broncoscopia, visualiza-se lesão endobrônquica de superfície lisa, com aspecto semelhante ao tumor carcinóide. O exame anatomopatológico deve ser feito com cuidado, pois pode-se confundir-se com o carcinoma epidermóide.

O carcinoma mucoepidermóide apresenta baixa malignidade e os tumores bem diferenciados têm bom prognóstico, semelhante ao prognóstico do tumor carcinóide.

HAMARTOMA (CONDROADENOMA)

Hamartoma é uma má-formação tumoróide, constituída por tecidos que estão presentes normalmente nos órgãos em que o tumor ocorre, com crescimento autônomo, continuado e desorganizado. Inicia-se na vida adulta com maior incidência na 5ª década.

O hamartoma é um tumor pouco freqüente, com a incidência variando de 0,25 a 8% dos nódulos pulmonares. Apenas 2,5% dos hamartomas são múltiplos. Predomina no sexo masculino, na proporção de 2 a 3:1, em relação às mulheres.

Localiza-se em 90% no parênquima e, às vezes, são endobrônquicos ou traqueais.

Como a maioria dos hamartomas são nódulos solitários, os pacientes são assintomáticos. Quando há queixa, a principal é a hemoptise. Os sintomas decorrentes de obstrução brônquica são tosse, expectoração ou quadro de pneumonias de repetição.

Raio X de tórax

Observa-se no radiograma de tórax nódulo solitário, arredondado ou levemente ovóide, bem circunscrito, com margens lisas, levemente boceladas. São encontradas calcificações em 10 a 30% dos casos, e apresentam o aspecto de calcificações "em pipoca". A cavitação é extremamente rara.

A maioria dos hamartomas tem menos de 4 cm de diâmetro e 18% deles possui mais que 5 cm de diâmetro. A tomografia computadorizada permite o diagnóstico de hamartoma pelos achados de calcificação e gordura, que ocorrem em 60% dos casos. A distribuição de gordura na TC pode ser focal ou alternada com a calcificação. Por ser um tumor benigno, o prognóstico do hamartoma, ao ser submetido à exérese por enucleação, é bom.

REFERÊNCIAS BIBLIOGRÁFICAS

1. AKIBA, S; KATO, H. & BLOT, W.J. "Passive smoking and lung cancer among Japanese women". *Cancer Res.* 46:4804-7, 1986.
2. AKIBA, T. et al. "Carcinoid tumor of the lung: clinicopathological study of 32 cases". *J. Clin. Oncol.* 22:92, 1992.
3. ARRIGONI, M.G.; WOOLNER, L.B. & BERNATZ, P.E. "Atypical carcinoid tumors of the lung". *J. Cardiovasc. Thorax Surg.* 64:413, 1972.
4. CAMARGO, J. "Outras neoplasias do pulmão". In: *Doenças pulmonares*. Rio de Janeiro, Tarantino AB, 2002. p.696.
5. CAPLIN, M.E. et al. "Carcinoid tumor". *Lancet*. 352-799, 1998.
6. CHOPLIN, R.H. et al. "A typical carcinoid of the lung. Radiographic features". *Am. J. Roentgenol.* 146:665, 1986.
7. FRASER, R.S. et al. (ed.). "Fraser and Pare's: diagnosis of diseases of the chest". 4 ed. Filadélfia, W.B. Saunders, 1999. p.1067.
8. GELDER, C.M. & HETZEL, M.R. "Primary tracheal tumors. A national surgery". *Thorax*. 48:688, 1993.
9. GJEVRE, J.A.; MYERS, J.L. & PRAHASH, U.B. "Pulmonary harmartomas". *Mayo Clin. Proc.* 71:14, 1996.
10. GOLDWIN II, J.D. "Carcinoid tumors. An analysis of 2387 cases". *Cancer*. 36:560, 1975.
11. GRILLO, H.D.; MATHISEN, D.J. & WAIN, J.D. "Management of tumors of the trachea". *Oncology*. 6:61, 1992.
12. HARPOLE JR., D.H. et al. "Bronchial carcinoid tumors: a retrospective analysis of 126 patients". *Ann. Thorac. Surg.* 54:50, 1992.
13. MAZIAK, D.E. et al. "Adenoid cystic carcinoma of the airway: thirty-two-year experience". *Thorac. Cardiovasc. Surg.* 112:1522, 1996.
14. MCCARTHRY, M.J. & ROSADO-DE-CHRISTENSON, M.L. "Tumors of the trachea". *J. Thorac. Imag.* 10:180, 1995.
15. PALADUGU, R.R. et al. "Bronchopulmonary Kulchitzky cell carcinomas. A new classification scheme for typical and atypical carcinoids". *Cancer*. 55:1303, 1985.
16. THOMAS JR., G.F.; TAZELAAR, H.D. & JETT, J.R. "Typical and atypical pulmonary carcinoid outcome in patients presenting with regional lymph node involvement". *Chest*. 119:1143-50, 2001.
17. WARREN, W.H.; FABER, L.P. & GOULD, V.E. "Neuroendocrine neoplasm of the lung. A clinicopathologic update". *J. Thorac. Cardiovasc. Surg.* 98:321, 1989.

CAPÍTULO 45

Tumores do Mediastino

LUIZ EDUARDO VILLAÇA LEÃO

INTRODUÇÃO

Os tumores mediastinais constituem-se em um enorme grupo de massas, tanto benignas como malignas, que ocupam a região central do tórax. Esses tumores originam-se dos diversos órgãos e tecidos situados no mediastino. Quando comparada com a incidência de lesões originadas nos pulmões, principalmente o carcinoma broncogênico, a incidência das massas mediastinais é relativamente baixa. As doenças malignas do mediastino constituem aproximadamente 20% de todos os tumores torácicos.

As lesões mediastinais são mais bem estudadas quando classificadas de acordo com sua posição no mediastino, lembrando-se que a suspeita diagnóstica inicial pode ser feita a partir da localização anatômica da lesão.

O mediastino é limitado lateralmente pela reflexão pleural em ambos os pulmões; inferiormente, pelo diafragma; superiormente, por uma linha imaginária que percorre o espaço entre a última vértebra cervical e o manúbrio esternal; e, posteriormente, pelos corpos vertebrais, pela região das articulações costotransversas e pelo sulco paravertebral.

Assim, didaticamente o mediastino pode ser dividido em 3 compartimentos: anterior, médio e posterior (Figura 45.1). O mediastino anterior, também chamado ântero-superior ou espaço pré-vascular, é delimitado anteriormente pela superfície interna do esterno, e posteriormente pelo pericárdio e grandes vasos. O limite inferior se dá pela proeminência dos ventrículos e as bordas laterais são formadas pelos nervos frênicos direito e esquerdo.

Esse compartimento contém as lesões provenientes da loja tímica, das glândulas tireóide e paratireóides e mesmo lesões de origem linfonodal.

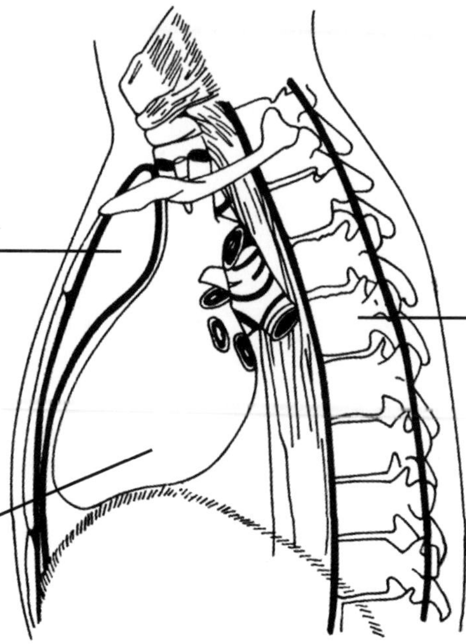

FIGURA 45.1 Divisão topográfica do mediastino em três compartimentos (anterior, médio e posterior).

O compartimento médio, também chamado mediastino visceral ou espaço central do mediastino, ou ainda espaço pós-vascular, compreende as estruturas entre o saco pericárdico, anteriormente, até a superfície ventral da coluna vertebral, como limite posterior: coração, grandes vasos, traquéia, parte dos brônquios principais, esôfago, ducto torácico, nervos frênico e vago, e grande quantidade de linfonodos. As principais massas mediastinais originadas na região são derivadas dessas estruturas, como cistos pericárdicos, cistos broncogênicos e de duplicação entérica; tumores benignos e malignos do esôfago, e, principalmente, as lesões originadas nos linfonodos.

A região paravertebral não está rigorosamente no mediastino, mas é chamada classicamente espaço mediastinal posterior e em geral contém lesões derivadas de estruturas nervosas, como os neurilemomas (derivados da bainha de Schwann); neurinomas (nervos intercostais), ganglioneuromas (gânglios simpáticos) e os correspondentes malignos, como o neuroblastoma. Nessa região, podemos também encontrar lesões de origem linfonodal.

DIAGNÓSTICO

O elemento essencial para o diagnóstico dos tumores mediastinais é a topografia do tumor. Tratando-se de área tão ampla, de limites pouco rígidos e de conteúdo tão variado, a topografia do tumor mediastinal assume importância fundamental no diagnóstico. "Os tumores mediastinais devem ser diagnosticados, levando em conta, principalmente, sua localização na topografia mediastinal", repetia o saudoso Professor Costabile

Gallucci em suas aulas e palestras para dezenas de gerações de médicos (Tabela 45.1). Nesse contexto, insistia que mesmo os sintomas (as famosas "síndromes mediastinais" de Bariety-Coury) representam também, muitas vezes, mais a localização anatômica do tumor do que a sua própria essência.

TABELA 45.1 TUMORES MAIS FREQÜENTES, SEGUNDO A TOPOGRAFIA

Mediastino anterior
Timomas
Tumores germinativos (incluindo teratoma)
Bócio intratorácico
Mediastino médio
Linfonodos
Cistos mediastinais
Massas inflamatórias
Diversos
Mediastino posterior
Tumores neurogênicos

Obs.: qualquer local: origem linfonodal.

Assim, considerando-se a topografia o elemento principal no diagnóstico, é lógico supor que os exames radiológicos, em frente e perfil, são a forma mais simples e econômica de chegar às principais suspeitas diagnósticas.

Torna-se claro, contudo, que o advento da tomografia computadorizada (TC) do tórax veio proporcionar enorme avanço nessa avaliação, pois, além de informar com detalhes a topografia do tumor, traz elementos sobre sua constituição (sólida, irregular ou cística), invasão e relação com estruturas vizinhas e demais características da malignidade ou benignidade da massa tumoral. Além disso, com o uso de contraste, definem-se claramente as massas mediastinais de origem vascular: aneurismas ou pseudoaneurismas.

O avanço dos demais métodos de diagnóstico por imagem, como a ressonância magnética (RNM) e, mais recentemente, a tomografia por emissão de pósitrons (PET), trouxe subsídios para o diagnóstico em várias situações em que a TC não oferece definição suficiente para se escolher a conduta. É o caso, por exemplo, da RNM nos tumores neurogênicos, quando a definição da invasão do canal vertebral modifica radicalmente a estratégia cirúrgica.

QUADRO CLÍNICO

Levando em conta as características citadas acerca dos limites imprecisos do mediastino e sua possibilidade de crescimento sem sintomas típicos, em avaliações de pacientes adultos tratados observa-se que grande número de casos eram constituídos de pacientes assintomáticos (cerca de 50%) cujo diagnóstico foi feito a partir de exames de rotina, e de um grupo cujos sintomas eram pouco característicos, ou inespecíficos, como febre baixa, mal-estar e outros sintomas mal caracterizados.

Deve-se considerar que essa assertiva é tanto mais válida quando se trata de pacientes adultos. Existem alguns sintomas que sugerem malignidade e implicam pior prognóstico: rouquidão, síndrome de Horner, dor intensa e sinais e sintomas de obstrução de veia cava superior. Tumores malignos, especialmente linfomas, podem produzir quilotórax. Febre intermitente é característica da doença de Hodgkin.

Ao considerar pacientes pediátricos e adolescentes, quadros mais sintomáticos são mais freqüentes.

TRATAMENTO CIRÚRGICO

É claro que, em situações tão amplas como as aqui abordadas (tumores de mediastino em sentido geral), o papel do cirurgião varia bastante em função do tipo de massa tumoral e também da idade, do estágio e mesmo do tipo de tumor. A sua atuação pode variar de uma ressecção radical e curativa do tumor a uma simples biopsia, a qual permitirá a instituição de precisa quimioterapia que poderá erradicar o tumor.

Da mesma forma, tumores císticos e outras formas benignas de tumores sólidos, principalmente nervosos, poderão ser ressecados utilizando-se técnicas videotoracoscópicas e pouco invasivas. Muitos tumores, particularmente linfadenomegalias no mediastino médio, como linfomas, tuberculose e sarcoidose, podem ter seu diagnóstico efetuado (ou confirmado) na presença do patologista, com o tratamento definitivo instituído imediatamente.

A seguir, são abordados os tumores mais comuns e situações especiais.

Tumores neurogênicos

Os tumores neurogênicos quase sempre ocorrem no mediastino posterior, freqüentemente na região superior, originando-se de nervos intercostais e gânglios simpáticos. Raramente, os nervos vago e frênico são acometidos. Em sua forma mais freqüente (40 a 65%), os tumores originam-se da bainha nervosa (schwannoma ou neurofibroma) e geralmente são benignos.

Dez por cento dos tumores neurogênicos são malignos, os quais ocorrem com maior freqüência em crianças. A maioria dos tumores malignos, destacando-se o neuroblastoma, origina-se do tecido nervoso.

Os tumores neurogênicos podem ser múltiplos ou apresentar-se com a forma de ampulheta (*dumbell*), com alargamento e invasão do forame intervertebral. Nesse casos, a RNM é fundamental para determinar a extensão da massa no canal medular. Eventualmente, pode ser necessária a mielografia.

Esses tipos de tumor, com extensão junto à medula, são geralmente tratados com abordagem em 2 estágios, em que o neurocirurgião, por meio de laminectomia, libera a porção intravertebral da lesão.

Cistos mediastinais

Os cistos mediastinais podem se originar do pericárdio, do brônquio, do esôfago ou do timo. Os cistos pericárdicos são freqüentemente chamados de cistos de "água de rocha" ou cistos mesoteliais. Setenta e cinco por cento deles localizam-se junto dos seios cardiofrênicos e 80% situam-se do lado direito. Dez por cento são, na realidade, divertículos pericárdicos e comunicam-se com o saco pericárdico.

Cistos broncogênicos originam-se junto aos brônquios principais ou à traquéia, logo abaixo da carina. Histologicamente, esses cistos contêm elementos encontrados nos brônquios, como cartilagem, e são revestidos por epitélio respiratório.

Os cistos enterogênicos são conhecidos por diversos nomes, como cisto enterogênico, cisto entérico ou cistos de duplicação, e originam-se ao longo da superfície do esôfago, podendo mesmo incorporar-se na sua parede. Costumam ser recobertos por epitélio semelhante ao esôfago ou mesmo mucosa gástrica. Esses cistos são ocasionalmente associados com anomalias congênitas das vértebras.

Cerca de 10% dos cistos no mediastino são "inespecíficos", sem um revestimento conhecido identificado.

Tumores de células germinativas

Os tumores de células germinativas são massas comuns no mediastino anterior, que podem ser sólidas ou císticas. As formas mais diferenciadas podem conter cabelos ou dentes. Microscopicamente, estão presentes tecidos de origem ectodérmica, mesodérmica e endodérmica. Esses tumores podem, ocasionalmente, romper-se na cavidade pleural, no pulmão, no pericárdio ou nas estruturas vasculares.

A maior parte dos tumores germinativos do mediastino é metastática e apresenta-se de forma concomitante com doença retroperitoneal. Tumores primários malignos extragonadais são raros, representando menos de 5% de todos os tumores mediastinais de células germinativas e menos de 5% de todos os tumores mediastinais. Homens, em particular brancos entre 20 e 40 anos, são mais comumente atingidos, porém tumores germinativos extragonadais podem ocorrer em mulheres.

Como as células germinativas são totipotentes, podem dar origem a vários tipos de doenças malignas de histologia diferente, incluindo seminoma (40%), carcinomas embrionários e coriocarcinomas (20%). Teratomas (20%) podem ter componentes benignos ou malignos.

Quase todos esses tumores (> 90%) produzem marcadores tumorais, incluindo beta-HCG, alfa-fetoproteína e fosfatase alcalina placentária. LDH (um marcador inespecífico) é produzido pela maior parte dos tumores germinativos volumosos e freqüentemente é um sinal efetivo do tamanho do tumor.

Ocorreu grande progresso no tratamento desses tumores com a associação de quimioterapia e terapêutica combinada (cirurgia e radioterapia). Atualmente, obtêm-se índices de sobrevida superior a 50% em 5 anos em tumores não-seminomatosos e superior a 90% de sobrevida em 5 anos para o seminoma mediastinal. Os marcadores tumorais citados servem para *screening* e para seguimento dos pacientes. A ressecção cirúrgica deve ser oferecida após a quimioterapia combinada e apenas após a normalização dos marcadores tumorais.

As massas residuais mediastinais devem, então, ser ressecadas. Na operação, cerca de 40% apresentam-se como teratomas maduros (com potencial para degeneração maligna), 40% como tumores necróticos e 20% como tumores residuais (com indicação para nova quimioterapia de "salvamento"). Raramente a cirurgia paliativa de *debulking* (redução da massa) é indicada se os marcadores tumorais permanecem elevados após vários ciclos de quimioterapia.

Linfomas

Os linfomas estão usualmente associados com doença disseminada no mediastino. Tipicamente identificados no compartimento anterior, podem estar presentes em qualquer localização do mediastino, no qual, geralmente, são a segunda massa mais comum.

O tratamento do linfoma é dirigido a cada caso, sendo indispensável a obtenção do diagnóstico histológico preciso para orientar o tratamento apropriado.

Técnicas pouco invasivas, como biopsia com agulha, mediastinoscopia, videotoracoscopia ou mediastinotomias são geralmente adequadas para o diagnóstico de massas mediastinais como linfomas. Ao contrário da maioria das massas mediastinais, em que o tratamento cirúrgico tem papel fundamental, a radioterapia e a quimioterapia constituem terapia fundamental para o linfoma primário do mediastino.

Tumores do timo e miastenia *gravis*

O timo pode ser sede de muitas neoplasias, como timomas, linfomas, granulomas e outros tumores menos comuns. O tipo mais encontrado, timoma, pode ser de difícil diferenciação do linfoma, mesmo com biopsia adequada. Cerca de 30% dos pacientes com timoma têm miastenia *gravis*, e cerca de 15% dos pacientes com miastenia desenvolvem um timoma.

Além da miastenia, os timomas podem produzir outros tipos de síndromes paraneoplásicas.

A relação entre miastenia *gravis* e timo é interessante e ainda não completamente compreendida. A miastenia *gravis* é doença neuromuscular caracterizada por fraqueza e fadiga dos músculos voluntários em razão da diminuição de receptores de acetilcolina nas junções neuromusculares. Por causa da alta incidência de anormalidades tímicas, melhora após a timectomia, associação com doenças auto-imunes e presença de anticorpos anti-receptores de acetilcolina, a miastenia *gravis* é considerada um processo auto-imune.

Cerca de 85% dos pacientes com miastenia *gravis* têm anormalidades tímicas, consistindo na formação de centro germinativo em 70% e timoma em 15%.

Já os timomas podem ser classificados, de acordo com o tipo celular predominante, nas variedades linfocítica (25%), epitelial (25%) e linfoepitelial (50%). Os tipos histológicos, classicamente, não têm significado prognóstico importante. A miastenia *gravis* pode ocorrer em associação com tumores de qualquer tipo, porém é mais comum com a variedade linfocítica.

Os timomas malignos não podem ser determinados apenas pela histologia. Evidências macro ou microscópicas de invasão local é que definem a malignidade do timoma (classificação de Masaoka).

Os timomas são, muitas vezes, assintomáticos, constituindo-se em achado radiológico. Pacientes sintomáticos podem apresentar-se com dor torácica, disfagia, miastenia, dispnéia ou mesmo síndrome de obstrução de veia cava superior. Além do raio X de tórax, a tomografia computadorizada é útil no diagnóstico e na avaliação da extensão da lesão.

Já o diagnóstico de miastenia *gravis* pode ser feito pela história clínica (fadiga, fraqueza), avaliação da estimulação repetitiva do nervo motor e pelo teste terapêutico, com melhora imediata dos sintomas após a injeção de agente anticolinesterásico de ação rápida.

O tratamento do timoma é a timectomia total, geralmente realizada por toracotomia mediana transesternal. Outras incisões limitadas, como cervical e esternotomia parcial, não devem ser empregadas no tratamento de timomas. Dependendo do estágio cirúrgico (classificação de Masaoka), preconiza-se radioterapia pós-operatória.

Por outro lado, nos pacientes que apresentam miastenia *gravis*, o tratamento com drogas anticolinesterásicas por via oral, eventualmente associando-se corticóide, costuma produzir melhora importante no quadro. A cirurgia (timectomia) é atualmente recomendada para todos os pacientes com miastenia *gravis* sintomática. Aqui, sim, vias menos agressivas podem ser utilizadas, como a esternotomia parcial, a via cervical, a videotoracoscopia, etc.

O autor deste capítulo utiliza como rotina a timectomia por videotoracoscopia direita, conforme proposto por Yim. Hoje em dia, sabe-se que o curso da doença geralmente é bastante melhorado e o risco de desenvolvimento subseqüente do timoma é eliminado.

REFERÊNCIAS BIBLIOGRÁFICAS

1. DEMMY, T.L. "Mediastinal VATS". In: *Video assisted thoracic surgery*. Georgetown, Landes Bioscience, 2001. p.143-62.
2. DEMMY, T.L. et al "Multicenter VATS experience with mediastinal tumors". *Ann. Thorac. Surg.* 66:187-92, 1998.
3. JABLONS, D.; CAMERON, R.B. & TURLEY, K. "Thoracic wall, pleura, mediastinum and lung". In: WAY, L.W. & DOHERTY, G.M. *Current surgical diagnosis & treatment*. 11.ed. Nova York, Lange Medical Books, 2003. p.375-9.
4. LEAO, L.; GIUDICE, R. & OLIVEIRA, R. "Videotoracoscopia nas massas tumorais do mediastino". In: LOPES, A.C. *Tópicos em clínica médica*. Rio de Janeiro, Medsi, 2003. p.197-202.
5. SUGARBAKER, D.J. "Thoracoscopy in the management of anterior mediastinal masses". *Ann. Thorac. Surg.* 56:653-6, 1993.
6. XIMENES, M. & BARBOSA, J.R. "Tumores do mediastino". In: SAAD JR., R. & XIMENES, M. *Cirurgia torácica*. São Paulo, Atheneu, 1997. p.155-72.
7. YIM, A.P.; RAY, R.L. & HO, J.K. "Video assisted thoracoscopic thymectomy for myastenia gravis". *Chest.* 108:1440-3, 1995.

CAPÍTULO 46

Metástases Pulmonares

RENATO DE OLIVEIRA
VICENTE FORTE

INTRODUÇÃO

A palavra metástase tem origem grega e significa "mudança de lugar". Quase sempre seu emprego se refere ao foco secundário de uma doença neoplásica, mas também pode ser usada para designar focos secundários originados de doenças inflamatórias. Este capítulo trata apenas da doença neoplásica secundária.

Consideram-se metástases apenas os focos secundários que se desenvolvem em órgãos ou tecidos não-contíguos à neoplasia de origem. As células podem se disseminar por via hematogênica, linfática ou por implantação, como ocorre nas membranas serosas. Com raras exceções (p.ex., o carcinoma de células basais), a capacidade de produzir metástases é uma das mais importantes para diferenciar os tumores malignos dos benignos.

Nos pulmões, as metástases aparecem, principalmente, por via hematogênica através da rica rede de capilares pulmonares. Entretanto, também pode haver disseminação por meio da invasão dos vasos linfáticos intraparenquimatosos produzindo a chamada "linfangite carcinomatosa". Essa forma de disseminação ocorre na fase terminal da neoplasia.

Segundo Alexandre Monteiro et al. (2004), metástases pulmonares ocorrem em cerca de 30% dos pacientes com tumores. Alguns tipos de neoplasias podem apresentar metástases pulmonares com uma freqüência maior, como o osteossarcoma. Martini et al. (1971) descreveram o encontro de metástases pulmonares em mais de 80% dos pacientes com osteossarcoma nos 2 primeiros anos de diagnóstico. Atualmente, com o diagnóstico mais freqüente e com a terapêutica sistêmica mais eficaz, esse número diminuiu. Em 2002, Tsuchiya et al. relataram que aproximadamente 50% dos pacientes com osteossarcoma desenvolvem metástases pulmonares.

No passado, essa situação foi interpretada como doença maligna incontrolável sem indicação para tratamento cirúrgico. Atualmente, uma porcentagem considerável de pacientes nessa fase da doença neoplásica é eleita para a ressecção das metástases, com uma taxa de sobrevida livre de doença em 5 anos em torno de 20 a 40% (Pastorino et al., 1997).

HISTÓRICO

A simples observação da série de eventos que leva ao desenvolvimento de metástases nos pulmões demonstra uma grande possibilidade de haver doença sistemicamente disseminada, tendo as células neoplásicas passado por vários tecidos antes de atingirem os pulmões, carregadas pelo fluxo sanguíneo e/ou linfático. Por esse motivo, a idéia de remover metástases pulmonares com intenção de cura pode parecer equivocada e assim foi encarada por muitos anos. Entretanto, surgiram eventos que modificaram o dogma da não-indicação da exérese de metástases pulmonares e, atualmente, centenas dessas operações são realizadas todos os anos em diversos centros de reconhecida seriedade em todo o mundo.

Qual a justificativa para esse aumento no número de operações? A explicação parece advir da análise crítica de diversos relatos na literatura médica, desde o início do século XX, sobre operações para ressecção de metástases pulmonares com verdadeiro sucesso. Os relatos, inicialmente esporádicos, estimularam mais e mais operações, até o aparecimento de séries maiores, em que se consegue observar melhor o papel e os benefícios dessa modalidade terapêutica.

De uma forma geral, a análise dessas séries tem demonstrado uma sobrevida de 5 anos em torno de 30%, podendo chegar a valores maiores quando se faz uma análise estratificada envolvendo tipo histológico do tumor de origem, quantidade de nódulos ressecados, qualidade da ressecção (se completa ou incompleta) e outros fatores considerados como de valor prognóstico. Essas operações são acompanhadas de pequenas taxas de morbidade e mortalidade.

O conhecimento sobre o assunto não ficou apoiado exclusivamente em análises de estudos retrospectivos meramente descritivos. As modernas pesquisas sobre o câncer, baseadas em genética e biologia molecular, têm trazido importantes progressos. Os dados sobre autópsias demonstraram que as metástases podem se apresentar localizadas, ao menos por algum tempo, o que permite a abordagem cirúrgica.

Deu-se o aprendizado de que, durante certo tempo, as células neoplásicas podem permanecer em estado quiescente na fase G-0 do ciclo celular sem replicação. Além disso, pode haver um bloqueio inicial na neovascularização, dificultando o crescimento tumoral, até que a angiogênese seja novamente induzida. A redução de fatores inibidores da angiogênese promove novo crescimento tumoral.

Pelo fato de determinados tipos de neoplasias, por exemplo, o osteossarcoma, apresentarem grande afinidade pelo tecido pulmonar, pode haver um razoável intervalo de tempo com presença de metástases unicamente nos pulmões antes que outros órgãos sejam atingidos.

Embora essas explicações possam ajudar a embasar a proposta de tratamento cirúrgico das metástases pulmonares, os primeiros relatos de sua história, no final do século XIX, não tiveram acesso a essas informações. Tratava-se, inicialmente, de descrições sobre a ressecção de segmentos pulmonares envolvidos diretamente por tumores de parede torácica e a metástase foi descoberta durante o procedimento proposto.

As primeiras descrições de ressecções de metástases, mas ainda realizadas durante procedimentos na parede torácica, foram feitas por Weinlechner em 1882 e por Kronlein em 1884. Em 1927, Divis relata a primeira indicação para tratamento de metástases como procedimento isolado.

Apesar de não ser o primeiro relato sobre descrição de ressecção cirúrgica de metástase pulmonar, o artigo de Barney e Churchil, de 1939, é o mais conhecido e o mais citado na literatura. Os autores descreveram a ressecção de uma metástase isolada de adenocarcinoma renal, em uma paciente de 55 anos de idade, realizada cerca de 14 meses após uma nefrectomia esquerda. A operação empregada foi uma ressecção lobar subtotal e a paciente sobreviveu 23 anos após a cirurgia. Morreu de causa não-correlata e sem evidência de tumor à autópsia.

Somando-se às descrições de relatos isolados, as primeiras publicações sobre séries de pacientes operados com metástases pulmonares envolviam uma mistura de tipos histológicos, o que gerou certa confusão, pois foi classificado sob uma única égide um grupo de diferentes doenças, com características biológicas, evolução, prognóstico e tratamentos diferentes.

Para haver coerência, não se deve classificar metástase pulmonar como uma doença em si, mas como o resultado da progressão de determinada neoplasia. Melhor seria dizer: osteossarcoma com metástase para os pulmões, câncer de cólon com metástase para os pulmões, etc.

Com a observação de que o prognóstico é diferente em tipos histológicos diferentes, surgiram séries analisando resultados de tipos histológicos únicos, como a de Nael Martini et al. em 1971 sobre osteossarcoma e a de McCormack et al. em 1978 com carcinoma. Atualmente, dezenas de trabalhos se apresentam com um único tipo histológico (osteossarcoma, tumor de Ewing, carcinoma de células renais, tumor de Wilms, etc.) ou com agrupamento de doenças semelhantes, como os de origem epitelial ou germinativa, ou os sarcomas de partes moles.

As primeiras operações para tratamento de metástases pulmonares foram reservadas para pacientes com metástases isoladas ou em pequeno número, com longo intervalo livre de doença. A abordagem em lesões múltiplas tornou-se mais popular a partir de 1971 com o relato de Nael Martini et al., que demonstraram aumento na sobrevida dos pacientes submetidos à ressecção de metástases múltiplas de osteossarcoma, logo após o controle do tumor primário.

As lesões bilaterais eram abordadas em 2 tempos por toracotomia póstero-lateral com intervalo de 7 a 15 dias. Em 1983, Johnston popularizou a esternotomia mediana para abordagem em 1 só tempo de metástases bilaterais, que ainda é muito utilizada.

Todos esses relatos trouxeram marcada evidência de bons resultados e até mesmo chance real de cura com a ressecção de metástases pulmonares. Porém, não existem estudos prospectivos randomizados comparando pacientes operados com pacientes submetidos apenas à quimioterapia. O nível de evidência científica alcançado hoje não permite, do ponto de vista ético, propor esse estudo.

Alguns relatos comparam pacientes operados com dados históricos de épocas em que não se realizava essa cirurgia. Outros relatos comparam pacientes que não puderam ser operados ou que se recusaram ao tratamento cirúrgico, mostrando vantagem para o grupo submetido à cirurgia.

ETIOPATOGENIA

A possibilidade de células originadas em tumores a distância do órgão-alvo implantarem-se e desenvolverem tumores secundários depende de uma série de fatores inerentes à biologia do tumor primário e de condições do próprio "hospedeiro". Obrigatoriamente, uma série de eventos deve ocorrer para que o aparecimento desses tumores se torne possível. Após o desenvolvimento de várias mutações, as células neoplásicas adquirem capacidade de se multiplicar, permear o tecido normal, invadir os vasos sanguíneos e linfáticos e produzir os focos secundários.

A multiplicação das células tumorais se dá por alterações em mecanismos genéticos complexos que controlam a duplicação celular e por perda do mecanismo natural de inibição de crescimento por contato célula-célula.

O crescimento do tumor depende da chegada de elementos nutrientes para as células. Quando o diâmetro do tumor não é maior que 1 ou 2 mm, a oferta de nutrientes se dá por meio da difusão. Entretanto, para que o tumor continue crescendo, essa forma de nutrição é insuficiente e há necessidade de formação de novos vasos sanguíneos (neovascularização) para que as células mais internas tenham acesso aos nutrientes. Tanto as células tumorais quanto as células normais do tecido ao redor do tumor passam a produzir fatores angiogênicos, que levam à formação de novos vasos para o tumor.

A pressão gerada pelo crescimento tumoral é capaz de destruir células ao seu redor, mas, para isso, é necessário romper a membrana basal e penetrar na matriz extracelular. A destruição dos vários elementos que compõem a matriz extracelular (colágeno, elastina, proteoglicanos, glicoproteínas) é processada por várias enzimas produzidas não somente pelas células do tumor, mas também por mastócitos, fibroblastos e por células do estroma circundante.

As enzimas mais relacionadas com a destruição da matriz são as metaloproteinases, cisteína-proteinases, aspartil-proteinases, heparinases e hialuronidases. Além dessas enzimas, certas substâncias têm importante papel na progressão da invasão neoplásica, agindo como estimuladoras do crescimento e da motilidade celular. Nesse sentido, são citados: o fator autócrino de motilidade, o fator estimulador de migração, autotaxina e até mesmo fragmentos da matriz extracelular (fibronectina, trombospondina, laminina e ácido hialurônico).

As células neoplásicas atingem a microcirculação por meio de um mecanismo semelhante a uma "diapedese ao contrário", e são transportadas pela corrente sanguínea ou pelo fluxo de linfa. No sistema linfático, podem ser destruídas ou formar novos tumores; nos vasos sanguíneos, há muitas dificuldades para as células neoplásicas, que têm de enfrentar a turbulência do fluxo sanguíneo, a pressão intravascular, a osmolaridade e os muitos mecanismos de defesa do hospedeiro.

As células capazes de aderirem entre si formam microêmbolos e impactam nos ramos mais distais da circulação. Apesar disso, apenas pouco mais de 0,1% desses microêmbolos de células tumorais darão origem a metástases.

A fixação em determinado órgão dependerá da capacidade de adesão dessas células ao endotélio receptor. Nesse sentido, parece haver certo grau de especificidade ou afinidade entre o órgão atingido e os diferentes tipos de tumores. Seria algo que vai além do direcionamento da corrente sanguínea ou da proximidade anatômica, provavelmente relacionando-se com receptores na membrana celular do órgão ou com fatores específicos para o crescimento e o desenvolvimento de determinados tipos de tumores.

Novamente, ocorrerá retração das células endoteliais, destruição da membrana basal e extravasamento de células neoplásicas para o interior do novo tecido. A motilidade das células neoplásicas e os fatores de crescimento tumoral do tecido hospedeiro conduzem à proliferação e à formação efetiva de metástases.

Os pulmões aparecem como os órgãos mais comuns para a sede de metástases, o que pode estar relacionado ao fato de serem ricamente vascularizados e funcionarem como "filtros" da microcirculação, de modo que os microêmbolos tumorais podem impactar-se facilmente nos capilares pulmonares.

Essa afirmação é corroborada pelo fato de haver um maior número de lesões metastáticas nos lobos inferiores, que são mais perfundidos e sujeitos a uma maior pressão hidrostática na posição ortostática e também por se localizarem preferencialmente na periferia dos pulmões, por causa da impactação dos microêmbolos nos ramos mais distais da microcirculação.

Além disso, alguns tumores apresentam intensa afinidade pelo tecido pulmonar em comparação a outros, muito provavelmente pela presença de receptores e/ou fatores específicos de crescimento e desenvolvimento.

FATORES DE PROGNÓSTICO

A presença de metástases altera profundamente a curva de sobrevida do paciente portador de neoplasia maligna e quase sempre é o evento responsável pela letalidade da doença. Nessa condição de elevada gravidade, o reconhecimento dos grupos de melhor prognóstico leva à identificação dos pacientes que mais se beneficiam da terapêutica cirúrgica.

Tempo de duplicação do tumor

O tempo de duplicação do tumor foi descrito como valor prognóstico no trabalho de Morton et al. em 1971. Os autores relataram significativo aumento na sobrevida quando a duplicação do tumor durava mais de 40 dias e pequena diferença quando durava menos de 20 dias. Esse índice é conseguido com a medida do tumor em radiografias seriadas do tórax, mas, para obtê-lo, o paciente não é tratado, e por isso sua aferição não é mais utilizada nos dias atuais.

Número de metástases

De um modo geral, o número de metástases não é considerado como contra-indicação ao procedimento cirúrgico, mas, sim, como fator prognóstico. Muito se tem debatido, em diversos relatos, sobre qual o número de melhor prognóstico. Encontram-se tanto ausência de significância estatística nos resultados quanto até mesmo boa sobrevida em citações com 10 nódulos. Essa diferença se deve à falta de controle e à utilização de séries pouco representativas.

O número de melhor prognóstico varia conforme o tipo de tumor envolvido. Em pacientes portadores de metástases pulmonares de origem epitelial, o número gira em torno de 1 a 3 nódulos. Para esse tipo histológico, o número de nódulos é tão importante que pouca ou nenhuma mudança se obtém na curva de sobrevida dos pacientes operados com mais de 7 a 10 metástases.

De outra maneira, em pacientes portadores de metástases pulmonares de osteossarcoma, a sobrevida depende muito mais da ressecção completa do que do número de nódulos.

Embora o trabalho de Girard et al. em 1994 não demonstrasse diferença estatisticamente significante nas curvas de sobrevida para 5 anos com diferentes quantidades de nódulos, é bem possível que isso tenha ocorrido por causa da grande quantidade de metástases de osteossarcoma, junto a outros tumores malignos, já que o número de nódulos influencia menos o prognóstico nessa neoplasia.

Em 1997, na série de Pastorino et al. com 5.206 pacientes com metástases de diversas patogenias, houve uma diferença significativa na sobrevida em 5 anos para pacientes com nódulo único (43%) quando comparados com portadores de 4 ou mais metástases (27%).

Intervalo livre de doença

O intervalo livre de doença é o tempo considerado entre a retirada do tumor primário e o aparecimento das metástases. Quanto maior esse tempo, melhor o prognóstico.

Porém, esse dado deve levar em consideração o tipo histológico envolvido, uma vez que cada neoplasia apresenta uma velocidade de crescimento diferente.

No estudo de Pastorino et al. (com tipos histológicos diferentes), o prognóstico foi melhor quando o intervalo livre de doença foi superior ou igual a 36 meses. A sobrevida em 5 anos foi de 45% com intervalo livre de 36 meses, contra 33% quando o intervalo livre foi 11 meses. Segundo Tsuchiya et al. (2002), esse tempo parece ser menor no osteossarcoma, porque em cerca de 15 a 20% dos pacientes detectam-se metástases pulmonares no diagnóstico do tumor primário.

Qualidade da ressecção (completa ou incompleta)

Em um grande número de relatos na literatura, o fator que isoladamente melhor se correlaciona com a sobrevida é a qualidade da ressecção, se completa ou incompleta, sempre envolvendo o estudo microscópico das margens cirúrgicas. Embora não se tenha um índice de medida do tamanho das margens de segurança, esse fator demonstra a importância da operação na sobrevida desses pacientes, uma vez que, se não é possível retirar toda a doença, a sobrevida sofre considerável diminuição.

O estudo liderado por Pastorino em 1997 mostrou sobrevida de 36% em 5 anos para ressecção completa e 13% para ressecção incompleta, o que foi estatisticamente significativo.

Tipo histológico

A metástase, via de regra, segue o comportamento do tumor primário. O tipo histológico é importante não apenas para a previsão da resposta às diversas terapêuticas possíveis (quimioterapia, radioterapia, imunoterapia, etc.), mas também para estudar a evolução clínica. O tipo histológico também é considerado como fator prognóstico e os estudos costumam agrupar os pacientes em classes que apresentem prognóstico e evolução semelhantes.

Classificam-se as metástases em origem epitelial, ou sarcomatosa, e as de linhagem germinativa. O pior prognóstico fica com as metástases de melanoma, e o melhor, com as de origem germinativa.

Geralmente, as metástases de tumores germinativos têm brilhante resposta com o tratamento quimioterápico. No tecido ressecado após a quimioterapia, pode-se encontrar transformação para teratoma benigno, necrose ou fibrose. Em cerca de 30 a 40% desses pacientes, ainda há tecido neoplásico viável ao exame microscópico.

Pacientes portadores de metástases pulmonares de seminoma podem obter a cura após quimioterapia e ressecção cirúrgica, mesmo quando há focos metastáticos em outros órgãos, desde que também possam ser ressecados.

Alguns tipos histológicos são agrupados separadamente, como o adenocarcinoma de mama, o melanoma, o carcinoma de células renais, o tumor de Wilms e o sarcoma de Ewing. Há um evidente interesse em estudos sobre o osteossarcoma e, com isso, tem surgido um número crescente de artigos sobre metástases dessa origem.

Estadiamento

O estadiamento desenvolvido pelo International Registry of Lung Metastases merece destaque. Embora com algumas ressalvas, por se tratar de estudo retrospectivo com casuística de vários centros hospitalares, e por misturar tipos histológicos diferentes (desconsiderou tumores germinativos e o tumor de Wilms), deve-se utilizá-lo para possibilitar alguma comparação de resultados. A classificação é simples e bastante objetiva:

- grupo I: ressecção completa, intervalo livre maior que 36 meses e nódulo único;
- grupo II: ressecção completa, com um único fator de risco (intervalo livre menor que 36 meses ou metástases múltiplas);
- grupo III: ressecção completa com 2 fatores de risco;
- grupo IV: ressecção incompleta.

DIAGNÓSTICO

Durante o acompanhamento de qualquer doença neoplásica, procura-se buscar os possíveis focos secundários e, nesse sentido, os pulmões merecem atenção especial.

O diagnóstico precoce da existência de tumores secundários nos pulmões é importante não apenas para estagiar a doença e conhecer o prognóstico, mas também para planejar a terapêutica. Além disso, a identificação de metástases pulmonares no início de sua evolução pressupõe que a ressecção seja mais fácil, produza menores danos ao tecido pulmonar e tenha maior probabilidade de ser completa.

O acompanhamento clínico isolado não é suficiente para o diagnóstico precoce, pois os pacientes com metástases em fase inicial, localizadas apenas nos pulmões, não apresentam sinais ou sintomas que denunciem a sua presença. Excetuando-se a linfangite carcinomatosa, que produz tosse e dispnéia, pacientes com vários pequenos nódulos dispersos pelo parênquima podem se apresentar sem qualquer queixa clínica.

Metástases volumosas com efeito de massa podem comprimir a veia cava superior, produzindo cefaléia e edema de face, e comprimir o esôfago levando à disfagia e à dispnéia por ocupar espaço. Metástases com invasão da árvore respiratória podem causar atelectasia e pneumonite obstrutiva com tosse e hemoptise. As lesões centrais eventualmente infiltram o nervo frênico com a conseqüente paralisia da cúpula diafragmática, ou o nervo laríngeo recorrente com disfonia.

Lesões periféricas crescendo na pleura parietal sem tratamento adequado levam a um quadro álgico por invasão da parede torácica. Algumas vezes, podem disseminar pela pleura e formar um volumoso derrame pleural. Tempo demais é perdido para que essas alterações ocorram, mudando consideravelmente o prognóstico.

Uma situação que se observa é a presença de pneumotórax, geralmente de evolução favorável, em pacientes com metástases pulmonares mesmo de pequeno tamanho. O pneumotórax ocorre principalmente após o início da quimioterapia, que provavelmente rompe lesões periféricas escavadas, com conseqüente vazamento aéreo. Garff et al., em 2001, descreveram um caso de pneumotórax recorrente secundário a metástase escavada de osteossarcoma.

O raio X simples de tórax auxilia no diagnóstico, porém perde em sensibilidade e especificidade para a tomografia de tórax, mas pode ser suficiente para o acompanhamento de neoplasias com pouca afinidade pelo tecido pulmonar, como as de origem epitelial. O limite para detecção de nódulos por esse exame está em torno de 7 a 9 mm (Armstrong, 1995, citado por Lange, 2002).

As metástases se apresentam, em geral, como imagens arredondadas de limites bem precisos, de aspecto dito "numular" e em localização periférica. Pode haver aspecto reticular ou intersticial difuso na disseminação linfática ou aspecto "miliar" com incontáveis micronódulos nas metástases de próstata ou ainda atelectasia, ou infiltrado pneumônico nas lesões obstrutivas. Alguns tipos específicos podem apresentar características do tumor de origem, como as calcificações observadas nas metástases de osteossarcoma.

Ao contrário do tumor primário de pulmão, apenas 4% das metástases apresentamse escavadas ao raio X simples de tórax (Garff et al., 2001).

A tomografia computadorizada de tórax é o exame de eleição para o diagnóstico precoce e sempre deve ser realizada de forma seriada nas doenças com maior potencial de produzir metástases, como o sarcoma osteogênico e o sarcoma de Ewing (Figura 46.1). No período inicial após o diagnóstico do tumor primário, os pacientes são submetidos a exames em intervalos tão curtos quanto 3 meses, e aumenta o intervalo com o passar dos anos.

Esse exame é importante não apenas para diagnosticar as metástases, mas também para a programação cirúrgica.

A tomografia computadorizada de tórax, sendo superior ao raio X simples em sensibilidade e especificidade, pode detectar nódulos de 3 mm de diâmetro, que jamais seriam detectados pelo raio X (Figura 46.2).

A 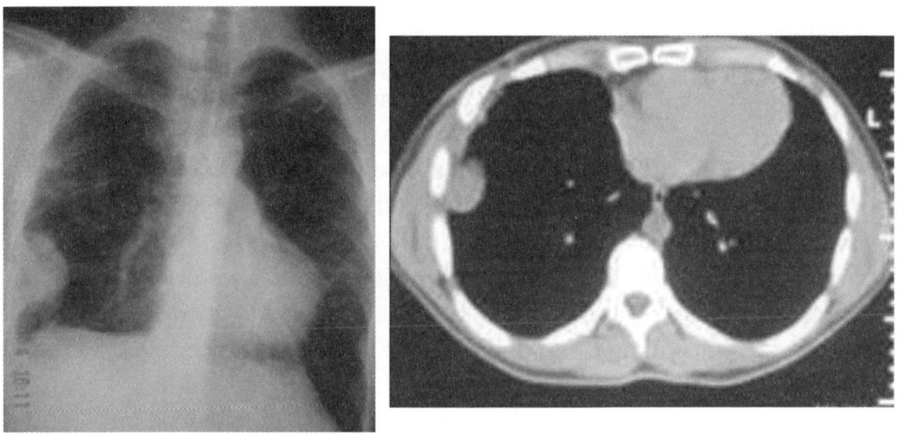 B

FIGURA 46.1 (A e B) Metástase de osteossarcoma, com recidiva após 2 toracotomias.

A 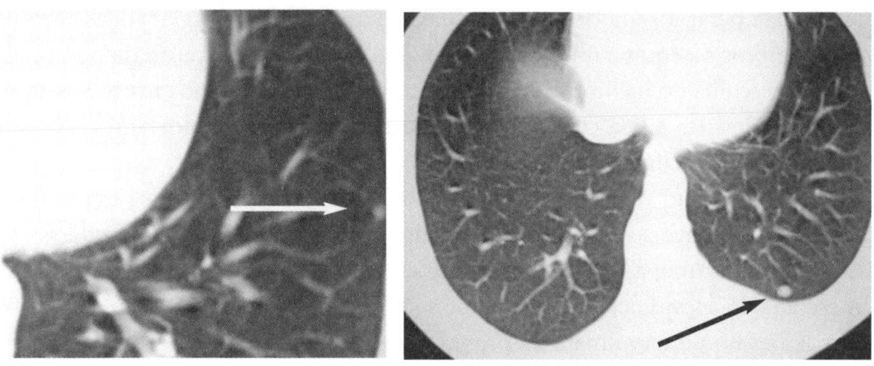 B

FIGURA 46.2 (A e B) Lesões periféricas apontadas pelas setas em 2 cortes de tomografia computadorizada.

TRATAMENTO

A presença de metástases define um estágio avançado da doença e, por isso mesmo, de pior prognóstico. No entanto, muito ainda poderá ser feito em benefício desses pacientes. A terapêutica sistêmica com agentes antiblásticos deve ser a primeira escolha sempre que o tumor primário responder a esse método. A radioterapia pulmonar é raramente empregada, principalmente por causa do seu efeito deletério à função pulmonar e também pela pequena taxa de resposta efetiva. Excetua-se seu uso em alguns tipos específicos de tumores e em determinadas situações, como o tumor de Wilms e o seminoma, mesmo assim quase sempre com objetivo complementar ou paliativo.

Os critérios de inclusão para o tratamento cirúrgico foram inicialmente citados por Ehrenhaft e Lawrence (1958), que se apoiaram em dados anatômicos e funcionais. Esses critérios, amplamente discutidos na literatura e muito pouco alterados nos dias atuais, são os seguintes:

- os pacientes devem apresentar lesões pulmonares compatíveis com o diagnóstico de metástase;
- os exames devem excluir outros focos extrapulmonares de doença metastática. Os métodos de avaliação atuais são: ultra-sonografia, tomografia computadorizada, mapeamento ósseo, ressonância magnética, PET-scan ou biopsia;
- o tumor primário deve estar erradicado ou controlado. Não há sentido lógico em ressecar as metástases se o foco que lhes deu origem continua ativo;
- todas as lesões identificadas nos pulmões devem ser passíveis de ressecção completa na operação;
- o paciente deve ter condição clínica e reserva funcional pulmonar suficientes para suportar as ressecções propostas;
- não devem existir outros métodos de tratamento para curar o paciente.

O completo tratamento desses pacientes depende de uma equipe multidisciplinar. A indicação da operação, embora necessite da palavra final do cirurgião, deve envolver todos os membros da equipe multidisciplinar, não apenas na indicação da operação, mas também na escolha do melhor momento para realizá-la. Não estão envolvidos aqui apenas critérios de ética e boa conduta, mas também elementos importantes, que ajudam muito na condução clínico-cirúrgica (Figura 46.3).

A cirurgia tem por objetivo retirar todas as lesões evidenciadas nos exames de imagem, e para isso deve-se estudar previamente o número e a localização dessas lesões, montando-se um "mapa" pré-operatório das metástases.

A escolha do acesso depende do número, do tamanho, da localização e da distribuição das lesões no parênquima e da proximidade ou não com estruturas de maior risco operatório.

A abordagem bilateral é realizada quando os exames de imagem evidenciam lesões em ambos os pulmões. Também é indicada para os pacientes não submetidos a tratamento cirúrgico das metástases e com tumor primário de origem sarcomatosa, mesmo

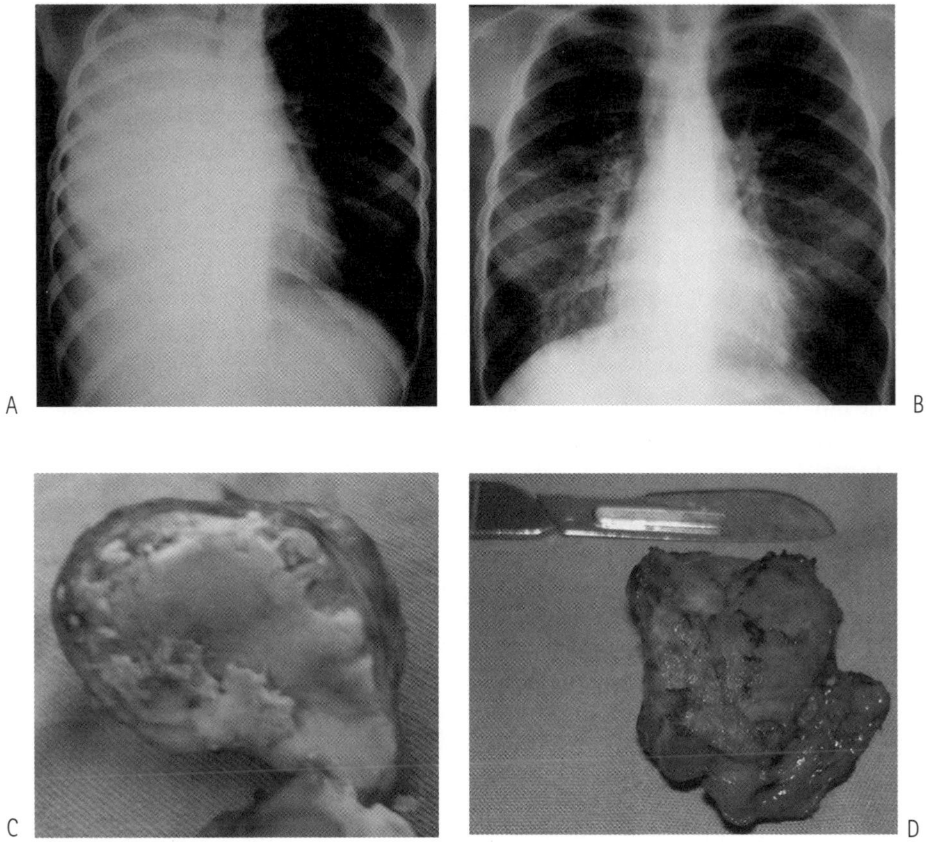

FIGURA 46.3 (A e B) Radiografias mostrando atelectasia do pulmão direito decorrente de metástase de tumor de Wilms com oclusão total do brônquio principal direito, antes e após a quimioterapia, demonstrando boa resposta com esse tratamento. (C e D) A peça cirúrgica ressecada após o tratamento sistêmico. (Ver fotos em cores no Miniatlas Colorido.)

que os exames tomográficos pré-operatórios não demonstrem comprometimento bilateral. Nessa condição, a chance de haver falso-negativo para bilateralidade pode chegar a 60%, correndo-se o risco de realizar uma operação incompleta.

Quando o nódulo é único e o tumor primário é um sarcoma, resseca-se o nódulo e indica-se exame com congelação, para fazer o diagnóstico no intra-operatório. Se a biopsia confirmar metástase, o outro hemitórax é abordado. Deixa-se de realizar acesso bilateral em nódulo único, sem a confirmação intra-operatória, porque em 20% dos pacientes com osteossarcoma, os nódulos eram benignos (tuberculose, blastomicose, fibrose, etc.).

Em 1981, Cohen et al. relataram que, em 1/3 dos nódulos solitários detectados em crianças com tumores malignos, o exame histológico não revelou tratar-se de metástase e, por isso, denominaram esse achado de "pseudometástase".

O acesso bilateral poderá ser realizado no mesmo ato operatório ou de forma seqüencial, aguardando-se 2 a 3 semanas para operar o outro hemitórax. Não se encontra diferença na sobrevida entre os 2 tipos de abordagem, desde que o tempo decorrido entre um lado e o outro não seja muito excessivo. Se o tamanho e/ou o número das lesões for considerável, deve-se optar pela abordagem seqüencial, pois certamente o tempo operatório e a lesão pulmonar serão grandes.

Tanto na esternotomia mediana longitudinal quanto na bitoracotomia inframamária sem secção do esterno, não há necessidade de mudar o decúbito durante o procedimento.

Para não haver lesão por distensão do plexo braquial, deve-se ter o cuidado de utilizar um discreto e macio coxim dorsal, posicionar corretamente os membros superiores e fixar o paciente à mesa de operação com fita adesiva ou cinta apropriada. A fixação permite movimentar a mesa para um lado e para o outro durante o ato operatório, sem que haja risco de queda para o paciente.

A bitoracotomia inframamária sem secção do esterno alcança um bom resultado estético, principalmente nas pacientes do sexo feminino, pois as cicatrizes ficam, em grande parte, cobertas pelas mamas.

A esternotomia mediana é mais utilizada quando as lesões são anteriores, embora pequenas lesões posteriores também possam ser extirpadas por essa via (Figura 46.4).

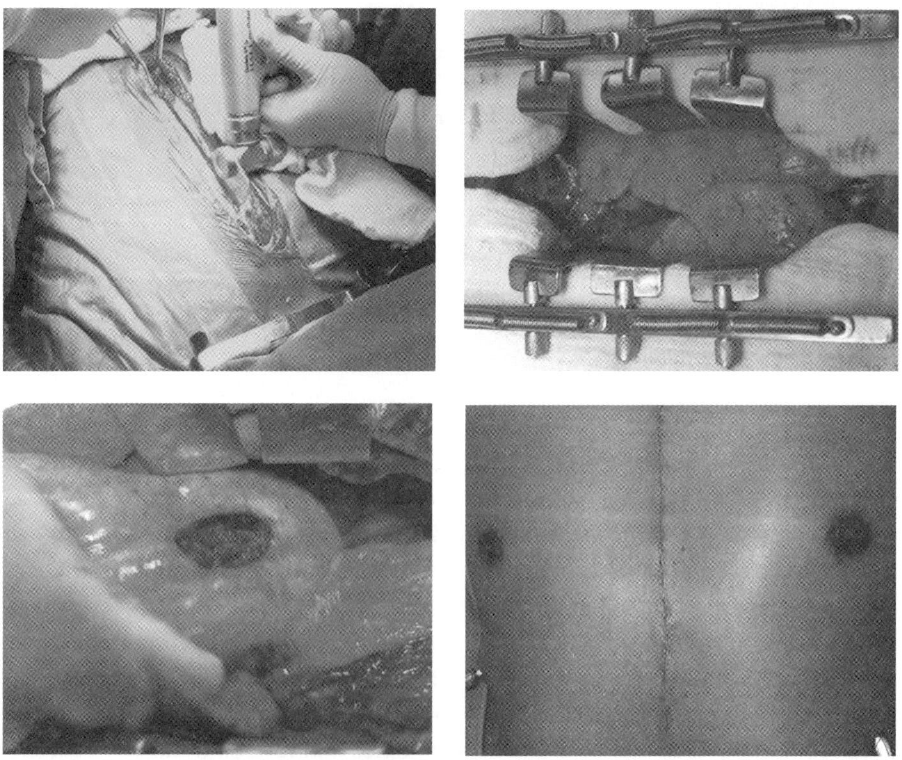

FIGURA 46.4 Esternotomia mediana para ressecção de metástases bilaterais de osteossarcoma. (Ver fotos em cores no Miniatlas Colorido.)

A esternotomia é contra-indicada quando as metástases são localizadas no lobo inferior esquerdo, nos segmentos posteriores e/ou infiltrando a parede torácica. Também não se deve indicá-la para os pacientes obesos e/ou brevilíneos.

No acesso por via esternal em pacientes idosos com certo grau de cardiomegalia ou mesmo em pacientes jovens que tenham recebido quimioterapia com drogas cardiotóxicas, a manipulação do coração, mesmo que delicada, origina distúrbios arritmogênicos, que podem ser graves e provocar hipotensão arterial ou parada cardíaca.

O tipo de ressecção também influencia na decisão sobre o acesso. As ressecções maiores, como lobectomias, bilobectomias, pneumonectomia ou toracectomia associada, são mais bem realizadas por toracotomia lateral ou póstero-lateral, toracotomia longitudinal axilar (Figura 46.5) ou por toracotomia lateral ou póstero-lateral (Figura 46.6).

A realização da pneumonectomia esquerda ou da lobectomia inferior esquerda por via transesternal pode ser muito difícil tecnicamente e, muitas vezes, é preciso realizar um acesso auxiliar, geralmente ântero-lateral.

No Hospital São Paulo, Instituto de Oncologia Pediátrica, e nos hospitais associados da Unifesp-EPM, o acesso mais utilizado é a bitoracotomia inframamária sem secção esternal, seguida da esternotomia mediana, da ântero-lateral, da póstero-lateral e da longitudinal axilar.

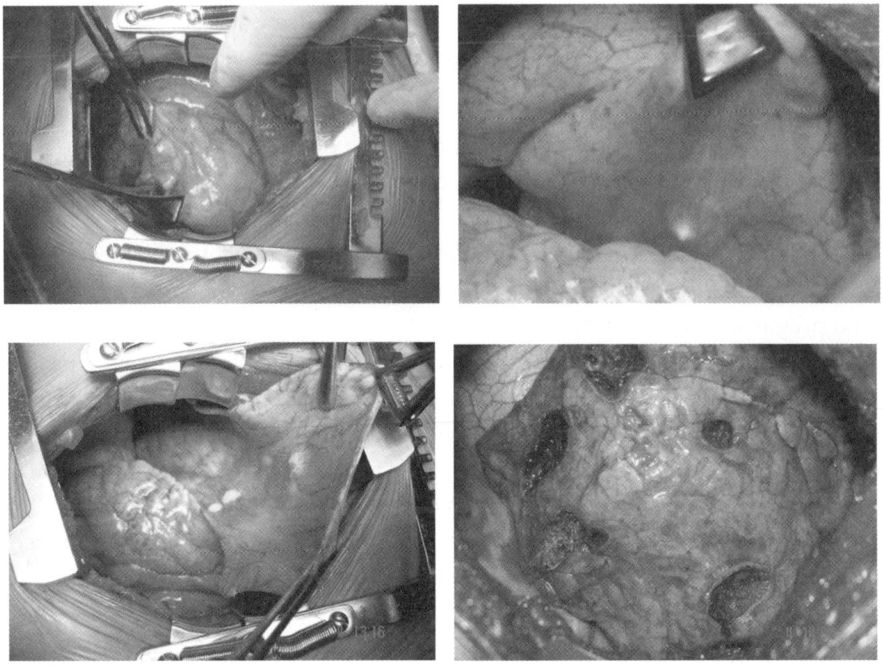

A B C D

FIGURA 46.5 Ressecção de metástases de osteossarcoma por toracotomia longitudinal axilar. (A, B e C) aproximação de uma das lesões e (D) aspecto final após a ressecção com bisturi eletrônico. (Ver fotos em cores no Miniatlas Colorido.)

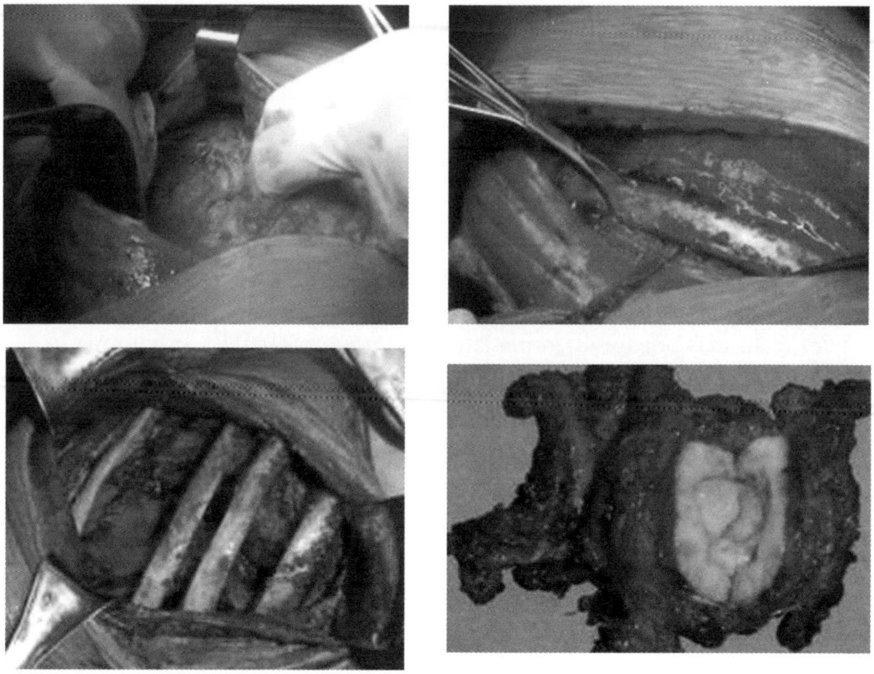

A B C D

FIGURA 46.6 Toracotomia póstero-lateral poupadora de músculos para ressecção em "gaiola" de metástase de osteossarcoma, que invadia parcialmente a pleura parietal e a musculatura intercostal. (Ver fotos em cores no Miniatlas Colorido.)

Não se realiza a videotoracoscopia para ressecção de metástases pulmonares, a não ser para procedimentos puramente diagnósticos, já que essa via de acesso não permite adequada identificação das lesões, por não haver possibilidade de palpar o pulmão. A videotoracoscopia detectou menor número de nódulos que a toracotomia, representando importante falha na terapêutica, pois a qualidade da ressecção é o fator mais consistente com o prognóstico (McCormack et al., 1996).

O grupo de pacientes escolhidos para toracoscopia, em geral, compreende pacientes com tumores de linhagem epitelial, com metástases isoladas ou em pequeno número, com diâmetro entre 1 e 3 cm, com localizações periféricas e identificadas por tomografia helicoidal de alta resolução. Os trabalhos são experimentais e alguns autores realizam toracotomia logo a seguir para confirmar os achados.

O trabalho de Mutsaerts et al. (2001) relata que a abordagem com videotoracoscopia é factível em algumas situações, embora na sua série a ressecção por toracoscopia não tenha sido possível tecnicamente em 10 dos 28 pacientes.

Uma nova proposta em doentes selecionados seria a realização de uma palpação dos pulmões por meio de uma minitoracotomia subxifóidea junto com a visão toracoscópica.

Pastorino et al. (1997) verificaram que a toracotomia unilateral foi realizada em 58%, a esternotomia mediana em 27%, a toracotomia bilateral síncrona ou seqüencial em 11% e a toracoscopia em somente 2% do total dos 5.206 pacientes analisados retrospectivamente.

Sempre que possível, coloca-se um cateter peridural para analgesia contínua no intra e no pós-operatório. A monitoração invasiva e a sonda endotraqueal de dupla luz somente foram utilizadas nas grandes ressecções pulmonares.

A maioria dos pacientes realizou quimioterapia recentemente e, por isso, temos dado particular atenção à anti-sepsia. A pele exposta é coberta com película plástica adesiva, que contém uma substância bacteriostática e, além disso, realizamos profilaxia antibacteriana.

É necessário evitar oxigenação com frações inspiradas muito altas, para não provocar lesões alveolares no intra e no pós-operatório, decorrentes da potencialização da quimioterapia recente nos efeitos deletérios do oxigênio.

Após a abertura da cavidade pleural, deve-se identificar todas as lesões por inspeção e, principalmente, por palpação sistemática de todo o pulmão insuflado e atelectasiado. Nos pacientes que não foram submetidos à entubação seletiva, basta desconectar a sonda endotraqueal do ventilador por alguns minutos para se obter uma adequada deflação do pulmão.

Todas as lesões identificadas são ressecadas, procurando-se poupar o máximo possível de parênquima pulmonar sem, no entanto, retirar lesões sem margens de tecido normal ao redor.

Ao contrário da ressecção das lesões com o pulmão atelectasiado, a exérese das metástases com o pulmão insuflado proporciona menor perda de tecido.

As suturas que englobam grande quantidade de tecido ou o uso de grampeamento (sutura mecânica) devem ser evitadas para reduzir a perda de parênquima. Porém, se for necessário suturar o pulmão, devem ser utilizados fios absorvíveis. Esses materiais diminuem a chance de haver imagens residuais nos exames de acompanhamento pós-operatório, que podem ser confundidas com recidivas. Em algumas ocasiões, também se utiliza cola biológica de fibrina para diminuir o escape aéreo.

O cuidado com a palpação não é menos importante, pois as lesões mais amolecidas podem ser facilmente esmagadas e confundidas com o restante do pulmão de mesma consistência, impedindo sua identificação novamente.

As metástases periféricas são ressecadas com o bisturi eletrônico. Esse método cauteriza o parênquima adjacente e produz uma camada de tecido carbonizado, que geralmente sela os bronquíolos seccionados e pára o vazamento aéreo. Em alguns pacientes, é possível detectar um pequeno pneumotórax tardio, após a retirada do dreno torácico, por volta do 7º ao 10º dia pós-operatório, que pode ter sido provocado pela queda da camada de tecido carbonizado. Esse pequeno pneumotórax não ocasiona maiores conseqüências ao paciente, muitas vezes sequer necessita de drenagem pleural.

O uso do *laser* (Nd:Yag *laser*) tem sido defendido tanto para ressecar quanto para cauterizar lesões muito pequenas e para selar fístulas aéreas (Harvey, 1995). O bisturi ultra-sônico está sendo testado e suas principais qualidades descritas são: pequena lesão térmica do pulmão adjacente, oclusão histológica de pequenos vasos e bronquíolos de até 1 mm e menor retração da margem cirúrgica (Eichfeld et al., 2000). Entretanto, o custo de sua utilização deve ser analisado, pois a maioria desses equipamentos é de uso único.

A operação mais realizada é a ressecção em cunha, seguida da segmentectomia e das ressecções lobares (lobectomia e bilobectomia).

O tratamento das metástases por meio da pneumonectomia raramente é realizado e seus benefícios ainda são incertos. Em geral, essa indicação é feita nas situações em que há lesões centrais, com invasão dos elementos do hilo pulmonar ou em metástases muito grandes. A indicação deve ser muito criteriosa e inclui adequada avaliação funcional, ausência de comprometimento tumoral do outro pulmão no momento da cirurgia, além da observação dos critérios clássicos para indicação de cirurgia em metástases pulmonares. Se existirem metástases contralaterais, essas devem ser facilmente ressecáveis e preferencialmente operadas antes da pneumonectomia.

Spaggiari et al. (1998) afirmam que essa operação não deve ser considerada uma contra-indicação para o tratamento das metástases, porém deve ser indicada com muito critério. Na experiência de 10 anos desse grupo, em Paris, com 42 pacientes submetidos à pneumonectomia para tratamento de metástases (5,2% de todas as operações para tratamento de metástases desse grupo), obteve-se uma sobrevida média de 6,5 meses (entre 1 e 144 meses) e sobrevida em 5 anos de 16,8%.

CONCLUSÃO

Mesmo não existindo estudos comparativos, o conhecimento atual demonstra que há maior possibilidade de sobrevida para esses pacientes por meio de tratamentos multidisciplinares, entre os quais a terapêutica cirúrgica tem papel fundamental.

Embora a sobrevida possa ser prolongada, com longos intervalos livres da doença, novas metástases são comuns e poucos pacientes apresentam real chance de cura. Por isso, devem-se identificar os pacientes que verdadeiramente se beneficiam do tratamento cirúrgico, respeitando-se os critérios de inclusão.

A literatura tem avançado na busca de fatores prognósticos, que podem ser utilizados na identificação de grupos de pacientes que melhor respondam ao tratamento cirúrgico: número ideal de metástases, intervalo livre, tipo histológico etc. Esses dados ainda são insuficientes para definir quais pacientes apresentarão melhor resposta. Um novo caminho a ser seguido é o estudo dos genes e dos marcadores moleculares que possam estar relacionados com a replicação celular, com a agressividade do tumor e com sua resposta ao tratamento sistêmico.

Alguns fatos vêm ganhando destaque na literatura, como a deficiência dos genes supressores P53 e RB, verificada nos osteossarcomas, ou a amplificação do MDM-2 que se liga ao p53 e forma um complexo capaz de inativar a ação supressora do p53; ou, ainda, o aumento da expressão do ErbB-2. Esses elementos podem ajudar a compreender melhor os mecanismos que regem a progressão dessas doenças.

REFERÊNCIAS BIBLIOGRÁFICAS

1. BARNEY, J.D. & CHURCHIL, E.J. "Adenocarcinoma of the kidney with metastasis to the lung cured by nephrectomy and lobectomy". *J. Urol.* 42:269-76, 1939.
2. COHEN, M. et al. "Pulmonary pseudometastases in children with malignant tumors". *Radiology*. 141:371-4, 1981.

3. DIVIS, G. "Ein beitrag zur operativen behandlung der lungeschwulste". *Acta Chirugica Scandinivica*. 62:329-41, 1927.
4. EHRENHAFT, J.; LAWRENCE, M.S. & SENSENIG, D.M. "Pulmonary resections for metastatic lesions". *Arch. Surg*. 77:606-12, 1958.
5. EICHFELD, U. et al. "Evaluation of ultracision in lung metastatic surgery". *Ann. Thorac. Surg*. 70:1181-4, 2000.
6. GARFF, G.L. et al. "Unusual cause of recurrent pneumothorax: excavated metastasis of osteossarcoma". *Ann. Thorac. Surg*. 72:211-3, 2001.
7. GIRARD, P. et al. "Surgical resection of pulmonary metastases. Up to what number?". *Am. J. Respir. Crit. Care Med*. 149:469-76, 1994.
8. HARVEY, J.C. & BEATTIE, E.J. "Technical details facilitating resection of large numbers of tumors metastatic to lungs". *J. Surg. Oncol*. 60:215-8, 1995.
9. HOLANDA, A.B. *Novo Aurélio - o dicionário da língua portuguesa*. 3.ed. Rio de Janeiro, Nova Fronteira, 1999.
10. JOHNSTON, M.R. "Median sternotomy for resection of pulmonary metastases". *J. Thorac. Cardiovasc. Surg*. 85:516-22, 1983.
11. JOSEPH, W.L.; MORTON, D.L. & ADKINS, P.C. "Prognostic significance of tumor doubling time in evaluating operability in pulmonary metastatic disease". *J. Thorac. Cardiovasc. Surg*. 61:23-32, 1971.
12. KRONLEIN, R.U. "Ueber lungenchirurgie". *Berl. Klin. Wchnschr*. 21:129-32, 1884.
13. LANGE, S. & WALSH, G. *Doenças do tórax. Diagnóstico por imagem*. Trad. Raymundo Gesteira. 2.ed. Rio de Janeiro, Revinter, 2002.
14. MARTINI, N. et al. "Multiple pulmonary resections in the treatment of osteogenic sarcoma". *Ann. Thorac. Surg*. 12:271-80, 1971.
15. MCCORMACK, P.M. et al. "Pulmonary resection in metastatic carcinoma". *Chest*. 73:163-6, 1978.
16. _______. "Role of video-assisted thoracic surgery in the treatment of pulmonary metastases: results of a prospective trial". *Ann. Thorac. Surg*. 62:213-7, 1996.
17. MINEO, T.C. et al. "Video-assisted approach for transxiphoid bilateral lung metastasectomy". *Ann. Thorac. Surg*. 67:1808-10, 1999.
18. MONTEIRO, A. et al. "Surgical resection of lung metastases from epithelial tumors". *Ann. Thorac. Surg*. 77:431-7, 2004.
19. MUTSAERTS, E.L. et al. "Outcome of thoracoscopic pulmonary metastasectomy evaluated by confirmatory thoracotomy". *Ann. Thorac. Surg*. 72:230-3, 2001.
20. PASTORINO, U. et al. "Long-term results of lung metastasectomy: prognostic analyses based on 5.206 cases". *J. Thorac. Cardiovasc. Surg*. 113:37-49, 1997.
21. PFANNSCHIMIDT, J. et al. "Prognostic factors for survival after pulmonary resection of metastatic renal cell carcinoma". *Ann. Thorac. Surg*. 74:1653-7, 2002.
22. SHIELDS, T.W.; LO CICERO III, J. & PONN, R.B. *General thoracic surgery*. 5.ed. Filadélfia, Lippincott Williams & Wilkins, 2000. v.1.
23. SPAGGIARI, L. et al. "Pneumonectomy for lung metastases: indications, risks, and outcome". *Ann. Thorac. Surg*. 66:1930-3, 1998.
24. TSUCHIYA, H. et al. "Effect of timing of pulmonary metastases identification on prognosis of patients with osteosarcoma: The Japanese Musculoskeletal Oncology Group Study". *J. Clin. Oncol*. 20:3470-7, 2002.
25. WEINLECHNER, J.W. "Zur kasuistik der tumoren an der brustuwand und deren behandlung (resektion der rippen, eroffnung der brusthohle, partielle entfernung der lunge)". *Wien. Med. Wochenschr*. 32:589-91, 624-8, 1882.

PARTE 10

Insuficiência Respiratória

CAPÍTULO 47

Insuficiência Respiratória

OSVALDO SHIGUEOMI BEPPU
KELLY CRISTINA ALBUQUERQUE PAIVA
MANUEL LOPES DOS SANTOS

INTRODUÇÃO

O pulmão exerce uma série de funções importantes. Ele age como reservatório de sangue, por meio do recrutamento de novos capilares ou pela distensão dos já funcionantes. Essa função é importante principalmente durante a realização de exercício físico ou na ocorrência de insuficiência cardíaca. O pulmão também atua como filtro, evitando, por exemplo, que trombos alcancem a circulação sistêmica e causem obstrução dos sistemas coronariano ou cerebral.

O pulmão apresenta também um importante mecanismo de defesa contra as infecções, principalmente as respiratórias. Outro papel, não muito enfatizado, é o metabólico, como a síntese do surfactante pulmonar, um elemento vital na manutenção da estabilidade alveolar. Entretanto, apesar de essas funções serem muito importantes, o papel mais significativo do sistema respiratório é o de efetuar a troca de oxigênio e gás carbônico na membrana alvéolo-capilar.

Para que essa troca ocorra, é necessário que os gases sejam levados até a membrana alvéolo-capilar por meio da ventilação pulmonar e do sistema circulatório. Dessa maneira, define-se como insuficiência respiratória a situação em que há prejuízo na ventilação e na troca gasosa pulmonares. Assim, a insuficiência respiratória será manifestada por alterações nas pressões parciais de oxigênio (PaO_2) e de gás carbônico ($PaCO_2$) no sangue arterial.

Com base nos valores de PaO_2 e $PaCO_2$, a insuficiência respiratória pode ser classificada em:

- tipo I: PaO_2 menor que 60 mmHg e $PaCO_2$ menor que 50 mmHg;
- tipo II: PaO_2 menor que 60 mmHg e $PaCO_2$ maior que 50 mmHg.

O tipo I engloba principalmente os processos pulmonares agudos; e o tipo II engloba mais os processos pulmonares crônicos. No entanto, a divisão não deve ser rígida, pois doentes com processos agudos podem reter CO_2 (por exemplo, na insuficiência respiratória provocada pela depressão do centro respiratório), bem como pacientes com doenças crônicas (por exemplo, fibroses pulmonares) podem apresentar-se com insuficiência respiratória sem retenção de CO_2.

Outro modo de classificar a insuficiência respiratória sem levar em consideração a alteração gasimétrica baseia-se nas alterações da mecânica do sistema respiratório (Tabela 47.1).

Essa classificação, que não leva em consideração a gasimetria arterial, é mais didática, visto que, além de permitir saber o local em que o sistema respiratório foi afetado e o modo como isso aconteceu, proporciona planejar uma assistência ventilatória mais

TABELA 47.1 CLASSIFICAÇÃO DA INSUFICIÊNCIA RESPIRATÓRIA BASEADA NA ALTERAÇÃO OU NÃO DO PARÊNQUIMA PULMONAR

(I) Parênquima pulmonar normal
Comando respiratório alterado
Intoxicação por drogas: opiáceos, barbitúricos
Infecções: poliomielite
Lesão anatômica do centro respiratório
Desarranjo metabólico: alcalose metabólica, mixedema
Alterações do sistema neuromuscular periférico e da caixa torácica
Neural: polirradiculoneurite aguda e lesão do nervo frênico
Muscular: miastenia *gravis*
Caixa torácica: fraturas costais
Alteração da pleura
Pneumotórax espontâneo ou traumático
(II) Parênquima pulmonar alterado
Aumento na resistência das vias aéreas
Doença pulmonar obstrutiva crônica (DPOC) agudizada
Crise de asma brônquica
Redução da complacência pulmonar
Fibrose pulmonar agudizada
Pneumonia, hemorragia pulmonar, edema cardiogênico, atelectasia, etc.
Síndrome do desconforto respiratório agudo (SDRA)

adequada. Entretanto, a alteração gasimétrica também é importante, tanto para o diagnóstico quanto para o planejamento do tratamento da insuficiência respiratória.

HIPOXIA

Pode ser definida como a oferta insuficiente de oxigênio a um tecido. A hipoxia é classificada como:

- hipoxêmica;
- anêmica;
- estagnante;
- alteração de liberação de O_2 pela oxiemoglobina;
- histotóxica.

Apesar de a hipoxia ser secundária a todas essas situações citadas, para a definição de insuficiência respiratória considera-se, como anteriormente mencionado, somente a hipoxia hipoxêmica. Entretanto, para o tratamento eficaz do paciente com insuficiência respiratória, é importante saber que, para a adequada oxigenação tecidual, todos os fatores citados são relevantes.

Classificação

Hipoxêmica

É caracterizada pela PaO_2 baixa, sendo os valores considerados normais entre 80 mmHg e 100 mmHg. No entanto, sabe-se que a PaO_2 diminui com o aumento de altitude e da idade. Uma forma de correção é calcular a PaO_2 esperada para uma determinada pessoa, utilizando a fórmula: 96 – (idade x 0,4).

Entre as causas mais comuns, estão:

- hipoventilação;
- baixa relação ventilação/perfusão;
- *shunt* pulmonar;
- alteração de difusão pulmonar;
- diminuição da pressão parcial de O_2 no sangue venoso misto ($P\bar{v}O_2$).

Nessa situação, é importante calcular a diferença alvéolo-arterial das pressões parciais de O_2 $P(A\text{-}a)O_2$, visto que, com essa diferença, é possível identificar a provável causa da hipoxemia, sendo o cálculo de $P(A\text{-}a)O_2$ obtido pela fórmula:

$$P(A\text{-}a)O_2 = [FiO_2\,(P_{BAR} - PH_2O) - PaCO_2/R] - PaO_2$$

Valores de até 20 mmHg com respiração em ar ambiente e entre 50 a 150 mmHg respirando O_2 puro (R = coeficiente de troca respiratória) são considerados normais.

Quando a $P(A-a)O_2$ respirando ar ambiente encontra-se aumentada, a hipoxemia é causada por redução de relação $\dot{V}/\dot{Q}$, *shunt* ou anormalidade difusional. Para verificar somente a hipoxemia causada pelo *shunt* pulmonar, é importante administrar oxigênio a 100%, visto que somente na condição de *shunt* não há correção da oxigenação para os níveis esperados.

Anêmica

Lembrando que o transporte de O_2 sistêmico é =

$$CaO_2 \times DC$$

e

$$CaO_2 = 0{,}0031 \times PaO_2 + 1{,}39 \times Hb \times SaO_2$$

em que, CaO_2 = conteúdo arterial de O_2 e DC = débito cardíaco.

Todas as situações que reduzem a capacidade de ligação da Hb com oxigênio diminuem o conteúdo arterial de oxigênio, por exemplo, anemia e intoxicação por monóxido de carbono. Nessa situação, geralmente a PaO_2 encontra-se normal.

Estagnante

Como já mencionado, o transporte de oxigênio é o produto do débito ou índice cardíaco pelo conteúdo arterial de oxigênio. Desse modo, se houver um débito cardíaco baixo, como na insuficiência cardíaca ou no choque cardiogênico, o transporte de O_2 estará diminuído, havendo conseqüente sofrimento da oxigenação dos tecidos.

Alteração da liberação do oxigênio

Ocorre em situações que desviam a curva de dissociação de oxigênio para a esquerda. Isso acontece principalmente em alterações do equilíbrio ácido-básico, como alcalose, e também durante a hipotermia e na transfusão de sangue estocado.

Histotóxica

Ocorre na célula, por bloqueio no aproveitamento do oxigênio pelo ciclo de Krebs. É o que acontece na intoxicação por cianeto.

VENTILAÇÃO PULMONAR E ALVEOLAR

Os estímulos respiratórios dos centros bulbares, dos seios carotídeos, aórticos e dos próprios pulmões mantêm os movimentos cíclicos de inspiração e expiração e ajustam-nos às necessidades metabólicas do organismo humano.

Os pulmões, dadas as características da parede alvéolo-capilar, oferecem ampla superfície de trocas gasosas entre o ar alveolar e o sangue capilar. Fornecem oxigênio ao sangue, que será utilizado no metabolismo celular, e eliminam gás carbônico, cumprindo também a função de regulador do estado ácido-básico do sangue.

Com o fenômeno da ventilação, há uma renovação contínua do ar alveolar mantendo o gás carbônico e o oxigênio com pressões parciais em torno de 40 mmHg e 104 mmHg respectivamente, em condições basais, no nível do mar. Esse mecanismo de lavagem gasosa alveolar depende da freqüência respiratória, do volume corrente e do espaço morto. É importante salientar que o processo ventilatório é global, sendo a expressão da somatória da ventilação de cada unidade alveolar. A ventilação pulmonar, quando medida em 1 min, é chamada de volume-minuto expirado ($\dot{V}E$). É expressa pela fórmula:

$$\dot{V}E = VC \times f \qquad (1)$$

em que, VC = volume corrente e f = freqüência respiratória.

O espaço morto é o volume de ar que penetra nos pulmões mas não participa das trocas gasosas. Existem 3 tipos: o espaço morto anatômico (EMa), o espaço morto alveolar (EMA) e o espaço morto fisiológico (EMf).

O EMa compreende o volume de ar que ocupa as vias aéreas desde a boca e as narinas até o bronquíolo terminal.

O EMA é o volume de ar alveolar que não participa das trocas gasosas. O exemplo típico é a embolia pulmonar, na qual o alvéolo é ventilado e não-perfundido, por causa da obstrução pelo trombo. Também áreas de alta relação ventilação/perfusão ($\dot{V}/\dot{Q}$) podem ocorrer em um alvéolo normoventilado e hipoperfundido, como no estado de choque, ou em um alvéolo hiperventilado e normoperfundido, como no pulmão vicariante contralateral a uma atelectasia. Essas variantes são denominadas efeito espaço morto.

O EMf é a soma do EMa e do EMA. No pulmão normal, o EMa e o EMf são iguais. Quando, porém, há irregularidade da distribuição do ar e do sangue nos pulmões, o EMf é maior que o EMa.

Ventilação alveolar é o volume de ar que participa efetivamente das trocas gasosas. É expressa pela fórmula:

$$\dot{V}A = (VC - EMa) \times f \qquad (2)$$

Em condições patológicas, o EMa difere do EMf e a ventilação alveolar é expressa pela fórmula:

$$\dot{V}A = (VC - EMf) \times f \qquad (3)$$

Para exemplificar, pode-se imaginar um paciente com embolia pulmonar, com VC = 500 mL, f = 20 irpm e EMf = 350 mL. Aplica-se a fórmula (1):

$$\dot{V}E = 500 \times 20 = 10.000 \text{ mL/min}$$

Em seguida, aplica-se a fórmula (3):

$$\dot{V}A = (500 - 350)\ 20 = 3.000 \text{ mL/min}$$

Uma ventilação alveolar em repouso menor que 4.200 mL/min não é suficiente para a perfeita oxigenação do sangue e a eliminação de CO_2. Nota-se portanto, no exemplo, a importância do EMf. Desse modo, em termos de ventilação, o mais importante é a ventilação alveolar efetiva. O exemplo também mostra como é arriscado basear-se apenas na freqüência respiratória e no volume corrente para a avaliação ventilatória de qualquer paciente.

MONITORAÇÃO DA INSUFICIÊNCIA RESPIRATÓRIA

Freqüência respiratória (f)

Trata-se de um parâmetro muito variável; é o mais comumente avaliado na clínica em geral. Pode ser avaliada visualmente ou utilizando-se um ventilômetro, com o paciente em repouso, em um ambiente tranqüilo e em condições basais.

São tantas as causas que alteram a freqüência respiratória que ela se torna um dado muito pouco útil isoladamente.

Ventilação alveolar ($\dot{V}A$)

É monitorada pelo controle da $PaCO_2$ por meio da gasimetria arterial ou inferida indiretamente pela medida da pressão parcial de CO_2 no final da expiração ($P_{EF}CO_2$).

Oxigenação

É monitorada por meio da gasimetria arterial (PaO_2) e da oximetria de pulso (SpO_2). A avaliação das trocas gasosas pode ser feita também pela $P(A\text{-}a)O_2$ respirando oxigênio a 21% (ar ambiente) e respirando oxigênio a 100%; e pela relação PaO_2/FiO_2, esse último com valores normais entre 350 e 450 mmHg.

Em que FiO_2 = fração inspirada de O_2.

Mecânica respiratória

É monitorada calculando-se:

- complacência estática do sistema respiratório;
- resistência das vias aéreas;
- auto-PEEP.

Complacência e resistência do sistema respiratório

Em pacientes que se encontram em ventilação mecânica, esses parâmetros podem ser facilmente medidos pelo método de oclusão. Deve-se lembrar, aqui, a equação de movimento do sistema respiratório.

$$P_{VA} = Pres + Pelast + PEEP \text{ e/ou auto-PEEP} \quad (4)$$

em que, P_{VA} = Pressão das vias aéreas, Pressão = Pressão resistiva, Pelast = Pressão elástica e Resistência = Pressão/fluxo, portanto, Pressão = Resistência x Fluxo e Elastância = 1/Compl = Pressão elástica/volume, portanto Pelast = volume/complacência

Assim, a equação (4) ficará da seguinte forma:

$$P_{VA} = [\text{resistência x fluxo}] + [\text{volume/complacência}] + PEEP \text{ e/ou auto-PEEP}$$

Dessa maneira, os parâmetros da mecânica respiratória e da gasometria podem ser calculados deixando o paciente em ventilação com volume controlado (paralisado) durante um período de 10 a 20 min, utilizando os seguintes parâmetros ventilatórios: Volume corrente = 6 a 8 mL/kg; Freqüência respiratória = 10 irpm; FiO_2 = 100%; Fluxo inspiratório = quadrado ou fluxo constante de 1 L/s; PEEP = 5 cmH_2O; Pausa inspiratória = 2 s.

Verifica-se no monitor do ventilador a pressão de pico (Ppico) que corresponde à pressão de vias aéreas e a pressão de platô (Pplatô) que corresponde à pressão elástica. A diferença é a pressão de resistência.

A complacência estática do sistema respiratório pode ser assim calculada:

Volume corrente (mL)
Normal > 50 mL/cmH_2O

Pplatô – PEEP e/ou auto-PEEP (cmH_2O)

A resistência das vias aéreas pode ser então calculada como:

Ppico – Pplatô (cmH_2O)/fluxo (L/s) Normal = 5,7 $cmH_2O/L/s$

SÍNDROME DO DESCONFORTO RESPIRATÓRIO AGUDO

A síndrome do desconforto respiratório agudo (SDRA) é conseqüência da lesão inflamatória da barreira alvéolo-capilar constituída pelo epitélio e pelo endotélio capilar, levando à alteração de permeabilidade com a formação de edema pulmonar rico em proteína. É uma entidade bastante importante, pois, apesar de intensas pesquisas e estudos, a taxa de mortalidade ainda permanece bastante elevada, em torno de 30 a 40%, podendo, em algumas situações, atingir níveis de 60 a 80%.

Essa alteração inflamatória determina uma série de alterações clínicas, funcionais e radiológicas, que ditarão os parâmetros para a sua definição. Não existem dados definitivos sobre a incidência da SDRA, havendo variação de 1,5 a 75 casos por 100.000 habitantes. Hoje, acredita-se que esse número esteja entre 13 e 18 casos por 100.000 habitantes.

Conforme já mencionado, a mortalidade é elevada, entretanto, o que chama a atenção é o fato de a causa de morte ser mais decorrente da falência de múltiplos órgãos que da insuficiência respiratória propriamente.

Diagnóstico

Os critérios da definição da SDRA foram estabelecidos em 1994, em uma conferência norte-americana e européia de consenso, considerando critérios clínicos, gasimétricos e radiográficos. Nesse consenso, separou-se a injúria pulmonar aguda da síndrome de desconforto respiratório agudo, levando-se em conta o parâmetro gasimétrico. Contudo, não existe razão para essa divisão, visto que não há diferenças quanto a evolução ou mortalidade baseadas em parâmetros de oxigenação no início da SDRA.

Esses critérios diagnósticos apresentam uma série de imperfeições, no entanto, atualmente são utilizados:

- evento de início agudo: 1 a 3 dias após o fator de risco instalado;
- alterações radiológicas: opacidades alveolares bilaterais consistentes com edema pulmonar;
- pressão capilar pulmonar abaixo de 18 mmHg ou ausência de sinais clínicos de falência cardíaca esquerda;
- critério gasimétrico
  - lesão pulmonar aguda $PaO_2/FiO_2 < 300$;
  - SDRA $PaO_2/FiO_2 < 200$.

Etiologia

A SDRA pode ocorrer a partir de uma série de condições que agridem isolada ou conjuntamente o pulmão e outros tecidos, lesando inicialmente o endotélio capilar (extrapulmonar) ou o epitélio alveolar (pulmonar) (Tabela 47.2).

Apesar de não haver ainda uma noção clara da utilidade dessa divisão em termos de evolução e prognóstico, ela tem implicações clínicas e fisiopatológicas diferentes.

Na SDRA pulmonar, a lesão inicial é alveolar e na SDRA extrapulmonar, é endotelial e intersticial, como o próprio nome sugere. Os agentes etiológicos estão descritos na Tabela 47.2.

Etiopatologia

Estudos clínicos e experimentais apontam uma série de mediadores inflamatórios liberados pelos macrófagos pulmonares, como as citocinas, que iniciarão ou amplificarão a resposta inflamatória, o mesmo ocorrendo com as plaquetas. Parece ainda que as cé-

TABELA 47.2 ETIOLOGIA DA SDRA

Causas pulmonares	Causas extrapulmonares
Pneumonia	Sepse
Aspiração	Choque circulatório
Contusão pulmonar	Politrauma
Embolia gordurosa	Politransfusão
Quase afogamento	Pancreatite aguda
Lesão de reperfusão	Overdose de drogas
	Queimaduras
	Traumatismo do crânio
	Coagulação intravascular disseminada
	Circulação extracorpórea

lulas epiteliais e endoteliais não são simplesmente alvos da lesão, mas provavelmente participam ativamente do processo inflamatório.

Uma célula importante para a gênese da lesão é o neutrófilo pulmonar, que libera radicais livres de oxigênio, enzimas proteolíticas e substâncias derivadas do ácido aracdônico. No lavado broncoalveolar dos pacientes com SDRA, há uma abundância de neutrófilos. Entretanto, certamente outras células ou mediadores encontram-se envolvidos, visto que há ocorrência da SDRA na vigência de neutropenia.

Entre os mediadores inflamatórios, o cenário é muito mais complexo. No lavado broncoalveolar, vários mediadores encontram-se presentes e/ou aumentados, mas o verdadeiro papel desses mediadores na gênese da lesão pulmonar ainda não é bem determinado. Na Tabela 47.3, são apresentados alguns desses mediadores.

Os fatores descritos aumentam a permeabilidade endotélio-epitelial produzindo um edema rico em proteína, diferentemente do edema cardiogênico, que é resultante das alterações hidrostáticas, sendo, portanto, pobre em proteína. Outra substância que se encontra alterada na SDRA é o surfactante pulmonar. Há alteração na sua produção, tanto em termos quantitativos como qualitativos; mas também ocorre a sua inativação nos al-

TABELA 47.3 MEDIADORES INFLAMATÓRIOS NA SDRA

Interleucina (IL)	Espécies reativas do oxigênio
IL-1	Peróxido de hidrogênio
IL-6	Ânion superóxido
IL-8	Ânion hidroxila
IL-10	Moléculas de adesão
Fator de necrose tumoral (TNF) - alfa	Produtos de coagulação
Fator de ativação plaquetária	Interferon-beta
Leucotrienos	Fator estimulador de colônia
Proteases	

véolos causada pela presença de proteínas. Talvez esse mecanismo seja o mais importante para explicar a menor função da reposição dessa substância na SDRA.

A presença do edema e da atelectasia pulmonar levará a alterações na gasimetria arterial, na mecânica respiratória e na circulação pulmonar.

Alterações na gasimetria arterial

Geralmente, esses pacientes apresentam hipoxemia grave, que decorre principalmente da presença de *shunt* pulmonar. Daí a necessidade de se utilizar altos níveis de PEEP, bem como altas frações inspiradas de oxigênio. Os pacientes apresentam hiperventilação na fase inicial, mas posteriormente podem apresentar hipercapnia, muitas vezes decorrente do aumento de espaço morto fisiológico e da relação VEM/VC. Esse último evento fisiopatológico pode ser um preditor de mau prognóstico na SDRA.

Alterações na mecânica do sistema respiratório

A principal alteração é a redução da complacência, decorrente do edema intersticial e alveolar e do colapso alveolar, que exige grandes pressões para abertura das unidades fechadas durante a inspiração. Embora a resistência das vias aéreas possa estar aumentada por causa do acúmulo de líquido e do espessamento das paredes das vias aéreas distais, ela não é importante e não tem maior significado clínico.

Alterações na circulação pulmonar

A hipertensão pulmonar é uma complicação comum na SDRA e decorre tanto da vasoconstrição hipóxica como da ação vasoconstritora de mediadores inflamatórios liberados na evolução da doença. Ainda contribuem para a hipertensão pulmonar o edema alveolar e a pressão positiva da ventilação mecânica.

Fatores prognósticos da SDRA

Há uma série de dados clínicos e funcionais que determinam o pior prognóstico da SDRA:

- idade acima de 65 anos;
- etiologia séptica;
- falência de múltiplos órgãos;
- doença hepática crônica;
- PaO_2/FiO_2 que não apresenta melhora até o 2º e o 3º dias;
- aumento da relação volume espaço morto/volume corrente.

Aspectos terapêuticos de SDRA, em específico a ventilação mecânica invasiva, serão abordados no próximo capítulo.

REFERÊNCIAS BIBLIOGRÁFICAS

1. BERNARD, G.R. et al. "The American European Consensus Conference on ARDs: Definitions mechanisms, relevant outcomes and clinical trial coordenation". *Am. J. Respir. Crit.* 149:818-24., 1994.
2. CARVALHO, R.F. & CRESPO, A.S. "Insuficiência respiratória aguda". v.5 – Básico. In: CARVALHO, R.R.R. *Ventilação mecânica com o Relatório do II Consenso Brasileiro de Ventilação Mecânica.* São Paulo, 8:31-55, 2000.
3. GREENE, K.E. & PETERS, J.I. "Pathophysiology of a acute respiratory failure". *Clin. Chest Med.* 15:1-12, 1994.
4. PELOSI, P. et al. "Pulmonary and extra pulmonary acute respiratory distress syndrome are different". *Eur. Respir. J.* 42:485-565, 2003.
5. RICARD, J.D.; DREYFUSS, D. & SAUMON, G. "Ventilator – induced lung injury". *Eur. Respir. J.* 22:2S-9S, 2003.
6. WARE, L.B. & MATTHAY, M.A. "The acute respiratory distress syndrome". *N. Engl. J. Med.* 342:1334-49, 2000.

CAPÍTULO 48

Ventilação Mecânica

OSVALDO SHIGUEOMI BEPPU
BRUNO DO VALE PINHEIRO
ANA CRISTINA ZANON YAGUI
MARCELO ALCANTARA HOLANDA

INTRODUÇÃO

A ventilação mecânica, apesar de ser uma medida de suporte, é fundamental para a manutenção da vida dos pacientes com insuficiência respiratória. Entretanto, em algumas situações, dependendo do modo de sua utilização, ela pode causar importantes malefícios. Dessa maneira, torna-se fundamental seguir alguns princípios em sua utilização.

Basicamente, há 2 tipos principais de suporte ventilatório: invasivo e não-invasivo. Neste capítulo, somente se tratará da modalidade de ventilação invasiva, visto que a não-invasiva será abordada em outros capítulos.

Alguns princípios gerais da ventilação mecânica devem ser sempre seguidos:

- utilizar o modo ventilatório a que se está mais habituado;
- os parâmetros fisiológicos variam constantemente, de modo que os parâmetros ventilatórios devem ser revistos com freqüência;
- complicações decorrem da ventilação mecânica ou a ela se associam. Dessa maneira, torna-se importante saber os fatores que levam a essas complicações, como combatê-los e, principalmente, como evitá-los.

OBJETIVOS CLÍNICOS

A ventilação mecânica está indicada em uma série de situações que levam à insuficiência respiratória e seus objetivos clínicos podem ser resumidos em:

- eversão da hipoxemia arterial;
- resolução da acidose respiratória descompensada;
- melhora da dispnéia;
- prevenção ou reversão das atelectasias;
- reversão da fadiga muscular;
- sedação e bloqueio neuromuscular permitidos;
- diminuição do consumo sistêmico e miocárdico de oxigênio;
- estabilização da caixa torácica;
- redução da pressão intracraniana.

Os objetivos da ventilação mecânica variam com as diferentes situações clínicas, trazendo particularidades que devem ser conhecidas. Ao final deste capítulo, serão descritos os principais objetivos e particularidades da ventilação mecânica nas situações mais comuns.

OBJETIVOS GASIMÉTRICOS

Oxigenação

A PaO_2 de referência é estimada pela seguinte fórmula:

$$PaO_2 = 104\ (0{,}4 \times \text{idade}) \text{ ao nível do mar.}$$
$$\text{Em São Paulo (PB = 700 mmHg), } PaO_2 = 96 - (0{,}4 \times \text{idade}).$$

Apesar de esse valor ser considerado normal, a oxigenação ainda é adequada em valores menores. Durante o suporte ventilatório, deve-se objetivar a manutenção de valores de:

- PaO_2 acima de 55 a 60 mmHg; ou
- SaO_2 acima de 88 a 90%.

Deve-se lembrar que o oxigênio é utilizado nas células, portanto, o parâmetro importante é o transporte de oxigênio sistêmico, dependente do débito cardíaco, do nível de hemoglobina e de sua saturação pelo oxigênio, conforme demonstrado nas fórmulas a seguir.

$$TO_2 = DC \times CaO_2$$
$$CaO_2 = (0{,}0031 \times PaO_2) + (1{,}39 \times Hb \times SaO_2)$$

em que: TO_2: transporte de oxigênio sistêmico; DC: débito cardíaco; CaO_2: conteúdo arterial de oxigênio; PaO_2: pressão parcial de oxigênio no sangue arterial; Hb: hemoglobina; SaO_2: saturação da hemoglobina pelo oxigênio no sangue arterial.

Por essas fórmulas, percebe-se que não há vantagens em utilizar PaO_2 mais alta, visto que, pelo formato da curva de dissociação da hemoglobina, a partir de valores entre 60 e 70 mmHg, a saturação da hemoglobina já está superior a 90%, e grandes aumentos da PaO_2 determinarão pequeno impacto na SaO_2 e, conseqüentemente, no transporte de oxigênio aos tecidos. Assim, PaO_2 entre 60 e 70 mmHg e SaO_2 entre 90 e 92% são suficientes.

Em algumas situações, principalmente quando se necessita de altas frações inspiradas de oxigênio, valores um pouco menores podem ser tolerados, garantindo-se que os demais componentes do transporte de oxigênio estejam normais.

Gás carbônico

A $PaCO_2$ normal é de 35 a 45 mmHg com pH entre 7,35 a 7,45.

A princípio, a ventilação mecânica é ajustada para manter níveis normais de gás carbônico. Entretanto, características da doença e do paciente podem determinar que essa normalidade não seja possível ou, até mesmo, não seja desejada. Por exemplo, nas doenças obstrutivas, pode ser necessária a redução da ventilação, com conseqüente elevação da $PaCO_2$, para evitar a hiperinsuflação pulmonar.

Além disso, na DPOC, alguns pacientes já apresentam hipercapnia, a qual deve ser mantida durante a ventilação. Na síndrome do desconforto respiratório agudo (SDRA), a hipoventilação também pode ser necessária para diminuir a possibilidade de lesão pulmonar induzida pelo ventilador (*ventilatory induced lung injury* – VILI). Valores entre 60 e 80 mmHg ou até mais são perfeitamente aceitáveis. Deve-se atentar para os valores do pH, corrigindo-o a partir de valores entre 7,20 e 7,10.

No sentido oposto, em pacientes com edema cerebral deve-se manter a $PaCO_2$ em níveis diminuídos ou próximos do normal.

INDICAÇÕES DE VENTILAÇÃO MECÂNICA

Alguns parâmetros fisiológicos de trocas gasosas e mecânica pulmonar têm sido descritos para a indicação da ventilação mecânica (Tabela 48.1).

Esses são parâmetros analisados para a indicação de ventilação mecânica. Entretanto, muitas vezes, mesmo pacientes que não preenchem esses critérios devem ser colocados em ventilação mecânica com base no quadro clínico. Taquipnéia, taquicardia, alteração da consciência, sudorese, utilização da musculatura acessória e respiração paradoxal são alguns dos achados clínicos que devem levar à consideração de ventilação mecânica.

TABELA 48.1 PARÂMETROS FISIOLÓGICOS QUE AUXILIAM NA INDICAÇÃO DE VENTILAÇÃO MECÂNICA

Parâmetros	Valor normal	Indicação
Volume corrente (mL/kg)	5 a 8	< 5
Capacidade vital (mL/kg)	65 a 75	< 50
Freqüência respiratória (irpm)	12 a 20	> 35
Volume-minuto (L/min)	6 a 10	> 10
Pressão inspiratória máxima (cmH_2O)	- 80 a - 100	< - 25
$PaCO_2$ (mmHg)	35 a 45	> 50
PaO_2 ar (mmHg)	104 a 96 (idade x 0,4)	< 60
PaO_2 (mmHg) 100%	50 a 150	> 350
PaO_2/FiO_2 (mmHg)	350 a 450	< 200

ENTUBAÇÃO

A entubação orotraqueal com tubo de alta complacência é sempre preferencial. Em média, usam-se tubos 7,5 a 8,0 em mulheres e 8,0 a 8,5 em homens. Para sedação e analgesia, preconiza-se a associação midazolam e fentanil, mantendo um Ramsay entre 2 e 4, entre alerta, cooperativo e tranqüilo até pelo menos responsivo a estímulos não-verbais. A curarização, caso necessária, deve ser realizada com brometo de pancurônio. Em pacientes asmáticos, com insuficiência renal ou hepática, prefere-se o cisatracúrio. Em pacientes curarizados, deve-se manter Ramsay de 6 (sem respostas a estímulos).

VENTILAÇÃO MECÂNICA INICIAL

Inicialmente, deve-se utilizar a ventilação assisto-controlada, que pode ser volume-controlado ou pressão-controlada. A escolha fica a critério da experiência da equipe. No doente neurológico com edema cerebral, no qual é importante o controle da ventilação, preconiza-se a ventilação volume-controlado. Para evitar a lesão pulmonar induzida pela ventilação mecânica (VILI) e o barotrauma, preconiza-se não ultrapassar a pressão de platô de 25 a 30 cmH_2O (deve-se utilizar a menor pressão de platô possível).

Em obesos, na ascite ou na distensão abdominal, valores maiores de pressão de platô são aceitos, pois decorrem, em parte, da oposição da pressão abdominal elevada. A PEEP deve ser utilizada de acordo com a necessidade e a indicação, o que será posteriormente discutido.

A Tabela 48.2 ilustra as diferenças e as semelhanças entre as modalidades volumétricas e pressóricas.

Ajustes da ventilação volume-controlado

Essa ventilação pode ser ofertada nos modos assisto-controlado ou na ventilação mandatória intermitente sincronizada (SIMV). Os ajustes do aparelho são:

TABELA 48.2 DIFERENÇAS E SEMELHANÇAS ENTRE AS MODALIDADES VENTILATÓRIAS

Modalidade ventilatória	Volume-controlado	Pressão-controlada
Freqüência respiratória	Estabelecida ou variável	Estabelecida ou variável
Volume corrente	Estabelecido	Variável
Pico de pressão	Variável	Estabelecido
Pico de fluxo	Estabelecido	Variável
Tipos de fluxo	Variável (sinusoidal, quadrado, acelerado, desacelerado)	Desacelerado
Tempo inspiratório	Variável ou estabelecido (pressão controlada)	Variável (pressão de suporte)
Relação I:E	Variável ou estabelecida	Variável (pressão de suporte) ou (pressão controlada)

I = inspiração;
E = expiração.

Fluxo

Forma

Quadrado ou desacelerado (descendente): na maioria das vezes, opta-se pelo desacelerado, que se associa a menores valores de pressão nas vias aéreas e, talvez, melhor distribuição da ventilação. Entretanto, não há evidências de que a forma do fluxo interfira de forma significativa na evolução dos pacientes.

Valor

Escolha importante para manter o conforto do paciente e reduzir seu trabalho ventilatório. Em média, seu valor é de 1 L/kg ou 4 vezes o volume-minuto, em geral, em torno de 60 L/min. Valores acima ou abaixo da expectativa do paciente geram desconforto e aumento do trabalho respiratório. Assim, seu ajuste deve ser individualizado para cada caso.

Volume corrente

Em geral, ao redor de 10 mL/kg, sendo necessárias limitações nesses valores em pacientes com lesão pulmonar aguda ou com doenças obstrutivas. Essas características serão detalhadas ao final do capítulo. Na verdade, o ajuste do volume corrente é dado pelas escolhas do fluxo e do tempo inspiratório: VC = fluxo (L/s) x tempo inspiratório (s).

Freqüência respiratória

Ajusta-se a freqüência respiratória mínima, mas, a depender do esforço do paciente que dispara o ventilador, a freqüência total pode ser maior, ou seja, ela é ditada pelo paciente. O produto da freqüência respiratória pelo volume corrente compõe o volume-minuto ($\dot{V}E$) e é o principal determinante da ventilação alveolar e, portanto, da $PaCO_2$ e do pH.

Sensibilidade

Existem as opções de pressão e fluxo, sendo que a última parece ser mais fácil de ser disparada pelo paciente. Valores baixos devem ser ajustados, tornando fácil a ativação do ventilador.

Fração inspirada de oxigênio (FiO_2)

Ajusta-se o menor valor que garanta boa oxigenação, ou seja, SaO_2 acima de 92%.

Pressão expiratória final positiva (PEEP)

Ajustes da PEEP serão detalhados adiante.

Ajustar alarmes, *back up* e umidificador.

Ajustes da ventilação pressão-controlada

Também pode ser ofertada nos modos assisto-controlado ou na ventilação mandatória intermitente sincronizada (SIMV). Os ajustes do aparelho são:

Escolha do volume corrente desejado

Embora não seja um parâmetro diretamente ajustável nessa ventilação, deve-se ter em mente o nível de ventilação que se espera oferecer. Na pressão-controlada, o volume corrente é dado pela pressão escolhida e pelo tempo inspiratório. É preciso lembrar que, mais do que a pressão escolhida, o volume é dado pelo *delta* de pressão (inspiratória menos expiratória).

Assim, por exemplo, se é escolhida uma pressão de 20 cmH_2O e o paciente tiver auto-PEEP de 10 cmH_2O, o delta de pressão é 10 cmH_2O. Por outro lado, se o paciente negativar a pressão intratorácica com uma inspiração profunda, o delta de pressão será maior.

Para se ter em mente os fatores que influenciarão o volume corrente na ventilação pressão-controlada, é importante o conhecimento da equação que ilustra os componentes determinantes da pressão de vias aéreas (PVA):

$$\text{PVA} = \text{P.resistiva} \times \text{P.elástica} \times \text{PEEP (ou auto-PEEP)}$$

$$\text{PVA} = (\text{resistência} \times \text{fluxo}) + \left(\frac{\text{volume}}{\text{complacência}}\right) + \text{PEEP (ou auto-PEEP)}$$

É importante verificar se, no aparelho que está sendo utilizado, a pressão inspiratória escolhida é a que será ofertada acima da PEEP ou a que será alcançada ao final, somando-se com a PEEP.

O volume corrente depende também do tempo inspiratório. Caso seja possível monitorar a curva de fluxo *versus* tempo, o tempo inspiratório pode ser escolhido com sua análise. Idealmente, ele deve ser ajustado quando o fluxo inspiratório chega a zero. Não dispondo do gráfico, ele pode ser calculado pela constante de tempo, que é o produto da resistência pela complacência, conforme demonstrado na seqüência de equações:

$$\text{Constante de tempo} = \text{resistência} \times \text{complacência}$$

$$\text{Constante de tempo} = \left(\frac{\text{pressão}}{\text{fluxo}}\right) \times \left(\frac{\text{volume}}{\text{pressão}}\right)$$

$$\left(\frac{\text{volume}}{\text{fluxo}}\right) = \text{tempo}$$

Preconiza-se utilizar o tempo inspiratório de 3 constantes de tempo, que é o tempo necessário para introduzir 95% do volume pulmonar desejado.

Os demais parâmetros devem ser ajustados como na ventilação volume-controlado.

MANUTENÇÃO DA VENTILAÇÃO MECÂNICA

A manutenção da ventilação mecânica pode ser feita no modo assisto-controlado ou em modos que permitam a presença de ciclos espontâneos, habitualmente associados a pressão de suporte. Esses modos são a ventilação mandatória intermitente sincronizada (SIMV) e a pressão positiva contínua em vias aéreas (CPAP).

Na SIMV, o ventilador controla somente os ciclos programados e permite que qualquer ciclo adicional disparado pelo paciente seja espontâneo. Assim, se for programada uma freqüência respiratória de 6 irpm nesse modo, estar-se-á obrigando o ventilador a enviar exatamente 1 ciclo a cada 10 segundos.

Para que os ciclos sejam sincronizados com o esforço do paciente, o ventilador divide 1 minuto em 6 intervalos de 10 segundos. Em cada um desses intervalos, o ventilador mandará 1 ciclo, que pode ser assistido ou controlado. Esse ciclo será assistido se o paciente realizar qualquer esforço inspiratório capaz de atingir a sensibilidade, ou controlado se, ao final dos 10 segundos, o paciente não realizar esforço inspiratório.

Qualquer esforço extra do paciente que ocorra dentro do intervalo de 10 segundos resultará em ciclo espontâneo, isto é, com fluxo e volume corrente livres. Assim, no modo SIMV podem coexistir ciclos controlados, assistidos e espontâneos.

Na ventilação com CPAP, o respirador está programado para somente permitir ciclos espontâneos, mantendo a pressão de vias aéreas positiva. Todos os ciclos terão redução da pressão de via aérea na inspiração e aumento na expiração, à semelhança da respiração normal, com a diferença apenas em relação ao nível de pressão expiratória, mantida acima da atmosférica, e quanto ao fato de o paciente respirar acoplado ao ventilador e aos seus circuitos e válvulas.

Desse modo, se um paciente for ventilado no modo CPAP com pressão programada de 10 cmH_2O, não haverá ciclos assistidos ou controlados, a freqüência respiratória programada será "zero". A pressão de via aérea oscilará em valores abaixo de 10 cmH_2O na inspiração e pouco acima disso na expiração. O volume corrente, o fluxo inspiratório e os tempos inspiratório e expiratório serão controlados pelo paciente.

Atualmente, preconiza-se que sempre que houver ciclo espontâneo, seja na SIMV, seja no CPAP, eles deverão ser acrescidos de pressão de suporte (PS), facilitando o trabalho respiratório do paciente. A pressão de suporte deve ser ajustada no nível que determine um volume corrente entre 8 e 10 mL/kg e que mantenha o paciente confortável, com freqüência respiratória menor que 25 irpm.

Ventilação assisto-controlada ou SIMV + PS

Utilizar acima de 60% da FR do paciente e pressão suporte somente para vencer a resistência do tubo endotraqueal: 7 a 10 cmH_2O em média.

Pressão de suporte

Nível suficiente para diminuir a freqüência respiratória abaixo de 25 irpm.

Pressão positiva no final da expiração (PEEP)

A instalação de PEEP é uma das manobras respiratórias mais importantes para o tratamento da insuficiência respiratória. Inicialmente, ela era basicamente indicada para a melhora da troca gasosa, mas, atualmente, existem outras indicações de acordo com a condição que levou à insuficiência respiratória e com o objetivo visualizado no momento.

Objetivos da PEEP

Na SDRA

- Melhora da oxigenação;
- diminuição da lesão pulmonar causada pelo ventilador.

Na DPOC

- Diminuição do trabalho respiratório imposto pela auto-PEEP.

Na asma

- Diminuição da resistência das vias aéreas (ação discutível);
- diminuição do trabalho ventilatório imposto pela auto-PEEP.

No edema agudo cardiogênico

- Diminuição do retorno venoso;
- aumento da pressão intra-alveolar opondo-se à formação de edema alveolar;
- diminuição da pressão transmural do ventrículo esquerdo favorecendo o seu desempenho.

No pós-operatório

- Prevenção e combate a atelectasias e microatelectasias.

Apesar dos seus efeitos benéficos já mencionados durante a ventilação mecânica, na sua instalação, deve-se estar atento para a possibilidade de efeitos indesejáveis:

- diminuição do débito cardíaco, tanto pela diminuição do retorno venoso como pela compressão capilar. Esse efeito deletério tende a ocorrer mais durante a hipovolemia, e mais acentuadamente em pulmão menos lesado;
- risco de hiperinsuflação com possibilidade de barotrauma;
- diminuição da força dos músculos inspiratórios, principalmente o diafragma;
- aumento da pressão intracraniana;
- aumento do volume de ar perdido por fístula broncopleural.

Hiperinsuflação dinâmica e auto-PEEP

A hiperinsuflação dinâmica é definida como um aumento do volume no final da expiração, acima da capacidade residual funcional. Na sua presença, a pressão alveolar permanece positiva ao final da expiração, que é incompleta, caracterizando a auto-PEEP. Essa situação ocorre quando, por algum motivo, o volume de ar que entrou no pulmão não é totalmente expirado.

Etiologia da auto-PEEP

- pela mecânica respiratória:
  - aumento da resistência das vias aéreas;
  - limitação ao fluxo aéreo expiratório;
- pelo aumento da resistência adicionada:
  - pelo tubo endotraqueal;
  - pelo circuito do ventilador;
- pelo padrão ventilatório do paciente e da ventilação mecânica:
  - volume corrente elevado;
  - freqüência respiratória elevada;
  - relação entre os tempos inspiratório e expiratório elevada;
- pela contração de musculatura expiratória.

Métodos de detecção

Durante a ventilação mecânica, a auto-PEEP é facilmente mensurável quando os músculos respiratórios estão totalmente relaxados. Essa mensuração é feita pela oclusão da válvula exalatória no final da expiração, oclusão que pode ser feita manualmente, na porção expiratória do ventilador, ou, de forma mais precisa, por válvula eletrônica ou pneumática.

A oclusão expiratória deve ser de aproximadamente 2 a 3 segundos e acompanhada de retardo da próxima inspiração. A elevação da pressão positiva expiratória corresponde à auto-PEEP. Quando o paciente está sendo ventilado com PEEP, a auto-PEEP para fins práticos corresponde à diferença entre a PEEP total medida e a aplicada externamente (auto-PEEP = PEEP total – PEEP do ventilador).

Na presença da monitoração da curva fluxo/tempo, pode-se suspeitar de auto-PEEP quando o fluxo expiratório não termina, ou seja, não retorna à linha de base, de fluxo zero. Entretanto, essa técnica não permite mensurar a auto-PEEP. Outros indícios da presença de auto-PEEP são:

- elevação da pressão de platô na ventilação volume-controlado;
- diminuição do volume corrente na ventilação pressão-controlada.

Pode-se, ainda, suspeitar de auto-PEEP no exame clínico do paciente. Auscultando-se sobre a projeção da traquéia, percebe-se fluxo expiratório até o final do período expiratório e no momento do disparo do novo ciclo. A inspeção dos movimentos torácicos também permite visualizar que a caixa torácica ainda está se recolhendo quando novo ciclo é disparado. São achados específicos, mas com sensibilidade menor, indicando que as demais medidas para detecção de auto-PEEP devem ser realizadas.

Conseqüências da auto-PEEP na ventilação mecânica

A auto-PEEP pode causar uma série de alterações na mecânica respiratória e na hemodinâmica.

Na respiração controlada, pode haver:

- queda do débito cardíaco;
- potencial risco de barotrauma;
- erro na medida da complacência pulmonar. Para a medida correta, deve-se subtrair a auto-PEEP da pressão de platô.

Na respiração assistida, além dessas implicações citadas, a auto-PEEP pode aumentar o trabalho respiratório. Para disparar o ventilador, o paciente deverá fazer pressão inspiratória correspondente à sensibilidade do aparelho mais a auto-PEEP. Alguns estudos mostraram que, em DPOC, 50% do esforço inspiratório total é para vencer a auto-PEEP.

Medidas para minimizar efeitos da auto-PEEP

Diminuir a resistência das vias aéreas

- broncodilatadores;
- aspiração de secreção;
- mudança do circuito ou do tubo endotraqueal.

Alterar o padrão ventilatório

- Diminuir volume corrente;
- diminuir freqüência respiratória (mais importante);
- aumentar fluxo inspiratório para diminuir tempo inspiratório.

Diminuir a auto-PEEP pela ação do músculo expiratório

- Sedação e curarização.

PEEP externo para combater a auto-PEEP

Na DPOC, parece que a adição de PEEP externo em valores de até 80 a 85% da auto-PEEP não traz hiperinsuflação adicional e, como benefícios, facilita o disparo do ventilador e, assim, reduz o trabalho inspiratório. Na asma, a utilização dessa estratégia é controversa, pois o risco de adição da PEEP externa à auto-PEEP é maior.

Alguns autores preconizam utilizar PEEP elevada em situação de broncoespasmo importante, no sentido de aumentar o volume pulmonar e, assim, tracionar e abrir as vias aéreas. Também se trata de medida extremamente discutível e não-recomendada de rotina.

Indicação de traqueostomia

Não há consenso em relação ao melhor momento de se fazer a traqueostomia em pacientes em ventilação mecânica. Os dois parâmetros que influenciam nessa decisão são o tempo de entubação traqueal e a perspectiva de extubação nos próximos dias. O esquema a seguir traz uma sugestão de avaliação para essa decisão (Figura 48.1).

DESMAME DA VENTILAÇÃO MECÂNICA

Como a ventilação mecânica expõe o paciente a riscos, sobretudo em relação ao desenvolvimento de pneumonia, deve-se estar atento à possibilidade de desmame, indicado, a princípio, quando as seguintes condições são alcançadas:

- melhora clínica, radiológica e laboratorial da doença que determinou a necessidade de ventilação mecânica;
- adequada oxigenação: $PaO_2 \geq 60$ mmHg ou $SaO_2 > 90\%$, com $FiO_2 \leq 0,4$, PEEP = 5 a 8 cmH_2O, PaO_2/FiO_2 acima de 200 a 300;
- estabilidade cardiovascular: FC < 140 bpm, pressão arterial estável, sem drogas vasoativas (exceto dopamina ou dobutamina abaixo de 5 mcg/kg/min);
- afebril: abaixo de 37,8°C;
- hemoglobina adequada: acima de 8 a 10 g/dL, preferencialmente próximo de 10 g/dL, sobretudo em pacientes com comorbidades cardiovasculares;
- normalidade de eletrólitos (potássio, cálcio, fósforo, magnésio);

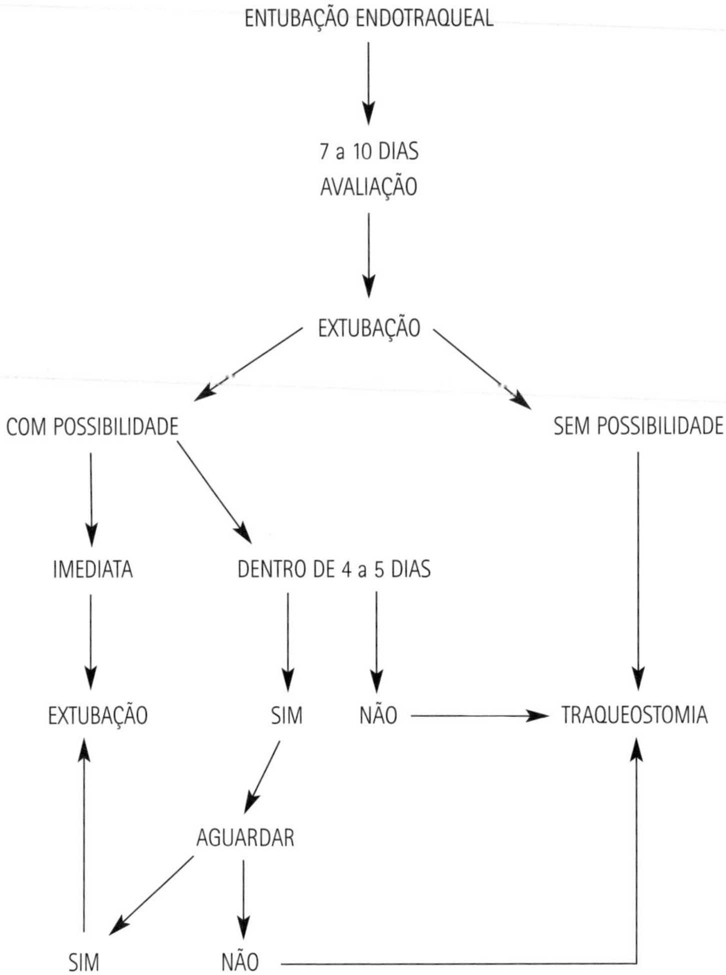

FIGURA 48.1 Esquema para indicação de traqueostomia.

- sem acidose importante;
- bom nível de consciência: Glasgow igual ou superior a 13, sem sedação;
- secreção não muito abundante;
- adequado reflexo de tosse: parece haver boa correlação com pico de fluxo expiratório acima de 160 L/min;
- pressão inspiratória máxima (PImáx) < 30 cmH_2O.

Apesar de não haver consenso sobre qual o melhor parâmetro de desmame da ventilação, pela facilidade e pelos melhores resultados obtidos, preconiza-se a utilização do índice de Tobin (ou de respiração rápida e superficial). A fórmula para seu cálculo é:

$$\text{Índice de Tobin} = \frac{\text{FR (irpm)}}{\text{VC (l)}}$$

obs.: calcula-se o volume corrente médio em 1 minuto, dividindo-se o volume-minuto pela freqüência respiratória.

Quando o índice estiver abaixo de 100 a 105 irpm/L, o paciente estará em condições de extubação. Entretanto, há muitos pacientes, principalmente idosos, que são extubados com sucesso com índice acima desses valores, de modo que se deve ter flexibilidade para interpretar os seus resultados.

O índice de Tobin foi inicialmente calculado com os pacientes em respiração espontânea, fora da ventilação mecânica, mas há vários trabalhos demonstrando que, quando calculado em ventilação espontânea com pressão de suporte de 7 cmH_2O, apresenta resultados semelhantes. Também pode ser calculado com o paciente em CPAP.

Outra opção para o desmame da ventilação mecânica é a realização do teste diário de respiração espontânea em tubo T ou em pressão de suporte de 5 a 7 cmH_2O. Observam-se sinais e sintomas clínicos aos 3 minutos e, se houver boa tolerância, reavaliar ao final de 30 minutos. Alguns autores sugerem o prolongamento dessa observação para 120 minutos. Caso o paciente esteja com bons parâmetros, procede-se à extubação.

Mesmo tendo todo esse cuidado, deve-se ter em mente que 10 a 20% dos pacientes precisarão ser reentubados. Esse risco é aceitável, visto que a permanência do paciente em ventilação o expõe aos riscos de pneumonia, que aumenta muito a possibilidade de morte.

Os critérios usados para caracterizar a tolerância aos testes de respiração espontânea são:

- manutenção da oxigenação: $SaO_2 \geq 88$ a 90%, $PaO_2 \geq 50$ a 60 mmHg, $pH \geq 7,32$;
- manutenção da ventilação: $PaCO_2$ mantida ou no máximo com elevação de 10 mmHg;
- freqüência respiratória mantida abaixo de 35 irpm;
- estabilidade cardiovascular: FC $<$ 120 a 140 bpm ou alteração menor que 20% do valor basal, pressão sistólica $<$ 180 mmHg e $>$ 90 mmHg, sem alteração superior a 20% do valor basal.

Como sinais de intolerância, além do comportamento alterado desses parâmetros, pode haver alteração do estado mental (coma, sonolência, agitação, ansiedade) e utilização da musculatura acessória ou respiração paradoxal.

Procedimentos de desmame

O protocolo do desmame deve ser realizado 1 vez ao dia, de preferência pela manhã. Nos pacientes que falharem, nova tentativa deve ser feita apenas na manhã seguinte. Como situações de exceção estão o pós-operatório (por problema de sedação) ou pacientes em que a falha foi por edema de glote, nos quais a tentativa de extubação pode ser novamente realizada com 8 a 12 horas.

Após a falha do desmame, o paciente deve ser mantido em ventilação com pressão de suporte, com níveis pressóricos para garantir a freqüência respiratória abaixo de 25 irpm; ou em ventilação assisto-controlada, com volume corrente próximo de 10 mL/kg, PEEP em torno de 5 cmH_2O e fluxo inspiratório de 50 a 60 L/min (ou em níveis que o paciente tolerar melhor).

Optando-se pela retirada gradativa, pode-se iniciar com pressão de suporte em torno de 20 cmH_2O, reduzindo gradativamente, em torno de 4 cmH_2O a cada 4 ou 6 horas. Outra opção é a colocação do paciente em tubo T em períodos progressivamente maiores. Inicia-se com 20 a 30 minutos, aumentando, 2 a 3 vezes por dia, até períodos de 120 minutos. Quando o paciente tolera a permanência de 120 minutos em tubo T, deve-se proceder à sua extubação.

Durante o desmame, nos períodos em que o paciente permanece no ventilador, sendo necessária a sedação, deve-se optar pelos esquemas intermitentes, preferencialmente com propofol.

VENTILAÇÃO MECÂNICA NA SÍNDROME DO DESCONFORTO RESPIRATÓRIO AGUDO (SDRA)

O principal evento fisiopatológico na SDRA é a hipoxemia arterial, decorrente, sobretudo, do aumento de *shunt* pulmonar por colapso alveolar e edema pulmonar. Além de medidas ventilatórias instituídas para diminuir o *shunt* pulmonar, é importante aplicar uma estratégia que impeça ou diminua a ocorrência de lesão pulmonar induzida pela ventilação mecânica (VILI).

A estratégia ventilatória preconizada na SDRA tem sido denominada "ventilação mecânica protetora", que tem como objetivos, além de manter níveis adequados de trocas gasosas, evitar a ocorrência de VILI, que pode causar falência de múltiplos órgãos, sepse e, com isso, aumentar a morbimortalidade. Dessa maneira, procura-se não ventilar agressivamente como no passado, e a conexão da alteração gasimétrica, apesar de importante, não é um fator fundamental e prioritário.

A ventilação mecânica protetora implica:

- evitar hiperdistensão alveolar: volumes correntes elevados, que estão associados a pressão de platô elevada, devem ser evitados;
- evitar colabamento alveolar: utilizar pressão positiva no final da expiração (PEEP). Ainda não se conhece bem qual a melhor maneira de utilizar PEEP. Em relação à manobra de recrutamento alveolar com pressões inspiratórias elevadas, o seu papel no tratamento da SDRA não está bem estabelecido.

Como princípios básicos da ventilação mecânica na SDRA, destacam-se:

- priorizar a ventilação protetora;
- pressão de platô abaixo de 25 a 30 cmH_2O (o menor valor possível). Em obesos e em outras situações de baixa complacência da caixa torácica, admitem-se pressões de

platô mais elevadas, entre 30 e 40 cmH_2O. Para isso, o volume corrente a ser utilizado inicialmente deve ficar em torno de 6 a 8 mL/kg, ou mesmo em níveis menores, para que a pressão de platô não ultrapasse os valores supracitados. Deve-se usar o peso previsto, conforme as seguintes fórmulas:

homens: peso previsto (kg) = 50 + [0,91 × (altura em cm – 152,4)]
mulheres: peso previsto (kg) = 45,5 + [0,91 × (altura em cm – 152,4)]

Como, geralmente, o volume corrente a ser utilizado é baixo, deve-se ajustar valores maiores de freqüência respiratória, geralmente acima de 20 irpm. Esse ajuste tem de ser individualizado, observando-se os valores de $PaCO_2$ e pH. Freqüências muito elevadas podem gerar auto-PEEP e, assim, não conseguirem melhorar a $PaCO_2$. A hipercapnia pode ser tolerada, exceto quando contra-indicada, como nos casos de hipertensão intracraniana.

Valores até 60 a 80 mmHg são bem tolerados e o pH deve ser corrigido a partir de valores abaixo de 7,10. A correção, habitualmente realizada com bicarbonato, deve ser feita lentamente, pois, como a ventilação está controlada, pode haver elevação da $PaCO_2$.

Modo de instalação de PEEP na SDRA ou SARA

Atualmente, preconiza-se utilizar pela melhor relação PaO_2/FiO_2.

Outro ponto fundamental no ajuste da ventilação mecânica na SDRA é a escolha da PEEP. Há várias maneiras de se ajustar a PEEP na SDRA, mas ainda hoje não há consenso sobre a melhor entre elas, de modo que a escolha do método depende da experiência do intensivista. Pode-se, por exemplo, utilizar uma tabela que correlaciona seu valor com o nível de FiO_2, técnica empregada no estudo ARDSNET. Deve-se buscar a menor FiO_2 possível, sobretudo abaixo de 0,5.

Entre outras estratégias viáveis para a escolha da PEEP, citam-se:

- curva PEEP/complacência ou método de Suter;
- curva pressão/volume, com obtenção do ponto de inflexão inferior;
- redução progressiva da PEEP após recrutamento máximo, avaliando-se a oximetria de pulso.

TABELA 48.3 AJUSTE DE PEEP COM BASE NA FIO_2 APLICADA

FiO_2	0,3	0,4	0,4	0,5	0,5	0,6	0,7	0,7	0,7	0,8	0,9	0,9	0,9	1
PEEP	5	5	8	8	10	10	10	12	14	14	14	16	18	20 a 4

A escolha entre os métodos, controlados a pressão ou a volume, depende da experiência da equipe. Em pacientes que persistem com necessidade de altas FiO_2 apesar da otimização da ventilação mecânica, deve-se considerar a possibilidade de manobras de recrutamento alveolar. Nessa condição, recomenda-se otimizar previamente os estados volêmico e hemodinâmico do paciente.

Outras medidas adjuvantes podem ser úteis.

Corticosteróides na SDRA

Após resultados desanimadores de alguns estudos conduzidos em pacientes com sepse e SDRA, Meduri et al., utilizando corticosteróide na fase mais avançada da enfermidade em pacientes que não melhoravam, em doses menores e por tempo mais prolongado, encontraram benefícios importantes. O grupo americano ARDSNET está conduzindo grande ensaio clínico para estabelecer o real papel do corticosteróide no tratamento da SDRA.

Em algumas situações específicas que podem evoluir com SDRA, como embolia gordurosa e pneumocistose, os corticosteróides estão indicados de forma mais bem definida. Nos demais casos, eles podem ser prescritos para pacientes que não estão evoluindo bem e que não apresentam contra-indicações, principalmente de natureza infecciosa.

O esquema de administração de corticosteróide proposto é:

- considerar o uso em pacientes que, após 5 dias de evolução, não apresentam melhora no escore de Murray de pelo menos 1 ponto;
- certificar-se de que não há contra-indicações:
  - infecções fora de controle: tratamento antimicrobiano ainda inefetivo, abscesso ou empiema não-drenados, endocardite;
  - infecção fúngica disseminada, mesmo que em tratamento;
  - choque séptico: há esquema específico de utilização de corticosteróide;
  - pneumonia nosocomial com menos de 72 horas de tratamento.

Dose de metilprednisolona:

- ataque: 2 mg/kg IV;
- entre o 1º e o 14º dia: 0,5 mg/kg IV a cada 6 horas;
- entre o 15º e o 21º dia: 0,25 mg/kg IV a cada 6 horas;
- entre o 22º e o 28º dia: 0,125 mg/kg IV a cada 6 horas.

Balanço hídrico

Na SDRA, há aumento de permeabilidade endotelial e epitelial com a formação de edema pulmonar. Também há trabalhos demonstrando que a depuração do edema alveolar encontra-se diminuída, favorecendo o acúmulo de líquido. Apesar de não existirem trabalhos randômicos bem delineados, há algumas evidências clínicas de que o balanço hídrico negativo pode associar-se a melhor evolução.

Assim, propõe-se que o balanço hídrico seja mantido mais próximo de zero, evitando-se balanços positivos. Entretanto, muitos desses pacientes apresentam choque circulatório, principalmente séptico, necessitando de administração de líquido. Nessa situação, o tratamento do choque deve ser priorizado. Caso o paciente esteja com a pressão capilar monitorada, ela deve ser mantida em torno de 8 a 12 mmHg.

A polêmica entre a utilização de solução colóide ou cristalóide ainda não está elucidada, mas, a princípio, sugere-se solução colóide, sobretudo na vigência de hipoalbuminemia. Embora também sem comprovação clínica, alguns autores sugerem que a administração de substâncias beta-2-adrenérgicas aumenta a depuração alveolar do edema.

Posição prona

A colocação dos pacientes em posição prona deve ser sempre tentada em hipoxemias refratárias com a ventilação otimizada (p.ex., FiO_2 acima de 0,6 e PEEP acima de 10 a 15 cmH_2O). Apesar da falta de evidências que demonstrem impacto sobre a mortalidade, essa manobra melhora a oxigenação em 75 a 80% dos pacientes, com mínimos efeitos colaterais. Além disso, ela não aumenta os custos dos cuidados aos pacientes.

Está indicada principalmente na fase precoce ou recrutável, entretanto, em alguns trabalhos ela tem mostrado eficácia mesmo na fase tardia, de modo que pode ser tentada em diferentes momentos da SDRA. São descritos bons resultados também quando instituída no edema pulmonar cardiogênico. Deve-se ter em mente que a drenagem de secreção tende a ser copiosa nas primeiras 24 a 48 horas da ventilação em posição prona.

A melhora da hipoxemia arterial permite diminuir a fração inspirada de oxigênio em aproximadamente 70 a 80% dos pacientes. Essa melhora costuma acontecer dentro dos primeiros 30 a 60 minutos (90% dos pacientes) e, no máximo, em 120 minutos. Contudo, há uma pequena minoria de pacientes que, além de não melhorarem, podem piorar, de modo que é preciso ficar atento a essa situação. Outro dado interessante é que 50% desses pacientes que melhoram, quando recolocados em posição supina, apresentam oxigenação melhor do que na condição supina anterior.

São contra-indicações à posição prona:

- queimadura séria ou ferimento na face ventral do corpo;
- instabilidade da medula espinhal;
- fratura da pelve;
- arritmia cardíaca importante;
- instabilidade hemodinâmica;
- hipertensão intracraniana: pode dificultar o retorno venoso da circulação cerebral.

Suas complicações são:

- necessidade de aumento de sedação (55%);
- obstrução das vias aéreas por secreção (39%);
- edema facial (30%);
- aumento da necessidade de relaxante muscular (28%);
- desconexão do ventilador (20%);
- dessaturação transitória (19%);
- hipotensão (12%);
- vômitos (8%);

- arritmia (4%);
- perda do acesso venoso (0,7%);
- extubação acidental (0,5%).

Os cuidados principais para fazer a mudança de decúbito do paciente em ventilação mecânica são:

- proceder a todos os processos invasivos antes de colocar na posição prona;
- suspender a manobra em caso de dessaturação e/ou arritmia importante;
- certificar-se de que o tubo endotraqueal está bem fixo;
- elevar a FiO_2 para 1 durante a mudança;
- utilizar entre 4 e 5 pessoas. Uma deve se preocupar com a cânula endotraqueal, outra com a monitoração e outras 2 ou 3 com o posicionamento do paciente;
- uma pessoa deve estar preparada para aspiração endotraqueal, pois há aumento da secreção após a colocação em posição prona;
- apesar de haver controvérsias, deve-se manter decúbito de 30º, com a cabeça lateral, alternando-se o lado a cada 2 horas. Os braços devem ser mantidos ao longo do corpo;
- não há evidência de que o uso de coxim no tórax ou na pelve modifique as trocas gasosas, entretanto essa manobra leva à redução significativa de complacência de caixa torácica em posição prona;
- aguardar a resposta gasimétrica em até 60 a 120 minutos;
- a complacência respiratória pode diminuir e, se o paciente estiver em ventilação pressão-controlada, o volume corrente pode diminuir. Desse modo, é preferível proceder à mudança do decúbito em respiração volumétrica e recalcular necessidade da PEEP;
- considera-se intolerância de decúbito se:
  - a oximetria de pulso cai mais de 5%;
  - a pressão arterial sistólica cai mais de 25 mmHg;
  - surge arritmia cardíaca.

Surfactante exógeno

Surfactante é um complexo constituído de fosfolípides, lípides neutros e várias proteínas específicas. Tem como papel principal evitar o colabamento alveolar, diminuindo a tensão superficial, embora desempenhe outras funções importantes, como no mecanismo de defesa pulmonar, na diminuição do edema pulmonar e na prevenção contra VILI.

Na SDRA, já há muitos anos, Ashbaugh demonstrou que a tensão superficial encontrava-se aumentada. Hoje esse fato está comprovado e sabe-se que há alterações quantitativas e qualitativas do surfactante nessa enfermidade. Entretanto, talvez a alteração mais importante é que o surfactante pode ser inibido pelas proteínas presentes em grandes quantidades nos alvéolos na SDRA.

Vários estudos experimentais em animais mostraram a eficácia dessa substância no tratamento da SDRA. Até o presente momento, vários estudos conduzidos em seres humanos não demonstraram a sua efetividade por diversos motivos: o tipo de surfactante administrado, a dose utilizada, o tempo de utilização, a maneira de administração. Além disso, o custo elevado limita o tratamento, visto que é necessário administrar uma quantidade muito grande. Por tudo isso, sua administração rotineira não é recomendada.

Inalação de óxido nítrico (NO)

O óxido nítrico é um potente vasodilatador seletivo pulmonar que pode ser administrado por inalação. Quando fornecido por essa via, ele penetra somente nos alvéolos ventilados e dilata os capilares correspondentes. Assim, o NO pode "roubar" o fluxo sanguíneo dos alvéolos mal ventilados, melhorando a relação ventilação-perfusão, diminuindo a hipoxemia arterial. A vasodilatação na circulação arterial pulmonar reduz a hipertensão aí presente.

Apesar desses efeitos fisiológicos, estudos clínicos não mostraram impacto do NO na sobrevida da SDRA, fazendo com que não deva ser administrado rotineiramente. Está indicado como medida provisória, para melhorar a oxigenação, quando estratégias mais convencionais e mais simples não estão surtindo efeito. Doses de 5 a 10 partes por milhão (PPM) são sugeridas, administradas com todos os cuidados que a medicação requer.

VENTILAÇÃO MECÂNICA NA ASMA BRÔNQUICA

A insuficiência respiratória é causada pelo aumento de resistência das vias aéreas, com conseqüente fadiga muscular e auto-PEEP. As estratégias ventilatórias devem minimizar a auto-PEEP, a hiperinsuflação dinâmica e suas complicações, como hipotensão, choque e a ocorrência de barotrauma.

A entubação orotraqueal deve ser feita com cânula de maior diâmetro possível, sempre se tentando números acima de 8,0. O objetivo principal é manter as trocas gasosas, descansar o paciente e evitar a hiperinsuflação, enquanto se instalam as medidas farmacológicas para reversão do broncoespasmo. A hiperinsuflação pode ser monitorada pela pressão de platô, que deve ser mantida abaixo de 30 cmH_2O, e pela medida de auto-PEEP, que deve ser minimizada. Os ajustes da ventilação para se alcançar esses objetivos incluem:

- freqüência respiratória baixa (em torno de 10 irpm);
- volume corrente baixo (entre 6 e 8 mL/kg);
- fluxo inspiratório alto (em torno de 60 L/min);
- aceitar hipercapnia (até 80 a 90 mmHg);
- corrigir pH abaixo de 7,20, em geral, com bicarbonato;
- manter a menor FiO_2 necessária para oxigenar adequadamente (SaO_2 em torno de 92%);
- convencionalmente, não há recomendação de PEEP na ventilação na asma, ficando seu ajuste entre 0 e 5 cmH_2O.

Nas fases iniciais, sobretudo quando há necessidade de hipoventilar o paciente, a sedação se faz necessária e pode ser feita com midazolam e/ou fentanil. O bloqueio neuromuscular está indicado quando não se consegue controlar a ventilação apenas com a sedação, prejudicando a estratégia de reduzir a hiperinsuflação. Deve ser usado pelo menor tempo possível, pois sua associação com as altas doses de corticóides habitualmente prescritas pode causar miopatia e prejudicar, posteriormente, o desmame.

Em geral, a ventilação mecânica é necessária por curtos períodos e o desmame deve ser iniciado assim que se consegue melhora do broncoespasmo. Medidas seriadas da resistência de vias aéreas (Raw) podem detectar a reversão do broncoespasmo, sendo calculadas pela fórmula:

Raw = (P. pressão – P. pausa)/fluxo (constante ou quadrado)

Valores inferiores a 20 $cmH_2O/L.s$ e em redução sugerem reversão do quadro.

Na condução da ventilação mecânica na asma, é fundamental a administração efetiva de broncodilatadores, que pode ser feita com nebulímetro ("bombinha") ou nebulização. A seguir, estão listados os principais cuidados para o uso correto desses dispositivos.

Ajustes ideais para administração de broncodilatador por nebulímetro em pacientes sob ventilação mecânica

- Ajustar o volume corrente acima de 500 mL durante ciclos assistidos;
- ajustar tempo inspiratório acima de 0,3 segundos (excluindo-se o tempo de pausa inspiratória);
- agitar vigorosamente o nebulímetro antes de usar;
- conectar a "bombinha" ao circuito inspiratório do ventilador com o uso de um espaçador;
- acionar a "bombinha" no início da inspiração;
- ajustar uma pausa inspiratória de 3 segundos;
- repetir a dose após intervalo de 20 a 30 segundos.

Ajustes ideais para nebulização em pacientes sob ventilação mecânica

- Acoplar o nebulizador a pelo menos 30 cm do Y do circuito (junção entre o circuito e a cânula traqueal). Essa distância funcionará como espaçador, evitando que o aerossol se deposite na parede interna da cânula;
- garantir um fluxo de 6 a 8 L/min para o nebulizador, pois fluxos menores não geram partículas de tamanho pequeno o suficiente para atingir as vias aéreas inferiores;
- observar se está sendo gerado aerossol e se a solução está sendo ofertada ao paciente;
- ajustar o volume corrente acima de 500 mL durante ciclos assistidos;
- ajustar tempo inspiratório acima de 0,3 s (excluindo-se o tempo de pausa inspiratória);

- ajustar pausa inspiratória de 3 segundos;
- desconectar o nebulizador do circuito após o término da nebulização, pois ele pode ser fonte de contaminação do paciente, sobretudo por bactérias como *Pseudomonas* e *Acinetobacter*.

VENTILAÇÃO MECÂNICA NA DPOC

As alterações fisiopatológicas na exacerbação grave da DPOC culminam com hipoventilação, pela falência da musculatura respiratória decorrente do aumento da resistência das vias aéreas e da auto-PEEP, a qual é responsável pelas principais complicações observadas nessa condição. Assim, os principais objetivos da ventilação mecânica incluem redução do trabalho respiratório e combate à auto-PEEP e à hiperinsuflação.

As indicações habituais de ventilação mecânica na exacerbação da DPOC são:

- dispnéia intensa com a utilização da musculatura acessória e movimento paradoxal do abdome;
- freqüência respiratória > 35 irpm;
- $PaO_2 < 40$ mmHg ou $PaO_2/FiO_2 < 200$;
- acidose respiratória grave (pH < 7,25) e hipercapnia ($PaCO_2 > 60$ mmHg);
- parada respiratória;
- complicações cardiovasculares;
- falência da ventilação não-invasiva;
- sonolência, piora do estado mental.

Sempre que possível, a ventilação não-invasiva deve ser tentada. Havendo necessidade de ventilação invasiva, deve-se permitir o descanso da musculatura respiratória por 24 a 48 horas, para reverter a fadiga. Para isso, manter a ventilação controlada ou assisto-controlada com boa adaptação do paciente ao ventilador.

Em geral, não há dificuldades em relação à oxigenação do paciente e baixas FIO_2 são suficientes. O cuidado a ser tomado é em relação à hiperinsuflação, que deve ser evitada, mesmo que seja necessária a hipoventilação do paciente. Os principais ajustes são:

- para evitar hiperinsuflação:
  - freqüência respiratória baixa (em torno de 10 irpm);
  - volume corrente baixo (entre 6 e 8 mL/kg, mantendo pressão de platô menor que 30 cmH_2O);
  - fluxo inspiratório alto (em torno de 60 L/min);
  - aceitar hipercapnia (até 80 a 90 mmHg);
  - corrigir pH abaixo de 7,20, em geral, com bicarbonato;

- manter a menor FiO_2 necessária para oxigenar adequadamente (SaO_2 em torno de 92%);

- a PEEP pode ser aplicada com o objetivo de reduzir o trabalho respiratório para disparar o paciente que apresenta auto-PEEP. Nesses casos, ela deve ser ajustada em 80% do valor da auto-PEEP medida.

A entubação orotraqueal deve ser feita, sempre que possível, com tubo de grande diâmetro (pelo menos 8,0). Deve-se proceder a sedação adequada, em geral com midazolam e/ou fentanil, tentando-se evitar o bloqueador neuromuscular, pois sua associação com corticóide, medicação sempre prescrita nessa enfermidade, pode levar a miopatia e conseqüente dificuldade de desmame. Avaliar diariamente a possibilidade de retirada da sedação e de desmame.

VENTILAÇÃO MECÂNICA EM IRPA POR DOENÇA NEUROMUSCULAR

A principal alteração fisiopatológica é a hipoventilação alveolar, decorrente da falência na execução do estímulo respiratório e da mecânica da caixa torácica. Dessa maneira, o maior objetivo é priorizar a ventilação confortável, o que, na maioria das vezes, pode ser obtido sem dificuldades, pois o pulmão não se encontra afetado.

O suporte deverá garantir a ventilação do paciente até a sua recuperação. A indicação do suporte ventilatório é dada por sinais de hipoventilação:

- dispnéia intensa;
- movimento paradoxal do diafragma, uso da musculatura acessória e sudorese profusa;
- PI máxima $\leq$ 20 cmH_2O;
- capacidade vital menor que 10 mL/kg;
- acidose respiratória;
- microatelectasias progressivas ou atelectasia pulmonar com necessidade de aumento na FiO_2.

Habitualmente, opta-se pela ventilação assisto-controlada, volume-controlado. Se o paciente apresentar algum nível de ventilação espontânea, a pressão de suporte pode ser tentada. São pacientes que, tipicamente, precisam de maiores volumes (volume corrente entre 10 e 12 mL/kg) e fluxos (acima de 60 L/min) para se sentirem confortáveis na ventilação. Na vigência de atelectasias, PEEP de 5 a 10 cmH_2O deve ser aplicada.

VENTILAÇÃO MECÂNICA EM TRAUMATISMO CRANIOENCEFÁLICO (TCE)

Nessa condição, há hipoventilação por comprometimento no centro respiratório e, portanto, o objetivo é priorizar a ventilação confortável. Além disso, na ocorrência de edema cerebral, apesar de não ser uma medida totalmente aceita, alguns autores recomendam ajustar a ventilação mecânica para provocar hiperventilação e, conseqüentemente, alcalose respiratória, visto que essa medida pode diminuir o edema cerebral e a hipertensão intracraniana.

Se esse ponto ainda é controverso, por outro lado não há dúvidas de que a ventilação mecânica deve evitar elevações da $PaCO_2$. A ventilação tem como objetivo, também, garantir a oxigenação arterial, já que a hipoxemia agrava a lesão cerebral.

Não havendo hipertensão intracraniana, a $PaCO_2$ deve ser mantida em níveis normais. Nos casos de hipertensão, alguns autores recomendam hiperventilação, com manutenção da $PaCO_2$ entre 25 e 30 mmHg, ou ajustar seu valor de acordo com o monitoramento da pressão intracraniana (PIC). Com relação à oxigenação, deve-se evitar a hiperoxia ($PaO_2 > 150$ mmHg) pelo risco de causar vasoconstrição cerebral.

Pelas repercussões sobre o retorno venoso, as pressões de vias aéreas devem ser mantidas nos menores valores possíveis, com ajustes de níveis baixos de PEEP (em torno de 5 cmH_2O).

VENTILAÇÃO MECÂNICA EM INSUFICIÊNCIA MECÂNICA CARDÍACA DESCOMPENSADA E/OU ISQUEMIA MIOCÁRDICA

Na isquemia miocárdica, a ventilação mecânica pode auxiliar com a redução do consumo de oxigênio em função da redução do trabalho ventilatório. Nessa condição, deve-se optar pela ventilação controlada ou pela assistida com ótima sincronia entre o paciente e o ventilador.

Na insuficiência cardíaca descompensada, a ventilação pode contribuir com a redução do retorno venoso, que pode ser obtida com o aumento da pressão média nas vias aéreas. A maneira mais eficaz de aumentar a pressão média nas vias aéreas é aumentando a PEEP.

Vale lembrar que, durante o desmame da VM, sobretudo durante períodos de respiração espontânea em tubo T, ocorre sobrecarga dos sistemas cardiocirculatório e respiratório, com risco de precipitação de episódios de isquemia ou insuficiência ventricular esquerda.

VENTILAÇÃO MECÂNICA EM LESÃO UNILATERAL DE PULMÃO (PNEUMONIA UNILATERAL, ATELECTASIA, ETC.)

O problema consiste em ventilar simultaneamente um pulmão normal e outro alterado. Essa situação pode também acontecer em lesões bilaterais, mas com predomínio em um pulmão sobre o outro. A aplicação de pressão positiva e/ou PEEP, em razão da diferença de complacência, pode causar inadequada distensão do pulmão lesado e hiperdistensão do normal. A maior ventilação para os alvéolos normais tende a hiperdistendê-los, favorecendo a ocorrência de barotrauma, volutrauma e alterações hemodinâmicas.

Também, principalmente quando há necessidade de níveis elevados de PEEP, a hiperdistensão dos alvéolos normais comprime os capilares pulmonares e desvia o fluxo sanguíneo para o pulmão lesado, alterando a relação $\dot{V}/\dot{Q}$ e, com isso, piorando a hipoxemia arterial.

Estratégias ventilatórias

Ventilação convencional

Mudança de decúbito, deixando o pulmão menos afetado para baixo. O objetivo é aumentar a perfusão, por efeito gravitacional, para o pulmão normal.

A utilização de PEEP pode piorar a troca gasosa. Dessa maneira, quando é necessário melhorar a oxigenação, deve-se começar com PEEP baixa, em torno de 5 a 8 cmH_2O, aumentando-o paulatinamente, observando a saturação e a pressão arterial. Elevar a PEEP até onde haja melhora na saturação. Manobras de recrutamento não são indicadas nessa situação, com raríssimas exceções.

Ventilação independente

Talvez seja a ventilação ideal, pois permite a aplicação de níveis diferentes de ventilação, principalmente de PEEP. Entretanto, na prática, ela é dificultosa principalmente porque exige o uso de tubo endotraqueal de duplo lúmen.

Ventilação de alta freqüência

Opção ventilatória adequada nessa situação.

Fístula broncopleural

Situação clínica que impõe grande dificuldade à ventilação mecânica, pois a pressão positiva pode dificultar o fechamento da fístula, que, por sua vez, compromete a eficácia da ventilação ao "roubar" parte do volume corrente.

Os ajustes devem, dentro do possível, reduzir a ventilação, diminuindo a freqüência respiratória e os níveis de pressão no sistema respiratório (ou volume corrente), permitindo, inclusive, a ocorrência de hipercapnia. Para evitar a exposição do sistema respiratório a altos níveis de pressão, o tempo inspiratório deve ser reduzido, com a escolha de fluxo elevado e sem a colocação de pausa inspiratória. Menores valores de PEEP devem ser ajustados e a auto-PEEP tem de ser combatida. O paciente precisa ser desmamado o mais rapidamente possível.

As modalidades que limitam a pressão nas vias aéreas são preferíveis em relação à de volume-controlado. Entretanto, em relação à pressão de suporte, a fuga aérea pela fístula pode prolongar o tempo inspiratório, o que é deletério. Assim, a ventilação pressão-controlada tem sido considerada a melhor opção.

Em relação à drenagem torácica, deve-se usar a menor pressão possível de sucção que mantém o pulmão expandido. Às vezes, é necessária a colocação de mais de um dreno. Observar a posição do paciente que se associa com a menor fuga de ar. Fatores que determinam obstrução expiratória, como broncoespasmo e secreções, têm de ser vigorosamente combatidos.

Considerar medidas não-convencionais, como ventilação independente ou de alta freqüência, em pacientes que permanecem instáveis e/ou desenvolvem acidose respiratória não-corrigível.

Ventilação mecânica no pós-operatório

Objetivo

Manter a ventilação mecânica no período pós-anestésico, priorizando o conforto do paciente. Não há particularidades importantes nos ajustes dos parâmetros, que podem ser assim resumidos:

- assisto-controlada;
- volume corrente: 10 a 12 mL/kg;
- freqüência respiratória: 15 a 20 irpm;
- fluxo respiratório acima de 60 L/min, desacelerado;
- sensibilidade: 1 cmH_2O;
- PEEP: 5 cmH_2O.

REFERÊNCIAS BIBLIOGRÁFICAS

1. AMATO, M.B.P. et al. "Effect of a protective-ventilation strategy on mortality in the acute respiratory distress syndrome". *N. Engl. J. Med.* 338:347-54, 1998.
2. CORBRIDGE, C.C. & HALL, J. "The assessment and management of adults with status asthmaticus. State of the art". *Am. J. Respir. Crit. Care Med.* 151:1296-316, 1995.
3. GATTINONI, L.; CAIRONI, P. & CARLESSO, E. "How to ventilate patients with acute lung injury and acute respiratory distress syndrome". *Curr. Opin. Crit. Care.* 1:69-76, 2005.
4. LEATTERMAN, J.W. "Mechanical ventilation in obstructive lung disease". *Clin. Chest Med.* 17:577-90, 1996.
5. LEVY, B.D.; KITCH, B. & FENTA, C.H. "Medical and ventilatory management of status asthmaticus". *Int. Care Med.* 24:105-8, 1998.
6. MACFADDEN JR., E.R. "Acute severe asthma. State of the art". *Am. J. Respir. Crit. Care Med.* 168:740-59, 2003.
7. MARINI, J.J. "Ventilatory management in severe airflow obstruction". In: DERENNE, J.P.; WHITELAW, W.A. & SIMILOWSKI, T. (eds.). *Acute respiratory failure in chronic obstructive pulmonary disease.* 92:747-75, 1996.
8. MARINI, J.J. & GATTINONI, L. "Ventilatory management of acute respiratory distress syndrome. A consensus of two". *Crit. Care Med.* 1:250-5, 2004.
9. N. ENGL. J. MED. "The acute respiratory distress syndrome network: ventilation with lower tidal volume as compared with traditional tidal volumes for acute lung injury and the acute respiratory distress syndrome". *N. Engl. J. Med.* 18:1301-8, 2000.
10. SLUTSKY, A.S. "Mechanical ventilation. American College of Chest Physicians Consensus Conference". *Chest.* 104:1833-59, 1993.

CAPÍTULO 49

Ventilação Mecânica Não-invasiva na Insuficiência Respiratória Aguda e Crônica Agudizada

MILTON RODRIGUES JUNIOR
FERNANDA DE CÓRDOBA LANZA

INTRODUÇÃO

A utilização da ventilação mecânica invasiva é muito eficaz para realizar o suporte ventilatório e a manutenção das trocas gasosas, porém cursa com complicações relacionadas diretamente ao processo de entubação e redução da defesa das vias aéreas. O uso da ventilação mecânica não-invasiva (VMNI) é uma alternativa que pode evitar essas complicações em pacientes em insuficiência respiratória aguda ou crônica agudizada.

Nas últimas décadas, houve um aumento na utilização da VMNI devido ao desenvolvimento de novos equipamentos e de máscaras nasais, que trazem mais conforto ao paciente, menor custo e maior eficácia. As formas de realizar a VMNI são amplas e com possibilidade de utilizar equipamentos e modalidades variadas; além disso, bons resultados têm sido referidos em pacientes com doença pulmonar obstrutiva crônica (DPOC) agudizada, insuficiência respiratória aguda e no desmame da ventilação mecânica.

DEFINIÇÃO

Ventilação mecânica não-invasiva (VMNI) refere-se à utilização da ventilação mecânica como técnica para manutenção da ventilação alveolar, sem a necessidade de uma via invasiva, como uma prótese endotraqueal. Podem ser usadas máscaras faciais, nasais, e faciais totais para realizar a adaptação ventilador-paciente.

SELEÇÃO DO PACIENTE

A escolha criteriosa do paciente que utilizará a VMNI é um fator determinante de sucesso. As utilizações da VMNI em diferentes pacientes têm como objetivo a melhora e a manutenção da troca gasosa durante a fase aguda da doença, prevenindo, assim, a utilização da ventilação mecânica invasiva. A Tabela 49.1 mostra as principais indicações e contra-indicações para VMNI.

TABELA 49.1 INDICAÇÕES, CONTRA-INDICAÇÕES E OBJETIVOS DA VMNI

Indicações (pelo menos 2 dos critérios a seguir)	Objetivos
Desconforto respiratório com dispnéia moderada, utilização de musculatura acessória da respiração, respiração paradoxal	Reduzir a $PaCO_2$ aumentando a ventilação alveolar Reduzir o trabalho respiratório Corrigir a hipoxemia arterial
pH < 7,35 e $PaCO_2$ > 45 mmHg	
PaO_2 < 60 mmHg ou SpO_2 < 88% com máscara de O_2 a 10 L/min	
Freqüência respiratória > 30 irpm (adulto)	
Contra-indicações absolutas	**Contra-indicações relativas**
Parada respiratória	Ansiedade
Instabilidade cardiovascular	Obesidade mórbida
Trauma e queimadura facial	Secreção abundante
Risco da aspiração e dificuldade de retirada de secreção	SDRA com grave hipoxemia
Pós-operatório recente de cirurgia facial, esofágica ou gástrica	
Paciente não-colaborativo	

PREDITORES DE SUCESSO E INSUCESSO DA VMNI

Vários pesquisadores, avaliando as características de pacientes que utilizaram a VMNI, conseguiram agrupar preditores para o sucesso e o insucesso da VMNI (Tabela 49.2). Um ponto que deve ser sempre lembrado é que a utilização da VMNI é necessária para evitar a entubação orotraqueal e não para substituí-la, pois a deterioração significativa das trocas gasosas pode não ser revertida pela VMNI.

O tempo de utilização da VMNI dependerá da adaptação do paciente e de suas condições respiratórias. A retirada intermitente da máscara para realizar massagens faciais, aspiração de secreção ou fornecimento de medicamentos pode ser realizada, desde que o paciente mantenha bom padrão respiratório e oxigenação, mas a máscara deve ser rapidamente recolocada caso algum tipo de alteração se apresente.

TABELA 49.2 FATORES PREDITORES DE SUCESSO E INSUCESSO DA UTILIZAÇÃO DA VMNI EM PACIENTES COM INSUFICIÊNCIA RESPIRATÓRIA AGUDA E CRÔNICA AGUDIZADA

Preditores de sucesso	Preditores de insucesso
Idade jovem	Sem melhora das trocas gasosas (gasometria arterial)
Pacientes menos graves (menor escore de Apache)	Sem melhora da dispnéia
Bom nível de consciência e colaboração	Alteração do nível de consciência (letargia nos hipercápnicos e agitação nos hipoxêmicos)
Menor escape de ar pela máscara	Instabilidade hemodinâmica
Hipercapnia > 45 e < 92 mmHg	Intolerância à máscara
Acidose não-severa pH < 7,35, > 7,10, ideal entre 7,25 e 7,35	
Melhora da gasometria e freqüência respiratória após 2 horas	

VMNI NA INSUFICIÊNCIA RESPIRATÓRIA AGUDA

A utilização da ventilação mecânica não-invasiva (VMNI) na insuficiência respiratória aguda tem apresentado bons resultados, como redução dos dias de internação e, conseqüentemente, dos custos, além do aumento do conforto do paciente.

O CPAP (*continuous positive airway pressure:* técnica que não necessita da utilização de ventilador mecânico, apenas de um gerador de fluxo com uma válvula de PEEP), em edema agudo de pulmão (EAP), tem sido empregado em vários estudos randomizados e prospectivos. Descreve-se melhora importante dos sinais vitais e das trocas gasosas, bem como a redução dramática no número de entubações com utilização de CPAP de 10 e 12 cmH_2O, com 81% de sucesso em relação ao grupo-controle (53%) com tratamento apenas medicamentoso (Ransen et al., 1985; Bersten et al., 1991). A resposta deve-se à manutenção e ao aumento do número de alvéolos pérvios para troca gasosa, evitando mais acúmulo de líquido e hipoxemia, e reduzindo o trabalho respiratório, até que ocorra efetivamente a resposta medicamentosa.

A VMNI (pressão de suporte (PS) mais PEEP ou *bilevel*) em edema agudo de pulmão também tem sido estudada e comparada com a utilização de CPAP. Pesquisas mostram redução da $PaCO_2$ e da entubação em pacientes que utilizaram ventilação com pressão de suporte (PSV) + PEEP.

Em estudo controlado, Mehta et al. compararam a utilização de CPAP e de VMNI, com 2 níveis pressóricos, em pacientes com EAP. Observaram redução mais rápida de $PaCO_2$ nos pacientes utilizando VMNI, os quais, porém, também tiveram maior incidência de infarto agudo do miocárdio (71%) em relação ao grupo CPAP (31%), provavelmente em razão dos efeitos hemodinâmicos resultantes de 2 níveis pressóricos; esse achado provocou o encerramento do estudo.

Os investigadores concluem que o CPAP deve ser a escolha inicial para tratamento de pacientes com EAP, pelo fato de, em geral, eles não apresentarem hipercapnia. A utilização da VMNI pode reduzir mais rapidamente a $PaCO_2$, mas o efeito hemodinâmico dessa técnica deve ser considerado.

A utilização da VMNI na insuficiência respiratória hipoxêmica (lesão pulmonar aguda – LPA e na síndrome do desconforto respiratório aguda – SDRA) é descrita como importante fator para corrigir a hipoxemia, reduzir dias de internação e as complicações da VM invasiva. Contudo, o critério de indicação para a VMNI deve ser rigorosamente seguido (ver Tabela 49.1), pois alguns pacientes com SDRA podem apresentar deterioração do quadro quando se institui a terapia com VMNI em razão da gravidade da doença.

Alguns estudos não apresentaram redução do número de entubações quando foi utilizada VMNI em pacientes com insuficiência respiratória hipoxêmica no serviço de emergência, o que pode ser explicado pela gravidade do doente. Pesquisadores relatam que o sucesso na utilização da VMNI em SDRA é observado com freqüência, porém dependerá dos critérios de inclusão dos pacientes e de sua gravidade (ver Tabelas 49.1 e 49.2). Mais estudos são necessários para definir os subgrupos que podem beneficiar-se dessa estratégia.

VMNI NA INSUFICIÊNCIA RESPIRATÓRIA CRÔNICA AGUDIZADA

Pacientes com doença pulmonar crônica (DPOC) agudizada constituem o maior grupo de doentes que se beneficiam da VMNI. Vários estudos utilizando a VMNI em DPOC agudizada apresentam ótimos resultados em relação a redução dos dias de internação, não-entubação e precocidade no desmame da ventilação mecânica invasiva.

Bott et al. randomizaram 60 pacientes com DPOC para receber VMNI, com utilização de máscara nasal, ou tratamento convencional. Nas primeiras horas de uso de VMNI, a $PaCO_2$ reduziu-se de 65 para 55 mmHg, além de haver redução da dispnéia em comparação com o grupo-controle. Após 28 dias, houve redução de 30% na mortalidade dos pacientes que utilizaram tratamento convencional, comparados com redução de 10% nos que utilizaram VMNI. A Tabela 49.3 mostra outros estudos comprovando a eficácia da utilização da VMNI em DPOC.

A maioria dos estudos de VMNI em DPOC agudizados utiliza como modalidades ventilatórias a PS + PEEP (encontrado na maioria dos ventiladores mecânicos convencionais) e o BiPAP®, que usa pressão inspiratória e expiratória. Existem evidências de que a utilização de 2 níveis pressóricos é a melhor escolha para esses pacientes, pois reduz o trabalho ventilatório.

A conexão mais utilizada e mais facilmente adaptada a esses pacientes é a máscara nasal, desde que haja colaboração em permanecer com a boca vedada para manter o bom funcionamento do aparelho. Portanto, a VMNI em pacientes DPOC agudizados deve ser a terapia ventilatória de primeira escolha, em doentes selecionados, apresentando bom nível de consciência, menor gravidade (APACHE), hipercapnia abaixo de 92 mmHg, pH entre 7,25 e 7,35 e melhora do desconforto respiratório e dos gases arteriais após 2 horas de utilização da VMNI (ver Tabelas 49.1 e 49.2).

TABELA 49.3 RESUMO DE ESTUDOS RANDOMIZADOS COM A UTILIZAÇÃO DA VMNI NA DPOC AGUDIZADA

Autor/ano	Técnica utilizada/ máscara	Pressão insp./ exp. (cmH_2O)	Número de pacientes (falências)	
			VMNI	Controle
Bott/1993	Volume/nasal	-	30(3)	30(9)
Kramer/1995	BiPAP®/nasal	8/2	16(5)	15(11)
Brochard/1995	PS/oronasal	20	43(11)	42(31)
Angus/1996	PS/nasal	14/18	9(0)	8(3)
Celikel/1998	PS/oronasal	15/5	15(1)	16(5)

PS = pressão de suporte.

Em pacientes asmáticos, as evidências são pouco conclusivas a respeito da VMNI. Poucos estudos incluem esses pacientes, porém há relatos de redução da $PaCO_2$ quando utilizada VMNI e redução do número de entubações nos episódios de insuficiência respiratória aguda. Os autores concluem que pacientes asmáticos podem se beneficiar com a VMNI, mas que a terapia medicamentosa deve ser a primeira a ser aplicada.

VMNI EM PACIENTES RESTRITIVOS

Vários estudos têm observado a utilização da VMNI em paciente com deformidade torácica, doença neuromuscular, e poucos em patologias pulmonares restritivas. A utilização, principalmente noturna, durante o sono REM, do CPAP nesses pacientes resulta em melhora da troca gasosa quando há obstrução das vias aéreas. A VMNI nas modalidades a volume apresenta resultados satisfatórios, como menos sonolência durante o dia, melhora das trocas gasosas e redução dos sintomas de fadiga, tanto na administração hospitalar quanto na domiciliar.

A ventilação com pressão torácica negativa durante a noite em pacientes com distrofia muscular de Duchene, paralisia diafragmática e síndrome pós-poliomielite tem também demonstrado resultados consistentes a respeito da redução da $PaCO_2$ durante o dia, e aumento da sobrevida na utilização domiciliar, porém com menor praticidade.

Existem evidências suficientemente fortes para considerar a VMNI como a estratégia ventilatória de escolha para pacientes com insuficiência respiratória causada por restrição torácica, sendo as melhores evidências na modalidade a volume, podendo-se manter máscaras nasais, desde que haja colaboração do paciente.

VMNI EM PACIENTES IMUNOCOMPROMETIDOS

Uma subcategoria de pacientes com insuficiência respiratória do tipo hipoxêmica que se beneficiam de VMNI são os imunocomprometidos, nos quais a VMNI evita a utilização da ventilação mecânica invasiva e suas complicações (traumas de vias aéreas, hemorragias, infecções pulmonares, entre outras).

Vários estudos têm relatado redução do número de entubações em pacientes com pneumonia por *Pneumocystis carinii (jiroveci)*, transplantados de diversos órgãos, doenças hematológicas e nos que receberam quimioterapia e desenvolveram insuficiência respiratória.

Antonelli et al. estudaram 40 pacientes transplantados de diversos órgãos que desenvolveram insuficiência respiratória e os randomizaram em 2 grupos: utilização de VMNI e tratamento convencional com suplementação de oxigênio. Na primeira hora de tratamento, 14 pacientes (70%) do grupo VMNI e 5 (25%) do grupo de tratamento convencional apresentaram melhora da relação PaO_2/FiO_2. A utilização da VMNI apresentou redução estatisticamente significativa da entubação orotraqueal (20% *vs.* 70%, p = 0,02), de dias de internação da UTI (5,5 dias *vs.* 9 dias) e mortalidade na UTI (20% *vs.* 50%). Concluíram que a VMNI deve ser considerada no tratamento de transplantados que desenvolvem insuficiência respiratória aguda.

Normalmente, a modalidade mais usada para esses pacientes é a PS + PEEP ou o BiPAP®, sendo que alguns se beneficiam mais das máscaras faciais, por melhorarem a troca gasosa mais rapidamente. Portanto, a VMNI deve ser considerada em pacientes imunodeprimidos que apresentam insuficiência respiratória e se enquadram nos critérios de indicação (ver Tabela 49.1) e nos preditores de sucesso (ver Tabela 49.2) para uso dessa modalidade ventilatória.

APLICAÇÃO PEDIÁTRICA DA VMNI

A VMNI em pacientes pediátricos com insuficiência respiratória hipoxêmica e/ou hipercápnica tem sido menos estudada que em adultos, porém algumas pesquisas mostram vantagens em sua aplicação. A utilização em crianças com edema agudo de pulmão, hipoventilação, atelectasias, insuficiência respiratória aguda ou crônica, bem como no desmame da ventilação mecânica, têm sido realizada.

Fortenberry et al. estudaram 28 crianças com idade entre 4 meses e 16 anos que desenvolveram insuficiência respiratória de diversas etiologias. Após o início da utilização da VMNI (PS + PEEP ou CPAP), houve redução da $PaCO_2$, melhora da oxigenação e apenas 3 crianças foram entubadas.

Não é de se estranhar o bom resultado encontrado na utilização da VMNI em crianças maiores, pois há similaridades com os adultos. Entretanto, em pacientes pediátricos de menor idade, a VMNI pode ser menos eficaz, por causa da não-colaboração e do aumento da resistência das vias aéreas. Portanto, ainda são necessários estudos para elucidar o uso da VMNI em pacientes de idade pediátrica.

VMNI NO PROCESSO DE DESCONTINUAÇÃO DA VENTILAÇÃO MECÂNICA

A utilização da VMNI no desmame de pacientes que desenvolveram insuficiência respiratória e necessitaram da ventilação mecânica invasiva apresenta boas evidências em relação à precocidade e ao sucesso do desmame, podendo reduzir os dias de uso da VM invasiva, bem como suas complicações.

Os estudos são mais voltados aos pacientes com DPOC, pois eles apresentam maiores dificuldades na descontinuação da ventilação mecânica invasiva. Porém, outros com insuficiência respiratória pós-extubação, como edema pulmonar agudo, obstrução das vias aéreas por edema ou malácia, também são beneficiados.

Nava et al. estudaram o desmame precoce de pacientes DPOC, os quais, após passarem pelo tubo T, foram randomizados em 2 grupos: grupo utilizando VMNI (PS + PEEP) e grupo que se manteve na VM quando falhava a utilização do tubo T. Os pacientes que receberam VMNI tiveram menor tempo de entubação (10,2 *vs.* 16,6 dias), menor permanência na UTI, aumento da sobrevida (92% *vs.* 72%) e mais sucesso no desmame (88% *vs.* 68%) quando comparados com os do grupo-controle que permaneceu na VM.

Os investigadores concordam que o uso da VMNI com o objetivo de descontinuar a ventilação mecânica invasiva em pacientes com dificuldade de manter a respiração espontânea é a terapia de escolha.

ASPECTOS PRÁTICOS NA VMNI

Após ter definido adequadamente o paciente que pode se beneficiar da VMNI, outros detalhes devem ser considerados.

Modalidade ventilatória

Apesar das evidências, a melhor modalidade a ser utilizada é aquela na qual o profissional tem maior experiência. Em terapia intensiva, os ventiladores mecânicos, quando utilizados para realizar VMNI, são mais eficientes que os portáteis, pois apresentam mais alarmes, maiores pressões de ajuste, diversas modalidades (volume e pressão), porém, são mais caros. Os ventiladores portáteis, *bilevel*, apresentam, entretanto, compensação de escape de ar e diferentes rampas inspiratórias que proporcionam mais conforto aos pacientes.

As modalidades volume ou pressão limitada apresentaram semelhança em relação à melhora da troca gasosa em insuficiência respiratória, porém o conforto relatado pelo paciente é maior nas modalidades a pressão. O disparo da máquina é um fator que pode aumentar o trabalho respiratório do paciente, sendo disparos a fluxo mais sensíveis e mais recomendados.

Seleção da interface

Estudos relatam a preferência da utilização das máscaras nasais em pacientes crônicos que necessitam utilização prolongada. As máscaras faciais (nariz e boca) ou facial total (recobrem todo o rosto) têm sido aplicadas na insuficiência respiratória aguda por conseguirem melhor eficácia na troca gasosa. Alguns pacientes com utilização prolongada podem também ter esta preferência. As máscaras totais têm sido mais utilizadas com bons resultados, embora tenha um espaço morto muito maior que as demais.

Estudos comparando máscaras faciais e nasais em DPOC relatam melhor comodidade com máscara nasal, porém maior escape de ar e, conseqüentemente, menor redução da $PaCO_2$.

Parâmetros iniciais do ventilador

Iniciar a VMNI com a modalidade PS tem sido a preferência de vários autores. No início, a PS deve ser baixa (8 a 10 cmH_2O), sendo aumentada gradativamente, até que o paciente mantenha adequado volume corrente. Na modalidade a volume, deve-se utilizar valores maiores de Vc (entre 10 e 15 mL/kg) para realizar a compensação do escape através da máscara. O valor da PEEP utilizada dependerá da oxigenação e da presença de auto-PEEP, principalmente na DPOC, iniciando-se com 5 cmH_2O.

COMPLICAÇÕES DA VMNI

A VMNI é bem tolerada e segura, desde que seja adequadamente ajustada ao paciente e às suas necessidades. As complicações são menos graves que as encontradas na VM invasiva e são referidas na Tabela 49.4.

TABELA 49.4 COMPLICAÇÕES DA VMNI

Relacionadas à máscara	Relacionadas a pressão/fluxo aéreo	Complicações graves
Desconforto	Congestão nasal	Aspiração
Eritema facial/nasal	Sinusite	Hipotensão
Claustrofobia	Irritação dos olhos	
	Insuflação gástrica	

CONSIDERAÇÕES GERAIS

Na maior parte dos serviços, a instalação da VMNI é realizada pela equipe de fisioterapia. As condições de desconforto em que os pacientes chegam às unidades de terapia intensiva são críticas e, desde que a instalação da VMNI tenha sido decidida conjuntamente com a equipe multidisciplinar, o profissional da saúde deve se responsabilizar não apenas pela instalação do equipamento e por seu ajuste inicial, mas também pelo seguimento do caso. A comunicação adequada, a explicação do procedimento e a persistência do terapeuta ao lado do paciente contribuem para a adesão ao tratamento.

A literatura relata entre 7 e 46% a falência na utilização da VMNI. A maior razão disso é a intolerância do paciente e, entre outros, desconforto da máscara e claustrofobia também são citados. Estes fatores serão percebidos precocemente, caso o fisioterapeuta esteja atento e podem ser superados, modificando a máscara ou a modalidade ventilatória, posicionando melhor o paciente ou apenas retirando a máscara por alguns minutos até que o mesmo se acalme e possa retornar ao sistema. O tempo que o profissional dispende com este paciente, certamente é maior do que o dedicado a pacientes entubados, mas a possibilidade de aumentar a adesão e evitar maiores complicações acarretadas pela VM invasiva justifica esta atenção.

REFERÊNCIAS BIBLIOGRÁFICAS

1. AMBROSINO, N. et al. "Noninvasive mechanical ventilation in the treatment of acute respiratory failure due to infectious complications of lung transplantation". *Monaldi. Arch. Chest Dis.* 49:311-4, 1994.
2. ANGUS, R.M. et al. "Comparison of the acute effects on gas exchange of nasal ventilation and doxapram in exacerbations of chronic obstructive pulmonary disease". *Thorax.* 51:1048-50, 1996.
3. ANTONELLI, M. et al. "Noninvasive ventilation for treatment of acute respiratory failure in patients undergoing solid organ transplantation". *JAMA.* 283:235-41, 2000.
4. BERSTEN, A.D. et al. "Treatment of severe cardiogenic pulmonary edema with continuous positive airway pressure delivered by face mask". *N. Engl. J. Med.* 325:1825-30, 1991.
5. BOTT, J. et al. "Randomized controlled trial of nasal ventilation in acute ventilatory failure due to chronic obstructive airways disease". *Lancet.* 341:1555-7, 1993.
6. BROCHARD, L. et al. "Noninvasive ventilation for acute exacerbations of chronic obstructive pulmonary disease". *N. Engl. J. Med.* 333:817-22, 1995.
7. CELIKEL, T. et al. "Comparison of noninvasive positive pressure ventilation with standard medical therapy in hypercapnic acute respiratory failure". *Chest.* 114:1636-42, 1998.
8. CURRAN, F.J. & COLBERT, A.P. "Ventilator management in Duchenne muscular dystrophy and post-poliomyelitis syndrome: twelve years' experience". *Arch. Phys. Med. Rehabil.* 70:180-5, 1989.
9. ELLIS, E.R. et al. "Noninvasive ventilatory support during sleep improves respiratory failure in yphoscoliosis". *Chest.* 94:811-5, 1988.
10. KEENAN, S.P. et al. "The effect of noninvasive positive pressure ventilation on mortality in patients admitted with acute respiratory failure: a metanalysis". *Crit. Care Med.* 25:1685-92, 1997.
11. KRAMER, N. et al. "Randomized, prospective trial of noninvasive positive pressure ventilation in acute respiratory failure". *Am. J. Respir. Crit. Care Med.* 151:1799-806, 1995.
12. MEDURI, G.U. et al. "Noninvasive positive pressure ventilation in status asthmaticus". *Chest.* 110:767-74, 1996.
13. MEECHAM-JONES, D.J. et al. "Nasal ventilation in acute exacerbations of chronic obstructive pulmonary disease: effect of ventilator mode on arterial blood gas tensions". *Thorax.* 49:1222-4, 1994.
14. MOHR, C.H. & HILL, N.S. "Long-term follow-up of nocturnal ventilatory assistance in patients with respiratory failure due to Duchenne-type muscular dystrophy." *Chest.* 97:91-6, 1990.
15. NAVA, S. et al. "Effect of nasal pressure support ventilation and external PEEP on diaphragmatic activity in patients with severe stable COPD". *Chest.* 103:143-50, 1993.
16. RASANEN, J. et al. "Continuous positive airway pressure by face mask in acute cardiogenic pulmonary edema". *Am. J. Cardiol.* 55:296-300, 1985.
17. SANGEETA, M. & NICHOLAS, S.H. "State of the art noninvasive ventilation". *Am. J. Respir. Crit. Care Med.* 163:540-77, 2001.
18. STOCKS, J. & GODFREY, S. "Nasal resistance during infancy". *Respir. Physiol.* 34:233-46, 1978.

PARTE 11

Distúrbios Respiratórios do Sono

CAPÍTULO 50

Síndrome da Apnéia-hipopnéia do Sono Obstrutiva (SAHSO)

LUIZ EDUARDO NERY
LIA RITA AZEREDO BITTENCOURT

INTRODUÇÃO

A síndrome da apnéia-hipopnéia do sono obstrutiva (SAHSO) é caracterizada por episódios recorrentes de obstrução parcial ou total das vias aéreas superiores durante o sono, o que resulta em dessaturação da oxiemoglobina e despertares, em associação a sintomas diurnos, dos quais o mais significativo é a hipersonolência (Academia Americana de Medicina do Sono, Sociedade Européia Respiratória, Associação Australiana de Sono e Sociedade Americana de Tórax, 1999).

A SAHSO manifesta-se como uma redução (hipopnéia) ou cessação completa (apnéia) do fluxo aéreo apesar da manutenção dos esforços inspiratórios. A falta da ventilação alveolar adequada resulta, geralmente, em dessaturação da oxiemoglobina e, em casos de eventos prolongados, em hipercapnia. Os eventos são freqüentemente finalizados por despertares.

Os episódios respiratórios anormais durante o sono são assim caracterizados no exame polissonográfico, realizado usualmente durante uma noite inteira.

Hipopnéia obstrutiva/apnéia obstrutiva

1. Redução evidente de 50% ou mais da amplitude de uma medida de ventilação pulmonar validada durante o sono a partir de um valor basal (hipopnéia) ou a sua completa cessação (apnéia). A medida ventilatória pode ser realizada com pneumotacógrafo, indutância respiratória ou sensores nasais de pressão.
   O uso de termistores oronasais tem sido substituído pelos dispositivos supracitados por causa da sua baixa acurácia. A condição basal é definida como a amplitude mé-

dia da respiração estável nos 2 minutos que precedem o início do evento ou a amplitude média das 3 respirações mais amplas nos 2 minutos precedentes.

2. Evidente redução da amplitude ventilatória obtida por meio de uma medida de validade que ocorre durante o sono, não alcançando os critérios supracitados, porém associada a uma dessaturação da oxiemoglobina ≥ 3% ou a um despertar;
3. Duração ≥ 10 segundos.

São critérios necessários para caracterização desses eventos os itens 1 ou 2, mais o item 3.

Despertares relacionados a esforços respiratórios (DRER)

São definidos como aumento progressivo da pressão esofágica (mais negativa) sem redução apreciável do fluxo aéreo, que termina por uma súbita alteração de pressão para um nível menos negativo e um despertar. Deve ter duração igual ou superior a 10 segundos. Na ausência de apnéias e hipopnéias, esses eventos são observados na síndrome da resistência das via aéreas superiores.

FISIOPATOLOGIA

Na SAHSO, o estreitamento da via aérea superior (VAS) durante o sono e o conseqüente colapso têm causas multifatoriais. Há fatores anatômicos, funcionais e neuromusculares envolvidos. As dimensões e as relações espaciais da via aérea superior são determinadas por tecido mole, musculatura e pelo esqueleto craniofacial, afetando diretamente a configuração e a dimensão da faringe. Na SAHSO, a forma da faringe deixa de ser elíptica látero-lateralmente e passa a ser arredondada.

Dentre os fatores anatômicos que podem estar diretamente relacionados à obstrução, encontram-se: a presença de tecido gorduroso na faringe, a hipertrofia amidaliana ou adenotonsilar, aumento do volume da língua ou macroglossia e fatores de crescimento craniofaciais, como retrognatia mandibular e/ou maxilar, micrognatia e atresia das arcadas.

Quanto aos fatores funcionais, o aumento da complacência da via aérea superior tem sido estudado, assim como os fatores neuromusculares. Com relação a esses últimos, sabe-se que, durante o sono, há uma redução do comando ventilatório e da atividade dos músculos dilatadores da faringe.

CRITÉRIOS DIAGNÓSTICOS

A investigação diagnóstica deve iniciar-se com métodos simples, como questionários, história clínica, exame físico, testes de registro simplificado, até à polissonografia clássica, que é o método considerado padrão-ouro para diagnosticar a SAHSO.

Vários estudos tentam, atualmente, a partir de questionários e medidas de exame físico, predizer o diagnóstico da SAHSO. Dentre essas variáveis, as de maior valor preditivo são circunferência do pescoço, índice de massa corpórea, índice cintura-quadril, história de hipertensão arterial sistêmica e relato por parte do companheiro de quarto, de ronco forte e ressuscitativo, de apnéias ou de acordar sufocado, durante o sono.

O ronco está presente em virtualmente todos os pacientes com SAHSO. O padrão característico do ronco é alto e interrompido por episódios de silêncio, de duração de 10 a 30 segundos, tipicamente.

Os registros polissonográficos simplificados, de noite parcial ou diurno, têm valor preditivo quando os pacientes apresentam SAHSO grave. A polissonografia completa de noite inteira e no laboratório de sono, apesar de seu custo elevado e da variabilidade dos parâmetros respiratórios, continua sendo o método de escolha para o diagnóstico da SAHSO.

O estudo polissonográfico é feito por meio de um polissonígrafo, aparelho que possibilita o registro, em seus canais, do eletroencefalograma (EEG), do eletroculograma (EOG), da eletromiografia (EMG) não-invasiva do mento e de membros, das medidas do fluxo oronasal, do movimento tóraco-abdominal, do eletrocardiograma (ECG) e da oximetria de pulso.

Canais adicionais também podem estar disponíveis para registro de outros parâmetros, como posição corpórea, medidas de pressão esofágica e derivações suplementares de EEG (Figura 50.1).

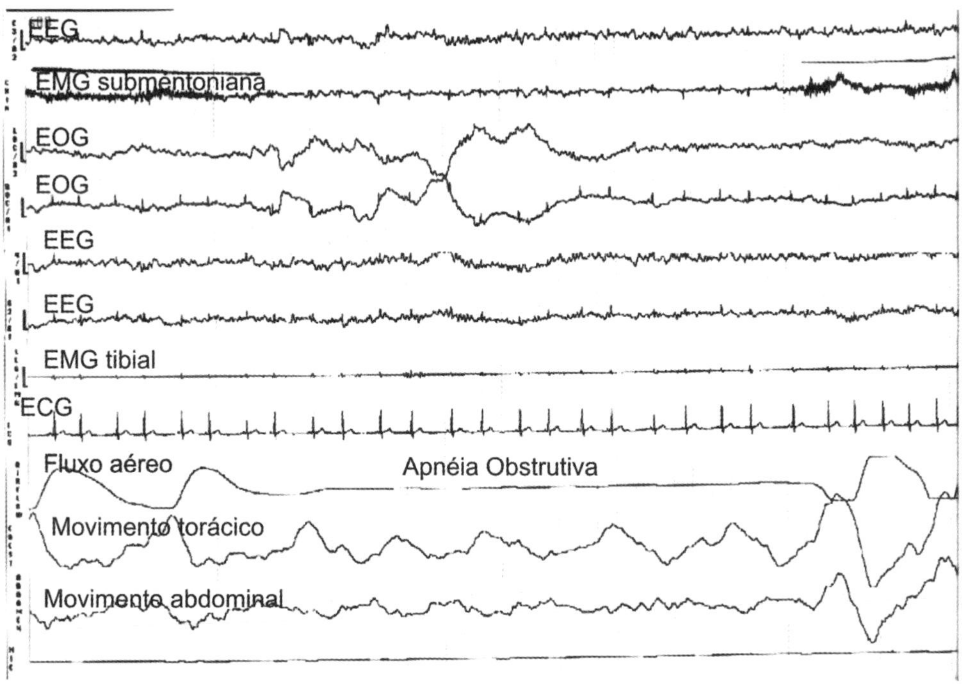

FIGURA 50.1 Época de 30 segundos de registro de polimonografia mostrando apnéias obstrutivas.

A polissonografia (PSG) possibilita identificar os vários parâmetros alterados em pacientes com SAHSO, incluindo índice de apnéia e hipopnéia, dessaturação da oxiemoglobina, porcentagens dos estágios e eficiência do sono. A fragmentação do sono, um achado comum dessa doença, caracteriza-se pela presença de despertares longos ou breves (também classificados como despertar eletroencefalográfico com duração de 3 a 5 segundos).

Segundo a Associação Americana da Medicina do Sono, os critérios diagnósticos da SAHSO incluem:

- sonolência diurna excessiva inexplicável segundo outros fatores; e/ou
- 2 ou mais dos seguintes sintomas e sinais, não explicados por outras condições: asfixia ou respiração difícil durante o sono, despertares noturnos recorrentes, sensação de sono não-restaurador, fadiga diurna e dificuldade de concentração; e
- monitoração durante a noite inteira, demonstrando 5 ou mais apnéias e/ou hipopnéias (IAH) e/ou despertares relacionados a esforços respiratórios por hora de sono (DRER).

Os fatores associados são ronco, obesidade, hipertensão arterial sistêmica (HAS), hipertensão pulmonar, fragmentação do sono, arritmias cardíacas relacionadas ao sono, angina noturna, refluxo gastroesofágico, prejuízo da qualidade de vida e insônia.

Os fatores predisponentes são obesidade, principalmente na parte superior do corpo, sexo masculino, anormalidades craniofaciais (incluindo hipoplasia maxilomandibular), aumento do tecido mole e linfóide da faringe incluindo hipertrofia tonsilar, obstrução nasal, anormalidades endócrinas como hipotireoidismo e acromegalia, e história familiar. História familiar positiva aumenta o risco de SAHSO em 2 a 4 vezes.

A SAHSO é considerada leve quando a sonolência diurna ou episódios de sono involuntários ocorrem durante atividades que requerem pouca atenção, como assistir a televisão, ler ou andar de veículo como passageiro. Nesse grau de doença, os sintomas produzem discreta alteração da função social ou ocupacional. Na polissonografia, o índice de apnéia e hipopnéia (IAH) é maior que 5 e inferior ou igual a 15.

Quando a SAHSO é moderada, a sonolência ou os episódios involuntários do sono ocorrem durante atividades que requerem alguma atenção, como assistir a eventos socioculturais. Os sintomas produzem moderada alteração na função social ou ocupacional. O IAH é maior que 15 e inferior ou igual a 30.

Na SAHSO acentuada, a sonolência diurna ou os episódios de sono involuntários ocorrem durante atividades que requerem maior atenção, como comer, conversar, andar ou dirigir. Os sintomas provocam marcada alteração na função social ou ocupacional. O IAH é maior que 30.

Além desses fatores citados, uma outra forma de classificação de gravidade da SAHSO encontra-se na Tabela 50.1.

TABELA 50.1 CLASSIFICAÇÃO DA GRAVIDADE DA SAHSO

Grau	IAH	SpO_2 (%)	Arritmias cardíacas	ESE
Leve	5 a 15	> 85	Taquibradicardias supraventriculares	> 10 a 12
Moderada	15 a 30	65 a 85	Idem/maior freqüência	12 a 16
Grave	> 30	< 65	Taquiventriculares	> 16
			Paradas sinusais	> 3 s

IAH = índice de apnéia e hipopnéia; SpO_2 = saturação da oxiemoglobina; ESE = escala de sonolência de Epworth.
Fonte: adaptado de Koenig, 2001.

CONSEQÜÊNCIAS

A sonolência diurna é um sintoma importante, pois existe um substancial aumento do risco de acidentes automobilísticos, profissionais e industriais.

Prejuízo de funções cognitivas, como de concentração, atenção e memória, é uma conseqüência que prejudica o desempenho profissional e social.

Alterações de personalidade, como irritabilidade, depressão e ansiedade, podem ser observadas. Cefaléias matinal ou noturna são freqüentes e diminuição da libido e impotência também podem ocorrer.

Estudos epidemiológicos retrospectivos e transversais demonstram uma forte associação entre a SAHSO e distúrbios cardiovasculares como hipertensão arterial sistêmica (HAS), arritmias, insuficiência coronariana, acidente vascular encefálico e insuficiência cardíaca.

Estudos mais recentes, com número maior de pacientes, controlados, prospectivos e com longo prazo de seguimento já estabelecem que a SAHSO é um fator de risco independente de HAS e contribui para instalação e progressão de outras doenças cardiovasculares.

TRATAMENTO

O tratamento clínico deve incluir medidas comportamentais, como perda de peso, evitar o decúbito dorsal ao dormir, medidas de higiene do sono e alteração ou retirada de alguns medicamentos e álcool. É fundamental a retirada de drogas como benzodiazepínicos e barbitúricos, que podem aumentar a freqüência e duração das apnéias durante o sono. Essas substâncias atuam diminuindo a atividade dos músculos dilatadores da faringe.

O tratamento medicamentoso das doenças como hipotireoidismo e acromegalia pode ser útil na redução dos eventos respiratórios obstrutivos. A reposição combinada de estrogênio e progesterona no climatério mostra melhora do quadro clínico e polissonográfico de mulheres na menopausa com SAHSO.

O tratamento farmacológico específico não tem-se mostrado eficaz, pois as drogas empregadas são estimulantes ventilatórios e antidepressivos que reduzem o sono REM. Os estudos são limitados por avaliarem poucos pacientes, sem randomização, sem comparação com placebo e com CPAP, e com curto prazo de acompanhamento.

Atualmente, alguns estudos com um estimulante central específico para a vigília (modafinil) têm demonstrado que esse medicamento pode ser útil como coadjuvante no tratamento da sonolência diurna residual nos pacientes com SAHSO em uso de CPAP.

O tratamento padrão-ouro da atualidade para pacientes com SAHSO é o CPAP nasal (*continuous positive airway pressure*). Nessa técnica, aplica-se de maneira não-invasiva, pressão positiva contínua na via aérea superior (VAS). O aparelho gera um fluxo aéreo contínuo que, através de um tubo flexível, alcança uma máscara nasal ou nasobucal, que é ajustada à face por meio de tiras fixadoras.

A pressão indiretamente gerada nessa máscara é transmitida à VAS do paciente e cria-se no seu interior um coxim pneumático que tende a deslocar o palato mole em direção à base da língua e a dilatar a área de secção de toda a faringe (Figura 50.2). Esse dispositivo foi utilizado como proposta de tratamento da SAHSO pela primeira vez por Sullivan, em 1981.

A resposta ao CPAP é imediata, pois, após sua instalação, os eventos respiratórios obstrutivos são abolidos e o sono tende a se consolidar, aumentando proporcionalmente os estágios 3, 4 (sono de ondas lentas ou sono profundo) e o sono REM (estágio do sono no qual ocorrem os movimentos oculares rápidos e os sonhos são lembrados com facilidade) nos primeiros dias de uso ("rebote de sono", por causa da privação crônica de sono).

Os sintomas de sonolência diurna excessiva (SDE), redução de memória, irritabilidade, arritmias e isquemias miocárdicas noturnas, além da hipertensão arterial, involuem em período de tempo variável com o emprego dessa terapêutica. O uso do CPAP comprovadamente melhora a sonolência diurna excessiva, a qualidade de vida e a hipertensão arterial sistêmica.

Apesar de ser um tratamento extremamente eficaz, há falhas na adesão e na aceitação a longo prazo. As principais razões da dificuldade de aceitação do aparelho são: pobre explanação ao usuário das vantagens terapêuticas em relação aos riscos da doença, adaptação deficiente da máscara facial, falta de acompanhamento clínico, problemas nasais e faríngeos e claustrofobia. Nessas situações, medidas terapêuticas associadas são necessárias (Tabela 50.2).

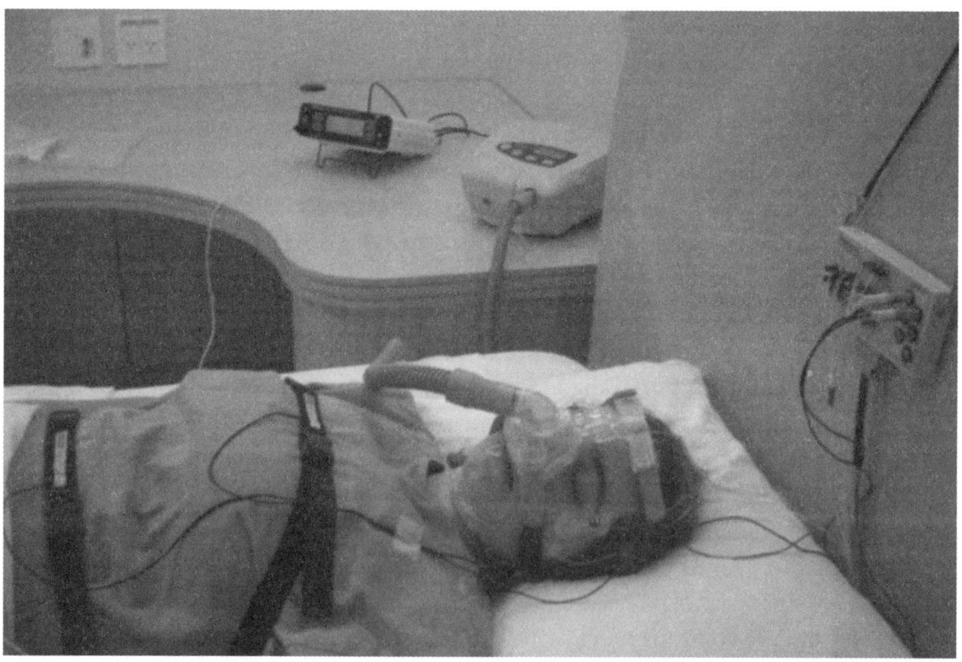

FIGURA 50.2 Paciente realizando polissonografia com CPAP.

TABELA 50.2 MEDIDAS TERAPÊUTICAS PARA MELHORAR O USO DE CPAP

Umidificação
Solução salina
Esteróides nasais
Adrenérgicos: *spray* e via oral
Anticolinérgicos
Neodocromil
Rampa/BiPAP®/Auto-CPAP
Diferentes máscaras e máscara oronasal

Existem sistemas alternativos ao CPAP que permitem um ajuste independente das pressões inspiratória e expiratória (VPAP: *variable positive airway pressure*, e BIPAP: *bi-level positive airway pressure*). Esses aparelhos são reservados para aquelas situações em que os pacientes têm complicações com o CPAP e não podem tolerá-lo, ou o CPAP é ineficaz. Mas a indicação mais precisa é no caso de hipoventilação (primária, por obesidade, por doença pulmonar obstrutiva crônica ou por doenças neuromusculares).

Na década de 1990, vários sistemas de CPAP com auto-ajuste foram desenvolvidos. Sob essa denominação, encontram-se aparelhos de CPAP com pressão auto-ajustável, ou seja, são elaborados para variar a pressão positiva para mais ou para menos objetivando manter a via aérea pérvia. Uma metanálise de estudos com esses sistemas mostrou que, na SAHSO, eles são de eficácia semelhante ao CPAP convencional na abolição das apnéias, na melhora da sonolência e na adesão ao tratamento, apesar de propiciarem nível menor de pressão média nas vias aéreas.

Outras modalidades de tratamento, como os aparelhos intra-orais e as várias formas de abordagem cirúrgica, podem ser consideradas em determinados pacientes.

Os aparelhos intra-orais (AIO) são dispositivos usados na cavidade oral durante o sono, com o objetivo de aumentar o volume da via aérea superior por uma manobra mecânica. O mecanismo de ação basicamente se dá por meio da tração da mandíbula e/ou da língua, da manutenção da boca fechada e do aumento do volume da via aérea superior.

Dos aparelhos que já foram utilizados, apenas 2 categorias continuam hoje em uso: os aparelhos reposicionadores mandibulares (ou aparelhos de avanço mandibular) e os retentores linguais. Os reposicionadores mandibulares, por exemplo, o Klearway®, o PM Positioner®, o Herbst® e o Silencer®, controlam o avanço da mandíbula, alcançando, assim, uma eficácia de 80% para pacientes com índice de apnéia e hipopnéia (IAH) menor que 30, e de 61% para IAH maior que 30. Mesmo em situações em que os AIO são indicados, o CPAP tem eficácia maior em abolir os eventos respiratórios anormais.

As indicações dos AIO são para os pacientes com ronco primário, resistência aumentada das vias aéreas superiores e SAHSO leve. Podem ser testados, também, nos casos de SAHSO moderada ou grave quando houve intolerância ou recusa ao uso de CPAP, na contra-indicação cirúrgica e como terapia substitutiva de curta duração. Suas contra-indicações principais são para pacientes com apnéias predominantemente centrais e pacientes com condições dentais inapropriadas, como doença periodontal ativa e disfunção temporomandibular (DTM) com sintomas significativos.

Alguns efeitos colaterais têm sido relatados, entre os quais: salivação excessiva, xerostomia, dor temporomandibular e alterações oclusais. Em 5 anos de tratamento, em 191 pacientes, apenas 6% abandonaram o tratamento em razão de dor muscular, dental ou pelas alterações oclusais. No entanto, não houve relação significativa entre o grau de alteração oclusal e o grau de protrusão ou o tipo de má oclusão.

Em um estudo com ressonância magnética da articulação temporomandibular, em pacientes com SAHSO em uso de AIO, não foram observadas alterações morfológicas nessa região. Recentemente, foi descrita a melhora da pressão arterial em pacientes com SAHSO após tratamento com um aparelho intra-oral.

No adulto, os procedimentos cirúrgicos especializados para a SAHSO compreendem basicamente aqueles que modificam os tecidos moles da orofaringe (adenoamidalectomia, uvulopalatofaringoplastia, glossectomias) e os que abordam o esqueleto facial (hioidopexia, mandibulectomia com reposicionamento do genioglosso e avanço maxilomandibular).

A cirurgia nasal é indicada nos pacientes com queixa de obstrução nasal ou com alteração anatômica acentuada (desvio de septo e/ou hipertrofia de cornetos). Esses procedimentos nasais podem aumentar a adesão ao CPAP, por diminuírem a pressão do aparelho necessária para abolir os eventos respiratórios anormais.

A uvulopalatofaringoplastia apresenta resultados limitados, uma vez que só tratam a obstrução retropalatal, e uma grande parte dos pacientes também apresenta comprometimento da hipofaringe, principalmente na base da língua. O emprego de técnicas cirúrgicas utilizando *laser* ou radiofreqüência não modificou substancialmente os resultados obtidos.

Uvulopalatofaringoplastia associada ao avanço do músculo genioglosso e hioidopexia após miotomia têm resultados melhores nos pacientes com quadro leve, diminuindo as chances de melhora nos pacientes mais graves, apresentando apenas 28 a 42% de sucesso.

O avanço maxilomandibular (AMM), cirurgia em que a maxila e a mandíbula são avançadas simultaneamente, apresenta taxa de sucesso em torno de 90%, mas trata-se de uma cirurgia de grande porte se comparada às demais. A cirurgia do AMM está indicada na falha ou rejeição ao CPAP, assim como nos casos de insucesso de outros procedimentos cirúrgicos em pacientes com SAHSO de grau moderado ou acentuado.

Outros procedimentos cirúrgicos, como glossectomias, têm mostrado resultados precários.

A Figura 50.3 apresenta resumidamente uma proposta de seqüência de condutas terapêuticas na SAHSO.

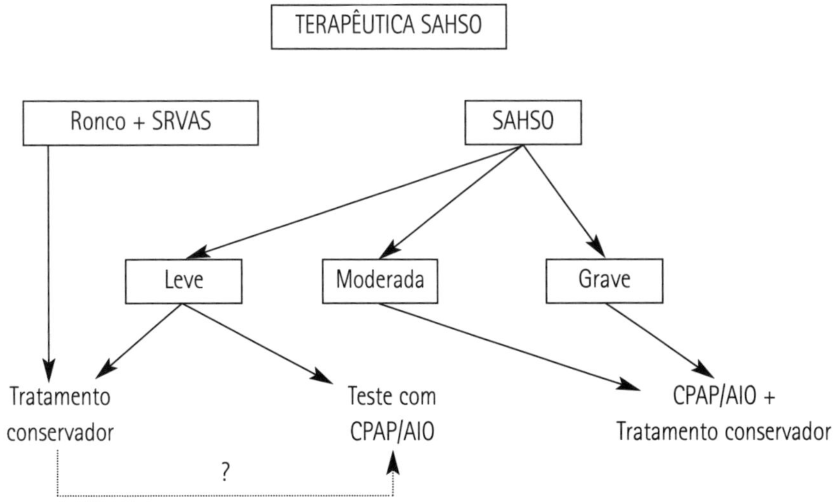

FIGURA 50.3 Condutas terapêuticas na SAHSO.

SRVAS = síndrome da resistência das vias aéreas superiores; SAHSO = síndrome da apnéia-hipopnéia do sono obstrutiva; CPAP = *continuous positive airway pressure*; AIO = aparelho intra-oral.

REFERÊNCIAS BIBLIOGRÁFICAS

1. AMERICAN ACADEMY OF SLEEP MEDICINE. "Sleep-related breathing disorders in adults: recommendations for syndrome definitions and measurements techniques in clinical research". *Sleep*. 22:667-89, 1999.
2. AMERICAN SLEEP DISORDERS ASSOCIATION (ASDA) standarts of practice committee. "Practice parameters for the treatment of snoring and obstructive sleep apnea with oral appliances". *Sleep*. 18(6):511-3, 1995.
3. _______. *The international classification of sleep disorders, revised: diagnostic and coding manual*. Rochester, Minn, 1997. p.52-58.
4. BAGNATO, M.C. et al. "Comparison of autoset ™ and polysomnography for detection of apnea-hypopnea events". *Braz. J. Med. Biol. Res*. 33:515-9, 2000.
5. BITTENCOURT, L.R.A. et al. "The variability of the apnea index". *J. Sleep Res*. 10:245-51, 2001.
6. KOENIG, S.M. "Pulmonary complications of obesity". *Amer. J. Med. Sci*. 321:249-79, 2001.
7. MEZZANOTTE, W.S.; TANGEL, D.J. & WHITE, D.P. "Waking genioglossal electromyogram in sleep apnea patients versus normal controls (a neuromuscular compensatory mechanism)". *J. Clin. Invest*. 89:1571-9, 1992.
8. MORGADO, P.F. et al. "Surgical treatment for obstructive sleep apnea: polysomnographic results of 50 patients submitted to the Stanford' phase I technique". *Somnologie*. 2:51-2(abstract), 1995.
9. NERY, L.E. "Distúrbios respiratórios relacionados ao sono". In: BORGES, D.R. & ROTHSCHILD, H.A. (eds.). *Distúrbios respiratórios relacionados ao sono*. 22.ed. São Paulo, Artes Médicas, 2005. p.1609-13.

10. RILEY, W.R. et al. "Obstructive sleep apnea. Trends in therapy". *West J. Med.* 162:143-8, 1995.
11. ROBINSON, A. & GUILLEMINAULT, C. "Obstructive sleep apnea syndrome". In: CHOKROVERTY, S. (ed.). *Sleep disorders medicine: basic science, technical considerations, and clinical aspects.* 2.ed. Woburn, Butterworth Heinemann, 1999. p.331-54.
12. SCHWAB, R.L. et al. "Dynamic upper airway imaging during awake respiration in normal subjects and patients with sleep disordered breathing". *Am. Rev. Respir. Dis.* 148:1358-400, 1993.
13. SHAMSUZZAMAN, A.S. "Obstructive sleep apnea: implication for cardiac and vascular disease". *JAMA.* 290(14):1906-14, 2003.
14. SHER, A.E.; SCHECHTMAN, K.B. & PICCIRILLO, J.F. "The efficacy of surgical modifications of the upper airway in adults with obstructive sleep apnea syndrome". *Sleep.* 19(2):156-77, 1996.
15. SOCIEDADE BRASILEIRA DE SONO – Sociedade Brasileira de Rinologia – Sociedade Brasileira de Otorrinolaringologia. "I Consenso brasileiro em ronco e apnéia do sono". *Hypnos.* 2(Suppl. 1):1-47, 2001.
16. SULLIVAN, C.E. et al. "Reversal of obstructive sleep apnea by continuous positive airway pressure applied through the nares". *Lancet.* 1:862-5, 1981.
17. ZONATO, A.I. et al. "Association of systematic head and neck physical examination with severity of obstructive sleep apnea-hypopnea syndrome". *Laryngoscope.* 113:973-80, 2003.

CAPÍTULO 51

Síndrome da Obesidade e Hipoventilação

SONIA MARIA GUIMARÃES PEREIRA TOGEIRO
MAURICIO DA CUNHA BAGNATO

INTRODUÇÃO

A síndrome da obesidade e hipoventilação (SOH) foi denominada inicialmente síndrome de Pickwick Burweell et al. em 1956. O autor fazia referência a Joe, o garoto obeso e sonolento descrito por Charles Dickens em *The Pickwick Papers*. Hoje, dá-se preferência à SOH, já que essa terminologia expressa melhor as condições fisiopatológicas relacionadas à doença.

DEFINIÇÃO

A SOH é caracterizada por obesidade, hipersonolência, hipoventilação e, eventualmente, policitemia secundária associada a insuficiência cardíaca direita.

Somente uma pequena minoria dos obesos desenvolve a SOH, não havendo correlação entre o aumento do peso corpóreo e a elevação de $PaCO_2$. Corresponde a 5% dos indivíduos com suspeita de síndrome da apnéia-hipopnéia do sono obstrutiva (SAHSO).

FISIOPATOGENIA

Vários fatores contribuem para o desenvolvimento da hipoventilação na SOH, a saber:

- alterações mecânicas: incluem a redução da complacência da parede torácica decorrente da infiltração gordurosa e da elevação do diafragma, bem como da redução da complacência pulmonar causada pela congestão vascular em razão da hipervolemia;
- alterações musculares: são decorrentes da posição diafragmática inadequada e da infiltração gordurosa dos músculos respiratórios;
- alterações das trocas gasosas: pela presença de *shunt* e do efeito shunt principalmente nas bases pulmonares, pelo volume corrente reduzido e pelas alterações da relação ventilação/perfusão;
- diminuição do comando ventilatório e SAHSO: a interação entre hipoventilação, obesidade e apnéia do sono é complexa. Tem sido objeto de considerável indagação o porquê de somente alguns obesos desenvolverem a SOH, enquanto outros com peso similar não a desenvolvem. Assim, vem sendo sugerido que o comando ventilatório reduzido diante do aumento da carga mecânica respiratória imposta pela obesidade seria o principal mecanismo, já que a perda ponderal reverte a hipercapnia, mas pode persistir o defeito no controle ventilatório.

A hipótese corrente é que a redução do controle ventilatório químico pode ter base hereditária, sendo questionável a participação adquirida dessa resposta resultante da apnéia do sono, condição bastante prevalente nesses pacientes. A apnéia do sono levando à hipoventilação noturna estabeleceria, a longo prazo, uma adaptação dos quimiorreceptores à hipoxia e à hipercapnia com limiar mais alto para o CO_2 e mais baixo para a hipoxia, concorrendo adicionalmente para a hipoventilação que, de início, ocorreria somente durante a noite e, posteriormente, também de dia.

Recentemente, foi demonstrado que a leptina, um hormônio produzido pelas células gordurosas e que age no hipotálamo suprimindo o apetite, estaria implicada de alguma forma na gênese da SOH, já que sua deficiência ou resistência acarretaria a hipoventilação (O'Donnel et al., 1999). A reposição da leptina em camundongos com sua deficiência levou ao aumento agudo da ventilação.

QUADRO CLÍNICO

É mais comum que a SOH ocorra em indivíduos com obesidade mórbida (IMC > 40 kg/m^2). Entretanto, menos freqüentemente, ela incide em obesos de grau menos intenso.

Os sintomas e achados clínicos estão relacionados às repercussões da hipoxemia e da hipercapnia e também à presença dos distúrbios respiratórios do sono. Os mais importantes são: fadiga, cefaléia matinal, sonolência excessiva, ronco intenso, apnéias noturnas, sono não-reparador, alterações cognitivas, ortopnéia, edema generalizado ou dos membros inferiores e poliglobulia.

Assim, o espectro do quadro clínico e da função da intensidade desses fenômenos varia de sintomas mais leves àqueles relacionados a franca hipertensão pulmonar e *cor pulmonale*.

Dispnéia não está uniformemente presente, considerando a ausência de doença pulmonar importante; no entanto, ela pode ocorrer na presença de algum grau de obstrução brônquica ou de restrição pulmonar associada a sedentarismo e insuficiência cardíaca esquerda.

Diante das complicações da obesidade nos sistemas cardiovascular, endócrino, osteoarticular e psiquiátrico, podem surgir outras manifestações clínicas, como aquelas relacionadas à presença de HAS, insuficiência coronariana, acidente vascular cerebral, insuficiência venosa, trombose venosa principalmente de membros inferiores, diabete melito, artropatia mecânica e depressão.

Pelo maior risco de embolia pulmonar, esse diagnóstico deverá ser descartado na presença de sintomas sugestivos.

DIAGNÓSTICO

Avaliação laboratorial

A rotina laboratorial nesses pacientes inclui a gasometria arterial, testes de função pulmonar, medidas da força muscular respiratória, testes para avaliação do controle ventilatório, polissonografia e testes para avaliação da função cardíaca e da hipertensão pulmonar, além do hematócrito e da função tireoidiana (Tabela 51.1).

TABELA 51.1 DIAGNÓSTICO DA SOH

Parâmetros	Função
CV	Diminuída
VEF_1	Diminuída
VRE	Diminuída
VR	Diminuída
CPT	Diminuída
DCO	Aumentada
Pimáx	Diminuída
Pressão de artéria e capilar pulmonares	Aumentada
Polissonografia	Dessaturação acentuada - Apnéias centrais e obstrutivas - Hipoventilação não-obstrutiva
Hematócrito	Aumentada
Função tireoidiana	Normal ou diminuída

Função pulmonar

Espirometria

A retenção de CO_2 por alteração mecânica deve ocorrer somente quando a VEF_1 for menor que 35% do valor previsto. Hipercapnia com valores da VEF_1 superiores ao mencionado apontam para a presença de alteração no controle da ventilação, sendo que a habilidade desse paciente de baixar a $PaCO_2$ mais que 10 mmHg com a hiperventilação voluntária pode corroborar o diagnóstico. No entanto, isso nem sempre é verdadeiro, considerando-se que pacientes com paralisia diafragmática podem, similarmente, baixar a $PaCO_2$ nas mesmas condições.

A espirometria na obesidade acentuada (relação peso/altura > 1) revela padrão restritivo com redução da capacidade vital (CV), do volume expiratório forçado no primeiro segundo (VEF_1), do volume de reserva expiratório (VRE), do volume residual (VR) e da capacidade pulmonar total (CPT).

Difusão

A capacidade de difusão pulmonar para o monóxido de carbono (DCO) pode estar aumentada em função do aumento da volemia e do débito cardíaco em repouso.

Força muscular respiratória

Redução da força muscular inspiratória em 60 a 70% do normal, avaliada por meio da pressão inspiratória máxima, tem sido descrita nesses pacientes. O parâmetro ajuda no diagnóstico diferencial de outras causas de hipercapnia, quando os valores estão mais nitidamente reduzidos e ocorrem nas doenças neuromusculares, e na fadiga diafragmática.

Polissonografia

Os achados polissonográficos revelam acentuada dessaturação durante o sono, agravando-se nos períodos de sono REM, sendo decorrentes da presença de apnéia e hipopnéias (com predomínio das obstrutivas sobre as centrais) e também da "hipoventilação do sono não-apnéica".

Avaliação do controle ventilatório

Medidas da ventilação ou da pressão de oclusão inspiratória (Poc) a estímulos como a hipoxia e a hipercapnia são úteis na avaliação do controle VE central; entretanto, esses métodos têm sido utilizados no Brasil para fins de pesquisa clínica em razão da sua dificuldade operacional.

Esses valores encontram-se reduzidos na SOH. A vantagem da medida da Poc sobre os testes ventilatórios é que a primeira não sofre influência da mecânica pulmonar; assim, os testes ventilatórios podem não exatamente refletir o comando ventilatório nos casos de doença pulmonar significativa.

Avaliação da hipertensão pulmonar

Medidas não-invasivas realizadas por meio do ecocardiograma para se estimar a pressão pulmonar de artéria e capilar pulmonar devem ser solicitadas. Hipertensão pulmonar costuma estar presente nesse grupo de pacientes. A disfunção dos ventrículos direito e esquerdo está na dependência da hipertensão e da presença de *cor pulmonale*.

Função tireoidiana

A SOH pode estar associada ao hipotireoidismo de grau acentuado; assim, é mandatória a dosagem dos hormônios tireoidianos nesses pacientes.

DIAGNÓSTICO DIFERENCIAL

Considerando que a obesidade acentuada é um dos critérios para o diagnóstico da SOH, torna-se pouco provável que outras causas concorram para a hipoventilação nessa população específica. Entretanto, como somente a minoria desses obesos desenvolve a SOH, no diagnóstico diferencial deve ser considerada a associação da apnéia obstrutiva do sono com a DPOC (síndrome mista). A SAHSO pura, a rigor, não cabe como diagnóstico diferencial da SOH, já que, isoladamente, ela não leva à hipoventilação na vigília, a não ser quando da associação de redução do controle ventilatório.

Kessler et al., em um estudo prospectivo, avaliaram pacientes com SOH, SAHSO e síndrome mista (SAHSO + DPOC). Pacientes com SOH eram mais velhos, mais obesos e com alterações mais proeminentes da gasometria arterial, função pulmonar mais restritiva e dessaturação da HbO_2 mais acentuada durante o sono que os pacientes com SAHSO pura.

Os pacientes com SOH e os pacientes com síndrome mista tinham valores elevados de pressão de artéria e capilar pulmonares. Nesse estudo, 88% dos pacientes com SOH apresentavam SAHSO com índice de apnéia e hipopnéia > 20/horas e 46% deles manifestavam apnéia central, embora não quantificada. Os três grupos tinham em média SAHSO de grau acentuado com índices de apnéia e hipopnéia semelhantes.

TRATAMENTO

O tratamento da(s) doença(s) de base é imperativo, com medidas para conter perda ponderal, controlar fatores precipitantes das apnéias e hipopnéias, compensar os portadores de DPOC (oxigenoterapia, tratamentos farmacológicos e reabilitação pulmonar), e com o correto manejo de outras comorbidades caso estejam presentes. Vários autores apresentam vantagens terapêuticas de drogas estimulantes respiratórias para casos iniciais ou particulares (metilprogesterona, cafeína e acetazolamina), mas seu uso não é rotineiramente indicado.

Na grande maioria das vezes, a abordagem inicial para SOH é a ventilação mecânica não-invasiva com dois níveis de pressões inspiratórias e expiratórias positivas, independentemente da fisiopatologia, ou seja, com obstrução de vias aéreas superiores, ou origem central da hipoventilação ou, ainda, associação com DPOC.

A restauração da ventilação pode, na maioria dos casos, ser realizada apenas durante o sono, garantindo não somente a adequação da ventilação momentânea, mas também proporcionando um repouso muscular, prevenindo, assim, total ou parcialmente a fadiga muscular durante os períodos de vigília.

A polissonografia é um instrumento essencial e, durante a sua realização, pode-se ajustar a adequada modalidade de ventilação. Os parâmetros avaliados incluem, além da medida da saturação da oxi-hemoglobina e da análise das deflexões das curvas fluxo/tempo (fornecidas diretamente do gerador de fluxo ao polígrafo), a avaliação das pressões esofágicas e a mensuração transcutânea de CO_2 (já que a medida do CO_2 expirado é tecnicamente inviável durante uma ventilação mecânica menos complexa).

O uso exclusivo da pressão positiva contínua em vias aéreas superiores (CPAP) pode, em alguns casos, atuar no tratamento da obstrução das vias aéreas superiores, não sendo necessário migrar para ventilação por meio de BIPAP ou ventiladores mais complexos que possam "garantir" o volume-minuto. Entretanto, na maioria dos pacientes com SOH, o CPAP agrava a hipoventilação, sendo o BIPAP o tratamento de escolha.

A traqueostomia tem ainda o seu papel para pacientes que possuam outras complicações associadas (p.ex., neurológicas) ou necessitem de maiores pressões para se adequar a ventilação, ou quando é requerida uma interface mais "segura" entre o paciente e o ventilador (Kessler et al., 2001; Berger et al., 2001).

Maiores detalhes sobre o uso da ventilação não-invasiva são abordados em capítulo específico.

REFERÊNCIAS BIBLIOGRÁFICAS

1. BALES, M.J. & TIMPE, E.M. "Respiratory stimulant use in chronic obstructive pulmonary disease". *Ann. Pharmacother.* 38(10):1722-5, 2004 Oct. Epub 2004 Aug 17.
2. BERGER, K. et al. "Obesity hypoventilation syndrome as a spectrum of respiratory disturbances during sleep". *Chest.* 120:1231-8, 2001.
3. BURWEEL, C.S. et al. "Extreme obesity with alveolar hypoventilation: a Pickwickian syndrome". *Am. J. Med.* 21:811-8, 1956.
4. CLINICAL Indications for Noninvasive Positive Pressure Ventilation in Chronic Respiratory Failure Due to Restrictive Lung Disease, COPD, and Nocturnal Hypoventilation — A Consensus Conference Report. *Chest.* 116:521–34, 1999.
5. KESSLER, R. et al. "Pulmonary hypertension in obstructive sleep apnea syndrome: prevalence, causes and therapeutic consequences". *Eur. Respir. J.* 9:787-94, 1996.
6. KESSLER, R. et al. "The obesity-hypoventilation syndrome revisited: a prospective study of 34 consecutive cases". *Chest.* 120:369-76, 2001.
7. O'DONNEL, C.P. et al. "Leptin prevents respiratory depression in obesity". *Am. Rev. Respir. Crit. Care Med.* 159:1477-84, 1999.
8. ROCHESTER, D.F. & ENSON, Y. "Current concepts in the pathogenesis of the obesity-hypoventilation syndrome". *Am. J. Med.* 21:811-818, 1974.
9. SAARESRANTA, T. et al. "Medroxyprogesterone improves nocturnal breathing in postmenopausal women with chronic obstructive pulmonary disease". *Respir. Res.* 6(1):28, 2005 Apr. 4.
10. SAMPSON, M.G. & GRASSINO, A. "Neuromechanical properties in obese patients during carbon dioxide rebreathing". *Am. J. Med.* 75:81-190, 1983.
11. WILSON, W.R. & BEDELL, G.N. "The pulmonary anormalities in myxedema". *J. Clin. Invest.* 39:42-55, 1960.
12. ZWILLICH, C.W.; SOTTON, F.D. & PIERSON, D.J. "Decreased hypoxic ventilatory drive in the obesity-hypoventilation syndrome". *Am. J. Med.* 59:343-8, 1975.

CAPÍTULO 52

Distúrbios Respiratórios do Sono em Pediatria

GUSTAVO ANTONIO MOREIRA
MÁRCIA PRADELLA-HALLINAN

INTRODUÇÃO

Os distúrbios respiratórios do sono ainda são entidades pouco conhecidas no meio médico, mas apresentam alta prevalência e importante morbimortalidade. As doenças respiratórias do sono provocam alterações na qualidade do sono e dos gases arteriais, levando a complicações cardiovasculares, alterações do desenvolvimento e retardo do crescimento. A síndrome da apnéia-hipopnéia do sono obstrutiva (SAHSO) é o distúrbio respiratório do sono mais freqüente em crianças e adolescentes. Também serão descritas neste capítulo a síndrome da morte súbita do lactente e as síndromes de hipoventilação.

SÍNDROME DA APNÉIA-HIPOPNÉIA DO SONO OBSTRUTIVA

A síndrome da apnéia-hipopnéia do sono obstrutiva (SAHSO) é caracterizada por episódios recorrentes de obstrução parcial ou total das vias aéreas superiores durante o sono, o que resulta em alteração dos gases arteriais, como a dessaturação da oxiemoglobina, em interferência na qualidade do sono e em sintomas diurnos.

Uma entidade semelhante à SAHSO é a síndrome da resistência de vias aéreas superiores (SRVAS). A SRVAS é caracterizada por aumento do esforço respiratório em razão da obstrução parcial de vias aéreas superiores, levando a despertares freqüentes e sintomas diurnos, sem que haja alteração dos gases arteriais, hipopnéias ou apnéias obstrutivas.

Epidemiologia

A SAHSO é relativamente comum na população pediátrica; estima-se uma prevalência de 2% em crianças com idade entre 2 e 8 anos.

Quadro clínico

A SAHSO em crianças possui características diferentes da observada em adultos por ter epidemiologia, quadro clínico, fatores de risco, fisiopatologia, classificação, achados polissonográficos e tratamento distintos (Tabela 52.1). Os sintomas noturnos da SAHSO incluem uma combinação de ronco, desconforto respiratório, apnéia, agitação, posições bizarras, palidez, cianose, ronco ressuscitativo, sudorese profusa, despertares freqüentes e sonolência excessiva subjetiva (questionário) observada em 30% e objetiva (teste de múltiplas latências do sono) em 15%.

TABELA 52.1 DIFERENÇAS DA SÍNDROME DA APNÉIA-HIPOPNÉIA DO SONO OBSTRUTIVA EM CRIANÇAS E ADULTOS

	Crianças	Adultos
Aspectos clínicos		
Prevalência	2%	2% a 4%
Pico de incidência	Pré-escolar	Meia-idade
Sexo	M = F	M > F
		F: menopausa
Etiologia	Hipertrofia adenotonsilar, anomalia craniofacial, doença neuromuscular, obesidade, síndrome genética	Obesidade
Diagnóstico nutricional	Desnutrido, eutrófico ou obeso	Obeso
Complicações		
Sonolência diurna excessiva	Infreqüente	Comum
Alterações do comportamento	Hiperatividade, atraso de desenvolvimento, mau aproveitamento escolar	Alterações cognitivas, redução do alerta
Cardiovasculares	Hipertensão pulmonar	Hipertensão sistêmica
Polissonografia		
Obstrução	Cíclica ou hipoventilação obstrutiva	Cíclica
Arquitetura do sono	Normal	Diminuição do sono delta e do sono REM
Apnéia e estágio de sono	REM	REM e NREM
Despertar cortical	< 50% das apnéias	Ao término da apnéia
Tratamento		
Cirúrgico	Adenoamigdalectomia (maioria)	Uvulopalatofaringoplastia (casos selecionados)
Clínico	CPAP nasal (ocasional)	CPAP nasal e aparelhos intra-orais (maioria)

REM: movimento rápido dos olhos.
CPAP: pressão positiva contínua em vias aéreas.
NREM: não-REM.
Fonte: Marcus, C.L., 2001.

Está bem determinado, atualmente, que as conseqüências da SAHSO em crianças incluem: hipertensão arterial pulmonar, déficit de desenvolvimento e comprometimento do crescimento pôndero-estatural. Se não for tratada adequadamente, a SAHSO pode levar a efeitos tardios nas funções neurocognitiva e cardiovascular. Por isso, o diagnóstico e o tratamento precoces e efetivos são fundamentais.

Fatores de risco

Hipertrofia adenotonsilar, malformações craniofaciais, síndromes genéticas e doenças neuromusculares são os principais fatores de risco para SAHSO na população pediátrica. Qualquer doença que obstrua a luz das vias aéreas superiores ou reduza o tônus da musculatura da faringe é potencialmente de risco para SAHSO (Tabela 52.2).

TABELA 52.2 CRITÉRIOS POLISSONOGRÁFICOS DE NORMALIDADE

Tempo total de sono (TTS)	> 6 horas
Eficiência do sono	> 85%
Sono REM	15 a 40%
Sono de ondas lentas	10 a 40%
Índice de despertar	< 15/hora
Duração da apnéia	< 2 ciclos respiratórios (3 a 5 s)
Índice de apnéia obstrutiva	< 1/hora
Hipoventilação obstrutiva ($ETCO_2$ > 50 mmHg)	< 8% TTS
Pico do $ETCO_2$	< 53 mmHg
SaO_2 mínima	> 92%

Índice de apnéia obstrutiva = apnéias obstrutivas + apnéias mistas/TTS.
Fonte: Marcus, C.L., 1992.

Em crianças com fenótipo normal, observou-se que raça negra, obesidade e afecções crônicas de vias aéreas superiores e inferiores se associam com a SAHSO. Diferentemente do que acontece com os adultos, o sexo masculino não é um fator de risco descrito para SAHSO em crianças. No entanto, no Instituto do Sono da Unifesp-EPM, a relação de sexo entre meninos e meninas com SAHSO é de 1,8:1,0. Enquanto a prevalência da obesidade em crianças com história de ronco nos Estados Unidos é de 40%, a obesidade no ambulatório de Sono de Pediatria tem uma prevalência próxima de 10%, bem semelhante à da população geral.

Fisiopatologia

A permeabilidade de vias aéreas superiores (VAS) depende das forças que facilitam contra as que evitam o seu fechamento. A redução do diâmetro das VAS e o aumento do volume dos tecidos que as circundam contribuem para sua oclusão, enquanto que o tônus muscular atua contrabalançando esse efeito. Portanto, a SAHSO deve-se a uma combinação de estreitamento de vias aéreas superiores e tônus muscular anormal dos músculos da faringe.

No entanto, a maioria dos estudos clínicos não demonstrou uma associação da SAHSO com o tamanho de vias aéreas, tonsilas palatinas e adenóide. Em algumas crianças, as anormalidades estruturais predominam, como nas malformações craniofaciais. Em outras, como na paralisia cerebral, predominam os fatores neuromusculares. Em crianças com fenótipo normal e hipertrofia de tonsilas palatinas e adenóide, as anormalidades neuromusculares são sutis.

Diagnóstico

Os objetivos do diagnóstico são:

- identificar os pacientes cuja doença pode ter desfecho adverso por causa da SAHSO;
- evitar intervenção desnecessária em pacientes que não estão em risco de ter desfecho adverso; e
- avaliar aqueles pacientes com risco aumentado de complicações na adenotonsilectomia, para que medidas de precaução sejam estabelecidas. Esse objetivo é relevante, porque atualmente há evidência robusta de maior risco de desconforto respiratório e complicações graves no pós-operatório de adenoamigdalectomia em crianças com SAHSO.

Idealmente, o diagnóstico da SAHSO requer história, exame físico e polissonografia noturna. História clínica isolada, fitas de áudio, registro em vídeo, oximetria noturna e polissonografia diurna têm sensibilidade e especificidade inadequadas para um diagnóstico acurado.

A polissonografia é um estudo contínuo de diversas variáveis neurofisiológicas e cardiorrespiratórias, que incluem: eletroencefalograma, eletroculogramas direito e esquerdo, eletromiogramas (EMG) submentoniano e tibial anterior, eletrocardiograma, movimentos abdominal e torácico, fluxos nasal e oral, sensor de posição do corpo, pressão parcial de gás carbônico exalado ($PETCO_2$) e saturação percutânea da oxiemoglobina (SpO_2).

As crianças devem ser observadas continuamente por um técnico de polissonografia e filmadas com câmera de luz infravermelha. Medidas adicionais podem ser utilizadas em situações específicas: pH esofágico, pressão esofágica, EMG de músculos masseterianos, tempo do trânsito de pulso (PTT) e tonometria arterial periférica (PAT).

O PTT é um método novo de medida de esforço respiratório e despertar, e mede o intervalo entre a onda R do ECG e a onda pletismográfica do pulso. O tempo de transmissão da onda de pulso é inversamente proporcional à rigidez da parede vascular, o que é determinado pela pressão arterial. Como no pulso paradoxal, o aumento do esforço respiratório leva a uma queda exagerada da pressão arterial, resultando em um aumento do PTT. O despertar após apnéia obstrutiva causa um aumento transitório e acentuado da pressão arterial, levando a uma diminuição do PTT. O PTT, portanto, pode ser utilizado para medir esforço respiratório e despertar.

Por meio de pletismografia, a PAT avalia o volume da vasculatura periférica batimento por batimento cardíaco, de forma que alterações na atividade simpática levam a mudanças robustas da perfusão vascular periférica cutânea. A atenuação da PAT concomitante com alterações da freqüência cardíaca correlaciona-se com apnéias e despertares eletroencefalográficos.

A medida da pressão esofágica é o padrão-ouro para o diagnóstico da síndrome da resistência de vias aéreas superiores (SRVAS), porém é um método trabalhoso e invasivo. As tecnologias não-invasivas citadas (PTT e PTA) são úteis para determinar a presença de despertares autonômicos. Esses são mais sensíveis do que os despertares corticais para a detecção das alterações cardiovasculares associadas às apnéias. Já foi demonstrado que o PTT é capaz de diferenciar ronco primário de SRVAS em crianças.

Sensores de fluxo nasal que detectam a pressão nas narinas oferecem curvas de fluxo mais detalhadas e são mais sensíveis para detectar obstrução parcial de vias aéreas do que a medida de fluxo com sensor de temperatura. Até o momento, não há estudos validando o sensor de pressão nasal na população pediátrica.

Os valores de normalidade dos parâmetros da PSG para crianças são diferentes daqueles dos adultos (Tabela 52.2). Por isso, os estudos do sono em crianças e adolescentes devem ser estagiados segundo critério específico para idade (Consenso sobre Polissonografia Pediátrica da Sociedade Americana de Tórax, 1996).

Em adultos, considera-se anormal um evento respiratório com duração igual ou superior a 10 segundos. Crianças, porém, apresentam grande variação da freqüência respiratória com a idade, portanto, esse critério de tempo (10 s) leva a falsos-negativos. Por isso, considera-se anormal um evento respiratório que seja superior ou igual a 2 ciclos respiratórios.

Crianças também apresentam obstrução parcial de vias aéreas superiores por vários minutos, caracterizada por ronco, movimento paradoxal do tórax, dessaturação da oxiemoglobina e retenção de gás carbônico com fluxo nasal preservado. Algumas crianças apresentam esses eventos e poucas apnéias, situação na qual o índice de apnéia-hipopnéia (IAH) subestima a gravidade da SAHSO, que, nesses pacientes, é determinada por 2 aspectos clínicos e 2 aspectos polissonográficos (Tabela 52.3).

TABELA 52.3 NÍVEIS DE GRAVIDADE DA SÍNDROME DA APNÉIA-HIPOPNÉIA DO SONO OBSTRUTIVA EM CRIANÇAS

	Leve	Moderado	Grave
Sintomas diurnos	Mínimo	Presente	Perda funcional
Déficit de crescimento/desenvolvimento ou *cor pulmonale*	Ausente	Ausente	Presente
SaO_2 baixa e/ou $ETCO_2$ elevado	Mínima	Presente, sem risco de morte	Potencial risco de morte (SaO_2 < 70%)
Obstrução parcial	< 33%	33 a 66%	> 66%
Índice de apnéia obstrutiva	(1 a 5)	(5 a 10)	(> 10)

Fonte: Carrol & Loughlin, 1995.

Ainda existe controvérsia para definir quais são as crianças que apresentam ronco primário e quais são as que têm SAHSO. O limite entre normal e doente é baseado em estudo de 50 crianças com idade entre 1 e 14 anos. Usando o critério estatístico de normalidade (> 2 desvios-padrão acima da média), os autores consideraram anormal um índice de apnéia obstrutiva > 1/hora.

Alguns autores sugerem que um critério melhor seria utilizar desfecho adverso (alteração do crescimento, neurocognitiva e cardiovascular). Vários estudos têm demonstrado a ocorrência de problemas cognitivos ou de comportamento em crianças quando o IAH > 5/hora, porém um estudo já relatou alterações no desempenho escolar em crianças com ronco primário.

Tratamento

A maioria das crianças com SAHSO tem resolução completa dos sintomas e das apnéias após a adenoamigdalectomia. Mesmo crianças com outras condições médicas, como síndrome de Down, mucopolissacaridose ou obesidade, tendem a melhorar com a adenoamigdalectomia, apesar de alguns pacientes necessitarem de tratamento adicional.

É importante ressaltar que crianças com SAHSO apresentam risco de descompensação respiratória no período perioperatório por causa de edema de vias aéreas superiores, aumento de secreções, depressão respiratória e edema pulmonar pós-obstrutivo. Desconforto respiratório pós-operatório pode ocorrer em 16 a 27% dos pacientes de SAHSO.

Crianças com alto risco para complicações respiratórias são as menores de 3 anos de idade, aquelas com SAHSO grave e com doenças de risco associadas (obesidade, malformação craniofacial, doença neuromuscular, síndrome genética, hipertensão pulmonar). A cirurgia nesses pacientes não deve ser realizada no ambulatório. Recomenda-se repetir a polissonografia 8 semanas após a cirurgia somente nos pacientes com riscos adicionais e nos pacientes com IAH elevado, para garantir que não será necessário tratamento suplementar.

Nas crianças que não respondem à adenoamigdalectomia ou quando a cirurgia é contra-indicada, a pressão positiva contínua nas vias aéreas (CPAP) nasal é uma opção. O tratamento com CPAP nasal em crianças pequenas ou com atraso do desenvolvimento neuropsicomotor pode ser bem difícil. Outro fator limitante é a falta de máscaras e ventiladores especialmente desenhados para crianças. O uso prolongado de máscaras nasais em lactentes muito jovens pode provocar hipotrofia maxilar. Deformidades nasais também foram descritas em recém-nascidos prematuros que utilizaram pronga nasal.

A suplementação de oxigênio não corrige outros fatores fisiopatológicos da SAHSO, como os despertares ou o aumento do trabalho respiratório. Além disso, pode existir aumento acentuado da pressão parcial de gás carbônico, semelhante ao que se observa em pacientes com doença pulmonar obstrutiva crônica (DPOC). Por isso, oxigênio suplementar nunca deve ser administrado a pacientes com SAHSO sem que se faça a medida do $ETCO_2$.

A uvulopalatofaringoplastia (UPFP) tem sido realizada com sucesso em crianças com paralisia cerebral e hipotonia dos músculos das vias aéreas superiores. A UPFP não foi estudada em crianças com SAHSO associada a outras doenças. Cirurgias craniofaciais são apropriadas para algumas crianças com anomalias craniofaciais. Os aparelhos intra-orais já foram utilizados em crianças por alguns autores, mostrando melhora dos sintomas e das variáveis polissonográficas em um período de 6 meses. No entanto, existe preocupação de que esses aparelhos possam alterar a configuração facial durante o crescimento.

SÍNDROME DA MORTE SÚBITA DO LACTENTE

A síndrome da morte súbita do lactente (SMSL), do inglês *sudden infant death syndrome* (*SIDS*), é a principal causa de morte no 1º ano de vida nos países desenvolvidos. A SMSL é definida com a morte de crianças de 1 a 12 meses de idade sem causa esclarecida após extensa investigação da cena de morte e autopsia. A incidência varia de 0,5 a 2,0 para cada 1.000 nascidos vivos. O pico de incidência situa-se entre o 2º e o 4º mês de vida.

Nos países do hemisfério norte, foi observada maior prevalência nos meses de inverno, no sexo masculino e na raça negra. A SMSL é considerada um distúrbio do sono porque em 80% dos casos o óbito ocorreu entre meia-noite e 6 horas da manhã.

Fatores de risco

Estudos epidemiológicos evidenciaram diversos fatores que aumentam o risco de SMSL: posição prona, exposição ao tabaco perinatal, hipertermia, aleitamento artificial, prematuridade, baixo peso ao nascer, história de evento de aparente risco de morte, mãe jovem, multípara, curto intervalo entre gestações, ausência de acompanhamento pré-natal, infecções maternas, irmão com SMSL, baixo nível socioeconômico.

Fortes evidências associam a presença de SMSL com a posição prona e estudos controlados mostraram maior freqüência de óbito por SMSL quando o lactente era encontrado nessa posição. Diversas campanhas para redução de risco para SMSL foram realizadas na Europa, nos Estados Unidos e no Reino Unido orientando para a mudança de posição de dormir do bebê de prona para supina. Em seguida, foi observada uma redução da mortalidade por SMSL de até 50%.

Hipóteses para explicar o maior risco de morte em posição prona sugerem reinalação de gás carbônico, obstrução de vias aéreas superiores, menor capacidade de despertar em resposta a hipoxia e hipercapnia. O tabagismo materno pré-natal e o tabagismo passivo pós-natal apresentam comprovada associação com a SMSL. A chance de o lactente ter SMSL é maior quanto maior a exposição à fumaça de cigarro.

Prevenção

Não existe tratamento possível para a SMSL, por isso medidas preventivas são essenciais. A Academia Americana de Pediatria recomenda que todas as crianças no 1º ano de vida durmam em posição lateral ou supina. Na prática clínica também se recomenda abolir o consumo de cigarro próximo do lactente, estimular o aleitamento materno, evitar o excesso de vestimentas ou cobertas e não usar colchão macio e espesso.

Evento de aparente ameaça à vida

Definição

O evento de aparente ameaça à vida (*apparent life threatening event*, antigo *near-miss SIDS*), pode ocorrer no sono, na vigília ou durante as mamadas, e é descrito como uma combinação de apnéia, mudança da coloração na pele (palidez ou cianose) e flacidez muscular, às vezes associada a asfixia ou ânsia de vômito. Em cerca de 15% das crianças com SMSL, há história prévia de um ou mais eventos de aparente ameaça à vida.

Diagnóstico

Aproximadamente 62% desses episódios têm causa esclarecida, sendo o tratamento específico para cada causa. História minuciosa é o componente mais importante da avaliação. No pronto-socorro, essas crianças necessitam de avaliação completa para sepse, e, nos meses de inverno, pesquisa de vírus sincicial respiratório. Nas crianças cuja etiologia não foi esclarecida e que necessitaram de reanimação, o episódio é considerado evento de aparente ameaça à vida idiopático grave.

A recorrência desse tipo de evento é estimada em 68%; recomenda-se, então, monitoração cardiorrespiratória domiciliar. Todos os pais devem ser instruídos sobre suporte básico de vida, evitar fumo passivo e posição prona. Não há comprovação de que os monitores cardiorrespiratórios previnam um evento fatal, no entanto, diminuem a ansiedade dos pais, permitem intervenção e acompanhamento médico seriado.

SÍNDROME DA HIPOVENTILAÇÃO DO SONO

As síndromes de hipoventilação do sono podem ser congênitas ou adquiridas. As congênitas são representadas pela hipoventilação central congênita (mal de Ondine), malformação de Arnold-Chiari, a síndrome de Moëbius, doença de Leigh, deficiência de carnitina ou piruvato desidrogenase. As adquiridas são representadas por tumor de fossa posterior (meduloblastoma), infecção (meningoencefalite), trauma, asfixia e acidentes vasculares encefálicos.

Ainda, as doenças neuromusculares de caráter congênito (distrofias, miopatias) ou adquirido (esclerose lateral amiotrófica, síndrome pós-poliomielite) podem levar à hipoventilação noturna por causa da restrição pulmonar.

O sistema aferente para o centro respiratório localiza-se nos corpos carotídeo e aórtico (quimiorreceptores periféricos), nas vias aéreas, no parênquima pulmonar, no tórax e na superfície ventral do bulbo (quimiorreceptores centrais).

O sistema de controle central é dividido em uma parte voluntária, localizada no córtex cerebral, e uma parte involuntária, localizada no tronco cerebral (ponte, bulbo e medula espinal superior). Os sistemas eferentes (efetores) localizam-se nas vias neurais descendentes e nos músculos respiratórios. Hipoventilação fisiológica ocorre durante o sono nos indivíduos normais em razão de ausência do comando respiratório voluntário, redução da resposta ventilatória à hipoxia e à hipercapnia e redução do tônus muscular dos músculos respiratórios.

O diagnóstico da hipoventilação noturna é realizado com a confirmação de retenção de gás carbônico, e, na ausência dessa, por dessaturação da oxiemoglobina durante o sono não-associada a obstrução de VAS ou doença do parênquima pulmonar. O diagnóstico da hipoventilação noturna segue os seguintes critérios:

- $SaO_2 \leq 88\%$ por 5 min consecutivos;
- $PETCO_2 \geq 50$ mmHg por 10% do tempo total de sono ou pico do $PETCO_2 = 53$ mmHg.

A síndrome da hipoventilação central congênita (SHCC) é definida como uma falência do controle automático da respiração. A ventilação é mais comprometida durante o sono quieto (NREM), no qual o controle neural automático é predominante. A respiração também pode estar anormal durante o sono ativo (REM) ou mesmo na vigília, porém em graus mais leves. O espectro clínico pode variar de leve hipoventilação durante o sono com adequada ventilação alveolar em vigília até completa apnéia durante o sono e grave hipoventilação durante a vigília.

A SHCC é rara e seu mecanismo fisiopatológico é pouco conhecido. O fato de ocorrer no recém-nascido e em alguns pacientes associada à doença de Hirschsprung e a ganglioneuromas sugere um componente genético. As manifestações clínicas em geral se iniciam no período neonatal, com cianose e apnéia ao nascimento, necessitando de suporte ventilatório. Pode também se apresentar com cianose durante o sono, edema e sinais de insuficiência de ventrículo direito.

Alguns lactentes podem ter crises de cianose isoladas ou associadas à apnéia, ou em um episódio de aparente risco de vida. A forma tardia da SHCC se manifesta no final da infância com hipoxemia durante o sono, exercício ou na vigência de infecções respiratórias agudas. A SHCC pode também estar associada à disfunção hipotalâmica. O diagnóstico é baseado principalmente no estudo polissonográfico, que evidencia bradipnéia, hipopnéia, hipercapnia e hipoxemia importantes.

As respostas ventilatórias a hipoxia e/ou hipercapnia estão deprimidas ou ausentes tanto em vigília como durante o sono. A análise do eletrocardiograma evidencia pouca variabilidade do intervalo R-R. O diagnóstico diferencial deve ser feito com cardiopatia congênita cianótica, distúrbios metabólicos, paralisia diafragmática, doenças neuromusculares e patologias de base de crânio.

O tratamento da SHCC deve sempre ser multidisciplinar e global. Em geral, os pacientes não respondem a estimulantes respiratórios, sendo necessário suporte ventilatório durante o sono e, nos casos graves, durante a vigília. O marca-passo diafragmático permite maior mobilidade do paciente e é recomendado para crianças que necessitam de ventilação 24 horas por dia, porém não está disponível em nosso meio.

O seguimento do paciente com SHCC deve ser freqüente para que sejam evitadas complicações tardias como convulsões, atraso no crescimento e no desenvolvimento, hipertensão pulmonar e morte.

Nas síndromes associadas à alteração da junção craniovertebral, acredita-se que lesão neuronal ou compressão do tronco cerebral possam favorecer alterações no centro respiratório. A disfunção do tronco cerebral caracteriza-se por alteração da deglutição, do controle respiratório ou dos pares cranianos. Uma parcela pequena dos pacientes com malformação de Arnold-Chiari apresenta hipoventilação durante o sono, apnéia central ou obstrutiva. A descompressão do tronco cerebral nem sempre reverte o quadro, sendo necessário suporte ventilatório.

Pacientes com doenças neuromusculares evoluem, em geral, para hipoventilação noturna e, posteriormente, diurna. A hipoventilação é ocasionada pela combinação de restrição pulmonar e dificuldade de eliminação de secreção pulmonar. O controle da ventilação raramente está alterado. A mortalidade em pacientes com distrofia muscular de Duchenne está inversamente correlacionada com a capacidade vital forçada e o nadir da SaO_2 noturna, e diretamente com $PaCO_2$. Não se aguardam alterações dos gases arteriais para iniciar a ventilação pulmonar nas doenças neuromusculares, por causa do caráter progressivo e da possibilidade de piora aguda por acúmulo de secreção em um resfriado comum ou em uma pneumonia.

REFERÊNCIAS BIBLIOGRÁFICAS

1. "AMERICAN Academy of Pediatrics Task Force on Positioning and SIDS". *Pediatrics*. 89:1120-6, 1992.
2. AMERICAN ACADEMY OF PEDIATRICS. "Clinical practice guidelines. Diagnosis and management of childhood obstructive sleep apnea syndrome". *Pediatrics*. 109:704-12, 2002.
3. AMERICAN THORACIC SOCIETY. "Standards and indications for cardiopulmonary sleep studies in children". *Am. J. Respir. Crit. Care Med*. 153(2):866-78, 1996.
4. CARROL, J.L. & LOUGHLIN, G.M. "Obstructive sleep apnea syndrome in infants and children. Diagnosis and management". In: FERBER, R. & KRYGER, M. (eds.). *Principles and practice of sleep medicine in the child*. Filadélfia, W.B. Saunders, 1995.
5. CHEST."Clinical indications for non-invasive positive pressure ventilation in chronic respiratory failure due to restritive lung disease, COPD, and nocturnal hypoventilation – a consensus report". *Chest*. 116:521-34, 1999.
6. GOZAL, D. "Congenital central hypoventilation syndrome: an update". *Pediatr. Pulmonol*. 26:273-82, 1998.
7. GREENE, M.G. & CARROLL, J.L. "Consequences of sleep-disordered breathing in childhood". *Curr. Opin. Pulm. Med*. 3(6):456-63, 1997.
8. GUILLEMINAULT, C. et al. "Recognition of sleep-disordered breathing in children". *Pediatrics*. 98(5):871-82, 1996.
9. MARCUS, C.L. "Sleep-disordered breathing in children". *Am. J. Respir. Crit. Care Med*. 164(1):16-30, 2001.
10. MARCUS, C.L. et al. "Normal polysomnographic values for children and adolescents". *Am. Rev. Respir. Dis*. 146(5 Pt 1):1235-9, 1992.
11. NELSON, N.M. "Members of task force on prolonged apnea: report of the task force on prolonged apnea of the American Academy of Pediatrics". *Pediatrics*. 61:651-2, 1978.
12. PEDIATRICS."National Institutes of Health consensus development conference in infantile apnea and home monitoring". *Pediatrics*. 79:292-9, 1986.

PARTE 12

Programas Estruturados para Pneumopatias Crônicas

CAPÍTULO 53

Reabilitação Pulmonar

OLIVER NASCIMENTO
JOSÉ ROBERTO JARDIM
AQUILES CAMELIER

INTRODUÇÃO E DEFINIÇÃO

Nos portadores de doenças pulmonares crônicas, a gravidade da enfermidade e o prognóstico não são determinados exclusivamente pelas alterações da função pulmonar (Celli et al., 2004; Oga et al., 2003). Em indivíduos com doença leve ou moderada, a capacidade de exercício, a qualidade de vida e as atividades de vida diária são freqüentemente alteradas, independentemente da proporção da função pulmonar. Conseqüentemente, o tratamento que melhora a função pulmonar pode ter pouco impacto nos desfechos descritos e, portanto, a reabilitação pulmonar passa a ter grande importância no tratamento dessas pessoas.

A reabilitação pulmonar (RP) é definida como um programa multiprofissional de cuidados aos pacientes com alterações respiratórias, que é individualmente planejado e realizado para promover a autonomia e melhorar os desempenhos físico e social e a qualidade de vida do paciente. O programa é direcionado para aqueles pacientes sintomáticos e com redução funcional e busca reduzir os sintomas, otimizar o estado funcional, aumentar sua capacidade de exercício e independência e diminuir gastos nos cuidados com a saúde, além de estabilizar ou reduzir as manifestações sistêmicas das doenças pulmonares.

O interesse pela RP tem crescido muito nos últimos anos por causa do maior entendimento da fisiopatologia das doenças pulmonares e de suas manifestações sistêmicas (especialmente na doença pulmonar obstrutiva crônica (DPOC) e também em razão do surgimento de melhores tratamentos farmacológicos e cirúrgicos e do aumento da expectativa de vida dos portadores de doenças pulmonares.

O sintoma respiratório que leva à incapacidade do indivíduo portador de doença respiratória crônica é a dispnéia, causada primariamente pela alteração da função pulmonar. Com o progresso da doença respiratória, há o aumento da sensação de dispnéia, e o paciente começa a se privar de realizar esforços físicos, seja pelo medo do sintoma ou pela própria limitação física, o que o leva ao sedentarismo.

O sedentarismo, associado a hipoxemia, hipercapnia e presença de mediadores inflamatórios sistêmicos, gera alterações estruturais na musculatura esquelética, sobretudo nos grupos musculares de membros inferiores, membros superiores e respiratórios. As principais alterações encontradas são: diminuição da massa muscular (hipotrofia muscular), diminuição do número de capilares e transformação das fibras musculares para metabolismo glicolítico (redução de mitocôndrias e de glicogênio muscular).

Essas alterações musculares levam à redução da capacidade de exercício e se associam à função pulmonar na gênese da sensação da dispnéia. O tratamento com reabilitação pulmonar não muda a função respiratória, porém diminui as alterações musculares e reduz a sensação de dispnéia aos esforços.

O CENTRO DE REABILITAÇÃO PULMONAR

O programa de reabilitação pulmonar deve ser realizado por uma equipe de profissionais especializados e capacitados no cuidado de portadores de doenças pulmonares crônicas em um centro ou unidade com recursos físicos e materiais suficientes para o suporte dos doentes. O tratamento com reabilitação pulmonar pode ser realizado em indivíduos internados (hospitalizados)(Votto et al., 1996), ambulatoriais (Niederman et al., 1991) e domiciliares (Behnke et al., 2000).

Dentre essas modalidades, o tratamento ambulatorial é o mais utilizado, porém a reabilitação domiciliar vem adquirindo grande importância para se conseguir maior abrangência de tratamento dos doentes. Benefícios têm sido, consistentemente, obtidos nos três níveis de programas.

Uma equipe multiprofissional completa é composta por médico pneumologista, fisioterapeuta, educador físico, enfermeiro, nutricionista, psicólogo, terapeuta ocupacional e assistente social. A escolha dos profissionais e a determinação de suas funções devem ser adequadas às necessidades de cada centro, de modo a suprir todas as necessidades dos cuidados com os doentes. No entanto, programas de reabilitação podem apresentar resultados adequados mesmo com um número menor de profissionais, desde que eles identifiquem e supram as necessidades individuais dos pacientes.

Dentre os equipamentos necessários, devem constar cilindro portátil de oxigênio, oxímetro de pulso, jogos de halteres e ergômetros (esteira ou bicicletas), aos quais podem ser adicionados cicloergômetros para membros superiores, monitores cardíacos, espirômetros e aparelhos para treinamento de força (musculação).

É recomendável que o equipamento para reanimação cardiorrespiratória encontre-se disponível e que a equipe esteja treinada para os procedimentos-padrão de manutenção avançada de vida, apesar da raridade desse evento em pacientes em programas de reabilitação pulmonar.

O centro de reabilitação pulmonar deve ser de fácil acesso aos pacientes, por exemplo, por meio de transporte público. Ele precisa ter uma área adequada para abrigar o setor administrativo e a secretaria, consultórios, salas para avaliações individuais, para treinamento físico individual ou em grupo e para realização de reuniões e apresentações de aulas teóricas para pacientes e familiares. De acordo com as avaliações realizadas, será necessário um corredor largo e com comprimento entre 18 e 30 metros.

INDICAÇÕES E EXCLUSÕES

Historicamente, a reabilitação pulmonar tem sido utilizada para pacientes com DPOC. Entretanto, ela é aplicada com sucesso em pacientes com outras doenças pulmonares crônicas, como doenças intersticiais, fibrose cística, bronquiectasias, alterações de caixa torácica (cifoescoliose) e doenças neuromusculares.

Além disso, ela vem sendo empregada como parte da avaliação, preparação e recuperação da cirurgia redutora de volume pulmonar e em transplante pulmonar. Portanto, a reabilitação pulmonar é apropriada para qualquer paciente com doença respiratória estável e com sintomas incapacitantes. Mesmo pacientes com doenças graves ou avançadas podem se beneficiar com o tratamento personalizado para sua realidade (Pulmonary Rehabilitation: Joint ACCP/AACVPR Evidence-based Guidelines, 1997).

A admissão de fumantes em programas de reabilitação é assunto controverso. No entanto, não existem evidências que justifiquem a exclusão desse grupo de indivíduos de programas de reabilitação, havendo, por outro lado, dados que indicam que fumantes ativos têm desempenho semelhante aos ex-fumantes ao final da reabilitação.

Pacientes com problemas locomotores, neurológicos ou distúrbios cognitivos significativos podem ser incapazes de executar exercícios com segurança, restringindo-se, nesses casos, as intervenções do programa à educação, à nutrição e ao apoio psicossocial. Nos casos específicos de doenças cardíacas (angina, pós-infarto agudo do miocárdio, estenose aórtica, insuficiência cardíaca e aneurisma de aorta), deve-se ter mais cautela.

Quando a doença encontra-se instável ou não está sendo tratada, a reabilitação pulmonar é contra-indicada. Nos casos mais leves e que estão sendo tratados adequadamente, pode-se reduzir a carga de treinamento nos exercícios físicos para 50% da freqüência cardíaca máxima. Contudo, é sempre muito importante ter a avaliação e a orientação de um cardiologista para se discutir a segurança do tratamento.

Nos indivíduos com mais de 40 anos de idade, é importante, na análise inicial do programa, haver um teste para avaliação de isquemia miocárdica (teste ergométrico, ecoestresse ou cintilografia miocárdica) que demonstre condições para se realizar exercícios físicos com segurança.

AVALIAÇÕES

Diversas avaliações são realizadas antes e após o período de tratamento. Elas definem quais são as reais necessidades do indivíduo e facilitam um tratamento individualizado.

Avaliação da função respiratória

A função respiratória é avaliada pela espirometria, gasometria arterial e pelas pressões inspiratórias e expiratórias máximas. A espirometria e a gasometria arterial devem ser realizadas somente na avaliação inicial, visto que não ocorrem mudanças nesses parâmetros com a reabilitação pulmonar. Elas podem ser repetidas quando houver dúvida diagnóstica ou alterações evolutivas que justifiquem a sua realização.

Avaliação da qualidade de vida relacionada à saúde

Qualidade de vida tem uma definição muito ampla e variável, pois depende de diversos fatores e expectativas individuais, como saúde, espiritualidade, condição financeira, etc. Assim, o termo mais adequado para essa avaliação é qualidade de vida relacionada à saúde (QVRS), pois é levada em conta somente a porção que sofre influência da saúde. Para determinação da QVRS, utilizam-se questionários que são classificados em genéricos e específicos.

Os questionários genéricos são compostos por questões gerais, comuns a diversas doenças sistêmicas, podendo levar à comparação da QVRS entre diversas doenças. Nesse grupo, o mais utilizado é o Short Form-36 (SF-36), o qual já teve validação realizada para a língua portuguesa (Ciconelli e Ferraz, 1999).

Os questionários específicos são desenvolvidos para avaliação de sintomas e impacto das doenças respiratórias na vida do indivíduo. O Questionário do Hospital Saint George para Doença Respiratória (SGRQ) e o Questionário de Vias Aéreas 20 (AQ20) são exemplos de questionários específicos e ambos já tiveram suas validações para a língua portuguesa (Souza, Jardim e Jones, 2000; Camelier et al. 2003).

Avaliação da capacidade física

A capacidade de exercício também tem sido muito utilizada como critério de avaliação para diferentes intervenções, como broncodilatadores, procedimentos cirúrgicos e programas de treinamento físico. A avaliação pode ser realizada de diversas formas, em um simples teste de caminhada ou de modo complexo, como um teste de esforço cardiopulmonar.

Os testes têm por finalidade medir a capacidade física inicial e compará-la após o treinamento, quantificando-se a melhora obtida com o tratamento. Vários testes podem ser utilizados para avaliar a capacidade física de pacientes com DPOC; entre os mais usados estão: o teste incremental (ou de carga constante) na esteira ou bicicleta, os testes de força e potência muscular periférica e os testes de campo, como o teste de caminhada de 6 minutos, o teste *shuttle* e o teste do degrau.

Teste incremental máximo

É realizado em esteira ou bicicleta ergométrica, com cargas acrescidas progressivamente até se obter o máximo esforço pelo indivíduo (Gallagher, 1994; Palange et al., 1994), o que determina a carga máxima de avaliação. É um teste limitado por sintomas, de modo que o paciente determina o seu término.

O teste incremental tem por finalidade detectar os determinantes da limitação ao exercício nos pacientes (limitação ventilatória, cardiovascular ou muscular, também chamada de periférica) e pode ser acrescido da mensuração direta dos gases expirados, passando a ser chamado de teste de exercício cardiorrespiratório, cardiopulmonar ou ergoespirometria.

Nessa modalidade, diversos parâmetros podem ser avaliados, sendo considerados o consumo de oxigênio máximo ($\dot{V}O_2$ máx), o consumo de oxigênio de pico ($\dot{V}O_2$ pico) e o limiar anaeróbio (LA) os mais importantes para a avaliação da capacidade funcional ao exercício nos pacientes com DPOC (Ries, 1994).

O $\dot{V}O_2$ máx é definido como a quantidade de O_2 extraído do ar inspirado, pela ventilação pulmonar, em um dado período de tempo (Wasserman et al., 1999). É usado como índice de capacidade cardiovascular, sendo útil para a prescrição da intensidade de treinamento em um programa de reabilitação pulmonar, assim como para identificar os seus possíveis benefícios (Gallagher, 1994). Nos pacientes portadores de DPOC, em razão da limitação ventilatória, o $\dot{V}O_2$ pode não atingir um platô durante o exercício máximo, critério importante para se considerar a determinação do $\dot{V}O_2$ máx. Nesse caso, então, considera-se que o consumo máximo de oxigênio é o maior $\dot{V}O_2$ atingido no exercício máximo, denominando-se $\dot{V}O_2$ pico.

O limiar anaeróbio pode ser definido como o nível de intensidade de exercício em que passa a ser notado um acúmulo progressivo de lactato na corrente sanguínea, determinando a mudança da predominância dos sistemas de produção de energia da fase aeróbia para a anaeróbia (Wasserman, 1999). A mensuração do limiar anaeróbio constitui importante parâmetro de determinação da capacidade de exercício, sendo ele também utilizado na prescrição de treinamento físico de pacientes com DPOC.

A mensuração direta dos gases expirados, entretanto, requer um laboratório com equipamentos específicos, de custo elevado, além de profissionais especializados para a realização e interpretação do teste. Em vista desses fatores, diversas equações foram desenvolvidas para estimar o $\dot{V}O_2$ máx, geralmente baseadas em testes fáceis de serem realizados e que, habitualmente, exigem um exercício submáximo, como os testes da caminhada, do degrau ou de corridas.

*Teste de resistência (*endurance*)*

Quantifica-se o tempo máximo de exercício atingido pelo paciente utilizando-se 90% da carga máxima obtida no teste incremental.

Teste de caminhada dos 6 minutos

É um teste mais simples e que é capaz de avaliar o desempenho dos pacientes aos esforços. O objetivo é medir a distância percorrida durante os 6 minutos de sua duração. Deve ser realizado em corredor plano ou quadra de esporte com distância entre 18 e 30 metros. A padronização publicada pela American Thoracic Society recomenda que o teste deve ser aplicado duas vezes, tanto na avaliação inicial quanto na final, sendo considerada a maior distância percorrida nos testes (ATS Statement. Guidelines for the six minute walk test, 2002).

O teste da caminhada é baseado no teste original descrito por Cooper em 1968, no qual se constatou uma boa correlação entre a distância percorrida em uma corrida de 12 minutos e o $\dot{V}O_2$ máx medido em um teste de exercício em esteira, em homens sadios e jovens. Posteriormente, em 1976, foi adaptado para indivíduos portadores de DPOC, quando se constatou uma razoável correlação entre a distância caminhada e o $\dot{V}O_2$ máx ($r = 0,52$) (McGavin, Grupta e McHardy, 1976).

Testes da caminhada realizados em 2, 6 e 12 minutos mostraram que havia boa correlação da distância relativa percorrida nos testes de 2 e 6 minutos com a distância no teste de 12 minutos; além disso, foi demonstrado que testes mais curtos eram mais bem tolerados pelos pacientes com DPOC. Desde então, o teste da caminhada dos 6 minutos passou a ser a opção mais utilizada para avaliar a capacidade física dos indivíduos com DPOC, já que tem maior poder discriminatório que o teste dos 2 minutos, é mais confortável para os pacientes do que o teste de 12 minutos e toma pouco tempo do investigador.

O teste de caminhada de 6 minutos vem sendo utilizado como medida de avaliação da capacidade de exercício e de atividades da vida diária após diferentes intervenções, como broncodilatadores, procedimentos cirúrgicos e reabilitação pulmonar. Em razão de suas características de reprodutibilidade, é necessária a realização de pelo menos 2 práticas do teste de caminhada para que o resultado seja aceito pelo investigador.

A mínima diferença de distância a ser percorrida, para que seja assumida uma diferença clínica importante, é a de 54 metros, embora não haja ainda estudos suficientes para admitir esse valor como indiscutível. Apesar de a mensuração absoluta da mudança da distância percorrida ser a modalidade de mensuração mais utilizada, também pode ser realizada a mudança porcentual ou, ainda, a mudança porcentual em relação ao valor de normalidade.

Mais recentemente, foi determinado que a distância percorrida no teste da caminhada é um fator preditor de mortalidade mais importante do que idade, VEF_1 (volume expiratório forçado no primeiro segundo), índice de massa corpórea ou presença de comorbidades em pacientes portadores de DPOC, o que reforça a importância desse teste simples (Pinto-Plata et al., 2004).

O teste da caminhada é defendido e utilizado por muitos autores admitirem que ele reproduz as atividades da vida diária.

Testes de força e potência dos músculos periféricos

Esses testes avaliam a força muscular isométrica, caracterizada pela contração muscular máxima, na ausência da modificação do ângulo articular. São necessários tanto aparelhos mais simples, como dinamômetros (que avaliam a força de preensão da mão, por exemplo), quanto sistemas informatizados de força isocinética, que têm a capacidade de avaliar parâmetros como o torque-velocidade, torque-ângulo e a potência-velocidade.

Nota-se um crescente interesse e relevância na literatura em se estudar esses parâmetros na determinação do padrão de limitações periféricas de portadores de DPOC, bem como na avaliação à resposta de programas de reabilitação pulmonar ou exacerbação da DPOC e parâmetros de inflamação sistêmica (Mador et al., 2001; Spruit et al., 2003).

Teste shuttle

O teste *shuttle* também utiliza a caminhada como atividade, é simples, de baixo custo, e sofre pouca influência da motivação. Ele foi criado, em 1982, para indivíduos atletas e estabelecia, a cada 2 minutos, incrementos de velocidade de forma progressiva; nos níveis mais elevados, podia-se alcançar uma velocidade que obrigava os indivíduos a correr.

Comparando o teste *shuttle* com um teste incremental em esteira, os autores consideraram que aquele era válido para predizer o $\dot{V}O_2$ máx em adultos atletas, de ambos os sexos ($r = 0{,}91$) (Leger e Lambert, 2002). É realizado em um corredor plano em que o indivíduo tem de caminhar por uma distância de 10 metros entre dois cones. O teste é estimulado por um sinal sonoro, de modo que, no toque do sinal, o paciente deve estar no cone. Com o avançar do teste, os sinais sonoros vão ficando com menor intervalo de tempo e existe aumento do esforço realizado pelo paciente a cada minuto, de modo a se tornar um teste incremental. Avaliam-se a distância percorrida pelos indivíduos e o tempo.

Em 1992, o teste *shuttle* foi adaptado para avaliar a capacidade funcional de pacientes com DPOC, modificando-se o protocolo da velocidade imposta para adequá-la às limitações dos pacientes (Singh et al., 1992). A resposta cardiovascular no teste *shuttle* é maior do que no teste da caminhada dos 6 minutos. Acredita-se que essa diferença seja porque o teste *shuttle* submete o paciente a um esforço intenso e progressivo, enquanto no teste da caminhada o esforço é constante e submáximo.

A reprodutibilidade do teste *shuttle* é tida excelente e apenas uma prática é recomendada. A diferença clinicamente importante, considerada como melhora, é de 3 *shuttles*, ou 30 metros. Estudos publicados compararam o $\dot{V}O_2$ durante o teste de exercício máximo com o desempenho do teste *shuttle* em pacientes com DPOC.

Singh et al. (1994) mostraram que os aumentos da freqüência cardíaca e do $\dot{V}O_2$ observados durante o teste *shuttle* aproximavam-se da resposta fisiológica gradual ao exercício observada ao longo do teste máximo na esteira. Eles ainda compararam a medida direta do $\dot{V}O_2$ máx do teste na esteira com o $\dot{V}O_2$ máx medido diretamente com um aparelho portátil durante 2 testes *shuttle* realizados em momentos diferentes. Os autores demonstraram boas correlações entre o $\dot{V}O_2$ máx e a distância no teste *shuttle* ($r = 0{,}81$) e entre a medida do $\dot{V}O_2$ máx no teste da esteira e a distância caminhada no teste *shuttle* ($r = 0{,}88$).

Uma boa correlação também foi encontrada quando o teste *shuttle* foi comparado ao $\dot{V}O_2$ máx medido em teste máximo em cicloergômetro ($r = 0{,}71$).

O teste *shuttle* é, portanto, excelente alternativa quando a avaliação da capacidade máxima do exercício é desejada em pacientes com doenças respiratórias.

Teste do degrau de 5 minutos

Uma alternativa de teste de campo, com uma menor necessidade de espaço, é o teste do degrau, que consiste em submeter os pacientes com DPOC a realizar, sob velocidade controlada, exercício de subir e descer um degrau de 20 cm de altura. Em um estudo, observou-se uma relação linear entre o teste do degrau e o $\dot{V}O_2$/kg pico ($r^2 = 0{,}33$; $p < 0{,}01$), constituindo uma alternativa simples de se avaliar a capacidade de exercício em pacientes com DPOC. Entretanto, as suas limitações estão na falta de padronização do teste e na ausência de uma diferença clinicamente importante definida, pela escassez de estudos na literatura (Montes de Oca, 2001).

Avaliação das atividades da vida diária

Avalia-se o comportamento do indivíduo na simulação de realização de atividades da vida diária, como higiene pessoal, alimentação, vestir-se, trabalhos domésticos, subir escadas e qualquer outra atividade que esteja ligada ao dia-a-dia do indivíduo. São anotados o modo de realização das atividades, a sensação de dispnéia para executá-las e o comportamento da SpO_2 (saturação de pulso de oxiemoglobina). A importância dessa avaliação reside na observação e na conseqüente orientação quanto à utilização de técnicas de conservação de energia (Velloso et al., 2003).

Avaliação psicológica

Muitos portadores de DPOC apresentam variáveis graus de ansiedade e depressão. A avaliação psicológica é capaz de determinar aqueles indivíduos que merecem intervenção como parte do tratamento.

A avaliação inicial pode ser feita por meio de questionários para rastrear aqueles indivíduos com alterações que necessitem dessa avaliação e de tratamento. Dentre os questionários mais empregados estão o IDATE (ansiedade), BECK (depressão) e a escala de ansiedade e depressão hospitalar – HAD (ansiedade e depressão).

As atribuições do psicólogo em um programa de reabilitação pulmonar vão da avaliação dos níveis de ansiedade, depressão e motivação até a compreensão das relações existentes entre o paciente e sua família. As abordagens psicológicas utilizadas devem buscar o envolvimento ativo do paciente na tomada de decisões e nas mudanças de atitudes dos aspectos que forem passíveis de modificação.

A ansiedade e a depressão são bastante prevalentes em pacientes portadores de DPOC, podendo os níveis de ansiedade variar de 21 a 96% (Garuti et al., 2003; Carrieri-Kohlman, 1996). Intervenções psicológicas com sessões de psicoterapia podem reduzir significativamente os níveis de ansiedade e depressão dos pacientes com DPOC, quando comparados a um grupo com tratamento habitual (Godoy e Godoy, 2003).

Avaliação nutricional

Muitos indivíduos portadores de doenças pulmonares crônicas apresentam alterações de seu peso ideal e sobrepeso ou subpeso lhes são prejudiciais. A avaliação mais simples é o cálculo do índice de massa corpórea (IMC), dividindo-se o peso pela altura ao quadrado (kg/m^2). Em indivíduos portadores de doenças crônicas, consideram-se com depleção nutricional aqueles com IMC menor do que 21 kg/m^2 e, nesses casos, deve haver intervenção nutricional com suplementação e administração de substâncias ergogênicas (Ferreira et al., 1998).

PROGRAMA INTEGRAL DE REABILITAÇÃO PULMONAR

Um programa integral de reabilitação pulmonar é baseado em treinamento físico, treinamentos resistivo ou de força localizados, educação de pacientes e familiares, treinamento de músculos respiratórios, terapia ocupacional, intervenções psicossociais e suporte nutricional. Embora seja um tratamento realizado por determinado tempo no centro de reabilitação, suas orientações devem ser seguidas e mantidas no domicílio.

Um programa que englobe treinamento físico e educação do paciente tem-se mostrado mais efetivo para reduzir a dispnéia e a fadiga, melhorar a qualidade de vida relacionada à saúde e a capacidade de exercício do que os programas somente com orientações educacionais.

Atividades educacionais fazem parte da maioria dos programas de reabilitação pulmonar. A educação pode incentivar o paciente a aderir ao tratamento e a entender melhor as alterações físicas provocadas pela doença e como lidar adequadamente com elas. As atividades educacionais precisam ser desenvolvidas para os pacientes do programa de reabilitação e seus familiares e devem privilegiar a objetividade, a simplicidade, a clareza e a participação dos educandos. A Tabela 53.1 resume os tópicos importantes abordados nas atividades educacionais.

TABELA 53.1 TÓPICOS IMPORTANTES PARA ATIVIDADES EDUCACIONAIS

Anatomia e fisiologia do pulmão
Fisiopatologia da DPOC
Bases do tratamento farmacológico, uso de inaladores e outros dispositivos
Oxigenoterapia
Automanejo dos sintomas
Estratégias de respiração
Técnicas de conservação de energia e atividades da vida diária (AVD)
Benefícios dos exercícios físicos
Prevenção quanto a irritantes ambientais
Tabagismo
Evolução natural da doença, fases críticas
Decisão sobre medidas de suporte à vida
Alterações psicológicas e sua abordagem
Sexualidade, atividade laborativa e lazer
Nutrição

A equipe de reabilitação pulmonar deve observar e intervir, se necessário, para manter o melhor tratamento farmacológico e não-farmacológico ao indivíduo. Devem constar do programa a cessação de tabagismo e a oxigenoterapia domiciliar prolongada para aqueles com indicação.

O tempo de treinamento físico é variado e, em geral, pode ser realizado com 3 a 5 sessões semanais por um período de 3 meses. Já foi demonstrado que períodos de 4 ou 7 semanas de treinamento não apresentaram diferenças nos benefícios do tratamento (Green et al., 2001).

O programa integral de reabilitação pulmonar deve incluir treinamento de membros superiores, da musculatura respiratória e dos membros inferiores. A Tabela 53.2 demonstra os benefícios obtidos com o programa de reabilitação pulmonar de acordo com os níveis de evidência demonstrados na literatura.

TABELA 53.2 BENEFÍCIOS OBTIDOS COM A REABILITAÇÃO PULMONAR

Melhora da capacidade de exercício (Evidência A)
Redução da sensação de falta de ar (Evidência A)
Pode melhorar a qualidade de vida relacionada à saúde (Evidência B)
Reduz o número de hospitalizações e dias de internação hospitalar (Evidência B)
O treinamento dos músculos dos membros superiores aumenta a capacidade de realizar atividades com os braços, melhora a coordenação dos músculos e a adaptação metabólica e reduz a sensação de dispnéia (Evidência B)
O treinamento dos músculos respiratórios é benéfico, especialmente quando combinado com o treinamento físico geral (Evidência B)
Os benefícios se estendem muito além do período imediato ao treinamento (Evidência B)

Treinamento de membros superiores

O treinamento dos membros superiores é recomendado como componente essencial de um programa de reabilitação pulmonar para pacientes com DPOC, visto que diversas atividades da vida diária dependem do uso da musculatura dos braços e da cintura escapular.

Não existe um método-padrão para treinamento dos membros superiores e pode ser citado o treinamento com um cicloergômetro para braços, iniciando-se com 60% da carga máxima alcançada em um teste incremental prévio. Outra modalidade de exercício para membros superiores é a utilização de pesos, cuja carga de treinamento será determinada por meio de um teste incremental, sendo de 50% do teste máximo.

O tempo de treinamento deve ser de no mínimo 20 minutos, com sessões de 2 minutos intercalados entre cada membro superior. Uma das formas que recruta o maior número de músculos da cintura escapular é o exercício em diagonais. Alguns centros utilizam faixas elásticas ou bastões para exercitar os membros superiores.

O treinamento dos membros superiores melhora a capacidade para desempenhar atividades com os braços e reduz o consumo de oxigênio para uma mesma carga de trabalho realizada com o uso dos braços.

Treinamento da musculatura respiratória

A função da musculatura inspiratória pode estar reduzida nos pacientes com DPOC, o que contribui para o aparecimento de dispnéia e de limitação ao exercício.

A força da musculatura inspiratória pode ser estimada de forma não-invasiva pela determinação da pressão inspiratória negativa máxima (PImáx).

O método mais usado para treinar a musculatura inspiratória é o que utiliza o Threshold IMT®, um aparelho que apresenta um sistema de resistência inspiratória. Com o ajuste de uma mola em espiral que se encontra no seu interior, é possível ajustar uma pressão específica, fazendo com que o paciente precise gerar uma pressão inspiratória maior para abrir a válvula do mecanismo e obter o fluxo de ar.

A carga mínima para treinar a musculatura inspiratória é de 30% da PImáx e deve ser gradativamente aumentada até atingir 60 a 70% da PImáx basal do paciente. O treinamento deve durar 15 a 30 min/dia (sessão contínua ou 15 minutos 2 vezes ao dia) e deve ser realizado no mínimo 5 vezes por semana. Uma freqüência respiratória de 12 a 15 irpm é recomendada.

Recentemente, foi publicada uma metanálise reunindo 15 estudos randomizados e controlados sobre o efeito do treinamento da musculatura respiratória em pacientes com DPOC. Esse estudo mostrou que o treinamento da musculatura inspiratória aumenta significativamente a força e a *endurance* dos músculos inspiratórios e reduz bastante a dispnéia em repouso e durante o exercício em pacientes com DPOC. Entretanto, o efeito foi significativamente melhor no grupo de pacientes com força da musculatura inspiratória reduzida antes do treinamento.

Com base nessas evidências, está recomendado testar os efeitos do treinamento da musculatura inspiratória em pacientes com DPOC que apresentem dispnéia acentuada, estejam motivados com o tratamento e tenham redução da PImáx (Smith et al., 1992).

Treinamento dos membros inferiores

Os benefícios do treinamento por meio de exercícios físicos em pacientes com DPOC são altamente documentados na literatura.

As modalidades de treinamento comumente utilizadas são: treinamento de resistência (*endurance)*, treinamento intervalado e treinamento de força.

O treinamento de resistência consiste em realizar exercícios com moderada ou alta intensidade de carga por um determinado tempo, em geral, 30 minutos. O treinamento intervalado envolve exercícios similares, aplicados com alternância de períodos curtos de forma mais intensa e períodos de menor intensidade. Esse tipo de treinamento consiste basicamente de 2 a 3 minutos de exercício em alta intensidade intercalados com períodos iguais de repouso ou exercício em baixa intensidade.

O treinamento de força se constitui em realizar exercícios com levantamento de pesos ou de forma resistiva dos membros superiores e é fundamental para aqueles indivíduos com fraqueza e/ou atrofia muscular. A combinação dessas modalidades também é possível. A maioria dos programas de treinamento em DPOC é baseada no treinamento de *endurance* e pode ser realizada em bicicleta ou esteira ergométrica (Maltais et al.,

1996). A intensidade de treinamento deve ser entre 60 a 80% da carga máxima atingida em teste incremental.

Evidências recentes sugerem que a combinação de treinamento de força e *endurance* é a estratégia adequada para se atingir o fortalecimento de membros superiores e inferiores, aumento na capacidade submáxima de exercício e redução da dispnéia.

REFERÊNCIAS BIBLIOGRÁFICAS

1. AMERICAN THORACIC SOCIETY. "Pulmonary rehabilitation – 1999". *Am. J. Respir. Crit. Care Med.* 159:1666-82, 1999.
2. ATS STATEMENT. "Guidelines for the six minute walk test". *Am. J. Respir. Crit. Care Med.* 166:111, 2002.
3. BEHNKE, M. et al. "Home-based exercise is capable of preserving hospital-based improvements in severe chronic obstructive pulmonary disease". *Respir. Med.* 94:1184-91, 2000.
4. CAMELIER, A. et al. "Validação do questionário de vias aéreas 20 (AQ20) em portadores de DPOC no Brasil". *J. Pneumol.* 29:28-35, 2003.
5. CARLSON, D.J.; PIES, A.L. & KAPLAN, R.M. "Prediction of maximum exercise tolerance in patients with COPD". *Chest.* 100:307-11, 1991.
6. CARRIERI-KOHLMAN, K. et al. "Exercise training decreases dyspnea and distress and anxiety associated with it". *Chest.* 110:1526-35, 1996.
7. CELLI, B.R. et al. "The body-mass index, airflow obstruction, dyspnea, and exercise capacity index in chronic obstructive pulmonary disease". *N. Engl. J Med.* 350:1005-12, 2004.
8. CHEST. "Pulmonary rehabilitation: joint ACCP/AACVPR evidence-based guidelines". *Chest.* 112:1363-96, 1997.
9. CICONELLI, R. & FERRAZ, M. "Tradução para o português e validação do questionário genérico de avaliação de qualidade de vida 'Medical Outcomes Study 36-Item Short Form Health Survey (SF-36)'". *Rev. Bras. Reumat.* 39:143-50, 1999.
10. CLARK, C.J. et al. "Skeletal muscle strength and endurance in patients with mild COPD and the effects of weight training". *Eur. Respir. J.* 15:92-7, 2000.
11. COOPER, K.H. "A mean of assessing maximal oxygen uptake". *JAMA.* 203:201, 1968.
12. COPPOOLSE, R. et al. "Interval versus continuous training in patients with severe COPD: a randomized clinical trial". *Eur. Respir. J.* 14:258-63, 1999.
13. EMERY, C.F. et al. "Psychological outcomes of a pulmonary rehabilitation program". *Chest.* 100:613-7, 1991.
14. FERREIRA, I.M. et al. "The influence of 6 months of oral anabolic steroids on body mass and respiratory muscles in undernourished COPD patients". *Chest.* 114:19-28, 1998.
15. GALLAGHER, C.G. "Exercise and chronic obstructive pulmonary disease". *Med. Clin. N. Am.* 74:(3):619-41, 1990.
16. _______. "Exercise limitation and clinical exercise testing in chronic obstructive pulmonary disease". *Clin. Chest Med.* 15:305-26, 1994.
17. GARUTI, G. et al. "Impact of comprehensive pulmonary rehabilitation on anxiety and depression in hospitalized COPD patients". *Monaldi Arch. Chest. Dis.* 59:56-61, 2003.
18. GODOY, D.V. & GODOY, R.F. "Redução nos níveis de ansiedade e depressão de pacientes com doença pulmonar obstrutiva crônica (DPOC) participantes de um programa de reabilitação pulmonar". *J. Pneumologia.* 28(3):120-4, 2002.
19. _______. "A randomized controlled trial of the effect of psychotherapy on anxiety and depression in chronic obstructive pulmonary disease". *Arch. Phys. Med. Rehabil.* 84(8):1154-7, 2003.

20. GOSSELINK, R.; TROOSTERS, T. & DECRAMER, M. "Peripheral muscle weakness contributes to exercise limitation in COPD". *Am. J. Respir. Crit. Care Med.* 153:976-80, 1996.
21. GREEN, R.H. et al. "A randomized controlled trial of four weeks versus seven weeks of pulmonary rehabilitation in chronic obstructive pulmonary disease". *Thorax.* 56:143-5, 2001.
22. HAGGERTY, M.C.; STOCKDALE-WOOLLEY, R. & NAIR, S. "Respir Care. An innovative home care program for the patient with chronic obstructive pulmonary disease". *Chest.* 100:607-12, 1991.
23. HAMILTON, A.L. et al. "Symptom intensity and subjective limitation to exercise in patients with cardiorespiratory disorders". *Chest.* 110:1255-63, 1996.
24. IKEDA, A. et al. "Dose response study of ipratropium bromide aerosol on maximum exercise performance in stable patients with chronic obstructive pulmonary disease". *Thorax.* 51:48-53, 1996.
25. LACASSE, Y. et al. "Pulmonary rehabilitation for COPD". *Cochrane Database Syst. Rev.* (3):CD003793, 2002.
26. LEGER, L.A. & LAMBERT, J.A. "Maximal multistage 20-m shuttle run test to predict VO_2 max". *Eur. J. Appl. Physiol.* 49:1-12, 1982.
27. LEVIN, D.C. "Home care for respiratory problems". *Clin. Geriatr. Med.* 7:777-86, 1991.
28. LÖTTERS, F. et al. "Effects of controlled inspiratory muscle training in patients with COPD: a meta-analysis". *Eur. Respir. J.* 20:570-6, 2002.
29. MADOR, M.J. et al. "Effect of pulmonary rehabilitation on quadriceps fatiguability during exercise". *Am. J. Respir. Crit. Care Med.* 163(4):930-5, 2001.
30. MAHLER, D.A. & HARVER, A. "A factor analysis of dyspnea ratings, respiratory muscle strength, and lung function in patients with chronic obstructive pulmonary disease". *Am. Rev. Respir. Dis.* 145:467-70, 1992.
31. MALTAIS, F. et al. "Skeletal muscle adaptation to endurance training in patients with chronic obstructive pulmonary disease". *Am. J. Resp. Crit. Care Med.* 154:442-7, 1996.
32. MCGAVIN, C.R.; GRUPTA, S.P. & MCHARDY, G.J.R. "Twelve-minute walking test for assessing disability in chronic bronchitis". *BMJ.* 1:822, 1976.
33. MONTES DE OCA, M. et al. "Chronic obstructive pulmonary disease: evaluation of exercise tolerance using three different exercise tests". *Arch. Bronconeumol.* 37:69, 2001.
34. NIEDERMAN, M.S. et al. "Benefits of a multidisciplinary pulmonary rehabilitation program. Improvements are independent of lung function". *Chest.* 99:798-804, 1991.
35. OGA, T. et al. "Analysis of the factors related to mortality in chronic obstructive pulmonary disease: role of exercise capacity and health status". *Am. J. Respir. Crit. Care Med.* 167:544-9, 2003.
36. ORTEGA, F. et al. "Comparison of effects of strength and endurance training in patients with chronic obstructive pulmonary disease". *Am. J. Respir. Crit. Care Med.* 166:669-74, 2002.
37. PALANGE, P. et al. "Cardiopulmonary exercise testing in the evaluation of patients with ventilatory *vs.* circulatory causes of reduced exercise tolerance". *Chest.* 105:1122–6, 1994.
38. PINTO-PLATA, V.M. et al. "The 6-min walk distance: change over time and value as a predictor of survival in severe COPD". *Eur. Resp. J.* 23:28-33, 2004.
39. PORTNOW, J. et al. "Multidisciplinary home rehabilitation. A practical model". *Clin. Geriatr. Med.* 7:695-706, 1991.
40. RIES, A.L. "The importance of exercise in pulmonary rehabilitation". *Clin. Chest Med.* 15:327-37, 1994.
41. SCHOLS, A.M. et al. "Physiologic effects of nutritional support and anabolic steroids in patients with chronic obstructive pulmonary disease. A placebo-controlled randomized trial". *Am. J. Respir. Crit. Care Med.* 152(4):1268-74, 1995.
42. _______. "Weight loss is a reversible factor in the prognosis of chronic obstructive pulmonary disease". *Am. J. Respir. Crit. Care Med.* 157:1791-7, 1998.

43. SIMPSON, K. et al. "Randomized controlled trial of weightlifting exercise in patients with chronic airflow limitation". *Thorax.* 47:70-5, 1992.
44. SINGH, S.J. et al. "Development of a shuttle walking test of disability in patients with chronic airways obstruction". *Thorax.* 47:1019-24, 1992.
45. SINGH, S.J. et al. "Comparison of oxygen uptake during a conventional treadmill test and the shuttle walking test in chronic airflow limitation". *Eur. Respir. J.* 7:2016-22, 1994.
46. SMITH, K. et al. "Respiratory muscle training in chronic airflow limitation: a meta-analysis". *Am. Rev. Respir. Dis.* 145:533-9, 1992.
47. SOUZA, T.C.; JARDIM, J.R.B. & JONES, P.W. "Validação do questionário do Hospital Saint George na doença respiratória (SGRQ) em pacientes portadores de doença pulmonar obstrutiva crônica no Brasil". *J. Pneumol.* 16:119-25, 2000.
48. SPRUIT, M.A. et al. "Resistance *versus* endurance training in patients with COPD and peripheral muscle weakness". *Eur. Respir. J.* 19:1072-8, 2002.
49. _______. "Muscle force during an acute exacerbation in hospitalised patients with COPD and its relationship with CXCL8 and IGF-I". *Thorax.* 58(9):752-6, 2003.
50. STRIJBOS, J.H. et al. "A comparison between an outpatient hospital-based pulmonary rehabilitation program and a home-care pulmonary rehabilitation program in patients with COPD. A follow-up of 18 months". *Chest.* 109:366-72, 1996.
51. VALE, F.; REARDON, J.Z. & ZUWALLACK, R.L. "The long-term benefits of outpatient pulmonary rehabilitation on exercise endurance and quality of life". *Chest.* 103:42-5, 1993.
52. VALLET, G. et al. "Comparison of two training programmes in chronic airway limitation patients: standardized versus individualized protocols". *Eur. Resp. J.* 10:114-22, 1997.
53. VELLOSO, M. et al. "Metabolic and ventilatory parameters of four activities of daily living accomplished with arms in COPD patients". *Chest.* 123(4):1047-53, 2003.
54. VINCKEN, W. et al. "Improved health outcomes in 58 patients with COPD during 1 yr's treatment with tiotropium". *Eur. Respir. J.* 19:209-16, 2002.
55. VOTTO, J. et al. "Shortstay comprehensive inpatient pulmonary rehabilitation for advanced chronic obstructive pulmonary disease". *Arch. Phys. Med. Rehabil.* 77:1115-8, 1996.
56. WASSERMAN et al. (eds.). *Principles of exercise testing and interpretation.* 3.ed. Baltimore, Lippincott Williams & Wilkins, 1999.
57. WIJKSTRA, P.J. et al. "Quality of life in patients with chronic obstructive pulmonary disease improves after rehabilitation at home". *Eur. Respir. J.* 7:269-73, 1994.

CAPÍTULO 54

Reabilitação Pulmonar na DPOC - Treinamento e Outras Intervenções Físicas Reabilitadoras

SIMONE DAL CORSO
CARLA MALAGUTI
LARA MARIS NÁPOLIS
JOSÉ ALBERTO NEDER
LUIZ EDUARDO NERY

INTRODUÇÃO

A limitação física induzida pela doença respiratória crônica é, primordialmente, conseqüência do ciclo vicioso da dispnéia conduzindo à inatividade. O estilo de vida sedentário, por sua vez, contribui para o descondicionamento e o incremento da dispnéia durante as atividades cotidianas.

Como discutido previamente, os programas de reabilitação pulmonar são caracterizados por envolverem uma equipe multidisciplinar, podendo abordar diversos aspectos: educação; suporte nutricional e psicológico; fisioterapia respiratória; treinamento das atividades de vida diária; técnicas de relaxamento e treinamento de força e *endurance* muscular para membros superiores e inferiores.

Embora todos os componentes da reabilitação tenham sua importância, o treinamento físico é o elemento-chave para atingir as metas do programa.

O treinamento físico pode ser classificado em: treinamento dinâmico (aeróbio), seja ele contínuo ou intervalado; treinamento resistido (de força), ambos realizados nos membros superiores e inferiores. As recomendações consensuais sobre a validade dessas intervenções, principalmente na doença pulmonar obstrutiva crônica (DPOC), estão apresentadas na Tabela 54.1.

TABELA 54.1 RECOMENDAÇÕES CONSENSUAIS ACERCA DAS DIFERENTES MODALIDADES DE TREINAMENTO FÍSICO NOS PROGRAMAS DE REABILITAÇÃO PULMONAR PARA DPOC

Treinamento	ACCP/AACVPR	ATS	BTS
Membros inferiores	Recomendado como parte da RP: prescrição específica otimizada não-definida	Recomendado treinamento de *endurance* e força: - 20 a 30 min - 2 a 5 vezes por semana - intensidade 60%, VO_2máx quando possível	Recomendado treinamento de *endurance* e força: - 20 a 30 min - 3 a 5 vezes por semana - intensidade 60 a 70%, VO_2máx quando possível - manter saturação de $O_2 > 90\%$
Membros superiores	Recomendado treinamento de *endurance* e força como parte da RP	Recomendado treinamento de *endurance* e força como parte da RP	Recomendado treinamento de *endurance* e força, que pode ser incluído na RP
Músculos respiratórios	Evidências não suportam o uso de rotina; pode ser considerado para alguns pacientes com diminuição da força dos músculos respiratórios e com dispnéia	Na RP, não é claro o seu uso	Não-essencial
Pacientes candidatos	Qualquer paciente com doença respiratória estável e com sintomas incapacitantes	Pacientes com incapacidade respiratória crônica, que estão dispnéicos ou têm diminuição da tolerância ao exercício ou restrição em atividades	Todos os pacientes com doença pulmonar crônica, que estejam com a medicação otimizada e cujo estilo de vida esteja afetado pela dispnéia crônica

ACCP/AACVPR = American College of Chest Physicians, American Association of Cardiovascular and Pulmonary Rehabilitation, 1997; ATS = American Thoracic Society, 1999; BTS = British Thoracic Society, 2001; RP = reabilitação pulmonar; VO_2máx = consumo de oxigênio máximo.

TREINAMENTO DINÂMICO

Os benefícios fisiológicos do treinamento dinâmico têm sido amplamente demonstrados:

- mudanças bioquímicas e estruturais musculares, com aumento da concentração de enzimas oxidativas e melhora da tolerância a uma dada carga de trabalho;
- redução dos níveis de lactato;
- menor resposta ventilatória e de freqüência cardíaca para uma mesma intensidade de esforço;
- o treinamento dinâmico pode ser dividido em 2 modalidades: treinamento contínuo (ou de *endurance*) de membros superiores e membros inferiores, e treinamento intervalado.

Treinamento de *endurance* de membros inferiores

Os programas de reabilitação pulmonar têm sido realizados, predominantemente, em esfera ambulatorial e com a supervisão de profissionais especializados. Para o desenvolvimento dessa modalidade de treinamento, são necessários equipamentos como esteiras ergométricas ou cicloergômetros de membros inferiores, cronômetro, oxímetro de pulso, esfigmomanômetro, estetoscópio e escala de sintomas de esforço percebido (escala de Borg). Contudo, outras formas de treinamento são descritas na literatura, como caminhadas livres e hidroterapia.

A resposta ao treinamento deve ser monitorada em termos de sinais e sintomas: sensação de fadiga e dispnéia, saturação de pulso de oxigênio, freqüência cardíaca e pressão arterial sistêmica.

Intensidade de treinamento

Para alcançar os benefícios das adaptações fisiológicas em pneumopatas crônicos, é requerido um nível mínimo de estresse metabólico durante o treinamento de *endurance*. Melhores resultados podem ser obtidos com o treinamento de alta intensidade (60 a 80% da carga máxima), sustentado por um período de 20 a 40 min, em uma freqüência de 3 a 5 vezes por semana, durante um programa de reabilitação pulmonar padrão de 8 a 12 semanas (Tabela 54.2).

Especificidade e reversibilidade do treinamento

A especificidade do treinamento relaciona-se aos benefícios ganhos para as atividades envolvendo grupos musculares especificamente treinados. Por exemplo, pode-se esperar um aumento na distância caminhada com o treinamento de *endurance* de membros inferiores, mas não com o treinamento de membros superiores. Logo, os programas de exercício devem fornecer treinamento que, paralelamente, almejem desfechos mais próximos das necessidades particulares de cada paciente.

TABELA 54.2 MODALIDADES DE TREINAMENTO UTILIZADAS NA REABILITAÇÃO DE PACIENTES COM DPOC E SUAS PRINCIPAIS CARACTERÍSTICAS

Modalidade	Intensidade	Duração	Freqüência
Endurance MMII (cicloergômetro ou esteira)	60 a 80% da carga máxima	20 a 40 min	3 a 5 vezes por semana
Endurance MMSS (cicloergômetro)	Carga tolerável	20 a 30 min	3 a 5 vezes por semana
Levantamento de peso nas diagonais	50% da carga máxima	20 a 30 min	3 a 5 vezes por semana
Intervalado	100% da carga máxima intervalado com baixa carga	20 a 40 min 6 a 9 séries/sessão (em diferentes grupos musculares)	3 a 5 vezes por semana
Resistido	50 a 85% de 1 repetição máxima (RM)	8 a 12 repetições	3 vezes por semana

MMII = membros inferiores; MMSS = membros superiores.

A reversibilidade do treinamento relaciona-se à perda da aptidão física quando um programa de atividades é descontinuado. Dessa forma, deve-se definir com o paciente uma ótima freqüência, duração e intensidade de treinamento a serem mantidas a longo prazo; é importante que a continuidade do programa seja factível, tanto do ponto de vista operacional (tempo, local) como do ponto de vista econômico.

Treinamento de *endurance* de membros superiores

54

Pacientes com DPOC freqüentemente utilizam músculos da cintura escapular para auxiliar a ventilação pulmonar, especialmente quando os membros superiores não estão apoiados. Esses músculos podem, então, dar suporte para a expansão da caixa torácica. Contudo, a elevação dos membros superiores aumenta o consumo de oxigênio e a produção de dióxido de carbono, incrementando o estresse ventilatório para atender a demanda metabólica.

Os benefícios potenciais dessa modalidade de treinamento incluem:

- aumento da capacidade de exercício de membros superiores;
- redução da demanda ventilatória e metabólica para uma dada carga de trabalho.

Para se alcançar os maiores benefícios, devem, também, ser considerados os princípios de intensidade, especificidade e reversibilidade, em associação com técnicas de conservação de energia.

Duas formas básicas de treinamento têm recebido maior atenção: o treinamento em cicloergômetro de braço e o treinamento de levantamento de pesos nas diagonais.

Treinamento em cicloergômetro de braço

Habitualmente, recomenda-se que o paciente cicle o ergômetro cerca de 50 rpm, inicialmente sem carga, a qual é, então, incrementada em intervalos de 5 watts até ser tolerada por 20 a 30 min. A freqüência de treinamento deve ser de 3 a 5 vezes por semana, durante o período de 8 a 12 semanas de reabilitação (Tabela 54.2).

Treinamento de levantamento de pesos nas diagonais

O treinamento de membros superiores nas diagonais consiste na elevação de pesos acima do nível dos ombros em movimentos diagonais. As diagonais utilizadas envolvem um grande número de grupos musculares, sendo considerado um movimento mais funcional, facilitando a realização das tarefas com os membros superiores.

A intensidade utilizada é de cerca de 50% da carga máxima obtida no teste incremental realizado no mesmo movimento. O treinamento deve ser mantido por 20 a 30 min, ou até que haja dispnéia ou fadiga limitante. A freqüência também deve ser de 3 a 5 vezes por semana (Tabela 54.2). Para uma melhor adaptação a essa modalidade de treinamento, é essencial a associação de técnicas de conservação de energia, por exemplo, orientando o paciente para realizar o movimento de elevação dos braços durante a fase expiratória.

Treinamento dinâmico intervalado

Embora o treinamento aeróbio contínuo de membros inferiores seja ainda considerado o padrão-ouro de treinamento, a maioria dos pacientes com obstrução grave das vias aéreas não é capaz de sustentar uma alta intensidade de exercício por um período prolongado. O treinamento intervalado tem sido uma alternativa atraente que permite o desenvolvimento de um exercício de alta intensidade com interrupções, produzindo uma baixa percepção de dispnéia.

O modo intervalado de treinamento consiste na repetição de períodos de máxima ou alta intensidade de exercícios alternados com curtos intervalos de repouso ou de baixa intensidade. A intensidade inicial deve ser equivalente a 100% da carga máxima obtida em um teste incremental de membros inferiores, alternando períodos de 30 segundos de trabalho com 30 segundos de repouso ou baixa intensidade. A duração e a freqüência recomendadas são as mesmas do treinamento contínuo, isto é, sessões de 20 a 40 min, 3 a 5 vezes por semana, durante todo o período de reabilitação pulmonar (Tabela 54.2).

TREINAMENTO RESISTIDO

Pacientes com DPOC podem apresentar um quadro de disfunção muscular esquelética, com pronunciadas alterações morfológicas e funcionais. Os principais fatores que parecem contribuir são: hipoxemia, hipercapnia, inflamação, desnutrição, descondicionamento e miopatia induzida pelo uso de esteróides. Como conseqüência, esses indivíduos podem apresentar fraqueza e atrofia do músculo, que contribuem para a limitação ao exercício. Sendo assim, o treinamento de força muscular periférica pode ser um importante componente dentro do programa de reabilitação pulmonar.

O treinamento de força propriamente dito envolve atividades de explosão por um curto período (altas cargas com poucas repetições). No treinamento de resistência, trabalham-se cargas menores com número maior de repetições.

Previamente ao início do treinamento, é necessário realizar uma avaliação física detalhada, incluindo o ângulo de movimento que o paciente é capaz de realizar sem desconforto, e obter uma estimativa da força máxima dos diferentes grupos musculares. Uma medida bastante prática e confiável, que necessita de poucos recursos (halteres de pesos variados ou aparelhos de musculação), é a repetição máxima (1 rm), a qual consiste na maior carga (peso) que o indivíduo pode deslocar durante um movimento completo sem compensações. Essa medida é útil para ajustar a carga de treinamento e deve ser reavaliada periodicamente com o ganho de força.

O treinamento de resistência ou força muscular pode ser feito com o auxílio de diversos equipamentos: aparelhos de musculação, halteres, bandas elásticas com resistência variável ou bastões. Inicia-se com um pré-aquecimento, em bicicleta ou esteira, durante 5 a 10 min, seguido de alongamento. Em geral, recomenda-se que o treinamento resistido seja realizado entre 50 e 85% da 1 rm, utilizando intensidade de cargas progressivas, 3 vezes por semana durante 12 semanas.

Em média, o paciente deve realizar de 6 a 9 séries de exercícios em uma sessão, com 8 a 12 repetições, alterando diferentes grupos musculares em cada série. Recomenda-se iniciar com cargas leves, capazes de serem movidas por mais de 10 repetições, respeitando um período adequado de repouso entre os movimentos (2 a 3 segundos). O treino de resistência, realizado de forma progressiva, contribui para o aumento contínuo e substancial do músculo quanto à sua força e/ou ao seu tamanho.

OUTRAS MODALIDADES DE TREINAMENTO

Treinamento muscular inspiratório

A DPOC é associada a fraqueza muscular inspiratória funcional, resultante da hiperinsuflação pulmonar, da deterioração do estado nutricional e dos efeitos negativos da exacerbação sobre a função muscular respiratória. Apesar das adaptações dos músculos ventilatórios em pacientes com DPOC (predomínio de fibras de contração lenta e maior capacidade oxidativa), a força e a *endurance* muscular respiratória são comprometidas e contribuem para hipercapnia, dispnéia, dessaturação noturna e redução da distância caminhada.

Além disso, durante o exercício, os pacientes com DPOC usam uma larga proporção da sua pressão inspiratória máxima (PImáx) comparativamente a indivíduos sadios. Esse achado tem sido relacionado à sensação de dispnéia não somente durante o exercício intenso, mas também durante as atividades de vida diária. Especula-se, portanto, que o aumento da força muscular respiratória e/ou o ganho na capacidade de *endurance* dos músculos ventilatórios poderiam reduzir a sensação de dispnéia por causa da redução na relação entre pressão inspiratória gerada durante cada ciclo ventilatório e pressão inspiratória máxima. Como conseqüência da menor dispnéia, pode haver aumento da tolerância ao exercício nessa população.

Ainda não há um consenso acerca do melhor método para treinamento dos músculos ventilatórios. O treinamento que oferece resistência aos músculos inspiratórios através de orifícios de diferentes diâmetros tem a desvantagem de que a pressão inspiratória é fluxodependente. Outra forma de impor carga aos músculos respiratórios é utilizando-se o Threshold®. A vantagem é que essa técnica independe do fluxo inspiratório.

O treinamento muscular respiratório não deve ser rotineiro. Pode ser indicado para pacientes cuja dispnéia persiste, apesar da terapêutica medicamentosa máxima e de todo o conjunto de intervenções na reabilitação pulmonar. Quando indicado, pode ser realizado de 15 a 30 min/sessão, com uma freqüência de 5 a 7 dias por semana (no mínimo, 3 vezes); os resultados podem ser observados após um período de 4 a 8 semanas.

A intensidade da carga pressórica varia entre 30 e 80% da PImáx quando se utiliza carga elevada, havendo um risco de fadiga e até mesmo de injúria muscular. Portanto, a progressão, tanto da duração como da intensidade, é realizada de forma lenta e revista em casos de exacerbação infecciosa, uma vez que essa condição leva à diminuição da força muscular ventilatória.

Treinamento com ventilação não-invasiva

Uma das conseqüências do exercício na mecânica ventilatória dos pacientes com DPOC é a hiperinsuflação dinâmica, que afeta negativamente a capacidade inspiratória, contribuindo para a sensação de dispnéia e o término precoce do exercício. Nesse contexto, a ventilação não-invasiva (VNI), administrada por bocal, máscara nasal ou facial, tem sido experimentalmente utilizada para assistir a ventilação durante o treinamento de membros inferiores.

Os potenciais benefícios podem ser assim resumidos:

- redução da hiperinsuflação dinâmica e, conseqüentemente, do trabalho respiratório;
- melhora do tempo de endurance e da sensação de dispnéia;
- redução dos níveis de lactato;
- diminuição da sobrecarga cardiovascular.

Dentre as diferentes modalidades de VNI, a ventilação assistida proporcional (PAV) e a pressão de suporte (PS) parecem ser mais efetivas do que a ventilação com pressão positiva contínua nas vias aéreas (CPAP). A Tabela 54.3 resume, a partir de estudos com qualidade metodológica, o modo ventilatório com os níveis pressóricos mais comumente utilizados durante o exercício.

A VNI é uma estratégia a ser considerada, especialmente nos pacientes que desenvolvem grande hiperinsuflação dinâmica durante o exercício e dispnéia precoce, impossibilitando que uma intensidade adequada de treinamento seja atingida. Embora, agudamente, a VNI possa reduzir a dispnéia e melhorar o tempo de *endurance* em alguns pacientes, a experiência com seu uso, nos programas de reabilitação, ainda é incipiente.

TABELA 54.3 RESUMO DOS PRINCIPAIS MODOS VENTILATÓRIOS E NÍVEIS PRESSÓRICOS UTILIZADOS DURANTE O EXERCÍCIO NA DPOC

Modo ventilatório	Níveis pressóricos
CPAP	4 a 10 cmH_2O
PS	IPAP = 16 cmH_2O/EPAP = 10 cmH_2O
PAV	6 a 10 cmH_2O.L-1 */3 cmH_2O.L-1.S-1 **
PAV + CPAP	CPAP = 5 cmH_2O e PAV = 2*/1** a 6*/3**

CPAP: pressão positiva contínua; PS: pressão de suporte; PAV: ventilação proporcional assistida; IPAP: pressão inspiratória final; EPAP: pressão expiratória final; * ajuste para volume assistido; ** fluxo assistido.

Estimulação elétrica neuromuscular

A baixa reserva ventilatória associada à hiperinsuflação dinâmica e à disfunção muscular esquelética pode resultar em intensidades de treinamento que são insuficientes para provocar efeitos clinicamente relevantes em pacientes com DPOC. A estimulação passiva de grupos musculares pelo uso da estimulação elétrica neuromuscular (EENM) pode desencadear contrações musculares intensas, independentemente do esforço voluntário, não gerando estresse metabólico suficiente para aumentar as demandas ventilatória e cardiovascular.

Embora ainda pouco utilizada, a EENM é uma intervenção a ser considerada para pacientes que apresentam depleção de massa muscular e são incapazes de tolerar o treinamento convencional, preparando-os para ingressar no programa de reabilitação pulmonar, e, possivelmente, para pacientes em fase de convalescença de exacerbação da doença.

A EENM consiste na aplicação de corrente elétrica distribuída através de eletrodos adesivos colocados longitudinalmente sobre a pele nos pontos motores do músculo a ser estimulado. O ponto motor corresponde ao local em que certa intensidade tolerável de corrente elétrica é capaz de gerar a mais forte contração muscular. Na Figura 54.1, podem ser visualizados os pontos motores dos principais músculos envolvidos na marcha.

Os equipamentos de EENM disponíveis atualmente no mercado permitem a regulagem do padrão da estimulação elétrica. Com base nos estudos de EENM em diferentes doenças, sugere-se, para ganho de força (Tabela 54.4):

- corrente pulsada com forma de onda bifásica simétrica;
- freqüência de onda de 50 Hz;
- modulação de rampa (tempo de recrutamento e relaxamento das fibras musculares) com 2 a 4 segundos no início e de 1 a 2 segundos no final da contração muscular;
- intensidade da corrente: iniciar com intensidades de 10 a 20 ma (miliampères), aumentando 2 a 5 ma por sessão até o máximo tolerável;
- duração do ciclo de estimulação: grandes grupos musculares requerem pulsos de longa duração (300 a 400 ms);

- de repouso (*off-time*): 12 s:8 s e 15 s:50 s para hipertrofia e "condicionamento" muscular, respectivamente. O tipo de corrente, a forma de onda, a freqüência e modulação de rampa (subida e descida) são fixos durante toda a terapia.

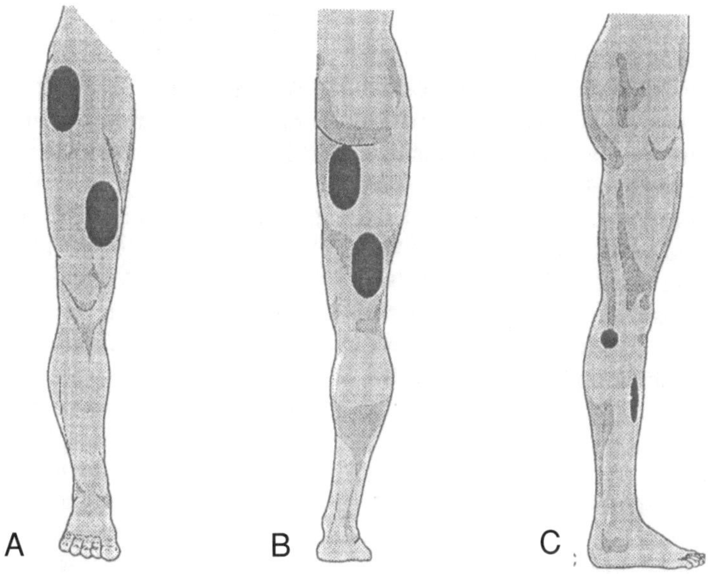

FIGURA 54.1 Disposição dos eletrodos para a EENM (A) do quadríceps, (B) dos isquiotibiais e (C) do tibial anterior.

TABELA 54.4 PARÂMETROS A SEREM AJUSTADOS NA EENM, VISANDO O GANHO DE FORÇA MUSCULAR E SEUS RESPECTIVOS VALORES

Parâmetros	Ajustes
Freqüência da corrente	50 Hz
Intensidade	Máxima tolerável
Largura de pulso	300 a 400 mcs
On:Off	2 s:10 s a 15 s:50 s

Os outros parâmetros são ajustados continuamente, ou seja, durante cada sessão e/ou ao longo do tratamento. O uso da EENM, 5 vezes por semana, durante 30 min, por um período de 6 semanas, tem mostrado aumento da força muscular em pacientes selecionados com DPOC avançada.

Hidroterapia

A hidroterapia pode ser uma alternativa para treinamento em grupo de pacientes com DPOC, já que combina uma atividade social com elementos de força, *endurance*, mobilidade e controle sobre o padrão respiratório. Os efeitos fisiológicos da hidroterapia são bem conhecidos, ressaltando-se a melhora no débito cardíaco (aumento do volume de ejeção e redução da freqüência cardíaca) e aumento do trabalho respiratório em razão da pressão hidrostática. O primeiro efeito estaria relacionado a uma maior intensidade de treinamento à custa de uma mais baixa, ou inalterada, carga circulatória, enquanto o segundo efeito promoveria um treinamento dos músculos ventilatórios.

A menor sobrecarga nas articulações de membros inferiores pode fazer que a hidroterapia seja a intervenção de escolha para pacientes com comprometimento articular importante.

Embora a experiência com essa modalidade seja ainda inicial, o treinamento físico na água mostrou-se factível e seguro, mesmo em pacientes graves (VEF_1 < 35% do previsto). A seqüência de treinamento envolve exercícios de aquecimento e flexibilidade, de fortalecimento e *endurance* para membros inferiores e superiores. A intensidade de treinamento deve atingir 60 a 80% da freqüência cardíaca máxima (FCmáx), sendo realizado em piscina aquecida por 30 a 45 min.

A alta porcentagem da FCmáx é habitualmente tolerável, pois os exercícios são de curta duração e intercalados com períodos de repouso.

REFERÊNCIAS BIBLIOGRÁFICAS

1. AMBROSINO, N. & STRAMBI, S. "New strategies to improve exercise tolerance in chronic pulmonary obstructive disease". *Eur. Respir. J.* 34(2):313-22, 2004.
2. AMERICAN COLLEGE OF CHEST PHYSICIANS, AMERICAN ASSOCIATION OF CARDIOVASCULAR AND PULMONARY REHABILITATION. "ACCP/AACVPR Pulmonary Rehabilitation Guidelines Panel". *Chest.* 112:1363-96, 1997.
3. AMERICAN THORACIC SOCIETY. "Pulmonary rehabilitation". *Am. J. Respir. Crit. Care Med.* 159:1666-82, 1999.
4. BRITISH THORACIC SOCIETY STANDARDS OF CARE SUBCOMMITTEE ON PULMONARY REHABILITATION. "Pulmonary rehabilitation – BTS Statement". *Thorax.* 56:827-34, 2001.
5. GOSSELINK, R.; TROOSTERS, T. & DECRAMER, M. "Exercise training in COPD patients: the basic questions". *Eur. Respir J.* 10:2884-91, 1997.
6. LACASSE, Y. et al. "Meta-analysis of respiratory rehabilitation in chronic obstructive pulmonary disease". *Lancet.* 348:1115-9, 1996.
7. LOTTERS, F. et al. "Effects os controlled inspiratory muscle training in patients with COPD: a meta-analysis". *Eur. Respir. J.* 20(3):570-6, 2002.
8. O'SHEA, S.D.; TAYLOR, N.F. & PARATZ, J. "Peripheral muscle strength training in COPD". *Chest.* 126:903-14, 2004.
9. ROCHESTER, C.L. "Exercise training in chronic obstructive pulmonary disease". *J. Rehabil. Res. Dev.* 40:59-80, 2003.

CAPÍTULO 55

Ventilação Não-invasiva na Insuficiência Respiratória Crônica

ANA CRISTINA OLIVEIRA GIMENES
BIANCA APARECIDA PAZIN
JOSÉ ALBERTO NEDER
LUIZ EDUARDO NERY

INTRODUÇÃO

Define-se como insuficiência respiratória a incapacidade de desenvolver adequadamente as trocas gasosas pulmonares. A insuficiência respiratória crônica (IRC) caracteriza-se pela manutenção, a longo prazo, de uma pressão parcial de dióxido de carbono no sangue arterial ($PaCO_2$) maior que 50 mmHg e pressão parcial de oxigênio no sangue arterial (PaO_2) menor que 50 mmHg, sendo usualmente secundária à doença pulmonar obstrutiva crônica (DPOC).

A IRC freqüentemente leva a considerável comprometimento da qualidade de vida do seu portador.

No intuito de se evitar internação prolongada, proporcionar melhora na qualidade de vida e aumentar a sobrevida, várias formas de terapia são aplicadas no próprio domicílio do paciente com IRC, sendo uma das mais empregadas a ventilação não-invasiva.

ALTERAÇÕES PULMONARES NA DPOC ESTÁVEL

A aplicação de ventilação não-invasiva (VNI) em pacientes com doença pulmonar obstrutiva crônica (DPOC) grave, porém estável, foi primeiramente descrita nos anos de 1950, com início do seu uso sob a forma de pressão negativa ou com pressões positivas intermitentes, aplicadas com o objetivo de proporcionar períodos de repouso da musculatura respiratória para alguns pacientes. Isso tomou maiores proporções nos anos de 1980, com a "hipótese do repouso muscular", que postulava a fadiga crônica da musculatura respiratória causada pela sua desvantagem mecânica.

Como fator crucial, a hiperinsuflação pulmonar altera a mecânica torácica, levando ao aplanamento diafragmático, à redução da zona de aposição do diafragma com o gradil costal, o que diminui a eficiência da contração muscular, e ao recrutamento de músculos acessórios. Todos esses fatores são responsáveis pelo considerável aumento do gasto energético durante a respiração, principalmente durante o esforço.

Pacientes com DPOC também apresentam freqüentemente alterações ventilatórias durante o sono, principalmente na fase de sono REM (*rapid-eye-moviment*). Essas alterações se devem mais à redução do volume corrente, não estando habitualmente associadas a períodos de apnéia. A hipoventilação conseqüente causa considerável redução da oxigenação arterial, sendo esse um importante fator contribuinte para a hipertensão pulmonar crônica.

Durante o sono, existe redução da responsividade ao CO_2 e aumento da resistência das vias aéreas superiores, contribuindo para o agravamento da insuficiência respiratória crônica. Outros mecanismos que contribuem para a hipoxemia e redução da saturação arterial de O_2, além da hipoventilação (maior $PaCO_2$), são: desigualdades na relação ventilação/perfusão, da relação difusão/perfusão e redução da pressão parcial de CO_2 no sangue venoso misto (PvO_2).

VENTILAÇÃO NÃO-INVASIVA NA DPOC GRAVE E CLINICAMENTE ESTÁVEL

Com base nas alterações mecânicas e nas trocas gasosas descritas, espera-se, com a aplicação da VNI, repouso intermitente da musculatura ventilatória, aliviando a fadiga e melhorando a mecânica respiratória com restauração da força muscular e da homeostase das trocas gasosas.

Especificamente, para o paciente com DPOC estável, apresentam-se como critérios de seleção para o uso de VNI:

- paciente estável, em uso de oxigenoterapia por longos períodos;
- hipercapnia diurna;
- hipoventilação noturna considerando sintomas como: fadiga, dispnéia e cefaléia matinal;
- piora da qualidade do sono, com freqüente despertar.

Outros critérios também devem ser levados em consideração para a tomada de decisão da aplicação de VNI: $PaCO_2 \geq 55$ mmHg ou $PaCO_2$ entre 50 e 54 mmHg na presença de dessaturação noturna (oximetria de pulso < 88% durante 5 minutos seguidos enquanto o paciente recebe oxigênio igual ou superior a 2 L/m); $PaCO_2$ de 50 a 54 mmHg com internações constantes relacionadas a episódios de insuficiência respiratória hipercápnica (2 ou mais internações em um período de 12 meses), falência de resposta ao tratamento medicamentoso e/ou uso máximo de broncodilatadores ou corticóide.

A VNI começou a ser utilizada de forma mais consistente na década de 1980, primeiramente sob a forma de pressão negativa torácica intermitente (VTN). Braun e Marino foram os primeiros a avaliar a eficácia da VTN em pacientes com DPOC grave estável, com a aplicação de 5 horas diárias de pressão negativa durante 5 meses. Como resultado, observaram melhora na capacidade vital, pressões inspiratórias e expiratórias máximas e no nível de $PaCO_2$ diurno.

Outros trabalhos demonstraram resultados semelhantes, mas vale ressaltar que muitos desses estudos não foram controlados e que o tempo de aplicação da técnica foi reduzido a apenas 3 a 7 dias.

Subseqüentemente, estudos controlados, com aplicação de VTN no período de 3 semanas até 6 meses, não encontraram melhora na função pulmonar, força muscular ventilatória, valores de gases arteriais diurnos, tempo de caminhada em esteira ou no alívio da sensação de dispnéia.

Além disso, há descrição da baixa aderência do paciente a esse tipo de tratamento e a VTN não possui atuação sob a musculatura responsável pela manutenção da abertura das vias aéreas superiores durante o sono, não conseguindo reverter, assim, um dos mecanismos-chave da privação do sono: a retenção de CO_2 noturna. Pelo agravamento das alterações das trocas gasosas, esse método demonstrou baixa eficácia no tratamento de pacientes com apnéia obstrutiva do sono.

Nos últimos 10 anos, vários estudos demonstraram a efetividade da VNI aplicada como pressão positiva intermitente nas vias aéreas de pacientes com DPOC grave. Equipamentos com 2 níveis de pressão, denominados BIPAP (*Bilevel Positive Airway Pressure*), foram desenvolvidos com as características de portabilidade, de uso domiciliar e eficientes em satisfazer a demanda de fluxo dos pacientes com insuficiência respiratória crônica.

Esses aparelhos proporcionam variações de fluxo de acordo com o nível de pressão determinada e com a necessidade ventilatória do paciente. Possuem disparo da fase inspiratória, na maioria das vezes, por um sistema que detecta variações de fluxo, descrito como mais sensível que o mecanismo a pressão. Apresentam, ainda, um circuito único por onde ocorre a inspiração e a expiração. A prevenção da reinalação de CO_2 é feita por meio de aberturas no sistema de fornecimento de gás, que podem estar na máscara facial ou nasal ou em conexões que se juntam ao circuito.

Por essas características, esses ventiladores são capazes de diminuir o trabalho ventilatório do paciente e resultados satisfatórios foram obtidos com BIPAP na falência respiratória crônica. Inicialmente, porque a pressão positiva é capaz de manter a abertura de vias aéreas superiores durante a ventilação noturna, principalmente na fase de sono REM.

O uso de VNI no período noturno pode melhorar a troca gasosa de pacientes com IRC durante o dia, pois, ao repousar os músculos cronicamente fadigados, haveria melhora do desempenho desses músculos e, conseqüentemente, maior eficiência ventilatória durante o dia, diminuindo o ponto de ajuste do centro respiratório para o CO_2. Esse ajuste na IRC determina que o trabalho dos músculos respiratórios não exceda um nível que possa proporcionar fadiga muscular, uma adaptação às vezes referida como "fadiga central".

Considerando esses benefícios, pode-se concluir que:

- VNI com pressão positiva intermitente é mais bem tolerada que a pressão negativa torácica intermitente, o que aumenta a aderência ao tratamento;
- a VNI aplicada em pacientes com pouca ou nenhuma retenção de CO_2, independentemente do grau de obstrução, terá pouco benefício potencial;
- para pacientes com DPOC, a melhora ventilatória com o uso de VNI ocorre naquela subpopulação que apresenta retenção diurna de CO_2 e episódios de dessaturação durante a noite;
- pela facilidade do manejo e comprovada eficácia em distúrbios do sono, a VNI torna-se uma modalidade de escolha no tratamento desses pacientes.

VNI NA IRC RESTRITIVA COM HIPOVENTILAÇÃO

Mesmo nos dias atuais, pacientes com doenças neuromusculares (DNM) e deformidades de caixa torácica que apresentam hipoventilação alveolar progressiva, normalmente, não recebem suporte ventilatório até que algum sintoma de insuficiência respiratória aguda apareça, geralmente associado a infecção pulmonar e dificuldade de remoção de secreções.

Esses pacientes caracterizam-se por apresentar redução da capacidade vital, da capacidade pulmonar total, taquipnéia com perda da realização de suspiro, infecções pulmonares de repetição levando à presença de microatelectasias e à diminuição da complacência pulmonar. Eventualmente, pode ocorrer hipoxemia secundária à insuficiência ventilatória hipercápnica.

A hipoventilação noturna torna-se mais freqüente quando há redução de 50% da capacidade vital em relação ao previsto. Pacientes com DNM e IRC, em acompanhamento por 9,6 anos, tratados com VNI em máscara, apresentaram um tempo médio de suporte ventilatório diário em torno de 20 horas quando tinham capacidade vital de apenas 10% do valor previsto. Além disso, a VNI prolonga a sobrevida e melhora a comunicação de pacientes gravemente comprometidos.

A aplicação da VNI, antes dos quadros de insuficiência respiratória aguda se tornarem evidentes, leva à prevenção da descompensação respiratória e à redução da freqüência de infecção pulmonar, facilita a reabilitação e programas de exercícios físicos. Há controle da hipoventilação noturna e alívio dos sintomas respiratórios, além de se impedir a falência ventilatória hipercápnica.

Desde que a VNI foi primeiramente proposta como caminho para lentificar a progressão da fraqueza muscular respiratória em pacientes com DNM e doenças de caixa torácica, numerosos estudos com máscara nasal têm sido publicados. Os primeiros relatos apareceram na década de 1980, demonstrando melhora na troca gasosa diurna, dos sintomas de fadiga, hipersonolência diurna e da cefaléia matinal após poucas semanas de VNI noturna.

Estudos que demonstram a eficácia da VNI em melhorar as trocas gasosas de pacientes com doença torácica restritiva estão descritos na Tabela 55.1. As especificações dos equipamentos de VNI para pacientes com insuficiência respiratória crônica estão demonstradas na Tabela 55.2. Critérios de indicação de ventilação para pacientes com insuficiência respiratória restritiva estão descritos na Tabela 55.3.

TABELA 55.1 ESTUDOS DA VNI COM PRESSÃO POSITIVA EM PACIENTES COM DOENÇA TORÁCICA RESTRITIVA

					Gases arteriais				
					Basal		VNI		
Autor	Ano	Máscara/ Ventilador	DTR†	Alívio do sintoma	$PaCO_2$	PO_2	$PaCO_2$	PO_2	Duração (meses)
Kerby	1987	Nas/Vol	5	Sim	58,8	63,0	44,3	77,8	> 3
Bach	1987	Nas/Vol	5	Sim					
Ellis	1987	Nas/Vol	5	Sim	70,0	61,0	46,0	83,0	3 a 12
Carroll	1988	Nas/Vol	6	Sim	61,5	45,8	51,0	60,8	3 a 18
Leger	1989	Nas/Vol	29 (5)	Sim	52,3	58,0	41,0	71,0	12
Bach	1990	Nas/Vol	52	Sim	68,0‡	46,0‡			19,8
Heckmatt	1990	Nas/Vol	14 (4)	Sim	61,5	50,3			18
Gay	1991	Nas/Vol	22 (4)	Sim	64,0	52,0	51,0	68,0	5,8
Goldstein	1991	Nas/Vol	6	Sim	60,3	43,5	51,6	54,2	14
Média					61,7	53,5	47,7	69,8	
Total			144(13)						
% sucesso			92						

DTR = doença torácica restritiva; Nas = máscara nasal; Vol = ventilador volumétrico.
† número de pacientes (número de falência).
‡ Dados da $PaCO_2$ de 10 pacientes estudados em período noturno.

TABELA 55.2 CARACTERÍSTICAS BÁSICAS PARA VENTILADORES UTILIZADOS NA VNI

Freqüência controlada	Sim
Ventilação assistida	Sim
FiO_2	21%, opcional até 40%
Pressão inspiratória	No mínimo até 30 cmH_2O
PEEP	Opcional até 15 cmH_2O
Bateria (2 horas no mínimo)	Sim (ou *no-break*)
Válvula de segurança para inspiração	Sim
Mecanismo antiasfixia	Sim
Interfaces	Máscara (nasal, facial) ou peça bucal
Reinalação de CO_2	Mínima
Fluxo inspiratório	Mínimo 60 L/min a 20 cmH_2O
Umidificação	Opcional
Tolerância a vazamentos	Sim
Monitor de pressão	Opcional
Monitor de volume	Opcional
Alarme de pressão alta	Opcional
Alarme de desconexão	Opcional
Alarme de falta de energia	Opcional
Alarme de bateria descarregada	Sim (se houver bateria)

FiO_2: fração inspirada de O_2.
PEEP: *positive end expiratory pressure* (pressão positiva no final da expiração).
Fonte: adaptado de Consensus statement, 1997.

TABELA 55.3 CRITÉRIOS DE INDICAÇÃO DE VNI NOTURNA PARA PACIENTES COM INSUFICIÊNCIA RESPIRATÓRIA RESTRITIVA COM HIPOVENTILAÇÃO

Considerar a velocidade de progressão da doença
Capacidade vital supina menor que 40% do previsto
Pressão parcial final de CO_2 exalado maior que 50 mmHg e SaO_2 < 90% durante o sono
Sintomas de hipoventilação alveolar (dispnéia, fadiga, cefaléia matinal, alterações sensoriais)

SaO_2: saturação arterial de oxiemoglobina.
Fonte: adaptado de Bach, J.R. et al., 1994.

A VNI, com 2 níveis de pressão, apresenta-se superior ao tratamento com CPAP (*continuous positive airway pressure* ou pressão positiva contínua nas vias aéreas) em reverter a hipoventilação crônica em pacientes com DNM. Particularmente em pacientes com cifoescoliose grave, ocorre acentuada fraqueza dos músculos vertebrais e da caixa torácica, além de alterações na mecânica da contração do diafragma.

A aplicação apenas de CPAP não seria eficaz em diminuir o trabalho da inspiração e restaurar os volumes pulmonares (pela ausência de pressão positiva inspiratória) e a aplicação de níveis elevados de PEEP *(positive end expiratory pressure)* poderia criar ou, ainda, aumentar áreas pulmonares de espaço morto, principalmente no lado convexo da escoliose, fator fundamental para a piora das trocas gasosas, colaborando para a maior possibilidade de retenção de CO_2.

INTERFACES

O sucesso da VNI não depende somente da correta seleção dos pacientes, mas, principalmente, da escolha adequada da máscara para sua aplicação. Basicamente, existem 4 tipos diferentes de interfaces: as máscaras faciais (*full face* e *total face*), que englobam boca e nariz; máscaras nasais; os chamados *plugs* (acoplados diretamente nas narinas) e os bucais.

Para pacientes com insuficiência respiratória crônica, a escolha da máscara dependerá da anatomia da sua face, do grau de dependência do ventilador e do tipo de ventilador a ser utilizado.

Uma revisão da literatura, publicada em 2002, demonstrou que, na aplicação aguda da VNI, as máscaras faciais predominam em 63% dos estudos e as nasais, em 31%, mas, cronicamente, as máscaras nasais aparecem em maior uso (73% dos estudos).

Máscaras nasais proporcionam menor retenção de CO_2, são menos claustrofóbicas e permitem a melhor retirada de secreções pulmonares mas apresentam-se menos eficazes em restabelecer a oxigenação arterial. Máscaras faciais são mais comumente utilizadas na exacerbação da DPOC e, principalmente no início da ventilação, proporcionam melhor qualidade da ventilação, restaurando rapidamente o volume-minuto e a troca gasosa, além de minimizar a fuga aérea. A ausência de vazamento de ar proporciona melhor ventilação alveolar e aumenta a sincronia paciente-ventilador.

REFERÊNCIAS BIBLIOGRÁFICAS

1. BACH, J.R.; ALBA, A.S. & SAPORITO, L.R. "Intermitent positive pressure ventilation via the mouth as an alternative to trachostomy for 257 ventilators users". *Chest.* 103:174-82, 1993.
2. BACH, J.R. et al. "Indications and criteria for decannulation and transition from invasive long-term ventilatory support". *Resp. Care.* 39:515-31, 1994.
3. BECKER, H.F. et al. "Breathing during sleep in patients with nocturnical desaturation". *Am. J. Respir. Care Med.* 159:112-8, 1999.
4. BITTENCOURT, L.R.A. et al. "Assessment of ventilatory neuromuscular drive in patients with obstructive sleep apnea". *Braz. J. Med. Biol. Res.* 31(4):506-13, 1998.
5. BRAUN, N.M. & MARINO, W.E. "Effect of daily intermittent rest of respiratory muscle in patients with severe chronic airflow limitation (CAL)". *Chest.* 85:59S, 1984.
6. BUNBURAPHONG, T. et al. "Performance characteristics of bi-level pressure ventilators: a lung model stud". *Chest.* 111, 1997.
7. CARVALHO, C.R.R. *Ventilação mecânica.* Volume II, Avançado. São Paulo, Atheneu, ano 5, v.9, 2000.
8. CONSENSUS STATEMENT. "Noninvasive positive pressure ventilation". *Respir. Care.* 42:365-9, 1997.
9. DEAN, S. & BACH, J.R. "The use of noninvasive respiratory muscle aids in the management of patients with progressive neuromuscular disease". *Respir. Care Clin. N. Am.* 2:2, 223-240, 1996.
10. ELLIS, E.R. et al. "Noninvasive ventilatory support during sleep improves respiratory failure in kyphoscoliosis". *Chest.* 94:811-5, 1988.
11. GOLDBERG, A. et al. "Clinical indications for noninvasive positive pressure ventilation in chronic respiratory failure due to restrictive lung disease, COPD and nocturnal hypoventilation – a consensus conference report". *Chest.* 116:521, 1999.
12. HOEPPNER, V.H. et al. "Nightime ventilation improves respiratory failure in secondary kyphoscoliosis". *Am. Rev. Respir. Dis.* 129:240-3, 1984.
13. JADWIGA, A. & WEDZICHA, M.D. "Chronic noninvasive ventilation in obstructive airway disease". *Respiratory Care of North America.* 2:2, 253-66, 1996.
14. LOFASO, F. et al. "Homes versus intensive care pressure support devices: experimental and clinical comparison". *Am. J. Respir. Crit. Care Med.* 153:1591-9, 1996.
15. MEECHAM-JONES, D.J.; PAUL, E.A. & JONES, P.W. "Nasal pressure support ventilation plus oxygen compared with oxygen therapy along in hypercapnic COPD". *Am. J. Respir. Crit. Care Med.* 152:538, 1995.
16. MOURA, S.M.T. et al. "O controle e padrão ventilatório em indivíduos normais e em pacientes com doença pulmonar obstrutiva crônica". *Jornal de Pneumologia.* 15(3):132-8, 1989.
17. _______. "Acute effect of nasal continuous positive air pressure on the ventilatory control of patients with obstructive sleep apnea". *Respiration.* 68:243-9, 2001.
18. PARRIERA, V.F. et al. "Effectiveness of controlled and spontaneous modes in nasal two-level positive pressure ventilation in awake and sleep normal subjects". *Chest.* 112:1267-77, 1997.
19. ROUSSOS, C. "Function and fatigue of respiratory muscle". *Chest.* 88:1245-1325, 1985.
20. SIMONDS, A.K. "Nocturnal ventilation in neuromuscular disease – when and how?". *Monaldi Arch. Chest Dis.* 57:5-6, 273-6, 2002.

CAPÍTULO 56

Métodos Atuais para Compreensão e Cessação do Tabagismo

SÉRGIO RICARDO SANTOS
CIRO KIRCHENCHTEJN
JOSÉ ROBERTO JARDIM

INTRODUÇÃO

Apesar de todo o esforço dos programas de controle do uso do tabaco no mundo, faz-se necessário melhorar a difusão do conhecimento sobre sua epidemiologia e enriquecer a prática profissional para o seu diagnóstico e tratamento.

EPIDEMIOLOGIA

O tabagismo predomina, hoje, em países em desenvolvimento, com destaque para a disseminação entre as mulheres. No Brasil, ao contrário, está ocorrendo queda significativa da prevalência na população adulta em geral, sendo os adolescentes o ponto mais frágil das estratégias nacionais.

Segundo o Centro Brasileiro de Informações sobre Drogas Psicotrópicas (Cebrid), em estudo randomizado (2001) com entrevistas domiciliares nas 107 cidades brasileiras com mais de 200 mil habitantes, a prevalência de uso diário de tabaco é de 17,4% na faixa etária entre 12 e 65 anos de idade (20,3% dos homens e 14,8% das mulheres); na população com 35 anos ou mais, é de 24% (28,3% dos homens e 20,3% das mulheres). Cerca de 9% da amostra avaliada preencheu os critérios do National Household Surveys on Drug Abuse (NHSDA) para estimar dependência, sendo 11,3% do total na faixa etária de 35 anos ou mais (13,1% para os homens e 9,8% para as mulheres).

DEPENDÊNCIA À NICOTINA

O tabagismo é um comportamento complexo, com influências ambientais, de hábitos pessoais, dos condicionamentos psicossociais e das ações biológicas da nicotina. Assim, estímulos como publicidade, preço baixo para manutenção do consumo de cigarros, aceitação social, exemplo dos pais e de líderes são tão importantes quanto a característica pessoal de hereditariedade da metabolização da nicotina. Esses fatores constituem o modelo que explica atualmente o comportamento da dependência.

O conhecimento atual da dependência tabágica converge para a idéia de que esse é um comportamento que requer aprendizado. O uso inicial irregular pode não induzir a sintomas de abstinência nos dias em que não se consome a nicotina. É necessária uma certa insistência no consumo para que sintomas desagradáveis despertem na falta dessa substância. Esse período de transição é crítico para o desenvolvimento da dependência.

Estudos demonstram que os adolescentes com maior dificuldade em ter autocontrole, ou seja, aqueles com baixa auto-estima, dificuldade para se concentrar, maior agressividade ou docilidade excessiva e impulsividade seriam predispostos a utilizar a nicotina para modular seu estresse. Modelos de outras formas de dependência são tomados para explicar o processo que se dá com a nicotina:

- modelo do reforço negativo: o fumante aprende, após uso regular e contínuo do tabaco, a controlar a forma de escapar de estados aversivos ou de evitá-los, fumando cada vez mais para não sofrer as ocorrências desagradáveis da abstinência. O modelo de automedicação é semelhante e sugere que estresse, depressão e outros estados aversivos preexistentes seriam aliviados pela nicotina;
- modelo de reforço positivo: os efeitos imediatos da droga dariam suporte aos comportamentos que promovem o uso contínuo;
- modelo de aprendizado social e cognitivo: o dependente tem a expectativa, toda vez que consome a droga, de que ela provocará determinados efeitos ou evitará outros. Por exemplo, a crença de que o cigarro vai relaxar induziria ao ato de fumar, independentemente de o relaxamento ocorrer ou não.

O estabelecimento da dependência pela nicotina pode ser visto como multifatorial e dinâmico do ponto de vista temporal e interpessoal. A dependência pode ser compreendida a partir desses modelos, os quais estão mais relacionados com certos indivíduos do que com outros.

A dependência à nicotina é consolidada pelas características biológicas da interação droga-indivíduo, sendo definida, portanto, como um padrão de má adaptação ao uso da substância, levando a prejuízo ou sofrimento aparentes pela ocorrência de tolerabilidade, síndrome da abstinência e desejo persistente, no mesmo período de 12 meses.

A tolerabilidade é definida pela necessidade crescente de consumo da substância para alcançar a intoxicação ou efeito desejado. A tolerância à nicotina, ao contrário das demais drogas pesadas, é autolimitada, porque nenhum fumante consegue inalar uma dose de nicotina suficiente para se matar. Cada fumante tem seu próprio índice de tolerância, que é estabelecido de forma aguda, mas acaba por se manter cronicamente.

A síndrome de abstinência corresponde ao conjunto de sinais fisiológicos e sintomas que surgem após a interrupção do consumo da droga (cefaléia, irritabilidade, desejo compulsivo de consumo, dificuldade de concentração, etc.); a substância (droga) passa a ser usada consecutivamente para aliviar ou evitar esses sintomas da síndrome de abstinência. O desejo persistente, terceira característica, determina que grande quantidade de tempo seja gasto em atividades como a de conseguir a substância, usá-la ou recuperar-se dos seus efeitos; atividades sociais, ocupacionais ou recreativas são abandonadas ou reduzidas por causa do uso da substância.

Estudos indicam que bastam 3 meses de uso contínuo para que sejam estabelecidos critérios de dependência. Considerando que o estado de dependência é dinâmico e que as pessoas não podem ser classificadas simplesmente em dependentes ou não-dependentes (pois é muito sutil a divisão entre uso abusivo de droga e o estado de dependência), torna-se importante ter instrumentos para mensurar a intensidade desse estado.

A graduação da dependência tabágica pode ser feita qualitativa ou quantitativamente e por meio de métodos biológicos. Na avaliação qualitativa, são aplicadas perguntas diretas ao indivíduo sobre autopercepção da dependência, o reconhecimento dos sintomas e sua intensidade. Na avaliação quantitativa, a medida mais utilizada universalmente, tanto na prática clínica como em investigações, é o teste de Fagerström, descrito a seguir:

1. Quanto tempo após acordar você fuma o seu primeiro cigarro?
   (a) dentro de 5 minutos (3 pontos)
   (b) entre 6 e 30 minutos (2 pontos)
   (c) entre 31 e 60 minutos (1 ponto)
   (d) após 60 minutos (0 ponto)
2. Você acha difícil não fumar em lugares proibidos, como igrejas, bibliotecas, cinemas, ônibus, etc.?
   (a) sim (1 ponto)
   (b) não (0 ponto)
3. Qual o cigarro do dia que te traz mais satisfação?
   (a) o primeiro da manhã (1 ponto)
   (b) qualquer outro (0 ponto)
4. Quantos cigarros você fuma por dia?
   (a) menos de 10 (0 ponto)
   (b) de 11 a 20 (1 ponto)
   (c) de 21 a 30 (2 pontos)
   (d) mais que 31 (3 pontos)
5. Você fuma mais freqüentemente pela manhã?
   (a) sim (1 ponto)
   (b) não (0 ponto)
6. Você fuma mesmo doente, quando precisa ficar de cama a maior parte do tempo?
   (a) sim (1 ponto)
   (b) não (0 ponto)

Conclusão sobre o grau de dependência: muito baixo (0 a 2 pontos), baixo (3 ou 4 pontos), médio (5 pontos), elevado (6 ou 7 pontos) e muito elevado (8 a 10 pontos). Pontuação igual ou superior a 5 indica necessidade farmacológica, além da terapia comportamental.

Os métodos biológicos possuem como grande vantagem a objetividade, pois têm excelente acuidade. A medida de cotinina (metabólito da nicotina) salivar ou urinária informa o grau de consumo, que por si só é um marcador de dependência. O monóxido de carbono exalado avalia a fumaça inalada nas últimas horas, sendo, portanto, mais elevado à noite do que pela manhã, não oferecendo a acuidade da cotinina, que tem meia-vida mais prolongada; contudo, é um método mais barato e imediato.

DIAGNÓSTICO

O consumo de nicotina causa efeitos somáticos e psíquicos que podem ser caracterizados como dependência pelo uso de questionários padronizados. Os mais utilizados são o da Associação Psiquiátrica Americana (DSM-IV, 1994) e o da Organização Mundial da Saúde (CID-10).

Os critérios diagnósticos do DSM-IV são:

- consumo da nicotina diário por semanas;
- apresentação dos seguintes sintomas com a interrupção súbita ou redução acentuada do consumo de nicotina por 24 horas ou mais: estado disfórico ou depressivo, insônia, irritabilidade, ansiedade, dificuldades de concentração, inquietude, diminuição da freqüência cardíaca e aumento do apetite e/ou do peso;
- os sintomas do critério anterior provocam mal-estar clinicamente significativo, com deterioramento social, laborativo ou em outras áreas importantes da atividade do indivíduo;
- os sintomas não se devem à doença clínica, nem se explicam por outro transtorno mental presente.

As diretrizes diagnósticas do CID-10 recomendam ser necessária a presença de 3 ou mais itens a seguir para o diagnóstico:

- forte desejo ou compulsão para consumir a substância;
- dificuldade de controlar o comportamento de consumir a substância em termos de seu início, término e níveis de consumo;
- estado de abstinência fisiológico quando o uso da substância cessou ou foi reduzido ou pelo uso da mesma substância com a intenção de aliviar ou evitar os sintomas de abstinência;
- evidência de tolerância, de tal forma que doses crescentes da substância psicoativa são requeridas para alcançar efeitos originalmente produzidos por doses mais baixas;

- abandono progressivo de prazeres ou interesses alternativos em favor do uso da substância psicoativa, aumento da quantidade de tempo necessário para obter ou tomar a substância ou para se recuperar de seus efeitos;
- persistência do uso da substância, a despeito de evidência clara de conseqüências manifestamente nocivas.

TRATAMENTO

Motivação para parar de fumar

A motivação pode ser definida como a probabilidade de que uma pessoa adote uma estratégia de mudança específica e continue a tentá-la. Ela é, portanto, um estado de prontidão para a modificação de comportamentos. Sem a motivação, torna-se impraticável a aplicação de estratégias cognitivas para mudanças comportamentais, essenciais ao sucesso do tratamento do tabagismo.

Um modelo útil de como ocorrem as mudanças de comportamento foi desenvolvido pelos psicólogos James Prochaska e Carlo Di Clemente em 1982. De acordo com Modelo Transteórico Comportamental, a motivação passa por estádios, que são: pré-contemplação (ou pré-ponderação), contemplação (ou ponderação), preparação (ou determinação), ação e manutenção.

No estádio de pré-contemplação, o ato de fumar não é tido como um problema, e não se considera a possibilidade de mudança. Raramente o paciente se apresenta para tratamento. A abordagem deve ser informativa, para melhor percepção do problema, criando a possibilidade de mudança. Uma vez que alguma consciência do problema tenha surgido, o fumante entra em um período caracterizado pela ambivalência: ele tanto considera a mudança como a rejeita. O profissional deve ajudar a inclinar a balança para a mudança comportamental, reforçando os argumentos positivos do fumante.

O estádio de preparação ou determinação aparece quando a balança do fumante inclina para as mudanças. Ele sabe que precisa fazer algo em relação ao cigarro, reconhecendo a existência do problema, e assume atitudes como diminuir o número de cigarros consumidos diariamente. Esse estádio funciona como uma janela de oportunidade, que se abre por um tempo; caso o fumante entre em ação, ele continuará. A função do profissional será a de aproveitar a oportunidade que surge, reforçando comportamentos em busca de uma estratégia de mudança aceitável pelo paciente.

No estádio de ação, o fumante adota atitudes específicas para chegar à mudança. Ele deixa o cigarro e muda algumas condições ambientais. A maioria das pessoas que abandonam o tabaco o fazem nesse estádio, muitas vezes por conta própria e sem tratamento. A abordagem do profissional é manter o fumante atento e disposto para a mudança.

Durante o estádio de manutenção, o desafio é preservar a mudança obtida pela ação anterior e evitar a recaída. Nessa fase, os lapsos e as recaídas não são desejados, mas passíveis de acontecer. Caso haja a recaída, a tarefa do indivíduo é retomar os estádios, caminhando novamente para a ação de parar, em vez de se imobilizar. Nesse caso, a abordagem do profissional é manter a ação e os esforços (relembrando ao paciente os motivos que o levaram a parar de fumar), ajudando a evitar o desânimo.

Alguns autores propõem uma última fase, chamada de finalização, quando o processo de mudanças comportamentais já se concretizou, com total desaparecimento do problema. O ex-fumante sente-se totalmente confiante em não fumar mais, não importando qual estímulo ambiental possa provocá-lo.

Estratégias cognitivo-comportamentais

Se a motivação é uma probabilidade de mudança de comportamento, é razoável que se busquem técnicas que visem à mudança dos comportamentos indesejáveis.

Recomenda-se que as estratégias a seguir sejam aplicadas em conjunto: oferecer orientação contínua, remover barreiras que possam interferir no tratamento, proporcionar liberdade de escolha nos caminhos do tratamento, diminuir o aspecto desejável do comportamento (mostrar aspectos favoráveis ao lado positivo do balanço decisório, enfraquecendo os aspectos negativos que poderiam fazer o paciente desistir do tratamento), praticar a empatia, proporcionar feedback, estabelecer metas alcançáveis e realistas e ajudar ativamente na tomada de decisões.

Tratamento farmacológico

Os medicamentos de eficácia comprovada na cessação do tabagismo são divididos em 2 categorias: nicotínicos e não-nicotínicos. Os medicamentos nicotínicos (terapia de reposição de nicotina, TRN), apresentam-se sob a forma de adesivos transdérmicos, gomas de mascar, *spray* nasal ou para inalação. As duas primeiras apresentações encontram-se disponíveis no mercado brasileiro (são formas lentas de liberação da nicotina). Os outros medicamentos usados (não-nicotínicos) são os antidepressivos bupropiona e nortriptilina, e o anti-hipertensivo clonidina.

A TRN e a bupropiona são considerados medicamentos de primeira linha, enquanto a nortriptilina e a clonidina são classificados como de segunda linha no tratamento. Segundo o Consenso de Abordagem e Tratamento do Fumante (Instituto Nacional de Câncer, 2001), os medicamentos de segunda linha só devem ser usados após insucesso das medicações de primeira linha.

Existem critérios para a indicação da farmacoterapia, conforme estabelecido no consenso já referido: fumantes imoderados, ou seja, que fumam 20 ou mais cigarros por dia; fumantes que acendem o primeiro cigarro até 30 minutos após acordar e fumam, no mínimo, 10 cigarros por dia; fumantes com escore do teste de Fargerström igual ou superior a 5; fumantes que já tentaram parar de fumar anteriormente apenas com a abordagem cognitivo-comportamental; ou segundo avaliação individual, a critério do profissional.

De um modo geral, a monoterapia é suficiente. A escolha entre uma das formas de reposição de nicotina (adesivo ou goma de mascar) e bupropiona dependerá da avaliação individual do paciente pelo profissional. Entre os medicamentos de primeira linha, não existe um critério específico para escolha, devendo-se levar em consideração a opinião e a preferência do paciente, desde que não existam contra-indicações. Essa estratégia tende a aumentar a aderência ao tratamento.

Bupropiona

Trata-se de um antidepressivo monocíclico que inibe a recaptação de dopamina, noradrenalina e serotonina no cérebro. O mecanismo exato da ação dessa droga no eixo nicotina/neurotransmissores não está totalmente esclarecido, mas acredita-se que o aumento da quantidade de dopamina cerebral e a interação direta da droga com receptores de nicotina proporcionam o alívio dos efeitos da abstinência e "quebram" o ciclo vicioso da ação nicotínica.

Com relação à prescrição, a dose inicial é de 150 mg/dia durante 3 dias, seguida de dose plena de 300 mg/dia em 2 tomadas por via oral, com intervalo mínimo de 8 horas. A última dose *não* deve ser tomada após as 19 horas, pois facilita o aparecimento de insônia.

A bupropiona é bem tolerada, fácil de utilizar e não requer ajustes de dose para cada paciente. Recomenda-se que os pacientes sejam tratados com bupropiona por até 12 semanas. Deve-se marcar uma data para suspender o fumo durante as primeiras 2 semanas (usualmente na 2ª semana de tratamento). Se até a 7ª semana não houver progresso no abandono do fumo, a bupropiona deverá ser suspensa.

À semelhança de outros antidepressivos, há pequeno risco de a bupropiona provocar convulsões. Portanto, está contra-indicada em pacientes com epilepsia, doenças do sistema nervoso central, anorexia ou bulimia e sob uso de drogas que baixam o limiar para convulsões. Além dessas, é preciso verificar outras situações antes do início do uso da bupropiona: história de traumatismo craniano ou convulsões, inclusive convulsão febril infantil; tumores do sistema nervoso central; uso abusivo de álcool; uso de antipsicóticos, antidepressivos, teofilina e corticosteróides sistêmicos, entre outros.

Os efeitos adversos mais comuns são sensação de boca seca e insônia, que podem ser controlados facilmente. É difícil separar os efeitos colaterais da bupropiona dos sintomas de abstinência da nicotina, pois ambos podem levar a agitação, ansiedade, irritabilidade e insônia. Outras complicações encontradas durante o uso da bupropiona são risco de convulsões e reações de hipersensibilidade, que ocorrem em cerca de 0,1% dos pacientes em ensaios clínicos. Em fumantes com insuficiência hepática ou renal, recomenda-se que a dose de bupropiona seja mais baixa que a usual. Sua utilização não é recomendada na gravidez, pois ainda não foi estabelecida a segurança do uso durante o período de gestação.

Terapia de reposição de nicotina (TRN)

É considerada como um método seguro no tratamento da dependência à nicotina e, no Brasil, está disponível por via transdérmica ou oral. As propriedades farmacocinéticas dos métodos de reposição de nicotina diferem entre si, porém nenhum libera nicotina para a circulação rapidamente como o cigarro.

A goma de mascar de nicotina é encontrada em tabletes de 2 e 4 mg e consiste em um complexo de resina e nicotina tamponado em pH alcalino, para que haja um aumento de sua absorção pela mucosa oral. Deve ser mascada fortemente por 20 a 30 minutos para se obter 90% de liberação de nicotina, e o seu pico de concentração é atingido em torno de 90 minutos. A biodisponibilidade da nicotina, a partir de um tablete de goma de mascar de 2 mg, é de aproximadamente 1 mg, e no de 4 mg, por volta de 1,5 a 2 mg.

Como tratamento isolado, devem ser mascadas 10 a 15 unidades por dia. A goma presta-se também como medicação emergencial, adicional a outras formas de tratamento, para alívio de momentos de grande compulsão. O risco de dependência crônica à goma de mascar de nicotina parece ser mínimo, provavelmente pelo fato de ela não produzir a mesma satisfação que o cigarro.

As reações adversas mais comuns com o uso da goma de mascar são: problemas dentais, fadiga muscular do maxilar, goma aderida à dentadura, irritação da boca ou garganta, úlceras orais, hipersalivação e sintomas gastrintestinais gerais.

A utilização da goma de mascar requer orientação especial: ela tem de ser mascada até o surgimento de gosto característico, indicando a liberação de nicotina. A goma deve, então, ser colocada no sulco gengival por alguns minutos até adquirir a consistência endurecida e, então, é reiniciado o processo de mascar. Este ciclo tem de ser repetido, em média, por 30 minutos. Evitar líquidos antes de mascar a goma e durante o uso, pois o líquido diminui a absorção da nicotina.

A via transdérmica é, atualmente, a mais recomendada no mundo. Estão disponíveis, no Brasil, dosagens dos adesivos de 7,14 e 21 mg de nicotina ativa. Os adesivos transdérmicos são eficazes em liberar doses fixas de nicotina continuamente, porém sua absorção corresponde a 75% do total contido nos adesivos. A concentração de nicotina no plasma se mantém por cerca de 16 horas, declinando gradativamente e desaparecendo após 28 horas, enquanto o nível de cotinina se mantém estável por 36 horas. Após a revisão semanal do paciente, o terapeuta decidirá pelo incremento, pela manutenção ou diminuição da dose diária.

Os efeitos adversos mais comuns são as várias formas de irritação cutânea (eritema, prurido, edema, vesículas). Esses efeitos colaterais podem ser evitados alternando-se o local de aplicação do adesivo.

Deve-se evitar o consumo de cigarros durante a utilização de TRN (risco de superdosagem de nicotina). Contra-indicar TRN se houver relato de infarto do miocárdio, arritmias cardíacas e acidente vascular encefálico recentes, embora, em certas circunstâncias, essas contra-indicações possam ser reavaliadas de acordo com os riscos e benefícios da TRN.

Outras medicações

A nortriptilina, um antidepressivo tricíclico, possui um mecanismo de ação semelhante à bupropiona ao inibir a recaptação de noradrenalina e dopamina no sistema nervoso central. Existem poucos estudos de acompanhamento a longo prazo de fumantes com o uso dessa medicação, mas estudos a curto prazo mostram que ela é eficaz no auxílio à interrupção do tabagismo. A dose recomendada é de 75 a 100 mg/dia por 8 a 12 semanas. Deve ser iniciada com 25 a 50 mg/dia e aumentada gradualmente, se necessário. Possui poucos efeitos colaterais.

Outra medicação disponível é a clonidina, um anti-hipertensivo que pode ser utilizado no tratamento do tabagismo, embora com resultados inferiores aos usuais; está em franco desuso. A clonidina alivia os sintomas da síndrome de abstinência, como ansiedade, irritabilidade, cansaço e compulsão. Pode ser utilizada na dose de até 0,75 mg/dia, durante 3 semanas. Efeitos colaterais: sedação e hipotensão arterial. A suspensão abrupta pode produzir crises hipertensivas.

Há vários outros métodos propostos para a cessação do tabagismo, como hipnose, acupuntura, aromaterapia, piteiras, etc. Não existem, entretanto, evidências científicas suficientes para comprovar a sua eficácia.

Plano para deixar de fumar

O Núcleo de Prevenção e Cessação do Tabagismo da Unifesp-EPM (PrevFumo) é um setor do Centro de Reabilitação Pulmonar e o seu plano de cessação é baseado em um programa cognitivo-comportamental. O fumante passa por uma entrevista inicial na qual são avaliados, entre outros, o grau de dependência à nicotina (Fagerström), o grau de motivação para mudanças comportamentais (Prochaska e Di Clemente), a indicação de farmacoterapia e a existência de contra-indicações relativas e absolutas ao uso de qualquer dos medicamentos para o tratamento.

Com base nesses dados, o paciente será encaminhado ao tratamento em grupo ou individual, quando receberá a intervenção comportamental e as orientações para o uso do medicamento indicado. O acompanhamento é feito por 8 semanas (encontros semanais no 1º mês e quinzenais no 2º mês, totalizando 6 reuniões), tempo suficiente para abordagem das questões que surgem durante todas as etapas da cessação.

A opção da terapia medicamentosa associada (quando indicada) é feita a partir da avaliação das preferências do paciente, da existência de contra-indicações e dos aspectos que possam indicar maiores benefícios com alguma das medicações.

Ao final do tratamento, os fumantes que pararam de fumar são encaminhados aos encontros mensais de manutenção, nos quais recebem apoio com estratégias de prevenção da recaída. Esses encontros são prolongados até que o indivíduo complete 1 ano de abstinência. Pacientes que sofrem recaída são reencaminhados ao tratamento.

REFERÊNCIAS BIBLIOGRÁFICAS

1. ANDERSON, J.E. et al. "Treating tobacco use and dependence. An evidence-based clinical practice guideline for tobacco cessation". *Chest.* 121:932-41, 2002.
2. BRASIL. Ministério da Saúde. Instituto Nacional do Câncer (INCA). Coordenação de Prevenção e Vigilância (Conprev). *Abordagem e tratamento do fumante – Consenso 2001.* Rio de Janeiro, INCA, 2001.
3. DOLL, R. et al. "Mortality in relation to smoking: 40 years' observations on male British doctors". *BMJ.* 309:901-11, 1994.
4. JARDIM, J.R. & OLIVEIRA, J.C.A. "Tabagismo". Disponível em: www.pneumoatual.com.br/frame.asp?content=100; acessado em 17/2/2005.
5. JORENBY, D.E. et al. "A controlled trial of sustained-release bupropion, and nicotine patch, or both for smoking cessation". *N. Engl. J. Med.* 340:685-91, 1999.
6. KORNITZER, M. et al. "Combined use of nicotine patch and gum in smoking cessation: a placebo-controlled clinical trial". *Preventive Medicine.* 24:41-7, 1995.

7. RAW, M.; MCNEILL, A. & WEST, R. "Smoking cessation guidelines for health professionals". *Thorax*. 53:S1-38, 1998.
8. RIGOTTI, N.A. "Treatment of tobacco use and dependence". *N. Engl. J. Med.* 346:506-12, 2002.
9. SILAGY, C. et al. "Nicotine replacement therapy for smoking cessation". *Cochrane Database Syst. Rev.* (3):CD000146, 2004.
10. SLAMA, K. *Prevención y control del tabaquismo: guía para países com escasos recursos económicos.* Trad. Sociedad Española de Neumología y Cirurgia Torácica (Separ) e Unión Internacional contra la Tuberculosis y Enfermidades Respiratórias (Uicter). México, Ed. Desarrollo Gráfico Editorial AS, 2001.

CAPÍTULO 57

Suporte Nutricional e Ergogênico na DPOC

MARIA CRISTINA LERARIO
DEBORA STROSE VILLAÇA
JOSÉ ALBERTO NEDER

INTRODUÇÃO

A perda de peso e, principalmente, a depleção de massa muscular são fatores importantes de morbidade e mortalidade na doença pulmonar obstrutiva crônica (DPOC), independentemente do grau de obstrução ao fluxo aéreo. Essas alterações associam-se a uma variedade de anormalidades nutricionais e metabólicas, incluindo: desnutrição protéico-energética preexistente ou desenvolvida com a progressão da doença, associada, em alguns casos, à distrofia muscular, e alterações do metabolismo dos carboidratos, podendo levar o paciente à caquexia (Tabela 57.1).

TABELA 57.1 ESTADOS DE DESNUTRIÇÃO

	Alteração no peso	GEB	Resposta inflamatória	Alteração metabólica
Caquexia	Não responde ao aumento da ingestão alimentar	+	Presente	↑ oxidação protéica e lipídica
Inanição	Responde ao aumento da ingestão alimentar	-	Ausente	↑ oxidação lipídica
Sarcopenia	Ausência de perda de peso	0	Ausente	↑ oxidação protéica

GEB = gasto energético basal; - = diminuição; + = aumento; 0 = sem alteração.
Fonte: adaptado de Koetler, 2000.

Tem-se observado uma incidência de desnutrição de 10 a 26% em pacientes ambulatoriais e de 47% em pacientes hospitalizados com DPOC. Alguns aspectos estão envolvidos na perda de peso, como: aumento do gasto energético basal em razão de vários fatores, como a utilização de drogas, presença de inflamação, dispnéia e quantidade de massa magra corpórea; alteração do metabolismo energético celular, refletido em alterações na utilização e ressíntese de ATP; e diminuição do consumo dietético.

É importante ressaltar que, contrariamente à depleção, a obesidade também pode estar presente em pacientes com DPOC, sendo que o excesso de peso é um fator limitador da capacidade do exercício. Portanto, a avaliação nutricional deve ser realizada tão logo seja feito o diagnóstico da doença, com o intuito de identificar os efeitos deletérios passíveis de ocorrer com a progressão da doença.

AVALIAÇÃO DO ESTADO NUTRICIONAL

A avaliação nutricional deve incluir dosagens bioquímicas, história alimentar e mensuração da composição corpórea (Tabela 57.2).

TABELA 57.2 AVALIAÇÃO DO ESTADO NUTRICIONAL: MÉTODOS E PARÂMETROS

Medidas antropométricas
Peso corpóreo, estatura, IMC (índice de massa corpórea), pregas e circunferências cutâneas
Estimativa da composição corpórea
Massa livre de gordura, massa de gordura corpórea e água corpórea total
Dosagens bioquímicas
Proteínas séricas totais: albumina (considerada depleção dosagem ≤ 3,5 g/dL), pré-albumina, transferrina, proteína transportadora do retinol e contagem total de linfócitos
Medidas do gasto energético
Calorimetria indireta ou equação de Harris-Benedict
História alimentar
Questionário de freqüência alimentar (quantidade e qualidade de alimentos ingeridos)

Fonte: adaptado de De Benedetto, Del Ponte e Marinari, 2003.

O método não-invasivo de mais fácil aplicabilidade e de baixo custo para a determinação da composição corpórea é a antropometria, utilizando-se pregas cutâneas e circunferências. Outro método de avaliação não-invasivo é a bioimpedância, no qual, com uma corrente elétrica de baixa intensidade, obtém-se a composição corpórea compartimental.

Medidas de peso e estatura, incluindo índices derivados, como o índice de massa corpórea (IMC = relação peso/estatura^2), têm sido utilizados como indicadores do estado nutricional pela sua praticidade (Tabela 57.3).

O cálculo da porcentagem do peso ideal a partir do uso de tabela-padrão também pode caracterizar como desnutrido o paciente que apresenta a porcentagem de seu peso ideal inferior a 90%. Entretanto, a depleção nutricional não pode ser baseada somente na porcentagem do peso ideal ou usual e no IMC, pois o peso corpóreo não retrata diferenças individuais da composição corpórea. Atualmente, recomenda-se a utilização do índice de massa magra (IMM), uma analogia feita ao IMC, em que se divide a massa magra (kg) pela estatura (m^2), caracterizando-se depleção de massa magra, em homens, como ≤ 16,0 kg/m^2 e em mulheres, ≤ 15,0 kg/m^2 (Tabela 57.3).

TABELA 57.3 VALORES DE REFERÊNCIA PARA IMC E IMM

Diagnóstico nutricional (IMC)	Valores de referência	Diagnóstico nutricional (IMM)	Valores de referência
Baixo peso	< 18,5 kg/m^2	Depleção muscular	Homens ≤ 16 kg/m^2
Eutrofia	18,5 a 24,9 kg/m^2		Mulheres ≤ 15 kg/m^2
Sobrepeso	> 25 kg/m^2		

Fonte: OMS, 1995; Creutzberg et al., 2000.

CONDUTA NUTRICIONAL

O cálculo para o requerimento calórico em pacientes com DPOC ainda não foi estabelecido, podendo-se utilizar a calorimetria indireta ou a equação de Harris-Benedict, mais usada pela sua praticidade (Tabela 57.4). Essa equação tem como variáveis o sexo, o peso, a altura e a idade e se origina de estudos com indivíduos normais em repouso, não distinguindo os estados de estresse e hipermetabolismo presentes em muitas doenças.

TABELA 57.4 GASTO ENERGÉTICO BASAL (GEB) E TOTAL (GET*)

GEB
Homens = 66 + (13,7 x P) + (5 x E) – (6,8 x I)
Mulheres = 655 + (9,6 x P) + (1,75 x E) – (4,7 x I)

P = peso corpóreo (kg), quando o IMC ≤ 40 kg/m^2; peso ideal ou desejável, quando o IMC > 40 kg/m^2; E = estatura (m); I = Idade (anos); *GET = GEB X 1,5 a 1,7 (estresse).
Fonte: Saudny-Unterberger, Martin e Gray-Donald, 1997.

Em relação ao planejamento alimentar, deverá seguir a distribuição normal dos macronutrientes sem a necessidade de aumentar o teor de gordura, comparativamente ao de carboidratos, mas recomenda-se um aporte energético e protéico adequado para se atingir ou manter um estado nutricional o mais próximo possível daquele condizente com uma menor morbidade (Tabela 57.5).

INTERVENÇÕES NUTRICIONAIS NA DPOC

As intervenções nutricionais ou dietéticas em pacientes com DPOC têm por finalidade, principalmente, diminuir ou reverter a perda de peso, aumentar a tolerância ao

TABELA 57.5 DISTRIBUIÇÃO DOS MACRONUTRIENTES

Conduta alimentar	Normocalórico
Hidrato de carbono	55 a 60%
Proteínas	10 a 15%
Lipídios	25 a 30%

Fonte: National Research Council/Food and Nutrition Board, 1989.

exercício e melhorar a sua qualidade de vida. Entretanto, os estudos ainda são limitados e não identificam melhora consistente nas medidas antropométricas, na função pulmonar ou na capacidade de exercício nesses pacientes.

Algumas estratégias devem ser adotadas para o aumento do aporte calórico quando os pacientes com DPOC relatarem os seguintes sintomas: anorexia, saciedade precoce, dispnéia e fadiga (Tabela 57.6).

TABELA 57.6 ESTRATÉGIAS PARA AUMENTAR O APORTE CALÓRICO

Descansar antes das refeições e comer mais devagar
Ingerir primeiro os alimentos mais calóricos, preferidos e de fácil preparo
Ter alimentos preparados para os períodos de aumento da dispnéia e de fadiga
Fracionar a dieta durante o dia
Adicionar manteiga, margarina, maionese e creme de leite para aumentar o valor calórico dos alimentos, se necessário
Limitar líquidos às refeições
Dar preferência aos alimentos frios e macios
Evitar a ingestão de alimentos que favoreçam o aparecimento de gases
Aumentar a quantidade de fibras e a ingestão de água, se necessário

Fonte: adaptado de Donahoe e Rogers, 1990.

A suplementação nutricional deve ser preferencialmente oral e sua administração é feita durante os intervalos das principais refeições. A combinação de suplementação nutricional e exercício físico pode levar não somente a um aumento de peso mas também de massa magra e força muscular respiratória. As intervenções feitas durante períodos de internação parecem apresentar melhores resultados e adesão em relação ao acompanhamento ambulatorial (Tabela 57.7).

Durante exacerbação, a utilização de corticosteróides induz a um aumento do processo catabólico, podendo resultar em maior necessidade calórica e protéica, recomendando-se, nessas situações, a suplementação nutricional com a finalidade de diminuir os efeitos deletérios sobre a massa muscular.

O uso de nutrientes antioxidantes, como vitaminas C, E e flavonóides, pode prevenir o estresse oxidativo, sugerindo um efeito benéfico protetor contra a DPOC.

TABELA 57.7 RECOMENDAÇÕES GERAIS

As proteínas necessárias podem ser utilizadas na quantidade de até 1,5 g/kg/dia
Na prática clínica, pode-se recomendar, de maneira geral, o uso de alimentos dos diversos grupos, como frutas e hortaliças, laticínios, cereais e leguminosas e fontes adicionais de gorduras (óleos vegetais) e açúcares (sacarose)
Controlar a ingestão de cloreto de sódio, pois o excesso de sódio pode contribuir para a retenção hídrica
Não ingerir alimentos que forneçam pouco ou nenhum nutriente
Os alimentos devem possuir qualidade adequada e quantidade suficiente, além de bom paladar, boa apresentação e serem acessíveis

Fonte: adaptado de Sachs e Lerario, 2002.

INTERVENÇÕES ERGOGÊNICAS

O hormônio do crescimento (GH) é responsável pelo estímulo à lipólise, ao anabolismo protéico e ao crescimento muscular, mediado pelo fator de crescimento insulina símile 1 ou IGF-1 (*insuline-like growth factor-1*). A administração de sua forma sintética, ou rhGH, pode ser eventualmente benéfica em promover o ganho de peso e massa muscular em pacientes com baixo peso. Entretanto, efeitos do rhGH na capacidade funcional são controversos e limitados, sugerindo alterações agudas no metabolismo e na força muscular (Tabela 57.8).

A correlação entre redução da massa muscular e mortalidade em pacientes com DPOC pode justificar o uso de esteróides anabólicos nessa população, já que a suplementação com essas substâncias mostra-se eficiente em aumentar o peso corpóreo e a massa muscular. Os estudos apontam algum benefício na força muscular respiratória e benefícios escassos em relação à capacidade física (Tabela 57.9). A utilização dessas substâncias deve ser feita com cautela, sendo contra-indicada na presença de hiperprostatismo e hiperlipidemias. Os efeitos colaterais que podem ocorrer são edema, aumento do colesterol, diminuição do HDL, lesões no fígado, impotência e esterilidade.

TABELA 57.8 EFEITOS DA UTILIZAÇÃO DO RHGH EM PACIENTES COM DPOC

Estudo	Suplementação	Período	Efeito
Suchner et al.	rhGH 30 mcg/kg/dia e 60 mcg/kg/dia	4 dias e 4 dias	Aumento do gasto energético basal Aumento da oxidação de gorduras Redução da oxidação de proteínas e glicose
Pape et al.	rhGH 0,05 mg/kg/dia	3 semanas	Balanço nitrogenado positivo Aumento de peso corpóreo Aumento da força muscular inspiratória
Burdet et al.	rhGH 0,15 UI/kg	3 semanas	Aumento de massa magra corpórea

A suplementação com creatina, nutriente encontrado na alimentação, principalmente em peixes e carnes e por meio da síntese endógena no fígado, nos rins e no pâncreas

TABELA 57.9 EFEITOS DA UTILIZAÇÃO DE ESTERÓIDES ANABÓLICOS EM PACIENTES COM DPOC

Estudo	Suplementação	Período	Efeito
Schols et al.	Decanoato de nandrolona: 50 mg para homens e 25 mg para mulheres	8 semanas	Aumento de peso, de massa magra e da força muscular inspiratória
Ferreira et al.	Testosterona 250 mg no período basal e stanozolol 12 mg	27 semanas	Aumento de IMC e de massa magra
Yeh et al.	Oxandrolona 10 mg	4 meses	Aumento de peso, de massa magra e da distância da caminhada
Creutzberg et al.	Decanoato de nandrolona 50 mg	8 semanas	Aumento de massa magra e da PImáx
Casaburi et al.	Testosterona 100 mg/semana	10 semanas	Aumento de massa magra e da força muscular dos membros inferiores
Svartberg et al.	Testosterona 250 mg/1 dose, a cada 4 semanas	26 semanas	Aumento de massa magra e redução de massa gorda

a partir de outros aminoácidos (glicina, arginina e metionina), pode ser uma alternativa válida aos pacientes com DPOC, por estar relacionada ao aumento de massa magra e da capacidade de exercício.

A prescrição dessas substâncias deve estar acompanhada de uma avaliação clínica efetiva, a fim de evitar ou minimizar possíveis efeitos colaterais indesejados.

Alguns pacientes não respondem a terapias nutricionais, o que pode ser justificado por razões multifatoriais, como elevada resposta inflamatória sistêmica, idade e presença de anorexia. Os não-respondedores apresentam também uma maior concentração de glicose do que os respondedores, possivelmente refletindo uma presença de resistência à insulina.

A suplementação nutricional e a ergogênica são ferramentas adicionais à terapia do paciente com DPOC depletado e/ou com perda de peso. Todavia, seu uso ainda é feito de forma empírica. A utilização de substâncias ergogênicas pode amenizar ou reverter a depleção muscular e, possivelmente, melhorar a capacidade de exercício.

Os suportes nutricional e ergogênico podem ser utilizados para a reversão do quadro de caquexia em pacientes com DPOC. As intervenções nutricionais apresentam benefícios modestos sobre a composição corpórea e, principalmente, sobre a capacidade funcional. Contudo, é possível que os efeitos deletérios inerentes à doença estejam contrabalanceando o potencial benéfico dessas instruções, dificultando o melhor aproveitamento e absorção das substâncias utilizadas e/ou minimizando os efeitos promovidos por elas. Terapias associadas à suplementação alimentar estão sendo cogitadas de maneira empírica, sendo um campo aberto de pesquisa em futuros estudos.

REFERÊNCIAS BIBLIOGRÁFICAS

1. CREUTZBERG, E.C. et al. "Characterization of nonresponse to high caloric oral nutritional therapy in depleted patients with chronic obstructive pulmonary disease". *Am. J. Respir. Crit. Care Med.* 161:745-52, 2000.
2. CREUTZBERG, E.C. et al. "Efficacy of nutritional supplementation therapy in depleted patients with chronic obstructive pulmonary disease". *Nutrition.* 19:120-7, 2003.
3. DE BENEDETTO, F.; DEL PONTE, A. & MARINARI, S. "The role of nutritional status in the global assessment of severe COPD patients". *Monaldi Arch. Chest Dis.* 50:314-9, 2003.
4. DONAHOE, M. "Nutritional support in advanced lung disease. The pulmonary cachexia syndrome". *Clin. Chest Med.* 18(3):547-61, 1997.
5. DONAHOE, M. & ROGERS, M.R. "Nutritional assessment and support in chronic obstructive pulmonary disease". *Clin. Chest Med.* 11(3):487-504, 1990.
6. FERREIRA, I.M. et al. "The influence of 6 months of oral anabolic steroids on body mass and respiratory muscles in undernourished COPD patients". *Chest.* 114:19-28, 1998.
7. _______. "Nutritional support for individuals with COPD: a meta-analysis". *Chest.* 117:672-8, 2000.
8. KILDUFF, L.P. et al. "Clinical relevance of inter-method differences in fat-free mass estimation in chronic obstructive pulmonary disease". *Respiration.* 70(6):585-93, 2003.
9. KOETLER, D.P. "Cachexia". *Ann. Intern. Med.* 133:622-34, 2000.
10. NATIONAL RESEARCH COUNCIL/FOOD AND NUTRITION BOARD. *Recommended dietary allowances.* 10.ed. Washington, National Academy Press, 1989.
11. SACHS, A. & LERARIO, M.C. "Doenças pulmonares". In: CUPPARI, L. *Guia de nutrição: nutrição clínica no adulto. Série Guias de Medicina Ambulatorial e Hospitalar.* Barueri, Manole, 2002. p.249-62.
12. SAUDNY-UNTERBERGER, H.; MARTIN, J.G. & GRAY-DONALD, K. "Impact of nutritional support on functional status during an acute exacerbation of chronic obstructive pulmonary disease". *Am. J. Respir. Crit. Care Med.* 156:794-9, 1997.
13. SCHOLS, A. "Nutrition modulation as part of the integrated management of chronic obstructive pulmonary disease". *Proc. Nutr. Soc.* 62:783-91, 2003.
14. WOUTERS, E.F.M. & SCHOLS, A.M.W.J. "Prevalence and pathophysiology of nutritional depletion in chronic obstructive pulmonary disease". *Respir. Med.* 87:45-7, 1993.

CAPÍTULO 58

Programa de Atendimento Racional ao Asmático

LUCIA ANDE SANTOS
MARIA ALENITA DE OLIVEIRA
ANA LUISA GODOY FERNANDES

INTRODUÇÃO

A asma é uma doença crônica que afeta cerca de 10% da população. Provoca grande impacto na vida do paciente quando não controlada, gerando alta morbidade e mortalidade e conseqüente redução da produtividade, prejuízo da qualidade de vida dos pacientes e aumento dos custos para sociedade.

O reconhecimento da cronicidade da doença impõe a participação ativa do paciente na identificação dos sintomas e no tratamento adequado para controle da asma.

Os programas de educação para doenças crônicas têm como objetivo habilitar o paciente a participar ativamente do seu tratamento maximizando o controle da doença. Vários estudos demonstram a efetividade de programas educacionais específicos para asma, aplicados das mais diferentes formas.

As diretrizes orientam o manejo da doença, por meio de um programa educativo – o ABC da asma. Os programas levam a aprimoramento da técnica de utilização de medicamentos por aerossol, maior adesão ao tratamento, diminuição de internações, redução das visitas à emergência e das perdas de dias escolares e no trabalho, redução dos custos econômicos com a doença e melhora da qualidade de vida.

O atendimento racional do paciente asmático deve abordar 3 itens: organização de um programa de educação para asmáticos, integrado ao atendimento médico; padronização do atendimento ambulatorial; e avaliação do asmático em situações especiais.

ORGANIZAÇÃO DE UM PROGRAMA DE EDUCAÇÃO PARA ASMÁTICOS, INTEGRADO AO ATENDIMENTO MÉDICO

No processo de transmissão de conhecimento, é necessário que todas as pessoas envolvidas com os doentes e seus familiares estejam orientadas no sentido de propiciar informações coerentes e tecnicamente iguais. Para que o trabalho seja produtivo, são indispensáveis reuniões de treinamento.

A equipe deve reunir-se inicialmente, esquematizar um modelo de atendimento, padronizar condutas e uniformizar técnicas. Após um período inicial de treinamento, deve ser mantida uma reunião periódica para sanear eventuais problemas e rediscutir normas estabelecidas. Todos os recursos – audiovisuais, folhetos, audioteipes, videoteipes, seminários e grupos de estudos – deverão ser utilizados no sentido de aprimorar a equipe de atendimento.

A equipe ideal é multiprofissional e deve ser composta por médico, enfermeira, fisioterapeuta, técnico para realização de função pulmonar, educador e psicólogo, podendo ser adaptada para cada região, de acordo com os recursos disponíveis. Essa equipe poderá solicitar a assessoria de outras especialidades na orientação de casos especiais.

Pode-se dividir o modelo de educação em asma em 3 etapas:

PRÉ-CONSULTA ________ CONSULTA ________ PÓS-CONSULTA

Ao médico cabe a responsabilidade de fundamentar as bases do diagnóstico e tratamento da doença, elaborando um plano de ação. A enfermeira ou outro membro da equipe deverá desenvolver um plano de ação prescrito pelo médico, que deve fornecer uma orientação bem detalhada para ser seguida, abordando procedimentos de rotina (manutenção) e de emergência (quando a asma sai do controle).

A enfermeira fará a pré e a pós-consulta. A experiência tem demonstrado que o paciente fica mais à vontade para expor à enfermeira suas dúvidas e seus temores em relação à doença e ao tratamento. Ela é capaz de estabelecer uma comunicação franca e direta com os pacientes, o que é fundamental para o êxito do programa. Um profissional da área de saúde realizará as avaliações de função pulmonar e ensinará o uso correto do monitor de pico do fluxo expiratório e como utilizar adequadamente os medicamentos por via inalatória.

Os programas educativos em grupo são úteis para a transmissão do conhecimento e podem ser aplicados por meio de palestras, vídeos e dinâmica de grupo. Os pacientes devem ser informados sobre o ABC da asma:

A: Reconhecer os fatores desencadeantes e atuar ativamente para evitá-los.
B: Usar os medicamentos apropriados para o caso, conforme recomendação médica, com dose e técnica corretas.
C: Saber reconhecer quando a asma está saindo de controle e como evitar crises fortes.
D: Reconhecer os efeitos adversos dos medicamentos.

Os objetivos do programa de educação estão listados na Tabela 58.1.

TABELA 58.1 OBJETIVOS DE UM PROGRAMA DE EDUCAÇÃO EM ASMA

Informar à população em geral: asma é uma doença pulmonar crônica que, se tratada adequadamente, pode ser controlada, permitindo uma vida normal
Educar os profissionais ligados à saúde
Garantir o diagnóstico
Garantir uma abordagem terapêutica adequada, encorajando o paciente e seus familiares a participar ativamente do tratamento
Diminuir a morbidade e a mortalidade
Educar a população de asmáticos
Reconhecer os sintomas
Reconhecer os fatores desencadeantes e saber como evitá-los
Garantir um melhor tratamento da doença
Melhorar a qualidade de vida do indivíduo e de seus familiares

PADRONIZAÇÃO DO ATENDIMENTO AMBULATORIAL

Avaliação inicial com gradação subjetiva e objetiva da obstrução brônquica

Essa avaliação é feita na pré-consulta. São realizadas mensurações de peso, altura, pressão arterial, pulso e temperatura, o que possibilita o cálculo individual dos valores de parâmetros de função pulmonar. A avaliação da função pulmonar é feita por espirometria ou mensuração do pico de fluxo expiratório (PFE) em repouso e repetida 15 minutos após o uso de broncodilatador. Antes da realização desses testes, é solicitado ao paciente responder a uma escala de avaliação subjetiva de desconforto respiratório.

Essa etapa tem 2 finalidades:

- propiciar ao paciente a auto-avaliação da sua condição do momento, alertando-o sobre a relação entre o desconforto respiratório e os valores observados no teste;
- averiguar a técnica de uso do aerossol e medicamentos em pó pelos pacientes. A instrução dos passos para melhor aproveitamento dos medicamentos deve ser repetida várias vezes. É importante ficar claro para o paciente as vantagens da medicação por via inalatória, da continuidade do medicamento de manutenção e do uso de medicamentos de alívio durante o aparecimento de sintomas. Essa etapa pode ser incorporada no atendimento médico individual de consultório pela atendente treinada ou pelo próprio médico.

Ficha de atendimento clínico padrão

Preenchida pelo médico, deve ser sistematizada de forma que o médico tenha informações sobre expressão clínica e nível de controle da doença, com questionamento sobre fatores que limitam a adesão e agravam a asma:

- avaliação da intensidade e freqüência dos sintomas da asma, por meio do questionamento dos sintomas noturnos e diurnos e de sua gravidade, além da necessidade do uso do beta-2 de alívio;
- avaliação de visitas prévias ao pronto-socorro, hospitalizações e freqüência do uso de corticóide oral. Na história clínica do paciente, devem ser pesquisados fatores que indiquem asma potencialmente fatal (Tabela 58.2);
- tipos de medicamentos utilizados e efeitos adversos relacionados;
- identificação de fatores que agravam a asma, como sintomas de rinite, sinusite e refluxo gastroesofágico;
- medidas de avaliação do tratamento.

TABELA 58.2 CARACTERÍSTICAS DE PACIENTES COM ASMA POTENCIALMENTE FATAL

Internação prévia por asma nos últimos seis meses
Internação prévia em UTI e/ou insuficiência respiratória por asma
Má percepção do grau de obstrução brônquica
Distúrbios psíquicos ou depressão
Acompanhamento médico irregular com uso inadequado de medicação
Paciente córtico-dependente ou córtico-resistente
Uso de mais de dois tubos de broncodilatador de alívio por mês

Além da função pulmonar e dos sintomas, também deve ser avaliada a qualidade de vida do paciente, por meio de questionários padronizados ou de perguntas que possibilitem ao médico estimar o impacto da asma na vida do asmático, como ausência ao trabalho e à escola, redução das atividades e distúrbios do sono. Com essas informações, o médico poderá determinar a expressão clínica da doença de acordo com as diretrizes do Consenso Nacional do Manejo da Asma.

Com base na medicação em uso, na expressão de sintomas e do PFE, deve-se determinar se a asma está controlada, instável ou exacerbada. A classificação de gravidade baseia-se na freqüência e na intensidade de sintomas (Tabela 58.3).

A prescrição é feita de acordo com o controle e a gravidade da doença (Tabela 58.4). A orientação sobre reconhecimento e controle de fatores desencadeantes e agravantes deve ser dada a todos os doentes, pois são medidas efetivas no controle da asma.

O tratamento medicamentoso deve seguir as recomendações de tratamento conforme a gravidade da doença, sendo eletiva a associação de broncodilatadores e antiinflamatórios.

Pós-consulta

A pós-consulta tem como finalidade fazer um levantamento do ambiente domiciliar e da escola (ou trabalho), tentando identificar a exposição do paciente a fatores desencadeantes da asma no seu cotidiano e orientar a prescrição médica. Nessa oportunidade, a enfermeira participa do plano, dando orientações de higiene ambiental de forma individualizada. Na Tabela 58.5, são apresentados os itens que devem ser revistos na pós-consulta.

TABELA 58.3 CLASSIFICAÇÃO DA INTENSIDADE DA ASMA E TRATAMENTO RECOMENDADO

Intensidade	Clínica antes do tratamento	Função pulmonar PFE	Medicação usualmente necessária para manter controle
Intermitente	< 1 vez/semana Atividades normais Crises leves Sintomas noturnos raros < 2 vezes/mês Beta-2-agonista < 1 vez/semana	PFE > 80% do previsto PFE: variabilidade < 20% PFE normal após broncodilatador	Beta-2-agonista de curta duração inalado quando necessário
Leve	Até 2 episódios intermitentes de curta duração por semana Episódios de asma noturna, até 2 vezes/mês Assintomático entre as exacerbações	PFE > 80% do previsto PFE: variabilidade < 20% PFE normal após broncodilatador	Agente antiinflamatório profilático diário Beta-2-agonista de curta duração inalado quando necessário
Moderada	Mais de 2 episódios por semana	PFE entre 60 e 80% do previsto	Agente antiinflamatório profilático diário + broncodilatador de longa duração Beta-2-agonista de curta duração inalado quando necessário
	Mais de 2 episódios de asma noturna por mês	PFE: variabilidade entre 20 e 30%	
	Episódios necessitando de inalação de beta-2-agonista quase diariamente	PFE normal após broncodilatador	
Grave	Episódios freqüentes Sintomas contínuos	PFE < 60% do previsto	Corticóides inalados em dose alta + broncodilatador de longa duração Uso freqüente de esteróides sistêmicos
	Sintomas freqüentes de asma noturna Atividades físicas limitadas pela asma	PFE: variabilidade > 30%	
	Hospitalização por asma nos últimos 12 meses Exacerbação prévia com risco de morte	PFE abaixo do normal, apesar de ótima terapia	

PFE = pico do fluxo expiratório.

TABELA 58.4 TRATAMENTO DA ASMA DE ACORDO COM A GRAVIDADE

Gravidade	Tratamento		
	Alívio		Manutenção
Intermitente	B2 de curta duração		
Leve	B2 de curta duração	CI dose baixa	Antileucotrieno
Moderada	B2 de curta duração	CI dose baixa/ média dose + B2 longa duração	CI dose alta
		CI dose alta + B2 longa duração	CI dose alta + B2 longa duração + antileucotrieno ou teofilina de liberação lenta
Grave	B2 de curta duração	CI dose alta + B2 longa duração	CI dose alta + B2 longa duração + CO + antileucotrieno ou teofilina de liberação lenta

B2 = beta-2-agonista; CI = corticóide inalante; CO = corticóide oral.

TABELA 58.5 ITENS QUE DEVEM SER REVISTOS NA PÓS-CONSULTA

Levantamento do ambiente domiciliar, escolar e de trabalho
Identificação dos fatores desencadeantes das crises
Orientação com relação a higiene ambiental e pessoal e medidas específicas
Orientação sobre o uso dos medicamentos
Horários adequados à rotina do paciente
Técnica de administração
Orientação para o preenchimento correto do diário
Explicação do plano de ação elaborado pelo médico

AVALIAÇÃO DO ASMÁTICO EM SITUAÇÕES ESPECIAIS

Asma e gravidez

O aumento do risco de pacientes com asma está relacionado ao controle inadequado da doença. As recomendações para o tratamento da gestante não diferem em nada das recomendações dadas aos demais asmáticos.

Durante a gestação, recomenda-se tratamento de manutenção por via inalatória. Os beta-2-agonista de alívio e corticosteróides inalantes devem ser utilizados. Os anticolinérgicos e cromoglicato não têm contra-indicação durante a gravidez. As xantinas devem ser reservadas para as pacientes que não conseguem controle com a terapêutica por inalação.

Asma no idoso

A asma pode surgir em qualquer idade e o primeiro episódio pode ser, inclusive, tardio. Os idosos com asma devem evitar alguns grupos de medicamentos que potencializam o broncoespasmo ou podem ser portadores de doenças que limitam a indicação de medicamentos comumente usados na asma.

Entre esses grupos, o principal é o dos betabloqueadores indicados para doenças cardíacas, hipertensão arterial e colírios para controle da hipertensão ocular, o glaucoma. Eles podem desencadear dispnéia e chiado. Outro importante grupo medicamentoso utilizado pelos idosos são os antiinflamatórios não-hormonais, como AAS, endometacina, etc. Os inibidores da enzima conversora da angiotensina (ECA), como o captopril, podem causar tosse persistente crônica.

Os idosos que fazem uso de teofilina e beta-2 estimulantes, mesmo por via inalatória, devem ter controle por causa da interação com outras drogas e à associação com ICC, arritmia e insuficiência hepática.

ASMA E CIRURGIA

A asma é uma doença crônica e um fator de risco para complicação pulmonar no intra e no pós-operatório.

O paciente deve estar totalmente assintomático no pré-operatório. O uso do corticóide sistêmico é recomendado 5 dias antes da cirurgia para evitar broncoespasmo na indução anestésica. Nos pacientes em uso crônico de corticóide oral, deve-se aumentar a dose para evitar insuficiência adrenal decorrente do estresse cirúrgico. O anestesista deve ser avisado sobre o diagnóstico de asma para utilização dos anestésicos mais adequados.

CONCLUSÃO

É importante salientar que os programas educativos conseguem demonstrar redução de hospitalizações e idas ao sistema de emergência, sendo bastante efetivo para a redução de gastos com o sistema de gerenciamento de saúde pública, sendo o custo do medicamento um ônus para o paciente, quando não existe programas de distribuição dos mesmos. Muitas vezes, o manejo adequado e o tratamento medicamentoso regular não levam o paciente a ausência total de sintomas, demonstrando a dificuldade na obtenção do controle ideal da asma, o qual, em ensaios clínicos, algumas vezes é alcançado.

Tratar uma doença crônica implica um gasto cujo benefício não pode ser medido somente em quantidade de dinheiro economizado, mas deve ser encarado como um investimento na saúde de uma população.

REFERÊNCIAS BIBLIOGRÁFICAS

1. BETTENCOUT, T.A.R. et al. "Educação do paciente com asma: atuação do enfermeiro". *J. Pneumol.* 28(4) 193-200, 2002.

2. DE OLIVEIRA, M.A. et al. "Evaluation of an educational programme for socially deprived asthma patients". *Eur. Respir. J.* 14:1-7, 1999.
3. FERNANDES, A.L.G.; CABRAL, A.L.B. & FARESIN, S. "I Consenso Brasileiro de Educação em Asma". *J. Pneumol.* 22(Supl):1-24, 1996.
4. GIBSON, P.G. et al. "Self-management education and regular practioner review for adults with asthma (Cochrane Review)". In: *The Cochrane Library*, Issue 2, Oxford, Update Software, 2001.
5. NATIONAL Asthma Education and Prevention Program. "Expert Panel Report: Guidelines for the Diagnosis and Management of Asthma Update on Selected Topics – 2002". *J. Allergy Clin. Immunol.* Nov;110(5 Suppl):S141-219, 2002.
6. OLIVEIRA, M.A. et al. "Custo-efetividade de programa de educação para adultos asmáticos atendidos em hospital-escola de instituição pública". *J. Pneumol.* 28(2):71-76, 2002.
7. SCHIER, J.K M.S. & LEIDY, N.K. "The complexity of treatment adherence in adults with asthma: challenges and opportunities". *J. Asthma.* 35(6):455-472, 1998.
8. SOCIEDADES Brasileiras de Alergia e Imunologia, de Pediatria e de Pneumologia e Tisiologia. "II Consenso Brasileiro no Manejo da Asma." *Jornal de Pneumologia.* v.24, n.4, jul/ago, 1998.
9. SOCIEDADES Brasileiras de Pneumologia e Tisiologia, de Alergia e Imunopatologia e de Pediatria. "III Consenso Brasileiro no Manejo da Asma". *J. Pneumol.* 28(supl 1):S1-S28, 2002.
10. WENZEL, S.E. "Approach to severe asthma: experience of a national referral center". In: HOLGATE, S.T.; BOUSHEY, H.A. & FABRI, L.M. (eds.) *Difficult Asthma.* Londres, Martin Dunitz, 1999. p. 535-43.

CAPÍTULO 59

Oxigenoterapia Domiciliar

MARIA CHRISTINA LOMBARDI DE OLIVEIRA MACHADO

INTRODUÇÃO

A manutenção de nível mínimo e estável de oxigênio no sangue ($PaO_2 \geq 60$ mmHg) é de grande importância para a homeostase orgânica. A suplementação de oxigênio melhora a sobrevida de pacientes com hipoxemia crônica e sua prescrição é preconizada nos consensos sobre o tema. Os principais benefícios do oxigênio para o organismo são a diminuição do trabalho ventilatório e a melhora do metabolismo orgânico, com conseqüente melhora das funções cardiovascular e muscular (Pauwels et al., 2001; Viegas et al., 2000).

Indica-se a oxigenoterapia na insuficiência respiratória aguda e na crônica decorrentes de doença pulmonar obstrutiva crônica (DPOC) e de outras pneumopatias (Pauwels et al., 2001; Viegas et al., 2000). Na doença crônica, o oxigênio deve ser prescrito para uso contínuo e com baixos fluxos.

A DPOC é doença progressiva e se caracteriza por múltiplas exacerbações, portanto, a titulação da dose ideal de oxigênio deve ser refeita constantemente e individualizada conforme as necessidades em repouso, durante esforços ou sono (Machado, 1999; Jardim et al., 2003). Outras variáveis devem ser consideradas quanto à sua prescrição, como otimização do tratamento farmacológico e clínico (Weitzenblum, 1991).

BASES CIENTÍFICAS DA OXIGENOTERAPIA DOMICILIAR

Estudos clássicos constataram que o uso contínuo de oxigênio melhora a sobrevida em portadores de DPOC com insuficiência respiratória crônica (Medical Research Council, 1981; Nocturnal Oxygen Trial Therapy, 1980). Nos pacientes que o usam corretamente, a estabilização das complicações sistêmicas da hipoxemia comprovam essa indicação (Weitzenblum, 1991). A utilização contínua também é capaz de reverter a policitemia secundária à hipoxia, aumentar o peso corporal, prevenir e melhorar a insuficiência cardíaca congestiva. Da mesma forma é observada melhora no desempenho em testes neuropsicológicos e aumento da capacidade de praticar exercícios (Krop, Block e Cohen, 1973; Weitzenblum et al., 1995).

O oxigênio já foi prescrito com ressalvas em pacientes retentores crônicos de CO_2, pois temia-se uma piora da hipercapnia, com conseqüente acidose respiratória descompensada. Sabe-se hoje, no entanto, que na maioria dos portadores de DPOC hipercápnicos, o estímulo respiratório não está diminuído; na verdade, encontra-se aumentado (Marin, 1999), e caso ocorra piora da hipoventilação alveolar, deve ser imputada à mecânica ventilatória inadequada. Na DPOC hipercápnica exacerbada, preconiza-se o uso de ventilação mecânica não-invasiva, além de O_2 com menor fluxo necessário para se obter uma $SpO_2 \geq 90\%$ (International Consensus Conference, 2001).

INDICAÇÕES

A indicação de oxigenoterapia baseia-se em dados gasométricos e clínicos, os quais devem ser obtidos durante doença estável. Nos pacientes que preenchem os requisitos para oxigenoterapia contínua após uma internação por exacerbação, deverá ser realizada nova avaliação após 60 a 90 dias, visto que a hipoxemia pode ser transitória nessas circunstâncias (Viegas et al., 2000). Constituem indicação para a prescrição de oxigenoterapia prolongada domiciliar:

- PaO2 ≤ 55 mmHg ou saturação ≤ 88% em repouso;
- PaO2 entre 56 e 59 mmHg com evidências de cor pulmonale ou policitemia.

Embora a avaliação oximétrica seja um guia eficaz para a triagem de candidatos à oxigenoterapia, é necessária a realização da gasometria arterial, pois ela permite uma avaliação mais precisa das trocas gasosas, para documentação da PaO_2, e da condição ventilatória do paciente pela avaliação da $PaCO_2$ (Viegas et al., 2000).

Os fluxos de oxigênio devem ser titulados utilizando-se o oxímetro de pulso durante repouso, exercício e sono, até que se obtenha a saturação de pulso da oxiemoglobina superior ou igual a 90% ($SpO_2 \geq 90\%$). São necessários pelo menos 20 minutos para que ocorra o equilíbrio após uma variação no fluxo de oxigênio (Machado, 1999; Jardim et al., 2003).

Indicação da oxigenoterapia durante o sono

A hipoxemia da vigília acentua-se durante o sono em razão da irregularidade respiratória fisiológica noturna (Viegas et al., 2000). Nos pacientes com indicação clássica de oxigenoterapia, recomenda-se que, à prescrição de oxigênio utilizada durante o dia em repouso, adicione-se mais 1 L/min durante a noite, nos casos em que não se pode realizar oximetria noturna contínua (Viegas et al., 2000).

A síndrome *overlap*, ou seja, a associação de DPOC com síndrome da apnéia-hipopnéia do sono obstrutiva (SAHSO) pode ocorrer em cerca de 10% dos casos de DPOC (Liker, Karnick e Lerner, 1975). Deve-se sempre investigá-la, principalmente nos obesos, perguntando sobre alterações do sono, roncos, microdespertares noturnos freqüentes e sonolência diurna excessiva. Confirma-se a SAHSO pelo estudo polissonográfico noturno, com índice de apnéia/hipopnéia > 5/hora.

Sua correção é feita pelo uso de uma máscara nasal com pressão positiva contínua nas vias aéreas (CPAP – *continuous positive airway pressure*), ou com 2 níveis de pressão inspiratória e expiratória (BIPAP, ou *bi level positive airway pressure*), além do oxigênio (Chaouat et al., 1995).

Oxigenoterapia durante esforços

Recomenda-se o aumento do fluxo de O_2 aos esforços em pacientes que já o utilizam em repouso (Viegas et al., 2000), e seu uso naqueles que só dessaturam durante as atividades físicas, de acordo com as necessidades específicas (Donner et al., 1990). O oxigênio suplementar durante os esforços melhora o desempenho das atividades porque diminui a sensação de dispnéia e aumenta a tolerância às atividades de trabalho submáximas (Liker, Karnick e Lerner, 1975).

SISTEMAS DE OXIGENOTERAPIA

As fontes de oxigênio podem ser estacionárias (cilindros ou concentradores de oxigênio) ou ambulatoriais (oxigênio portátil líquido ou gasoso). As vantagens e as desvantagens dos sistemas de oxigenoterapia estão anotadas na Tabela 59.1.

TABELA 59.1 VANTAGENS E DESVANTAGENS DAS FONTES DE OXIGÊNIO

Tipos	Vantagens	Desvantagens
Cilindros de gás	Boa disponibilidade	Custo elevado (mais caro de todos)
	Armazenados por longo tempo	Peso e tamanho
	Não há perdas	Periculosidade, não podem sofrer quedas
	Existem cilindros menores	Necessidade de recargas freqüentes
Oxigênio portátil líquido ou gasoso	Permite deambulação	Alto custo
	Até 6 L/min de O_2	Necessidade de recargas freqüentes
	Não há consumo de energia elétrica	
Concentradores	Volume de gás ilimitado	Consumo de energia elétrica
	Baixo custo	Necessidade de cilindro *back-up*
	Fácil manuseio	

Cilindros de oxigênio

Esse é um método caro e complicado, pois os cilindros esvaziam-se rapidamente e necessitam ser trocados por recipientes cheios. Considerando-se que um paciente necessite de uma dose média de 2 L/min de oxigênio durante 24 horas por dia, no mínimo ele consumirá 12 cilindros grandes de 8 m^3 de gás por mês. Trata-se da fonte de oxigênio mais cara, levando em conta a utilização de todos os sistemas 24 h/dia. Ao preço do gás, soma-se toda a estratégia de seu transporte até a residência do paciente (Machado, 1999; Jardim et al., 2003).

Concentradores de oxigênio

Consiste em máquinas que separam o oxigênio do nitrogênio do ar ambiente, concentrando o O_2 e fornecendo fluxos de 1 a 5 L/min. São leves e possuem rodas nas bases, mas precisam ser conectados à energia elétrica. Apesar do gasto extra com energia, ainda assim os concentradores sao muito mais baratos do que os cilindros de oxigênio (Machado, 1999; Jardim et al., 2003). Para o consumidor individual, o custo mensal do concentrador equivale a 25% do custo do cilindro, considerando-se o uso contínuo dos 2 sistemas por 24 h/dia.

Oxigênio portátil líquido

O oxigênio líquido é mais leve e é possível seu abastecimento domiciliar em pequenos recipientes mantidos a baixa temperatura. São portáteis e seguros, com autonomia aproximada de 8 horas, quando se utiliza a dose de 1 L/min. Cada litro de oxigênio líquido se transforma em 863 litros de oxigênio na forma gasosa (Fulmer e Snider, 1984). O seu custo mensal é bem menor que o dos cilindros de gás, aproximadamente a metade para o consumidor individual, sempre comparando o uso contínuo dos 2 sistemas por 24 h/dia (Machado, 1999; Jardim et al., 2003).

Oxigênio portátil gasoso

A fonte portátil pode ser um pequeno cilindro de alumínio com oxigênio gasoso sob pressão, para que o paciente se desloque fora do domicílio. Caso essa fonte não possua uma válvula poupadora inspiratória de oxigênio, o gás acaba rapidamente, pois os cilindros pequenos têm uma autonomia muito restrita. O custo depende da dose necessária para cada paciente e do tempo que ele vai precisar ficar longe do oxigênio estacionário. Comparativamente, é muito mais caro que o O_2 líquido se for usado 24 h/dia (Machado, 1999; Jardim et al., 2003).

MÉTODOS PARA A ADMINISTRAÇÃO DE OXIGÊNIO

Cânula nasal

A cânula nasal, que termina em 2 pequenas hastes, as quais são introduzidas no vestíbulo das narinas, é muito mais confortável para o paciente que os cateteres longos (nasofaríngeos) (Viegas et al., 2000). Trata-se de um método simples, barato e usado com maior freqüência para administrar oxigênio, sendo necessário que o paciente hipoxêmico use constantemente o oxigênio suplementar, mesmo durante as refeições ou nos acessos de tosse, quando a dispnéia se acentua (Machado, 1991; Machado, Leme e Millinavicius, 2001; Jardim et al., 2003).

A cânula deve ser posicionada de modo que suas extremidades não penetrem além de 2,5 cm no interior das narinas. Pode-se aumentar a FiO_2 até o fluxo máximo de 6 L/min, a partir do qual a secura e o sangramento da mucosa nasal tornam-se mais freqüentes, e o consumo de oxigênio, muito elevado. Ela é contra-indicada em pacientes que tenham respiração predominantemente oral (Machado, 1991; Machado, Leme e Millinavicius, 2001; Jardim et al., 2003).

Máscara simples

As máscaras têm seu uso limitado por não existirem modelos e tamanhos variados que se adaptem a todos os tipos de face e, também, porque, durante seu uso, ocorre grande variação da FiO_2, conforme o padrão ventilatório, havendo desperdício de aproximadamente 2/3 do oxigênio fornecido. O fluxo mínimo necessário é de 5 L/min, o que torna a sua utilização praticamente inviável. Os problemas com as máscaras são as úlceras de pressão na face e nas orelhas, o risco elevado de aspiração, o desconforto pelo calor e a sensação claustrofóbica. Também podem ocorrer irritações oculares pelo fluxo de gás que escapa pela porção superior da máscara (Machado, 1991; Machado, Leme e Millinavicius, 2001; Jardim et al., 2003).

Cateter orofaríngeo

O cateter orofaríngeo tem seu uso cada vez mais infreqüente em razão do desconforto que causa ao paciente. Para sua instalação, usa-se o método prático de medir a distância entre a narina e o lóbulo da orelha, introduzindo-se uma porção equivalente do cateter pela narina, de modo que não se visualize a sua ponta na orofaringe.

São mais adequados os números de 8 a 10 para crianças, 10 a 12 para mulheres e 12 a 14 para homens. O cateter tem de ser trocado de narina a cada 8 a 12 h; sua permeabilidade deve estar perfeita, pois, em caso de obstrução de algum orifício, a corrente de oxigênio que sairá pelos demais produzirá uma sensação de queimação local (Machado, 1991; Machado, Leme e Millinavicius, 2001; Jardim et al., 2003).

Apesar de ser desconfortável, o cateter ainda é utilizado no Brasil. Oferece as vantagens de poder ser usado mesmo em pacientes com rinite ou respiração predominante oral, e, quando posicionado na rinofaringe, evita que crostas de muco obstruam os orifícios. Além disso, pode-se usar FiO_2 menor, uma vez que, na fase expiratória, o O_2 se acumula nas vias aéreas superiores, sendo aproveitado em pulso na próxima inspiração (Machado, 1991; Machado, Leme e Millinavicius, 2001; Jardim et al., 2003).

Máscara de Venturi

A máscara de Venturi, ou máscara com sistema de entrada de ar, é um sistema de alto fluxo no qual o oxigênio passa por um pequeno orifício, causando uma diferença de pressão que leva consigo o ar ambiente para o interior da máscara. Dessa forma, o paciente inspira a mistura de ar ambiente e oxigênio. Pela máscara de Venturi, são fornecidas concentrações de oxigênio (24, 28, 31, 35 e 40%) altamente controladas.

Embora a máscara de Venturi seja ideal para pacientes com DPOC, muitas vezes opta-se pela cânula nasal, que não leva à sensação de claustrofobia e pode ser usada durante a alimentação. A grande desvantagem é o fato de ela estar restrita ao ambiente hospitalar, não podendo ser utilizada durante oxigenoterapia domiciliar em razão do alto fluxo (no mínimo 3 L/min) (Machado, 1991; Machado, Leme e Millinavicius, 2001; Jardim et al., 2003).

Válvula inspiratória poupadora de oxigênio ou de demanda eletrônica

O objetivo da válvula inspiratória poupadora de oxigênio ou de demanda eletrônica é liberar O_2 apenas no início da inspiração, resultando em uma economia de mais de 50% de O_2. As válvulas de liberação de O_2 por demanda utilizam sensores eletrônicos acionados por temperatura ou por pressão negativa. Podem ser usadas com cânula nasal ou cateter transtraqueal. Por levarem a um menor fluxo de O_2, não causam secura da mucosa nasal. Alguns pacientes necessitam de um período de aclimatação ao pulso inspiratório, o que, freqüentemente, cursa sem dificuldades (Machado, 1991; Machado, Leme e Millinavicius, 2001; Jardim et al., 2003).

Cateter transtraqueal

Um outro método de conservação de oxigênio é o cateter transtraqueal, o qual é instalado na traquéia através de punção percutânea, para uso crônico, tendo vantagens como a otimização de seu uso 24 h/dia com menor dose, além de possuir efeito cosmético. Pode-se optar pelo cateter transtraqueal para pacientes com pouco componente secretor, já que a principal complicação desse cateter é sua obstrução por rolha de secreção (Christopher et al., 1987; Couser e Make, 1989).

Umidificação

Não existem evidências científicas que indiquem a necessidade de umidificação em sistemas que empregam cateteres nasais e fluxos inferiores a 5 L/min, exceto nos casos de seu uso transtraqueal ou em traqueostomias (Donner et al., 1990; Machado, 1999).

REFERÊNCIAS BIBLIOGRÁFICAS

1. CHAOUAT, A. et al. "Association of chronic obstructive pulmonary disease and sleep apnea syndrome". *Am. J. Respir. Crit. Care Med.* 151:82-6, 1995.
2. CHRISTOPHER, K.L. et al. "A program for transtracheal oxygen delivery". *Ann. Int. Med.* 107:802-8, 1987.
3. COUSER JR., J.I. & MAKE, B.J. "Transtracheal oxygen decreases inspired minute ventilation". *Am. Rev. Respir. Dis.* 139:627-31, 1989.
4. DONNER, C.F. et al. "Long-term oxygen therapy in patients with diagnoses other than COPD". *Lung.* 776:81, 1990.
5. FULMER, J.D. & SNIDER, G.L. "ACCP-NHLBI - National conference on oxygen therapy". *Chest.* 86:234-47, 1984.

6. "INTERNATIONAL CONSENSUS CONFERENCES in Intensive Care Medicine: noninvasive positive pressure ventilation in acute respiratory failure". *Am. J. Respir. Crit. Care Med.* 163:283-91, 2001.
7. JARDIM, J.R.; OLIVEIRA, J.A. & NASCIMENTO, O. "II Consenso Brasileiro de DPOC/SBPT". *J. Bras. Pneumol.* 30:S1-S42, 2004.
8. JARDIM, J.R. et al. "Oxigenoterapia crónica en el paciente com EPOC". In: ESTRADA, H.G. (ed.). *Diagnostico y manejo integral del paciente com EPOC - enfermidad pulmonar obstrutiva crónica*. 2.ed. Bogotá, Editorial Médica Internacional Ltda, 2003. p.134-62.
9. KROP, A.D.; BLOCK, A.J. & COHEN, E. "Neuropsychiatric effects of continuous oxygen therapy in chronic obstructive pulmonary disease". *Chest.* 64:317-22, 1973.
10. LIKER, E.S.; KARNICK, A. & LERNER, L. "Portable oxygen in chronic obstructive lung disease with hypoxemia and *Cor pulmonale*". *Chest.* 68:236, 1975.
11. MACHADO, M.C.L.O. "Oxigenoterapia domiciliar". In: FERNANDES, A.L.G.; MENDES, E.S.P.S. & TERRA FILHO, M. (eds.). *Atualização e reciclagem em pneumologia*. São Paulo, Atheneu, v.3, 1999. p.127-42.
12. MACHADO, M.C.L.O.; LEME, M.D.C.O. & MILLINAVICIUS, R. "Oxigenoterapia domiciliar na DPOC grave". In: TERRA FILHO, M.; FERNANDES, A.L.G. & STIRBULOV, R. (eds.). *Atualização e reciclagem em pneumologia*. São Paulo, Vivali, v.4, 2001. 28:1-6.
13. MARIN, J. et al. "Ventilatory drive at rest and dyspnea perception during exercise in severe COPD". *Chest.* 115:1293-300, 1999.
14. MEDICAL RESEARCH COUNCIL WORKING PARTY. "Report of long-term domiciliary oxygen therapy in chronic hypoxic *cor pulmonale* complicating chronic bronchitis and emphysema". *Lancet.* 1:681-5, 1981.
15. NOCTURNAL OXYGEN THERAPY TRIAL GROUP. "Continuous or nocturnal oxygen therapy in hypoxemic chronic obstrutive lung diseases". *Ann. Intern. Med.* 93:391-8, 1980.
16. PAUWELS, R.A. et al. "Global strategy for the diagnosis, management, and prevention of chronic obstructive pulmonary disease. NHLBI/WHO Global Initiative for Chronic Obstructive Lung Disease (GOLD) Workshop summary". *Am. J. Resp. Crit. Care Med.* 163:1256-76, 2001.
17. VIEGAS, C.A.A. et al. "I Consenso Brasileiro de Oxigenoterapia Domiciliar Prolongada/SBPT". *J. Pneumologia.* 26:341-50, 2000.
18. WEITZENBLUM, E. et al. "Evolution of physiological variables in COPD patients before and during long-term oxygen therapy". *Respiration.* 58:126-31, 1991.
19. _______. "The scientific basis for long-term oxygen therapy in patients with chronic hypoxemia". In: O'DONOHUE JR., W.J. (ed.). *Long-term oxygen therapy*. Nova York, Marcel Dekker Inc., 1995. p.25-51.

CAPÍTULO 60

Avaliação do Risco Operatório nas Ressecções de Parênquima Pulmonar

FABIANA STANZANI
LIANA PINHEIRO
SONIA MARIA FARESIN

INTRODUÇÃO

As principais indicações de ressecção de parênquima pulmonar são as afecções neoplásicas, seguidas pelas supurações pulmonares, como abscesso, e pelas bronquiectasias.

O câncer de pulmão é a maior causa de morte por neoplasia maligna nos Estados Unidos, e, para o carcinoma localizado de células não-pequenas, a ressecção é o tratamento de escolha. Mas, na época do diagnóstico, apenas 15 a 25% dos doentes se beneficiam de tratamento cirúrgico.

Avanços na técnica operatória e cuidados perioperatórios mais intensivos reduziram o risco pós-operatório imediato e aumentaram a possibilidade de ressecção cirúrgica em doentes com reserva pulmonar mais comprometida.

INCIDÊNCIAS DE COMPLICAÇÕES PÓS-OPERATÓRIAS E MORTALIDADE

De todos os procedimentos operatórios, o torácico com ressecção de parênquima pulmonar é o que apresenta maior incidência de complicações, com variação de 30 a 50%. A incidência de mortalidade também é elevada e varia de 1,6 a 12%, dependendo da quantidade de parênquima ressecado.

As incidências de complicações são discrepantes na literatura, já que as definições também o são. Alguns estudos consideram o tromboembolismo pulmonar uma complicação pulmonar, enquanto outros o consideram uma complicação vascular.

As complicações cardiopulmonares são responsáveis por 85% do total. Esse alto índice ocorre basicamente por duas razões: a primeira envolve as alterações fisiopatológicas decorrentes do processo anestésico prolongado, da manipulação e da exérese de estruturas torácicas; a segunda está relacionada às comorbidades do doente. De maneira geral, o candidato à toracotomia é portador de DPOC e/ou apresenta outras doenças relacionadas ao uso do tabaco, como as arteriopatias, principalmente a doença isquêmica do miocárdio.

As complicações pulmonares mais freqüentes são as infecciosas, isto é, a pneumonia e a traqueobronquite. As demais complicações relevantes são: insuficiência respiratória aguda (IRpA), ventilação mecânica por mais de 48 horas, broncoespasmo e atelectasia com repercussão clínica. De todas, a mais temida é a IRpA, pois, no curto prazo, prolonga o tempo de ventilação mecânica. Particularmente, na ressecção de parênquima pulmonar, em virtude da perda de tecido viável para a troca gasosa, no longo prazo o doente pode desenvolver insuficiência respiratória crônica, que limitará suas atividades da vida diária.

A complicação cardíaca mais comum é a arritmia cardíaca, especialmente a fibrilação atrial, porém o evento coronariano isquêmico agudo é a complicação cardíaca mais fortemente associada à mortalidade. Por isso, diversos autores e o consenso da British Thoracic Society preconizam que o doente seja encaminhado para procedimento torácico pelo menos 6 a 12 semanas após um episódio isquêmico.

Dessa forma, pode-se perceber que a avaliação cardiológica é indispensável quando o objetivo é reduzir a morbimortalidade, e deve ocorrer concomitantemente com a avaliação pulmonar.

No entanto, se o doente necessitar realizar qualquer teste de esforço, inclusive os testes da caminhada ou da escada, durante o processo de avaliação de operabilidade, será fundamental excluir a possibilidade de doença coronariana significativa. Se essa estiver presente, o paciente só estará apto para realizar esses testes quando o tratamento cardiológico adequado for estabelecido.

As complicações relacionadas ao ato operatório são também freqüentes e algumas, potencialmente fatais, como a fístula broncopleural e o empiema pleural, mais prevalente após pneumonectomias. O escape aéreo é a complicação mais comum, com incidência em torno de 15%.

FATORES DE RISCO ASSOCIADOS À OCORRÊNCIA DE COMPLICAÇÕES

Fatores de risco associados à ocorrência de complicações pós-operatórias têm sido exaustivamente procurados ao longo das últimas 3 décadas, sempre com o intuito de identificar os doentes com maior chance de desenvolvê-las, para em seguida elaborar estratégias de tratamento e instituir medidas profiláticas adequadas a cada caso.

A presença de DPOC e/ou cardiopatia, a quantidade de tecido extirpado e a reserva cardiopulmonar do candidato à ressecção são as variáveis mais importantes na avaliação de operabilidade. Outras variáveis terão maior ou menor impacto dependendo da condição resultante das variáveis citadas. Assim, a idade, a necessidade de broncoplastia ou ressecção de parede torácica, o antecedente de quimioterapia neoadjuvante, a condição nutricional e a manutenção do hábito tabágico exercerão, em conjunto, papel coadjuvante, mas não menos relevante.

O sexo do doente, a presença de obesidade e o tipo histológico do câncer não têm sido associados ao desenvolvimento de complicações pós-operatórias.

Hipercapnia não é um preditor de complicações pulmonares isoladamente, e não deve contra-indicar a exérese de parênquima, principalmente se o doente for capaz de realizar esforço físico.

AVALIAÇÃO FUNCIONAL PRÉ-OPERATÓRIA

Antes de iniciar essa avaliação, o doente precisa atingir seu melhor estado funcional. A obtenção dessa condição tem importância capital, pois pode-se negar ao doente o recurso terapêutico que mais tem relação com a taxa de sobrevida do câncer de pulmão, que é sua ressecção. Para tal, uma série de medidas precisam ser tomadas, muitas vezes de forma agressiva, já que se luta contra o tempo. Broncodilatadores em dose máxima, corticóide sistêmico por 2 a 3 semanas e fisioterapia respiratória para os doentes portadores de secreção pulmonar abundante são invariavelmente necessários.

Deve-se orientar para a cessação do tabagismo no mínimo 8 semanas antes do procedimento com a finalidade de reduzir as taxas de complicações.

Alguns exames podem ser realizados na avaliação de operabilidade: espirometria, teste de difusão do monóxido de carbono, cintilografia de ventilação-perfusão, broncoscopia, ecocardiograma, teste de exercício cardiopulmonar (TECP), teste de caminhada de 6 minutos e teste da escada.

Um estudo da década de 1970 demonstrou que a taxa de mortalidade dos indivíduos submetidos à ressecção pulmonar era inferior a 5% quando o VEF_1 pré-operatório era superior a 1,5 L em se tratando de lobectomia, e superior a 2 L para a pneumonectomia. Esses valores ainda hoje podem ser usados, desde que o doente não seja portador, concomitantemente, de doença pulmonar intersticial.

A broncoscopia também pode ser útil na avaliação de operabilidade, desde que a lesão possa ser visualizada durante o exame. A obstrução total da luz de um segmento indica que ele já não participa da ventilação e, portanto, o doente não sofrerá perda funcional com a sua exérese.

Se, na anamnese, houver suspeita de hipertensão pulmonar, *cor pulmonale* ou presença de sopro cardíaco na ausculta, deve-se solicitar ecodopplercardiograma. Pressão média de artéria pulmonar maior que 30 mmHg no exercício e 25 mmHg no repouso reflete baixa reserva cardíaca para suportar grandes ressecções.

Nos últimos anos, entretanto, um novo conceito ganhou atenção: a reserva funcional prevista para o pós-operatório em porcentagem do previsto. Esse novo cálculo permite ajustar a reserva funcional de acordo com a porcentagem de ventilação-perfusão de cada indivíduo. Portanto, pode-se obter o cálculo da porcentagem de VEF_1 (%VEF_1ppo), de DLCO e de consumo máximo de oxigênio (VO_2máx) previstos para o pós-operatório. A Tabela 60.1 ilustra as fórmulas a serem utilizadas conforme o procedimento proposto.

TABELA 60.1 FÓRMULAS USADAS PARA O CÁLCULO DA RESERVA FUNCIONAL APÓS LOBECTOMIA E PNEUMONECTOMIA UTILIZANDO A CINTILOGRAFIA DE VENTILAÇÃO-PERFUSÃO

VEF_1ppo (%) = VEF_1 pré-operatório (%) x (1 - contribuição do lobo a ser ressecado)
VEF_1ppo (%) = VEF_1 pré-operatório (%) x (1 - contribuição do pulmão a ser ressecado)

Diversos autores demonstraram que, quando o valor percentual obtido de VEF_1ppo, DLCOppo, ou VO_2máxppo for superior a 40, a ressecção pode ser realizada com risco aceitável.

Bolliger et al. posteriormente desenvolveram um algoritmo de operabilidade bastante preciso, porém pouco prático para a condição brasileira atual. Em seus estudos, ficou bem estabelecido que o TECP é o exame decisivo para avaliar o risco operatório, e estaria indicado quando o valor percentual do VEF_1 e do DLCO no período pré-operatório estivesse abaixo de 80. A Figura 60.1 ilustra esse algoritmo.

No setor de avaliação pré-operatória da Disciplina de Pneumologia da Unifesp-EPM, é utilizado um algoritmo diferente, que obedece a uma seqüência de exames progressivamente mais elaborados à medida que se constata a baixa reserva ventilatória do doente. O TECP é indicado apenas para definir o risco daqueles pacientes funcionalmente mais comprometidos. Esse algoritmo ainda não foi comparado ao algoritmo de Bolliger e, portanto, serve apenas como guia racional de execução de exames na realidade brasileira.

Dessa forma, se o doente não for pneumopata e, na tomografia de tórax, o tecido estiver preservado, excetuando-se apenas a área da doença operatória, o cálculo VEF_1ppo é feito utilizando primeiramente a espirometria simples. O cálculo é bastante simples, uma vez que, multiplicando-se o valor pré-operatório do VEF_1 pós-broncodilatador pelo número de segmentos residuais à ressecção e, em seguida, dividindo o valor obtido por 19, obtém-se o VEF_1ppo (Tabela 60.2).

TABELA 60.2 FÓRMULA DO CÁLCULO DO VEF_1PPO UTILIZANDO O VEF_1 PÓS-BRONCODILATADOR DA ESPIROMETRIA SIMPLES

$$VEF_1\text{ppo (L)} = VEF_1 \text{ pré-operatório (L)} \times \frac{(\text{n}^\circ \text{ de segmentos residuais após ressecção})}{(\text{n}^\circ \text{ de segmentos totais})}$$

Se o valor obtido for maior do que 40%, será possível realizar o procedimento planejado com baixo risco de ocorrência de insuficiência respiratória. A justificativa para essa conduta decorre da inferência de que, uma vez o indivíduo não sendo portador de pneumopatia, todos os segmentos pulmonares vão apresentar a mesma porcentagem de ventilação e perfusão.

Como exemplo, suponha que um doente seja candidato a lobectomia inferior direita (5 segmentos), e que apresente VEF_1 de 2,5 L (92% do valor previsto). O VEF_1ppo em

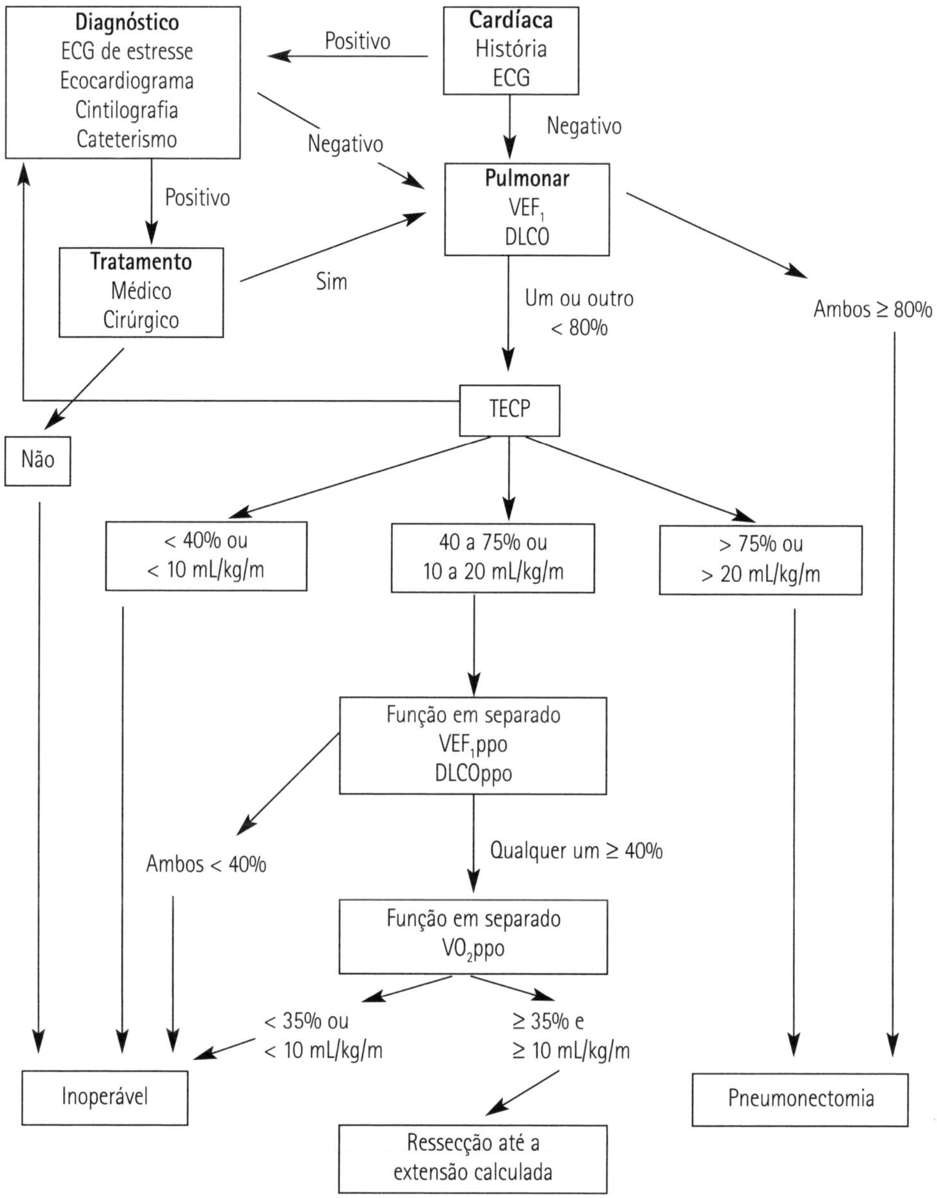

FIGURA 60.1 Algoritmo de operabilidade de ressecção de parênquima pulmonar proposto por Bolliger.

litros seria 1,84, ou 97,8%, pois, se 19 segmentos equivalem a 2,5 L, 14 segmentos equivalem a 1,84 L. E se 2,5 L equivalem a 92%, 1,84 L equivalerá a 67,8%.

Os doentes que apresentarem valor inferior a 40% serão submetidos a cintilografia de ventilação-perfusão (Figura 60.2).

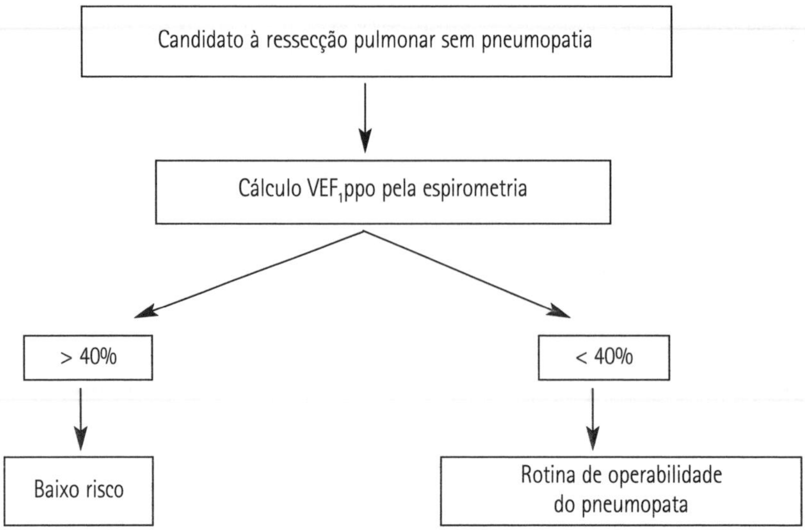

FIGURA 60.2 Rotina de avaliação de operabilidade do candidato à ressecção de parênquima pulmonar, não-portador de pneumopatia, utilizada na Disciplina de Pneumologia da Unifesp-EPM.

No entanto, para os pneumopatas, que representam a maior parcela dos candidatos a ressecção pulmonar, a cintilografia deverá ser sempre realizada para se efetuar o cálculo do VEF$_1$ppo ou DLCOppo. Sua indicação baseia-se na sua capacidade de refletir a função regional pulmonar, uma vez que áreas não-perfundidas provavelmente não são ventiladas ou são muito pouco ventiladas. Novamente, o encontro de valores abaixo de 40% indica a necessidade do TECP, principalmente quando o procedimento proposto é a pneumonectomia.

O TECP permite obter o VO$_2$máx do doente. Quando este é igual ou superior a 20 mL/kg/min ou superior a 75% do previsto, considera-se baixo risco para complicações e, nesta circunstância, autoriza-se a ressecção de até um dos pulmões. Valores inferiores a 10 mL/kg/min ou 40% do previsto estão associados a alto risco de ocorrência de insuficiência respiratória.

Na eventualidade de se obter um valor entre 10 e 20 mL/kg/min ou entre 40 e 75% do previsto, a decisão sobre o custo/benefício do procedimento ante o risco imposto deve ser discutida entre a equipe multidisciplinar, o doente e seus familiares. Depois, deve-se reunir todos os resultados possíveis, inclusive oriundos de outros testes de desempenho físico, como os testes da caminhada e da escada, que serão discutidos a seguir.

Diversos estudos apontaram o valor de 15 mL/kg/min como um bom divisor entre o risco aceitável e o alto risco. No ambulatório de Pneumologia da Unifesp-EPM, esse valor é utilizado para definir a necessidade ou não de testes adicionais (Figura 60.3). Quando o doente apresenta VO$_2$máx entre 10 e 15 mL/kg/min, alguns autores indicam ressecção pulmonar econômica ou limitada à lesão.

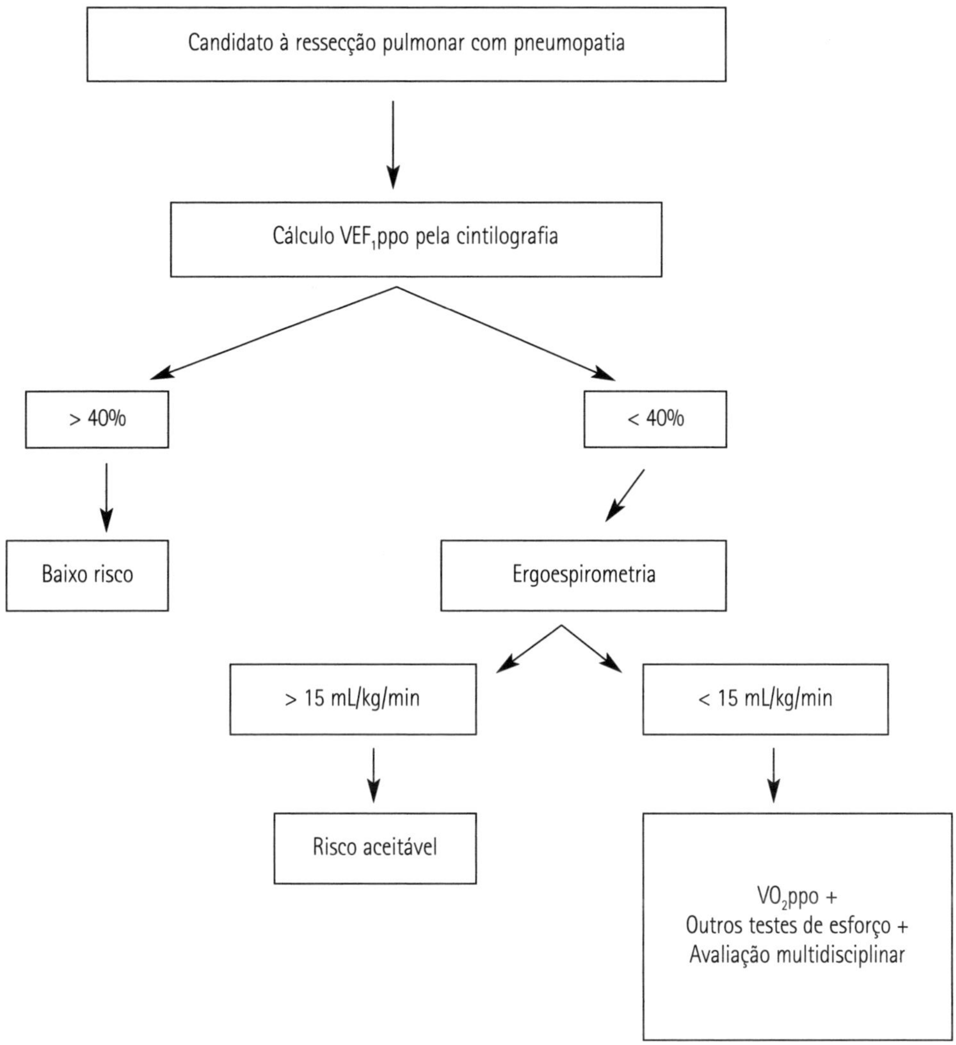

FIGURA 60.3 Rotina de avaliação de operabilidade do candidato à ressecção de parênquima pulmonar, portador de pneumopatia, utilizada na Disciplina de Pneumologia da Unifesp-EPM.

Cabe lembrar que os algoritmos de operabilidade disponíveis na literatura foram desenvolvidos com o objetivo de reduzir a ocorrência de insuficiência respiratória crônica, e não de reduzir toda a gama de complicações possíveis nesse tipo de procedimento.

Por fim, sugere-se que, ao avaliar a operabilidade de um doente portador de câncer de pulmão, leve-se em consideração a possibilidade de a neoplasia estar mais avançada do que os exames de imagem revelaram. Dessa forma, em muitos casos, apenas no momento do ato operatório a equipe cirúrgica conseguirá decidir a melhor estratégia operatória. É, então, recomendável que se ofereça à equipe a ajuda necessária para tomar essa decisão, calculando qual seria a máxima ressecção de parênquima possível sem impor ao doente um risco elevado de desenvolver insuficiência respiratória no pós-operatório.

Três outros testes podem ser utilizados para avaliação de desempenho no esforço submáximo. São eles: o teste da escada, o teste de caminhada de 6 minutos e o teste de *shuttle*.

O teste da escada é um teste tradicionalmente utilizado pelos cirurgiões, pela sua simplicidade, brevidade na sua realização, familiaridade do doente com essa atividade e a possibilidade de ser realizado sem equipamentos sofisticados ou pessoal especializado.

Alguns autores relataram que o teste permite obter valores de VO_2 maiores que no cicloergômetro. Esse achado pode ser explicado pelo fato de subir escadas ser um exercício mais extenuante que o exercício na bicicleta.

Entretanto, o teste ainda não dispõe de padronização, e é possível constatar, nos artigos publicados, algumas diferenças técnicas na realização do exame e na forma de expressar os resultados obtidos, prejudicando a comparação entre eles.

Brunelli et al. realizaram estudo relacionando a altitude atingida no teste da escada com a ocorrência de complicações cardiopulmonares após ressecção pulmonar. Aqueles indivíduos que atingiram altitude superior a 14 m apresentaram taxa de 6,5%, enquanto que, nos doentes que atingiram altitude inferior a 12 m, essa taxa aumentou para 50%. Vale aqui a observação de que os indivíduos que complicaram nesse estudo apresentavam valores médios de VEF_1 e de VEF_1ppo de 75,4% e 58%, respectivamente, ao passo que, nos que não complicaram, essas médias eram de 87,3% e 69%, dados que mostraram diferença estatística significativa.

O teste de *shuttle* consiste no caminhar do doente entre 2 cones separados por 10 m. O paciente é orientado a aumentar a velocidade da caminhada a cada minuto por meio de um sinal de áudio. O término do teste se dá quando o doente não consegue manter a velocidade requerida, em razão de dispnéia. Incapacidade de completar 25 *shuttles* em 2 testes sugere um VO_2máx < 15 mL/kg/min. Esse teste foi mais reprodutível e obteve maior correlação com o VO_2máx do que o teste de caminhada de 6 minutos em alguns estudos.

O teste de caminhada de 6 minutos tem como vantagens o fato de ser padronizado pela Sociedade Americana de Tórax e ter boa correlação com o VO_2máx em portadores de pneumopatia avançada. Mas não há valores definidos para o que se considera dentro da normalidade. Assim, não se conhece a porcentagem do previsto da distância caminhada necessária para estratificar o indivíduo em categorias de risco. Sabe-se apenas que a queda da saturação da hemoglobina superior a 4% indica aumento de risco de complicações pós-operatórias.

Ressalta-se que faltam trabalhos que comparem adequadamente esses vários testes com o TECP, e, portanto, a informação deles obtida deve ser utilizada com cautela.

REFERÊNCIAS BIBLIOGRÁFICAS

1. AMERICAN THORACIC SOCIETY. "ATS statement: guidelines for the six minute walk test". *Am. J. Respir. Crit. Care Med.* 166(1):111-7, 2002.
2. BECKLES, M.A. et al. "The physiologic evaluation of patients with lung cancer being considered for resectional surgery". *Chest.* 123(Suppl. 1):S105S-14S, 2003.

3. BOLLIGER, C.T. et al. "Lung scanning and exercise testing for the prediction of postoperative performance in lung resection candidates at increased risk for complications". *Chest.* 108(2):341-8, 1995.
4. BOLLIGER, C.T. "Evaluation of operability before lung resection". *Curr. Opin. Pulm. Med.* 9(4):321-6, 2003.
5. BRITISH THORACIC SOCIETY AND SOCIETY OF CARDIOTHORACIC SURGEONS OF GREAT BRITAIN AND IRELAND WORKING PARTY. "Guidelines on the selection of patients with lung cancer for surgery". *Thorax.* 56(2):89-108, 2001.
6. BRUNELLI, A. et al. "Stair climbing test predicts cardiopulmonary complications after lung resection". *Chest.* 121(4):1106-10, 2002.
7. HARPOLE, D.H. et al. "Prognostic models of thirty-day mortality and morbidity after major pulmonary resection". *J. Thorac. Cardiovasc. Surg.* 117(5):969-79, 1999.
8. MARKOS, J. et al. "Preoperative assessment as a predictor of mortality and morbidity after lung resection". *Am. Rev. Respir. Dis.* 139(4):902-10, 1989.
9. PEZZELLA, A.T. et al. "Complications of general thoracic surgery". *Curr. Probl. Surg.* 37(11):733-858, 2000.

CAPÍTULO 61

Avaliação Pré-operatória: Atuação do Pneumologista

SONIA MARIA FARESIN
ANDREA PEREIRA PICARELLI
LUCIANA DIAS CHIAVEGATO

COMPLICAÇÃO PULMONAR PÓS-OPERATÓRIA

Complicação pós-operatória é um desvio ou um afastamento do resultado esperado após um procedimento operatório ou uma doença inesperada que ocorre em até 30 dias após esse procedimento, alterando o quadro clínico do doente e necessitando intervenção terapêutica.

As complicações pulmonares pós-operatórias (CPP) podem ser divididas em maiores e menores de acordo com seu potencial risco para a morte. Pneumonia, insuficiência respiratória aguda e impossibilidade de desentubação em até 48 horas após o ato operatório são consideradas CPP maiores, e broncoespasmo, atelectasia e infecção traqueobrônquica são tidas como menores. A pneumonia tem sido a principal causa de mortalidade pulmonar em muitos serviços cirúrgicos (Tabela 61.1). Os patógenos podem alcançar as vias aéreas inferiores a partir do tubo gastrintestinal e um dos principais fatores de risco para a aspiração consiste na utilização de sondas nasogástricas.

FATORES DE RISCO

Do ponto de vista didático, os fatores de risco para o desenvolvimento de CPP podem ser agrupados em anestésicos, cirúrgicos e clínicos (Tabela 61.2).

A anestesia geral é a que induz a uma maior incidência de CPP e mortalidade. Entre as técnicas de anestesia regional, somente o bloqueio central diminui a capacidade expiratória do doente, levando à diminuição da capacidade residual funcional (CRF) e comprometendo a tosse. Quanto maior a classificação do doente segundo a escala da ASA (*American Society of Anesthesiology*), maior a ocorrência de CPP.

TABELA 61.1 INCIDÊNCIA DE PNEUMONIA E SEU PERCENTUAL EM RELAÇÃO AO TOTAL DE CPP NO HOSPITAL SÃO PAULO/UNIFESP-EPM

Autor	Ano	Cirurgia	N	CPP (%)	Pneumonia (%)
Faresin et al.	1994	Geral	1.162	12,3	4,8
Medeiros et al.	1997	Geral em DPOC	59	33,9	22,0
Filardo et al.	1998	Abdominal alta	283	24	10,6
Sogame	2001	Neurocirurgia	236	24,6	8,5
Paisani	2004	Gastroplastia	0	0	0
Stanzani	2004	Ressecção pulmonar	60	24	15
Chiavegato	2005	Nefrectomia	110	0	0

CPP = complicações pulmonares pós-operatórias.

TABELA 61.2 FATORES DE RISCO PARA O APARECIMENTO DAS CPP

Relacionados ao paciente	Relacionados ao procedimento
Sintomas respiratórios	Sítio da cirurgia
Tabagismo	Duração do procedimento
Obesidade mórbida	Tipo de anestesia
Comorbidades	
Idade	

CPP = complicações pulmonares pós-operatórias.

O local do procedimento operatório é um bom prognosticador de ocorrência de CPP. Quando os procedimentos são realizados no interior da cavidade torácica ou da abdominal, ocorrem alterações do volume e da capacidade pulmonares, do padrão ventilatório, com trocas gasosas e defesas pulmonares de magnitudes diferentes; o tempo necessário para retornar ao normal também não é coincidente, podendo ser de 7 a 14 dias nos procedimentos torácicos e no abdome superior, 3 dias nos de abdome inferior e 4 a 6 dias nos neurológicos.

Outro aspecto importante refere-se aos procedimentos assistidos por vídeo, nos quais as incisões efetuadas são menores, há menos processo doloroso e levam a uma recuperação pós-operatória mais rápida, mas nem por isso deixam de ter impacto na função pulmonar. O mecanismo responsável pela maioria dessas alterações é a disfunção diafragmática, decorrente do reflexo inibitório do nervo frênico desencadeado pela estimulação de receptores viscerais.

A duração do ato operatório é outro fator de risco, mas não existe, na literatura, consenso sobre a partir de quanto tempo pode-se observar maior morbidade. No Hospital São Paulo, observa-se maior incidência de CPP após 210 minutos.

Com relação aos fatores clínicos de risco, convém mencionar a revisão sistemática da literatura feita por Fisher, Majumdar e McAlister. A incidência de CPP entre os estudos analisados variou de 2 a 19% e 28 variáveis foram selecionadas para análise. Dezesseis estavam inicialmente associadas à ocorrência de CPP; expectoração, DPOC, escore da ASA, escore de comorbidade de Charlson, índice cardíaco de Goldman, radiograma de tórax anormal, tipo de cirurgia, duração da anestesia e presença de sonda nasogástrica permaneceram como fatores de risco.

O tabagismo é considerado um fator de risco mesmo na ausência de doença pulmonar. Fumantes atuais com consumo tabágico superior a 20 anos/maço apresentam maior taxa de CPP.

A obesidade é um fator de risco ainda controverso para o aparecimento de CPP. A despeito disso, fisiologicamente, no obeso ocorrem diminuição da capacidade pulmonar total, da capacidade de reserva funcional e da capacidade vital, aumento do trabalho respiratório e hipoxemia arterial por desequilíbrio da relação ventilação-perfusão.

Estudos recentes mostram que a idade não é mais um fator de risco e que a mortalidade nos pacientes idosos está associada às comorbidades preexistentes. As doenças mais associadas às CPP são DPOC, diabete melito, hipertensão arterial sistêmica e cardiopatia de qualquer etiologia.

AVALIAÇÃO PRÉ-OPERATÓRIA

A atuação do pneumologista se justifica por todos os dados supra-relatados e, mesmo na ausência de doença clínica, podem ocorrer complicações.

O arsenal de exames complementares disponíveis ao pneumologista é vasto, mas, na maioria das avaliações pré-operatórias, a anamnese e o exame físico são suficientes para orientar a conduta. Quando exames não-selecionados são realizados, o encontro de anormalidades importantes é pouco expressivo e dificilmente determina mudanças no tratamento desses doentes.

Existe a possibilidade de, em indivíduos considerados saudáveis do ponto de vista clínico, aplicar-se um questionário e, se todas as respostas forem negativas, não há nenhum benefício adicional em se obter a história clínica completa, realizar exame físico ou estudos laboratoriais (Tabela 61.3).

Em determinadas situações, torna-se necessário solicitar radiograma torácico, espirometria e gasometria arterial; em situações bem menos freqüentes, exames mais sofisticados, como cintilografia de perfusão pulmonar, teste de difusão de monóxido de carbono, espiroergometria e estudo hemodinâmico, precisam ser indicados para melhor avaliação. As indicações dos exames complementares encontram-se na Tabela 61.4.

Concluída a avaliação pré-operatória, é possível utilizar escalas de risco para estimar a chance que os doentes têm de desenvolver CPP. Existem escalas que estimam a morbidade e a mortalidade geral, e escalas que identificam o risco específico.

A conseqüência mais grave após ocorrência de uma ou mais CPP é o óbito do doente. Parece óbvio, portanto, que a prevenção desse tipo de complicação seja imprescindível em relação ao seu tratamento. As medidas profiláticas geralmente requerem profissional habilitado, terapêutica medicamentosa e, em algumas ocasiões, aparelhagem especial.

TABELA 61.3 TRIAGEM DE INDIVÍDUOS PREVIAMENTE SAUDÁVEIS SEGUNDO SMETANA

1. O Sr(a). sente-se indisposto(a)?
2. O Sr(a). já teve alguma doença grave no passado?
3. O Sr(a). tem mais falta de ar para o exercício que outras pessoas da sua idade?
4. O Sr(a). tem tosse?
5. O Sr(a). tem chiado no peito?
6. O Sr(a). tem qualquer dor no tórax durante o exercício?
7. O Sr(a). tem inchaço nos tornozelos?
8. O Sr(a). ingeriu alguma medicação ou excesso de álcool nos últimos 3 meses?
9. O Sr(a). tem alguma alergia?
10. O Sr(a). foi submetido(a) a anestesia nos últimos 6 meses?
11. O Sr(a). ou seus parentes tiveram algum problema anestésico prévio?
12. O Sr(a). observou anormalidades graves que poderiam afetar a anestesia?
13. Qual a data da sua última menstruação?

TABELA 61.4 INDICAÇÃO DA ESPIROMETRIA E DA GASOMETRIA ARTERIAL NA AVALIAÇÃO PRÉ-OPERATÓRIA

Procedimento operatório	Radiograma do tórax	Espirometria	Gasometria arterial
Torácico			
Com ressecção pulmonar	Obrigatório	Obrigatória	Obrigatória
Sem ressecção pulmonar	Obrigatório	Pneumopatia crônica ou sintomas respiratórios crônicos	Distúrbio moderado ou grave na espirometria
Abdominal			
Alto	Idade > 60 anos ou suspeita de pneumopatia	Pneumopatia crônica ou sintomas respiratórios crônicos	Distúrbio moderado ou grave na espirometria
Baixo	Idade > 60 anos ou suspeita de pneumopatia	Indicação?	Indicação?
Periférico			
Cabeça e pescoço	Idade > 60 anos ou suspeita de pneumopatia	Sem indicação Pneumopatia crônica ou sintomas respiratórios crônicos	Sem indicação Distúrbio moderado ou grave na espirometria
Neurológica intracraniana	Idade > 60 anos ou suspeita de pneumopatia	Pneumopatia crônica ou sintomas respiratórios crônicos	Distúrbio moderado ou grave na espirometria

Nem sempre há disponibilidade de todos esses recursos para todos os pacientes cirúrgicos, principalmente em instituições públicas. Por isso, o mais lógico seria identificar os pacientes com maior risco e, nesses casos, realizar uma abordagem mais agressiva ao longo de todo o período perioperatório.

A utilização de escalas de risco também é vantajosa porque reúne os principais fatores de risco clínicos e cirúrgicos, permite uniformizar condutas e comparar resultados obtidos entre diversos serviços ou em um mesmo serviço ao longo do tempo.

No serviço do Hospital São Paulo, é utilizada a escala de Torrington e Henderson para categorizar candidatos à cirurgia geral em baixo, moderado e alto risco de desenvolver uma ou mais CPP (Tabelas 61.5 e 61.6); para avaliar candidatos à cirurgia abdominal, com incisão acima da cicatriz umbilical, é utilizada a escala de Pereira et al. (Tabela 61.7).

TABELA 61.5 ESCALA DE RISCO DE TORRINGTON & HENDERSON PARA CPP EM CIRURGIA GERAL

Fator de risco	Pontos
Espirometria CVF < 50% prev	1
VEF_1/CVF 65 a 75%	1
50 a 65%	2
< 50%	3
Idade > 65 anos	1
Obesidade mórbida	1
Cirurgia torácica ou abdominal alta	2
Cirurgia abdominal baixa ou periférica	1
Doença pulmonar	1
Sintomas respiratórios	1
Tabagismo ativo nos últimos 2 meses	1

CPP = complicações pulmonares pós-operatórias.

TABELA 61.6 ESTIMATIVA DE RISCO PARA CPP SEGUNDO TORRINGTON & HENDERSON

Pontos	Risco	Complicações	Óbito
0 a 3	Baixo	6,1%	1,7%
4 a 6	Moderado	23,3%	6,3%
7 a 12	Alto	35%	11,7%

CPP = complicações pulmonares pós-operatórias.

Se a avaliação do risco foi realizada somente com a história clínica do paciente, então o valor a ser considerado para o grupo I será de 14%, e se for utilizada a relação VEF_1/CVF < 70%, esse risco será de 19%. É importante observar que, se o médico é capaz de chegar ao diagnóstico de pneumopatia somente com a avaliação clínica, o exame espirométrico pode ser dispensado para a estimativa de risco, o que é uma vantagem dessa escala em relação à de Torrington e Henderson.

Outras escalas foram publicadas estimando o risco de uma única CPP. O maior estudo conhecido avaliou 181.109 doentes submetidos à cirurgia geral, com o objetivo de verificar

TABELA 61.7 ESCALA E ESTIMATIVA DE RISCO PARA CPP EM CIRURGIA ABDOMINAL ALTA SEGUNDO PEREIRA ET AL.

Grupo	Pneumopatia ou VEF_1/CVF < 70%	Comorbidade	Tempo cirúrgico > 210'	Risco %
I	Ausente	Ausente	Ausente	14 / 19
II	Ausente	Presente	Ausente	21 / 25
III	Ausente	Ausente	Presente	20 / 25
IV	Presente	Ausente	Ausente	27 / 28
V	Ausente	Presente	Presente	28 / 32
VI	Presente	Presente	Ausente	37 / 35
VII	Presente	Ausente	Presente	36 / 36
VIII	Presente	Presente	Presente	47 / 45

CPP = complicações pulmonares pós-operatórias.

a ocorrência de insuficiência respiratória aguda (IRPA) no pós-operatório, secundária a pneumonia, a edema pulmonar, a sepse ou a parada cardíaca. Os pacientes que desenvolveram insuficiência respiratória apresentaram taxa de mortalidade de 27%, e os pacientes sem essa complicação tiveram somente 1% de mortalidade (Tabelas 61.8 e 61.9).

TABELA 61.8 ESCALA DE RISCO PARA OCORRÊNCIA DE IRPA NO PÓS-OPERATÓRIO DE CIRURGIA GERAL NÃO-CARDÍACA SEGUNDO ARAZULLAH ET AL.

Fator de risco pré-operatório	Pontos
Tipo de cirurgia	
Aneurisma de aorta abdominal	27
Torácica	21
Neurocirurgia; abdominal alta, periférica ou vascular	14
Pescoço	11
Cirurgia de emergência	11
Albumina < 3,0 g/dL	9
Uréia plasmática > 30 mg/dL	8
Estado funcional parcial ou totalmente dependente	7
DPOC	6
Idade ≥ 70 anos	6
Idade entre 60 e 69 anos	4

IRPA = insuficiência respiratória aguda.

Abordagem do doente portador de pneumopatia crônica

O objetivo maior da avaliação pré-operatória é encaminhar o doente portador de pneumopatia crônica ao procedimento cirúrgico na sua melhor condição possível. Entretanto, a abordagem e o tratamento vão diferir de acordo com o diagnóstico específico da pneumopatia.

TABELA 61.9 ESTIMATIVA DE RISCO PARA IRPA SEGUNDO ARAZULLAH ET AL.

Classes	Pontuação	Probabilidade
1	≤ 10	0,5
2	11 a 19	2,2
3	20 a 27	5,3
4	28 a 40	11,9
5	> 40	30,9

Doença pulmonar obstrutiva crônica (DPOC)

A DPOC é definida como limitação ao fluxo aéreo, não totalmente reversível, geralmente progressiva e associada a resposta inflamatória anormal dos pulmões a partículas ou gases nocivos. Pode ser estratificada em 4 estádios, de acordo com sua gravidade (Tabela 61.10), baseando-se na presença dos sintomas clínicos e nos valores obtidos na espirometria.

TABELA 61.10 CLASSIFICAÇÃO DA DPOC COM BASE NA ESPIROMETRIA

Estágio	VEF_1	VEF_1/CVF
1 ou leve	Normal	< 0,70
2 ou moderado	50% < 80%	< 0,70
3 ou grave	30% < 50%	< 0,70
4 ou muito grave	< 30%	< 0,70

A história clínica detalhada, incluindo classificação da gravidade da doença, se a doença está controlada ou exacerbada, as medicações utilizadas e suas doses, presença de comorbidades, tabagismo atual ou pregresso e exame físico cuidadoso, são fundamentais. Na maioria dos procedimentos operatórios, são necessários exames laboratoriais, eletrocardiograma, radiograma de tórax nas incidências póstero-anterior e perfil, espirometria e avaliação dos gases arteriais.

A espirometria, tão necessária para o diagnóstico, a classificação de gravidade e o tratamento dos portadores de DPOC, tem capacidade extremamente variada de prever CPP e continua limitada para avaliar complicações individuais. Porém, é imprescindível nos pacientes que serão submetidos à cirurgia de ressecção pulmonar. A avaliação dos gases arteriais indica se a doença está avançada (hipoxemia e hipercapnia), o que não contra-indica necessariamente um procedimento operatório, mas algumas séries mostraram um aumento de CPP nesse grupo de doentes.

De uma maneira geral, faz parte da abordagem perioperatória destes doentes:

- cessação tabágica por pelo menos 8 semanas antes do procedimento;
- diagnóstico e tratamento adequado da DPOC, de acordo com a estratificação de gravidade da doença (ver capítulo sobre DPOC);
- diagnóstico e tratamento das exacerbações da doença, sejam elas infecciosas ou não, pelo menos por 2 semanas antes do procedimento (ver capítulo sobre DPOC);

- fisioterapia pré e pós-operatória nos doentes hipersecretivos e, em algumas ocasiões, interná-los 48 a 72 horas antes para iniciá-la;
- em candidatos à cirurgia oftalmológica, é extremamente importante evitar a tosse e, se os broncodilatadores e os corticosteróides não forem suficientes, os antitussígenos devem ser associados;
- diminuir o tempo operatório e utilizar bloqueios centrais sempre que possível;
- em caso de doença avançada, qualquer procedimento deve ser realizado no centro cirúrgico com monitoração dos parâmetros cardiopulmonares e o pós-operatório imediato deve ser feito em UTI se o porte do procedimento assim o requerer;
- desentubação precoce após anestesia geral.

Asma

Muitos candidatos à cirurgia são asmáticos porque a prevalência média da asma no Brasil é de 20%. Em estudos anteriores, em asmáticos submetidos a procedimentos de grande porte, as taxas de CPP e mortalidade corresponderam a 3,9% e 1,3% respectivamente, e para procedimentos de pequeno porte, essas taxas decresceram para 2,2% e 0,6%. Embora sejam taxas baixas, o que torna o risco anestésico pequeno, elas não podem ser desprezadas e broncoespasmo intra-operatório é complicação potencialmente fatal em asmáticos e não-asmáticos.

As características presentes nos asmáticos mais associadas às CPPs são: escore da ASA maior que 4; uso de medicações antiasmáticas; presença de sintomas relacionados à doença no último ano, incluindo visitas ao pronto-socorro e internações hospitalares; idade mais avançada.

Novamente, a história clínica e o exame físico são elementos fundamentais. A espirometria só deve ser realizada em caso de dúvida diagnóstica ou suspeita de doença irreversível. A análise dos gases arteriais raramente é necessária, uma vez que um asmático apresentará hipoxemia e hipercapnia se seu VEF_1 for menor que 15% do previsto. O radiograma de tórax só é útil na detecção de diagnósticos diferenciais ou complicadores da asma, como insuficiência cardíaca, pneumonia etc.

Assim, nesse grupo de doentes, os cuidados perioperatórios consistem em:

- diagnóstico e tratamento adequado da asma;
- manter a doença clinicamente estável (Tabela 61.11);
- para pacientes que receberem corticóide inalatório ou sistêmico no pré-operatório ou que receberem um curso de corticóide sistêmico nos últimos 6 meses, deverá ser prescrita hidrocortisona 100 mg por via IV imediatamente antes do ato operatório e mantida a cada 8 horas nas 24 horas seguintes ou até estabilização respiratória;
- diagnóstico e tratamento das doenças associadas, como rinite alérgica, doença do refluxo gastroesofágico, etc.;
- evitar, em pacientes com história de broncoespasmo, asmáticos ou portadores de DPOC com hiper-reatividade, algumas drogas anestésicas e pré-anestésicas, como os tiobarbitúricos e narcóticos.

TABELA 61.11 MANEJO PERIOPERATÓRIO DO PACIENTE ASMÁTICO

Estágio	Tratamento recomendado
Asma intermitente	Nenhuma conduta específica
Asma persistente leve	Beclometasona 400 mcg/dia ou equivalente 5 a 7 dias antes do procedimento
Asma persistente moderada ou grave	Prednisona 30 a 40 mg/dia 5 a 7 dias antes do procedimento
	Manter medicações inalatórias
	Broncodilatadores e corticóides

Bronquiectasias

Bronquiectasias são dilatações permanentes das vias aéreas, sendo causadas principalmente por infecções pulmonares de repetição. Clinicamente, os pacientes apresentam tosse produtiva com abundante quantidade de expectoração acompanhada, algumas vezes, de hemoptise, dispnéia, roncos e sibilos. Em geral, as infecções ocorrem por hemófilos, pneumococos e anaeróbios.

Na avaliação inicial, além da história clínica, de exame físico e exames laboratoriais gerais e funcionais, é útil caracterizar a extensão das bronquiectasias, por meio da tomografia de tórax de alta resolução.

O tratamento das bronquiectasias objetiva o controle dos sintomas, da prevenção de infecção e da hemoptise, e melhora da qualidade de vida. O tratamento clínico ainda é a base, enquanto o tratamento cirúrgico é reservado para os casos de doença localizada em doentes com boa reserva funcional e nos casos de complicações com risco de morte (hemoptise).

Existem poucos trabalhos na literatura médica avaliando esse grupo de pacientes, mas o que se preconiza é garantir a estabilidade da doença. Dessa forma, o principal esforço deve ser feito para se evitar quadros de infecção.

Estudo recente utilizando 3 antibióticos diferentes no controle das bronquiectasias infectadas mostrou que havia redução de 30% na produção de secreção em 38% dos pacientes que usaram claritromicina em comparação com 7% dos pacientes que usaram amoxicilina e com 0% dos que usaram cefaclor. Além disso, os macrolídeos têm uma útil função antiinflamatória no tratamento das bronquiectasias.

Nesses doentes, faz parte dos cuidados perioperatórios:

- estabilizar clinicamente a doença, por meio do uso de broncodilatadores e corticóides inalatórios, que diminuem os mediadores inflamatórios na secreção e também melhoram o VEF1 nos pacientes com doença grave;
- diagnosticar e tratar as exacerbações infecciosas por pelo menos 15 dias antes do procedimento operatório (Tabela 61.12);
- fisioterapia respiratória para remoção de secreção e exercícios de expansão pulmonar diários nos períodos pré e pós-operatórios. O estudo de Thompson et al. com-

parando a fisioterapia diária com a utilização de flutter associado a drenagem postural mostrou que, embora não houvesse diferenças entre os 2 métodos quanto ao volume de secreção eliminado, o grau de dispnéia, a função ventilatória ou o pico de fluxo expiratório forçado, os pacientes preferiram utilizar o *flutter*;

- internação desses pacientes 48 a 72 horas antes do procedimento para o início da fisioterapia respiratória;
- em cirurgias eletivas, se o doente permanecer hipersecretivo apesar das medidas clínicas, pode-se recorrer à broncoscopia higiênica imediatamente antes do procedimento. Em casos mais graves, pode-se ainda submeter o doente primeiramente à cirurgia para tratamento das bronquiectasias e, posteriormente, ao procedimento inicialmente proposto.

TABELA 61.12 TRATAMENTO DAS EXACERBAÇÕES INFECCIOSAS NOS PORTADORES DE BRONQUIECTASIAS

Prednisona 40 mg/dia por 1 semana 20 mg/dia por 1 semana
Manter medicações inalatórias (broncodilatadores e corticóide)
Antibióticos com sensibilidade para *H. influenzae*, *S. pneumoniae*, *P. aeruginosa* (quinolonas respiratórias por 15 dias)
Higiene broncopulmonar (drenagem postural, tapotagem, *flutter*)
Hidratação sistêmica adequada para diminuir a viscosidade da secreção e evitar a formação de rolhas

ASSISTÊNCIA FISIOTERAPÊUTICA NO PERÍODO PRÉ E PÓS-OPERATÓRIO

Com objetivo preventivo ou terapêutico, a fisioterapia respiratória tem papel de suma importância, iniciando-se no pré-operatório até o momento de alta hospitalar e, em alguns casos, prolongando-se ambulatorialmente.

Quando o paciente é encaminhado para fisioterapia no período pré-operatório, os objetivos são prevenir e/ou minimizar sintomas que ele venha a apresentar antes do ato cirúrgico, além de permitir familiarização com as técnicas e manobras a serem instituídas pela equipe.

Para melhor acompanhamento da evolução clínica, somado a todas as informações já colhidas e registradas pela equipe médica, realizam-se medidas da função pulmonar (volume corrente, volume-minuto e capacidade vital) com o auxílio de um ventilômetro. Também são mensuradas a força muscular respiratória, a pressão inspiratória máxima (PImáx) e a pressão expiratória máxima (PEmáx), com o auxílio de um manovacuômetro. São medidas simples, de fácil interpretação e que muito orientam quanto à evolução dos doentes.

Além de fornecer informações gerais a respeito do ato cirúrgico, UTI, presença de dor e riscos de desenvolver CPP, o fisioterapeuta salienta a importância de realizar exercícios respiratórios, principalmente respiração diafragmática com suspiros ou inspiração sustentada, deambular precocemente e realizar exercícios motores ativos-livres, além de assumir posicionamento adequado e tossir com a melhor técnica.

Em doentes portadores de infecção pulmonar ou história de bronquiectasia, poderá ser necessário tratamento fisioterapêutico para maximizar a função pulmonar antes do período pré-operatório. Utilizar os recursos fisioterapêuticos precocemente com certeza beneficiará os pneumopatas mais do que os indivíduos hígidos.

Os objetivos da fisioterapia no pós-operatório são promover reexpansão de áreas atelectasiadas, manter a ventilação adequada e auxiliar no posicionamento geral e na mobilidade precoce do doente. A prevenção de limitação da amplitude de movimentos, o alívio adequado da dor, a oxigenoterapia ideal e a umidificação são importantes para atingir esses objetivos.

Além da cinesioterapia respiratória, pode-se associar exercícios com pressão positiva, inspirômetros de incentivo, drenagem postural e percussão para acelerar a eliminação de secreção, evitar atelectasias, melhorar a troca gasosa, aumentar a expansibilidade pulmonar e promover o retorno mais rápido da função pulmonar.

Pacientes com maior risco de desenvolver CPP, cujo pós-operatório será realizado inicialmente em UTI, poderão realizar, além dos exercícios já citados, exercícios com pressão positiva tipo CPAP (respiração por pressão positiva contínua nas vias aéreas) e/ou o RPPI (respiração por pressão positiva intermitente nas vias aéreas), se não estiverem em ventilação mecânica contínua. Ambas as técnicas são utilizadas também em pacientes que não colaboram com as outras manobras fisioterapêuticas. Tanto o CPAP quanto o RPPI podem ser usados como ventilação mecânica não-invasiva ou intermitente.

É desnecessário usar múltiplas técnicas de fisioterapia em um mesmo paciente, e é preciso saber eleger qual técnica deve ser utilizada e qual tipo de paciente se beneficiará com cada técnica.

REFERÊNCIAS BIBLIOGRÁFICAS

1. ARAZULLAH, A.M. et al. "Multifactorial risk index for predicting postoperative respiratory failure in men after major noncardiac surgery". *Ann. Surg.* 232(2):242-53, 2000.
2. CHIAVEGATO, L. *Repercussão do acesso operatório, lombotomia ou incisão subcostal, pós-nefrectomia, na função pulmonar, dor e qualidade de vida em doadores de rim.* São Paulo, 2005. Tese (Doutorado em Ciências). Unifesp-EPM.
3. CHIAVEGATO, L.; JARDIM, J.R. & FARESIN, S.M. "Estudo da ventilação pulmonar e força muscular respiratória no pós-operatório de colecistectomia por via laparoscópica". *J. Pneumol.* 26(2):69-76, 2000.
4. CHUMILLAS, S. et al. "Prevention of postoperative pulmonary complications through respiratory rehabilitation: a controlled clinical study". *Arch. Phys. Med. Rehab.* 79(1):5-9, 1998.
5. FAGEVIK, O. et al. "Randomized controlled trial of prophylactic chest physiotherapy in major abdominal surgery". *Brit. J. Surg.* 84(11):1535-8, 1997.
6. FARESIN, S.M. et al. "Quem deve realizar espirometria durante a avaliação pré-operatória". *F. Med.* 116(2):85-90, 1998.
7. FARESIN, S.M.; SOGAME, L. & JARDIM, J. "Study of vital capacity and respiratory rate and minute ventilation in the postoperative of elective craniotomy". *Am. J. Respir. Crit. Care Med.* 159(3):A837, 1999.

8. FARESIN, S.M. et al. "Aplicabilidade da escala de Torrington e Henderson". *Rev. Ass. Med. Brasil.* 46(2):159-65, 2000.
9. FISHER, B.W.; MAJUMDAR, S.R. & MCALISTER, F.A. "Predicting pulmonary complications after nonthoracic surgery: a systematic review of blinded studies". *Am. J. Med.* 112:219-25, 2002.
10. HALL, J.C.; TARALA, R. & TAPPER, J. "Prevention of respiratory complications after abdominal surgery: a randomized clinical trial". *Brit. Med. J.* 312:148-53, 1996.
11. MEDEIROS, R.A.; FARESIN, S.M. & JARDIM, J.R. "Complicaciones pulmonares y mortalidad en el postoperatorio de pacientes com enfermedad pulmonar obstructiva crónica leve y moderada sometidos a cirugía general electiva". *Arch. Bronconeumol.* 37:227-34, 2001.
12. PAISANI, D.M.; CHIAVEGATO, L.D. &, FARESIN, S.M. "Estudo dos volumes e capacidades pulmonares e força muscular respiratória no pós-operatório de gastroplastia por Capella". *Jornal Brasileiro de Pneumologia.* (No prelo).
13. PEREIRA, E.D.B. et al. "Prospective assessment of the risk of postoperative pulmonary complications in patients submitted to upper abdominal surgery". *São Paulo Med. J./Rev. Paul. Med.* 117(4):151-60, 1999.
14. SAKALAD, M.D. "Grading of patients for surgical procedures". *Anesthesiology*. 2:281-4, 1941.
15. SMETANA, G.W. "Preoperative pulmonary evaluation". *NEJM.* 340:937, 1999. Disponível também em: URL: http://www.uptodate.com, 2004.
16. THOMAS, J.A. & MCINTOSH, J.M. "Are incentive spirometry, intermittent positive pressure breathing, and deep breathing exercises effective in the prevention of postoperative pulmonary complications after upper abdominal surgery? A systematic overview and meta-analysis". *Phys. Ther.* 74(1):3-16, 1994.
17. TORRINGTON, K.G. & HENDERSON, C.J. "Perioperative respiratory therapy. A program of preoperative risk assessment and individualized postoperative care". *Chest.* 3:946-51, 1988.
18. ZIBRAK, J.D.; O'DONNELL, C.R. & MARTON, F. "Indications for pulmonary function testing". *Ann. Intern. Med.* 112:763-71, 1990.

Índice Remissivo

RR DONNELLEY
MOORE

IMPRESSÃO E ACABAMENTO
Av Tucunaré 299 - Tamboré
Cep. 06460.020 - Barueri - SP - Brasil
Tel.: (55-11) 2148 3500 (55-21) 2286 8644
Fax: (55-11) 2148 3701 (55-21) 2286 8844

IMPRESSO EM SISTEMA CTP

Miniatlas Colorido

CAPÍTULO 7 VIDEOPLEUROSCOPIA E VIDEOMEDIASTINOSCOPIA

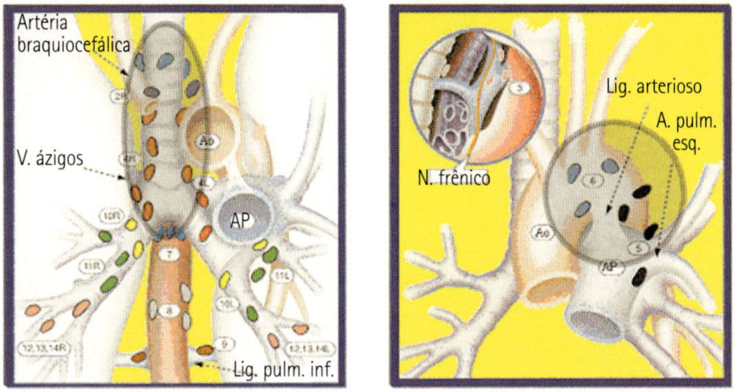

Mediastino Superior
- Mediastino alto
- Paratraqueal alto
- Pré-vascular e retrotraqueal
- Paratraqueal baixo

Aórticos
- Subaórtico (janela Ao-P)
- Paraórtico

Mediastino Inferior
- Subcarinal
- Paraesofágico
- Ligamento Pulmonar

Gânglios Aórticos
- Hilares
- Interlobares
- Lobares
- Segmentares
- Subsegmentares

FIGURA 7.1 Mapa linfonodal mediastinal. As partes sombreadas representam as áreas acessíveis ao mediastinoscópio.

Fonte: adaptado de Naruke/ATS-LCSG Map 1997.

CAPÍTULO 22 PNEUMONIAS INTERSTICIAIS IDIOPÁTICAS

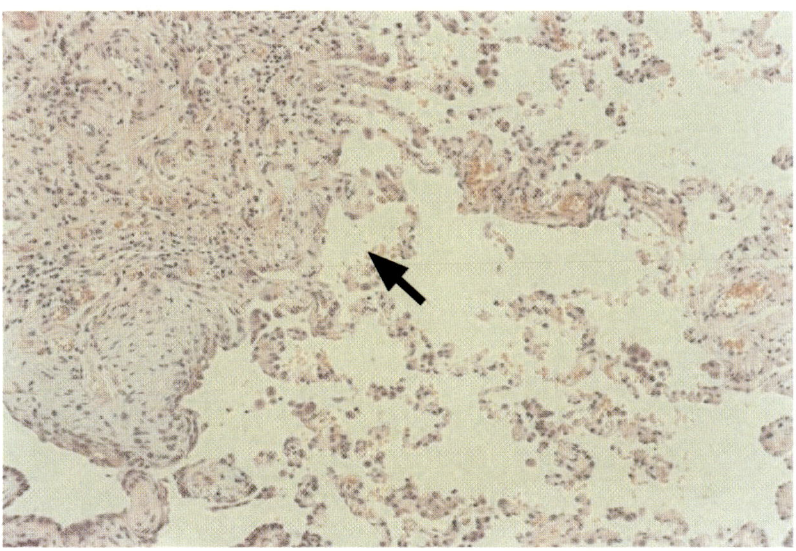

FIGURA 22.2 Pulmão apresentando comprometimento heterogêneo à custa de fibrose (seta), ao lado de parênquima alveolar normal, típico da PIU (HE, 100x).

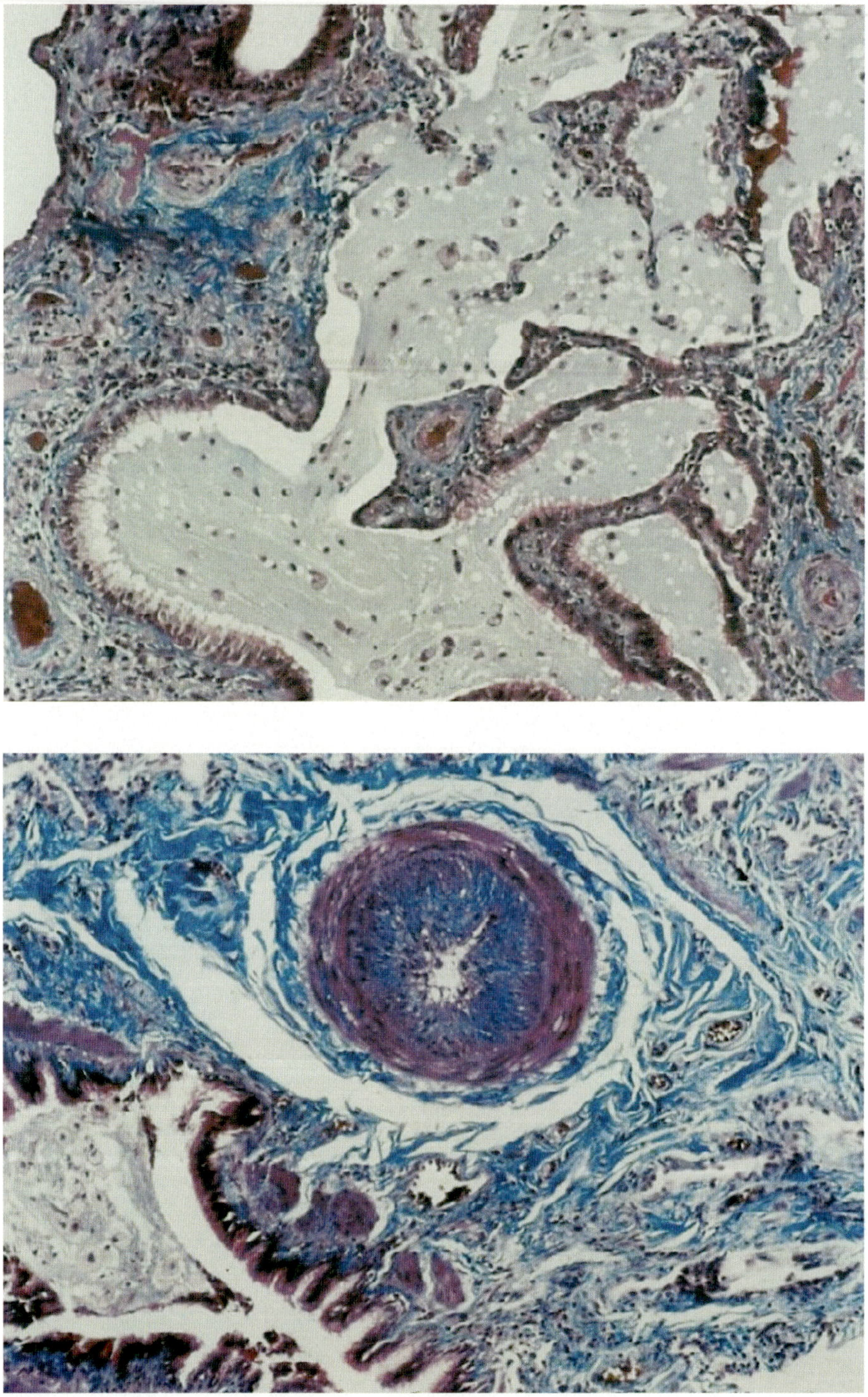

A

B

FIGURA 22.3 Pneumonia intersticial usual: (A) faveolamento e (B) esclerose vascular.

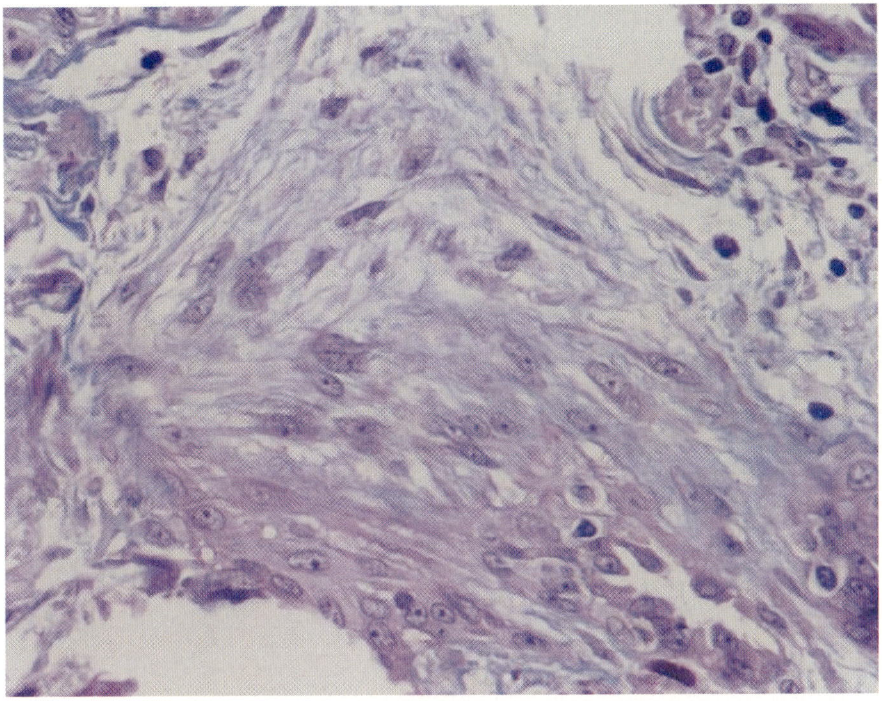

C

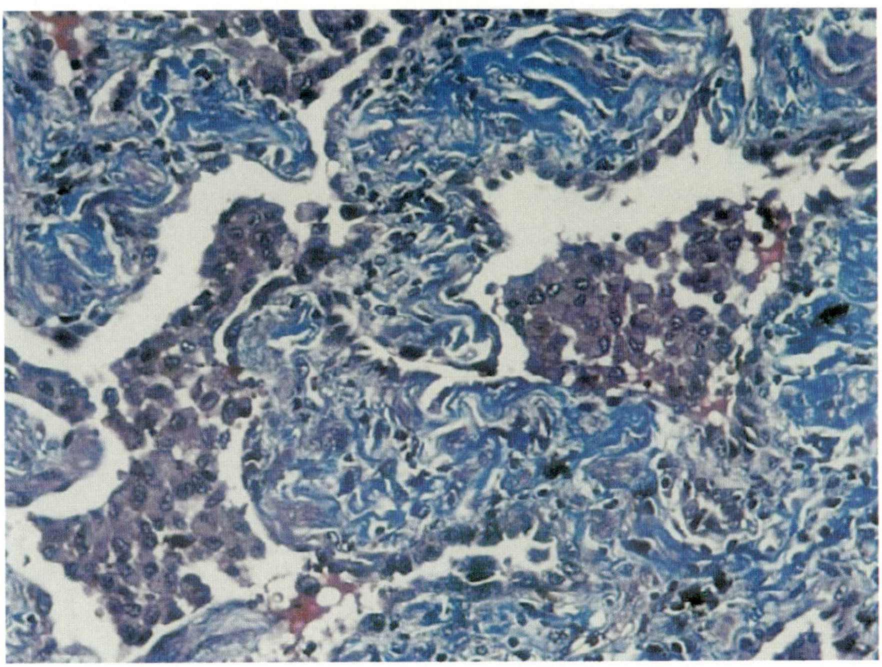

D

FIGURA 22.3 Pneumonia intersticial usual: (C) foco fibroblástico e (D) espessamento conjuntivo septal alveolar.

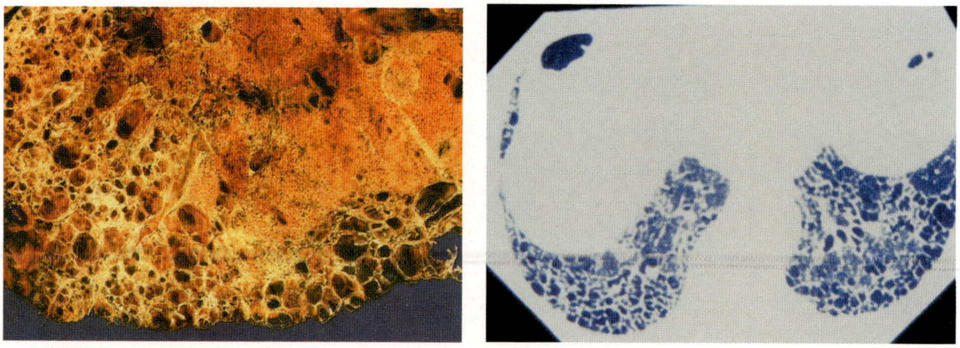

FIGURA 22.5 TCAR na FPI.

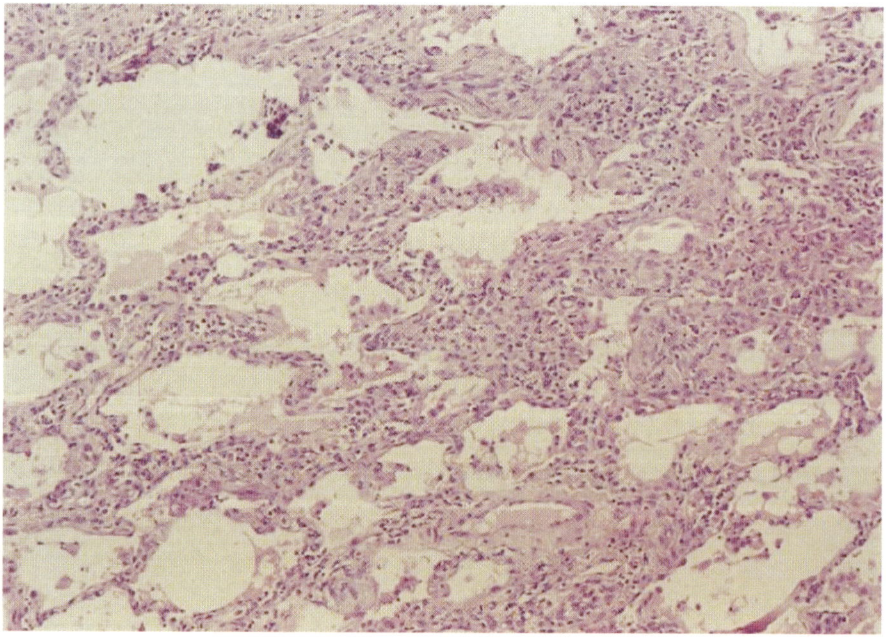

FIGURA 22.6 Pneumonia intersticial inespecífica: comprometimento homogêneo, temporalmente uniforme, à custa de infiltrado inflamatório linfocitário septal alveolar – fase celular (HE, 100x).

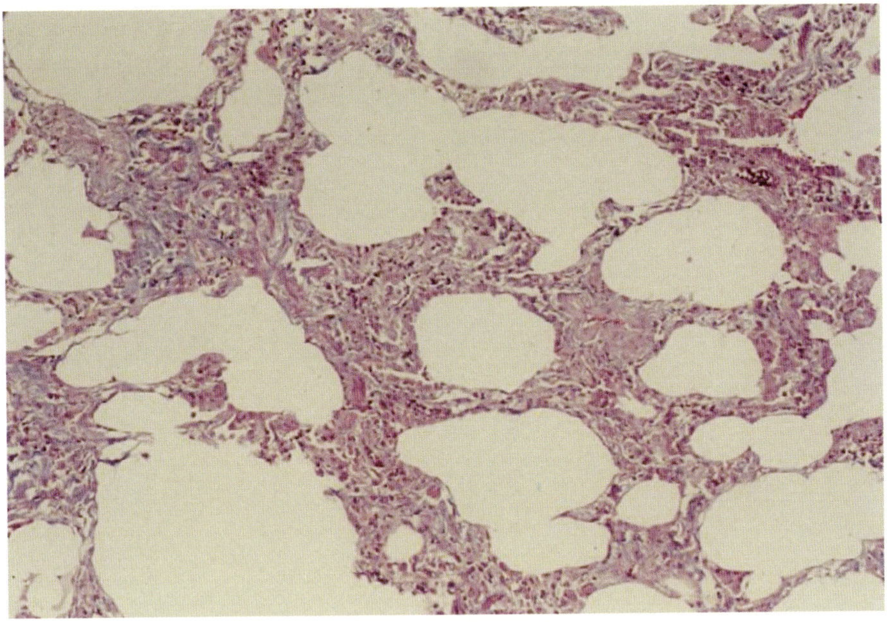

FIGURA 22.7 Pneumonia intersticial inespecífica: fibrose septal alveolar difusa, homogênea, com pouca atividade inflamatória (Tricômio de Masson, 100x).

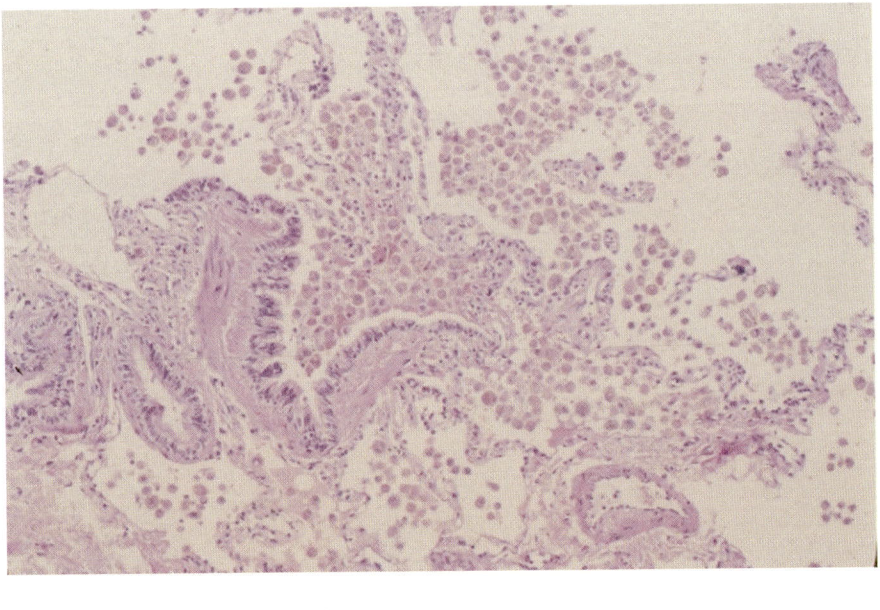

FIGURA 22.9 Bronquiolite respiratória: bronquíolo terminal e alvéolos adjacentes preenchidos parcialmente por macrófagos contendo pigmento granuloso fino no citoplasma (HE, 100x).

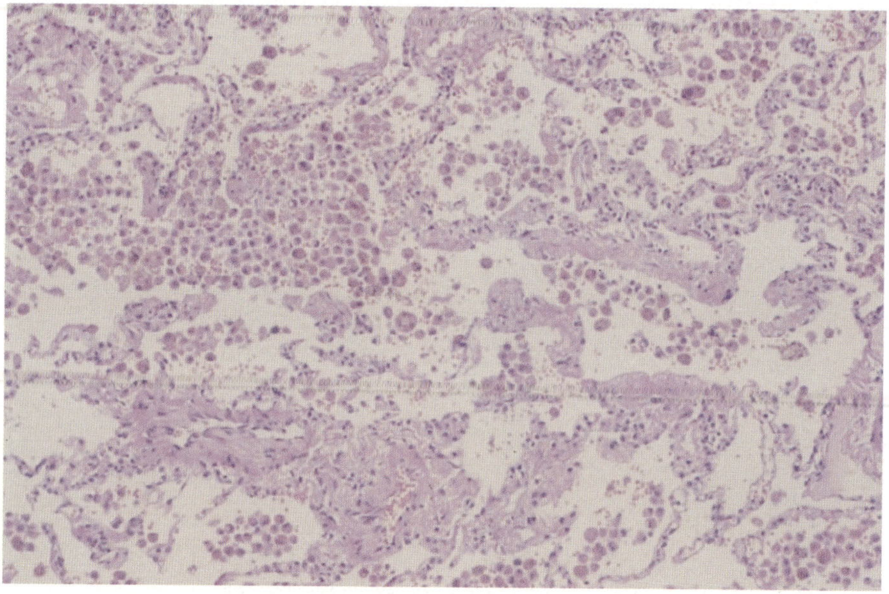

FIGURA 22.10 Preenchimento alveolar difuso, homogêneo, por macrófagos alveolares volumosos, por vezes contendo pigmento granuloso fino no citoplasma, histologicamente correspondente à PID (HE, 100x).

A

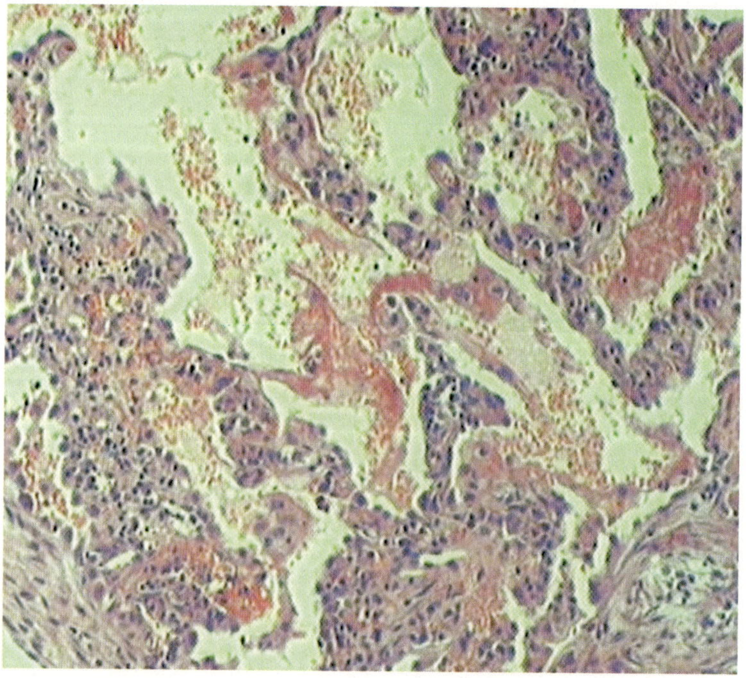

FIGURA 22.13 Dano alveolar difuso: (A) fase exsudativa. *(continua)*

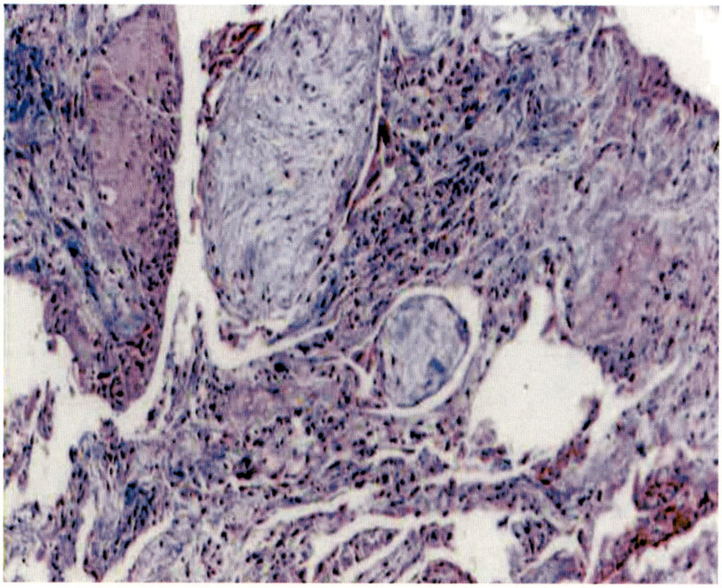

B

FIGURA 22.13 (CONT.) Dano alveolar difuso: (B) fase proliferativa.

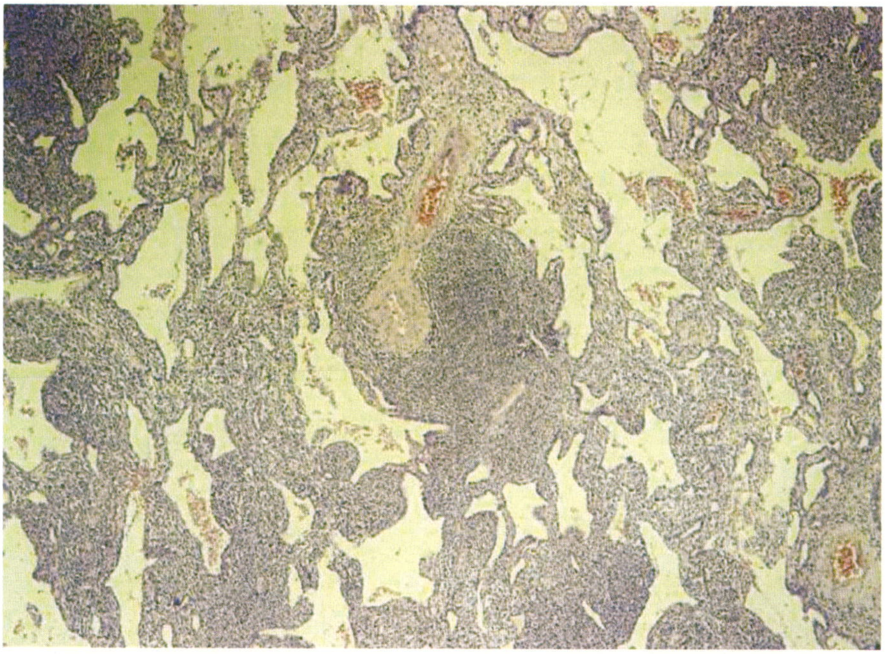

FIGURA 22.14 Pneumonia intersticial linfóide: denso infiltrado linfocitário septal alveolar difuso (HE, 100x).

CAPÍTULO 24 DOENÇAS PULMONARES DIFUSAS INDUZIDAS POR DROGAS

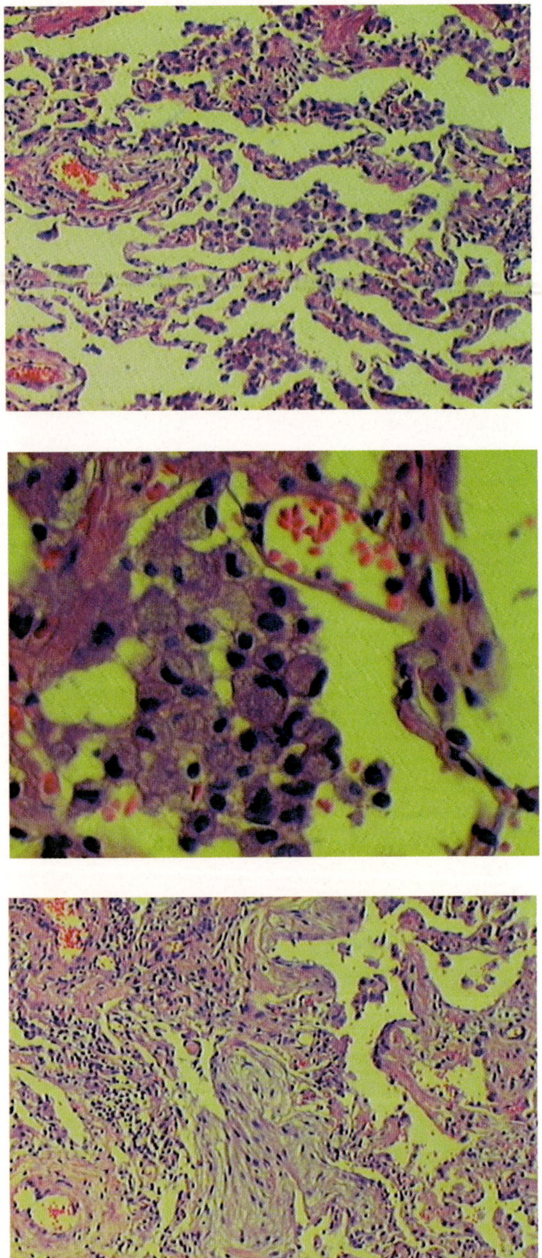

B

C

D

FIGURA 24.1 Paciente de 60 anos, em uso de amiodarona, 200 mg/dia, há 2 anos: (B) infiltrado inflamatório septal; (C) presença de macrófagos xantomatosos e (D) áreas de bronquiolite obliterante.

CAPÍTULO 25 SARCOIDOSE

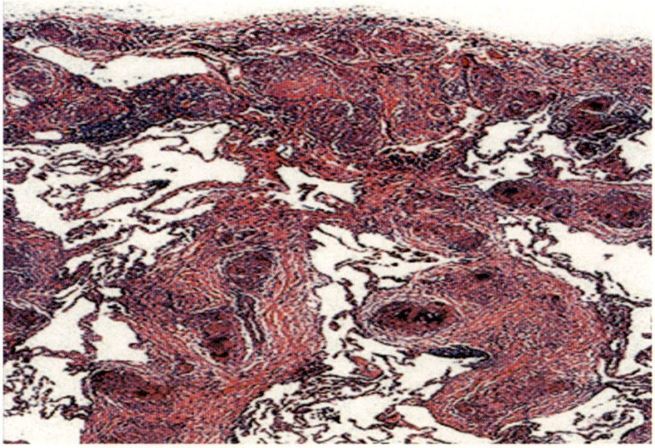

FIGURA 25.2 Granuloma do tipo sarcóide, não-necrosante, em região linfática (septos interlobulares), próximo ao vaso sanguíneo.

CAPÍTULO 26 BRONQUIOLITES

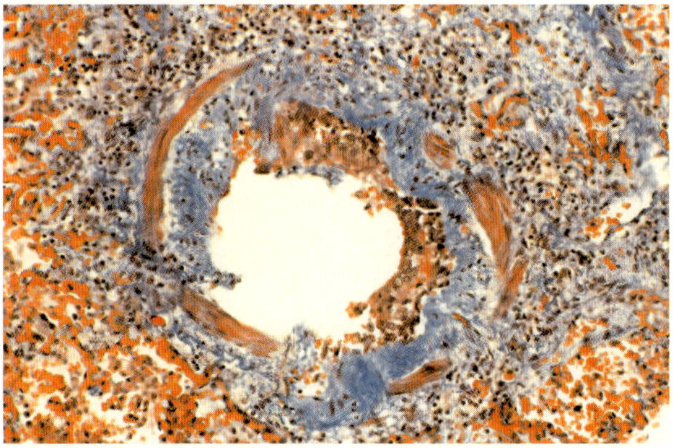

FIGURA 26.1 Bronquiolite constritiva. (Tricômio de Masson, 100x).

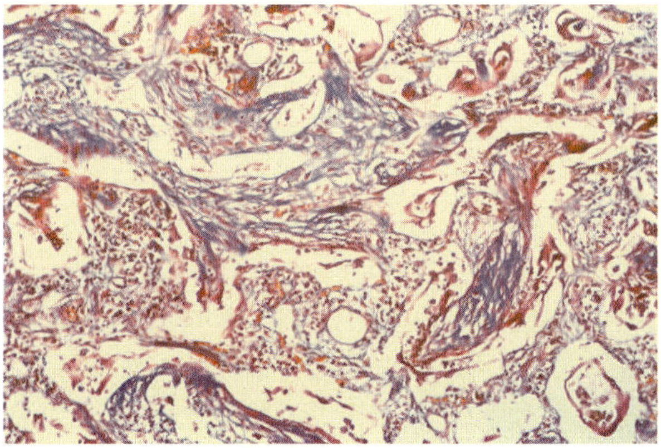

FIGURA 26.2 Bronquiolite proliferativa. (Tricômio de Masson, 100x).

CAPÍTULO 30 POLUIÇÃO DO AR E EFEITOS NA SAÚDE

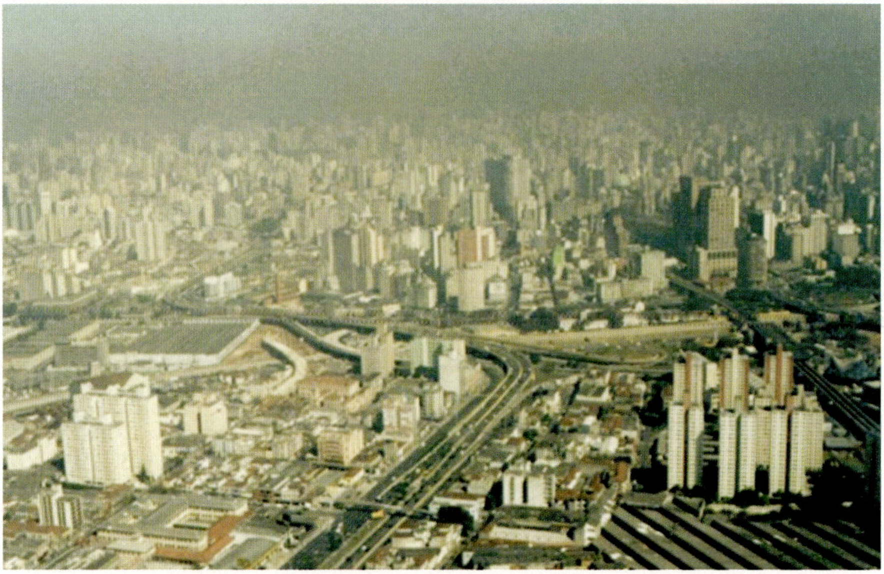

FIGURA 30.1 Avenida Radial Leste, São Paulo: notar poluição atmostérica ao fundo.

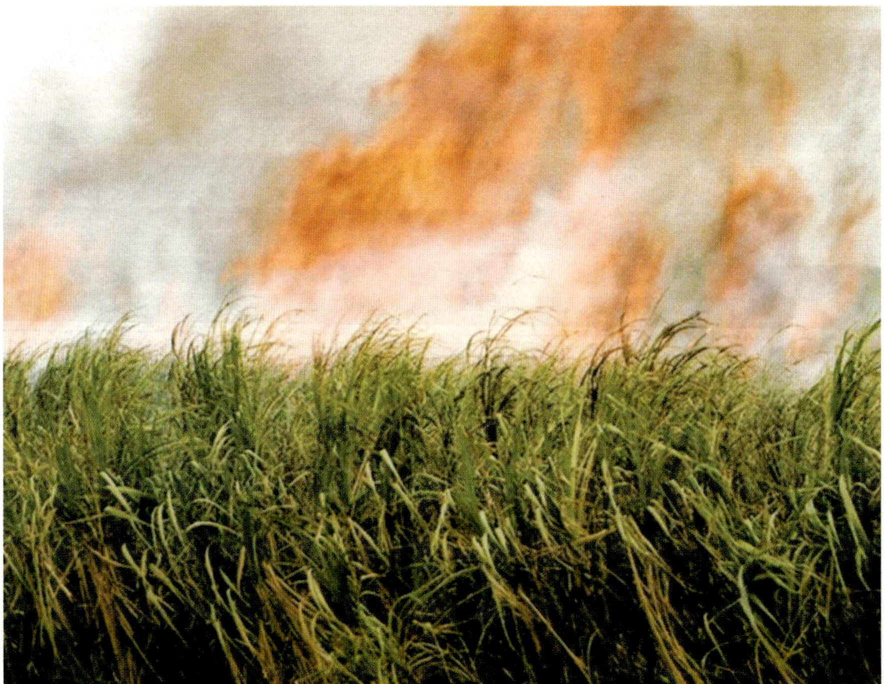

FIGURA 30.2 Liberação de poluentes em queimada de cana-de-açúcar.

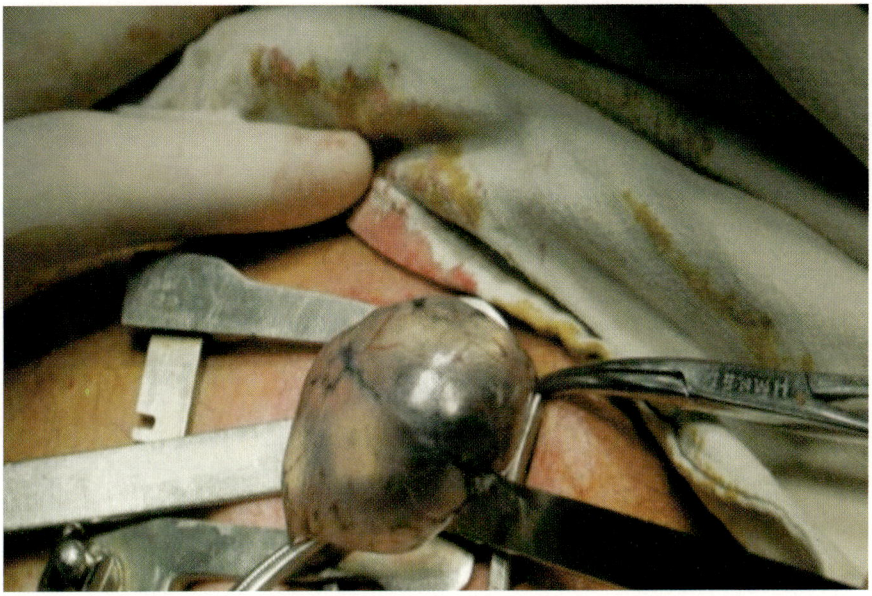

FIGURA 33.2 *Bleb* apical através de toracotomia axilar.

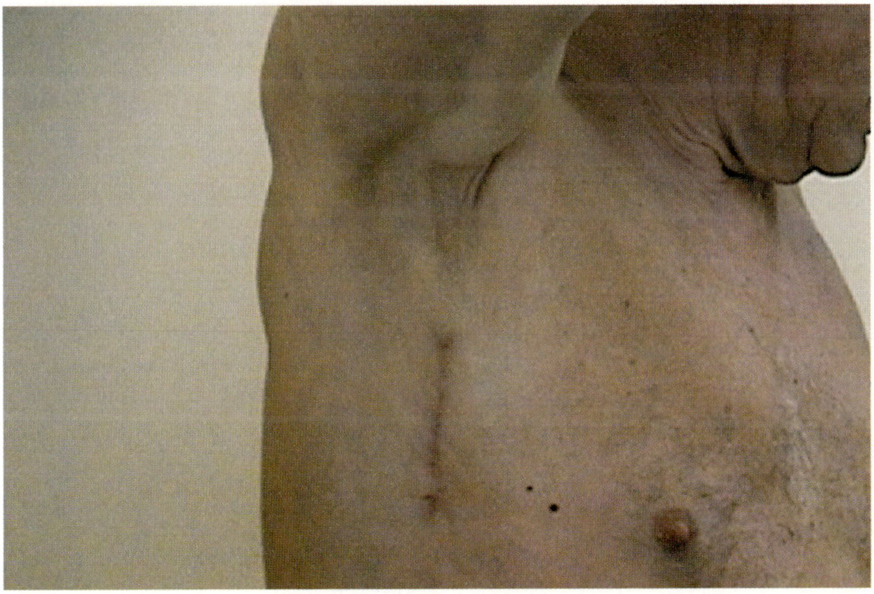

FIGURA 33.3 Cicatriz de toracotomia axilar para bulectomia.

CAPÍTULO 38 ESTENOSES TRAQUEAIS BENIGNAS, MALIGNAS E CONGÊNITAS

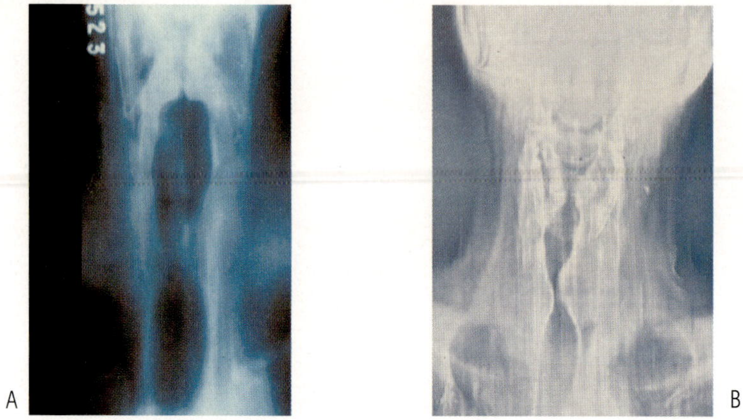

FIGURA 38.1 (A) Planigrafia; (B) xerograma, ambos com estenose traqueal no terço proximal.

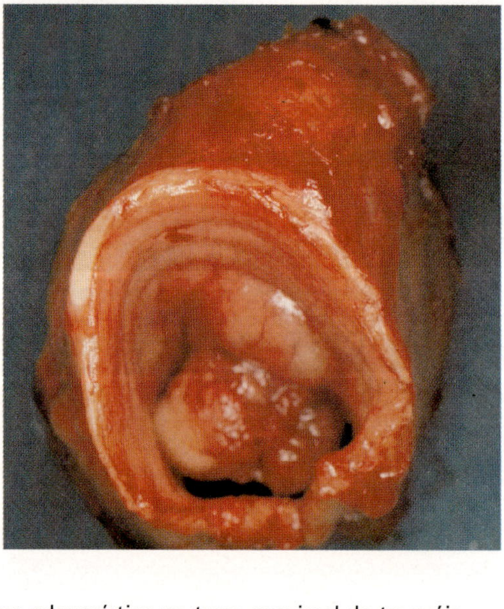

FIGURA 38.6 Carcinoma adenocístico no terço proximal da traquéia.

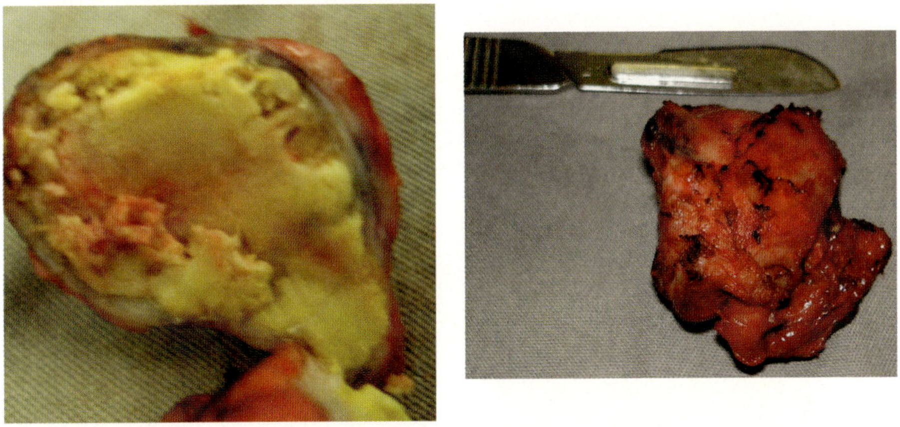

C D

FIGURA 46.3 (C e D) Peça cirúrgica ressecada após o tratamento sistêmico de atelectasia do pulmão direito decorrente de metástase de tumor de Wilms com oclusão total do brônquio principal direito.

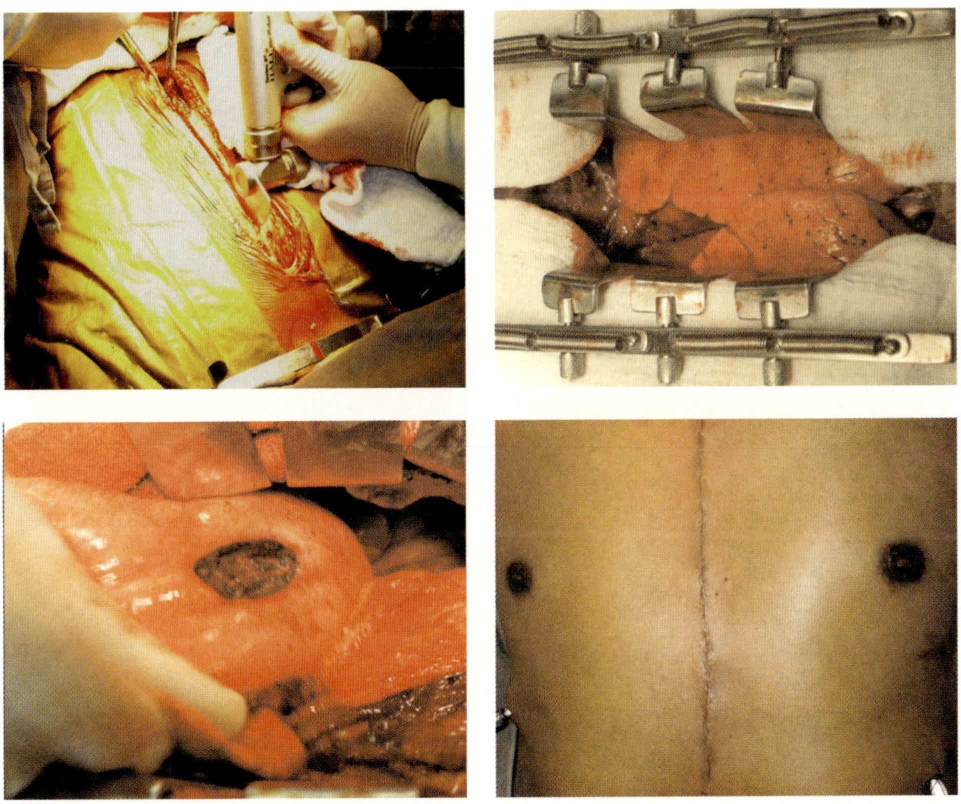

FIGURA 46.4 Esternotomia mediana para ressecção de metástases bilaterais de osteossarcoma.

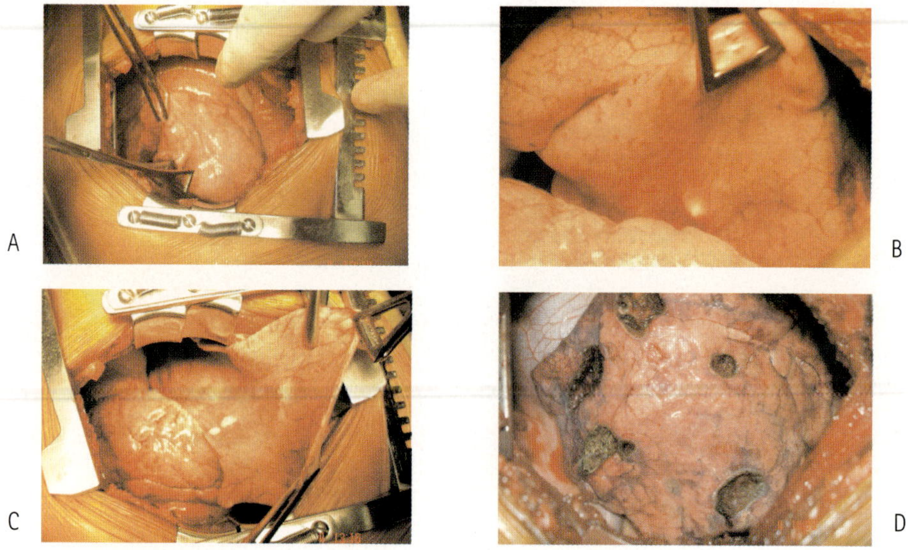

FIGURA 46.5 Ressecção de metástases de osteossarcoma por toracotomia longitudinal axilar. (A, B e C) aproximação de uma das lesões e (D) aspecto final após a ressecção com bisturi eletrônico.

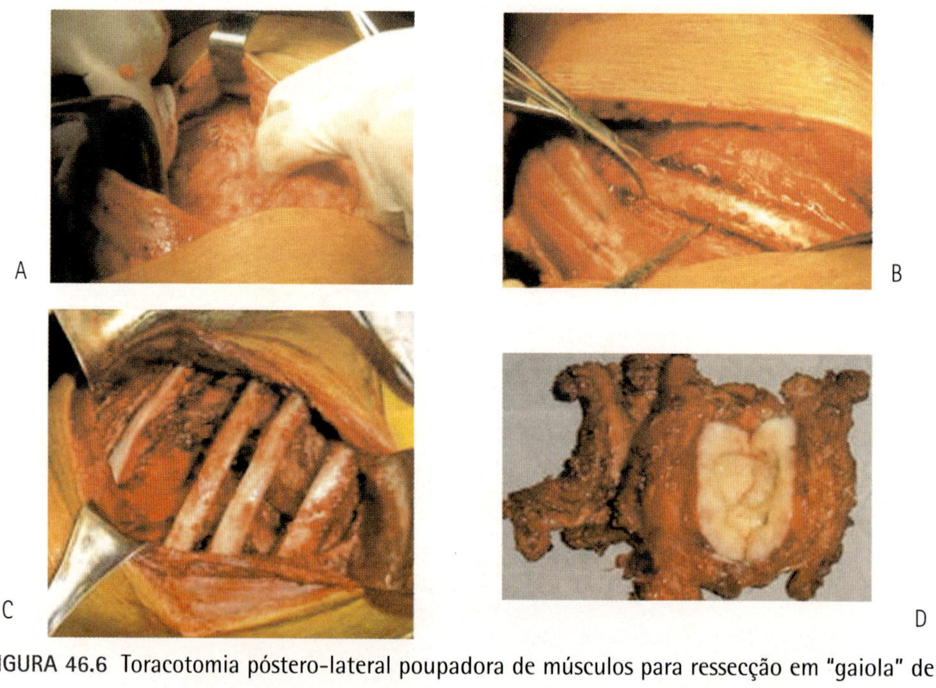

FIGURA 46.6 Toracotomia póstero-lateral poupadora de músculos para ressecção em "gaiola" de metástase de osteossarcoma, que invadia parcialmente a pleura parietal e a musculatura intercostal.